U0294575

陈潮祖　著

中医治法与方剂

第5版

人民卫生出版社

图书在版编目（CIP）数据

中医治法与方剂/陈潮祖著. —5 版. —北京：
人民卫生出版社，2009. 12
ISBN 978-7-117-12170-5

Ⅰ. 中… Ⅱ. 陈… Ⅲ. ①中医治法②方剂学
Ⅳ. R242 R289

中国版本图书馆 CIP 数据核字（2009）第 190599 号

| 门户网：www.pmph.com | 出版物查询、网上书店 |
| 卫人网：www.ipmph.com | 护士、医师、药师、中医师、卫生资格考试培训 |

中医治法与方剂

第 5 版

著　者：陈潮祖
出版发行：人民卫生出版社（中继线 010-59780011）
地　址：北京市朝阳区潘家园南里 19 号
邮　编：100021
E - mail：pmph @ pmph. com
购书热线：010-59787592　010-59787584　010-65264830
印　刷：三河市宏达印刷有限公司
经　销：新华书店
开　本：787×1092　1/16　印张：53.25　插页：2
字　数：1296 千字
版　次：1975 年 8 月第 1 版　2025 年 2 月第 5 版第 32 次印刷
标准书号：ISBN 978-7-117-12170-5/R · 12171
定　价：99.00 元

打击盗版举报电话：010-59787491　E-mail：WQ @ pmph.com
（凡属印装质量问题请与本社市场营销中心联系退换）

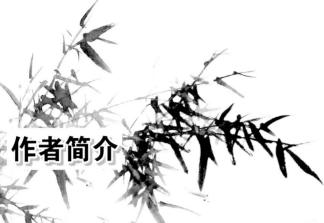

作者简介

陈潮祖,男,1929 年 2 月出生,汉族,四川宜宾人。1947 年毕业于宜宾师范学校。1949 年开始学医。1957 年考入成都中医学院进修班,1958 年留校从事方剂教学工作。成都中医药大学教授,成都市第七、八、九届政协委员。1991 年被国家卫生部选为学术继承人的导师,1992 年起享受国务院政府特殊津贴。

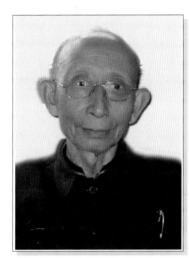

50 余年来陈教授著述 200 余万字。其中《中医治法与方剂》为其代表作。该书历经 35 年,现已出至第 5 版,培养了几代中医学者,影响甚大。该书第 3 版已被译成韩文出版。其所著《中医病机治法学》1991 年已被译成日文出版。另外,参与编写的著作还有《中药方剂临床手册》、《医学百科全书》(脏腑病机部分)等,共计 7 部。

在教学科研之余,他还从事中医临床工作,擅长诊治内科、妇科常见病、疑难病,不少医案已被收入《临证解惑》一书。

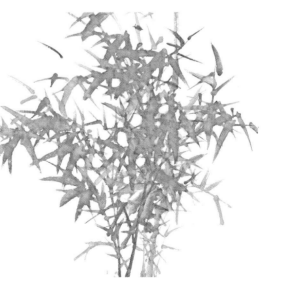

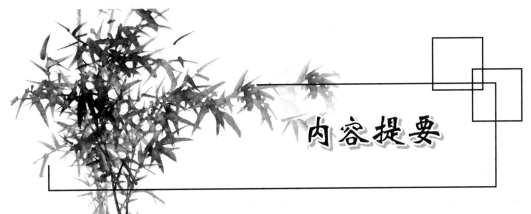

内 容 提 要

　　《中医治法与方剂》是成都中医药大学陈潮祖教授倾力近50年完成的专著,自1975年由人民卫生出版社出版以来,历经30余年,总印数达40余万册,深受读者喜爱,成为几代中医学者必备参考书之一。本次修订是在2003年第4版基础上修改而成的。

　　本书分导论、上篇和下篇三部分。

　　导论为中医学理释疑,是在第4版基础上新增的,将陈潮祖教授晚年所撰中医学术感悟文章分成12章,明确了中医学术界部分晦而不明、争论不休的问题,剖析了中医学理的特色。上篇为总论,所列3章分别论述了病机、治法、方剂三方面的有关知识,揭示了病机、治法、方剂的共性,论述三者间的内在联系。下篇为各论,以五脏为核心分成五大系统,每一系统成为一章,加上两脏同病,共计6章。每章均按生理功能及其相关结构分节,探讨发生病变时的致病机理;再据病机探讨治法,并举成方为例,使治法成为有形可征的实体;每方均按据证析理、据理立法、依法释方的顺序阐述方义,突出理法方药间的联系。全书包括148条病机、148种治法、623首正方、190首附方(含作者晚年新制临床效验方,如五通汤),虽未囊括一切病机和展示一切治法与方剂的结构,但已大体反映了五脏生理发生病变以后的病机和治法梗概。书后另附方剂笔画索引,方便读者查阅。

　　本书立论新颖,条理井然,理法周详,方药实用,并附验案,广泛适用于各层次中医临床工作者、教师、学生参考使用。

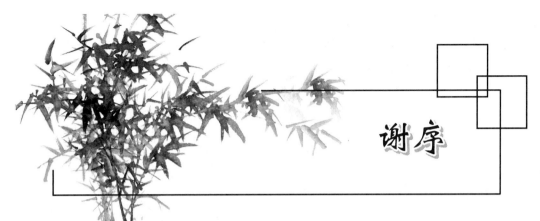

谢序

天下有奇人，然后有奇书。昔神农氏尝百草，一日而遇七十毒，备极艰辛，然后有《神农本草经》，轩辕氏与岐伯、伯高坐而论道，内考外综，参验天地人物，然后有《灵枢》《素问》；仲景感往昔之沦丧，伤横夭之莫救，然后精勤博采，并平脉辨证，著《伤寒杂病论》；时珍路行万里，历岁三十，书考千家，然后奋切编摩，著《本草纲目》。故古之君子，奇禀异志，各自不同；贵贱贫富，有别天壤；而可怜苍生，仁爱百姓，急人急难，解民倒悬，则无所不同也。医乃仁术，唯有仁德者能通而彻之，奉而行之，信矣。

陈公潮祖，四川省宜宾人也。幼有异禀，聪颖过人，家境清寒。从乡先生学，体弱而多豪语，时人异之。后萱堂有疾，常延医调治，长期耳濡目染，渐至心有所感，情有独钟，遂矢志岐黄，以济世活人。先从同里孙芳庭习医，继赴省城进修深造，结业后留成都中医学院从事教学、临床、科研工作。公数十年如一日，教学之余，深入临床，临床之余，着力科研，在各方面都积累了极其丰富的经验。公在教学上始终坚持以论明理，以案实论，力求论实而理透，加之言辞婉雅清新，内容妙趣横生，闻者无不叹为"月下清泉，流于石上"。在临床上，公倡言"五脏六腑宜通"，以调理脏腑"气、血、津、精的盈虚通滞"为治疗主张，对心、肺、肝、脾、肾五大系统的多种慢性病、疑难病均辨证精确，立法精当，用药精省，疗效卓著。在科研方面，公之贡献在于对中医脏腑病机理论多所发挥；所著《中医治法与方剂》一书，是公积四十年心血写成，所体现以病机为纲，异病同治的辨证模式，与临床各科以病名为纲、病下分证、同病异治的辨证模式恰好构成了一经一纬的中医辨证体系，对中医辨证体系的完善作出了贡献。

公志存救济，感而著书，五十年如一日，夙夜匪懈，于是有《中医治法与方剂》《中医方剂与治法》《中医病机治法学》《方理求真》相继问世。《中医治法与方剂》是陈公的第一部学术处女作，37年前由人民卫生出版社出版发行。此书立论新颖，条理井然，理法周详，方药适用，深受读者嘉许。27年后，公集教学、临床、科研之丰富经验，对此书作了全面充实发挥。全书分析病机148条，确定治法148种，列述正方620首，附方190首。通过病机、治法、方义的论述，此书首次系统研究了脏腑病机，并根据五脏病机首次系统研究了五大系统疾病的治疗法则；还首次探索了依法组方的规律，使理法方药融为一体，体现了以五脏病机为纲的辨证模式。今第5版又将问世，实医坛之幸也。

陈潮祖教授为人，刚严介特，仁爱不矜，嫉恶如仇而不失赤子之心，言语举止隐隐有侠气。对患者,无论长幼贫苦,一视同仁,尽心诊治;对同道,虚怀若谷,谦谨容让,成人之美。虽有弟子三千,而一如布衣时,嬉笑怒骂,必现于辞色,不假修饰。于奖掖后学,则不遗余力。门人弟子,无不以其为学术之师,人生之师。

原成都中医药大学副校长　**谢克庆**

2009 年写于蓉城西浣花溪畔

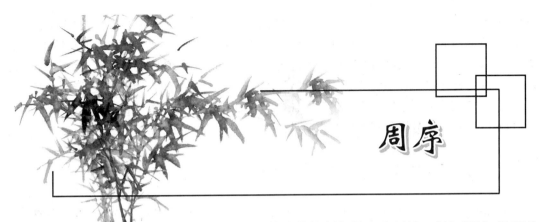

周序

陈潮祖先生所著《中医治法与方剂》，有其独特的创新性和实用性。仔细研读，学以致用，受益不浅，这是医界同仁们的共同感受。以我管见，该书尤有价值和帮助的，有下述几个方面：

一、基于脏腑病机，构建证治体系

该书首次系统地根据脏腑生理和脏腑病机，列述脏腑病证，据理立法，阐释方药，解析运用。这是以其中医脏腑生理病理为切入点，理法方药环环相扣的独创论述模式。以肺系病机治法与方剂为例，书中从表、肺、肺系分别展开，按表卫失调分析寒邪束表辛温解表法方，外感风热辛凉解表法方，外中风邪疏散风邪法方，暑邪伤肺宣肺涤暑法方，表里同病表里双解法方，风寒湿痹除湿宣痹法方；按本脏自病分析温邪犯肺清肺解毒法方，气分热盛辛寒清气法方，水饮停滞开源导流法方，上焦湿热清宣湿热法方，肺脏阳虚温阳补肺法方，肺寒停饮温肺化饮法方，肺热气逆清肺降逆法方，热痰壅肺清肺化痰法方，气郁咳嗽宣肺止咳法方，肺气不敛敛肺止咳法方，肺气不足补益肺气法方，肺阴亏损滋阴润肺法方；按肺系病变分析鼻窍不通通利鼻窍法方，风寒喉痹宣肺开痹法方，温毒侵肺解毒利咽法方，少阴阳虚温阳通痹法方。显而易见，其优点有三。其一，内容充实，系统性强，切合临床。可以说，至今任何方书难有超越如此高度地将中医脏腑理论与方药临床密切结合的水平。其二，突出中医脏腑整体观和辨证施治，颇能有效地培养提高中医临床思辩能力，提升异病同治能力。其三，举凡在开源导流等内容上，将肺为水之上源之类的经典理论运用展示得极其深刻，不但能启发思路，还在中医治法和方论上填补了不少空白，使揭示这类方剂的配伍规律得以深化。

二、联系中医经典，据证依理释方

以四逆散之论为例，四逆散是一首临床常用方，但从未见有深入而充分的、不避难点的方解，已有的只是囿于阳郁厥逆，肝脾不和来释方，而对《伤寒论》原文的或然证则避而不谈。究其原因，主要在于论方者对该方证病机的把握程度有限。先生依据《素问·调经论》："五脏之道，皆出经隧，以行血气，血气不和，百病乃变化而生，是故守经隧焉"的论述提出该方证属肝气郁结，疏泄失常，经隧挛急以致五脏气血津液不能正常流通所致这一论断。经隧挛急，影响血液流通，阳气不能随血达于四末，成为四肢逆冷；肝病及心，脉络紧张，血运不利，遂致心悸；肝病及肺，肺系挛急，肺气不利，则咳嗽气急；肝病及肾，肾系挛急，水道失修，则小便不利；肝胆自病，胆道痉挛，胆液壅阻，则腹中急痛；肝木克土，传导失常，则下利后重。故方以柴胡之辛，疏肝调气，宣通腠理；枳实之苦，行气消痞，泄其壅滞，畅通气液；芍药之酸，益阴柔肝，缓解痉挛；甘草之甘，缓其急迫，使经脉复归柔和。四药配合严密，通过柴胡、枳实疏畅气机，使气液流通利于经隧柔和，芍药、甘草柔肝缓急，使经隧和柔又有利于气津流畅。经隧气血津液复常，则分属五脏或然五证均可得治。

三、紧扣临床运用，展示配伍新义

如麻黄附子细辛汤在临床上的扩大运用，古今医家实践证实治五官心肺诸疾尤有效验。但仅从一贯习用的表里同治释方，便与此类证候风马牛不相及，组方配伍的奥妙亦不可能揭示。陈潮祖先生指出，只有从宣上温下肺肾同治作解，才能指导广泛应用。他认为，阳虚外感风寒之暴哑失音或咽喉疼痛的机理在于：邪犯太少二阴，上焦肺气闭郁，宣降失常；下焦气化不及，水湿阻滞络于咽喉之少阴经脉。方用麻黄宣肺气之郁，行壅滞之水。附子温肾阳以助气化，振心阳以助血运。细辛辛通少阴经脉，协助麻附辛通上下。使肺气得宣，血运得畅，津行无阻，则暴哑、声嘶、咽痛可愈。此方温煦少阴，开泄肺气，使津气升降出入恢复，则耳聋之证可愈。书中诸如此类源出脏腑理论，紧扣临床运用，换取新的角度，展示配伍新义的内容不胜枚举。这也正是体现他口传心授于我的："临床效果好的方，要着力在阐发透彻其理论；理论性强的方要下工夫在展开其临床应用"之语的例证。

四、拓展中医理论，指导释方用方

综观全书，先生在中医理论的拓展和创新上有五脏宜通论、少阳三焦膜腠论等。这些颇有见地的新论，既对深化方解大有作用，又能启发思路，提高临床遣方用药水平。

按照五脏宜通论，我们便可很容易就能理解六味地黄丸、肾气丸配伍茯苓泽泻牡丹皮；补中益气汤配伍陈皮当归；酸枣仁汤配伍川芎茯苓；妙香散配伍木香麝香；人参蛤蚧散配伍桑白皮茯苓等等的道理。我想，其实，五脏之虚用寓通寓补的配伍，是因脏虚为本，本虚则脏腑功能低下，必然引起气血津液阻滞而呈标实，标实宜通。寓通于补，通道无阻，则易使补益作用直达当补之地。明乎此，临床治虚证用药则不会呆补。至于五脏实证，为更快更有效地祛邪，也是宜通无疑。诸如火郁发之、木郁达之……等配伍用药，亦是五脏宜通之明证。个人认为，五脏宜通论不但补充了中医脏腑理论，而且是一种释方有用，遣方有准，用药效佳的理论。

全书运用少阳厥阴膜腠理论来解释方理之处甚多。其填补学术空白和启发临床思路的价值也是毫无疑义的。例如，讨论治肺胀喘咳的越婢加半夏汤就这样说到："此方使用甘草大枣，一般均从和中护胃去解释。今谓二药有甘以缓急之功，是为气喘而设，涉及肝，似有牵强附会之嫌。须知古人将五体结构分属五脏，系从长期临证观察中来。过去医家未将气管痉挛与肝联系起来分析，用柔肝缓急的白芍、地龙、甘草、大枣等药治疗喘咳的古方，却比比皆是，这就说明气管虽属肺系，也是肝主的筋膜构成。明白这一道理，对肾系挛急而成小便淋痛使用甘草；心系急迫而呈惊悸使用甘草、大枣；脾胃系统挛急而呈呕吐、腹痛、泄泻、里急后重使用白芍、甘草，也就不难理解了"。我正是受此启发，才有了在自己的论著中，阐释治疗肝阳上亢的镇肝熄风汤、肝热动风的羚角钩藤汤、阴虚风动的大定风珠三方，何以在其病因、证象不同的配伍中，却又相同地用白芍、甘草来柔肝解痉、松弛脑络的道理。我在临床上也就常在治痛、喘、咳证的方中增配解痉作用的中药来提高疗效。

五、始终谦虚严谨，提倡不断发展

《中医治法与方剂》一书自1975年出版至今，已11易其稿，现在又是第5版稿成。事实上，该书已深受中外读者喜爱，成为国内几代中医学者必备的参考书之一，所以多次国内再版，现在已有日文、韩文版，并将有英文版。随着研究的深化，先生始终本着谦虚谨慎、精益求精、不断完善、提高的精神，即使年事已高，腰椎重病，仍不惜呕心沥血，笔耕不止，使该书在海内外中医临床、教学、科研上，让使用者更能受益。我想，维护中医药事业、振兴中医药事业、发展中医药事业，传播中医药文化，如他这样根于中医传统，不断开拓创新，务实有效之举，在当今是最为重要的了。海纳百川，有容乃大，我们从书中的旁征博引和高明见解可以看到这点，从他本人表明自己只是开拓出这一研究的首创模式，还希望同道不断充实发展的肺腑之言，可以感到其大智、大怀、大德。显然，陈潮祖先生的精神确实值得我们效法。

书中可取之处还多，上述内容，挂一漏万。但深信，用心研读此书，只要能把握住其学术特点，思路方法，独特之处，精华所在，并学以致用，举一反三，就必有丰硕收获。

成都中医药大学方剂教研室教授　周训伦

2009年6月25日于蓉城浣花溪畔

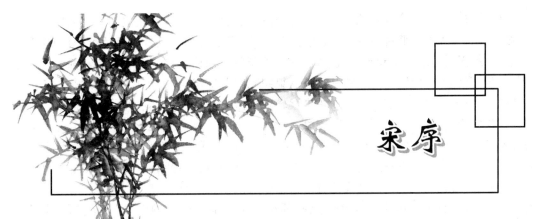

宋序

学术的发展,强调继承,贵在创新。吾师陈公潮祖翁,穷究方理逾50年,上起于秦,下迄于今,金匮秘籍,石室秘藏,海外散珠,民间碎玉,凡有关医方者,无不广收博采。40年前,精选历代名方,以五脏病证为纲,分析类列,辑成一书,名之曰《中医治法与方剂》。是书选方析理,不因经藏而盲从,不因俚出而轻弃,总以切于实用为目的。此书虽以方书名,但在阐述方药运用时,重点却始终在突出《伤寒论》所创同病异治辨证模式上,正是在这一模式指导下,形成了以五脏为纲,"据证析理,据理立法,依法组方,随证选药"的基本特点。读是书者,只要立定辨证论治脚跟,抓住脏腑病机这个核心,去求法,求方,求化裁,便能举一纲而万目张,处疑临怪,应变无穷。方书体例,自此一新。

学贵精专,医贵明理。吾师治方,绝不满足于君、臣、佐、使的泛泛分说,而更注重制方之旨,用方之义的入微剖析。《中医治法与方剂》问世以后复经40余年深入实践,潜心揣摩,悟彻辨证论治为中医临证之灵魂,"辨证的关键在捕捉病机,论治的关键在确定治法",循是采精炼华,而有《中医病机治法学》酿成。此书虽不以方书名,实则方论并重,以讨绎制方用方之至精至微之理为主旨。至此,方理推演,始由形入神,玄机洞明。此书问世后,得到日本学者的高度赞赏,迅速以日文版风靡东洋医林。为使学者不致因书分而识乱,道歧而羊亡,20多年前,吾师集二书精粹于一体,并反复充实内容,厘订瑕疵,于是有了《中医治法与方剂》第3版、第4版的相继问世。

书中谈治说方,既从源到流,荟萃百家,又不囿旧论,不拘成说,一以理明法彰为追求。例如其在对各方的研究中,凡方出之源,制方之旨,历代诸家对方理的发挥及临证运用范围的拓展,原始化裁,后世加减,现代研究,临床案例,以及制方用方疑点难点,无不一一论列,详加辨析。仅小柴胡汤一方,即举述名家化裁近30种,其临床运用范围,外感、内伤、内、妇、儿、外、五官各科赅备。资料之丰,古今方书,罕与伦比。而于阳和汤的方义分析,则以药物作用点为契机,阐明全方从筋骨到血脉,从血脉到肌肉,从肌肉到腠理,从腠理到皮毛,层层温煦,层层开通,以化阴凝而布阳和。发幽掘隐,蹊径独辟。似此博采精辨的例子,书中触目皆是。

不断求新,日益精进,是吾师在学术上的毕生追求。在第4版基础上,吾师以耄耋之年,仍笔耕不辍,从阴阳五行学理的探讨,到脏腑生理病理的剖析,到中医整体观特点的归纳,莫不着力阐释。对不少中医基础理论问题,多有创造性发挥。如在论及三焦治法时,为究明三焦实质,吾师在深研《内经》《难经》,综合百家的基础上,提出"膜腠三焦"说,阐明三焦组织结构包括"膜"、"腠"两个部分。膜是筋的延展,腠是膜外间隙。人体内外上下,五脏六腑,经

1

脉血管，均有膜膜存在。因其无处不在，随处异形，故《内经》能详指其生理病理情状，而《难经》则谓其有名无形。此说不仅以名、实、形为区分，把千百年来以《内经》、《难经》为导源的三焦形质有无之争统一了起来，而且对前人有关脂膜三焦研究成果多所发挥。前人论三焦仅及于膜，吾师更言及膜，并谓"膜是膜外的组织间隙"，即组织及其空间结构才是三焦的完整体现，此发挥点之一。前人所论三焦之膜较为局限，多指联系五脏，间隔胸腹之膜。吾师所论三焦之膜，十分广泛，上下内外，五脏六腑，无所不及。此发挥点之二。前人认定三焦之膜发源于命门，而并未阐明所以然之理，吾师以肝—筋—膜的有机联属，道明三焦之膜根于肝，有较强说服力。此发挥点之三。吾师之说，虽未必即是三焦真谛，但却与三焦病证无处不在这一临床特点高度吻合，因而拓宽了三焦形质研究的范围，成为充满活力的全新中医理论生长点。再如有关五脏功能活动特点的研究，吾师响亮提出"五脏宜通"，并通过五脏生理病理的论述，深刻揭示了五脏气机活动状态与机体生命代谢所需基本物质——气、血、津、精的盈、虚、通、滞密切相关。在生理上，只有五脏功能气机通畅，气、血、津、精才能生化无穷，运行无碍，封藏固密，布散有制，耗用有节。机体生命代谢活动才能持续进行。作为健康机体的言、行、视、听以及喜、怒、忧、思、悲、恐、慌、惊也才能正常发挥。在病理方面，无论是痰郁、血凝、湿滞，还是食积，六淫外犯还是七情内伤，一切原因导致的阻滞性病证，其内在本质都是五脏功能障碍。因而在前人创立的各类治法中，无论是解表还是通里，祛痰还是除湿，散结还是导滞，破瘀还是排毒，疏郁还是开窍，无不寓通于其中。自此，五脏宜通宜塞的千古疑义遂得以从理论和临床运用上全面澄清。

　　总之，在这部书里，处处示人以新知，处处给人以新的启迪，处处激扬着吾师所力倡的师古而不泥古、锐意进取、勇敢开拓、大胆创新的学术新风。

宋　兴

2009年6月9日于芙蓉城西浣花溪畔

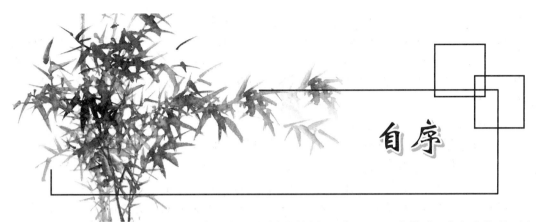

自序

　　我从 1962 年开始撰写此书,作为本校方剂学教材,反复经过 7 次修改,才由我校送到人民卫生出版社于 1975 年出版。经过 1980 年再版、1995 年出第 3 版、2003 年出第 4 版,已 11 易其稿,印数多达 50 余万册矣！作为一本科技专著,读者面窄,在 30 余年之中印数能够达到 50 万册之多,说明我的年华没有虚度,心血没有白耗。第 3 版时,我将 1988 年在四川出版的《中医病机治法学》一书与此书合二为一,根据五系组织结构、生理功能探索病机、治法、组方、遣药这一环环相扣体系已经形成。但在标题中没有突出病机一环,读者仅将此书视为一本研究治法与方剂的专著,对于据理立法这一环节未能引起重视;对本书体现以五脏病机为纲进行辨证这一异病同治辨证模式,能与临床各科以病种为纲,病下分证,同病异治辨证模式构成的一经一纬辨证体系,也就不能很清楚地展现在读者眼前;加之没有五官七窍的病机和治法,结构亦欠完整,才又写成第 4 版书稿。在 2003 年 4 版问世以后,察觉其中错漏处,有之;个别古方定位归属之脏不够准确,有之;少数病机论述,逻辑思维不够缜密,有之;个别方剂鉴别诊断不够确切,有之,须待改正。更为重要的是中医学理均由古文写成,近 50 多年以来,就读中医院校学子古文知识水平下降,对于中医典籍均感阅读困难。为了解决这一困难,需要将其中医学理部分、质疑之处予以专题论述,以释其疑,使其读者明白中医学理不是无源之水,每一论述均有依据可查。第 5 版在原书上篇总论前面再加一导论,就是为此而设。到此为止,此书经过 12 次修改,从量变到质变,已经成为仿效医圣《伤寒论》以手足六经病机为纲,体现异病同治的辨证模式。因此,只有改为《中医异病同治辨证学》,才与名实相符;才能突出《伤寒论》所创的异病同治辨证模式已有新书传承,再经后来学者不断修改,使其完善,能与内外妇儿五官各科同病异治辨证模式构成一经一纬的辨证体系,而后再与西医学理融为一体,成为世界医学组成部分,而使中华医学发扬光大,造福世界人民。

　　中医治病的特点是辨证论治,辨证的关键是捕捉病机,论治的关键是确定治法,依法组方,随证遣药,所以辨证论治贯穿了理法方药四个环节。本书根据五脏生理功能发生的病理改变探索病机、确定治法、阐述方义、选择药物,体现了理法方药环环相扣,一线贯穿的编写形式;形成了以病机为纲,异病同治的辨证模式;并与临床各科以中西医病名为纲,同病异治的辨证模式构成一经一纬的辨证体系。学者若能深入理解各个环节,做到据证析理,据理立法,依法组方,随证遣药,便可应付复杂的病变。

　　五脏的生理功能都各具特性。肺主气,宜宣降;脾胃主纳运,宜升降;肝藏血,宜疏调;心藏神,主血脉,宜明通;肾藏精,主水,宜藏化。五脏生理功能都与气血津液的生化输泄有关,反映了五脏宜通的共性。根据五脏的个性和共性去分析病机、治法、方义,可以一目了然。

自序

所以五脏宜通也就成为分析病机、治法和方义的主导思想。

每一病机都是病因、病位、病性三者的综合反映；包括了气血津液的升降出入和盈虚通滞；揭示了定位、定性、定量三个方面的病变本质；体现了以脏腑生理病理为经，病因辨证、八纲辨证、气血津液辨证为纬的结构。每一治法均以病机为其理论依据，从消除致病原因，调理脏腑功能，疏通、补充、固涩气血津精，柔和五脏经隧四个方面予以阐述治法原理，揭示组方规律，力求思路清晰，易于掌握。

由于此书是第一次根据五大系统的组织结构和生理功能去系统研究病机，第一次根据五脏病机去系统研究治法，第一次探索组方规律，第一次仿效《伤寒论》将理法方药融为一体，成为从基础到临床的综合著作，并无现成资料可供参考，全凭个人逐步探索，虽穷48年光阴，仍然只能做到现在这个程度。要想包罗各科病机，反映各科组方规律，还有一定距离。为使每一病机治法都有据可查，引证《内经》等书的原文较多；为了较为透彻地阐明病机、治法、方义，有些内容作了必要的重复。

需要说明的是，书中介绍的各方剂组成的剂量，均为本人使用的常用量；目录中方名后括号内的方名，均为化裁方。

此书的出版，得到人民卫生出版社的鼎力支持；谢克庆、周训伦、宋兴三位同志为其作序，在出第4版与第5版时，均由我的两位学生陈建杉、江泳校稿、打印，在此表示衷心谢意。

虽经本次修订，稿中不足和谬误之处恐仍难免，欢迎读者指正。

六爱主人　**陈潮祖**

2009年盛夏，写于成都中医药大学

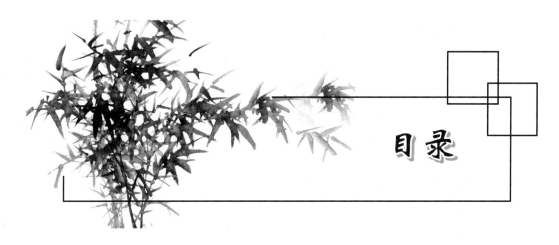

目录

导论　中医学理释疑

上篇　总　　论

下 篇　各　论

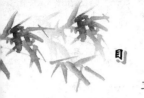

目 录

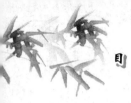

目　录

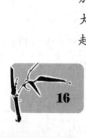

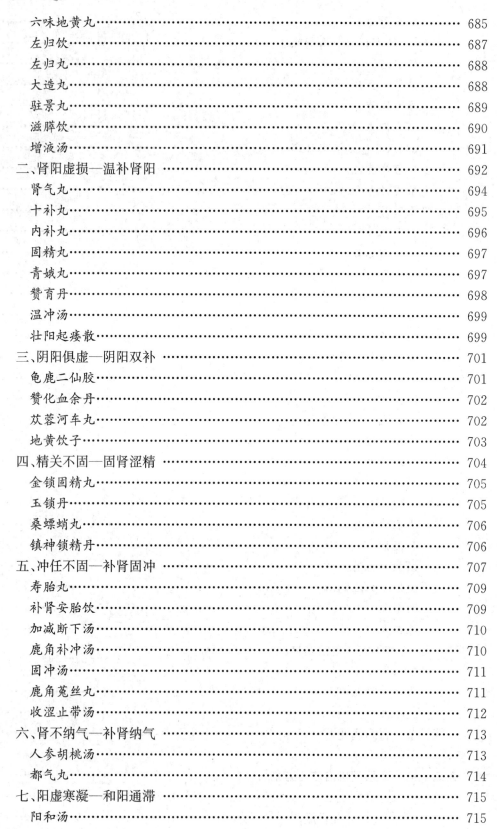

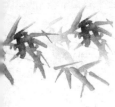

目　录

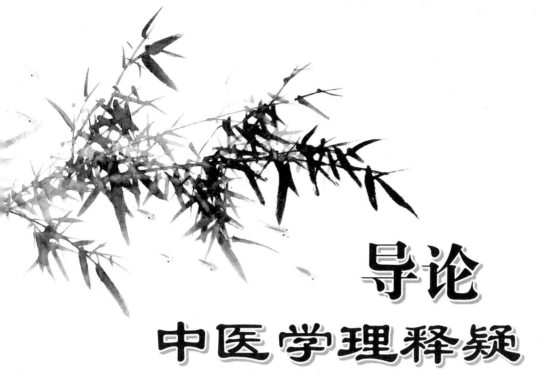

导论

中医学理释疑

中医学理内容广泛，包涵病因、解剖、生理、病理、立法、组方、选药各个环节，分别论述中华医学有关知识。从事中医研究，必须熟悉所有环节，才能解民倒悬，救民疾苦，成为合格中医。50年来，中医基础理论丢失太多，如此下去，必然走上废医存药之路。为了恢复50年前的中医传统，现以论文形式分为12章，作为中医学理导论，以供参考。余因腰椎骨折，卧床三月有余，现虽初愈，仍然起坐艰难，全凭一孔之见，不能一一查证，难免有误，敬请同道批评。

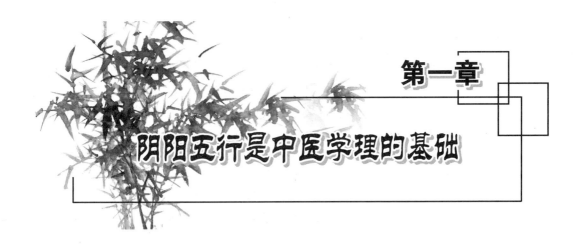

第一章

阴阳五行是中医学理的基础

中医学理,是以阴阳五行学说为基础,源于道家哲理思维。欲明中医学理与阴阳五行渊源,必须先知阴阳五行学说形成依据,才知成为华夏医学理论基础,不是无源之水,有其客观依据在焉。

道家源于上古伏羲、神农、轩辕时代,直到两千年后,周文王根据伏羲八卦图像撰写《易经》、李耳撰写《道德经》始,才称其为道理,从事研究之士,称为道家。道字含义:《说文解字》释为"所行之道也。"《广韵》释为"理也,众妙皆道也,合三才(天地人)万物共由者也。"《易经·系辞》则谓"一阴一阳谓之道。"说明道学乃是研究天地间大气变化与其大地所有生灵关系的一门学理,成为医卜星象,诸子百家流派源头,百家各有道理作为指南,亦即《广韵》所谓"理也,众妙皆道也"。现将阴阳五行学说根底,分述于下,提供读者参考。

一、阴阳学说的物质基础

阴阳学说,乃是道家经过长期观察天地间的气象变化孕育出来的理论。天上太阳释放之光,大地储存之水,包围地周之气,与其地面所有生物存在密不可分,缺一不可关系。其理何在? 在于三者均为大地生命赖以生存之源。人类是其生灵之一,不言而喻,阳光、空气与水,也就成为人类赖以生存的三大要素。

大气变化不息,源于天上之光。大地之水受到太阳辐射之热,蒸化成为水气(阴气),上升空中与其清气汇合,温度下降,阴气成为雾状水滴,遮蔽阳光,成为阴霾而四布,古人称为地气上升为云。云层渐厚,水随气降,古人称为天气下降为雨。大气升降,循环往复,永无止境,地上生灵以此为其生命源泉,此一现象道家归纳成为阴阳二气。二气环流存在一定规律,其理在于大地环绕太阳运行一周之中,不同地区日照时间长短不同,寒热消长、空气燥湿,也就随之而异,古人根据日照时间长短而有寒热燥湿变化,才将一年分为春夏秋冬四季。四季变化不同,道家称为阴阳消长,相互转化。在其太极图中画成阴阳相抱图像展示阴阳消长、此长彼消、彼消此长这一自然变化规律,所谓"道法自然"即是据此而言。华夏医学谓其肾阴肾阳互为其根,阴盛则阳虚,阳盛则阴虚,阳盛则热,阴盛则寒,是据天人相应,取类比象言也。观其黄帝所著《素问·上古天真论》云:"上古之人,其知道者,法于阴阳,和于术数",即知医源于道,不是无稽之谈。

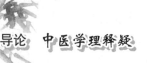

二、五行学说的物质基础

上古伏羲、轩辕都是我国研究哲学之祖。轩、岐诸贤却是研究医哲结合先驱。经过口传心授，世代相传，长达千余年后，周朝春秋时代，才由继承此道诸贤编写成为《黄帝内经》，成为完整理论体系。孔安国《尚书》序云："伏羲、神农、黄帝三书谓之三坟，言大道也。"证明春秋时代诸贤是将黄帝遗书编集成册，略有修改，《素问·上古天真论》言"昔在黄帝"一语，是其佐证。古代学者尊崇师承，此书虽由春秋时期完成，编者饮水思源，不忘其本，仍以《黄帝内经》名之。此书内容乃是结合天文、地理论述病因、生理、病理各个方面，其中均有阴阳五行身影，经过数千年来实践检验，以其现代目光衡量，多数医理论述与其西方医学比较，某些方面虽然有所不及，但在情志异常、气候异常所致功能异常病变方面，仍然优于西医，古人智慧，令人惊叹不已。

五行学说，是将大地所有物质(无论有无生命)分为木、火、土、金、水五类。五类物质之间，存在相互生化、相互制约关系。自然界中，木能生火，火能生土，土能生金，金能生水，水能生木，五者之间存在相生关系，所以称为五行相生。木能克土、土能克水、水能克火、火能克金、金能克木，五者之间存在相克关系，所以称为五行相克。相生相克，永无止息，所谓五行，据此言也。阴阳五行，展现了宇宙循环不息规律，以此解释人间万象，实有其理在焉。

三、中医理论体现医哲结合的学理

前已言之，阴阳五行乃是道家运用抽象思维，逻辑推理，解释自然界中众多现象学理，属于哲理范畴。其中轩岐诸贤，则是医哲结合先驱。医哲如何结合？一言蔽之，是从取类比象，天人相应观来。

黄帝、岐伯诸贤，是将阴阳五行与中医学术巧妙融为一体，成为医哲结合的学理。《素问·上古天真论》所谓"其知道者，法于阴阳，和于术数"，即系据此而言。轩、岐为了医哲结合，以其阴阳代表人体气、血、津、液、精五类流动物质，五行代表人体肝、心、脾、肺、肾五系组织结构，成为阐述生理、病理、立法、组方、选药理论依据。具体言之，是将肺系所摄体外大气称为阳气，是其五脏功能活动能源。由于阳气是与水气同行，称为阳中有阴。脾系摄入水谷所化谷精以及肾系生化之精，也是五脏功能活动能源，体阴用阳，称为阴中有阳，两者相合，成为人体阴阳变化的基础。

五行学说，《黄帝内经》将其分属五脏，成为五脏代称，肝属木、心属火、脾属土、肺属金、肾属水。如此分类，其理何在？也是从其天人相应，取类比象而来。轩、岐为何要以五行作为五脏代称？不妨再为剖析其理，以释其疑。

前言大地环行太阳一周，不同地区的日照长短不同，空气燥湿各异，从而形成春温、夏热、秋凉、冬寒四季。寒冬一去，春天来临，日照渐长，气温上升，地上草木复甦，逐渐生长；与人肝系筋膜因受冬寒而呈收缩，春天因有阳光之温，从而逐渐舒缓，如出一辙，故以风、木作为肝系代称。夏季气候炎热，草木生长茂盛，与其心系因得阳气温煦，血络舒张，血行畅旺相似，故以火为心系代称。由于长夏阳光蒸发水气最多，雨水充足，大地潮湿，宜于植物生长，与其脾胃摄纳水谷，成为五脏功能活动能源相似，故以土为脾系代称。秋季草木果实累累，是其动物谋生所需，贵重如金，与其肺脏所吸大气供给五脏，无则危亡立至相同，故以金为肺系代称。冬季日照时间最少，水冷成冰，地面生物唯有蛰伏地下才能渡过难关，与其肾脏所主之水需要命门所输阳气温煦,化水为气,才能上升外发,环流全身相似,故以水为肾脏代称,以上解释,是据《素问·四气调神大论》来。综合上述,五行代表五脏,既可反映五脏生理特征,又能反映五脏相互依存关系。再以五脏相克而言,肝脾两脏,存在肝木克土;脾肾两脏,存在土能克水;肾心两脏,存在水能克火;心肺两脏,存在火能克金;肺肝两脏,存在金能克木,五脏之间反映了相互制约关系。五脏相生相克,成为相互依存、相互制约的动态平衡,从而形成了阴阳五行相互依存的整体观。由于五脏功能活动与其阴阳变化之五行时令更替类似,所以人体五行相生、相克,相互依存,相互制约,都与体内阴阳变化息息相关。中医诊病,必须以其四诊所获证象为据,观察阴阳升降出入、盈虚通滞,脏腑经脉弛张状态,才能据证析理,作出病理诊断,何也?盖人体五脏功能盛衰,经脉弛张,均与阴阳升降出入、盈虚通滞息息相关;一旦致病因素引起脏腑经脉弛张异常,气血阴阳逆乱、虚滞,即成互为因果故也。

综上所述,轩、岐将其阴阳五行自然规律与中医学理融为一体,阴阳作为气、血、津、液、精五类流动物质的代称;五行作为肝、心、脾、肺、肾五系结构代称,阐明天人相应之理,是以人体有形物质作为中医学理的基础,而以哲学抽象思维将其上升成为理论,指导实践,因此任何论述都有客观依据,绝非无中生有。

此篇在于澄清中医学理中的模糊认识。

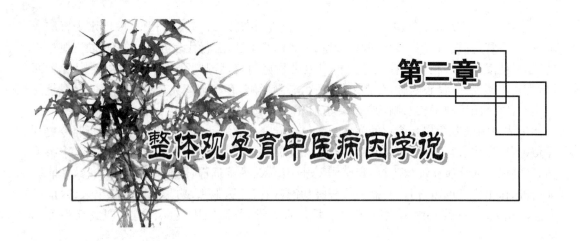

第二章

整体观孕育中医病因学说

华夏医学包涵三个整体观。一是天人相应整体观，二是人体自身整体观，三是人与社会整体观。天人相应整体观，是其风寒暑湿燥火外感六淫病因学说依据；人体自身整体观，是其阴阳五行相生相克，相互依存关系；人与社会整体观，是其喜、怒、忧、思、悲、恐、惊内伤七情病因学说根源。

一、外感六淫源于天人相应的整体观

此一观念是从太空阴阳二气围绕大地环流，一年四季之中，大气变化存在寒热燥湿之别，大气环流成风则是变化根源。《素问·四气调神大论》谓："阴阳四时者，万物之终始也，死生之本也，逆之则灾害生，从之则苛疾不起，是谓得道。"指出气候变化，逆之则灾害生，顺从则苛疾不起，顺应自然规律，才是养生之道。《素问·阴阳应象大论》说："天有四时五行，以生寒暑燥湿风"，人类生存自然界中，必然受到大气变化影响。如果气候异常，不能适应，即会成为致病原因。由于大气之中，还有肉眼不能看见的致病因素，侵入人体常呈高热或能相互传染，中医称为火毒、疫毒，而与暑热有所不同，根据天人相应整体观，遂将风寒暑湿燥火六种致病原因称为外感六淫。《素问·至真要大论》所说："夫百病之生也，皆生于风寒暑湿燥火"，即是据此言也。

西医认为气候变化不是致病因素，唯有空气中之菌毒才是致病原因。因此气候异常所致脏腑经脉弛张运动异常，气血津液环流失常众多功能失常疾病，都不承认是病。理由何在？在于这类病变不能利用仪器检测，作出诊断使然。

二、内伤七情源于人体自身和人与社会的整体观

中医是以肝、心、脾、肺、肾五脏为其主体，通过五腑相合，五体所主，五官相系，分为五系；再由脑外筋膜与延伸出来的少阳三焦将五系连成一体，共计六脏、六腑、十二正经，而以脑外筋膜为其主宰，成为五脏功能活动发号施令中枢。后来《内经》将其脑外包膜归属心系，改称心包。虽称心为君主之官，神明出焉，但是仍称心包为其心神主宰，代君行令；将其心包神筋与少阳三焦膜腠归入肝系，虽然成为五脏六腑，其实仍然包括十二经脉。《内经》又将六脏六腑分为手经三阴三阳，足经三阴三阳，成为手足各有六经。汉代张仲景所著《伤寒论》以三阴三阳为纲，分为六经辨证，虽然均以足经证象为其六经提纲（只有少阴是以手少阴心经

为纲），其实手经病变证象，已被包在其中。例如手厥阴心主之筋（西医称为神经），职司五系脏腑经脉弛张运动，中医则将此一功能归属足厥阴肝经。凡属中风瘫痪、癫痫，均从肝治；凡属经脉弛张异常，引起营卫不和，疏泄失常，则称肝经疏泄失常，均从肝治，即是以足厥阴肝经代表手厥阴心包经的例证。综上所述，所谓肝郁气滞，疏泄失常，其实是因经脉弛张失常，传导功能受阻，以致营卫不和。引起心主致病因素，中医归纳成为喜、怒、忧、思、悲、恐、惊七种，内伤七情之说，即是由此而来。《素问·天元纪大论》所说："天有五行御五位，以生寒暑燥湿风；人有五脏化五气，以生喜怒悲忧恐"，即是据此言也。

内伤七情，是因人与社会关系失和而来。《内经》虽将心脑功能分属五脏，言其心藏神、肝藏魂、肺藏魄、脾藏意、肾藏志。其实五脏经隧弛张仍属心系神筋主宰，五脏气血津液呈现不通、外泄证象，均与神筋弛张异常有关。具体言之，心脏职司血液循环。大喜如狂，血络舒张，血随肺卫清气上升，并走于上，可呈猝然倒仆，昏不知人，甚至脑络破裂，成为危证。肝主筋膜，职司疏泄，如受外界社会因素刺激，血络紧张，即可出现心率加快，心神不安；如因心神抑郁，可呈经脉弛张失常，所谓肝经气郁，即是指此言也。脾胃职司纳运水谷，升清降浊。如因心神忧思伤脾，以致清阳不升，浊阴不降，湿蔽心神，即可成为心主不明。肾藏志，职司精水藏泄。如因惊恐影响心主神筋，经隧为之松弛，即可成为前后二阴失禁。综上可知，内伤七情，均因心主神筋受到刺激，弛张异常，从而体现人与社会关系失常的整体观。

内伤七情并非全属人与社会不能和谐相处所致，也与自然、社会突发事件有关。例如大气环流成为风暴，大地突然火山爆发，或突然地震，或因海底地震成为海啸等等地、水、火、风异常；或人为火药爆炸，发生战争……使人受到惊惧，也是内伤七情致病因素之一。

上面所述整体观，是从组织结构和其人与社会关系整体观而言。如将五脏功能活动与气血津精生化输泄结合起来论述，就会成为阴阳五行之间相互协调、相互依存另一整体观。具体言之：气的生化输泄，有赖肺脏宣降，脾胃升降，肝经疏泄，肾经摄纳，才能环流不息，吐故纳新。血液生化贮运，有赖脾胃生化谷精，为其肾精生化之源；肾精所生骨髓，是其血液生化之所；所生血液，有赖血管、肝脏贮存；血液运行，有赖肺脏所输卫气促进心脏弛张运动；血液流量，有赖肝系所属血管弛张予以调节；脉内所行气血津精，则在少阳三焦去旧更新，新陈代谢。水津生化输泄：有赖脾胃纳运，肺气宣降，三焦通调，肾阳气化，才能水精四布，五经并行。除了气、血、水外，其中脾胃生化之谷精，肾系生化之肾精，都是伴随津血运行脉内和津气运行脉外少阳三焦。由此可见，气血津精生化输泄，都须五脏彼此配合；五脏功能活动，均赖气血津精为其能源。两者之间，存在相互依存，发生病变，存在互为因果，成为人体自身整体观。天人相应与人体自身两个整体观，是中医学理基础，而以阴阳五行概之，是据以上论述言也。

综上所述，中医是以外感六淫、内伤七情为其致病原因，任何病因都会引起脏腑功能失调，成为病态；日久不治，可以转变成为器质病变。根据所见发病原因，病变部位，病性寒热虚实各类证象进行分析，就可作出病机诊断，据理立法，依法组方，随证选药。这一理论体系经过几千年来实践验证，确能指导临床，获得较好疗效，希望不要等闲视之。

此篇在于证明中医病因学的科学性。

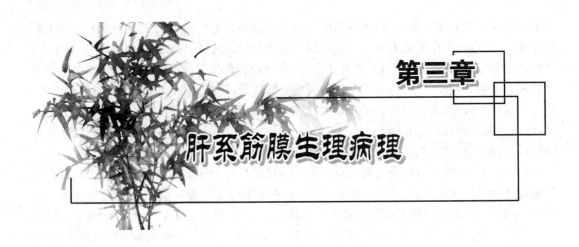

第三章

肝系筋膜生理病理

《素问·痿论》云："肝主身之筋膜。"

肝系筋膜，包涵范围最广，大至骨肉筋腱，小至每一细胞，都是筋膜的组成部分。《灵枢》经脉、经筋两篇与《素问·调经论》都曾论过筋膜的分布情况，加上三焦膜腠，可以说明筋膜无处不有，无所不包。三焦膜腠，在后言之，在此论述经脉、经筋、经隧，能使学者窥其全豹。

《灵枢》经脉、经筋两篇，专门论述十二经脉、十二经筋，从何而起，从何而行，从何而止。《素问·调经论》谓："五脏之道，皆出于经隧，以行血气，血气不和，百病乃变化而生，是故守经隧焉"。指出五脏是由肝系筋膜构成五条大小不同管道，与五腑连成五系，再由三焦将五系连成一体，上连于脑，而以脑为主宰，成为经脉、经筋、经隧弛张运动发号施令中枢。为了深入了解其中细节，再剖析如下：

一、肝系筋膜，本属脑系

《灵枢·经脉》云："人始生，先成精，精成而脑髓生。骨为干，脉为营，筋为刚，肉为墙，皮肤生而毛发长，谷入于胃，血气乃行"，即据皮肉筋脉生长过程及其作用言也。具体言之，人的生长过程，是由阳施阴受，男精、女卵交合成孕，生成脑髓，再由脑髓逐渐所生骨为其干，筋为其刚，肉为其墙，皮护其外，而以所生血脉，为其运输所需物质到达全身之路。一旦谷入于胃，谷精进入脉内，即与肺从体外吸入清气同行全身，成为脏腑功能活动所需能源。其中以"筋为刚，肉为墙"，是以修建房屋作为比喻。描述人的生长过程，与其建房须用钢筋布置于内，水泥浇灌成墙，瓷片贴护其外，然后再安水管、气管、电线，完成一幢房屋一样，别无深义。由于全身筋膜均由脑外筋膜延展而来，是其传递信息到达五系，主司弛张运动枢纽，所以《灵枢》经脉、经筋两篇均谓心包为其心主。至于脑外筋膜本来就是五系元首，为何演变成为心包？究其根源，是因《灵枢》、《素问》将脑之膜络归属心系以后，才称脑为心包。为了说明脑在心系中的崇高地位，才称心包为其心主，代君行令。心包称为心主之理，不仅可从组织结构证明言之成理；从其生理、病理，也是持之有据。前言心包筋膜与其全身上下内外相连，头颅五官七窍筋膜，自然是从心包延展而来。耳能闻声，目能视物，是其心包接收外来音象之窗。心包根据视听所传信息，经过思维，作出决断，而由心神之筋（经）传到全身，成为形随意动，发号施令中枢。西医将其神"筋"改为神"经"，是据五脏结构为经，五类流动物质为纬，与中医所言经脉完全吻合。

《内经》为了说明脑与心的关系，才将脑外膜络改称为心包络；为了说明协调五脏功能仍然是由心包主宰，才将心包称为心主，代君行令；为了说明脑与其他系统也是息息相关、休戚与共，才将脑之筋膜分属肝系肝（肝筋）、胆（三焦膜原）、膻中（心系心包）三经，脑髓归属肾系。《素问·灵兰秘典论》所谓："心者，君主之官，神明出焉；肝者，将军之官，谋虑出焉；胆者，中正之官，决断出焉；膻中者，臣使之官，喜乐出焉；肾者，作强之官，技巧出焉"，即是据此言也。所谓神明、谋虑、决断、喜乐、技巧，都是脑的思维活动表现，自然是与结构分属五经有关。由于心包所主经脉、经筋、经隧根据五体所主，已经归属肝系，那么经脉弛张运动，唯有归属肝系，才能统一论述筋膜一切生理病理，所以《素问·痿论》才谓："肝主身之筋膜。"所谓肝主筋膜，追本溯源，实指脑外筋膜言也。

二、筋膜挛急，当从肝治

《素问·痿论》所论痿证，涉及皮肉脉筋骨，肺脾心肝肾各个方面，多属筋膜肿胀病变。肿胀是因气血津精阻滞所致，当以调理气血津精为主，不能专责于肝。综观《灵枢·经筋》一篇，十二经筋所有证象，都是筋脉挛急所致。其中足少阳胆、足阳明胃、足厥阴肝、手少阴心四经，则呈痉挛与偏瘫并见。追本溯源，偏废也是心包经脉痉挛，瘀血阻络、充血、或出血，痰浊阻滞心包间隙使然。所以筋膜废弛而瘫，痉挛而痛，古人皆称为风，而从肝治。其中筋脉痉挛病变最为多见。外寒侵体，因寒而呈挛急恒多；内伤七情，情志怫郁，激动而呈经脉紧张、挛急，亦复不少。《素问·脏气法时论》所谓"肝苦急，急食甘以缓之"，即是据此言其治也。

东汉医圣张仲景，遵循轩、岐之训，撰写了《伤寒杂病论》。书中涵盖伤寒、杂病两个部分。宋代将其分为《伤寒论》《金匮要略》二书。《伤寒论》的太阳篇，以"脉浮，头项强痛而恶寒"为其全篇提纲。恶寒，是言病因、病性为寒。脉浮，是言病位在表，卫气为御邪侵而浮于外，因此成为营卫不和；头项强痛，则言经脉因寒而挛，成为头项强痛。将桂枝汤列于群方之首，是用此方调和营卫，舒缓经脉，垂训后人，任何病变，都要审察经脉弛张，营卫虚滞，辨证论治，才无顾此失彼之虞。

此篇在于澄清肝主筋膜的来龙去脉。

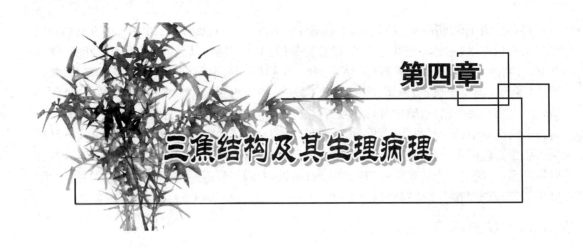

第四章

三焦结构及其生理病理

一、脑外筋膜是其心神之主

少阳包括手少阳三焦和足少阳胆经。足少阳胆与足厥阴肝经为表里,手少阳三焦与手厥阴心包经为表里。心包《灵枢·经脉》称为心主,《素问·脉要精微论》称头为"精明之府",显然非指心外之包,实指大脑之膜。脑为元神之府,本是一脏。少阳三焦筋膜是由脑筋、脑膜延展而来,所以手厥阴心包与手少阳三焦为表里,与其余五脏五腑合称十二正经。《素问·灵兰秘典论》谓有"十二脏",分明是将颅内之脑列为一脏。后世所谓五脏六腑,仅有十一,其经却有十二,何也?本来三焦筋膜是由脑外筋膜延展而成,元神则凭心脏血络所输营气温养,才能成为发号司令中枢,代君行令。古人为了将其躯体皮肉脉筋骨五体结构归属五脏,成为五系,才将脑筋与膜原归属肝系,而将脑外膜络归属心系。原来六脏六腑,变成五脏六腑,源于此也。

或问:《素问·灵兰秘典论》明确指出:"心者,君主之官也,神明出焉。"今谓心包成为发号施令中枢,不知何所据而云然?前言元神之府全赖心脏所输气血温养,才能成为发号施令中枢,如无心脏所输气血则危亡立至,哪里还能代君行令。为了彻底证明心与脑的关系,不妨再为言之。《灵枢·经脉》谓:"心主手厥阴心包之脉,起于胸中,出属心包络",胸中只有心、肺两脏,心主血脉,自然是指起于心脏。经谓脉舍神,是言脉内之血上输心包,然后心包之筋(神经)才能成为发号施令中枢。所谓心为君主之官,神明出焉,即指此一关系而言;所谓"出属心包络",即指唯有血络将气血上输于脑,脑得气血温养,脑筋才能代君行令;古人将脑归属心系,也是以此为据。然而却将心包之筋归属肝系,其理何在?在于肝主身之筋膜这一系统归类模式。《素问·五脏生成》谓:"肝之合,筋也;……肝受血而能视"。目为脑的视觉之窗,视觉之筋内出于脑,肝系之筋受到心血之濡,才能观察宇宙万象,可见心包能够成为接收信息,发号施令中枢,唯此心血是赖。经谓心为君主之官,神明出焉,进而证明是指心脑间的内在联系言也。

或问:心包是指心外包膜,今谓实指大脑之膜,是否牵强?张仲景《金匮玉函经》云:"头者,身之元首,至尊而不可犯者也。……盖脑为脏,谓之泥丸宫而神髓藏焉"。基于上述,脑主神明,古代《灵枢》、《素问》、仲景,早已言之,直到清代,亦曾有人言之。心肺同居胸中,肺在心上,叶天士却谓:"温邪上受,首先犯肺,逆传心包"。若系传入心外之包,由

10

上传下,应称顺传,不得称其为"逆";唯温邪犯肺,气郁化热,从其少阳三焦之膜上蒸心主之膜,称为逆传,才合其理。观脑膜病变常呈昏迷、谵妄,心外之包为病,则无神志证象,足以证明心包非指心外之包,实指大脑之膜,不是牵强附会西医之说,古人早在几千年前就已言之。

二、少阳三焦是由膜腠组成

足少阳胆由胆管与肝相连,有形可征,向无争议;唯手少阳三焦有无形质,《内》、《难》伊始,即开争论之端。持《内经》之说者,谓其有形;宗《难经》之说者,谓其无形。其实,手少阳三焦是由膜原和腠理组成,确有形质可征,无庸争辩。三焦之膜,大至胸腹之膜,小至细胞之膜,广阔无垠,故称膜原,是连接全身上下内外组织,膜外空隙,包括皮肤之中、分肉之间、胸腹肓膜、五脏经隧夹层、眼膜间隙、脑外腔隙,称其为腠,膜之所至,腠即随之,膜腠合称少阳三焦,成为卫气水津升降出入之路。因其随处异形,所在皆有,不似其他脏腑有其固定形态,仅居一隅,是故《难经·二十五难》才谓"心主与三焦为表里,俱有名而无形"。所谓有名而无形,是言有名而无一定形态。因其无处不有,漫无边际,景岳才谓三焦"际上极下,象同六合,而无所不包也"。所谓六合,乃指天地与其东南西北言也。

或谓:三焦古人只指膜原,未言及腠,膜腠合称少阳三焦,似有蛇足之嫌。其实《素问·痹论》早将膜外间隙称为"分肉之间";仲景《金匮要略》早就指出"腠是三焦通会元真之处";《正韵》亦谓腠即"肤腠也,肉理分际也",膜腠之说,有据可查,绝非杜撰。清代以来,唐容川、张锡纯、周学海诸子只言及膜,不言及腠,三焦能通津气之理,仍然晦而不彰。唯膜外空隙,才能流通津气,膜腠合称三焦,则义理明矣。不仅膜腠合称三焦才能说明津气运行之路,也能说明气血之间相互依存关系。心系脉络遍布全身,肝系膜腠亦遍布全身,营行脉中,卫行脉外,阴阳相贯,如环无端,气血相依关系亦就明矣!

或谓:三焦形质有无,无关大局,何必喋喋不休。须知形质有无,关系非常重大。无此,则不能将五脏五腑与表里上下连成一体;无此,则不能说明少阳三焦是其全身内外气血津液精五类物质升降出入、新陈代谢、去旧呈新之所;无此,则不能说明津气是由何处通向脏腑形骸;无此,则不能说明营行脉中,卫行脉外的相互关系;无此,则不能说明津气运行三焦,两者间的阴阳相济关系;无此,则对津气病变众多证象不能理解;无此,则对只据某脏病机立法之方能治他脏证象之理不能正确解释。所以,三焦形质有无,必须探讨清楚,并非无谓之争。

或谓:《内经》所谓三焦,是将全身膜腠分为三个区域,归属三焦统领。三焦是其津气升降出入场所。如果津气仅在胸腹腔内环流,不及其余部分,有此理么?手少阳三焦与手厥阴心包为表里,从其结构而言,三焦筋膜都由心包筋膜延展而来。如说心区以下筋膜与其心包无关,有此理么?前言少阳三焦内连脏腑,外通皮毛,上至头顶,下至于足,表里上下,无所不包,绝非虚构,确有其理在焉。

三、少阳三焦是津气升降出入之路

1. 三焦是卫气升降出入之路 《灵枢·卫气》云:"其浮气之不循经者,为卫气;其精气之行于经者,为营气。阴阳相随,外内相贯,如环之无端"。在此指出,肺脏吸入体外之气,分道扬镳。浮于脉外之气,称为卫气;循行脉内之气,称为营气。《素问·痹论》云:

"卫气者,水谷之悍气也,其气慓急滑利,不能入于脉也,故循皮肤之中,分肉之间,熏于肓膜,散于胸腹"。所谓皮肤之中,分肉之间、肓膜、胸腹以及五脏管道夹层、脏腑系膜、眼珠夹层、脑外腔隙,都是三焦组成部分,卫气运行其间,才能温煦形骸。古人所言卫气,包涵脾系谷精与肾气在内。所谓肾气,实指肾系生化之精。肾精从其肾系命门系膜间隙输入少阳,在三焦与清气、谷精汇合,成为五脏功能能源以后,统称卫气。由此可见,所谓阳生于阴,乃指肾精是其脏腑功能活动能源;阴生于阳,是言阴精成为脏腑功能活动能源,肾系生化功能保持正常,才能生化谷精成为肾精,谓其阴阳互根,生生不息,化化无穷,指此言也。基上所述,卫气生发于肾,取资于脾,源出于肺,是下焦肾气、中焦谷气、上焦清气三者合称,后世所称阳气,真气,实卫气之别名也;上中下三焦生发之气皆称为元气者,盖卫气来源于肺脾肾三脏故也。《难经·三十八难》谓三焦"主持诸气";《金匮要略》谓腠是"三焦通会元真之处";《中藏经》谓:"三焦者,人之三元之气,总领五脏、六腑、营卫、经络、左右、上下之气也,三焦通,则内外左右上下皆通也。其余周身灌体,和内调外,营左养右,导下宣上,莫大于此者也"。所说三元之气,即指肺系吸入之清气,脾胃生化之谷气,肾系生化之精气也。卫气行于三焦,外则护卫体表,防御邪侵;内则固摄营阴,不使外泄;上则行于巅顶,温煦元神;内则充于五脏,不使衰竭;津血得其气温,才不凝涩,古人强调气为根本,实有至理在焉。

或谓:西医认为肺系吸入之气是从肺脏进入心系血络,随血运行全身。今谓尚有浮于脉外之气行于少阳三焦,恐非确论。西医论述生理,是以解剖死人尸体为其依据。试问西医解剖尸体,其时呼吸已停,哪里还能见到气体从肺进入血管,自然是从推测得来。若谓清气只能随血运行,则气能成为脏腑弛张活动动力,其理不可解矣!若谓五脏弛张运动是由心神之筋主持,与气无关。则中医常用调气行津之品能使脏腑功能恢复正常,其理亦难明矣!若谓清气只能随血运行,则气滞能呈胸、腹、胁、肋、腰、骶胀满,中医常用行气利湿之品而胀满可消,其理更难明矣!由此可见,《灵枢·卫气》谓其"浮气之不循经者为卫气",实有其理在焉。目前西医治疗功能失调病变不及中医,实源于此。由于西医不能完全取代中医,所以中医才有生存价值,流传下去。

2. 三焦也是水津升降出入之所　《素问·经脉别论》云:"饮入于胃,游溢精气,上输于脾,脾气散精,上归于肺,通调水道,下输膀胱,水精四布,五经并行,合于四时五脏阴阳,揆度以为常也",指出水液从口摄入以后,由脾运化(肠道吸收)从其胃与食道夹层间隙上输于肺,再经肺气宣降,而使雾状水气从其肌肤间隙敷布于表,下行从其命门归肾,复经肾阳蒸化为气,伴随卫气运行三焦,阳得阴济,气才不致化热;津得阳温,才不凝涩;渗入脉内,血才运行无滞。水液能够敷布全身,除需五脏协同合作以外,唯此通道是赖,故《素问·灵兰秘典论》说:"三焦者,决渎之官,水道出焉"。

或问:《素问·经脉别论》所谓"饮入于胃,游溢精气,上输于脾,脾气散精,上归于肺",精气究竟是指何物?所谓精气,是指肠道所化谷精而言。谷精除在小肠进入血络以外,尚有部分在中焦间隙游溢脉外,随其水气上升入肺,伴随肺气与雾状水气输布全身。《素问·痹论》所谓"荣者,水谷之精气也,和调于五脏,洒陈于六府,乃能入于脉也,故循脉上下,贯五脏,络六府也。卫者,水谷之悍气也。其气慓急滑利,不能入于脉也。故循皮肤之中,分肉之间,熏于肓膜,散于胸腹",即是指此言也。如果脾系所化精微物质不行脉外,那么腹腔油膜间隙、体表肌肤间隙所凝脂肪,不可解矣!远不止此,心脏冠状动脉形成粥样硬化,颅脑血络形成硬化,脑外腔隙形成痰湿蔽塞,肝脏包膜间隙凝集形成脂肪肝,肺系气道渗出水液,很快形成浓稠鼻涕、浓痰……,均不可解。证明"游溢精气,上输于肺",确有其理在焉。所举多数病变均由西医应用检测予以印证,证明中医四千年前论述与其完全相符,无所质疑,而使余有感焉! 如无西医检测证明,古人所言之理,仍然晦而不彰。

再从津气相互关系言之:上焦阳气下行于阴,下焦水气上行于阳,有赖中焦胃肠、肌腠升降,才能使其阴阳相合,成为阴阳相济正常状态。前人从其心肾相交解释其理,学者读后,莫名其妙。若从肺系所吸清气下降,肾阳蒸化水气上升均以中焦脾胃为其阴阳升降之轴释理,则与生理病理完全相符。所谓阳气下降,是指肺系所吸太空清气,行于脉外浮气而言;阴气系指水津下行归肾以后,再经肾阳蒸化为气,使其再度上升水气而言。只有阴阳在其少阳三焦交合以后,阴得阳气之温,才不凝结;阳得阴津之濡,才不化热,彼此阴阳相济相须关系,才能言之成理,持之有据;阴阳交合,阳气因得阴津制约,才不上亢而呈升多于降,阴得阳气之温,才不直趋下走而呈有降无升,两者相互制约关系,其理亦就明矣! 如果仅言脉内阴阳相济,不言脉外津气相须相制,则临证所见一切证象,都要根据气血津液、寒热虚实、辨证论治,其理难明,似从天外飞来,言之而无据矣! 脾胃位居中焦,是阴阳二气升降之轴,古人所谓阴阳相交,有赖黄婆媒合,当是指此言也。

综合上述,脏腑形骸能获阳气温煦、阴津濡泽,均须凭借三焦为其通路。它与肺系吸清呼浊之气道,心系环流之血管,肝系输送胆胰之胆管,脾系传导水谷之胃肠,肾系流通精水之经隧,共同组成五大网络系统,成为气血津液升降出入及摄纳清气、水谷与输泄废物之路。其中心系血络,肝系少阳三焦,遍布全身上下内外,则是气血津精通达全身之路,所以三焦是其重要器官之一。少阳三焦虽是津气运行通道,津气摄纳、生化、运行、排泄,却赖五脏协同合作。所以津气盈、虚、通、滞都与五脏功能盛衰息息相关。

四、少阳三焦为其津气升降出入之枢

三焦膜腠,遍布全身,既不属表,也不属里,位居一切组织之间,故属半表半里。表里津气从此出入,上下津气从此升降,气血津精在此出入,进行交换,既是外邪入里必由之路,也是祛邪出外途径之一,故称少阳为枢。

五、少阳三焦是其致病因素侵犯五系之路

少阳三焦既与表里上下相连,邪气亦就可从体表和上下窍隧侵入,出现少阳病变。风寒之邪入自皮毛,由太阳传入少阳;疫毒随大气侵犯肺系,留恋少阳;或从食管侵入脾系,影响中焦津气升降;或从前阴侵入尿路,逆传三焦,均可引起少阳三焦病变。

六、三焦病变是其津气筋膜的综合反映

三焦由膜腠组成,是津气运行之路。一旦发病,自然就要反映出津、气、筋膜三类病变证象。津气有盈有虚,有通有滞,有升有降,有出有入;筋膜有张有弛,所以三焦病变可以分为以下四类。一是卫气病变:包括气郁化热之三焦实热,气滞不通之脘痞腹胀,气逆不降之上气喘急,气陷不升之短气下坠,升降失调之胀满疼痛,卫气虚损之自汗、失血。二是水津病变:包括痰湿阻滞之酸、软、昏、重痛,水泛三焦之肿胀眩悸,阴津亏损之咽干肠燥,阴不制阳

之虚火上炎。三是筋膜病变：包括风客膜腠之风丹瘾疹，邪伏膜原之寒战热炽，蒙蔽心包之神昏窍闭，湿滞三焦之筋膜松弛，阴津亏损之筋膜挛急。究其因果关系，不是津气为病影响筋膜，就是筋膜发病影响津气。四是津气同病：包括气郁湿滞之痞满胀痛，气郁化热津凝为湿之三焦湿热，气阴两虚之咽干心悸。由于津随气行亦随气滞，未有气机升降出入失调而津液不受其累，津气为病而筋膜不受其害，是故上述病机较少单独出现，多是互为因果，成为津气筋膜同时受病，如邪踞少阳即是。综上所述，三焦病变可以概括为气郁津凝，气耗津伤，升降逆乱，筋膜失和四类病变，证象万千，变化莫测。《素问·灵兰秘典论》说："至道在微，变化无穷，孰知其原！"所以唯有随机应变，不能备述。

此篇在于澄清少阳三焦究竟是指哪些固定组织，有何功能。

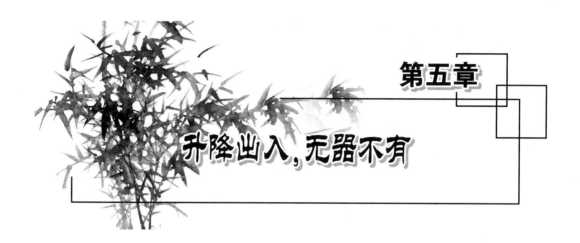

第五章

升降出入，无器不有

《素问·六微旨大论》云："出入废则神机化灭，升降息则气立孤危，故非出入，则无以生长壮老已，非升降，则无以生长化收藏，是以升降出入，无器不有。故器者，生化之宇也；……四者之有，而贵常宇，反之则灾害见矣！"

肝系筋膜，人体表里上下，无处不有，大至五脏经隧，小至每一细胞，均由筋膜构成。五脏经隧，是其气血津液精五类流动物质摄纳、生化、输泄之路。其中心系血络遍布全身，无处不有，是营血环流之路。肝系少阳三焦膜腠，也是遍布全身，无所不包，血络夹层间隙，均为三焦组成部分。所以血络所至，即有膜腠随之，乃是卫气升降出入之所。人体组织结构，大至六脏六腑，小至每一细胞，均可称之为器。故高士宗说："凡有形者，谓之器。人与万物生于天地之中，皆属有形，均谓之器。是以升降出入，无器不有。"从其血络输入之营血、三焦输入之卫气，均有气津液精运行其中，都要从此输入五系器官每一细胞，成为功能活动能源。每一器官活动所生废气、废水、废料均在少阳三焦间隙进行交换，新入废出，吐故纳新。然后再将废气、废水、废料从其肺系鼻窍、皮肤毛窍，肾系尿道，脾系大肠肛门泄出体外，所谓升降出入，无器不有，即系据此而言。这一功能活动，循环往复，生生不息，化化无穷，不死不休。如果废水、废气、多余谷精停结少阳三焦组织间隙，升降出入之路受阻，即呈病态。所谓出入废则神机化灭，升降息则气立孤危，即是指此言也。古代医家限于观测条件，虽然只能察其五脏六腑升降出入异常证象，不能深入微观领域，见到血气津精在其少阳三焦进行吐故纳新，却能在此提出"化有大小"，说明古人已经知道这一输泄交换过程，令人叹为观止。

前已言之，少阳三焦之腠，是其血气津精进行交换，吐故纳新之所。一切器官所需能源均从此入，所有废物均从此出。古人称其少阳三焦为枢，实有其理在焉；谓其升降出入，无器不有，确有其理在焉。

此论为养生、治疗指出了方向。若欲益寿延年，必须清茶淡饭，少食动物油脂。如果多食，供过于求，脂液凝结少阳三焦间隙，将会妨碍气血津精升降出入，生化输泄新陈代谢。观其离休官员，在其抵抗日寇侵华，及其 20 世纪 60、70 年代，均以粗茶淡饭度过，每人都是八旬以上高龄才离人世，就是例证。在其治疗方面，余倡五脏六腑宜通之说，亦是有感而发。对于施治勿忘"升降出入，无器不有"之训，也是如此。余用五苓散治疗高血压,如见患者舌体淡胖而有齿痕,投之多效,即据水津阻滞少阳三焦脉络内外,血压升高,升多于降施治是也。应用此方治疗大便秘结,如见舌体淡胖,是因津阻少阳三焦,胃肠夹层受阻,不能反渗入肠,乃据水津出入受阻施治是也。举一反三,任何病变均需观察升降出入,其言非谬,而有其理在焉。现代中药学里,不讲药之升降浮沉,致使理法方药四个环节不能环环相扣,错矣!

此篇在于说明气血津液精在大小器官进行新陈代谢,体现了升降出入运动规律。

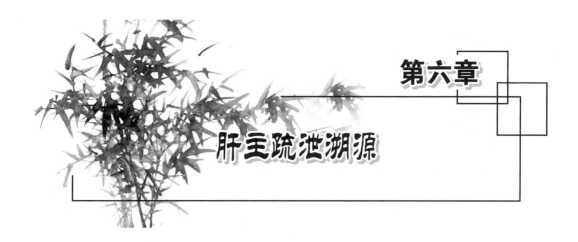

第六章

肝主疏泄溯源

中华医学,从古到今皆谓肝主疏泄。为何肝能主持疏泄?包含疏泄哪些物质?肝主疏泄根源从何而来?古往今来均未详述,以致学者难明其理。今将上述疑团论述于下,提供读者参考。

一、肝主疏泄包涵哪些物质

肝主疏泄包涵哪些物质?今世众说纷纭,人言言殊。以余之见,应该涉及气血津液精五类流动物质,才与实质相符。细研其理,要皆十二经脉弛张异常使然;若从微观领域言之,每一细胞吐故纳新,均与筋膜弛张有关。

二、为何肝能主持疏泄

前已言之,皆因十二经脉弛张异常所致。古人曾将脏腑分为六脏六腑。其中脑外包膜与心、肝、脾、肺、肾,称为六脏;三焦膜腠与胆、胃、小肠、大肠、膀胱,称为六腑,各有经脉通连,所以称为十二经脉。直到《黄帝内经》伊始,将其脑膜血络归属心系,脑筋、三焦归入肝系之后,改称五脏六腑,才以心肝脾肺肾五脏为其主体,通过脏腑相合、五体所主、苗窍所系方式,而将一切组织器官归属五系,成为五大系统,然后再由心包延伸之筋,延展三焦之膜,将五系连成一体,而由心包之筋主持各系脏腑经脉弛张运动,心包称为心主,据此言也。

或问:心包已经归属心系,为何在此又谓心包与其少阳三焦自成一系,成为统领脏腑经脉主宰?观其《灵枢·经脉》一篇仍将手厥阴心包称为心主,手少阳三焦与其手厥阴心包为表里,仍有十二经脉;《素问·灵兰秘典论》开宗明义即言"愿闻十二脏之相使贵贱(指职位高低)",并将十二脏器之职逐一论述,即知《内经》仍然认为惟有十二经脉并存,才与名实相符。由于心包延伸之筋,全身内外无处不有;心包延展之膜,全身内外无所不包。肺系气道、脾系胃肠、肝系胆管、心系血管、肾系尿路和精隧,均由筋膜组成,所以十二经脉均由心包主宰,称为心主,当之无愧。其中心系血络遍布全身,无处不有;肝系少阳三焦遍布全身,举凡皮肤之中、分肉之间、肓膜胸腹、五系经隧间隙,均是三焦组成部分。血管内外,是其气血津液精五类物质流通之路。五类流动物质摄纳、生化、贮调、输泄,唯此是赖。一旦外感六淫,内伤七情,影响脏腑经脉弛张异常,都会引起气血津液精疏泄失常,成为病态。肝主疏泄,涉及气血津液精五类流动物质,即是据此言也。

三、肝主疏泄,根源从何而来

前言十二经脉弛张运动,均由心包之筋主宰,经脉弛张异常,必然影响气血津液精疏泄异常,今谓肝主疏泄,岂非自相矛盾? 不妨再为论述,以释其疑。细究其理,与其手厥阴心包与足厥阴肝经同属厥阴有关。古人将其六脏六腑,十二经脉,分为手足三阴三阳,为了论述简便,只言其足而不言手,其实手经亦在其中,只因代远年湮,现已淡忘。所谓肝主筋膜,肝主疏泄,追本溯源,实指心神之筋言也。叶氏《外感温热篇》云:"温邪上受,首先犯肺,逆传心包。"一旦出现手足抽搐,分明属于心包病变,却言肝风内动;半身不遂,分明病在心包之筋,却称中风;男女遗精梦交,分明是因心神日有所思,夜有所梦所致,却称子盗母气(水生木,肾为母,肝为子),即其例也。基上所述,谓其疏泄失常,实属心包病变;谓其肝主疏泄,盖因古人将其归入肝系,以足厥阴肝经代表手厥阴心包经,言足而不言手故也。

此篇在于说明肝主疏泄,与其脑的神筋弛张运动息息相关。

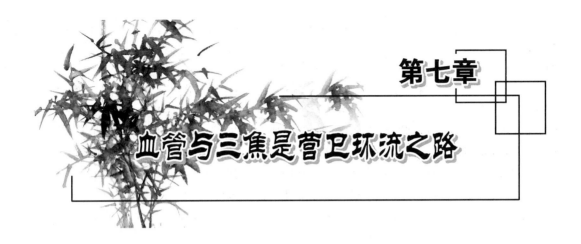

第七章

血管与三焦是营卫环流之路

心系血络遍布全身,无处不有,是营血环流之路;三焦膜腠遍布全身,无所不包,是卫气运行之所。营血因有血络约束,病变证象有限;三焦广阔无垠,躯体内外病变,都与津气虚、滞、外泄有关,变化莫测,不能尽述。学者唯有明了少阳三焦津气与其营卫之间,营卫与其脏腑形骸之间关系,才能明白一切病变都与气血津液虚滞、脏腑经脉弛张有关;从而证明津气阻滞与经隧痉挛病变居多,而有其理在焉。

一、三焦与其营卫关系

营行脉中,卫行脉外,阴阳相随,内外相贯,如环无端。欲知营卫之间存在哪些关系,必须知道营卫包含哪些物质?从何而来?有何作用?相互之间有何关系?才能知常达变。凭此分析生理病理,才有依据可循,不是无源之水,无本之木。

营卫中之气血各行其道,均有津液、谷精、肾精相随,运行全身,成为脏腑功能活动能源。营卫所行清气,是从肺系气道间隙进入血络;水谷精液,是从脾系肠道间隙进入血络;肾系之精,是从命门系膜进入血络。由于均有部分气、津、液、精未曾进入心系,在其少阳三焦运行,因此血脉内外,环流物质基本相同,唯有血液是从骨内血络进入脉内,不行脉外而已。气血津液精中,清气称为阳气,血津液精称为阴精。古人为了便于论述,简称阴阳。所谓营行脉中,卫行脉外,阴阳相随,内外相贯,如环无端,指此言也。综合上述,三焦膜腠是其津气升降出入之路,前人称其少阳三焦为枢,实有其理在焉。

气血津液精五类物质常呈三类病变:一是阻滞,二是外泄,三是虚损。其中阻滞病变常居十之七八,外泄、亏损仅占十之二三。深究其理,乃因外感、内伤均会形成津气阻滞,脏腑功能衰退亦会成为水湿阻滞使然。

二、三焦津气与其脏腑形骸关系

脏腑形骸均由肝系筋膜连为一体;五脏经隧均由筋膜构成,是其气血津精摄纳、生化、输泄之所;三焦膜腠是由筋膜延展而来,是其津气运行之路;心包元神延伸全身之筋,是其脏腑经脉弛张运动主宰。一旦外感风寒或情志异常,经脉挛急,即会妨碍津气运行,阻于三焦之腠。若不及时消除病因,舒缓经脉,通调津气,时日稍久,脏腑经络即从正常弛张变成异常状态;从其功能失调变成器质变形。意欲治愈,难矣!

兹举风寒、情志因素影响五系经隧弛张、三焦津气升降出入异常证象为例,证明经脉挛急、津气阻滞病变居多确实言之成理,持之有据,不是信口开河。所举证象,仅是管中窥豹,只见一斑。其他病因所致津气虚滞,不在此列,欲求全豹,可于各论求之。

1. 肺系经脉弛张,津气失调　外感风寒,经脉因寒而急,肺卫津气宣降受阻,气郁津凝,阻于肌肤之中,即呈头项强痛、恶寒、发热、无汗、酸软重胀;阻于肺系鼻窍间隙,即呈鼻塞流涕、前额胀痛;阻于咽喉间隙,即呈喉痒、咽痛、喉痹、声带变厚、声音嘶哑;阻于肺脏气道肺叶间隙,即成喘咳有痰;日久不治,肺脏舒缩功能异常,变形成为肺胀;如再延误,肺病及心,心脏舒缩异常,逐渐变形,即成肺心同病。若因风邪客于三焦,膜络痉挛,即呈风丹瘾疹。如果肺卫经隧松弛,腠理空疏,即呈表虚不固,津气外泄,汗出恶风,肺脏收缩无力,即成肺痿。

2. 脾系经隧弛张,津气失常　脾系经脉痉挛,无论外感风寒,郁怒伤肝,皆能致之。因其胃肠经隧、血络均由肝系筋膜组成,所以内外因素引起脘腹疼痛,病标在脾,病本在肝,称为肝木克土。

外感风寒,肺卫经脉挛急,津气外出之路受阻,妨碍脾系津气升降出入,阻于食管间隙上端,即呈咽中如有物阻;阻于胃肠间隙,即成脘痞腹胀、大便不爽;胆气犯胃,胃气上逆,即呈嗳气、呕吐;牵引血络,即呈脘腹胀痛,或腹痛即泻,痛泻不止;津气阻于小肠,即呈绕脐腹痛。胃肠受湿而弛,胃腑下垂,则呈腹胀;胃肠受湿而弛,传导无力,则呈便秘;直肠受湿而弛,则呈脱肛,或大便失禁。如果津气阻于阳明之表,肌肉之间,即可成为痰饮水湿,气郁不舒,即成肿胀、肌痹、游走窜痛等证。除此之外,津凝一隅,成为囊肿有之,精凝成脂,成为脂瘤有之;筋膜增生,成为筋瘤间亦有之。若因阳明肌肉受湿而弛,则呈肌痿、身重、无力等证。

3. 肝系筋脉弛张,气血津液异常　肝系经脉异常,将会出现四类证象。一是血络弛张异常:可呈血瘀于肝、心悸、肢冷等证。二是胆管弛张异常:常呈胆管挛急、肿胀,胆胰二液流通受阻,不能输注小肠消化食物,成为不思饮食,厌食油腻;阻于胆囊、胰体,津凝液结,气血运行不利,成为胁内剧痛,或胆液结成沙石,成为胁痛;胆液从其胆管间隙随津运行三焦,成为黄疸。三是经脉弛张异常:气郁肝经,经脉循行之路,成为体表胸胁、乳房、腰骶、少腹胀痛、筋疝、疝气、缩阴、卵胀等证。四是心包神经弛张异常:《内经》虽将脑膜归属心系,称为心包,却将心包延伸之筋,归属肝系,凡是五系经脉弛张运动,均由心神之筋主宰,因此称为心主。一切经脉弛张异常,均从肝治。仅从颅内经脉言之,举凡目生云翳、瞳神紧小、语言蹇涩、癫痫、抽搐、中风偏瘫……均从肝治,即其例也。津气病变,证象亦多,颅内水肿、神水混浊、云雾移睛、眼睑浮肿、头目昏眩、痰蔽心窍……都是水液病变。至于气虚下陷而呈眩晕、耳鸣,阴津亏损,水不涵木,阴不制阳,肝阳上亢,而呈头脑昏胀、疼痛,亦常有之。

4. 心系经脉弛张,津气虚滞　心系包括心神、心脉两个部分。先从心神言之,仅言津液阻滞,不言经脉弛张何也?因其神经弛张病变,已归肝系故尔。水津凝结成为痰湿,蒙蔽心神,除在肝系所述眩晕、眼花等证之外,尚有语无伦次、昏愦、健忘、耳聋等证。至于气郁化热,痰浊蒙蔽心包,成为失眠、神昏、谵语、烦躁、如狂、发狂等证,亦属常见。

再从心脉弛张,津气虚滞言之:心脏心络遍布全身,一旦挛急,全身内外均呈疼痛,见于心脏冠状动脉,即呈胸痹疼痛。不痛证象亦多,多由津气虚滞使然,心悸、怔忡、心律不齐,即其列也。津气阻滞心外包膜、心肌间隙,即呈心区憋闷,心脏房室瓣膜肿胀变形,闭锁不全,即呈心悸、心律不齐。阻于心系血管夹层,水气凌心,即呈心悸,脉弦。脂液凝结脑络夹层,血管硬化,即呈头脑昏眩。心脏冠状动脉粥样硬化,管腔变窄,气温、情绪稍异,血络挛急则痛。如呈心神恐惧、心悸、心慌，则因心气心血虚损所致，谓之怔忡。病至末期，神志不清，四肢不温，汗出如珠，脉微欲绝，则为气虚欲脱危证。

5. 肾系经脉弛张，津精疏泄异常　肾系包涵藏精、主水两大功能，是由两条经隧构成。

先从主水功能失调言之：水道弛张异常，必然导致水液疏泄异常，常见小便不利、太多、失禁三类病变。从其阻滞病变言之：因其阻滞部位不同，证象随之异趣。外感风寒，肺卫宣降津气功能受阻，上病及下，引起肾脏命门筋膜变态，妨碍水液从其经隧下输膀胱，阻于三焦肌肤之间，成为水肿。或因外感风寒，影响肾脏功能障碍，小便不利；或因命门火衰，阳不化气则水津不布，水不得火则有降无升，是以上渴下消，上则成为口渴，渴欲饮水，下则小便特多，水津消失。若因寒邪骤至，膀胱下口收缩而不舒缓，可呈癃闭，小便不通。若肾功能障碍，可成囊肿，或肾中积水，或外溢肌肤停于少阳三焦，成为肢体酸软无力等等。如因内伤七情，情绪紧张，尿路时呈挛急，妨碍水液下行，则呈小便时涩时通，类似淋证而无热象。至于气淋、血淋、砂淋、膏淋、劳淋不是外感寒邪或内伤气郁所致，可以参考肾系泻火通淋、化石通淋诸法，在此不予备述。如因年老体衰，阳虚阴盛，经脉松弛；或因过于恐惧，经隧松弛，即呈小便失禁。

再从经隧弛张，津精异常言之：经隧弛张异常，常因情志变化所致。肾精藏泄失常，常因脾胃运化失职，肾阳气化不及，水湿内停，从其三焦下注前阴使然。湿浊下注前阴，男子精室（前列腺）肥大，挤压尿路，即呈小便余溺不尽；宗筋受湿而弛，并因肾精虚损，即成阳物举而不坚，或竟成为阳痿；泄于体外，即成为阴囊潮湿。下注妇女小腹两侧，可呈任脉不通卵巢囊肿；下注前阴，即成带下；子宫受湿而弛，并因气虚不举，即会成为子宫下垂。如因心神不宁，日有所思，夜有所梦，梦中交合，即呈男子遗精，女子梦交。如因房事不节，性欲过度，精关不固，即呈男子滑精，女子精泄如带，谓之白淫。如因经隧挛急不通，即呈睾丸肿大疼痛。如因肾阴亏损，水不涵木，相火偏亢，可呈男子阳强易举，女子性欲过旺……。细究其理，皆经隧弛张，津气虚滞使然。

综合上述，可以得出两个结论。一是五系功能失调病变，多因肝经（心包神经）经脉弛张，津气虚滞所致。所谓肝主疏泄，涉及气血津液精五类流动物质，即是据此而言。二是五类流动物质之中，精血病变证象不多，胆胰之类体液病变证象，相对较少。证明前言经脉痉挛、津气阻滞病变证象约占十之六七，有理有据，不是无的放矢。临证结合病因、病位、病性进行辨证论治，众多脏腑功能失调疾病，可望治愈。但是必须长期实践，析理准确，熟悉药物性味功效，选药精当，始能获效。纸上谈兵，哗众取宠，欲成上工，难矣！

最后指出，通调少阳三焦津气，也可治疗血液病变。其理何在？在于三焦是其气血津液精升降出入之枢，新陈代谢、吐故纳新之所。血中所需能源，所留废物均需从此出入。脉外津气通调，新陈代谢无碍，能使血中所有成分病变可以逐渐复常故耳。

此篇在于说明气血津精环流全身，只有血管、三焦两条通路。

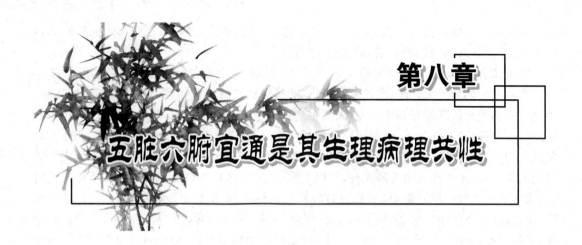

第八章

五脏六腑宜通是其生理病理共性

　　气血津液是流通于五系中的基础物质,这些物质都是凭借流通形式,达到摄纳、生化、输布、外泄目的。如果气血津液流通不利,即可形成气滞、血郁、津凝、液结,成为病态。唯有五脏六腑皆通,基础物质才能正常环流,成为脏腑功能活动能源。五脏六腑虽然都具通的共性,然而五脏流通的是精微物质——气血津精,宜藏而不泻;六腑流通的是气化以后产生的废物——糟粕、废气、废液,宜泻而不藏,唯有胆液不在此例。"六腑以通为用",古人早有定论,五脏宜通之说,前人早有论述,不是无稽之谈。

　　先从组织结构言之:《灵枢·经脉》说:"经脉者,所以能决死生,处百病,调虚实,不可不通。"五脏是由无数大小不同管道组成的五大系统,这些管道和组织间隙是气血津液升降出入之路。《素问·调经论》说:"五脏之道,皆出于经隧",其中"经"是指其十二正经,"隧"是指其连接脏腑间的管道。这些管道遍布全身,却是五脏连接六腑之路。所以《素问·玉机真脏论》才谓:"五脏相通,移皆有次。"至于气血水津如何行于五脏,移皆有次,《灵枢》、《素问》就曾一一言之。《灵枢·卫气》云:"五脏者,所以藏精神魂魄者也。六腑者,所以受水谷而行化物者也。其气内于五脏而外络肢节。其浮气之不循经者,为卫气;其精气之行于经者,为营气。阴阳相随,外内相贯,如环之无端。"是论述天气从肺系进入肺后,其中部分清气从肺进入心系血络,同血运行全身;尚有部分留于肺脏间隙,成为水津伴侣,在其脉外少阳三焦运行全身。《灵枢·营卫生会》谓:"人受气于谷,谷入于胃,以传于肺,五脏六腑,皆以受气,清者为营,浊者为卫,营行脉中,卫行脉外……如环无端。"《素问·痹论》说:"荣者,水谷之精气也。和调于五脏,洒陈于六腑,乃能入于脉也。故循脉上下以贯五脏,络六腑也。卫者,水谷之悍气也。其气慓急滑利,不能入于脉也。故循皮肤之中,分肉之间,熏于肓膜,散于胸腹。"以上两篇乃是论述水谷从脾系进入胃肠,生化成为精微物质,分别进入血络、三焦过程,以及营卫运行,如环无端的正常生理活动。《素问·经脉别论》所说:"饮入于胃,游溢精气,上输于脾;脾气散精,上归于肺;通调水道,下输膀胱;水津四布,五经并行,合于四时五脏阴阳,揆度以为常也。"则描述了水液运行,几经升降过程与肺、脾、肝、肾各脏间的相互关系。上述"五脏六腑,皆以受气";"和调于五脏,洒陈于六腑";"水津四布,五经并行",都从生理上阐明了气血津液精均要通调于五大系统,才是正常状态。

　　再从病理方面言之:《内经》对脏腑自身和脏腑之间不仅作了生理上宜通的论述,也作了不通的病理分析。如《素问·举痛论》说:"五脏卒然而痛,何气使然……经脉流行不止,环周不休,寒气入经而稽迟,泣而不行,客于脉外则血少,客于脉中则气不通,故卒然而痛。"《素问·调经论》说:"百病之生……皆生于五脏也。五脏之道,皆出于经隧,以行血气,血气不和,百病乃变化而生"。《素问·痹论》则专门论述了气血津液痹阻脏腑形骸的各种痹证。《素问·热论》说:"荣卫不行,五脏不通,则死矣。"在此指出运行五脏气血津液一有阻滞,即呈病态,甚至死亡。

后就治则言之:《素问·至真要大论》指出:"必先五胜,疏其血气,令其调达,以致和平。"说明五脏之治,其要在通。《素问·六元正纪大论》又说:"木郁达之,火郁发之,土郁夺之,金郁泄之,水郁折之。"所谓达之、发之、夺之、泄之、折之,其实都是通的治疗措施,说明疏通五脏气血津液,才是治病要领。综观气血津液只有郁滞、外泄、亏损三种病理改变,其中郁滞常居十之七八,外泄、亏损仅占十之二三,即使虚证亦多虚中夹滞,可见五脏宜通对于分析病理,指导治疗,有其极为重要意义。

最后还要指出:《内经》"藏而不泻"之说,是指五脏所贮精气,应该充盈,不宜受损。在此提出五脏宜通,包括两层含义:一指五脏之间应当通调,不应障碍;二指五脏精气不仅需要充盈,还要通调无滞。《素问·五脏别论》说:"五脏者,藏精气而不泻也,故满而不能实。"满而不能实一语就明确指出所藏精气虽应藏而不泻,却应通调才能达到满而不实的正常状态。所以"五脏藏而不泻"和五脏宜通之说并不矛盾,是以精微物质的贮藏和运行两个不同角度进行概括和总结。结合五脏的解剖、生理、病理、治法进行观察分析,五脏所藏气血津液,的确是以流通为正常,郁滞为病态。用通与不通的观点分析每一脏腑病机,拟定每一治法,都与临床实际相符,所以五脏宜通之说,既是分析病机的总纲,也是治法的总纲之一;既是对一切皆变,一切皆流这一恒动认识的深化,也是脏腑病机所反映的共性之一。

附注:

1. 五脏宜通之说,在1979年撰写《医学百科全书》"脏腑病机"时才提出来。是在总结各脏病机共性之际,发现肺司呼吸,是主持清气、水气宣降;脾主纳运水谷,升清降浊,是主持津气升降;肝主疏泄,是主持上中下三焦气血津液精疏泄调节;心主血脉,是主持营血环流全身;肾主水液,是主持水津气化、升清泄浊,五脏功能活动,都是使其气血津液通调,都有通的共性,因此提出五脏宜通之说,作为五脏生理病理依据,成为分析五脏病机、立法、组方指导思想。

2. 经言五脏藏而不泻,肺司呼吸,则有藏有泻;脾主纳运,则有藏有泻;肾司水津气化,则有藏有泻。综观五脏生理功能,都是有出有入。肺司呼吸,吐故纳新,其气有出有入;脾司纳运水谷,饮食之物,有进有出;肾司化气行水,水津也有藏有泻;即使心系营血,肝系胆胰二液,也需新陈代谢。如说五脏藏而不泻是指一切流动物质而言,则与事实不符,可见经谓五脏藏而不泻,仅指所需精微物质言也。《素问·六微旨大论》所言"升降出入,无器不有",则是指其一切流动物质言也。

此篇在于说明五脏六腑宜通,是其生理、病理共性;是其论述生理、病理、立法、组方、选药纲领。

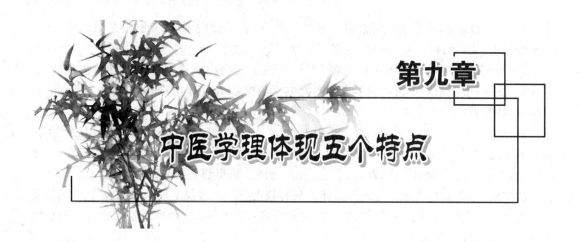

第九章

中医学理体现五个特点

中西医学虽然都以人体脏腑形骸、气血津液精为其生理依据,但在病因、病理、诊断、治疗方面,中医学理,则有整体观念,贯穿始终;论述气病,独树一帜;中医医理,包含哲理;辨证模式,纵横交织;辨证论治,环环相扣,五个特点,其与西医学理不同,成为独特的理论体系。虽然中西医学的学理不尽相同,却又异曲同工,殊途同归。若能取长补短,中医学术可以成为世界医学的组成部分,造福世界人民。

一、整体观念,贯穿始终

《素问·天元纪大论》云:"天有五行御五位,以生寒暑燥湿风。人有五脏化五气,以生喜怒思忧恐。"中医理论贯穿了天人相应与人体自身两个整体观。因有天人相应的整体观,才有外感六淫的病因学说;因有人体自身的整体观,才有内伤七情的病因学说,并将这一观念贯穿于一切生理、病理、治法、组方各个环节之中,成为论述生理、病理、立法、组方指导思想。

人居天地之间,时刻都会受到天地间阴阳二气(清气、水气)寒热燥湿变化,影响肌体,发生病变。这类致病因素,称为外感风寒暑湿燥火六淫。或问:大气变动,只有风寒暑湿燥五种常气,成为致病因素,也仅有五,古人谓之外感六淫,不知何所据而云然?古人在其长期实践之中,发现外感之疾,并不限于上述五种致病因素,大气之中,还有看不见的致病因素,侵入人体多呈高热,这类热病,可以相互传播,与其伤寒、中暑有所不同,所以称其为火,以示区别;后世称为瘟疫,更能突出这类热病所具传播特征。风为六淫之首者,因其寒热燥湿变更均与大气环流有关故尔。

五脏是由肝系筋膜构成的管道与五腑相连,成为五系,并由肝系少阳三焦筋膜将五系连为一体,上连脑外之膜,而以脑膜为其主宰。直到《内经》将脑归属心系,称为心包,才称心为君主之官,却称心包为其心主,代君行令。脑为元神之府,是生命活动中枢,精神意识主宰。如果情志异常,也会成为病态,才有喜怒忧思悲恐惊内伤七情的病因学说。以风为其肝系代称,乃因肝系神筋是其五系经脉弛张主宰,一旦成为病态,常呈筋膜弛张异常故也。

前已言之,五脏均由肝系筋膜构成的管道与五腑相连,成为五大管道系统,各具摄纳、生化、输泄气血津液功能。其中心系血管与肝系少阳三焦,则是气血津液精环流之路。五系功能活动所需能源,均从血络、三焦输送而来。与其相反,气血津液精的生化输泄,又赖五系协

24

同合作，五脏六腑与其气血津液之间，相互依存，休戚与共，再由心系脑膜与肝系神筋统帅五脏，成为发号施令中枢，从而体现了五系生理活动的整体观。一旦外感六淫之邪，内伤七情之变，引起经脉挛急，就会成为脏腑功能失常，气血水津环流受阻。由于气血水津运行有赖五脏协同合作，所以任何一系疾病，都要联系其他脏腑进行分析，反映了牵一发可动全身的整体观念。《素问·咳论》所谓："五脏六腑皆能令人咳，非独肺也"，就是例证。综上所述，外感六淫是因天气变化所致，所以仲景称其风为百病之长；内伤七情是因心神之筋弛张异常所致，所以《灵枢》将其称为心主。

二、卫气论述，独树一帜

中西医间，对于大气进入体内如何运行，存在分歧。西医认为大气进入肺脏以后，是以气血交换形式，从其肺脏进入心系血管，随血运行。中医认为大气进入肺系以后，其中多数进入血管，行于脉内，却有部分留于三焦，行于脉外，中西分歧，开端于此。

《灵枢·卫气》云："其气内于五脏而外络肢节，其浮气之不循经者，为卫气；其精气之行于经者，为营气；阴阳相随，外内相贯，如环之无端。"在此阐明大气进入肺系以后，其中部分是从肺脏进入心系血络；其余部分是从肺脏间隙运行三焦，或因进入血络之气，又从脉内浮出脉外，进入三焦，在其全身管道夹层和一切组织间隙运行全身，内外相贯，如环之无端。脉内之气，是与脾肾两系进入血内的谷精、肾精同行，有营养全身作用，所以称为营气；行于脉外之气，是在脾肾两系谷精、肾精进入三焦与清气汇合之后，有外护体表，内固营阴，并使血管内外之气保持平衡功能，所以称为卫气。

中医所说三焦，是由肝系之膜与其膜外间隙组成。膜外间隙，称为腠理，漫无边际，广阔无垠，表里上下，无处不有，血络所至，即有膜腠随之，是卫气，水津运行全身之路。由于组织间隙遍布全身，如脱缰之马，没有羁绊。外寒侵体，或情绪紧张，引起任何部位经脉痉挛，气血水津运行受阻，滞留一隅，即可成为胀痛，因此才有气郁、血滞、津凝、液结之说。应用调气、活血、行津、解痉之品，组合成方，每能应手而效。中医辨证，都要观察气血津液盈虚通滞，经脉弛张变化，即是由此而来。

三、医理哲理，两者合用

中医分析病理，是以四诊所获证象进行分析归纳，从中得出病机结论，与其西医凭借仪器检测结果作出诊断有所不同，体现了医理与哲理结合的辨证特点。这一辨证方法是以脏腑形骸与气血津精为其生理依据，与西医诊治依据相同，属于医理范畴。但是脏腑功能失调与气血津液郁结一类病变，目前西医使用仪器检测，不能完全获得所需证据，中医根据证象进行推理，却能分析归纳作出病理诊断，这一过程，是从抽象思维得来，才说中医是医理与哲理结合的学理。这类病变，临证约占十之六七，应用中医理论析理，能够收到较好疗效，这是精华部分，不能舍弃。

中医以其气血津精与脏腑生理功能为其理论基础，以其发生病变证象为据进行分析归纳总结致病机理，与其运用哲学思维分析一切事物并无区别。如果承认哲学是门科学，那么中医以其脏腑生理病理为据，经过几千年的反复实践，证明的确可以指导临床，也是科学。如说中医是门伪科学，不仅否认中医医理是与哲学思维结合学理，同时也将哲学予以否定。

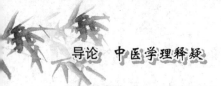

四、辨证模式,纵横交织

东汉医圣张仲景,勤求古训,博采众方,写成了《伤寒杂病论》,内容包括伤寒、杂病两个部分,宋代将其分为《伤寒论》和《金匮要略》二书。《伤寒论》以六经病机为纲,体现了异病同治的辨证模式;《金匮要略》以病名为纲,病下分证,体现了同病异治的辨证模式;两种辨证模式一经一纬,成为完整的辨证体系。

《伤寒论》分六经辨证,所列病证都以脏腑经络,气血津液为其依据,所列条文,根据寒邪从表入里的证象进行辨证论治,证的核心就是病机。所以该书专论病机条文虽然较少,却又无一不是以其病机为纲。此书一方证出多条,证象虽然各不相同,因其病机相同,可用一方治疗,从而反映了以病机为纲,异病同治的辨证模式。《素问·阴阳应象大论》云:"智者察同,愚者察异",异病同治辨证模式,是察其同,应居主导地位。

若问为何异病可以同治? 这一问题,须从五脏经隧与其气血津液寻求答案。五脏经隧是由肝系筋膜构成,有遇寒则挛,情绪紧张则挛特性;气血津液运行,全赖阳气之温,才不凝涩。此书主论伤寒之疾,筋脉因寒而挛,津血因寒而凝证候,贯穿始终,遍及五系。这类病变只须温阳散寒,消除病因;解痉缓急,舒缓经脉;温阳行水,通调营卫,即可消除五系不同证象,达到愈病目的,充分体现了治病求本的治疗原则。明了这一治疗原则,桂枝汤能治五系经隧挛急,营卫不和之疾;四逆散能治五脏经隧挛急,津气阻滞病变;五苓散能治脾肾水津为患,波及五脏;小柴胡汤所治津气病变,遍及手足少阳之理明矣! 此书问世已历一千余年,所载之方至今仍然常用,令人叹为观止,其中奥秘何在? 在于是据脏腑经隧弛张,气血津液虚滞立法,只要古今气候没有太大变化,人体功能未曾改变,这类方剂也就仍然有效。若说古方不能治疗今病,谬矣!

《伤寒论》也有论述热证条文,究其机理,是因阳盛之躯,气郁化热使然,只有白头翁汤、茵陈蒿汤等方,才为疫毒内侵而设。

《金匮要略》也以脏腑生理为其辨证依据,却与《伤寒论》的辨证模式不同。是以病名为纲,病下分证而治,治疗同一病证而方法异趣。这种辨证模式,反映了不同病机可以出现同一证象,应当使用不同方法治疗,成为同病异治的辨证模式。

《伤寒论》所创以病机为纲,异病同治辨证模式,与《金匮要略》所创以病名为纲,同病异治辨证模式,二者一经一纬,相辅相成,缺一不可。自从金、元开始学科分化迄今,以病名为主进行辨证这一方法逐渐居于主导地位。这种方法能使学者明白,不同病机可以出现同一证象,应有不同处理方法,掌握同病异治之理,的确难能可贵。但是同一病机又可出现多种证象,遍布全身;有些疾病不能确定病名,却能作出病机诊断,也是不争的事实。以病名为中心进行辨证,只能体现病机间的横向联系,发展了仲景《金匮要略》同病异治的辨证模式。由于讨论病种有限,难免挂一漏万。《伤寒论》以脏腑经络气血津液病变的病机为纲,进行辨证,可以直接根据阴阳盛衰、气血津液升降出入、盈虚通滞,与脏器盛衰,经隧弛张证象作出结论,可以执简驭繁,应付无穷病变。这一至关重要的方法,五十年来,却未予以重视。开设《伤寒论》与方剂学两门课程,目的是使学者掌握异病同治这一辨证方法,而与临床各科并驾齐驱,本应增加学时,近年却把《伤寒论》作为可有可无的选修课;忘记了从汉朝到宋代,单凭方剂就能治疗众多病证这一事实,认为开设方剂,仅为临床各科打点基础。如此下去,要使学者能够运用异病同治方法应付无穷病变,难矣!

我从 1962 年开始仿效《伤寒论》的辨证模式撰写《中医治法与方剂》一书,至今已历四十八个寒暑写成第 5 版稿,想为中医作点贡献,发扬仲景异病同治辨证模式,若将此书改为《中医异病同治辨证学》或许更能揭示病变实质。

五、辨证论治,环环相扣

辨证论治,是据证析理,据理立法,依法立方,随证选药的简称,贯穿了理、法、方、药四个环节。辨证关键,在于捕捉病机;论治关键,在于确定治法。

病机:是指病变过程中不同阶段的致病机理;是对四诊所获证象进行理性分析,综合病因、病位、病性得出的结论。任何疾病都会出现相应的证象,这些证象具有有机的内在联系,共同反映了疾病在一定阶段上的阴阳失调,气血津液的升降出入、盈虚通滞;脏器盛衰与经脉的弛张变化等病变本质,这种内在联系的机括,就是病机,古人则称为证。

治法:是据病机确定的治疗方案;是选药组方的理论依据;是连接病机与方药间的桥梁。病机既然是对四诊所获证象进行理性分析,综合病因、病位、病性得出来的结论,那么确定治疗方案,就应针对消除致病因素,调理脏腑功能,通、调或补、涩气血津精,经脉弛张四个方面立法,依法组方,随证选药。这一据理立法,依法立方原则,也就成为从古到今治疗一切疾病的指导原则。既然一切疾病都要涉及组织结构、生理功能、气血津精各个方面,单用一药实难兼顾,是以常用多味药物组合成方,体现了整体疗法的特点,也体现了理、法、方、药环环相扣的辨证论治特点。

结论:

辨证论治各个环节,都有物质为其客观依据,不是无源之水,无本之木。

从其病因言之,无论内因、外因、不内不外因,都有物质为其基础。外因是以大气寒、热、燥、湿变化及其气中致病疫毒;内因是以心神情志变化影响经脉弛张;不内不外因是以虫兽刀伤、饮食积滞、寄生虫类为据,都有实质可查。

从其病理言之,是以阴阳五行为其依据。阴阳是指环流脏腑形骸的气血津液精五类流动物质;五行是指心、肝、脾、肺、肾统属的六腑、五体、五官组织结构。中医辨证,是以证象为其依据,一切证象都是内外因素引起气血津精、脏腑功能失常的综合反映,故其病理分析有其生理依据,不是无稽之谈。

再从治法、方药言之,治法是据病因、病位、病性拟定,组方是据治疗方案选药组成,药物是据消除病因、调理功能、通调气血津液精或舒缓经脉选用,由此可见,辨证论治所包涵的理法方药四个环节,都以物质为其依据,说它不是无源之水,无本之木,即是据此言也。

此篇在于说明中西医学,学理有所不同。中医乃以医哲结合为学理;也是综合前面几篇所述重点,而使读者了解其中主要内容。所有论述重复较多,由于所论是其中医学理核心部分,彼此牵连,唯有反复引用,才能阐明各个方面的学理,因此不得已而为之。

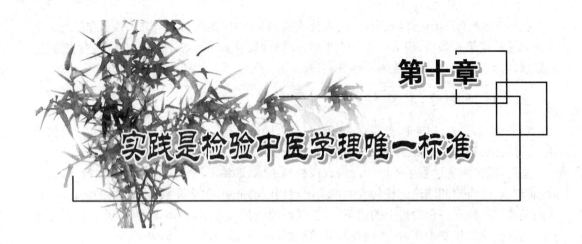

第十章

实践是检验中医学理唯一标准

　　中西医学都以有形可征人体组织结构、气血津精为其研究对象,都由感性认识升华成为理论,概莫能外。既然理论是从实践中来,即须经过长期实践,反复验证,才能成为相对准确理论。所以实践才是检验真理的唯一标准,西医如此,中医也是如此。不过中医在其有形可征物质基础之上,应用道家哲学思想→逻辑推理,抽象思维,根据病因、病位、病性进行综合分析,总结成为病机,展示医哲结合中医学理,与其西医学理有异。其中哲理思维部分,包含外感六淫、内伤七情病因在内,所生病变,都是脏腑功能失调所致,不能全凭西医检验手段,寻求所需病变依据。

　　中西医学都以人体组织结构与气血津液精为其生理依据,因其形成理论时代不同,研究方法依据有异。西医借助显微镜与声光电磁等检验手段,能够进入肉眼看不见的微观领域,颇为直观,因此近两百年能在传染病与器质病变方面获得长足进展,作出很大贡献,是其不争的事实。然对气候寒热燥湿,人的情绪异常,影响脏腑经脉,气血津液各种功能失常病变,却是中医优势。中医根据功能失调所见证象,进行逻辑推理,抽象思维,可以分析归纳作出相应病理结论,据此施治,可获良效,也是客观事实。综上所述,中医不足之处是过于抽象,虽可随机应变,学者却难掌握,易学难精。西医不足之处在于致病因素认识不够全面,对于气候、情志影响津气异常所致功能失调病变,尚未形成完整配套体系。如能做到中西医间优势互补,逐渐融二为一,形成不断创新的中华医学,则更加造福于世界人民。

　　中医在其几千年的长河之中,反复实践,逐渐积累经验,待其可从量变升华成为质变阶段,才由黄帝、岐伯等人写成《黄帝内经》。这一专著从其散漫无归经验之中,升华成为完整理论体系。《内经》如何做到如此程度,细研其理,是据道家天人相应形成的阴阳五行哲学理论,与其人体有机结合,赋予有形可征的实体。具体言之,是将阴阳代表人体气血津液精五类流动物质;五行代表体内肝心脾肺肾五脏组织,并将五腑、五体、五官分别归属五脏,而由肝系筋膜连接成为五大系;再由手厥阴心包(脑膜)延伸出来的手少阳三焦膜腠(西医称为组织间隙)连为一体,归属于脑,成为总统五系中枢(《内经》将其脑膜归属心系以后,才称为心主)。除此之外,还对致病因素的外感六淫、内伤七情等等一一作了论述,成为中医论述五脏生理、病理、诊断、治疗理论体系。如与西医相比,西医是据脏腑功能分为各系,中医是以五脏组织分为五系,仅此差异而已。

　　中医认为脏居于内,形见于外。一旦内外因素引起某系发生病变,导致脏腑经脉弛张异常,气血津液盈虚通调失度,必有相应证象显现于外,外在证象就是一切病变辨证依据。根据望闻问切四诊所获证象进行分析归纳,成为病机结论,就能据理立法,依法立方,随证遣药。

中医是以证象为据,进行抽象思维,其与法院审案要凭罪犯所留蛛丝马迹才能判断是非,将帅用兵要凭敌我态势、天时地利才能决定战略、战术,国家元首要据国内国际形势、人心向背进行周密分析才能制定现阶段的建国方略、施政纲领等,虽然对象不同,但思维方法则如出一辙。前言证象是其辨证依据,学者必须熟悉各系正常结构、生理功能,发生病变以后常见证象,临证才能以此作为确定病因、病位、病性寒热虚实的辨证依据。

我从 1962 年始,撰写此书,是将古今之方分别归属五系,再加两脏同病一章。如此分类,目的有三:

一是将其组织结构、生理功能、病理改变、治疗方法、选药组方各个环节连为一体,想使学者知道立法组方依据,培养学者整体观念。

二是想让学者熟悉五系常见证象,临证之际,不假思索,即知哪些证象属于经脉弛张,哪些证象属于气血津液虚滞病变。虽经将近五十春秋反复修改,选药组方这一环节,某证当用何药,仍须不断探索。

三是想让学者知道,某方是根据何脏病机为主组成,学后即知某方是治何脏腑病变为主,再将气血津液与其他脏腑相连进行综合分析,不论证象见于何系,都可应用。掌握异病同治辨证方法,而与临床各科同病异治辨证方法并驾齐驱,成为一经一纬辨证体系,而使学者能够应付无穷病变。

此篇在于说明中西医学,由于学理依据不同,因此不能以其西医检测标准衡量中医是否科学,只有实践才是检验中医学理唯一标准。

上述十篇,说明要想中医能够传承,必须增加《内经》、《伤寒论》、《金匮要略》、《温病条辨》、《中药学》、《方剂学》六科学时,别无他途。因为《内经》是其中医学理源头;中药是其治病武器;《伤寒论》、《温病条辨》、《方剂学》三科是教学者掌握异病同治辨证方法之师;《金匮要略》是开创内、外、妇、儿、五官各科同病异治之祖故也。

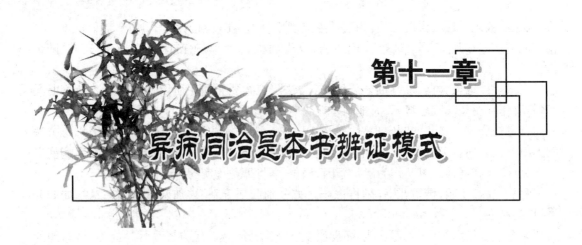

第十一章

异病同治是本书辨证模式

异病同治,是言不同病因、不同病位、不同病性证象,都可同用一方治疗。此种辨证模式,源于东汉医圣张仲景所撰《伤寒杂病论》。宋代林亿将其一分为二,成为《伤寒论》与《金匮要略》二书。《伤寒论》以六经病机为纲,不同证象可以同用一方治疗,体现异病同治辨证模式。《金匮要略》以其病名(多以证象命名)为纲,同一病名可由不同病机呈现同一证象,须用不同之方治疗,体现同病异治辨证模式;两种辨证模式纵横交织,成为一经一纬辨证体系,历代医家无不遵为准绳,沿用至今。唐初《备急千金要方》依据仲景六经病证分类于前,病名分类于后;宋代医家根据内、外、妇、儿各科病种分类模式逐渐萌芽,严用和之《济生方》、陈自明之《校注妇人良方》、钱仲阳之《小儿药证直诀》相继问世,犹如雨后春笋,应时而生,成为各科分化先河。金、元以降,内、外、妇、儿、五官各科均以病名为纲,病下分证,从此《金匮要略》所创同病异治辨证模式,日趋成熟,得到传承。然以方证病机为纲进行辨证,仍然受到重视,明代《景岳全书·古方八阵》首开以法统方先河。因以大法统方,所列之方并未根据脏腑病机进行分类,学者只能以其方证病机为纲,不如仲景《伤寒论》以其病机为纲隶属六经,可使学者知道每方所治证候病机源于何经,定位比较明确。有鉴于此,余撰此书以其脏腑解剖、生理为据,以其发病机理为纲,进行辨证,成为据证析理,据理立法,以法组方,随证选药,环环相扣,希望仲景所创异病同治辨证模式,得以发扬。前言异病同治,是言不同病因、病位、病性证象,均可使用同一病机之方治疗。今据上述三个方面举例说明,意在举一反三而已。

一、病因不同,可用一方治疗

古人所制之方,不同病因出现相同证象,只要病机相同即可同用一方施治。《伤寒论》所列白虎汤由石膏、知母、甘草、粳米组合而成,体现清热生津之法。是为寒邪束表,津气不能外泄,阻于阳明肌腠,气郁化热,热盛伤津,成为气分热盛,发热、汗出、口渴、脉洪有力而设。然其暑热、暑温随其大气侵入肺脏,妨碍肺卫宣发津气出表,阻于阳明肌腠,气郁化热,热盛伤津,成为气分热盛,发热、汗出、口渴、脉洪有力,亦可同用此方清其气分之热,而使热去津回。盖因同属气分热炽,热盛伤津机理故也。《伤寒论》所列调胃承气汤由大黄、芒硝、甘草组成,体现泻热通腑之法。是为寒邪束表,津气郁于阳明肌腠之间,气郁化热,胃肠所输之津为其肌腠所化之热耗损,胃肠津枯,传导失常,成为大便秘结而设。然其温邪上受,首先犯肺,气郁化热,热盛耗损胃肠输来之津,肠道津竭,成为大便秘结。虽然病因有所不同,热盛伤津的机理则一,因此可用一方治疗。以上所举两方,体现病因不同,机理相同,异病同治辩证模式。

二、病位不同,可用一方治疗

五脏经隧均由肝系筋膜构成,是其气血津液升降出入之路。任何一脏经隧弛张异常,均会影响气血津液流通异常,从而呈现不同证象。《伤寒论》所列四逆散用柴胡、枳实、芍药、甘草组成。体现柔肝缓急,调气行津之法。是为经脉挛急,津气阻滞而设。由于经隧挛急部位不同,证象亦就随之而异。肺系气道挛急而呈喘咳;心系血脉挛急而呈肢冷、心悸;肝系胆道挛急牵涉胃腑而呈腹中疼痛;脾系肠道挛急而呈下利后重;肾系尿路挛急而呈小便不利,均可使用本方。原著所谓"少阴病,四逆,其人或咳、或悸、或小便不利、或腹中痛、或泄利下重,四逆散主之"即据经脉挛急,气血津液流通不利设也。此方与前"中医学理体现五个特点"一文所列桂枝汤,均为仲景示人经脉挛急,营卫不和是其众多证象的共同机理,所以证象所见病位虽然不同,可以使用一方加减治疗。以上两方,体现病位不同,机理相同,可以同用一方治疗,成为异病同治辩证模式。

三、证象不同,可用一方治疗

《伤寒论》所列小柴胡汤,由柴胡、黄芩、半夏、生姜、甘草、大枣、人参七药组成,是为少阳三焦卫气虚损,腠理空虚,寒邪从表入里,客于少阳三焦半表半里,筋膜紧张,气郁化热,津凝为湿而设。由于少阳三焦是由肝系筋膜与其膜外腠理组成。外通肌表,内连脏腑,上连心主,下连肾系,上下内外,无处不有,是其津气升降出入之路。一旦发生病变,证象涉及上焦心肺、中焦脾胃、下焦肝肾各系。《伤寒论》谓:"伤寒、中风,往来寒热,胸胁苦满,默默不欲饮食,心烦喜呕,或胸中烦而不呕,或渴,或腹中痛,或胁下痞硬,或心下悸,小便不利,或不渴、身有微热,或咳者,小柴胡汤主之。"即为邪踞少阳,证象见于三焦而设。以此和解少阳,众多证象即可消失。《伤寒论》、《金匮要略》用此方多达十九条,足以证明异病同治之理,可以应付无穷病变,实有其理在焉。

《金匮要略》泻心汤由大黄、黄芩、黄连三药组成。是为心肝热炽,由气入血,迫血外溢,吐血、衄血而设。方用芩连清心肝气分之热,大黄清泻气血之热,下行而从肠道外出,使其热清血宁而吐衄止矣!吐、衄均为上中两焦血络破损,血溢脉外。方中大黄泻下荡热,釜底抽薪,能呈事半功倍之效。后人借此治疗中风猝倒,癫狂诸疾而效者,盖诸疾皆因气郁化热,血随气逆,升多于降,以致心神不宁。此方根据上病治下,釜底抽薪之功,使其气血升降正常,其疾可愈。外科用此治疗疮痈疔疖,跌打损伤,则因所用药品均具清热解毒作用,大黄又可活血行瘀,与其热毒浸体,血瘀血结的机理相符故尔。由此可见,不同证象可用一方治疗,又与一方是由数药组成,一药具有多种效用有关。以上两方证明不同证象只要病机、病性相同,可用一方治疗,体现异病同治辩证模式。只须掌握每方机理及其药物功效,即可应用自如。不仅如此,如果一证是由多种病机所致,亦可综合各种病机组合成方,运用之妙,存乎一心,由此可见一斑。

综合上述,一切病变,都与脏腑经脉弛张异常,气血津液盈虚通滞有关,唯有掌握异病同治之理,才能应付无穷病变。

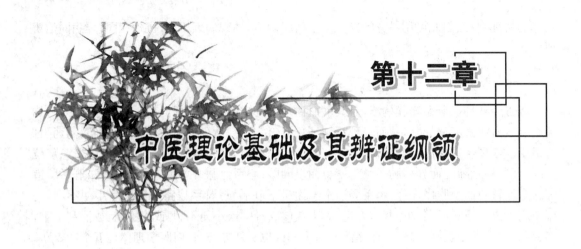

第十二章

中医理论基础及其辨证纲领

一、阴阳五行学说是中医理论基础

中医学中的阴阳五行学说，不是没有根据的概念，是以物质为其基础从中升华成为理论，贯于一切生理病理之中。天地之间存在清气和水气两种气体，空中清气因得阳光之温，称为阳气，地面之水因得阳光之温，蒸化成为水气，称为阴气，一切气象变化都是环流大地阴阳二气升降浮沉的反映。人类及其一切生物居于天地之间，体内一切流动物质均与阴阳二气处于同步升降出入运动状态。古人根据天人相应规律，借以说明体内气血津液精五种流动物质的生理病理。按其属性分类，气为阳，血津液精为阴，其中谷精、肾精均为五脏功能动力能源，根据动则为阳之理，则阴中寓阳，古人为了便于论述，才简称阴阳。大地存在木火土金水五类物质，木生火，火生土，土生金，金生水，水生木，五者之间存在相生关系；木克土，土克水，水克火，火克金，金克木，五者之间又存在相克关系。五者相生相克，成为动态平衡，循环不息，所以称为五行。古人根据天人相应之说将其作为五脏代称，不仅代表五脏本身所有功能，并可借此反映五脏间的相互依存、相互协调和相互制约关系，于是产生了肝属木、心属火、脾属土、肺属金、肾属水的五行学说。

五脏均由肝系筋膜构成的经隧将五脏与五腑、五体、五官连接起来，构成肝心脾肺肾五大经脉系统，再由肝系少阳三焦膜膜将五系联合成为一体，上连手厥阴大脑筋膜，成为六脏六腑而以大脑为其五脏中枢。虽然后来《内经》将手厥阴脑膜的功能归入心系，称为心包，成为五脏六腑，其实手足各有六经，仍有十二正经，合称三阴三阳，成为以六经为纲的经脉和管道体系。十二经脉之中流动的气血津液精（包括谷精在内）是脏腑功能活动的能源，气血津液精的摄纳和生化输泄又赖五脏协同配合，二者之间相依为命，缺一不可，从而成为阐述一切生理功能和病理改变的理论基础，阴阳五行之说由此而来。其中阴阳尤其重要，宇宙若无阴阳之气，则万物不生，万物若无阴阳为其物质基础，则立即死亡，阴阳成为古人论述脏腑生理病理总纲，实有其理在焉。古人论述脏器盛衰，称为脏气盛衰，亦有其理在焉。

二、五经五纬是中医辨证纲领

余从事五脏生理病理研究四十余年，逐渐明白中医辨证是以肝心脾肺肾五脏为主构成的五大经络系统及其流动的气血津液精五种物质为其生理依据。在受内外因素影响发生病理改变时,会出现不同证象。这些证象共同反映了疾病在一定阶段上的阴阳失调,气血津液的升降出入逆乱和盈虚通滞、脏气盛衰和经隧弛张等病变本质。根据证象进行综合分析得出的结论,就是病机。由于心与小肠、肺与大肠之间除通联五系的血络和少阳三焦与其相连之外,并无其他管道相通,发生病变亦无必然联系,将其归属脾系,可使脾系的结构及其功能更为完整,遂将六经辨证改成以肝心脾肺肾五系为经,气血津液精五类流动物质为纬,成为五经、五纬的辨证模式。在此应当指出,虽然称为五经,其实仍然包括手厥阴心包与手少阳三焦,共计十二经脉,仅将心包归入心系,而将心包之筋(神经)与三焦之膜归入肝系进行辨证而已。

或问:心包既然归属心系,在此提出仅将心包之膜归属心系,而将心包延伸之筋归入肝系,不知何所据而云然?

《素问·痿论》云:"肝主身之筋膜"。筋膜遍布全身内外上下,大至脏腑形骸,小至微小细胞,均由筋膜连为一体。筋膜主司运动,不张不弛,才属正常状态。如果发生病变,不外痉挛、松弛、破损、增生、硬化五类病变,这类病变均从肝治。观其脑膜病变,常呈神昏谵语,猝倒无知,烦躁发狂,失眠多梦……古人则从心治;痉挛、抽搐、痫证、中风瘫痪,则从肝治。提出心包之膜归属心系,心包之筋归入肝系,据此言也。深入研究其理,心神之膜发生病变,多由气血津液上犯神明之府,以致不明、不静;心神之筋发生病变,则因内外因素引起心神之筋痉挛或传导受阻使然。所谓传导受阻,是指痫证、中风瘫痪一类病变言也。

辨证之际应该观察以下两个方面:

其一,审察五脏功能盛衰,五系经脉弛张

中医所说功能盛衰,包括五脏功能亢奋、衰竭和五系经隧弛张在内。仲景《伤寒杂病论》将桂枝汤列于群方之首,即是针对五脏经隧挛急施治。观其变方能治五脏经隧挛急证象,即是佐证。宋朝末期以来,历代医家在注释《伤寒论》时,不遵轩岐之训,违背仲景原意,组织病变避而不谈,只究营卫变化,而营卫中的津液精病变,亦语焉不详。成为现在只讲六经气化,不论五系组织变化,以致有些病理论述似是而非。希望学者重视经隧弛张变化,不要等闲视之。在五系的筋膜、经隧病变中,经脉挛急病变常居十之七八,其余病变仅占十之二三,学者留意。

其二,审察气血津液精的升降出入,盈虚通滞

中医所说阴阳盛衰,包括气血津液的升降出入失常和不通、太通、亏损在内。气血津液的升降出入逆乱,常因出入受阻导致升降失常。盖气血水津常因风寒外束,毛窍收缩,不能出表,以致升降失常故也。气血津液精五种流动物质只有不通、外泄、亏损三种病变,其中阻滞病变常居十之七八,外泄、亏损病变仅占十之二三。五种流动物质周流全身,心系血管是血环流之路,无处不有;肝系少阳三焦膜腠是津气运行之路,无所不包。营行脉中,卫行脉外,阴阳相贯,如环无端,全身内外都有气血水津运行其间。所以任何疾病都要仔细观察气血水津的盈虚通滞,才能得出正确的病机结论。此外各种内分泌液与谷精都是随血运行,则须经过血液检测,才能知其盈虚通滞,作出结论。

岐黄医道奥非常,国之瑰宝慎勿忘;

天狼食日瞬息去,过后依然照穹苍。

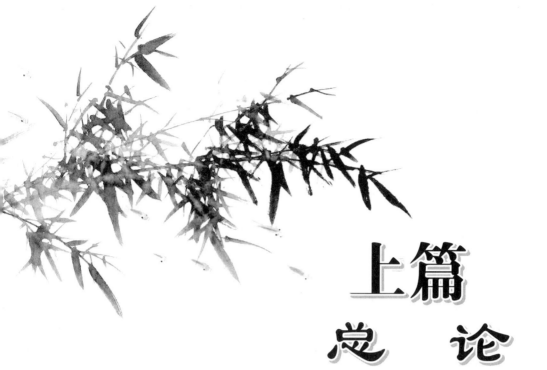

上篇
总　论

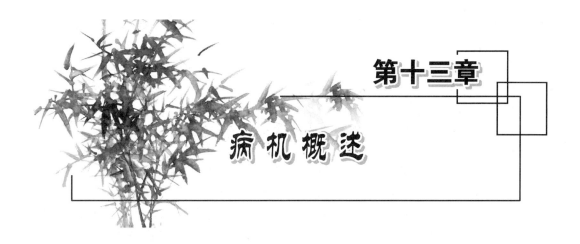

第十三章

病机概述

病机,是指病变过程中不同阶段的致病机理,是对四诊所获材料进行理性分析,综合病因、病位、病性得出的结论。任何疾病,必然要出现一系列相应的证象。这些证象不是孤立存在的,它们之间具有有机的内在联系,共同反映着疾病在一定阶段上的阴阳失调、脏气盛衰、气血津液的升降逆乱和盈虚通滞、筋脉或经隧弛张变化等病变本质,这种内在联系的机括,就是病机,古人则称之为证。

中医治病的特点是辨证论治,而辨证论治则贯穿着理、法、方、药四个环节。医者通过四诊等手段获得的大量材料,要经过去粗取精,去伪存真,由表及里,由此及彼的分析归纳,才能正确地判断病机,明确病因、病位、病性,因而病机是确定治法的依据,没有正确的辨证,施治也就无从着手。由于病机在辨证论治中居于主导地位,所以《素问·至真要大论》强调在辨证时要"审察病机";在施治时要"谨守病机"。病机如此重要,深入进行专门研究,显然很有必要。

第一节　病机源流

本节包括发展简史、存在问题、发展方向三个部分。通过讨论,可使学者了解病机理论的形成和发展过程,以及存在的问题和今后的发展方向。

一、发展简史

我国医学在漫长的发展过程中,逐渐形成了独特的理论体系。随着整个体系的发展,病机理论也就日趋成熟,成为这一体系的重要部分。进行病机分析的医籍,源于黄帝《内经》,该书讨论病机的内容比比皆是。《灵枢·天年》指出:常人"五藏坚固,血脉和调,肌肉解利,皮肤致密,营卫之行,不失其常,呼吸微徐,气以度行,六腑化谷,津液布扬,各如其常,故能长久。"如果违反上述生理之常,就是病态。纵观《内经》即可知道,该书从发病原因、病变部位、病变性质、气血津液的升降出入和盈虚通滞,疾病的传变规律,以至某些具体证象,都有详略不同的叙述。这些论述为后世将病机发展成为完整的理论体系奠定了基础。

在病因方面:《内经》认为人与天地相参,与日月相应;人体自身也是形神合一,形随意使。气候和情志反常,都能使人生病。所以外感六淫,内伤七情,都是引起疾病的原因。该书对于气候反常,机体不能适应产生疾病的论述尤为深刻。如《素问·至真要大论》说:"夫百病之生也,皆生于风寒暑湿燥火。"《灵枢·口问》又说:"夫百病之始生也,皆生于风雨寒暑,阴阳喜怒,饮食居处,大惊卒恐"。《灵枢》《素问》提出的风雨暑湿、喜怒惊恐、饮食不节、居处卑湿,是引起疾病的内外原因,为后来陈无择的三因学说提供了理论根据,病因学说自伊开始逐渐形成。

在病位方面:《内经》以五脏六腑为主体,结合营卫气血确定病位的概念非常明确。在《素问》的"灵兰秘典论"、"六节藏象论"、"五脏生成"等篇章里,详细讨论了五脏六腑的生理功能。在其他篇里又用大量篇幅讨论了脏腑和营卫气血失调的致病机理。如《素问·调经论》说:"百病之生,皆生于五脏,五脏之道,皆出于经隧,以行血气,血气不和,百病乃变化而生,是故守经隧焉。""五脏各生虚实,其病所居,随而调之。病在脉,调之血;病在血,调之络,病在气,调之卫;病在肉,调之分肉;病在筋,调之筋;病在骨,调之骨。"这些论述已为尔后研究病机应以脏腑为其基础定下了基调。

在病性方面:强调治病要辨别阴阳、表里、寒热、虚实。《内经》以五脏为阴,六腑为阳;血为阴,气为阳;里为阴,表为阳;下为阴,上为阳;一切基础物质为阴(气例外),一切功能活动为阳。总而言之,万事万物总不离乎阴阳。只有脏腑之间,气血之间,表里之间,上下之间,物质基础与功能活动之间,都能相互协调,达到阴平阳秘,才是正常状态。如果反其生理之常,阴盛则阳病,阳盛则阴病,阳盛则热,阴盛则寒,反映了属性不同的两类病变。所以《素问·阴阳应象大论》指出"察色按脉,先别阴阳";"审其阴阳,以别柔刚。"《素问·调经论》又说:"百病之生,皆有虚实。"这些论述,又为八纲辨证奠定了基础。

在气机升降方面:《素问·六微旨大论》说:"出入废则神机化灭,升降息则气立孤危,……升降出入,无器不有。"藉以说明体内气血津液的运行,反映了升降出入的运动形式,而气血津液能够不停的升降出入,则需五脏的协同合作。所以五脏的功能活动和基础物质的运行,都反映了升降出入的运动形式。如果发生病理改变,即要出现气机逆乱,升降出入失常。《内经》这一论述,又成了分析病机要审察升降出入的理论根据。

在气血津液的盈虚方面:《灵枢》、《素问》用了大量篇幅详细讨论气血津液的正常运行和异常变化。如《灵枢·五乱》说:"清气在阴,浊气在阳,营气顺脉,卫气逆行,清浊相干……乱于头则为厥(厥与其字含义相同)逆,头重眩仆。"《灵枢·胀论》则说:"卫气之在身也,常然并脉循分肉,行有逆顺,阴阳相随,乃得天和……厥气在下,营卫留止,寒气逆上,真邪相攻,两气相搏,乃合为胀也。"详述了清浊不循常道,不能正常流通的致病机理。而《素问·调经论》所说"气不足则息利少气"、"血不足则恐",却是有关气血不足的病理描述。

在组织结构方面:人体是由皮、肉、脉、筋、骨五种固定的组织构成的。其中筋膜是将五脏六腑、表里上下联成一体的组织,归属肝系,故《素问·痿论》说:"肝主身之筋膜。"五脏经隧是由肝系之膜构成,是供气血津液升降出入的管道系统。经隧稍有改变,就会影响气血津液输泄失常,成为病态。故《素问·调经论》说:"五脏之道,皆出于经隧,以行血气,血气不和,百病乃变化而生,是故守经隧焉"。守其经隧一语就提示了在分析病机时要注意五脏经隧的变化。经隧发生病变,不外痉挛(紧张)、松弛、破损、硬化、增生五类病变。四季气候的更替,反映了寒热的消长。由于筋膜有"寒则收引"的特性,所以五脏受寒经隧挛急的病变尤为常见。《素问·举痛论》所说:"寒气客于脉外则脉寒,脉寒则缩蜷,缩蜷则绌急,绌急则外引小络,故卒然而痛"。就提示在分析病变机理时,不仅要审察致病原因,气血津液的升降出入和盈虚通滞,还要审察经隧的弛张。只有结合致病的因素、固定的组织结构、流通的气血津液三个方面进行分析,才能确定病因、病位、病性,揭示病变本质,得出正确的病机结论。由于历代医家忽视了这一至关紧要的方面,才使某些病理阐述,似是而非。

在疾病传变规律方面:注意疾病发展趋势,是分析病机应该考虑的另一方面。《内经》对疾病的传变,总结了两条规律。一是风寒之邪,从表入里;一是五脏之间,相互移易。《素问·热论》说:"伤寒一日,巨阳受之……二日阳明受之……三日少阳受之……四日太阴受之……五日少阴受之……六日厥阴受之。"反映了外感疾病由表入里,由腑入脏,层层深入的传变规律。《素问·玉机真脏论》提出的"五脏相通,移皆有次,五脏有病,则各传其所胜",又是内伤杂病的传变形式。上述两条传变规律,对于正确估计疾病的发展和预后,都有参考价值。

《内经》不仅对疾病发生发展的各种共性作了病理分析,对于大量的证象也作了探讨,给金元以后按病证分析病机以很大启迪。如《素问·咳论》是研究咳嗽病机的专论,它从整体出发,分析咳嗽的种种兼夹证象,这些证象遍及五脏六腑,从而得出了"五脏六腑皆能令人咳,非独肺也"的结论。意思是说五脏功能失调,引起运行于少阳三焦的津气逆乱,均可导致肺的宣降失常而呈咳嗽。又如《举痛论》是研究疼痛机理的专论,它指出五脏突然产生疼痛,是因"经脉流行不止,环周不休。寒气入经而稽迟,泣而不行,客于脉外则血少,客于脉中则气不通,故卒然而痛。"同时分析了十二种痛证的不同机理。这一因寒引起气血不通而痛,因五脏六腑功能失调皆能令人咳的道理,即使再过五千年也将被证明是正确的。

应该特别指出,《素问·至真要大论》的病机十九条,以五脏为主体定位,结合病因、病性讨论病机,早已成了探讨病机的典范。其中"诸风掉眩,皆属于肝;诸寒收引,皆属于肾;诸气膹郁,皆属于肺;诸湿肿满,皆属于脾;诸热瞀瘛,皆属于心",是将病因与病位融为一体的实例。而"诸痛痒疮,皆属于火,诸痉项强,皆属于湿;诸暴强直,皆属于风;诸病水液,澄澈清冷,皆属于寒;诸呕吐酸,暴注下迫,皆属于热"则是结合病因、病性探求病机的佐证。总而言之,《内经》对于病机的分析较为全面,已为后世的病理研究开创了先河。

《伤寒杂病论》是东汉张仲景的著作,内容包括伤寒和杂病两个部分,确定了辨证论治的完整体系,是一部理、法、方、药具备的典籍。《伤寒论》的六经证治,是在《素问·热论》的六经分证基础上进一步完善起来的。六经病证是脏腑病变的反映,所列条文,反映了疾病在不同阶段上的病机。所以该书专论病机条文虽然较少,却又无一不是以病机为依据。此书直接讨论病机条文亦不乏实例,有论营卫不和的,有论少阳病机的。总之,《伤寒论》的全部内容都是脏腑病机的具体体现。同时,此书一方证出多条,证象虽然不同,只要病机相同就可使用同一方剂,从而反映了以病机为纲,异病同治的辨证模式,一直沿用至今。

《金匮要略》也是以脏腑病机作为基础的。一切证候的产生,都是脏腑功能发生病理改变的反映,根据脏腑病机进行辨证是本书的精神。同时此书已开同病异治之端,与《伤寒论》的异病同治恰好构成了一经一纬的辨证体系。

隋·巢元方等撰《诸病源候论》,《内经》的基本理论阐述内外妇儿各科疾病的病机,条目多达1720则,论述广博,对后世医学发展影响很大,素为历代医家重视。如《备急千金要方》、《外台秘要》等书的论述,多援引本书;《太平圣惠方》各节,均以本书有关内容冠其首;宋以后的医学著作,在病源证候方面,常以本书为根据。所论病机,多数内容至今仍然正确。

此书以证象为纲阐述病机,条分缕析,应有尽有。每一条目包括发病原因,病变部位,临床证象，已经基本具备病机应该包涵的病因、病位、病性三个要素。当然也有不足之处。由于此书不是以脏腑生理病理为纲，就使某些病机如从天外飞来，难以令人理解；因受时代限制，某些病机的阐述也纯属臆测，如鬼魅候即是一例。

宋代成无己为《伤寒论》作注，使仲景之学得以发扬光大，不仅有功于仲景，也使病机分析逐步深入。

宋代以后，学科迅速分化，内外妇儿各科专著如雨后春笋，相继问世，从此进入按病种分析病机的新模式。金元时期刘完素、张从正、李杲、朱震亨各家著述，对病机虽亦有所建树，却远远不及明代《景岳全书》博大精深。景岳几乎对每一病种都能析理入微，令人心折，实为杰出的理论大家。

清代，温热学派开始形成，叶氏首创卫气营血辨证体系，一破轩岐仲景旧的辨证模式，在医学上可说是一次大的突破。他提出"温邪上受，首先犯肺"，和"湿热受自口鼻"之说，开创疫病多从口鼻而入新说，补充了致病因素侵袭人体，非止病从表入一端，尤其令人钦佩。随着这一体系的形成，温病病机遂以崭新面貌出现，使病机体系趋于完备。

新中国成立以后，各省先后创办了中医学院，所用教材，从基础到临床各科，在病机分析方面都一去不实之词，力求符合真理，说理更为准确和深入。

综上，病机发展经历了从源到流的漫长岁月，走过了艰辛的路程，直到今天，才成为较为完备的理论体系。凭借这一理论体系指导实践，使中国医学有较强的活力，每一病机的阐述，都凝结着古人的心血，应该认真予以总结。

二、存在问题

我们既要看到我国医学的长处，使之发扬光大；也要看到它的短处，才能竭力予以弥补，使之更臻完善。本人认为，目前分析病机存在以下三个问题。

首先，目前的定位模式繁多，未能形成一个统一而规范的辨证体系。由于辨证的具体内容就是分析病机，辨证所得的结论就是病机。辨证体系既然无法实现统一，病机分析也就不能实现规范化，使初学者眼花缭乱，无所适从，这是存在的第一个问题。

其次，仲景《伤寒论》表面看来只是探讨外感风寒的传变规律，随证施治，其实此书却是以脏腑生理病理为纲研究病机的典范。《金匮要略》虽然仍以脏腑生理病理为依据，却是以病种为主研究病机的模式。二书一经一纬，相辅相成，纵横联系，缺一不可。自金元开始学科分化迄今，以病种为主探求机理的模式显然居于主导地位。这种辨证方法，能使学者明白不同的病机可以出现同一证象；疾病在不同阶段反映不同的病机；因时、因地、因人而异，应有不同的处理方法，从而掌握同病异治之理，是难能可贵的。但是，同一病机又可能出现多种证象，遍布全身；有些疾病不能作出病名诊断，却能作出病机诊断，也常客观存在。以病种为中心分析病机的格局，只能体现病机的横向联系，发展了仲景《金匮要略》分析病机的模式。由于这种模式讨论的病种有限，不可能将《诸病源候论》的 1720 则病机都包罗无遗，难免挂一漏万。《伤寒论》以脏腑经络为纲进行病机分析的方法，可以执简驭繁，应付无穷的病变，这一至关重要的方法，却未给予足够重视。历代医家虽然明白这一道理，均守"述而不作"旧训，只去注释《伤寒论》，而不师《伤寒论》去研究病理，使这一病机体系得到发展和完善，致使学者对以脏腑生理病理为纲的纵向研究，对于异病同治之理，反而陌生，没有明晰的概念。这是存在的第二个问题。

中医学术重视气化(指功能),这是对的,如果片面强调气化而忽视形质研究,也是不全面的。如果不去结合形质研究,就使某些病机分析成为无源之水,无本之木,这种无根无据的推论,既难令人信服,也将影响治疗效果。不重视形质研究也不可能做到定位准确,病机分析也就很难深入具体。这是存在的第三个问题。

三、发展方向

前面提出了中医病理方面存在的三个问题,如何针对这些问题予以解决,也就成为从事病理研究应该努力的方向。首先,应该通过认真总结,寻找各种病机体系的共性,这一共性便是决定统一病机体系的基础。不难看出,这一基础就是脏腑。因为,各种疾病总是脏腑功能失调的反映。不管使用何种辨证方法,六经辨证也好,三焦辨证也好,卫气营血辨证也好,最终还是要归结到脏腑。如此看来,仲景以《内经》理论为依据创造的脏腑辨证,才是各科的共同基础。只有以五脏的组织结构和生理功能为依据去分析病理,才能从结构到生理,从生理到病理,环环相扣,使中医病理成为有理有据,易为学者理解。

不过,根据脏腑结构和生理功能研究病机,只能做到定位准确,还不能反映病性,必须结合八纲辨证才能确定阴阳、寒热;更要结合气血津液辨证审察盈虚通滞,才能确定病性虚实;结合病因辨证,才能使病因、病位、病性融为一体,成为完整的内容。即临证时以脏腑辨证定位、病因辨证求因、八纲辨证定寒热、气血津液辨证定虚实来确定病因、病位、病性。

以脏腑为基础的病机体系,不仅可以将各种辨证方法统一起来,并可借助现代医学定位准确的长处来补充自己,本人认为,这是病机学说发展的方向。但又必须注意,中医学是医理与哲理相结合的学科,许多病理不能依靠实验证明,只能据证析理,所以强调形质研究又不能只重形质,否则中医精华又将为那些只重形质者所弃,完全成为西医的研究模式。

第二节　脏腑病机的生理依据

藏象学说是脏腑病机的生理依据。包括四个方面的内容:一是脏腑经络系统;二是脏腑功能活动的物质基础;三是升降出入是物质运动的基本形式;四是四时与五脏相应的天人相应观。通过本节讨论,欲使学者明白藏象学说是脏腑病机的生理依据,必须掌握藏象学说有关内容,才能正确分析病机。

《内经》论述藏象的章节很多,尽管各自成篇,未予融为一体加以综合,但已较为系统的阐明了藏象的概念、范围和其主要内容。脏指五脏,有贮藏于内之义。象指五脏功能活动的外在表现,亦即景岳所说:"脏居于内,形见于外。"由此可见,藏象是指脏腑的生理活动及病理改变反映于人体外部的征象,是推论或断定脏腑功能变化的依据。

一、脏腑经络系统

人体的组织结构和生理功能,可以五脏为中心划分为五大系统。心、肝、脾、肺、肾五脏,是五大生理系统的主体,通过经络的连属,以脏腑相合、五体所主、苗窍所系等方式,把人的一切组织器官经过系统归类,隶属于五大系统之中。同时,人体的各种复杂生命现象,包括精神情志,意识思维,以及各类基础物质的摄纳、生化、运行、调节、排泄,也可经过相应的归类,从属于五大系统。所以,中医学所称的五脏,不仅包括了实质性的解剖脏器,更大程度上反映了结构和功能的系统归类概念,既重视本系统的内在联系,也重视系统间的密切联系,有较强的整体观念。

经络是沟通人体表里上下的通道,有运行气血津精、传递元神给五系所发指令与反馈五系信息给元神的功能。经络系统以十二正经、奇经八脉为主干,以别络和孙络为分支,内源五脏六腑,外达肢节毛窍,使人体成为既有各自独立的系统,又是相互联系的整体。五脏生理系统的形成,以及气血津液在体内的流通,都建立在经络联属这一基础之上。经络并非仅指《灵枢·经脉》所载十二正经及其奇经八脉,《素问·调经论》指出:“五脏之道皆出于经隧,以行血气,血气不和,百病乃变化而生,”就将连接五脏六腑的一切管道都归入经脉之内,所以才将脏腑系统称为脏腑经络系统。观其内妇各科所谓经脉,大部分都是指五脏经隧而言。经脉还包括现代医学的神经系统,中医则将这一系统归属手厥阴心包,并由与心包为表里的手少阳三焦,将五大系统联为一体,成为发号施令的中枢以及五系反馈信息给心包的通路。

1. 脏腑相合及其功能　心、肝、脾、肺、肾属五脏,胃、小肠、大肠、胆、三焦、膀胱属六腑。心合小肠、肺合大肠、肝合胆、脾合胃、肾合膀胱,通过经隧相连,构成五大系统,并由手少阳三焦将五大系统连为一体,成为由手厥阴心主发号施令的完整体系。(其中,心与小肠、肺与大肠都无经隧直接相连,脏腑间的生理功能又无必然联系,如果依旧相合,反使二者间的生理病理难以阐明,将小肠与大肠归属脾系,能使脾系更为完整,所以将其并入脾系。)脏腑病理要在各论详述,在此从略。

(1)肺系结构及其功能　肺系是由鼻窍、咽喉、气管、肺脏组成的管道系统,是大气出入的通道,是体内与体外气体进行交换的器官。五脏均赖肺系吸入清气作为能源才能进行活动,其代谢所剩浊气又赖肺系排出体外,所以称为呼吸系统。

肺系有主气、主表、治节诸脏、发音等功能。心系有心络上通于肺,肺系吸入的清气,其中绝大部分是从肺脏进入血络,随血运行全身,而从血络带回的浊气,则在肺脏进行交换之后,再由肺系排出体外。肺系吸入清气呼出浊气的功能与生俱来,一旦呼吸停止,生命也就宣告终结,故肺司呼吸而主气。其余外合皮毛主表以及治节诸脏功能,都与肺气有其直接联系。由于肺气宣发,从少阳三焦外出,充于皮毛,成为卫外阳气,可御邪从表入,才有属卫主表功能;肺气肃降,从少阳三焦下行脏腑,能够助心行血,助肾纳气,助胃肠腑气下行,助三焦通调水道,制约肝气上升太过,统管五脏六腑,才称肺为相傅之官而司治节之权。肺为水之上源,水津随气升降出入,所以肺系病变都与津气宣降失常及其盈虚通滞有关。喉咙位于肺系上端,是肺气出入通道,也是发音器官,其通气与发音两种功能均与肺气有关,故《灵枢·忧恚无言》说:“喉咙者,气之所以上下也;会厌者,音声之扇也;舌者,音声之机也。”手少阳三焦是由膜原和腠理组成,是将五大系统联成一体的组织,有通调津气的功能。心脉是营血运行的网络,无处不有。喉咙所需的气血津精是由三焦和心脉输送而来。一旦五脏功能失调,气血津液发生虚滞,都可引起喉咙发生病理改变。津气失调与肺脾肝肾有关,血液失调与心肝有关,故其功能正常与否,也与心肝脾肾四系有关。风寒闭束,温毒上壅,少阴阳虚,脾运障碍,肝失疏调,引起气血津液虚滞,都可变生喉肿或痛,呼吸不利,自觉梗阻,语声重浊,失音声嘶等证,究其病机,都与外感、疫毒及气血津液虚滞有关。(见图 13-1)

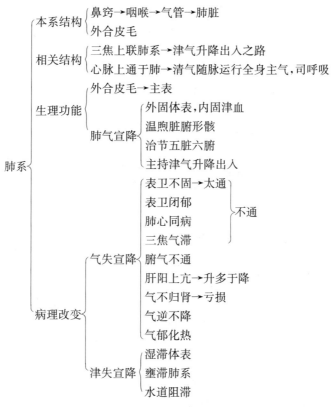

图 13-1 肺系结构、功能及其病变图

(2)脾系结构及其功能 脾系开窍于口,由食道与胃相连;胃的上口称为贲门,下口称为幽门,是消化道的膨大部分,是受纳水谷的器官;小肠上端与胃相连,下端在阑门与大肠相接,是脾系最长的一段管道;大肠较小肠为大,下端由肛门与体外相通。由食管、胃、小肠、大肠组成的管道系统,称为脾系,西医称为消化系统,是除肺系供给大气之外又一供给全身营养的器官。

从口摄入的饮食,由食管输送到胃,经过胃的初步腐熟、消化,下输小肠,再经小肠消化、吸收,才将糟粕下输大肠,变成粪便,排出体外。这一由上到下所反映的摄入饮食、吸取精华、排除糟粕三个方面作用,简称胃主纳谷,脾司运化。所谓脾司运化,主要是指小肠的消化吸收功能。饮食从口摄入以后,自上向下传导,胃在传导中起着承上启下的作用,故称胃主降浊;小肠运化水谷,吸收精微,上输心肺,水谷精微要经过小肠吸收才能上升,故称脾主升清。综合上述,脾胃的功能是纳运升降水谷,其余主气与统血功能都是谷精生化为气以后的作用。谷精化生的谷气与肾精化生的元气和肺系吸入的清气相合,成为五脏功能活动的能源,所以脾主水谷之气;上焦清气、中焦谷气、下焦元气相合的卫气(亦称真气)能够固护营血,不使外泄,故谓脾统营血。脾胃位居中焦,是阴阳升降之轴,不仅自身的功能活动反映了升清降浊两种运行方式,上焦阳气要下济于阴,下焦阴津要上济于阳,也要经过中焦才能使其阴阳相济,令阳气得阴津相济而不化热,阴津得阳气温煦而不停滞,所以中焦的升降功能包括了脾胃自身升清降浊和五脏津气升降两个方面。由此可知,脾胃主纳运升降水谷津气,一旦发生病变,都与水谷的纳运和津气的升降相关。(见图 13-2)

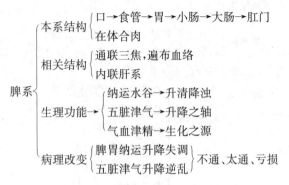

图 13-2 脾系结构、功能及其病变图

(3)肝系结构及其功能 肝系包括肝脏、胆腑、胰体、筋膜、三焦、肝窍六个部分。肝脏之内有肝管与胆囊相连;胆管上接胆囊,下与输送胰液的胰管汇合,与小肠上端相连,组成肝胆管道系统。由肝系筋膜及其膜外组织间隙组成的少阳三焦,遍布全身上下内外,介于一切组织之中。由筋膜层层包裹组成的眼球,内通脑膜,下通三焦,乃是肝的外窍。

肝系功能有六。其一,贮藏血液,调节血量:机体静止时,参加心脏环流的血量减少,血就贮藏于肝;运动时心脏所需的血量增加,又从肝内将血液输出供其营运,故有贮调血液功能。其二,分泌胆液,参与消化:肝有分泌胆液功能,所泌胆液由肝管输到胆囊,再由胆囊输入胆管,与胰体分泌的胰液汇合,下输小肠,参与消化,所以西医将肝归入消化系统。胆液除入胃肠以外,尚有部分进入血络,随血运行;部分进入少阳三焦,随津运行。其三,升发卫气:由肝系膜腠组成的少阳三焦,是卫气升降出入之路,肝主卫气升发,实指少阳三焦卫气上升外发而言,卫气升发之机被阻即呈肝郁气滞,升发太过即呈肝阳上亢。其四,疏调水津:三焦是决渎之官,为水液升降出入之路,膜原稍有改变即会引起水液失调,是故肝的疏泄功能也与水液有关。其五,肾精疏泄,亦关乎肝:五脏经隧都由筋膜构成,经隧紧张松弛都要影响阴精藏泄,所以男子遗精,古人称为子泄母气;女子月经不调,古人称为肝的疏泄失常。综合上述,肝系主管气、血、津、液、精五个方面的疏泄调节。若再深入研究主管五个方面疏泄之理,则因五类物质都流通于经隧之中,所有经隧都由肝系筋膜组成,经隧痉挛、松弛、阻塞都要影响气、血、津、液、精的升降出入故也。其六,肝主筋膜:筋膜是联络关节、裹束肌肉的组织,有司运动的功能,筋膜构成的经隧是供气血流通的道路。筋还包括源于脑膜之筋,西医称为神经,遍布全身,是元神发号施令与接受信息之路。神经虽然归属心系,发生病变称为肝风内动,则从肝治。(见图 13-3)

(4)心系结构及其功能 心系是由心脏、心包、血管、舌窍四个部分组成,心是这一体系的主体。与心相连的血管遍布全身内外,是输送营血、清气到达全身又将血液、浊气回流心脏的网络,西医称为循环系统。血能环流,有赖心脏搏动,所以心是主体。心包又称为心主,非指心外之包,实指大脑之膜。由于脑膜与三焦膜原连为一体,所以手厥阴心包与手少阳三焦为表里。心系是一密闭系统,除血络之外并无其他经隧与七窍相通,由于心主血脉,舌质浓淡可测阴血盈虚,故谓心系开窍于舌。

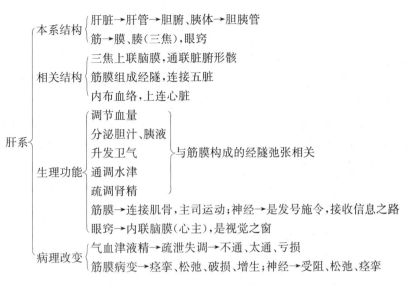

图 13-3　肝系结构、功能及其病变图

心系包括两大功能。一主血脉：血液运行，全凭心气推动。血液环流目的，是将谷精、肾精与清气输到各脏，成为五脏功能活动的能源。二主神明：人的意识思维出自心包，是支配五脏六腑与四肢百骸的主宰，故又称为心主。心的两大功能都与生命攸关，成为五脏之首，故称君主之官。心神病变常常反映不明、不静，这与血的盈虚通滞及少阳三焦津气升降异常有关。心体常见搏动缓慢、亢进、不匀三类病变，这与气血津的盛衰及膜络阻滞有关。心脉常见挛急、松弛、硬化、破损、变形五类病变，这与气血津液虚滞影响脉管有关。心血常见不通、外泄、亏损三类病变，这与血的盈虚通滞有关。（见图 13-4）

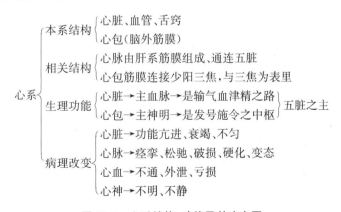

图 13-4　心系结构、功能及其病变图

（5）肾系结构及其功能　肾系包括肾脏、膀胱、精室、骨髓、耳窍五个部分。肾脏位于腰部，左右各一，由输尿管与膀胱相连，下通尿道，开口于前阴。由肾与膀胱组成的这条管道，西医称为泌尿系统。男子精室称为睾丸，位于前阴根部阴囊，左右各一，由精隧经丹田（前列腺）通连阴茎；女子精室称为卵巢，左右各一，位于小腹两侧，由输卵管与子宫相连，再从阴道通向阴户，这条管道专供生殖之用，西医称为生殖系统。生殖与泌尿两条管道都开口于前阴，而其精隧的筋膜又与两肾系膜相连，发生病变又常相互影响，所以合称肾系。肾主之髓上通头脑,脑与视、听二窍相通,所以耳为肾窍、瞳仁属肾。

肾系有藏精、主水两大功能。肾精有繁衍后代之责,生命延续全赖乎此,特称生殖之精。肾精又能生化气血,化生的阳气又能化谷精为肾精,这种精生于气,气生于精,循环往复,不死不休的生化关系,称为阴阳互根。肾阳还有化水津为水气的功能。肾精生化之气,五脏赖此作为能源;肾精所生之血,五脏赖此输送营养;肾阳所化津气,五脏赖此濡润,五脏所需基础物质都与肾阴肾阳休戚相关,故称肾为先天之本。此外,先天之本也应包括生殖功能在内。由于五脏有病最终都要影响肾的生化,是故景岳指出:"五脏之伤,穷必及肾。"肾阳能够化津为气,使其"水精四布,五经并行。"一旦肾阳虚衰,水精不能四布,五经不能并行,则呈水液失调而诸证丛生。肾系两大功能反映精宜藏而水宜泄,因其藏泄都有赖于生化,所以肾系病变常见藏化异常。(见图13-5)

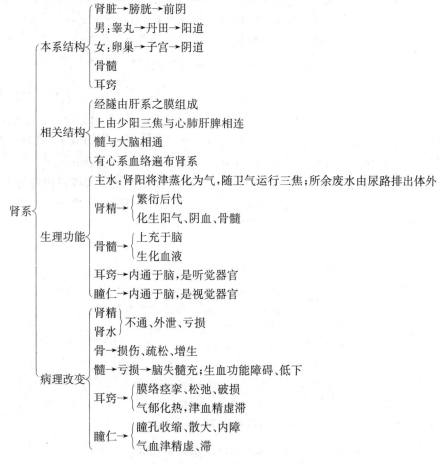

图13-5 肾系结构、功能及其病变图

综合上述,五脏结构及其生理概括为以下四点:五脏都由肝系筋膜构成的经脉管道将其连为一体,经隧发生病变,常见痉挛、松弛、破损、硬化、增生五类病变,这是其一。五脏功能各有所主,肺主宣降气津,脾主纳运升降水谷津气,肝主疏调气血津液精,心主神明、血脉,肾主藏精主水,这是其二。五脏发生病变,肺系以津气宣降失常,脾系以水谷津气纳运升降失常,肝系以气血津液疏泄异常,心系以神明明静,营血通调异常,肾系以精水藏化异常为其基本病理改变,这是其三。气血津液运行全身内外,成为五脏功能活动的能源。血以心系之脉为其通道;气津以肝系之少阳三焦膜腠为其通道,营行脉中,卫行脉外,构成了两大运输系统,这是其四。(见图 13-6)

五脏共性
├─ 组织结构 → 由皮、肉、脉、筋、骨五种物质组成;并由肝系筋膜构成的经脉、管道与膜腠将脏腑连为一体,构成五大网络系统,经脉、管道和膜腠是气血津液精五种流动基础物质升降出入或废物排泄的通道
├─ 生理功能 → 五脏协同完成气血津液精五种基础物质的生化输泄,升降出入。气血津液精五种流动的基础物质又是五脏功能活动的能源
└─ 病理改变
　├─ 组织病变 → 痉挛、松弛、破损、硬化、增生
　├─ 功能病变 → 障碍、衰竭、亢进
　└─ 气血津液精病变 { 升降出入失常 / 不通、太通、亏损 } 互为因果

图 13-6　五脏结构、生理、病理的共性图

2. 五体结构及其生理病理　《素问·五脏生成》谓:"心之合,脉也;肺之合,皮也;肝之合,筋也;脾之合,肉也;肾之合,骨也。"躯体是由皮、肉、脉、筋、骨五类组织构成,按中医五体归属五脏之理,皮属肺系,肉属脾系,脉属心系,筋属肝系,骨属肾系,是五大体系的组成部分。

(1)皮毛属肺及其生理病理　皮毛是躯体最外一层,是防御邪侵的屏障,是一身之表。皮肤表面遍布毛孔,这些毛窍随其气温变化,有开有合,有张有弛。风寒外袭,机体产生防御反应则毛孔收缩,体内温度增高,机体产生调节反应则毛窍舒张,阳随汗泄,故有防御邪侵、调节体温、排泄汗液等功能。因其毛窍有散气和泄汗作用,故又称为汗孔或气门。皮毛的各种功能都与肺气有直接联系。由肺吸入的气,与元气、谷气相合,由肺宣发输布,使其熏肤充身,成为外御邪侵,内固营阴的卫气;同时也将水津所化的水气敷布于表,使其皮肤保持润泽。由于皮肤毛孔的各种功能都与肺气宣发功能息息相关,所以《素问·五脏生成》说:"肺之合,皮也。"《素问·六节藏象论》则谓:"肺者,气之本,其充在皮。"由于皮毛位居体表而其功能又与肺气相关,故称肺合皮毛主表。皮毛除有毛窍以外,还有血络分布其下,所以皮肤满布宣泄津气的毛孔和输送营血的血络。皮毛一旦发生病变,常因外界气候变化影响毛窍和血络收引或松弛,进而影响气血津液产生盈虚通滞的病理改变。

皮毛常见以下五类基本病理改变。一是毛窍发生病变,津气出入异常:风寒束表,毛窍为御邪侵而呈收缩,导致体内阳气不能正常宣发出表,阴津不能正常敷布体外,成为阳气不布则恶寒,阳气内郁则发热,汗孔闭缩则无汗,水湿阻滞则身软。若是表卫气虚,藩篱不固,则呈恶风、自汗、易感外邪等证。二是血络发生病变而呈脉挛、血郁、血溢。风寒束表,血络受寒则收引,以致脉为之紧,身为之痛;若是温邪入营,外窜脉络,则发斑疹;若是风邪入络,脉络郁滞,则为风疹瘙痒。三是感受湿邪,妨碍汗液外泄;湿滞体表,成为酸、软、重、肿。四是感受毒邪,成为疥癣疮疡。五是皮肉灼伤,成为红肿、起疱、溃烂。

(2)肌肉属脾及其生理病理　肌肉是皮下一层厚薄不匀的组织,其间有肝系膜腠相连,由筋膜裹束紧附于骨,组成躯壳的主体。皮毛主表,属太阳;肌肉主里,属阳明;膜腠介于半

表半里,属少阳。肌肉的强弱肥瘦都与脾的运化功能休戚与共,脾运强健则肌肉肥健,脾运减弱则肌肉消瘦。所以《素问·五脏生成》说:"脾之合,肉也。"《素问·六节藏象论》则谓:"脾者,仓廪之本,荣之居也,……其充在肌。"

肌肉遍布运行营血的血络与流通津气的膜腠,发生病理改变,常与气血津液运行障碍和亏损有关。卫气运行受阻,气郁化热,可呈高热,营血运行障碍,血郁血结,可呈疮痈、肿块;水津运行障碍,可呈重着、无力、包块。与此相反,阳气虚则肌肉失其温煦而无力,阴血虚则肌肉失其营养而枯瘦。

(3)血脉属心及其生理病理 血管与心脏相连,是血液输送清气、谷气、精气运行的管道。心脏输出的血液,从动脉流向全身,又从静脉回流心脏,循环往复,周而复始,是专门输送营血到达全身的网络系统,体表内外,五脏六腑,无处不有。由于血管运行的血液是从心脏输送而来,脏腑形骸全赖所输营养才能维持正常生命活动,所以《素问·五脏生成》说:"心之合,脉也。"《素问·六节藏象论》则谓:"心者,生之本,其充在血脉。"应该特别指出,血管虽然内连心脏,却由肝系筋膜构成,属于肝系组成部分,血管痉挛诸病常从肝治,即因血管属于肝系原因。基于以上所述,血管的唯一功能就是输送血液,但其血管夹层属于少阳三焦组成部分,则有流通津气之功。血液除可输送清气、谷气、精气到达全身,成为五系功能活动的能源以外,同时又把代谢产生的废气、尿素、尿酸、肌酐等运送到肾、脾、肺、皮肤等器官,排出体外,从而提示尿素、尿酸、肌酐增高,可用泻下通腑、宣肺发汗之品。

血管发病,可见挛急、松弛、硬化、破损、变形五类病变。发生上述病变机理,则与病因的寒热、气血津液的盈虚通滞紧密相关。血管受寒,则收引而呈挛急,其脉多呈弦紧;气郁化热,或心气不足,输出血量不足,心动加快,其脉即数;阴津亏损,脉失津濡而呈挛急,其脉多呈弦细;血管内外阳气亏损,则脉络不充,失约而松弛,其脉多呈软弱无力;若系水湿充于脉管夹层,其脉即弦;管壁受湿而弛,其脉即濡;血管夹层脂凝液积使其硬化,按之如按鼓革,即呈革脉,局部硬化则无此象;若突然大量失血,脉无血充,按之中空,即呈芤脉;脉管痉挛,传导阻滞,脉律不匀,时而停止,即呈结脉;停有定期,即呈代脉;营血热盛,迫血妄行,或跌仆损伤,血络受损,则血管破损而呈出血。血热伤津,血变浓稠,则呈血滞管壁;管壁瘀血脱落,则呈血栓。血管变形,则营血运行受阻,呈为静脉曲张,青筋暴露;血管局部膨大,血滞于内,即呈血瘤。

(4)筋膜属肝及其生理病理 筋是膜的主干,汇聚而成腱束;膜是筋的延展,分布而成原野。筋腱是联系肌肉与骨骼的组织,有司运动的功能。膜原则与腠理组成少阳三焦,外通肌表,内联脏腑,上至巅顶,下至于足,表里上下,无处不有,五脏六腑,无所不包。此外,所有经隧都是夹层中空,也是少阳三焦组成部分,所以景岳称其"象同六合",广阔无垠。三焦是津气升降出入的通道,脏腑形骸全赖这条通道输送津气,才能进行正常功能活动。由于筋膜属于肝系,所以《素问·五脏生成》说:"肝之合,筋也。"《六节藏象论》则谓:"肝者,罢极之本,其充在筋。"由于少阳三焦无所不包,唯我独大,故《灵枢·本输》说:"三焦者……是孤之府也,是六府之所与合者"。

筋膜是由心包延展而来。筋膜受病,常见痉挛、痿废、增生、破损四类病理改变,其致病机理也与病因寒热及其气血津液虚滞有关。筋膜受寒,收引而呈痉挛者恒多;热盛伤津,筋膜失濡而呈痉挛者亦复不少。湿浊阻滞,筋膜松弛而痿者恒多;热盛伤津,筋膜失濡而痿者间亦有之。故《素问·生气通天论》说："湿热不攘,大筋软短,小筋弛长,软短为拘,弛长为痿。"指出湿与热是两种致病因素。如不予以攘除,将会发生两种不同的病理改变。热盛津伤,则筋膜失濡而痉挛、拘急;津液阻滞,则筋膜弛长而痿废,故《素问·痿论》谓:"肝气热则筋膜干,筋膜干则筋急而挛,发为筋痿。"如果心包经脉痉挛、栓塞、梗塞、出血,则呈半身不遂;如系心神神经传导暂时短路,则呈癫痫;如系背脊神经伤损,则呈截瘫。筋膜增生,现代医学谓之结缔组织增生。体内各系的经隧与体表各部的组织,都有可能发生增生的病理改变。但其增生机理中医至今不明。筋膜破损,体表多因外伤损害筋膜,体内则见破溃而呈溃疡、出血。

(5)骨髓属肾及其生理病理 骨是人体的支架,髓是骨内的髓质。骨由骨质组成,表面紧附骨膜,骨膜之内由骨质组成骨骼,外密内疏,疏松部分则充填着生命所需的物质。骨中充满神经纤维和血管。血管不停地向其他器官输送骨骼中的钙,而骨骼中的钙又会逐渐得到补充,保持平衡。如果缺钙,将会导致骨质疏松。骨腔是贮藏骨髓的场所,有造血的功能。筋膜联接肌肉附着于骨,筋肉收引,牵引骨骼移位,产生运动,故肉、筋、骨同属运动系统的组成部分。由于骨髓源出于肾,故《素问·五脏生成》谓:"肾之合,骨也。"《素问·六节藏象论》则谓:"肾者主蛰,封藏之本,精之处也,其充在骨。""其充在骨"一语,是说骨中之髓是由肾精生化而来。

骨髓发病,常从骨膜、骨质、骨髓三个方面发生病理改变。如骨膜损伤、骨质疏松、断折、骨中髓质减少、造血功能障碍,都是骨质和髓质常见的病变。所谓造血功能障碍,是因血络瘀阻,妨碍肾精输入和所生之血不能输出使然。

综合上述,躯体是由皮、肉、脉、筋、骨五类组织构成,皮是保护躯体的屏障,肉、筋、骨是构成躯体的主体,血脉与膜腠(三焦)则是给躯体输送气血津液的道路。除骨以外,皮、肉、脉、筋四类组织都具受寒则收引,受湿则松弛的共性,但热盛津伤出现经脉拘挛者有之,痰浊阻滞而经脉收引者亦有之;血瘀脑络而偏瘫者有之,气血不充而松弛者亦有之。有常有变,不可一概而论。

3. 五官结构及其生理病理 眼、耳、口、鼻、舌谓之五官,分别隶属五脏,目属肝窍,耳属肾窍,口属脾窍,鼻属肺窍,舌属心窍。

(1)眼的结构及其生理病理:眼球位于头部眼眶之内,其后方有经脉与脑相连。球体由角膜、巩膜、虹膜、视网膜等层层相裹,其中贮有房水、晶状体、玻璃体等内容物质,共同组成目窍。有神经与眼相连,是脑视觉之窗。

目为肝窍,属于肝系,主司视觉。目能视万物而辨七色,需要五脏生化之气血津精上注于目,才能明察秋毫,故目窍发生病变常与精气之盈虚,津血之虚滞紧密相关。引起目病的原因虽多,总由外感内伤导致气血津液精及其膜络发生病理改变,从而反映虚实两类。虚证有气虚、血虚、阴虚、阳虚四类病变,实证有外感风寒,外感风热,肝郁气结,血络瘀阻,水湿阻滞,膜络挛急,膜络松弛七类病变。

(2)舌的结构及其生理病理:舌居口腔底部,有上下两面,前端称为舌尖,后端称为舌根,舌肌纤维呈纵横交错排列,故能收缩自如,灵活多变。舌体表面无真皮覆盖,最能审察心血盈虚通滞变化,所以才称舌为心窍。

《素问·阴阳应象大论》说:"心在窍为舌",舌为心之苗,有辨别五味的功能。舌之所以能辨五味,《内经》认为是心气在起作用,所以《灵枢·脉度》说:"心气通于舌,心和则能知五味矣!"所谓心气,实指心系脑膜通向舌窍的神经。舌在发音方面起关键作用,故《灵枢·忧恚无言》说:"舌者,音声之机也。"

舌体虽是心的苗窍,却与五脏都有联系。由于少阳三焦是联系五脏六腑的组织,是津气流通之所。所以各脏有病,均可从舌质和舌苔上反映出津气之虚滞。根据舌质和舌苔变化,可以察知五脏六腑的病理改变。故曹炳章在其《辨舌指南》里说:"辨舌质可决五脏之虚实,视舌苔可察六淫之浅深。"临床之际,望诊位居四诊之首,而舌诊在望诊中又居首位,实有其理在焉!

舌体本身发生病变,常以糜烂为其主证,究其致病机理,不外寒热两型,寒证多虚,热证多实,均因湿浊阻于组织间隙、黏膜溃烂使然。此外,心经热邪壅盛或痰浊阻窍而呈重舌者有之;血为热迫而呈舌衄者有之,风痰阻络,肝风内动而呈舌强舌缩者,亦有之。

(3)口的结构及其生理病理:口由口唇、口腔、牙龈、牙齿、舌体组成。舌属心系,已如前述。口分上下两唇,牙龈呈马蹄形突出于口腔上下;齿由骨质与髓质构成,生于上下牙龈之上。手足阳明经脉均夹口环唇,分别络于上下牙龈,故口唇、牙龈归属脾系。齿为骨之余,齿牙则应归属肾系。

脾窍发生病变,常以牙齿松动、疼痛,牙龈肿痛、溃烂、萎缩、出血,口腔溃烂、口唇肿痛,为其主证,当据五脏辨证察其气血津液精盈虚通滞,予以施治。其致病机理,因外感风寒,肺卫闭郁,气郁津凝,而呈牙痛龈肿者,有之;肾阴亏损,虚火上炎,以致牙齿松动、疼痛者,有之;阳明湿热,阻滞经脉,以致牙龈、口腔、口唇肿痛溃烂者,有之;脾肾阳虚,津凝为湿,阻滞三焦半表半里,以致牙龈、口腔、口唇溃烂者,有之;气血两燔,或阴虚火炎,或肝血瘀阻,或气不摄血,以致出血者,有之;虫蛀牙髓或成龋齿者,亦有之。

(4)鼻窍结构及其生理病理 鼻分外鼻、鼻腔、鼻窦三个部分。外鼻起于两眼间的山根,上窄下宽,位于面部中央;鼻腔窄长,由中隔分为左右两腔,后孔与鼻咽相通;鼻窦有颌窦、额窦、筛窦、蝶窦分布于鼻腔四周,是少阳三焦津气流通之所,也是吸入之部分清气通向三焦之路。

鼻为肺窍,是清气与浊气呼吸的门户。其通气和嗅觉功能主要依靠肺气,所以《灵枢·脉度》说:"肺气通于鼻,肺和则能知香臭矣。"肺窍发生病变,多见鼻塞、流涕、嗅觉不灵、失血等证,形成上述证象机理与气血津液虚滞有关。如肺气失宣,水湿壅滞,瘀阻肺窍,鼻窍出血,阴津亏损,都是气血津液的病理改变。

(5)耳窍结构及其生理病理 耳由外耳、中耳和内耳三个部分组成。外耳包括耳廓、外耳道和鼓膜;中耳包括鼓室、咽鼓管和乳突小房;内耳位于鼓室内侧,由一系列构造复杂的管道组成,称为迷路,内通于脑。耳是心主(大脑)接收外界声音信息的窗户。耳能闻声与肾精盈虚休戚相关,故谓耳为肾窍。

耳为肾窍,耳窍病变,以耳鸣、耳聋、耳肿、耳痛为主证。耳病应分虚实,虚证多因精虚、液虚、气虚、血虚;实证多因气血津液阻塞清窍。《灵枢·决气》说:"精脱者耳聋,液脱者,脑髓消,耳数鸣。"是指阴精不足可以导致耳鸣、耳聋。《灵枢·口问》说:"上气不足,脑为之不满,耳为之苦鸣,"是指气虚下陷,清阳不升,可以引起耳鸣。《灵枢·口问》又说:"人之耳中鸣者,何气使然?耳者,宗脉之所聚也。故胃中空则宗脉虚,虚则下溜,脉有所竭者,故耳鸣。"又因中气虚损影响血液不能随气上头,脑失血濡引起耳鸣。所以虚证应责太阴、少阴、厥阴的气血津精不足。肾系开窍于耳,耳病自与肾脏有关。但手少阳三焦经脉沿耳后入耳中,出走耳前,足少阳胆经经脉亦循行于耳之前后,所以胆和三焦两经与耳的关系亦颇为密切。由于少阳三焦是卫气升降出入之所,水液运行之道,相火游溢之区,气液壅滞或肝胆热盛均可通过三焦影响耳窍而呈耳鸣、耳聋、耳肿,而因血络瘀阻者偶亦有之。故实证多责少阳、太阴、少阴、厥阴气郁化热,津凝成湿,瘀血阻络之有余。

二、五脏功能活动的物质基础

精、气、血、津、液是五脏功能活动的物质基础,脏腑功能活动正常与否,与基础物质的生化输泄紧密相关。基础物质分为阴阳两类。精属阴,气属阳。阳气无形有质,有温煦、动力作用。阴精有形有质,有濡润、滋养作用。阴精有精、血、津、液之分,阳气有元气、营气、卫气之别。由于肾精藏而不泄,故多数中医书籍仅以营运于经脉内外,流通于三焦上下的气、血、津、液作为基础物质的分类。

(一)气的生化输泄及其病理

气的来源有三:一是肺系吸入的清气,二是脾系生化的谷气,三是肾系生化的元气。肺系吸入的清气,由血运载全身,参与五脏功能活动。《灵枢·卫气》云:"其浮气之不循经者为卫气,其精气之行于经者为营气。"说明尚有部分清气浮于脉外,与谷气、元气相合,成为卫气的组成部分。浮于脉外的清气是从鼻窦进入少阳三焦,还是由肺脏或血管溢入少阳三焦,尚待研究。观其外感风寒,表为寒闭,津气外出受阻,立即出现喷嚏连声,鼻塞流涕,很快又会出现咳喘;突然大量出血,血中清气失去依附,就会出现阳气向外浮越而呈高热、汗出、口渴,证明三条道路都可使其清气进入少阳三焦。脾系生化的谷气,是在谷精由血输到五脏转化成为五脏功能动力时才称为气;也有部分行于脉外,这一部分《内经》称为水谷之悍气。清气与谷气是在脱离母体之后才由肺、脾两系摄取,所以称为后天之气。肾肝脾系各种腺体分泌的液体统称为精,如肾上腺分泌的皮质激素,由肝分泌的胆液即是其中的一部分。肾气由阴精生化,也是在阴精从血络进入心系随血运行,从肾系命门(肾的系膜间隙)进入少阳三焦随气津运行,参与各脏功能活动时才称为气。由于元气禀承于父母,故此称为先天之气。清气、谷气、肾气合称三元之气,运行于血脉内外,行于脉中的称为营气,行于脉外的称为卫气。卫气运行少阳三焦,有赖肺的宣降,肝的升发,脾的升降,才能升降不失其度,出入不停其机。营气有温煦和营养功能。卫气除有外护体表,防御邪侵,内固阴血,不使外泄作用之外,更为重要的是五脏均需卫气作为动力。心赖此气推动血行,肺赖此气而能呼吸,肝赖此气而能疏调,脾赖此气而能运化,肾赖此气而能藏泄(古籍则将鼓动五脏进行功能活动的气称为真气或元气),所以营卫之气都是五脏功能活动的能源。不仅五脏需气才能进行功能活动,津血也赖卫气才能运行。津气共同运行于少阳三焦,是津随气行,故有气行则津行,气滞则津滞之说;血液运行亦需气的推动,故有气行则血行,气滞则血滞之说。

运行于少阳三焦的卫气,贵在生机旺盛而恶亏损,运行无阻而恶不利,宣发适度而恶太过,升降出入正常,而恶逆乱。由于少阳三焦内通脏腑,外通形体,四通八达,无处不通,所以卫气可升、可降、可出、可入。由于卫气正常生理应是生发之机旺盛,内贮而不妄泄,升降出入不失度,输布运行不停其机,如果发生病变,将会出现不通、太通、亏损以及升降出入异常的病理改变。其中不通又会出现气郁不达、气滞不运、气郁化热的三类病变，表现出入之机受阻而恶寒，阳气郁结而化热，运行之机不利而胀痛。若系升降异常，则会出现气逆不降、气陷不升两类病变，气机上逆见喘、咳、呕、哕、肝阳上亢、卒倒无知，下陷见短气、下坠。加上卫气生化不足的气虚，卫气外泄的气耗，共有六种病理改变。①气郁不达：是因外感寒邪，毛窍闭塞，卫气不能出表所致。②气滞不运：是因肺失宣降，脾失输运，肝失升发使然。③气逆不降：肺气不能宣降者有之，胃气不能和降者有之，胆气上升太过者有之，肾气不纳者亦有之。④气陷不升：当责之于肺、脾、肝三脏功能异常。盖三脏同司卫气升降出入，一旦升发之机不及，则卫气陷矣。⑤气郁化热：发热都与阳气有关，但应分辨虚实真假。气郁不伸而化热者，是实热也；阴不制阳而化热者，是虚热也；若因营卫不和、血虚阳浮、气虚下陷、阴盛格阳而呈发热，则是假热。⑥卫气虚损：究其根源，一是下焦肾气生发之机衰惫；二是中焦谷气生化功能减退；三是表卫不固、卫气外泄。表卫不固原因有三：一是先天遗传，与生俱来；二是发汗太过，阳随汗泄；三是久病气虚，阳气浮越。（见图 13-7）

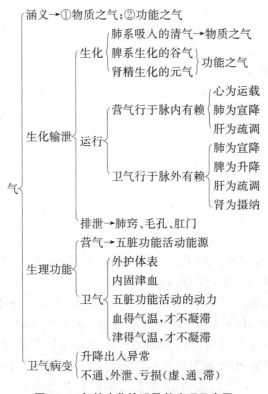

图 13-7 气的生化输泄及其病理示意图

（二）血的生化运行及其病理

血液包括阴津，统称阴血。血由肾系精髓化生，生化为血以后，贮存于肝脏，运行于心脉，有输送清气与谷精的功能，故谓血为气母。血能运行于脉，有赖心气推动，肺气宣降，肝气疏调，才能环周不休，又需卫气统摄，才不溢出脉外，故谓气为血帅。《素问·阴阳应象大论》谓："阴在内，阳之守也；阳在外，阴之使也。"营卫相依，气血相恋，相互为用，才能保证生理活动正常营运。血的运行，除需气的推动与固护以外，还需津液相和，才能畅行无阻。血犹舟也，津犹水也，津足，则血行无碍，津亏，则血行不利。

血行脉内，循环不息，如果发生病变，将会出现血虚、血瘀、血溢三类证象，呈为不通、太通、亏损三种基本病理改变。导致血虚的病理有二：一是生化功能异常；二是贮存之血丢失。生化功能异常或因治疗不当造血功能障碍，或因功能衰退不能生化血液。贮血耗损或因已生之血遭受破坏，产生溶血病变；或因各种出血，导致营血丧失。导致血瘀机理主要有六：一是寒邪相侵，血因寒凝；二是邪从热化，血因热结；三是心气虚衰，血运无力；四是肝失疏泄，气滞血瘀；五是血隧变态，影响血行；六是血溢脉外，出血致瘀。导致血溢的机理主要有六：一是营血热盛，迫血妄行；二是肝不藏血，疏泄失调；三是瘀血阻络，血不循经；四是跌仆损伤，血络破损；五是元气虚损，气不摄血；六是阳气不足，不能统血。

综上所述，学者应该注意以下三点。一是血的生成：血的生成与肝脾肾三系有关。前面所述肾精化生骨髓，骨髓化生血液，似乎只与肾系攸关，其实是只论其果而未及其源。须知肾精是由脾系运化而来的谷精化生，谷精又是由肝系所输胆胰二汁才能完成脾系的运化，追本溯源，实与肝脾两系有其不可分割的内在关系。古人指出脾胃为营卫气血生化之源，就已阐明这一内在联系。二是血的运行：血的运行，不是只须心脏搏动就能使其运行不息，它与五脏都有密不可分的关系，还与卫气、阴津休戚相关。只有五脏协调，气血津液相互依存、相互协调、相互制约，血液才能在脉内畅通无阻，不滞不溢。三是血的病变：血的病变除应注意不通、外溢、亏损三种基本病理改变外，还应注意发生三种病变的多种原因。（见图 13-8）

血
- 成分→包括血（包括红细胞、白细胞、血小板）、津
- 生化→由肾系精髓生化
- 贮藏→肝脏、心脉
- 运行→
  - 心的推动（心力强弱，影响血行）
  - 肺的宣降（肺功障碍，影响血行）
  - 肝的疏调（经隧弛张，影响血行）
  - 脾的统摄（卫气虚损，影响血行）
  - 肾的温煦（阳气盛衰，影响血行）
- 功能→运载清气、运载谷精 → 到达全身
- 病变→不通（滞）、外泄（太通）亏损（虚）

图 13-8　血的生化输泄及其病理示意图

（三）津的摄纳输泄及其病理

津指水液，由脾系摄入，经过胃肠吸收，上输到肺，随肺气宣发敷布于表，肃降下行归肾，再由肾阳蒸化为气，令其水津四布，五经并行，成为脏腑功能活动的组成部分。其升降运行与肺脾肾肝四脏紧密相关。故《素问・经脉别论》谓："饮入于胃，游溢精气，上输于脾，脾气散精，上归于肺，通调水道，下输膀胱，水精四布，五经并行，合于四时五脏阴阳，揆度以为常也。"其中通调水道一语，即指肝系所属少阳三焦是水津运行通道，只有三焦膜腠通调，水液才能下输膀胱。所以肝司疏泄，涉及水津。此外津的运行，也需心阳温煦和肾脏血络通畅，只有五脏协调，津才运行无阻。

津有濡泽五脏作用。不仅五脏有赖水津才能进行功能活动,即气血精液也需水津才能各成其用。气需水津相济,才不化火生热;血需津液相和,才能畅行无滞;精需津液相滋,才能浓淡适度。周学海《读医随笔》在论述精血津液时说:"四者之在人身也,血为最多,精为最重,而津之用为最大也。内之脏腑筋骨,外之皮肤毫毛,即夫精也、血也、液也,莫不赖津以濡之,乃能各成其体而不敝。津枯,则精血可粉,毛发可折。"说明津液与精、气、血、液居于同等重要地位。

水津为病,也会出现不通、太通、亏损三种基本病理改变。导致津虚的原因有三。一是气郁化热,热灼阴津:津气并行三焦,津得阳气温煦,气得阴津相济,才能温和流畅,并行不悖。设若外邪相侵,气郁化热,热灼阴津;或五志化火,阴津暗耗,即呈津虚。二是年老体虚,阴津枯竭:多因阳气素旺,一到暮年,阴津即渐枯竭。三是阴津外泄,津受损伤:多因汗出过多,吐泻失水,导致阴津亏损。津滞,影响津液运行的机理甚多,举凡肺失宣降,脾失输运,肾之气化不及,肝之疏泄失常,都可导致水液失调,变生痰、饮、水、湿阻滞。导致津液外泄机理有三。一是卫阳虚损,表卫不固;二是脾阳不运,肠滑失禁;三是肾阳虚衰,肾关失键。由此可见,津液外泄与功能衰退、阳气亏损、窍隧松弛三者有关。(见图13-9)

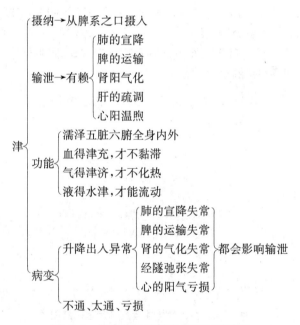

图13-9 津的摄纳输泄及其病理示意图

(四)液的生化运行及其病理

液的种类较多,举凡胆液、胰液及西医所说的一切内分泌腺,都可归入液类。由于各种内分泌液中医未曾作过深入研究,现在仅将胆液、胰液、尿液略述于下。

胆液生成于肝,由肝管输入胆囊,再经胆管输注于肠;胰液生成于胰体,由胰管输入胆管,再注于肠。胆胰二液都有消化食物的功能,油脂、蛋白,唯此是赖,一旦生化功能减弱或障碍,即会影响消化。分泌过盛,则成为消谷善饥;胰液阻滞,则成实热或水热结胸。胆汁病变,成分改变则可形成结石,胆汁郁结则可产生疼痛,胆汁外溢三焦则可发黄。尿液生成于肾脏,贮藏于膀胱,排泄于尿路,是五脏功能活动产生的废水,宜泄出体外而不宜潴留体内。尿液成分改变,可以结成砂石阻于肾系,产生疼痛。此外,甲状腺分泌过旺当从肝治,腮腺流通受阻当从少阳三焦湿热论治,附言于此,提供参考。(见图 13-10)

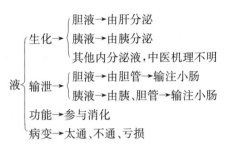

图 13-10　液的生化运行及其病理示意图

(五) 精的生化输泄及其病理

男子肾精生成于睾丸,由精隧上输与前列腺液汇合。当男女交合之际,输精管呈兴奋性痉挛时,即可将精液射出体外。女子之卵生于卵巢,由输卵管输至子宫,每月一次,一旦阳施阴受,两精相合,即能受孕。

肾精发生病变,常从肾精、精室、精隧、前列腺、卵巢、输卵管、子宫各个方面呈现病理改变。肾精常见不通、太通、亏损三类病变。男子不能射精,女子排卵障碍,是不通所致。男子遗精,女子带下是太通征象。男子精少,女子经停,是肾精亏损。睾丸肿痛,卵巢囊肿,是精室、卵巢发生的病理改变。精隧挛急而呈疼痛,松弛而致精泄,是男子精隧的病理改变;输卵管不通而呈囊肿、包块、白带增多、不孕,是女子输卵管的病理改变。小腹不适、小便不利,是男子前列腺肥大、增生的病理改变;痛经、经闭、崩漏、带下、子宫脱垂是女子子宫受邪、移位、变形的病理改变。(见图 13-11)

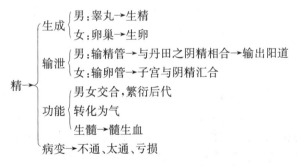

图 13-11　精的生化输泄及其病理示意图

气、血、津液生理相同之处有二:其一,津气(包括部分谷精、肾精)以少阳三焦为其通道,营血(包括清气、水津、肾精)以心脉为其通道,都流通于五脏六腑,四肢百骸。其二,正因都能运行于五大系统,才能成为五脏功能活动的物质基础。气、血、津、液发生病变,也有两个共同特点:一是都会出现升降出入异常,二是都会出现不通、太通、亏损三类病变。

综上可知,以五脏为主的生理系统与精气为代表的基础物质,构成了中医藏象学说的主要内容。精气的正常运动,是五脏生理功能活动的能源,五脏功能正常与否,又直接关系到基础物质的摄纳、生化、贮调、输泄。(见图13-12)

$$
共性\begin{cases}
输泄\begin{cases}
气的升降出入\\
血的升降出入\\
津的升降出入
\end{cases}均赖五脏协同配合\\
病变\rightarrow 不通、太通、亏损
\end{cases}
$$

图 13-12 气血津液的共性图

三、升降出入是物质运动的基本形式

升降出入,是宇宙万物运动的基本形式。《素问·六微旨大论》说:"出入废则神机化灭,升降息则气立孤危。故非出入则无以生长壮老已;非升降则无以生长化收藏。是以升降出入,无器不有。"阐明了天地之气的升降出入运动是形成自然界生长化收藏规律的根源。既然万物的生长壮老都是大气升降出入运动的结果,居于天地中的人,也就毫无例外地与天地相应,与自然界处于同步运动状态。古人从天地气交这一基本运动形式引申其义,藉以说明人体气机升降出入状态。所以升降出入反映了人体阴阳运动的基本形式,成为藏象学说的主要内容。

脏腑功能和气血津液都反映了升降出入的运动形式。五脏功能的升降出入,各有侧重。肺主宣发肃降,脾胃主升清降浊,心肾之阴阳相济,肝司升发疏泄,反映了五脏协同维持升降出入的动态平衡。作为脏腑功能活动的物质基础——气血津精,其生化和代谢过程,就是通过五脏气机的升降出入形式来实现的。元气发源于下焦,经肝脾的升运,心肺的宣发,体现了向上向外的特征;肺气的肃降,胆胃的和降,心阳的下交,肾气的摄纳,又反映了向下向内的趋向,故物质之气有升有降,有出有入。就阴精而言,肾为藏精主水之脏,五脏之阴非此不能滋,其涵濡肝木,滋济心火,润泽肺金诸作用,无一不反映阴津上济的趋向;而五脏六腑之精皆归于肾,又体现了谷精下行归肾才能生化肾精。故阴精在体内运行也是有升有降的。《素问·经脉别论》论述津液的生化输泄,更充分反映了津液在体内几经升降的复杂过程。至于血液运行脉中,环流不息,也总不离乎升降出入这一基本规律。

气在升降出入中居于主导地位。在气血津精的运动中,气的升降出入起关键作用。因为气为血帅,津随气行,故气行则血行,气滞则血滞;气畅则津布,气郁则津壅。

腠理是津气升降出入之路。周学海《读医随笔》说:"人身肌肉筋骨,各有横直腠理,为气所出入升降之道。升降者,里气与里气相回旋之道也;出入者,里气与外气相交相接之道也。"周氏此论,又阐明了腠理是卫气升降出入之路。腠理是三焦组成部分,也是津液升降出入的道路。

就病理而言,气机升降出入障碍,是一切疾病的基本病理过程之一。升降出入失常,波及五脏六腑,表里内外,发而为病。外感之疾,多病于出入受阻;内伤之疾,多病于升降失常。因为出入主内外联系、升降主上下联系故也。升降出入之间,又是相互影响,彼此联系的。出入为病,可累及升降,升降为病,又可累及出入。(图13-13)

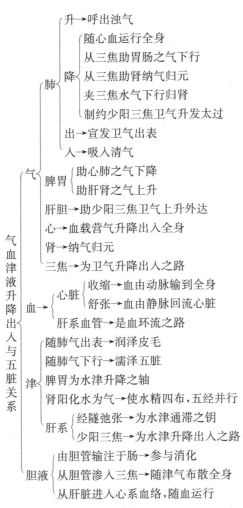

图 13-13 气血津液升降出入与五脏的关系图

四、四时与五脏相应的天人相应观

人体的功能活动,是与四时气候和环境相适应的。古人在长期生活实践中,通过对"象"的观察,形成了以五脏为中心而外应四时阴阳的理论。这一理论强调人与自然不可分割,反映了天人相应的整体观念。

《内经》认为,阴和阳、天和地、形和气的升降运动,是自然界万物发生与发展的根源。万物的生长化收藏都是四季气候更替的结果。古人把一年四时气候的变化,看成是阴阳二气的消长。从春至夏,阳长阴消,从秋至冬,阳消阴长,万物遂随四时阴阳的消长节律而"浮沉于生长之门"。这也就是人体生命活动与天地相应、与日月相参的根本原因。

《内经》从"人与天地相参,与日月相应"的天人相应观出发,把反映自然界物质属性的五行和五脏巧妙结合,使人和自然融为一体,体现自然环境对于机体存在着无时不有、无处不在的深刻影响。所以,藏象学说在强调机体自身的整体性外,也十分强调内外环境的统一,重视人与自然的密切关系,并由此而产生了外感六淫的病因学说。

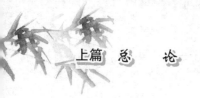
第三节 构成病机的三个要素

构成病机的三个要素是病因、病位、病性。临证时要有清晰的思路,才能做到定位准确,定性无误,审证求因,随证度势。

人体是反映高级生命现象的有机体,多数病变往往要受到各种因素的综合影响。研究疾病发生发展的病机,是对复杂病理因素的综合分析。其中发生疾病的原因、性质、部位,是分析病机的重要因素。临证确定的病机结论是否正确,取决于对三个病机要素的分析是否客观。熟悉各种要素的特点和意义,才能提高辨证水平。

一、病因

病因,是指疾病发生的原因。古人将其分为三类:一是外感六淫,称为外因;二是内伤七情,称为内因;三是饮食不节,虫兽外伤等,称为不内外因。

(一) 六淫辨证求因

人与天地相参,与日月相应。气候反常,寒热不调,燥湿失度,机体不能适应,就会导致人体的组织结构和基础物质发生病变,根据不同原因分为风、寒、暑、湿、燥、火六类,称为外感六淫。

风:万物生长全赖大气,大气环流,升降不息即成风。和煦之风,对人无害。若腠理不密,表卫不固,感受风邪,称为伤风。其致病机理是:腠理疏松→感受外邪→汗液外泄,筋脉失柔→出现头痛、项强、自汗、恶风。若风邪客于半表半里,外不得疏,内不得泄,引起膜原变态,津气阻滞,血络不通,即呈风丹瘾疹,瘙痒难禁。风为百病之长,寒热湿邪,温疫病毒,均常随风侵犯人体,成为风寒、风热、风湿等证。

寒:四时更替,机体能够适应,不会为害。唯寒流骤至才会发生病变。人体的筋脉经隧有赖阳气温煦,才能和柔而屈伸自如;气血津液有赖阳气温煦,才能升降出入,运行不息。若寒侵机体,经隧遇寒而收引,气血遇寒而凝涩,就会成为病态。依其轻重而有寒邪束表与直中三阴之分。寒侵体表,毛窍收缩,妨碍卫气出表,水津外泄;血络收引,妨碍营血运行,导致气血津液升降出入受阻,即会出现肺卫和肺系病变。其致病机理是:寒邪束表→毛窍收缩,经隧挛急→肺失宣降,津气不布→出现寒热身痛、鼻塞、咽痛、失音,这类证象称为寒邪束表。如果寒邪直入五脏,心系受寒,包络(冠状动脉)挛急,则呈胸痹急痛;心包(实指脑膜)受寒,气机陡闭,则成猝倒无知。肝系受寒,筋膜挛急,津气阻滞,则呈手足抽筋,胸胁胀痛,缩阴腹痛;手少阳三焦气机不通,则呈绞肠痧胀,疼痛难忍。脾系胃肠挛急,津气逆乱,则呈吐泻腹痛。肾系经隧挛急,则呈小便不通或肾区、少腹、小腹痛甚。其基本病理是:五脏受寒→经隧挛急→气血不通→产生疼痛。因其初起即见,故称寒邪直中三阴。

暑:夏季气候炎热,骄阳似火。暑热伤人,初起即见气分热盛,以壮热、汗出、口渴、脉大而虚为主证。其基本病理是因为暑热妨碍体温外散→高热;热迫津液外泄→出汗;汗出过多,引水自救→口渴;阳随汗泄,元气受损,气不束脉→脉大而虚。是气分热盛,气阴两伤。若暑热外逼,津气宣发受阻,气郁化热,津凝成湿,即呈暑湿弥漫三焦而见发热、身软、重痛;津气从少阳三焦内归胃肠,则呈食欲欠佳、呕恶、泄泻。此外,夏月卒中暑热,津气逆乱而呈神昏卒倒,偶亦有之。

湿:湿是居处低湿或淫雨绵延,空气中的湿度太大,长期妨碍汗液外出,以致滞留体表。若谓是因外湿内侵,其理似难成立。其基本病理是:空气潮湿→汗出不畅,湿滞体表→皮肉筋脉同病→肌肉、关节疼痛。至于湿阻三焦而见四肢无力,头昏重胀,胸闷不饥,呕恶便溏,是因其他因素引起肺脾肾的功能失调导致津行受阻,不是外湿引起。

燥:时至秋天,雨季已过,空气缺乏水分,干燥气体吸入肺系,损伤津液,气郁化热,而成温燥伤肺。其病理是:温燥之气入肺→肺系津伤→鼻燥喉干;肺失宣降,气郁化热→发热干咳。至于五脏阴虚以致津伤成燥,属于机体阴阳失去平衡,并非外感燥气所致。

火:火与温热同类,虽轻重有异而本质相同,自清代以来统称温病。四时气候更替,只有风暑湿燥寒五种常气。若由常气变为异气而成致病因素,也仅只有五淫。古代医家增入火邪谓有六淫,显然是指大气中的疫毒侵入体内发生的热性疾病,部分病变有传染特征。疫毒侵犯人体,因其种类繁多与受邪途径不同,传变部位不同,证象也就各异。

温热疫毒从鼻窍随气进入肺系,邪侵两腮呈红肿热痛,称为痄腮。客于咽喉,红肿溃烂,西医称为扁桃体炎;若兼肌肤发出红疹,称为烂喉丹痧。喉起白点,形成白膜,不易拭去称为白喉。肺系受邪,鼻塞咽痛,咳痰黄稠,体温高而不盛,称为感冒。侵入肺脏,高热、胸痛、咳吐血痰、脓液,称为肺热、肺痈;温邪上受,首先犯肺,逆传心包(大脑),内陷心营,称为春温、暑温等等。饮食不洁,疫毒进入肠道而呈吐泻腹痛者有之;下痢脓血者有之;侵入肝系而呈黄疸者亦有之。

温毒侵入毛窍,由气入血,结于局部,则生疮、痈、疔、疖;秋季入水,疫毒侵肌,内入营血,高热、出血,称为钩端螺旋体病。狂犬咬伤,毒从伤口侵入,即成狂犬病。利器损伤皮肉,毒侵体内,即成破伤风病。(后两种属急病不属热病)

邪从前阴进入肾系,发热、尿频、尿急、尿痛,病在气分,称为气淋;内入血分,迫血外溢,尿中带血,称为血淋;侵入精隧,小便浑浊而带黏液,称为膏淋;侵入妇女阴道,带下臭秽,称为下焦湿热。

统编教材所说五志过极,气郁化火;阴虚阳亢,虚火上炎,属于内生之热,仅是证象而非病因,将其归入外感六淫,似有混淆外感内伤之嫌。

(二)七情辨证求因

喜、怒、忧、思、悲、恐、惊是导致情志发生病变的七种因素。情志突然受到强烈刺激或长期抑郁不舒,导致经隧弛张失度,气血升降出入异常,才会发生病变。由于是因自身情志改变所致,故称内伤七情。

五脏由经隧相连组成的五大网络系统,是气血津液运行的通道。经隧不张不弛,气血津液运行无阻,心神得到阳气温煦、营血滋养、水津濡泽、阴精生化,才能正常思维,清灵明静。如果突然大喜、大怒、大恐、大惊,情志受到强烈刺激,导致经隧弛张失度,气血津液逆乱;或长期忧愁思虑,情志被抑,导致经隧紧张,肝气(少阳三焦卫气)升发不及,疏泄失常,就会发生病变,古人虽有心志为喜,肝志为怒,脾志为思,肺志为忧,肾志为恐之说,其实心肝两系才是病变根源。《灵枢·邪气脏腑病形》谓:"愁忧恐惧则伤心"。盖心主神明,喜怒哀乐既是神的外在表现,自然也是引起心神病变的原因;肝系筋膜,是构成五脏经隧的组织,由心包(大脑)延伸出来的筋(神经)则是心神传递旨令之路。情志刺激,导致筋膜紧张、松弛,气血逆乱、阻滞、外泄,遂成病态。

七情为病,大喜过度,心气涣散,神不守舍而精神异常者,有之;怒发冲冠,经脉挛急,血随气逆,脑中充血、出血而卒倒无知者,有之;悲伤过度,肝气暴郁,疏泄太过,横犯胃肠,胃络挛急,导致血溢脉外而呈呕血者,有之;或肠道挛急,导致饮食尚未消化即被传导下行而呈飧泄者,有之;惊恐过甚,脉络挛急而呈心区绞痛者,有之;或前后二阴窍隧松弛而呈二便失禁者,有之;忧思成疾,肝气不舒,胆管痉挛,胆胰二液不能参与消化而见胁痛、食减纳差者,有之;妇女月经不调,时前时后,或经行腹痛,或下血不止者,亦有之。此即《灵枢·本神》所谓:"愁忧者,气闭塞而不行也。"由此可见,七情为病虽然是因情志异常,却以气血津液失调证象较为多见,气血津液之所以失调,却与经隧弛张攸关。其基本病理是:内伤七情→经脉弛张异常→阴阳升降出入异常→成为诸证。

不内外因,包括饮食不节、外伤、体内寄生虫等致病原因,这类疾病易于审察,不再详述。至于《中医基础理论》教材所述痰饮瘀血是津血阻滞以后的病理产物,不属病因范围。

审察病因能够较为具体而准确地提示其病变本质,容易掌握和应用。但是,疾病复杂多变,病因和病理现象之间并不一定完全符合。西医诊断为病毒引起的乙脑,中医根据不同证象分为卫气营血不同证型。如果脱离人体内外环境间的整体联系,脱离病变过程某一阶段所见证象的具体分析,单纯探求病因,往往不能获得复杂的病变本质,部分疾病仍然难以反映因果联系,从而失去病因学的指导意义。

前人不仅从致病因素去探求现象发生的原因,更加强调从脏腑功能的盛衰、基础物质的盈虚通滞去分析现象发生发展的综合原因,这就是中医学的审证求因。审证求因是从整体和动态去分析各种复杂的现象,经过综合归纳,推导出疾病发生的原因,这种病因实指病机而言,称为审证求机可能更确切。

二、病位

病位,是指疾病发生的部位。任何疾病都发生在人体的一定部位。即使涉及范围很广,证情表现较为复杂的疾病,就其某一阶段的病变而言,也必然侧重于某些部位。研究任何病理过程,若离开了相应的病位,就不可能得出具体的结论。

中医学的病位观念,反映了结构定位和营卫气血定位相结合的特点。结构定位是以解剖结构为依据,通过不同归类形式和不同层次来体现。这种模式和层次随各类不同的辨证方式而各具特点。《伤寒论》的六经辨证,是以三阴三阳为纲,作为定位依据;温病学中的卫气营血辨证和三焦辨证是以气血津液的受损程度及上中下三部脏腑功能的障碍、亏损状态作为定位依据;脏腑定位则是建立在藏象学说系统定位基础之上。因此,各种辨证模式都包括病位观念在内,仅在定位模式的设计上各有特色而已。

(一)六经辨证定位

《伤寒论》将五脏六腑分为三阴三阳六经,每经都包括手足两经,总共十二部分,表面看来是据六经定位,实际它是脏腑定位的先河。三阳是将六腑分为太阳、少阳、阳明,是将体表分成浅深不同的三个层次;三阴是将五脏分为太阴、少阴、厥阴。太阳是指风寒侵犯体表,皮毛发生的病理改变。以脉浮、头痛、项强、恶寒为其主证。其基本病理是:风寒束表→毛窍收缩,筋脉挛急→肺卫宣发津气之机受阻→产生上述现象。肺合皮毛主表,太阳篇所列条文又多属肺系病变,应该归属肺系,但《伤寒论》注家均从足太阳膀胱主表解释其义,以求与六腑为阳吻合,却与该书所列条文及其方剂不符。再看《伤寒论》的太阴病一篇全是脾胃病变而无肺系病变,是仲景千虑一失?还是太阳一篇本就代表肺系病变?最宜深思。少阳包括手少阳三焦和足少阳胆经在内。伤寒注家多只言其足而不及其手,果如所言,则胆腑位居胁下而与少阳位居半表半里的定位概念风马牛不相及矣!观其发生病变也是常见手足两经证象,所以少阳应该包括手足两经。其基本病理是:邪入少阳三焦→气郁津凝,胆液受阻,经脉挛急→以致寒热往来、胸胁胀痛、口苦、咽干、目眩。阳明包括肌肉和胃肠两个部分,肌肉属于阳明之表。邪在阳明之表,气郁化热,即呈气分热盛而以高热、汗出、口渴、脉洪为其主证。其基本病理是:邪入阳明,气郁化热→高热;热蒸津液外泄→汗出;汗出伤津,引水自救→口渴;壮热伤气,脉失气束→脉象洪大。《素问·调经论》云:"病在肉,调之分肉",分肉是其肉间空隙,治此当清肺从少阳三焦输来清气所化之热。如果热入阳明之腑→气郁津伤→即呈脘痞、腹胀、便秘。如果寒邪束表→津气内归胃肠气郁化热,津凝成湿,升降失调→即呈呕吐、泄泻、脘痞。以上属于三阳病变。如果深入三阴,足太阴脾系受邪,常见吐、泻、痞、滞、胀、痛六类证象,实证与热证已经归属阳明,其虚寒证的基本病理是:脾系虚寒→胃肠挛急,纳运升降失常。手少阴心经功能衰退,是以神倦欲寐,手足欠温,脉象微细为其主证,其基本病理是:心阳虚损→不能鼓运血流,气无血载,和卫外阳气不能达于四末→四肢逆冷;神失阳气温煦,营血滋养→神倦欲寐。肾系功能衰退,气化不及,多呈水液内停,变生痰饮水湿。手足少阴之间,以此异趣。邪入厥阴,肝与心包受病,则既有阳气衰竭,病情危急的寒证,也有气郁化热的热证;且有蛔虫窜入胆道的胆蛔证。

(二)卫气营血辨证定位

清代名医叶天士用卫气营血来说明热病的发展演变过程,创立了卫气营血的辨证模式。卫气营血辨证定位,是以卫气营血四个层次为经,脏腑功能为纬,以此反映温病在四个层次上气血津液的伤耗情况与相关脏腑的病变机理,以及温病的传变规律。

温邪上受,首先侵犯肺系,引起肺卫发生病变。其基本病理是:温邪犯肺→气郁化热,津液微伤→出现发热微渴,脉象浮数,为热在卫分。继见气分热盛的高热、汗出、口渴、脉洪,其理与伤暑、伤寒的气分热盛相同,只有致病因素和受邪途径各异。若热盛伤津成为大便燥结,称为阳明腑实,这一病理转归属于向下顺传中焦。若热扰神明,出现神昏谵语,烦躁不宁,这一病理转归属于向上传变,称为逆传心包(实指大脑)。若脑筋痉挛,出现痉挛抽搐;热邪伤津,筋脉失濡,出现颈项强直、手足拘急,已经殃及肝系筋膜,谓之肝风内动。若热入心营,营阴受损,舌绛少苔,夜热较盛,为热入营分。若已耗血动血,迫血外溢,出现发斑吐血,为热入血分,这一病理转归,属于内陷营血。综合上述,温邪犯肺,气郁化热,其热有向下顺传脾胃,向上逆传心包,向内侵入营血三条途径,掌握传变规律,思路自然清晰。

上述证象在流脑、乙脑等病中均可出现,可见不同病因可以出现相同证象,同一病因可见不同证型,必须根据不同的病因、证型论治,才能获得良效。

(三)三焦辨证定位

三焦辨证,也是用于温病病理分析的一种辨证模式,是继叶氏之后对温病病理的又一次发展和补充。少阳三焦是六腑之一,是联系五脏和其他五腑及表里上下的组织,是津气升降出入的通道。邪从表入要经三焦内传脏腑,呈横向的传变形式;温邪上受也要经由三焦上下传变,呈纵向的传变形式。三焦辨证是按温邪侵犯脏腑之先后,将五脏分成上中下三个部分。病在心肺，为热在上焦，包括卫分、气分、逆传心包、内陷心营的证候。病在脾胃，为热在中焦，包括热在胃肠、胆腑的证候。病在肝肾，为热在下焦，主要包括阴伤和血分证候。由此可见，所谓三焦辨证，实际是用上中下三焦所在脏腑来概括卫气营血的另一种辨证模式。很多证型与脏腑辨证归纳的证型基本一致，只是归纳的角度不同而已。

三焦辨证十分重视热邪郁遏三焦所产生的湿热病理。由于三焦是津气流通的场所，温热之邪从三焦传变，只能出现两种情况。从传变来讲，不是从三焦向下顺传中下两焦，就是从三焦向上逆传心包(实指大脑)或内陷营血；从津气变化来讲，不是热盛伤津，就是湿热互结。三焦辨证对湿热病变的总结，具有更加突出的临床意义。因为，叶氏创立的卫气营血辨证是以反映温邪由气入血伤耗气血阴津的病变机理为主，但对津液病变则只涉及阴伤而对湿热互结略而不详。吴氏创立三焦辨证，反映了温邪由上而下，湿热互结的病变机理，在热盛伤阴之外开辟了湿热病的辨治法门，从而使温病的辨证论治更趋完善。

三焦辨证包括两大基本病理改变，一是热盛伤阴，二是湿热互结。前者与卫气营血辨证的证象和机理相同，湿热互结则是行于少阳三焦的津气出现气郁化热津凝成湿的病变，依其所见部位分别隶属于上中下三焦。上焦湿热，包括湿热阻滞肺卫、肺系、肺脏三类证象。见于肺卫而呈发热，头昏，周身酸痛，胸闷不饥，苔白而腻者，有之；见于肺系而呈鼻流黄涕，咽喉红肿，胸闷苔黄者，有之；见于肺脏而呈发热咳嗽，痰黄而稠，或咳血、吐脓者，亦有之。湿热阻滞中焦，有阻滞肌表与胃肠之别。阻滞体表，则见肌肉骨节烦疼；阻滞胃肠，则见胸痞腹胀，呕恶便溏，食欲不振，甚至下痢脓血，里急腹痛。下焦湿热，则见小便淋涩热痛，甚至成为血淋。若系湿热弥漫少阳三焦则见寒热如疟，汗出不畅，面如油垢，苔黄而腻。熟悉上述证象，就可据以定位。

（四）脏腑辨证定位

脏腑辨证，是以五大系统的组织结构及生理功能作为定位依据，再与病因辨证、八纲辨证、气血津液辨证结合，确定其病因和病性的一种辨证模式。脏腑辨证的优点有三：一是定位较为具体，并可借鉴西医的检测手段，逐步和西医趋于一致，走上中西合流。二是结合中医的病因辨证、八纲辨证、气血津液辨证分成不同证型，对功能性病变的治疗效果较西医使用单一的治疗方法为优。三是不仅可与中医内妇各科以病名为纲，辨证分型，同病异治的辨证模式构成一经一纬的辨证体系；同时也与西医病名为纲，病下分型的辨证模式构成一经一纬的辨证体系，使中医的辨证体系更加完善。

本书根据脏腑生理病理确定病机，根据病机确定治法，再据治法选药组方，使理法方药一线贯穿，环环相扣，反映了异病同治的辨证模式。因在各论要详细论述其证象及致病机理，在此从略。

三、病性

病性，是指疾病的性质。决定病性的依据有二：一是审其阴阳盛衰确定寒热；二是察其气血盈亏确定虚实。寒热定性，是为施治时应用温热或寒凉药的依据；虚实定性，是为施治时应用补益药、固涩药或通泻药的依据。临证之际，用八纲辨证审其寒热，气血津液辨证察其虚实，从而反映了中医学辨证定性的概念。

（一）八纲辨证定性

表、里、寒、热、虚、实、阴、阳，谓之八纲。表里是确定病位的纲领。寒热虚实是确定病性的纲领。阴阳则是统括表里寒热虚实的总纲。八纲辨证的模式,层次很高,过于抽象。如表里是确定病位的标志,但里证的范围太广,究竟是哪一系统发生病变?是气分还是血分病变?都有待深入、具体,才能准确地制订治疗方案。又如虚实两纲所定的病性,也不能确定是何脏腑的功能盛衰,是气血还是津液出现不通、太通、亏损?也有待深入才能拟定针锋相对的治疗方法。所以表里两纲已被脏腑辨证的定位模式取代,虚实两纲已为气血津液辨证的定性模式取代,只有寒热、阴阳定性,才是其他辨证模式不能代替的纲领。

寒热本是两种相反的属性,在病机分析中,用以反映人体阴阳失调呈现偏盛、偏衰时的属性。《素问·阴阳应象大论》说:"阳盛则热,阴盛则寒。"就指出了寒热证象是阴阳消长的结果。只有辨明寒热,才能在论治时正确运用温清大法以平调阴阳,不致寒热误投而祸变旋踵。《素问·至真要大论》说:"谨察阴阳所在而调之,以平为期。"即系指此。

寒证有表里之分,表寒是由外感寒邪引起表卫闭郁,津气出入受阻的系列证象,在病因辨证中已经叙述。里寒是因脏腑功能衰退所致。阳气是五脏功能活动的动力,阳气生化运行却赖五脏协同合作,才能生化无穷,运行不息,两者之间存在着相互依存的关系。如果脏腑功能衰退,阳气生化不足;或因过汗、过清,耗伤阳气,脏腑缺乏阳气作为动力,又会引起功能衰竭,二者之间在发生病变时又存在着互为因果的关系。一旦阳气亏损,心系衰竭,无力推动血行,阳气不能达于四肢末端,即呈肢冷脉微;肺系虚寒,不能散津,即呈肺痿,证见口吐涎沫而不咳,上虚不能制下而遗尿;脾系虚寒,升降逆乱,即呈吐泻腹痛;肝系虚寒,筋脉、经隧挛急而呈转筋腹痛,气滞而呈寒疝腹痛,血滞而呈月经后期、经行腹痛,色黑有块;肾系阳虚,不能化气行水,水液停滞而呈痰饮水湿。上述证象兼见舌淡脉迟,就可诊断为寒。因与外寒不同,故称功能衰退引起的寒证为阳虚。阳虚阴必盛,应该根据《灵枢·终始》:"阳虚而阴盛者,先补其阳,后泻其阴而和之"的治则论治,或单温其阳,或兼泻其阴。

热证都是气郁化热所致,应分实热和虚热两类。外因引起气郁化热,热盛津伤而呈发热、口渴、便秘、热淋、出血,病性属实,称为实热;脏腑阴阳失调,阴津亏损,阴不制阳,以致长期低热,五心烦热,两颧发赤,舌瘦而红,脉象细数,称为虚热。不过外感热病后期出现余热未尽而阴津已伤,也称虚热;暴怒伤肝,气郁化火,出现发狂神乱,暴崩吐血,也称实热,说明内因、外因热证,都有虚实之分。再从实热言之,有热在气分、血分、气血两燔之分。热在气分,又有纯热无湿与湿热互结两类病变。盖少阳三焦是津气共行之路,气郁化热不是水津受损而呈纯热无湿,就是湿热互结而呈两者并存,只是有所偏胜而已。

寒热证象虽然性质相反,相互对立,但在特殊条件下可以相互转化,相互并存。如伤寒化热和热病过用寒凉,就可使寒热互易其性;素体阳虚,复感热邪,就可使寒热证象并存,不是一成不变。

(二) 气血津液辨证定性

气血津液是流通于五脏的基础物质,气血津液有赖脏腑功能活动才能正常摄纳生化输泄,脏腑功能活动又赖气血津液为其动力源泉,两者之间存在着相互依存关系。临证分析脏腑病机都要审察气血津液的升降出入和盈虚通滞,才能确定病变性质。

气血津液发生病变,有不通、太通、亏损三类基本病理改变;脏腑发生病变,有功能障碍、衰退、亢进三类基本病理改变。在用脏腑辨证定位以后,再用气血津液辨证,才能提示每一脏腑的病变机理是因功能障碍、衰退、还是亢进;气血津液的病变机理是升降出入异常,还是不通、太通、亏损。所以气血津液辨证与脏腑辨证结合构成的五脏病机,包涵了定位和定性

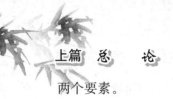
两个要素。

1. 气的病变

(1)气虚:以食少便溏,声低息短,动则心悸,舌淡脉弱为主证。是因脾胃纳运功能减退,肾系元气虚衰,气的生化之源不足;或因肺卫腠理不密,阳气外泄所致。食少便溏,是脾气虚的征象;声低息短,是肺气虚的征象;动则心悸,是心气虚的征象。

(2)气滞:以胸、胁、脘、腹、腰、骶胀痛为主证。是因肺脾肝三脏功能失调,引起三焦卫气运行不利所致。肺气宣降受阻,脾胃升降异常,肝气升发不及,则三焦气滞而胀痛见矣!何以气滞要从肺脾肝三脏辨证?盖卫气升降出入,有赖三脏协同配合故也。

(3)气散:是指阳气外泄的病变。卫外阳气,贵在固密,才能防御邪侵。外泄,则阳气耗散;耗散,则固护无权;藩篱不固,则气候稍有异常而感冒证象见矣!

(4)气逆:是指肺胃气逆不降,肺气逆则咳喘,胃气逆则呕、哕、噫气、呃逆。

(5)气陷:是指少阳三焦卫气陷而不升,有大气下陷、中气下陷、肝气不升之分。大气下陷,以气短不足以息或努力呼吸有似乎喘为其特征;中气下陷,以常见气往下坠或气不接续或脏器下垂为其特征;肝气不升除与中气下陷并存之外,也有水津不能随气上升而呈下泄或阻塞二阴成为二便不利。

2. 血的病变

(1)血虚:以面色、眼睑、口唇、舌质、指甲淡如白纸,以及心悸、怔忡、月经量少、经闭等证为其特征。形成血虚机理有三:一是生血功能障碍,二是所贮之血丢失,三是病邪或药物引起溶血。仔细辨明血虚原因,才能据以施治。其中生血功能障碍机理与瘀血阻络,血络不通,妨碍生髓之精输入骨内,骨髓生化之血不能输出骨外有关。盖血络为生髓之精,髓生之血唯一出入于骨之路是也。

(2)血瘀:以患者面色晦黯,舌质紫黯,痛经、经闭兼见腹痛拒按、血下有块为其特征;瘀阻血络引起的头、身、胸、胁、腰、腹疼痛,除有跌仆损伤病史可为依据外,多有病程长,痛位固定,有肿块等特征。心主身之血脉,肝为藏血之脏,血瘀当从心肝两系论治。

(3)血溢:是分布于五脏经隧的血络破损所致。肺系络破,则鼻衄、咳血;脾系络破,则牙龈出血、吐血、便血;肾系络破,则尿血、血崩;体表络破,则发斑。导致出血的机理主要有二:一是血分热盛,迫血妄行:肝为藏血之脏,血络又是肝系筋膜构成。关于热迫血溢机理,古人常常联系肝经予以论述。肺系出血称为肝火犯肺,脾系出血称为肝火犯胃或肠风下血,肾系出血谓之淋属肝胆或肝血不藏,只有皮下出血才称营血热盛,其实也与肝经血热有关,可见热迫血溢应从肝治。二是阳气虚损,血失统摄:阳气虚损,血失统摄,与行于三焦的卫气有关。营行脉中,卫行脉外。营血行于脉中而不外泄,有赖阳气固护。如果卫外阳气有亏,则营血漏泄脉外,成为气不摄血机理。单纯气虚称为气不摄血,兼见阳虚称为脾不统血。此一机理应归咎于脾肾。盖肾为元气生化之根,脾为谷气生化之源,卫外阳气亏损,是因脾肾生化阳气不足使然。

3. 津的病变

(1)津虚:水津亏损,称为阴虚。是外感热病或五志化火,耗伤三焦津液所致。肺系津伤则鼻燥喉干,干咳无痰;脾系津伤则口干咽燥,胃肠燥涩;肝系阴亏则筋脉失濡,手足拘急;心系阴亏则心绪不宁,失眠心悸;肾系阴虚则阴道干涩,月经量少。肾阴亏损,可以波及其余四脏。盖肾为主水之脏,肾阴一亏而五脏皆失津濡故尔。阴虚多呈阳亢,故常兼见颜面潮红;

阴不制阳则虚热内生,故常兼见五心烦热,盗汗骨蒸;血中液少,血变浓稠,脉失津充,故常兼见舌瘦而红,脉细而数。深究其理,都与行于三焦的津气相关。盖气须津濡才不化火,阴津亏损,则气失津濡阳失阴济而阳亢之象见矣!

(2)津滞:行于三焦水津,有赖肺气宣发肃降,脾胃摄纳转输,肾阳蒸化为气,才能流通无阻。任何一脏功能失调都可导致水津停滞,成为痰、饮、水、湿四类病变。水津浓缩成稠浊状态者称为痰,清稀状态者谓之饮,两者常常合称痰饮。寒侵肺卫,或脾肾功能障碍、衰退,水津停滞,均可变生痰饮。痰饮渗入气管,可以排出体外,有形可征,称为有形之痰;停于其他部位,只能根据证象推测,称为无形之痰。《金匮要略》将痰饮分为痰饮、悬饮、溢饮、支饮四类:"其人素盛今瘦,水走肠间,沥沥有声,谓之痰饮",是指饮停腹腔,今称腹水;"饮后水流在胁下,咳唾引痛,谓之悬饮",是指饮停胸膈,今称胸水;"饮后水流四肢,当汗出而不汗出,身体疼重,谓之溢饮",是指水流四肢;"咳逆,倚息、短气、不得卧,其形如肿,谓之支饮",是指饮停肺系气管之内。饮停部位涉及肺胃胸腹四肢。水湿两类病变有所区别。凡见全身浮肿,按之下陷,是水津停积,称为水肿。若水湿停滞,体表出现酸软重痛;肺系出现鼻塞流涕,咽喉不利;脾系出现呕吐、泄泻、脘痞、食少;肝系出现口苦胁痛;肾系出现小便淋涩,阴囊潮湿,妇女带下,均称为湿。痰湿舌苔常呈厚腻,水饮舌苔常呈滑腻;痰湿舌体常呈微胖,水饮舌体常呈胖大而有齿痕,据此再辨寒热,就可确定病机。津气共同升降出入于少阳三焦,津液升降出入异常与气机逆乱有关。所以治疗痰饮水湿四类病变都要配伍行气之品。痰饮多因于寒,故仲景指出:"病痰饮者,当以温药和之"。

(3)津泄:是指水津外泄一类病变。肺系体常自汗,脾系肠滑失禁,肾系小便失禁,白带清稀如水,都是津泄于外现象。究其水津外泄机理,则因阳气亏损,窍隧松弛,不能固密所致。

第四节 病机分析反映的共性

研究脏腑病变的机理,必须以脏腑的结构系统和生理功能为依据,联系病因的六淫、七情,八纲的表里寒热虚实阴阳,精气血津液的盈虚通滞,五脏气机的升降出入和经隧的弛张变化分析病机。只有结合病因、病位、病性各个方面进行分析,才能较为全面、深刻、具体地认识疾病。所以各论每一病机都包括上述各个方面。

研究脏腑病机,还要注意以下几层关系,这几层关系也是五大系统发生病变时的共同规律,掌握这些规律,才能做到心中有数,说理透彻,大纲在握,要言不烦。

一、结构系统与生理功能的整体联系

以五脏为主体的中国医学认为,六腑、五体、五官从属五脏的五大生理系统。某脏发生病变,可从本脏所有功能和所属各个部分反映出不同的证象。肺主气之宣降以敷布津液,通调水道,外合皮毛,卫外为固,上通于喉,开窍于鼻。所以,肺系有病,常从肺脏、肺系、肺卫、肺窍各个部位反映出津气的虚滞状态。脾胃主纳运水谷,升清降浊,外合肌肉,开窍于口。脾胃有病,就要从纳运、升降、肌肉、唇口各个方面反映津气的运行失常,盈虚失度。肝藏血液,内寄胆腑,外联三焦,统主筋膜,开窍于目。肝系有病,就要从肝胆、三焦、筋膜、肝窍各部反映气血津液的盈虚通滞,筋膜的松弛、紧张、痉挛、硬化、破损病变。心藏神,主血液的循环

运行,外联脉络,开窍于舌。所以心脏有病,常从神、心、血、脉、舌五个方面反映其病变证象。肾藏精、主水、主骨、生髓,脑为髓海,与膀胱为表里,开窍于耳、目之瞳孔及前后二阴。肾病常从肾脏、肾系、肾窍、精水、骨髓、脑髓、耳、目各个方面反映阴阳盛衰现象。只有联系本系统的结构和功能的各个方面进行分析,才能揭示其病变本质。这是五脏病机反映的共同规律之一。

二、五脏之间的协同制约关系

五脏之间是相互联系,相互制约的。各脏的功能活动既是本系统的紧密配合,也需要五脏间的协同合作,才能完成基础物质的生化输泄,升降出入运动。五脏之间在生理上既不可分,如果发生病理改变,当然也要相互影响。以肾主水液为例,肾阴亏损,其证象就不限于肾脏系统,可以波及其他四脏;肾阳虚损,气化不及,水液内停也要波及其他四脏。再以肝主筋膜为例,因寒引起筋膜收引,产生痉挛,亦不限于肝脏而可遍及五脏。所以分析任何一脏病机,都要考虑五脏间的相互协同及相互联系。这是五脏病机所反映的共同规律之二。

三、五脏功能与基础物质之间的关系

精气血津液是五脏功能活动的物质基础,是五脏六腑赖以维持正常生命活动的能源。相反,精气血津液的摄纳、生化、贮调、输泄又反映了脏腑间的协同合作。所以,没有脏腑的正常功能活动,就不可能进行基础物质的正常代谢;没有基础物质的正常代谢,五脏亦就不能正常进行功能活动。任何一脏发生病变,无论属于功能障碍还是功能衰退,总要影响气血津液发生病理改变,不是阻滞,就是亏损,要不就是外泄。分析脏腑病机,必须注意气血津液的盈虚通滞和脏腑之间的有机联系。这是五脏病机所反映的共同规律之三。

四、基础物质之间的依存转化关系

基础物质之间是相互依存和相互转化的。《灵枢·营卫生会》说:"谷入于胃,以传于肺,五脏六腑,皆以受气。其清者为营,浊者为卫,营在脉中,卫在脉外,阴阳相贯,如环无端。"就阐述了水谷精微化生为营卫,以及营行脉中、卫行脉外的依存关系。津气共同运行于少阳三焦,水津由命门真火蒸化成为水气以后,从命门进入少阳三焦,随气运行,仍需卫气温煦,才不凝结,卫气则需水气相济,才不化热,津气之间也存在津随气行,阴阳相济的相互依存关系。这种依存和生化关系一旦失常,就会成为病态。所以,分析每一脏腑病机,都要注意气血津液之间的相互关系是否正常。这是五脏病机所反映的共同规律之四。

五、脏腑功能与基础物质的升降出入

脏腑功能和气血津液都反映升降出入的运动形式。肺主宣发肃降,脾胃主升清降浊,心司鼓运血流,肾司水精藏化,肝胆司升降疏调,反映了五脏协同以维持升降出入的动态平衡。作为五脏功能活动的物质基础,精气血津液的摄纳、生化、输泄过程,也就是五脏气机升降出入的具体体现。所以,五脏气机的升降出入,实质就是气血津液的升降出入。五脏六腑与气血津液之间的关系既然如此密切,那么脏腑气机的升降出入障碍,必然就要反映气血津液的代谢失调;气血津液的升降出入失调,亦将导致脏腑功能障碍。分析脏腑病机,必须联系基础物质的升降出入,阐明二者间的因果关系。这是五脏病机所反映的共同规律之五。

六、五脏经隧的弛张

除应注意上述五个方面以外,还要注意观察五脏经隧的弛张变化。外感六淫的风寒热燥,内伤七情的喜怒悲忧,气血津液的盈虚通滞,都可导致经隧挛急或松弛。所以除应辨别病因、病位、病性以外,还要观察五脏经隧的弛张变化,这是五脏病机所反映的共同规律之六。观《灵枢·经筋》十二经脉不是痉挛,就是痉挛与松弛并见,说明观察经隧弛张,不可或缺。

上述各个方面的共同规律,反映了整体观和动态观两个观点,充分把握这些规律去分析病机,就能揭示一切病变本质。

第五节 证象是分析病机的依据

警察查案,要据犯罪现场所留蛛丝马迹才能拟定侦察方案;法官判案,要有证据才能判断谁是谁非;宰相治国,要据国内国外形势,才能制定建国方略;元帅治军,要据双方形势优劣,才能制定战略战术;医生治病,要有证象及其有关资料,才能据以分析病机,确定治法,五者研究对象虽然有所不同而其理则一。任何病证都有证象表现于外,这些证象从各个侧面反映了病变的本质。张景岳所说:"脏居于内,形见于外"就一语道破了中医辨证要以证象为其根据。临证必须详细收集患者证象及其有关资料,才能进行病理分析,确定病机,据理立法,选药组方,体现中医辨证论治的特色。

望、闻、问、切称为四诊,是收集病人证象及其有关资料的方法。虽然现代诊病方法已经大大超越了四诊范围,仍然不能离开这一方法而去单纯追求现代医学的检测手段。因为,为数众多的疾病都必须在确定病性的寒、热、虚、实以后才能据以施治,现代检测手段不能取代这一辨证方法的道理就在于此。有关四诊知识中医诊断学里已有详细论述,可以合参,本节只择其要,余不备述。

一、望诊

观察病人形体、面色、舌体、舌苔,根据形色变化确定病位、病性,称为望诊。

(一)形体

观其形体,可知五脏盛衰,轩岐早有论述。《素问·脉要精微论》云:"头者,精明之府,头倾视深,精神将夺矣! 背者,胸中之府,背曲肩随,府将坏矣! 腰者,肾之府,转摇不能,肾将惫矣! 膝者,筋之府,屈伸不能,行则偻俯,筋将惫矣! 骨者,髓之府,不能久立,行则振掉,骨将惫矣!"脑为元神之府,肾精生化之髓充实其中,才能神光焕发,思维敏捷。若头往前倾,目睛内陷,是髓海不足,元神将惫现象。背为胸廓,心肺居于胸中,背曲肩随,是心肺已虚象征。腰为肾脏所在部位,不能转摇,是肾脏功能衰惫。膝部关节由肝系筋膜相联才能运动。屈伸不能,俯身而行,是肝系筋失柔和。肾系之骨内贮骨髓,骨健全赖髓充。不能久立,行则振掉,是骨髓亏损,骨质疏松所致。根据上述证象可以确定五脏盛衰。此外,局部骨节变形是类风湿的特征,局部红肿、有块是疮、痈、疔、疖、癥积象征,凡此种种,都是望其形体得来的证象。

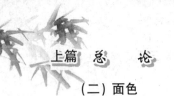

（二）面色

望其面色,可知五脏荣枯。《内经》将面色分为青、黄、赤、白、黑五色以内应五脏,青色属肝,黄色属脾,赤色属心,白色属肺,黑色属肾,若由正常颜色变成异常颜色,就是病态。《素问·脉要精微论》说:"五色者,气之华也。赤欲如白裹朱,不欲如赭;白欲如鹅羽,不欲如盐;青欲如苍璧之泽,不欲如蓝;黄欲如罗裹雄黄,不欲如黄土;黑欲如重漆色,不欲如地苍。"这一论述是对面部五种正常颜色和异常病色的高度概括。正常五色的共同特征是色泽明润,异常五色的共同特征是晦黯不鲜。颜色改变是气血津液病变反应于面,所以应以气血津液的盈虚通滞为其依据,才能揭示病变本质,临床辨证不必拘泥五色内应某一脏器之说。

从不同面色所反映的机理来讲,其人面青多属经脉挛急,血行不利的痛证。经脉挛急则因于寒,是故青色主寒、主痛。面色萎黄,是脾胃运化功能失常,气血生化之源不足象征;若见淡黄,血色偏淡,追本溯源,仍因脾不运湿,水湿阻滞使然。若见巩膜及其周身发黄,是胆液从少阳三焦外溢肌表,病名黄疸,黄色鲜明者属阳黄,晦黯者属阴黄。面色泛红,是充血和血分有热,外感内伤皆能致之。温病热入营分,血络有热者恒多;阴虚阳亢,血随气逆,上充于面,面红目赤者亦复不少。也有因寒而见面色微红者,如阴盛阳衰,虚阳上浮,可呈面赤,不可一律视为热证。面色发白,是气血亏损现象,阳气虚则无力鼓运血流,营血虚则不能上荣于面,苍白之色见矣!若因失血或造血原料不足或造血功能障碍,或已生之血遭到某些原因破坏,血虚于内而形见于外,于是眼睑、舌质、口唇、指甲毫无血色见矣!面色发黑,其理有二。一因津凝而黑:黑为水色而肾为水脏,肾阳虚损,气化不及,水邪上泛,可呈目眶鼍黑口唇发绀。或因肾阳虚损,气化不及,色素沉着,亦可呈为面色鼍黑。二因血瘀则黑:血瘀内脏或脉络瘀阻,可见黑色。盖血瘀则黑,有诸内而形诸外也。

（三）舌质、舌苔

舌为心的苗窍,心主血脉而血络遍布全身,无处不有,是营血环流之路。舌无皮肤包裹其外,最能反映血的盈虚,察其舌色,可辨营血虚滞,故称舌为心窍。舌体虽是心的苗窍,却与五脏都有联系。因为少阳三焦是通联五脏内外的组织,也是无处不有,是津气流通之所。五脏功能活动与机体每一组织所需气血津液,均从血脉与少阳三焦输送而来。所以五脏功能失调导致气血津液发生病变,都可通过观察舌质、舌苔变化决定气血津液的盈、虚、通、滞,此即察其一部,可概其余。临证之际,望诊位居四诊之首,而舌诊在望诊中又居首位,实有其理在焉。

观察舌质老嫩,可审正气盛衰;舌色浓淡,可窥营血变化;舌体胖瘦,可察津液盈虚。舌体胖大,是津液壅滞现象;舌体瘦小,是水津亏损象征;舌质老,是邪气实的表现;舌质嫩是正气虚的征象;舌色红绛,是邪热入营,血热伤阴,血变浓稠之象;舌质淡白,是失血、血虚,营血不足,或阳气亏损象征;舌质紫黯,则为血瘀现象,一言蔽之,舌可洞察气血津液的盈虚通滞。此外,舌体痿软、颤动,是气血虚损,经脉失荣;强硬、喎斜、吐弄、短缩,是经脉挛急象征;舌纵不收,则是经脉松弛现象。

舌上之苔,最能观察津气的变化。少阳三焦为津气运行之路而内联五脏,是以五脏津气皆可从三焦上通于舌。一旦外感六淫相侵,内伤七情之变,五脏功能失调,引起津气发生病变,不论盈虚通滞,都可反映于舌。苔的颜色,可以反映病性寒热,白苔为寒,黄苔属热,黑苔寒热皆能致之。白苔之所以为寒,是气未化热之象;黄苔之所以属热,是因气郁化热,津中所夹胆液为热所蒸,随津外溢于舌之征;苔黑而舌淡者属寒,黑为水色证象见矣!苔黑而舌红者属热,热盛胆液浓缩而黑色见矣!但亦不尽如此,若初起即苔白乏津,是气迅速化热现象,不能因其苔白就断为寒;舌体淡胖而兼苔黄,是阳为湿遏,胆液不能随津下行归肾,上溢于舌所致,不能因其苔黄便断为热。苔的有无,可以窥测津液盈虚。津虚,则无苔或少苔;津滞,则苔厚或苔腻;津虚,则苔干燥乏津;津阻,则苔滑多液。不过此亦仅言其常未及其变。舌上无苔或干燥乏津,并非全是阴虚,假使舌体胖大而无苔、乏津,则是阳不化气,水津不能上承所致,无苔、乏津是阴虚的假象,舌体淡胖才是阳虚水停的真实反映。又如舌上无苔兼见泄泻、阴囊潮湿、妇女带下,此因湿浊下泄而不上溢于舌,也就不能断为阴虚而应断为湿滞。

二、闻诊

闻诊是从病人发出的各种声音,从其高低、缓急、强弱、清浊测知病性的方法。

1. 声音高亢　是正气未虚,属于热证、实证。

2. 语声重浊　乃外感风寒,肺气不宣,肺津不布,气郁津凝,湿阻肺系会厌,声带变厚,以致声音重浊。

3. 声音嘶哑　新病暴哑,为风寒束表,肺系会厌受其寒侵,经隧收引,津凝会厌,以致不能发音。即《灵枢·忧恚无言》所说:"卒然无音者,寒气客于厌则厌不能发,发不能下,至其开合不致,故无音。"因其病性属寒属实,前人称为"金实不鸣"。久病声音嘶哑,为肺肾阴虚,水不制火,火灼肺金所致。因其病性属虚,前人称为"金破不鸣"。若久病、重病突然声哑,是脏气将绝危证。

4. 声低息短,少气懒言　是中气虚损象征。故《素问·脉要精微论》说:"言而微,终日乃复言者,此气夺也。"

5. 神昏谵语　是指病人神志不清,语无伦次。是急性热病,热入心包,蒙扰神明,成为此证。

6. 郑声　疾病末期,出现神志不清,语声低微,内容重复,是久病正衰,心气虚损,精神散乱。

7. 咳声高低缓急,可辨寒热虚实　咳声清高、无痰、舌红、乏津,是燥热犯肺,或水不涵木,木火刑金。咳声重浊,痰多清稀,是外感风寒,内停水饮,或脾肾阳虚,水饮内停。咳声急迫,连声不止,是寒邪束表,气道挛急所致。吐出痰液其咳即止,是痰阻气道之征。

8. 呃逆　是膈肌痉挛病变。其声高亢,连声不止者,为肺气不宣,脾气不运,肝气不舒,导致膈肌痉挛,病性属实。若呃声低微,时呃一声,病性属虚,脾肾阳虚,膜失其温而呃者有之;肝肾阴虚,膜失其濡而呃者,间亦有之。

三、问诊

问诊是询问病人及其家属,了解现有证象及其病史,为辨证提供依据的一种方法。明代医家张景岳认为问诊"乃诊治之要领,临证之首务。"综观四诊所获证象,大半均由问诊得来,即知此言不谬。问诊范围甚广,现在仅将《景岳全书》所列十问加以增损进行研讨,余未备述。

一问寒热二问汗,三问疼痛四问便,

五问呕眩六问悸,七苦八渴俱当辨,

九问旧病十问因,病机全从证象验。

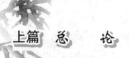

上篇　总　论

妇人尤必问经期,先后闭崩宜问遍,

再添片语告儿科,外感食积为常见。

(一) 寒热

恶寒、发热是病人常有自觉证象,都是卫气病变。

恶寒:恶寒机理有二,一是外寒相侵,卫阳被郁;一是自身阳虚,卫阳不固。先以外寒言之:寒流骤至,机体为御寒侵,毛窍因寒而收缩,卫气不能出表,内郁腠理,成为病人自觉恶寒而以手摸之则热,反映了恶寒与发热并见的外寒特征。其基本病理是:外感风寒→毛窍收缩→卫阳被郁→不能出表而恶寒,郁结于里而发热。若寒邪长驱而入,直中三阴,多呈经隧痉挛,产生疼痛、气喘、吐泻、尿闭。次以自身阳虚言之:其人平素畏寒怯冷,是卫外阳气不足。追本穷源,卫外阳气不足是因肾阳虚损使然。其基本病理是:少阴阳虚→卫阳虚损→固护无权→畏寒怯冷。

发热:发热都是卫气病变。究其机理,有气郁而化之实热,阴不制阳之虚热,也有营卫不和、阳气下陷、血虚阳浮、阴盛格阳之假热。临证必须察其虚实,辨其真假。

实热:卫气行于三焦,其升降出入有赖肺为宣降,脾为升降,肝为升发。如果外感六淫,邪犯肺卫,卫气宣发之机被阻,郁结化热,此为外因导致卫气郁结而化之实热。五脏经隧以及少阳三焦膜腠是由肝系之膜构成,五大网络系统和膜腠三焦都是气血津液流通之所。如果内伤七情,经隧挛急,卫气升降出入受阻,郁结化热,此即所谓五志化火的机理。

外感发热,其来势急,内伤发热,其来势缓;外感发热,以全身发热与局部红肿为特征,内伤发热,以局部发热为特征。虽然病因有外感、内伤之别,而其气郁化热机理则同,都属实热。

少阳三焦是津气共同运行之路。津为阴,气为阳,阳气得阴津相济,才不化热;阴津得阳气温煦,才不凝滞。若温邪上受,首先犯肺,气郁化热,热盛伤阴,呈为高热、汗出、口渴、脉洪,此为气分实热。若热入营血,以夜热较盛,舌质红绛为其特征。若气郁化热,津凝成湿,阻于少阳三焦,即成三焦湿热,常以舌红、苔黄、脉数为其特征。

虚热:阴虚与发热证象并存,谓之虚热。形成虚热机理有二,一是外感发热,余热未尽;一是阴阳失调,虚热内生。热在气分,高热已退,仅见咽干、口燥、舌红、少苔,炉烟虽熄,灰中有火,此为气热伤阴,由实转虚的虚热;若热入营血,热势已减,仅见暮热早凉,此为血热伤阴,由实转虚的虚热。二是慢性疾病或中年以后,营阴暗耗,阴不济阳,成为阴虚阳亢,此为阴阳失调,热由内生的虚热,也以舌红少苔为其辨证依据。

热证从其病变本质来讲,只有实热和虚热两类;从其临床证象来讲,也只有热盛伤津的纯热无湿与湿热并见的湿热互结两类,但其证象却因所在部位不同而异。邪在太阳,以恶寒发热为特征;邪在阳明,以热、渴、汗出为特征;邪在少阳,以寒热往来为特征;三焦湿热,以热势时高时低或午后身热为特征。此外,仅因局部气郁化热而呈红肿热痛尤为多见。其余营卫不和、阳气下陷、血虚阳浮、阴盛格阳四种假热,属于特殊发热机理,将在各论有关章节研讨,在此从略。

(二) 汗

少阳三焦,是津气升降出入之路,汗的有无,与津气升降出入和盈虚通滞有关,反映了水津不通与外泄两类病变。临证所见,以无汗、热汗、自汗、盗汗、头汗、手足心汗最为常见,虽然都属卫气与水津失调,机理却有不同。

无汗:见于外感风寒之表证。寒邪束表,毛窍为御邪侵而呈收缩反应,妨碍津气出表,遂

70

呈表实无汗。

热汗：温邪上受或寒邪束表，肺卫受邪，气郁化热，热迫水津外泄，兼见发热、口渴，谓之热汗。

自汗：外无表证而体常出汗，谓之自汗。卫强营弱，营卫不和者有之；表卫阳气虚损，津失其固者，亦常有之。

盗汗：睡中出汗，称为盗汗。此证阴虚、阳虚、湿热皆能致之，细究其理，都与津气有关。素体阴虚，阳气偏旺，入睡卫阳内入营阴，不能固密于表，加之卫阳与阴分伏热为伍，阴虚阳凑，阳蒸阴分则血热，血热则液泄而盗汗作矣！若肾阳虚不能化气行水，水停少阳三焦，当其入睡之时，卫阳内归阴分而表卫更虚，无力固护阴津，则水津外泄而盗汗作矣！若气郁化热，津凝成湿，停滞少阳三焦入睡时卫气内归阴分，凌晨时卫气由阴出阳，水津随卫气外泄，而盗汗亦作矣！上述三类盗汗，湿热盗汗最为常见，阴虚盗汗偶亦有之，阳虚盗汗常与自汗并存而为数最少。或问：古人均谓盗汗是因阴虚阳凑，热蒸阴液而呈盗汗，何以竟谓湿热盗汗居多？须知此证以小儿与青年、壮年最为多见，小儿与青年生机旺盛，阴阳无所偏颇，何来阴虚？察其舌红苔黄微腻，即为湿热盗汗指征。

头汗：汗出见于头部，齐颈而还，兼有头身困重，脘痞苔腻，是三焦湿热上蒸头面引起；若食则头面汗出，是胃热上蒸使然。

半身出汗：汗出仅见身体一侧，或左、或右、或上、或下，多因营卫失调，或痰、瘀阻滞身体一侧，经脉不通，气血不能周流，以致患侧无汗，健侧有汗。妇女更年期常见身半以上阵阵汗出，甚则面部烘热，乃营卫不和，卫气升多于降，水津不能从少阳三焦下行归肾，而随卫气上升使然。治当和其营卫，调其升降，导湿下行。若因阴虚阳亢，则宜滋阴潜阳，知柏地黄汤加牡蛎、桑叶，即为此设。

手足心汗：脾主四肢，手足心汗多与脾胃有关。故《张氏医通》云："脾胃湿蒸，旁达四肢，则手足多汗"。

阴囊潮湿：是因水湿从少阳三焦下注前阴所致。究其病性寒热，则三焦湿热下注者有之；寒湿下注者有之；不偏寒热，仅因脾虚不能运湿，湿随气陷，下注前阴者，亦有之。

（三）疼痛

疼痛是常见证象之一，实证是因经隧挛急，气血津液流通不利；虚证是因气血津液亏损，经脉失去阳气之温，津血之濡，挛急而痛。疼痛病理研究，岐黄早有论述。《素问·举痛论》云："五脏卒痛，何气使然？经脉流行不止，环周不休。寒气入经而稽迟，泣而不行，客于脉外则血少，客于脉中则气不通，故卒然而痛。其痛或卒然而止者，或痛甚不休者，或喘动应呼者，或心与背相引而痛者，或胁肋与少腹相引而痛者，或腹痛引股者，或痛宿昔而成积者，或卒然痛，死不知人，少间复生者，或痛而呕者，或痛而后泄者，或痛而闭不通者。凡此诸痛，各不同形，别之奈何？"在此提出外寒相侵引起经隧痉挛产生疼痛，因其病位涉及五脏而有不同证象，如何辨证？下面对此作了解答。"寒气客于脉外则脉寒，脉寒则缩踡，缩踡则脉绌急，绌急则外引小络，故卒然而痛，得炅则立止；因重中于寒，则痛久矣！寒气客于经脉之中，与炅气相薄，则脉满，满则痛而不可按也。寒气客于肠胃之间，膜原之下，血不得散，小络急引故痛，按之则血气散，故按之痛止；按之则热气至，热气至则痛止矣！寒气客于侠脊之脉则深，按之不能及，故按之无益也。寒气客于冲脉，冲脉起于关元，随腹直上，寒气客则脉不通，脉不通则气因之，故喘动应呼矣！寒气客于背俞之脉则脉泣，脉泣则血虚，血虚则痛，其俞注于心,故相引而痛。寒气客于厥阴之脉,厥阴之脉者,络阴器、系于肝,寒气客于脉中则血泣、脉急,故胁肋与少腹相引痛矣!厥气客于阴股,寒气上及少腹,血泣在下,相引故痛引阴股。寒气客于肠胃,厥逆上出,故痛而呕也。寒气客于小肠,小肠不得成聚,故后泄而痛矣!热气留于小肠,肠中痛,瘅热焦渴,则坚干不得出,故痛而闭不通矣!"所举 12 种痛证,其中 10 种都因寒引起经脉挛急,气血凝涩而呈疼痛。唯有"满则痛不可按"是因寒导致局部气郁化热,才久痛不休;"痛而闭不通"是因风寒束表,导致气郁化热,热盛伤津,肠中燥屎停积,不通而痛,说明痛证因寒者多。因为五脏经隧均由肝系筋膜构成,筋脉有遇寒则挛的特性;流通于经隧中的气血津液,有遇寒则凝的特性。经脉挛急,气血不通,则痛作矣!不过应当留意,局部气郁化热,以致充血、水肿、化脓、糜烂而呈疼痛,较为常见,不可一律视其为寒。余如血瘀成癥,液结为石,骨质增生,导致气血不通而痛,亦复不少。

疼痛随其性质不同,各具特征,不同特征反映了不同的病变本质,常见疼痛特征,约有以下十种。

一是胀痛:痛有胀感,谓之胀痛,是气郁脉挛的病变。此证以胸、胁、脘、腹、腰、骶胀痛最为常见。外感风寒或恚怒伤肝,经脉挛急,卫气运行不利,常成此证。单纯气滞者少,兼见血郁、湿滞者多。

二是窜痛:疼痛部位游走不定,谓之窜痛,也是气郁脉挛病变。此证病在气分,是因邪客少阳三焦,卫气运行不利,而兼经脉挛急使然。游走不定,是因少阳三焦,心系血络,表里上下,无处不有使然。

三是重痛:疼痛兼有重感,谓之重痛,是津凝脉挛病变。湿滞体表常见此证。《金匮要略》所谓"腰下冷痛,如带五千钱",即属湿滞体表腰部而呈重痛实例。

四是刺痛:痛如针刺谓之刺痛,是血瘀脉挛病变。此证有外伤病史、或病程较长、或痛点固定不移,属于血瘀。若系新病,部位并无定处,则与掣痛毫无二致,是因经脉挛急所致,不是瘀血阻络,应当明辨。以上是气血津液病变表现的特征。

五是掣痛:经脉挛急而痛,谓之掣痛。寒主收引,经脉因寒而挛,牵引小络,则疼痛作矣!但亦不尽如此,因热而痛者偶亦有之。如暑温热入心包(大脑)而呈暴痛如裂即是一例。

六是绞痛:疼痛剧烈犹如刀绞,谓之绞痛。机理不一。中寒气闭,胃肠经隧挛急、套叠而痛者,有之;情绪激动,包络挛急,心区绞痛者,有之;胆液凝结成石,阻塞胆道而痛者,有之;尿液凝结成石,阻塞尿道而痛者,亦有之。凡此种种,均因经脉痉挛或阻塞不通使然。唯有肿瘤后期剧痛难忍,不属此例。以上是以经脉挛急为主的特征。

七是冷痛:痛处觉冷或遇冷即痛,谓之冷痛,病性属寒。多因寒滞经脉、关节,津血痹阻所致。也有自身阳虚,经脉失温而致者。

八是热痛:痛处灼热谓之热痛。是局部气郁化热,津凝成湿,血郁于络,阻滞不通的综合反映,病性属热。如体表之疮、痈、疔、疖,脾系之龈肿而痛、胃痛、腹痛等等,都是局部病变。

九是隐痛:局部微痛不休,谓之隐痛。多由局部气血微结不通,或糜烂久不愈合,或气血亏损不能温养经脉所致。见于多种慢性病中。

十是虚痛:经隧空虚而痛,谓之虚痛,病性属虚。气虚、血虚皆能致此,如饥饿则胃部疼痛,乃气虚而挛也;吐、衄、血崩,大量失血而心区绞痛,小腹急痛者,乃血虚而挛也。

以上十种痛证,从病因言之有外寒相侵,有内伤郁怒;从组织结构言之有经脉痉挛,组织变态;从基础物质言之涉及气、血、津、液;从病程言之有长有短;从疼痛程度言之有轻有重,如此辨证,其理明矣！思路清矣！

(四) 小便异常

小便异常,常见尿量异常、尿质异常、排尿异常三类证象。

肾系经隧是由肝系之膜构成,三类证象虽然都是水液失调,实与尿路痉挛、松弛、受压有密切关系。少阳三焦是将肾系与其余四脏连为一体的大腑,是水津升降出入之路。水液能在三焦运行,需要五脏相互协调,才能运行不息,通调无滞。任何一脏功能失调,都会引起水津通调失度。水津随其卫气升降出入,卫气发生病变,出现气虚、气滞、气陷,都可引起小便失调。所以小便异常,应当联系五脏与卫气进行分析,才能揭示致病机理。除此以外,肾系血郁、血瘀、血溢,液结成石,阻塞尿路;精壅精室,压迫尿路;或尿路痉挛,妨碍尿液下行;尿路松弛,肾关失键,也可引起小便失调。所以,五脏皆能令其小便失调,非独肾也;气血精液皆能令其小便失调,非独津也。

1. 尿量异常

(1)尿量增多:口渴、尿多,昼夜尿量超过2500ml,谓之消渴。尿中含糖者谓之糖尿病,无糖者谓之尿崩证。多由肾阳虚损,不能化水为气,蒸腾四布使然。故景岳云:"阳不化气则水精不布,水不得火则有降无升,所以直入膀胱而饮一溲二,以致源泉不滋(指肾阳不能化水为气上升于肺),天壤枯涸者,是皆真阳不足,火亏于下之消证也。"但亦不能专责肾阳不足,气虚不能固精、摄精(指谷精)也难辞其咎,两种机理并存,尤为常见。此外,一般小便清长量多,畏寒怯冷,也是肾阳亏损,肾气不固所致。

(2)尿量减少:小便昼夜少于400ml,谓之尿少。小便少而短赤,为热盛伤津,或吐泻失水,或过汗伤津所致。若尿少而见浮肿,则是肺脾肝肾四脏功能异常,肺失宣降,脾失健运,肾失气化,肝失疏调,水液内停所致。

2. 尿质异常

(1)尿浊 尿液浑浊,或白如米泔,或凝结如脂,排尿时无痛感,谓之尿浊。兼见形寒怯冷,腰膝酸软者,为肾阳不足,气化失司,脂液下流;兼见神疲食少,小腹下坠者,为脾虚气陷,气不固摄谷精,精微下泄;小儿尿如米泔,则因食积阻滞,运化失常,谷精随其水液下注前阴。所以小便浑浊,阳虚不能转化谷精,下泄而浊者有之;气虚不能固摄谷精,下泄而浊者有之;脾胃功能障碍,谷精下泄者亦有之。

(2)尿血:尿中带血,尿色变红,或夹血块,谓之血尿。兼见尿频、尿急、尿痛,为邪客肾系,气郁化热,由气入血,热迫血溢,成为血淋;兼见潮热盗汗,为痨虫侵入肾系,化热伤阴,肾水亏虚,阴虚火旺,灼伤血络,此为肾系自病。尿道涩痛,兼见口舌生疮,舌尖红绛,为心经湿热从三焦下注前阴,热迫血溢,是心病及肾,心肾同病。兼见发热口苦脉象弦数,为肝经血热,迫血外溢,是肝病及肾,肝肾同病。小便呈洗肉水样,色淡微红,兼见面色苍白,食少神疲,为脾气虚弱,统摄无权,是脾病及肾,脾肾同病。

(3)小便夹精:尿中夹有精液,或尿后精液自出,谓之小便夹精。兼见尿浊、尿痛,舌红苔黄,是湿热蕴结下焦,扰动精室;兼见五心烦热,舌红少苔,是肾阴亏损,虚火扰动精室;兼见形寒怯冷,腰膝酸软,是肾阳虚衰,肾气不固,封藏不密;兼见食少便溏,少气懒言,是中气下陷,气不摄精。

3. 排尿异常

(1)小便频数:兼见尿急、尿痛,舌红、脉数,是邪侵肾系,气郁化热,湿热蕴结,尿路挛急所致。病在气分,谓之气淋;热入血络,谓之血淋;感冒咳嗽,兼见小便频数,是肺失宣降,水道失调;兼见小便清长,夜尿增多,则病性属寒,是肾阳不足,肾气不固,膀胱失约所致。

(2)小便不通:小便不通,谓之癃闭,寒热虚实皆能致之。骤感风寒,肺卫闭郁,尿路挛急而闭,病性属寒。湿热蕴结,精室肥大,压迫尿路而闭,病性属热。肾阳衰惫,气化无权;或中气下陷,清阳不升而闭,病性属虚。下焦蓄血,阻于丹田(前列腺),压迫尿路,血瘀成癥,液结成石,阻塞尿路而闭,病性属实。此外,肾功衰竭,气化不行,水停为肿而呈小便不通,间亦有之。

(3)小便涩痛:急欲小便又欲便不能而呈尿频、尿急、尿痛,是小便不畅。小便不畅是因尿路挛急使然。盖五脏经隧均由肝系之膜构成,经隧感受刺激而呈挛急,于是频急而痛见矣!若小便不利兼见尿来中断,因结石阻于膀胱下口者有之;精室肥大、结石、血瘀压迫尿路者亦有之。

(4)余沥不尽 尿后点滴不尽,是因肾气虚损,不能固摄膀胱所致。湿滞丹田(前列腺),肥大、肿块压迫尿路,亦常有之。

(5)小便失禁:小便失去控制而自遗,谓之小便失禁。为肾阳虚衰,肾气不固,膀胱失约。若病人神志昏迷而小便自遗,是因心神失其主宰,病势垂危。

(6)遗尿:梦中小便自遗,谓之遗尿,小儿多见,成人偶亦有之。兼见食少神疲,是肺脾气虚,气不摄津;兼见形寒怯冷,是肾气未充,膀胱失约;两种机理并存,尤为多见。如果不是梦中遗尿,而是咳则尿出,妇女可见此证,是因肾的气化不及,水液内停,从三焦上逆犯肺而咳;复因肺气虚损,咳时耗气,津无气摄而遗。所以咳是肾失气化,水泛高原,病本在下而病标在上;遗尿是因肺气虚损,不能摄津,病本在上而病标在下。遗尿是下病及上与上病及下两种机理并存的反映。

(五) 大便失常

1. 便秘 便秘属于脾系病变,以大便干燥为其特征。形成便秘机理有三:一是水津亏损,二是水津不布,三是传导无力。

水津亏损:寒邪束表,温邪上受,气郁化热,热盛伤津,或素体阴虚;或营阴暗耗,形成便秘,都是水津亏损所致。吴鞠通将其喻为"无水行舟"。

水津不布:水津不布机理有二。一是肾阳衰惫,气化失常,水津不能四布,五经不能并行,致使肠道干涩,成为便秘。应兼困倦无力,舌淡而胖,才可确定其为肾失气化,水精不布。二是三焦气滞,也可影响水津不布。津气运行三焦,津随气行,亦随气滞。如果肺气失宣,脾气失运,肝气失疏,三焦气郁影响水津不能敷布于肠,可呈便秘,古人所谓气秘,实即指此而言。若大便并不干燥,唯呈大便不爽,也是三焦气郁使然。此种便秘或不爽均须兼见脘腹、胁肋、腰骶胀痛,才是气郁所致。

传导无力:与卫气虚损有关。肠能蠕动不息,有赖气为动力。若中气虚损,卫气无源,动力告匮,则肠道传导无力而便秘见矣!

综上可知,肺脾肝肾功能异常皆能令人便秘,非独肠也;气虚、气滞、血虚皆能令人便秘,非独津也。

2. 泄泻 泄泻是脾系病变,以大便稀溏,次数增多为其特征,是脾运障碍,肠内水分增多所致。泄泻机理甚多,就其病性言之,有寒有热,有虚有实;就其机理言之,有脾系自病,也有他脏累及。从致病因素来讲,饮食不洁,邪从口入,侵犯胃肠,脾运障碍,气郁化热,津凝成湿,湿热互结,下趋成泻者,有之;暴饮暴食,食积停胃,传导异常而泻者,亦有之。从自身功能失调来讲,脾运障碍,水湿停滞,下注成泻者,有之;中焦虚寒,运化力弱,水湿停滞,下注成泻者,有之;虚寒更甚,不能腐熟水谷而成完谷不化者,有之;泄泻日久,肠道松弛,成为洞泄者,亦有之。从他脏累及来讲,外感风寒,肺卫闭郁,津气不能出表,郁于腠理三焦,从脾系上端咽嗌相连之食管夹层下归胃肠,湿随气陷成泻者,有之;肾阳气化不及,水湿停滞三焦,妨碍肠道水津输出,下注成泻者,有之;肝木克土,肠道蠕动增强而使大便次数增多者,有之;水谷未曾消化即因传导亢进而成飧泄者,有之;肠道痉挛,腹痛即泻者,亦有之。由此可见,别脏功能失调引起水液正常输布或肠道弛张失度,都可导致泄泻,故谓肺脾肝肾皆能令人泻,非独肠也。

(六) 呕吐

呕吐属于脾系病变,究其病理,是因脾运障碍,津气逆乱,经隧挛急使然。呕吐病位虽然在胃,却与心肺肝肾有关。盖津气运行关系肺脾肝肾,经隧挛急关系心肝故也。形成呕吐机理有八。从脾系功能失调言之:食积停胃,传导失常,胃气不能顺降上逆而吐酸腐者,有之;肠道高位梗阻,腹痛,便结,妨碍胃气下行,上逆而吐者,有之;脾胃同主中焦,职司升降,中焦虚寒,升降失调,吐泻腹痛,兼见舌淡脉迟者,有之;饮食不洁,邪犯胃肠,气郁化热,津凝成湿,湿热互结,升降失调,吐泻交作,兼见发热、舌红、脉数者,亦有之。以上四种机理,属于脾胃自病。从他脏累及言之:外感风寒,腠理凝闭,津气不能出表,阻碍胃肠上输水精之路,升降逆乱,外有表证而内有呕吐,或气郁化热,津凝成湿,湿热互结,吐泻而兼舌红苔黄者,有之;肾功能障碍或肾功能衰竭,气化不及,水停三焦,胃肠输津功能受阻,成为渴欲饮水,水入即吐,或呕吐兼有尿臭味者,有之;邪传胆经,气郁化热,横逆犯胃,呕吐兼见口苦、胁痛者,有之;温邪上受,首先犯肺,气郁化热,从少阳三焦逆传心包,心包受邪,同时又从三焦波及胃腑,呕吐不止兼见高热、头痛者,亦有之。以上四种机理是因他脏有病,波及胃肠。由此可见五脏皆能令人呕吐,非独胃也。黄元御云:"胃本不呕,胆木克之则呕。"说明呕吐是因胃肠挛急使然。

(七) 眩晕

眩晕是以病人有时突然眼黑,少顷方定;或自觉如坐车船,天旋地转,恶心欲呕为其特征。《素问·至真要大论》云:"诸风掉眩,皆属于肝"。肝主全身筋膜,本证属于膜络病变,病在肝系。其致眩机理与五脏功能失调及气血津精虚滞有关,病标虽在肝系,实由五脏气血阴阳发生病理改变所致。其基本病理是五脏功能异常,气血津精阻滞、亏损,引起膜络挛急、松弛,成为眩晕。

形成眩晕机理有八。一是气虚致眩:元气虚损→心气虚不能鼓动血流,卫气虚不能约束脉络→营血上升无力→脑失血充→成为眩晕。二是血虚致眩:营血亏损→脉络空虚→脑失血荣→成为眩晕。三是阴虚致眩:阴津亏损→水不涵木→膜络失濡以致紧张→成为眩晕。四是精虚致眩:肾精亏损不能生髓→髓海不足→脑膜松弛或紧张→成为眩晕。五是阳虚致眩:肾中阳微→阴精不能化生阳气→脑失阳气温煦,经脉挛急→成为眩晕。六是气郁致眩:风寒外束,或暴怒伤肝→膜络挛急→三焦气郁→清阳不能上升,浊阴上踞阳位→膜络肿胀、挛急→成为眩晕。七是血郁致眩:肝经火旺,疏泄太过→血不贮藏于肝而充盈于脉→血随气逆→充于脑络→成为眩晕。八是津凝致眩:肾阳虚衰不能化气行水→从少阳三焦上逆于脑→阻于经脉则脉胀而急,闭于膜原则膜松而弛→成为眩晕。综上,五脏功能盛衰、气血津

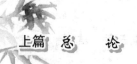

精虚滞皆能致眩,非独肝也。

(八) 心悸

病人自觉心中动悸不宁,谓之心悸,是心系病变。其发病机理与心脉挛急和气血津液虚滞攸关,其中津气虚滞尤为常见。津气生化输泄关乎脾肾,联系脾肾分析其理,才能揭示致悸根源。此证有寒有热,有虚有实。虚证是因心气不足。心气是由肾系元气与脾系谷气合成的卫气从少阳三焦输送而来,成为心脏搏动的动力。所以心气虚损实与脾肾功能亏损休戚相关。心悸兼见声低息短,少气懒言,舌淡而嫩,脉虚无力,此为单纯气虚;兼见咽干、口燥、舌红、少苔,脉细微数,此为气阴两虚;兼见头晕眼花,困倦无力,舌质淡白,脉象虚弱,此为气血两虚;兼见神疲欲寐,形寒怯冷,舌质淡嫩,脉迟无力,此为阳气虚损。四者虽然都是心气不足,兼证却有阴虚、阳虚、气虚、血虚之异。实证是因水液失调,变生痰饮水湿,从少阳三焦侵犯心系,成为心悸。兼见头晕失眠,苔黄而腻,脉象滑数,此为肺脾同病,津气失调,气郁化热,炼液成痰,痰火扰心;兼见起则头眩,时吐稀涎,舌淡苔滑,脉象弦缓,此为脾肾同病,饮邪内结,上凌于心;兼见形寒怯冷,四肢浮肿,舌胖而有齿痕,脉象弦、濡、迟、数均有而无定体,此亦脾肾阳虚,气化不及,水饮内停,上凌于心。此外,肺失宣降,长期不愈,妨碍心血运行,肺心同病而呈心悸、气喘、咳痰、浮肿、口唇发绀,此为肺病及心,由功能失调转为器质变态,殊难治愈。

惊悸:目击异物,耳闻异声,遇险临危,心存恐怖,突然心率加快,谓之惊悸。是因神受刺激,心神浮动,导致神、心、血、脉同病而与一般心悸有所不同。因惊致悸,不仅阴血有亏,心气亦有不足,以致一遇意外,心脉收引,即呈惊悸。若气定神闲则处变不惊,何悸之有?此证虽然有虚有实,虚证较为常见,实证偶亦有之。兼见夜寐不宁,时而惊悸,头晕眼花,脉细微数者,乃阴虚有热之惊悸也;兼见眩晕痰多,大便秘结,苔黄而腻,脉滑数有力者,乃痰火凌心之惊悸也。因惊而悸,治宜补其气血虚损,重镇安神,不宜使用行气药物,唯虚中夹滞才能用之。

怔忡:平时心率正常,十日半月突然心率加快,发后渐复正常,谓之怔忡。此证本虚标实,是因心肾阳虚。心气虽亏而其虚不甚,故平时不悸。但因肾阳已衰,气化不及,水饮内停,停积稍久则凌心而悸矣!加之肾阳虚衰,表卫不固,微感外寒则脉挛而悸矣!

(九) 口苦

人体之液,唯肝分泌的胆汁色黄、味苦,故口苦一证,是因胆汁分泌过多或因胆汁不能随其水津下行,滞留少阳三焦,随津溢出舌面所致。外邪相侵,传入厥阴,或郁怒伤肝,气郁化热,肝经火旺,胆液分泌过多,上溢而呈口苦,此为肝系自病。其基本病理是:外感、内伤→肝经火郁→胆液生化过盛→渗入少阳三焦,随其水津蒸腾而上→溢出咽舌→呈为口苦兼见舌质偏红,苔呈黄色,脉象弦数。若病人自觉口苦而舌质淡胖,脉象沉缓,则非热蒸胆液上溢,而是脾肾阳虚,气化不及,湿滞三焦,致使渗入三焦的胆液不能下行,随津上溢口舌所致。其基本病理是:脾肾阳虚→气化失常→湿滞三焦→胆液不能随津下行而反随津上溢咽舌→成为口苦。三焦湿热兼见口苦,亦同此理。

或谓:口苦人皆谓是肝经有热所致,今谓无热亦有口苦,恐非确论;人皆谓其胆液仅注于肠,参与消化,今谓尚有部分胆液渗入三焦随其水津运行,亦似杜撰。提出部分胆液渗入三焦随津运行的证据有三:黄疸病人常呈周身发黄,如果胆液只注于肠而不渗入三焦,随津运行,怎能导致全身发黄?此其一也。有的病人所出汗水能将衬衫染成黄色,称为黄汗。若非确有部分胆液是随少阳三焦水津运行,何来黄汗?此其二也。人体之液,只有胆汁才是黄色,舌苔能够变黄,是因热蒸胆液随津外溢于舌所致,若无部分胆液随津运行,舌上之苔怎能变成黄色?此其三也。若口苦兼见舌淡而胖,淡无热象可言,胖是湿滞象征。这种口苦自然是因水湿阻滞少阳三焦,妨碍胆液下行归肾,上溢于舌所致。余遇此证常用胃苓、理苓诸方利水渗湿获效,证明确有此种机理,绝非杜撰。综上所述,胆汁生成以后,其输泄之路有三:一是从胆管输注于肠;二是渗入三焦随其水津运行;三是从肝脏进入血络。胆汁分泌以后进入血络随血运行,血中胆固醇增高,即其验也。

(十)口渴

病人常欲饮水或渴不思饮,谓之口渴。口渴一证,并非纯属津虚,与气血也有密切关系。究其机理有五:一是气郁化热,热盛伤津;二是突然失血,血虚阳浮;三是脾肾障碍,水津不布;四是肾阳衰惫,气化失常;五是湿热阻滞,津不上承。除此以外,五脏阴虚,津不上濡而呈口干不渴者有之;脾肾阳虚,水津不布而呈口干不渴者亦有之。

气郁化热,热盛伤津:外感风寒,表卫闭郁,温邪上受,首先犯肺,肺气宣降失常,郁结化热,热盛伤津,引水自救,口渴见矣!口渴兼见发热,汗出,脉洪有力,自是热盛伤津使然。其基本病理是:伤寒、温疫→侵犯肺卫→气郁化热→热盛伤津→引水自救→口渴。

大量失血,血虚阳浮:血行脉中,谓之营阴;气行脉外,谓之卫阳。血行脉中而不渗出脉外,有赖阳气固摄,这一关系称为血须气固;吸入清气有赖血载才能运行全身,这一关系称为气须血载。营卫相依,气血相恋,不即不离,亲密无间。如果突然大量失血,血中清气失去依托,浮越脉外而夹卫气外泄,同时与卫气偕之水津亦随气从汗孔外泄,于是发热、汗出证象见矣!汗出伤津,引水自救,则口渴证象亦见矣!口渴见于失血以后,兼见发热、汗出脉大而芤,自属血虚阳浮机理。其病理程序是:突然大量失血→血中之气无血运载→浮越脉外随其卫气出表→津失气固也随其气外泄→发热、汗出→汗出伤津,引水自救→口渴。

上述两种机理出现相同证象,却有一寒一热,一虚一实之异,前者属于实热,后者属于假热。

脾肾障碍,水津不布:脾主运化水湿,肾主化气行水,水津能够蒸化为气,运行四布,实与两脏休戚相关。如果平素阳虚,一遇外寒相侵,脾功能障碍,不能运输水津,肾功能障碍不能化气行水,水津不布,津不上承,则渴欲饮水,水入即吐,舌淡脉缓证象见矣!渴欲饮水,是因脾不运湿,肾不化气,水气不能上承于口所致;水入即吐,是因脾功能障碍,饮入之水不为肠道吸收,仍然吐出使然。何以知其病因为寒?从舌淡无热知之。其基本病理是:脾肾阳虚,外寒相侵→脾肾功能障碍→不能运化水湿,化气行水→水津不布,津不上承→口渴与水入即吐并见。

肾阳衰惫,气化失常:肾为水脏,水精之能四布,五经并行,实赖肾阳将其蒸化为气,才能随其卫气敷布全身。如果肾阳疲惫,气化失常,水津不能上承于口,则口渴见矣!景岳在论消渴证时指出:"阳不化气,则水精不布,水不得火,则有降无升,所以直入膀胱而饮一溲二,以致源泉不滋,天壤枯涸者,是皆真阳不足,水亏于下之消证也。"水津不能上承之渴与小便特多之消并见,故景岳喻为"天壤枯涸",此证曾在小便异常述及,糖尿病与尿崩证皆能见此,可以合参。

湿热阻滞,津不上承:津气运行三焦,有赖肺为宣降,脾为升降。湿热阻滞少阳三焦,多因肺气宣降失常,脾胃升降失职,气郁化热,津凝成湿,湿热互结,阻滞三焦,水津不能随气上

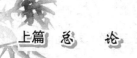

承于口,于是口渴;口渴是因湿阻而非津伤,才呈渴不思饮。但应兼见胸闷不饥,酸软乏力,身热不扬,苔黄微腻,才属湿热阻滞,津不上承机理。

(十一) 月经异常

《素问·上古天真论》云:"女子二七而天癸至,任脉通,太冲脉盛,月事以时下,故有子……七七任脉虚,太冲脉衰少,天癸竭,地道不通,故形坏而无子也。"女子之经在十四岁前后开始一月一行,因其恰与月球环绕地球一月之数相符,所以称为月经。月经来潮与冲任两脉有关。冲任二脉起于女子胞宫,属于肾系。月经是否正常,与冲任二脉盈虚关系至切。月经一月一行,应时而至,尤与肝系有关。肝藏血,主筋膜,司疏泄。全身经脉均由肝系筋膜构成,是供气血津精流通的网络系统。月经是否正常,与肝脏输出血量多少以及经脉弛张有关。经脉弛张失度引起月经不调称为肝的疏泄失常。月经异常,也与津气的盈虚通滞关系密切。气指卫气,肇始于肾而充盛于脾,其升降出入则赖肺为宣降,脾为升降,肝为疏调。气虚则血失固摄而下泄,气滞则经脉挛急而血行不畅。津随气行三焦,其生化输泄则与肺脾肝肾有关。津虚则血中津亏而经行量少,血色深红;津滞脉内,则血中之液增多,而呈经淡如水;津滞脉外,则妨碍气行而呈气郁湿滞,从而导致月经愆期,时前时后。所以月经异常,气虚、气滞者有之,血虚、血滞者有之,阴虚、湿滞者有之,冲任虚损者亦有之。

分析月经异常机理,要以期、量、色、质为其依据,才能较为准确地作出诊断,所以应该详细询问经期长短,经行天数,经量多少,经色深浅,有无瘀块,才能据证析理,准确无误。兹分述其常见病理于下。

经行先期:月经二十余日即来,甚至半月一至,称为经行先期。先期而至机理,肝经有热者,有之;气虚不固者,有之;肝经有热与气虚不固两种机理并存,亦常有之。兼见心烦易怒,胁痛口苦,经色深红,质稠不淡,舌红脉数,即因肝经有热,血不内藏于肝而提前疏泄所致;兼见心悸气短,少气懒言,经色淡红而稀,舌淡而嫩,脉缓无力,即气虚不能束脉,脉络松弛,气虚不固使然;若见心悸脉弱,时有潮热,即是气虚有热,阴虚有热使然。

经行后期:经期三十余日甚至四、五十日一行,谓之经行后期。是因肝经虚寒,经脉因寒而挛,气血因寒而凝,不能应时而至,故常兼见经行腹痛,色黑夹块,舌淡脉弱。此种机理,称为冲任虚寒。

经行先后无定期:经行时前时后,谓之先后无定期。兼见经前或经行胸胁腰骶少腹胀痛者,为肝郁气滞,脉络挛急,疏泄失调;兼见面色无华,神疲乏力,色黑夹块,舌淡脉弱者,为冲任虚寒,气血虚滞的虚中夹实证候。

经行腹痛:未婚少女最为常见。经前或经行腹痛机理,肝寒气滞,经脉挛急而痛者有之;肝郁化热,经脉挛急而痛者,有之;瘀血阻络,经行不畅而痛者,亦有之。兼见小腹冷痛,得温痛减,面青、舌淡,脉弦而缓者,此为肝寒气滞,经脉挛急而痛也;兼见胸、胁、乳房、腰骶胀痛,舌淡脉涩,此肝郁气滞而痛也;若见舌红脉弦,此为肝郁化热,经脉挛急而痛也;兼见血有瘀块,块下痛减,腹痛拒按者,此为瘀血阻络,不通而痛也。因寒而痛者最多,肝郁脉挛而痛亦复不少,血瘀而痛则偶亦有之。

月经量少:营血充盈,何来量少,唯因血虚津乏,化源不足,始能致此。是故血虚、阴虚居多,脾虚气弱,生化不足,或肾功能障碍,不能化精为血,偶亦有之。如因失血继见月经量少,兼见眼睑、指甲、唇舌淡白,此为血虚所致。兼见月经先期,潮热盗汗,两颧发赤,唇若涂朱,脉象细数,此为血中津液亏损所致。兼见食少便溏,声低息短,少气懒言。舌质淡嫩,脉弱无力,此为脾虚气弱,气血生化不足使然。

月经量多:月经之量超出正常范围,谓之月经量多。究其量多机理,血热、气虚皆能致之。肝藏血、司疏泄。疏泄适度,月经自然正常。若肝经有热,迫血妄行,血不贮藏于肝而疏泄太过,月经量多见矣!血行脉中而不溢出脉外,有赖气为固摄。气充则固摄有权,月经之量正常。若气虚血失气固,则经量亦多矣!肝经血热,迫血妄行,必兼舌红、脉数;气虚不固,必兼舌质偏淡,脉弱无力,依此辨证,无余蕴矣!

经闭不行:月经数月或经年不至,称为经闭。致闭机理不外两端,一是血少无源,一是血阻不通。就其血少经闭言之,一因血的生化之源不足,一因贮存之亏已甚。兼见食少便溏,声低息短,少气懒言,四肢无力,舌淡脉弱者,此为脾虚气弱,气血生化之源不足是也;兼见腰酸膝软,性欲减退,形寒怯冷,舌淡脉弱者,此为肾阳不足,精化为血功能减退是也。若失血以后兼见面色无华,唇舌淡白,脉缓无力或脉虚而数,则属库存无多,因虚致闭。再从血阻经闭言之,又有血瘀、气滞、痰阻之别。兼见面色晦黯,舌质青紫或有瘀点,脉见涩象,是血络瘀阻;兼见精神抑郁,胁肋胀痛,为气滞血瘀;兼见痰多、苔腻、脉滑,乃痰瘀互结。综上所述,经闭不行有气虚、精虚、血虚、血瘀、气滞、痰阻六种机理,前面三种病性属虚,后面三种病性属实。其中气滞其血或痰滞其血均有血瘀病理并存,绝非单纯气郁、痰滞,学者留意。

(十二) 崩漏下血

阴道下血,量多势急,急如山崩者,称为血崩;淋漓不断,点滴而下,缓如屋漏者,谓之漏下。崩证因于血热居多,气虚而兼血热亦较常见;漏证则以中气不足,气不摄血,或瘀血阻络,血不循经较为常见;下元亏损,冲任不固,则偶亦有之。

心为行血之器,肝为贮血之皿。血的运行调节,有赖心肝两脏。由于供血环流之脉是由肝系之膜构成,血量多少有赖肝脏调节,血流畅否与脉络弛张有关,所以与肝关系尤为密切。血行脉中,不滞不溢,环周不休,除与心肝两系有关,还与气血关系密切。血得阳气温煦才能温和流畅,血得卫气固摄才不漏泄脉外,血行无阻才能循行常道。血液遇寒则凝遇热则沸,气血一旦异常,影响血液运行,就会产生血瘀、血溢证象。外感六淫、内伤七情,气郁化热,热入血分,迫血妄行,血溢脉外,成为出血,是肝疏泄太过所致。血液不能贮藏于肝,溢出脉外,虽然因其出血部位不同而病机有木火刑金、肝火犯胃、肠风下血、血热成淋、血热发斑、血热成崩之异,其实病理完全一致,都是气郁化热,由气入血,迫血妄行,仅因出血部位不同,兼证各异而已。血崩兼见血色深红,量多势急,发热口苦,舌红脉数,是血热妄行所致。如果上述证象全具并兼见心悸气短,则是血热妄行与气虚不摄两种病理同时存在,以上属于血崩机理。

下血量少,淋漓不止,兼见心悸气短,少气懒言,小腹空坠,面色无华,舌淡脉弱,此为中气虚陷,血失气摄,下注前阴;兼见血色黑多红少,或先红后淡,脐下冷痛,四肢无力,气短神疲,面色苍白,舌淡苔薄,脉迟无力,或脉大而虚,此为下元亏损、冲任不固;气虚不摄与冲任不固两种机理并存尤属常见。以上两种机理属虚。如经妇科检查,子宫内有肌瘤而呈下血淋漓不止,此为瘀血阻络,血行障碍,不能环流,以致血溢脉外。此证称为血不循经,病性属实。

(十三) 不孕

妇女不孕,除先天缺陷不能受孕以外,气血虚损,发育不良者,有之;痰瘀阻络(输卵管),冲任障碍者,亦常有之。妇科检查,子宫偏小,余无他病,此为冲任虚寒,气血不足,发育不良;如果月经不调,夹有瘀块,白带亦多,经检查有卵巢积液、囊肿以及输卵管不通,此为瘀血阻滞,水液停积的痰瘀阻络。

(十四) 流产

妇女怀孕未满六月即堕出体外,谓之流产。此证或因孕妇气血亏损,不能养胎,或因以前怀孕,用力过度,损伤胎气,曾经半产,以致每到前次半产月份即重蹈覆辙;或因人工流产过多,冲任受损。所以流产都是气血虚损,冲任不固,以致不能束胎,病性属虚。

(十五) 带下

妇女阴道分泌液体增多,流出阴道,称为带下,属于津液病变。其致病机理有因脏腑功能失调,湿浊下注者,亦有因外邪侵入阴道津凝成带者。脏腑功能失调所致带下,常见肝经湿热、脾虚不运、冲任不固三种机理。带下色黄量多,黏稠臭秽,兼见口苦、舌红、脉数,是肝经湿热,下注前阴。带下色白量多,兼见食少神疲,头晕眼花,血压偏低,舌淡、脉弱,是脾虚不能运湿,湿随气陷,下注前阴。带下清稀如水,兼见腰酸或痛,面色苍白,舌淡脉弱,是肾阳亏损,冲任不固所致。人身九窍都与外界相通,致病因素可从孔窍侵入体内,发生病变。真菌侵入阴道则带如豆腐渣状;滴虫侵入阴道则带清稀如水。由于带下湿有去路,多见舌上无苔,不得因其无苔就凭此视为阴虚,学者留意。

(十六) 旧病

询问病人以往患过何病,可知是否属于旧病复发;如果现在所患与旧病无关,也可作为治疗时的参考。

(十七) 病因

了解发病原因,可为治疗提供重要依据。在无现代检测手段以前,了解病因只限于外界的气候变化,自身的情志变化,以及饮食不节和虫兽刀伤等三个方面。所以陈无择《三因极一病证方论》将其归纳为外因、内因、不内外因。有关内容已在本章第四节述及,不再赘述。

四、切诊

切诊是指用手触按病人身体,藉此了解病情的一种方法。本节仅论切脉,余未备述。

切脉又称诊脉,是医者用手指按其腕后桡动脉搏动处,借以体察脉象变化,辨别脉象的浮沉、迟数、大小、弛张、滑涩、结代及脏腑功能盛衰、气血津精虚滞的一种方法。正常脉象是寸、关、尺三部都有脉在搏动,不浮不沉,不迟不数,从容和缓,柔和有力,流利均匀,节律一致,一息搏动四至五次,谓之平脉。

切脉辨证,早在《素问·玉版论要》、《素问·脉要精微论》就有记载,经历3000年来的不断总结,对于何证出现何脉已有详细论述。但对证象与脉象间的内在联系,却无明析的概念,不能令人一目了然,以致学者只知其然而不知其所以然。脉证间的内在联系,如用一句话来概括,就是气血津液出现虚滞,五脏功能出现盛衰,经脉出现异常,才会出现不同脉证。只有弄清气血津液的生化输泄与五脏间的关系,才能将气血津液虚滞和五脏功能盛衰出现的证象与脉象联系起来,也才明白切脉能够察其五脏病变的道理所在。

不同脉象的形成,与心脏、脉络、气血津液有着密不可分的关系。脉象的不同变化反映了心力强弱、脉络弛张、气血津液虚滞三个方面的变化。由于气血津液都需五脏协同合作才能完成其生化输泄,所以气血津液的虚滞也就反映了五脏功能的盛衰,从而反映于脉,形成不同的脉象。

心脏搏动的强弱,脉络的弛张,是引起脉象变化的根源。心脏搏动有力,脉象随其病因证象不同而呈洪大滑数等脉;无力则脉象常呈迟细微弱等脉。心脏搏动与脉象起伏,都是肝系膜络交替收缩与舒张的反映。如果血络松弛则呈濡、缓;紧张则呈弦、紧;痉挛则呈结、代等等。只有将固定的心脉和流动的气、血、津液联在一起分析,才能揭示脉象变化的本质,对于何证出现何脉才有理有据,不是无源之水,无本之木。

气血津液虚滞变化,可以反映不同的脉象。

从气的虚滞言之:气是心脏搏动的动力,心气是由肾系生化的元气,脾系生化的谷气,肺系吸入的清气,注入心脏,成为心脏活动的能源。脾肾功能衰退,心气也就随之衰弱,脉象与心相应也就呈现缓慢或虚数无力。若将这一连锁反应进行逆向推理,脉象无力是因心气不足,心气不足则是脾肾化气功能衰退所致。营行脉中,卫行脉外,营卫和调,则脉不浮、不沉、不迟、不数。如果风寒束表,毛窍收缩,脉络紧张,卫气充盛于表,则脉随气浮,呈为轻按即得的浮紧脉。若卫气因寒、内归脏腑,则呈重按始得的沉紧脉,久病气虚,脉伏于里,则呈重按始得的沉弱脉。若阳气虚衰,无力助心行血,则脉呈迟缓微弱。若风寒束表或风热犯肺,气郁化热,心阳亢进,则脉应之而呈洪大有力而数。若因气郁引起脉的传导阻滞,则脉应之而涩。若因气郁引起脉络不舒,则脉应之而弦。由此可见,脉的浮沉迟数,有力无力,均与气虚、气滞有关。

从血的虚滞言之:血行脉中,充盈流畅,才呈正常脉象。若因血的化源不足导致血虚,乃是由实变虚,逐渐减少,脉能与其相应而逐渐变细,所以脉呈细弱。如果突然大量失血,脉管仍呈原状却脉无血充,遂致形如葱管,按之中空,呈为芤脉。如果血滞、血瘀,脉的传导受阻,微呈挛急,即呈按之犹如轻刀刮竹,大波之内又有细密微波应于指下的涩脉。

从津的虚滞言之:脉的形态改变也与津液有关。血中津少,脉失液充,其脉也就应之而细。由于津虚是因营阴暗耗或因热病后期伤津,常常兼有热象,是故营阴亏损之脉常呈细数且与舌红少苔并见。若脉外津虚与脉内津虚并存,脉失津濡而呈脉络紧张,即呈指下如按琴弦的弦脉。上述脉象是因肝肾阴虚。若因脾肾阳虚,气化失常,水饮内停,血中津多而呈舌体淡胖,水停脉管夹层而使脉络紧张,也能呈为弦脉,虽然同属弦脉却有寒、热、虚、实之异。

综合上述,一切脉象都是心力强弱,脉络弛张,气血津液虚滞的综合反映;心脏、脉络气血津液发生病变,又与五脏发生病理改变有关,所以切脉能察五脏盛衰。

切脉只是四诊之一,有些病变不是单凭切脉就能作出诊断,应该四诊合参,并宜结合现代检测手段才能全面认识疾病。如果片面强调切脉能知病变所在,会将学者引入歧途。脉的形态很多,令人难以掌握,兹将常见脉象的病理略述如下。

[浮脉] 风寒束表→卫气为御邪侵,充于肌表→脉随气浮于外→轻按即得→谓之浮脉。八纲辨证定位、定性:属于表证、虚证、实证。

[沉脉] 病在脏腑→脉位深藏,举之不足,按之有余→谓之沉脉。有力为实,无力为虚。八纲辨证定位、定性:属于里证、寒证、虚证、实证。

[迟脉] 阴盛阳衰→心功减退,搏动迟缓→一息三至,去来极慢→谓之迟脉。阴盛为寒,阳衰为虚。八纲辨证定性:属于寒证、虚证。

[数脉] 表卫闭郁,气郁化热,或由气入血,气血两燔→心动亢进→一息六至,多于常脉→谓之数脉。亦有心气虚衰→搏动无力→每次输出血量不足,心动加速以求代偿→成为虚数。八纲辨证定性:属于热证、虚证、实证。

[细脉] 气血两虚,阴虚偏甚→气虚则输出量少→加之血虚脉失血充,则脉细如线→谓之细脉。八纲辨证定性:属于虚证。

[微脉] 阳气衰微,气血俱虚→脉细而软→按之欲绝,若有若无→谓之微脉。八纲辨证定性:属于虚证。

[弱脉] 气血两虚→气虚无以鼓动血行,血虚无以充盈于脉→极软沉细,按之乃得,轻取难寻→谓之弱脉。八纲辨证定性:属于虚证。

[实脉] 三焦实热或腑气不通→心动亢进→搏指有力→谓之实脉。八纲辨证定性:属于实证。

[洪脉] 气郁化热,气分热盛→心功亢进→按之洪大有力→谓之洪脉。若大而虚,按之无力是壮火食气,心气已虚。八纲辨证定性:属于实证、虚证。

[弦脉] 肝肾阴虚→水津亏损,脉失津濡→脉络紧张→脉象端直而长,如按琴弦→谓之弦脉。少阴阳虚,气化失常→水停三焦,充于脉内及其夹层→脉络为之紧张,触之如按琴弦→谓之弦脉。肝胆气郁→脉为气束,不能舒张→如按琴弦→亦可成为弦脉。八纲辨证定性:属于实证、本虚标实。

[紧脉] 风寒束表→脉络收引→脉形如索,轻按即得→谓之浮紧脉;寒中三阴→脉络收引→其形如索,重按始得→谓之沉紧脉。八纲辨证定位、定性:属于表证、里证、寒证、实证。

[滑脉] 痰食妊娠,停阻经隧→所阻部位脉络紧张→血流受阻→聚集如珠,流于脉内→往来流利,如盘走珠,应指圆滑→谓之滑脉。八纲辨证定性:属于实证。

[涩脉] 气滞、血瘀、痰凝→脉络传导受阻,微挛→血流不畅→按脉犹如轻刀刮竹→谓之涩脉。八纲辨证定性:属于实证。

[濡脉] 水湿阻滞→脉因受湿而弛→按之无力,如帛在水中,轻手相得,按之无有→谓之濡脉。气血阴阳亏损,生化无源→脉无血充→亦呈濡脉。八纲辨证定性:属于实证、虚证。

[芤脉] 突然大量失血→脉失血充→形如葱管,按之中空→谓之芤脉。八纲辨证定性:属于虚证。

[结脉] 心系阴阳亏损→脉络痉挛→传导阻滞→脉律不匀,时有止歇→谓之结脉。迟止定期,谓之代脉。亦有气机阻滞→脉络微挛→形成结脉。八纲辨证定性:属于虚证。

我在初学医时,以脉学请教于族兄崇先。崇先兄云:"辨证须要四诊合参,不能单凭脉象,以免误诊。濒湖脉学以二十八脉辨证,论述虽详,但有许多脉象都颇相似,很难分辨,不仅初学难于掌握,即使从医多年亦有心中了了,指下难明之叹。吾弟只须谨记浮沉分表里,迟数定寒热,大小滑涩,有力无力分虚实,则大纲在握,要言不烦。当然上述只言其常,未及其变,如数脉虚证也能致此,知其常,达其变,诊脉之要,无余义矣!"今以此语奉献读者作为参考。

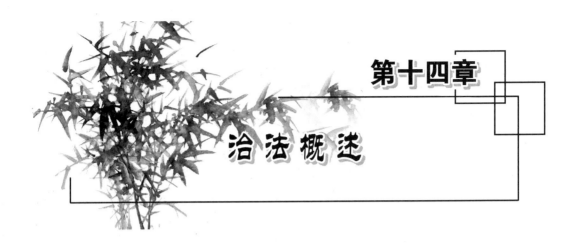

第十四章

治法概述

治法是根据病机拟定的治疗方案,是指导制方的理论依据,是辨证论治的重要环节,是联接病机与方药的桥梁。

辨证论治是中医诊治疾病的基本程序。辨证的关键,在于捕捉病机;论治的关键,在于确定治法。治法是针对病机拟定的治疗方案,是指导制方的理论依据,起着承上启下的重要作用。治法是否切中病情,决定治疗的成败。深入研究治法,揭示治法原理,非常必要。

第一节 治 法 源 流

一、发展简史

治法是方剂发展到一定数量时总结出来的组方规律,再反过来指导配方,从有方到有法,是认识上的一次飞跃。治法发展成为今天的格局,经历了一个漫长的过程。先由《内经》提出治疗原则和治疗大法,尔后经过历代医家的深化,才出现具体的治法。

《素问·阴阳应象大论》、《素问·五常政大论》、《素问·至真要大论》等篇提出了"治病必求于本"、"谨察阴阳所在而调之,以平为期"、"实则泻之,虚则补之"、"热无犯热,寒无犯寒"、"微者随之,甚者制之,和者平之,暴者夺之"、"急者缓之"、"逆者正治,从者反治,寒因寒用,热因热用,塞因塞用,通因通用"、"善治者,治皮毛"、"发表不远热,攻里不远寒"、"大积大聚,其可犯也,衰其大半而止"、"大毒治病,十去其六"等原则。上述治疗原则,至今仍有指导价值。

三篇大论提出的治疗大法,有的是针对病因。如《素问·至真要大论》"寒者热之,热者寒之,温者清之,清者温之,燥者润之"即是。有的是针对病位。如《素问·阴阳应象大论》"其高者,因而越之;其下者,引而竭之;中满者,泻之于内;其有形者,渍形以为汗,其在皮者,汗而发之",即是根据部位的表里上下拟定的治疗大法。《素问·五常政大论》所谓"木郁达之,火郁发之,土郁夺之,金郁泄之,水郁折之",即是针对五脏不通制定的治疗大法。《素问·至真要大论》所谓"高者抑之,下者举之",又是针对气机上逆或下陷拟定的治疗大法。有的是针对病性,《素问·至真要大论》"散者收之,抑者散之,急者缓之,坚者软之,脆者坚之,衰者补之,强者泻之"即是。不难看出,《内经》是研究治法的先驱,给治法奠定了基础,开创了先河。

继《内经》之后，对治法作出巨大贡献的当首推仲景《伤寒杂病论》。此书载方200余首，一方体现一法，甚至针对不同的疾病，体现不同的治法，遂使治法由抽象的理论变为可征的实体。所载诸方，分别体现汗、吐、下、和、温、清、消、补、理气、理血、除湿、祛痰、润燥、固涩、解痉诸法，至此治法已经初具规模。

唐代对于治法亦有新的发展。如王冰在注释《素问·至真要大论》"诸寒之而热者取之阴，热之而寒者取之阳"时指出：寒之不寒，是无水也，"壮水之主，以制阳光"；热之不热，是无火也，"益火之源，以消阴翳"。这一名论，至今已成为治疗阴虚、阳虚的定法。

金元时期的刘河间、张子和、李东垣、朱丹溪，史称金元四家，对治法多有建树。河间主火，子和善攻，为汗、吐、下、消、清诸法的形成立下了汗马功劳；丹溪倡导"阴常不足，阳常有余"之说，有助于滋阴降火法的形成；东垣制补中益气汤、生脉散诸方，为气虚下陷、气阴两虚病变创立新方，开拓治法，他对于治疗大法的贡献虽不及刘、张，但对第三层次的治法贡献不小。

成无己《伤寒明理论》说："伤寒邪在表者，必渍形以为汗；邪在里者，必荡涤以为利；其于不外不内，半表半里，既非发汗之所宜，又非吐下之所对，是当和解则可矣！小柴胡汤为和解表里之剂也。"成氏对于和法的形成起了决定性作用。

《景岳全书》重视虚证，对补法的形成贡献良多。方按补、和、攻、散、寒、热、固、因八门分类，而以《古方八阵》名之，反映了按法分类的形式，开创了以法统方先河。

清代治法渐趋成熟。汪昂《医方集解》按方的功用归类；程钟龄《医学心悟》提出汗、吐、下、和、温、清、消、补八法，都对治疗大法起到完善作用。针对众多病机的治法，发展速度更快。其中以叶天士为代表的温病学派，对温病治法的形成，做出了不朽贡献。叶氏提出了"卫之后方言气，营之后方言血。在卫汗之可也，到气才可清气，入营犹可透热转气，入血就恐耗血动血，直须凉血散血。"不仅开温病卫气营血辨证之端，亦为温病治疗别开生面，成为第三层次的治法。至于《温病条辨》所载诸方，均注明体现某法；雷少逸《时病论》所载之方，不以方名而以治法名之，都给学者提示方即是法，法即是方，遂使治法由粗到细，层层深入，成为完整的治法体系。

综合上述，治法从轩岐流传至今，已经形成四个层次。第一层次是以《内经》为代表提出的治疗原则；第二层次是以程钟龄为代表形成的治疗大法；第三层次是以叶天士等为代表针对病机提出的治法；第四层次是以吴鞠通、雷少逸为代表提出的一方体现一法。

二、存在问题

尽管治法已经形成四个层次，但存在问题不少，现在只谈以下两点。

1. 在中医教育中，缺少治法课程，致使理、法、方、药四个环节缺少治法一环。若不着手研究治法，将会停滞不前，不能跟上各科发展步伐。虽然近年有人开始研究治法，但在中医教材中没有治法这门学科，课程设置存在缺陷，这是存在问题之一。

2. 缺乏深入研究。治法虽已形成四个层次，每一层次却都有待深入。第一，从治疗原则来讲，《内经》所提治疗原则，虽在"《中医学基础》"里面有所反映，但在基础之中仅居次要地位，学者只能略窥门径。第二，从治疗大法来讲，汪昂仅作方剂分类之用，并未明确提出治法；程钟龄虽是研究治疗大法先驱，也只提出了一些纲领性的内容，有待深化。第三，根据脏腑病机研究治法,属于治法中的第三层次。这一层次可以结合五脏生理功能发生病理变化以后的病机探讨治法,揭示治疗原理,指导学者如何据理立法,依法制方,随证遣药,环环相扣,一线贯穿。此书即想完善这一层次的治法。第四,从一方体现一法来讲,这是讲授方剂应该重点完成的任务。方剂是古人依法制定的,方即是法,法即是方,已成医者常识。讲授方剂本应重点阐述某方体现某法,示人如何根据病机去立法组方,使学者有法可循,掌握依法立方,依法用方,依法释方知识。但因教材编写上存在缺陷,只讲某方有何功效,不讲某方体现某法,对于第四层次的深入研究,无疑将会受到影响。这是存在的问题之二。

三、发展方向

从事中医治法研究,应从中医传统理论进行探讨。具体做法可从以下几个方面考虑。①从最高层次的治疗原则着手,补充、发展、深化《内经》的治疗原则。这种研究属于战略性的,虽然重要,但是很难具体,只能示人以方向。②从八纲辨证,气血津精辨证产生的汗、吐、下、和、温、清、消、补、气、血、痰、湿等治法去总结共性,这是次高层次的研究。这一层次介于战略与战术之间,虽能接触实际,却亦很难深入具体。③结合脏腑病机研究治法,这种方法,直接研究脏腑生理功能发生病理改变以后如何治疗,最能深入具体,指导临床,探求治法,有理有据,属于战术研究。④将治法与方剂合在一起讨论,充分体现方即是法,法即是方。

第二节　治法与病机的关系

临证常用的辨证方法有病因辨证、八纲辨证、气血津液辨证、脏腑辨证、卫气营血辨证几种。几乎每一病人都是几种辨证方法同用。即用病因辨证察其致病原因,脏腑辨证确定病变部位,八纲辨证确定病变性质,气血津液辨证审查基础物质的盈虚通滞。四种辨证方法综合分析所得出来的结论,就是病机。所以病机包括病因、病位、病性三个要素,反映了定位、定性、定量的病变本质。

治法是针对病机拟定的。病机是根据各种辨证方法确定的。根据其中一种辨证方法得出的结论很不具体,所以针对这一层次拟定的治法只能属于治疗大法或属第三层次的治法。

一、根据六气病机产生的治法

风寒暑湿燥是四时气候变化的主气。通过循环往复的四季更替,万物才得以浮沉于生长之门。如果气候异常,出现太过不及,机体不能适应,即会产生疾病。故《金匮要略》说:"风气虽能生万物,亦能害万物,如水能浮舟,亦能覆舟。"若由常气变为异气,即成风、寒、暑、湿、燥、火六种致病因素,针对这些病因病机,就产生了祛风、散寒、除湿、润燥、清热、泻火等不同治法。由于这些治法不能确切反映病位,只能属于第二、三层次的治法。

二、根据八纲病机产生的治法

表、里、寒、热、虚、实、阴、阳八纲,是根据病位、病性归纳病证的方法。根据八纲辨证得出的病机结论,相应地产生了汗、吐、下、和、温、清、消、补等法。以八纲为依据确定治法,早在两千多年前我国第一部医学文献就有记载。《素问·阴阳应象大论》说:"其在皮者汗而发之,其高者因而越之,其下者引而竭之,中满者泻之于内。"指出了应该根据邪留的不同部位,采取不同的治疗措施。在表者宜汗,在上者宜吐,在下者宜下,在中者宜消。《素问·至真要大论》所说"寒者热之,热者寒之","衰者补之,强者泻之",又指出应该根据病性的寒热虚实决定治法,寒证宜温,热证宜清,虚证当补,实证宜泻。这些治法经过程钟龄总结为汗、吐、下、和、温、清、消、补八法,已经成为第二层次的治疗大法。

阴阳学说广泛用于辨证之中,对治法的拟定产生了深刻的影响。由于阴阳失调是一切病机的总纲,调理阴阳也就成为一切治法的总纲,有些治法也是明确针对阴阳失调而设。例如五脏都有阴虚、阳虚、阴阳两虚,所以五脏都有补阴、补阳、阴阳双补之法。

三、根据气血津液精病机产生的治法

气、血、津、液、精是脏腑功能活动的动力来源,此五种基础物质的摄纳、生化、贮调、输泄又赖五脏六腑的协同合作。基础物质与脏腑功能之间,有着不可分割的关系。无论何种内外因素引起脏腑功能失调,都会引起气血津液发生不通、太通、亏损三种基本病理改变,反映盈虚通滞的不同证象;而气血津液出现盈虚通滞,同样要影响脏腑功能失调,两者是互为因果的。针对气血津液的不同病理改变,于是产生了不同层次的各种治法。

先就第二层次的治疗大法言之:临床常见气分、血分、津液失调三类病变。气病调其气,血病调其血,津病调其津,于是产生了理气、理血、除湿、祛痰等大法。这些大法与八纲病机产生的汗、下、温、清诸法,已经成为当今方剂按法分类的依据。

再就第三层次的治法言之:气虚的补气,气散的敛气,气滞的行气,气逆的降气,气陷的升阳。血虚的补血,血瘀的活血,血溢的止血。津虚的滋阴,津壅的祛痰、涤饮、除湿、行水,津泄的敛汗固表、涩肠止泻、固肾缩便。胆液、胰液等虚损的则宜补之使充,过盛的则宜抑之使平,壅滞的则宜疏之使泄。精虚的宜补精,精闭的宜通精(指男子不能射精,女子不能排卵),精滑的宜固精。这些治法,都是直接对精、气、血、津、液五种基础物质的盈虚通滞拟定的治法。属于治法中的第三层次。

四、根据卫气营血病机产生的治法

叶天士将热病划分为浅深不同的四个层次,创立了卫气营血的辨证模式,产生了一套完整的病机理论和治疗法则。根据叶氏"在卫汗之可也,到气才可清气,入营犹可透热转气,入血就恐耗血动血,直须凉血散血"之论,温邪上受,首先犯肺,邪在卫分,邪浅病轻,法当辛凉解表,宣通肺卫。热在气分,病已深入一层。热盛津伤的,当辛寒清气以撤热保津,苦寒泻下以通肠道之结;湿热羁留气分的,当清热除湿以复中焦健运,分消走泄以疏三焦之郁。热邪逆传心包,内陷心营,病情已趋危笃,法当清热开窍,醒脑回苏,以开神明闭阻;清营泄热,透热转气,以免热灼心营。热入血分,邪入更深,热邪动血,法当凉血化斑;阴虚风动,又宜育阴潜阳,息风止痉。上述种种治法,都是针对热病的具体病机拟定的具体治法,大大丰富了第三层次的治法内容。

五、根据脏腑病机产生的治法

任何疾病的发生,都是脏腑功能紊乱和气血阴阳失调的病理反应。临床诊病,以脏腑经络辨证确定病变部位,八纲辨证确定病变性质,气血津液辨证以审察基础物质的盈虚通滞,

几种辨证方法综合使用,最后审证求因,就能将病因、病位、病性融为一体,从各个侧面揭示病变的本质。所以,脏腑辨证才是更为有效的辨证体系。

以五大系统的生理、病理为依据,针对脏腑病机拟定治法,是综合各种辨证方法的产物,各种辨证方法所产生的治法无一不在其中,例如,肺司呼吸,气宜宣降,肺失宣降之常,即宜宣降肺气;肝司疏泄,性喜条达,情志刺激,引起肝气郁结,就当调气疏肝。但是,凭借五脏生理病理拟定的治法,仍然不能反映病性,也不能全面反映基础物质的盈虚通滞状态,不能确切定性、定量,施治仍不具体。必须结合八纲辨证以分别寒热;气血津液辨证以审察精气盈虚、阴阳消长、升降出入,才能产生具体的治法。如在宣降肺气的前提下,根据病性的寒热,津气的虚实,就产生了温肺降逆、清肺降逆、补肺宁嗽、泄肺逐痰诸法。在调气疏肝的前提下,就产生了温肝解郁、清热疏肝、柔肝疏郁、调气活血诸法。此书即是以五脏生理功能为纲研究病机、治法的专著。具有定位准确,分析病理有生理为依据等优点;并使学者读后能够明确每方所治的病位,掌握据理立法,依法制方原理。

六、根据五行理论产生的治法

五行理论用于医学领域,是用来说明五脏之间相互资生、相互制约的关系,藉以解释人体的生理、病理现象,从而指导诊断和治疗。古典医籍用相生相克来阐述五脏关系,不是抽象的概念,而是建立于气血津精的生化输布等关系之上的。凭借这些物质基础以维持五脏间的相互协调、相互制约关系。所以五脏关系失调的病理变化,可用相生相克的理论指导诊断和治疗。根据五脏相生关系产生的治法,有培土生金、金水相生、滋水涵木、补火生土等。根据五脏相克关系产生的治法,有抑木培土、补土制水、壮水制火、清金制木等。这些治法,至今仍有实用价值。

第三节　治疗原则

根据疾病的致病机理、阴阳消长、气机升降、浅深轻重、邪正盛衰、经脉弛张、病位病性、津气通滞等提出的施治纲领,称为治疗原则。运用这些原则指导治疗,才能获得很好的疗效。

一、治病求本,谨守病机

这是根据治病必须谨守病机提出来的治疗原则。

《素问·阴阳应象大论》说:“治病必求于本。”指出治病必须审察阴阳变化。根据气血津液盈虚通滞与筋脉经隧的弛张变化得出的结论就是病机。故《素问·至真要大论》强调在辨证时要“审察病机”,在施治时要“谨守病机”。

疾病在发生发展过程中会反映许多证象,应该根据证象分析致病机理,针对病机进行治疗。如果不明此理而见证治证,是只看表像不看本质,往往不能愈病。以咳嗽为例,咳嗽是肺系津气壅滞或亏损所致,虽然属于肺系病变但却不能单纯治肺,应该根据全身证象进行分析,看是何脏功能失调引起津气逆乱,影响肺气宣降失调而生咳嗽。只能通过调理该脏功能,使三焦津气和调,肺气能够正常宣降,才能达到止咳目的。所以《素问·咳论》指出:“五脏六腑皆能令人咳,非独肺也。”

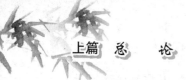

二、病从浅治,迟则难医

这是根据病宜早治这一指导思想提出来的治疗原则。

《素问·阴阳应象大论》说:"善治者,治皮毛,其次治肌肤,其次治筋脉,其次治六腑,其次治五脏,治五脏者,半死半生也。"外邪初袭人体,邪既轻浅,正又未虚,如果投以发汗解表之方,及早治疗,即可阻止病邪深入,促使疾病很快痊愈。若未重视早治原则,病人迟迟不去就医,一延再延;医者不能当机立断,一误再误,待其病入膏肓,再治则为时已晚而回天乏术矣!以咳嗽为例,当其初起,肺气为外邪所郁而宣降失常,如能及时投以祛邪出表及调气行津之方,本可霍然而愈。如果失治误治,咳久而呈肺胀,胀久波及心脏,影响血液循环,由功能失调转为器质损坏,那时再欲治愈,不可得矣!正如《素问·四气调神大论》所说:"夫病已成而后药之,乱已成而后治之,譬犹渴而穿井,斗而铸锥,不亦晚乎?"治病宜早这一道理不足为庸者道,唯智者知之。故《素问·八正神明论》又说:"上工救其萌牙(芽),下工救其已成、救其已败。"西医近年虽然已经知道初期治疗可以阻止病情深入之理,却治疗乏术,不能达到早期治愈目的,何也? 盖因否认中医外感六淫学说故也。

三、阴阳消长,治宜详审

这是根据调理阴阳是治病总纲提出来的治疗原则。

气为阳,津血为阴;五脏功能活动为阳,供其活动的基础物质为阴。阳气与阴血,功能与物质之间,都要保持相对平衡,才能进行正常生命活动。疾病的发生及其病变过程,自始至终都是人体在致病因素影响下阴阳平衡失调的反映。基于这一认识,治疗上的一个重要原则就是调理阴阳,补偏救弊,使异常的病理状态消失,仍然保持生理上的平衡。此即《素问·至真要大论》所谓:"谨察阴阳所在而调之,以平为期"的意思。

1. 泻其有余　阴阳的平衡失调,即会出现阳盛则热,阴盛则寒的病理改变。对于外邪引起的阴阳偏盛,根据"寒则热之,热则寒之"之理,只须泻其有余即可使其阴阳恢复平衡。若阳热盛而损及阴液,即所谓"阳盛则阴病"。根据阳病治阴的原则,法宜补其不足之阴,泻其有余之阳;若阴寒盛而损及阳气,即所谓"阴盛则阳病",根据阴病治阳原则,又当散其寒邪,补其阳气。

2. 补其不足　若系自身阴阳偏衰的病变,法当补其不足,如系阴虚不能制阳而阳气偏亢,根据"诸寒之而热者取之阴"的原则,当补不足之阴以制亢盛之阳,这种治法,王冰称为"壮水之主以制阳光"。如果阴虚火旺,单用滋阴之法不能取效,又宜滋阴与降火同施,亦即《灵枢·终始》所谓"阴虚而阳盛,先补其阴,后泻其阳而和之"之义。阳虚而致阴凝,根据"热之而寒者取之阳"的原则,法当益火消阴。这种治法,王冰称为"益火之源,以消阴翳"。如果阴凝太盛,又宜补阳与泻阴并举,亦即《灵枢·终始》所谓"阴盛而阳虚,先补其阳,后泻其阴而和之"的治疗原则。

四、调理升降,以平为期

这是根据五脏病变的基本病理都是气血津液升降失调提出来的治疗原则。

《素问·六微旨大论》说:"出入废则神机化灭,升降息则气立孤危,故非出入则无以生长壮老已,非升降则无以生长化收藏,是以升降出入,无器不有。"升降出入的基础物质是气血津液,气血津液需要五脏协同合作,才能升降不失其度,运行不停其机。由此可见,气血津液的升降出入也就成为五脏功能活动的基本形式。肺的宣发肃降,脾胃的升清降浊,心肾的阴阳相济,肝胆的升发疏泄,都是气血津液升降运动的体现。任何一脏发生疾病,都将引起升降失调,所以《素问·刺法论》说"升降不前,即成暴郁。"提出升降失调,应该"折郁扶运,补弱全真,泻盛蠲余"。并详细讨论了五脏升降失调的针刺方法。《素问·至真要大论》所谓"散者收之,抑者散之,高者抑之,下者举之",就是针对气血津液升降出入太过或不及提出的治疗原则。

升降逆乱,应该调理升降,使其恢复正常。治肺病应注意宣降,宣降正常,则津气通畅,呼吸调匀。脾胃为四运之轴,升降之枢。脾胃升降正常,则水谷精微得以上输,糟粕得以下降;心肺气血得以下行,肝肾精气得以上升。如果脾胃升降失常,不仅水谷的纳运发生障碍,五脏气机亦将受到影响。治肝病亦应注意升降。肝性升发,卫气的上升外达都与肝的疏泄功能有关。肝的升降失常,常从太过与不及两个方面表现出来。若系升发之机被遏,则呈肝郁。根据抑者散之治则,治当疏肝解郁,遂其升发之性。若系肝气升腾太过,呈为肝阳上亢,根据高者抑之治则,又宜平肝潜阳,使肝阳不致过亢。治肾病应该注意肾的气化功能是否正常。肾为主水之脏,水液能在体内运行不息,有赖肾阳蒸腾气化,才能正常升降出入而使"水精四布,五经并行。"若阳气不足,气化失常,升降失司,水液不能下行外出而停蓄上干,治宜温阳化气调其水液升降出入。以上说明五脏有病,均宜调其升降,证实了"升降出入,无器不有"这一论述。

五、病位不同,治法有别

这一原则提示不同病变部位应有不同治法。

邪在皮毛、肌腠、血脉、筋骨、六腑、五脏不同部位,治疗方法也应随之而异,根据病位的浅深高下予以相应的治疗,是临床上一个重要的治疗原则。故《素问·调经论》说:"病在脉,调之血,病在血,调之络;病在肉,调之分肉;病在筋,调之筋;病在骨,调之骨。"

病位既有表里上下,施治亦就随之而异。根据《素问·至真要大论》"调气之方,必别阴阳,定其中外,各守其乡,内者内治,外者外治"之论,邪在表者宜汗,在里者宜泻,在上者宜吐,在下者宜利。这些治法是以《素问·阴阳应象大论》"其高者,因而越之;其下者,引而竭之;中满者,泻之于内;其在皮者,汗而发之"为其理论依据。

1. 先表后里,先里后表,表里同治　一般来讲是表病治表,里病治里,但这一原则仅言其常而未及其变。表病及里或里病及表的表里同病,临床颇为常见。这种情况,当视受邪先后施治,有主有从。表病及里,应先治其表,后治其里;里病及表,应先治其里后治其表。此即《素问·至真要大论》所谓"从内之外者,调其内;从外之内者,治其外;从内之外而盛于外者,先调其内而后治其外;从外之内而盛于内者,先治其外而后调其内"的治疗原则。这一原则已为后世突破,不仅发展成为表里同治,甚至可以表病治里,里病治表。仲景用解表的葛根汤治表邪内陷的下利,就是实际例证。

2. 上病治下,下病治上,上下同治　上病治上和下病治下的原则,也是仅言其常未及其变。更有上病治下与下病治上的变法。如肺热壅盛而用硝黄通腑,即上病下取之义;小便不利而用宣肺之法,即下病上取之义。亦可上下同治,三焦并调,细读调气、除湿诸法,自然明白上下同治之理。

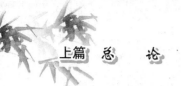

六、病性不同，施治自异

这一原则是说不同的病变性质应有不同的治法。

疾病的表象虽然极其复杂，但依病变性质予以归类，不外寒、热、虚、实四类。寒热已详调理阴阳，可以合参。

1. 虚证宜补　是根据《素问·至真要大论》"虚者补之，损者益之"拟定的治疗原则。心肝脾肺肾五脏都有功能衰退；精气血津液五种基础物质都有亏损。所谓虚证，应该包括五脏功能衰退和五种基础物质亏损两个方面的证候。

五脏功能与基础物质之间是相互依存和互为因果的。基础物质生化有赖五脏的合作，脏腑功能衰退，自然就要影响基础物质生化；精气血津液是脏腑功能的物质基础，基础物质亏损，五脏功能也就随之虚损。所以，一切虚损证候都应补其不足。只有五脏功能恢复，才能正常生化精气；也只有精气旺盛，五脏才能进行正常的功能活动。虚证有气虚、血虚、阴虚、阳虚之分，故论治有补气、补血、补阴、补阳之别。补气、补阳是为脏腑功能衰退而设；补血、补阴是为基础物质亏损而立，虽然同属补法，所达目的不同。

2. 实证宜泻　是根据《素问·阴阳应象大论》"其实者，散而泻之"及《素问·至真要大论》"有余折之"拟定的治疗原则。五脏受邪引起功能障碍，都会成为实证。所以《素问·大奇论》有"肝满、肾满，肺满皆实"之说。五脏功能障碍，基础物质不能正常升降出入，壅滞不通，是导致五脏实证的基本病理，这类实证均宜泻其邪实。

3. 补泻同施　气血津液的运行输布，有赖五脏协同合作。五脏功能衰退，必然导致气血津液运行不利，呈为虚中夹滞之证。虚实兼见，最宜补泻同施。补虚意在恢复脏腑功能，功能恢复气血津液运行输布也就正常；泻实意在去其壅滞，壅滞既除而五脏功能也就随之恢复，补泻之间有相反相成之义。

七、邪正盛衰，攻补异趣

这是针对正邪之间关系提出来的治疗原则。

邪指外来的致病因素，正指自身的抗病能力。同一环境，同一病因，每因体质不同而有病与不病的不同表现。正气旺盛者不易受邪，体质衰弱者容易受病。当其既病以后，病情的变化亦由正邪双方力量消长而定。邪胜正却，则病情加重；正胜邪却，则逐渐向愈。改变邪正双方力量对比，使疾病向痊愈方面转化，是治疗的基本目的。根据邪正斗争趋势，权衡邪正盛衰，可用扶正祛邪，祛邪复正，攻补兼施治则，正确处理正邪间的关系。

1. 扶正祛邪　是通过扶助正气，增强体质，提高机体的抗病能力，达到祛除病邪，恢复健康的目的。这一原则适用于久病不愈，正邪俱衰的证候。此时投以扶正之法，可收正气渐复而邪气自除的效果。如果不顾正气而妄施攻伐，将会造成正气愈伤病情愈重的不良后果。

2. 祛邪复正　是藉祛除病邪以达邪去正复的目的。适用于新病未虚，邪气亢盛的病证。这种情况，只须祛邪即可收到邪去正复的效果。如果不明此理而反扶正，是助盗粮而资寇兵，将会助长邪气，加重病情。

3. 攻补兼施　对于正气已虚，邪气亢盛之证，单攻邪则正气愈伤，单扶正则邪焰愈炽。唯有双管齐下，攻补兼施，才是两全之策。攻补兼施又当视其病情决定主次，并非等量齐观。总以攻邪而不伤正，扶正而不留邪为佳。

八、微者逆治，甚者从治

这一原则提示：邪气有微甚，应该根据邪气微甚决定治法；证象有真假，应该严格遵守治病求本原则，勿为假象所迷。

1. 微者逆治 《内经》称为"微者逆之。"这一治则适用于证象与本质一致的疾病，已经成为治疗常规，故又称为正治法。如寒证用温法，热证用清法，虚证用补法，实证用泻法，都是针锋相对，逆病而治。寒者热之，热者寒之，虚者补之，实者泻之，都是正治法的具体应用。

2. 甚者从治 《内经》称为"甚者从之。"这一治则是为证象与本质相反的假象而设，如外见热象而用热药治疗即是。由于此法是顺从疾病所表现的假象进行治疗，所以称为从治法；因与热证用凉药的正治法相反，故又称为反治法。但须明白，这种热象仅是表面的假象，本质仍然是寒，根据治病求本原则，应当使用热药治其真寒，从其假热。此外，用热治寒而阴寒太盛，热药为其所拒，于热药之中配入少许凉药以同气相求；或用寒治热而热邪太盛，凉药为其所拒，于凉药之中配入少许热药以同气相求，也是从治的意思。常用的反治法有以下四种。

（1）寒因寒用：外有寒象而用寒药，谓之寒因寒用。这种寒象是因内热太盛以致阳气闭郁，是内真热而外假寒。针对真热假寒病机，使用凉药清热，内热一除，阳气一通，假寒证象便可消失。如《伤寒论》用辛寒清热的白虎汤治脉滑而厥的热厥证候，便是寒因寒用的例证。

（2）热因热用：外有热象而用热药，谓之热因热用。这种热象是阴盛于内格阳于外的假象，是内真寒而外假热。针对真寒假热病机，使用热药益火消阴，内寒一除，阳气内返，假热证象亦就随之消失。如《伤寒论》用回阳救逆的通脉四逆汤治下利清谷，肢冷脉微，兼见面赤而反不恶寒的阴盛格阳证候，便是热因热用的例证。

（3）通因通用 气血津精本已出现外泄证象而反使用通利药物，即谓之通因通用。这种通利证象是由滞塞引起，使用通利药物去其滞塞而通的证象可以消失。如瘀血阻滞、血不循经的出血，出血是通的现象，导致出血原因，则因瘀血引起。投以活血药物使瘀去络通，血循常道而血自止。这种出血而用活血药物治疗，体现了通因通用的原则。

（4）塞因塞用 塞有闭塞不通之意。凡是使用补法振奋五脏功能，恢复气血津液的正常流通，使闭塞证象消失的，都称塞因塞用。气血津液壅滞，一般均用行气、活血、祛痰、利水、泻下等法通之。若因脏腑功能衰弱，推动无力或气化不及，形成滞塞，即宜振奋功能，助其气化，才是治本正鹄。以便秘为例，一般均宜通便，若系脾虚气弱，肠道传导乏力，则宜使用补法恢复脾的健运，使肠道传导有力而大便自调。

九、宜通宜塞，斟酌其宜

这一原则提示一切疾病都表现出气血津精的盈虚通滞变化。应该严密观察基础物质的盈虚通滞确定治疗方法。盈虚已于病性论及，此处只谈通滞。

五脏是由经隧连接而成，流通着气血津精。五脏功能活动以气血津精为其物质基础，没有物质基础，五脏功能活动也就停止。五脏六腑宜通，如果不通，基础物质就将不能到达五脏。但应通调适度，太过、不及都是病态。流通受阻，会呈气滞、血瘀、痰凝、湿阻；流通太过，又会呈为气血津精外泄。太过者宜涩之使固，不及者宜疏之使通。通与塞就成为一切基础物质通调失度的治疗原则。

1. 涩滞宜通 《素问·热论》谓:"荣卫不行,五脏不通,则死矣!"五脏不通,将会危及生命,只有通其经隧,才能使病气渐衰而愈。所以《素问·至真要大论》指出治病应"疏其血气,令其调达,而致和平。"由于五脏功能各具特点,虽然总的原则是通,具体治法却有不同。故《素问·六元正纪大论》提出了"木郁达之,火郁发之,土郁夺之,金郁泄之,水郁折之"的五脏治则。意思是说肝胆气血郁结,应疏之使通;心经有热,该透发于外;脾胃壅滞,宜消导下夺;肺气痹郁,当开泄肺气;肾水停蓄,须渗利水湿。综观五脏实证治法,无不立足于通;即使虚证,夹滞者也十居七八,亦当补中寓通,是故通是五脏的共性。

2. 太通宜涩 津液不能正常升降出入而外泄,血液不循常道而逸出脉外,阴精不能封藏固密而滑泄无度,阳气外散而呈表卫不固,都是太过现象,均宜涩之使固。如阳气浮越,体常自汗,肠滑失禁,小便失禁,白带清稀,肝血不藏,精关不固皆是。

3. 通涩同用 通与塞两种相反的病理有时亦可同时存在,如果单用一法有顾此失彼之嫌时,就应通涩同用才能两面兼顾。以阳气虚损、表卫不固的体常自汗为例,阳虚不固是本,阴津外泄是标,用真武汤加人参、黄芪、五味子、牡蛎温阳益气、固表实卫,可使阴津不从汗泄,转从三焦下行归肾,不致汗止以后又见湿滞,成为两种对立矛盾在一定条件下的统一。

十、因势利导,驱邪外出

这一原则提示治病贵在因势利导,祛邪外出,才能收到事半功倍效果。

体表毛窍与前后二阴都是病邪外出的通路。感受寒热之邪以及受邪以后产生的痰饮湿浊,胃肠积滞等病理产物,都宜驱之使出。治寒滞经络、血脉凝滞,用麻黄、桂枝、生姜、细辛之属祛风散寒;热在气分,用葱豉白虎汤发散郁热;热在营分,用清营汤配银翘透热转气;肝风内动,用羚羊钩藤汤配桑叶、菊花疏散风热;热伏阴分,用青蒿鳖甲汤配青蒿透热达表,都是令邪从表去的例证。用吐法吐去胃中痰食,用下法泻去胃肠积滞,用利水法引导三焦湿浊下行,用逐瘀法下去胞宫瘀血,又都是为病理产物寻求出路的实例。《灵枢·师传》谓:"夫治民与自治,治彼与治此,治小与治大,治国与治家,未有逆而能治之也,夫惟顺而已矣"。顺而已矣岂止治病如此,治国亦然。

十一、标本缓急,有常有变

这一原则提示治病贵在知常达变。常是指在一般情况下要从本而治,变是指在特殊情况下要舍本逐末,只有知常达变,才能应付裕如。

标本是一相对的概念,每随应用的场合而异。就邪正言之,正气为本,邪气为标;就病因与证象言之,病因为本,证象为标;就疾病发生先后言之,旧病为本,新病为标;就病变部位言之,内脏为本,体表为标。

用标本理论分析病情,确定轻重缓急,拟定治疗方案,当视情况而定。在一般情况下,本是病变的关键,也是治疗的重点;但在疾病发展过程中出现危重证时,有时标又成为病变的关键,应把治标作为重点,古人将这一治疗原则概括成为两句话,就是"急则治标,缓则治本"。

1. 缓则治本 适用于病势比较缓和的病情。这类病证应把消除致病原因、调理脏腑功能、流通气血津液作为治疗重点,标证可以不顾。例如肾阳虚不能化气行水,以致水液停蓄而成水肿之证,水肿是标,肾阳虚损是本,投以温阳化气之方,从本治疗,使肾阳得温,气化复常,水肿也就逐渐消退。

缓则治本仅是相对而言,绝大多数急证都是治本而非治标。以急性热病为例,病因是本,证象是标,使用清热解毒药物消除致病原因,病因消除,热象也就随之消失。又如中寒气闭而致卒然腹痛,欲吐不得,欲泻不能,病情急而又急,只有使用温通泄闭之方,使寒散气通,腹痛证象才会消失,以上说明急证也要治本。

2. **急则治标**　当疾病的标象出现严重情况而足以危及生命时,应把标象作为治疗重点,此即急则治标之意。例如肝血瘀阻所致的腹水,肝血瘀阻是本,腹水为标。常法应当活血化瘀,从本治疗。若腹水严重,腹满如鼓,呼吸迫促,二便秘涩,如不及时消除腹水,即将危及生命,这种情况也就不能按照常规施治而应先予逐水,使腹水暂消之后再从本治。急则治标不是治病的普遍原则,仅仅是对治病求本的补充,提出这一治则,在于提示守经之中还有行权一法。

3. **标本兼治**　采取标本同时治疗的方法,称为标本兼治。这一原则的应用范围很广,对上述正气为本,邪气为标;病因为本,证象为标;旧病为本,新病为标;内脏为本,体表为标等方面,都可应用。①就正气为本、邪气为标而言,一般情况是急则治标,缓则治本。但在正虚邪实两种矛盾并存的情况下,需要标本兼治才能照顾到矛盾的两个侧面。②就病因为本、证象为标而言,首先应该根据治病求本的原则,消除致病原因,病因消除,证象也就随之消失。但在消除病因之外兼调气血津液,才能取得较好疗效。③以旧病为本、新病为标而言,一般是先治新病,后治旧病。但在新病引起旧病复发的情况下,又宜两者兼顾。④就内脏为本、体表为标而言,体表所表现的证象是内脏功能产生病理改变的反映。根据治病求本原则,应把调理内脏功能作为治疗重点,但不排除标本兼顾。上述四种情况虽然形式上标本兼顾,其实均以治本为主,兼顾其标。单纯治标,违背治病求本原则,即落头痛医头俗套。

十二、筋脉弛张,施治异趣

这一治疗原则提示要据筋膜经隧弛张变化施治,不能单纯根据气血津精盈虚通滞确定治则。

肝主筋膜。体表筋腱、三焦膜腠、五系经隧,都由筋膜组成。其中五系经隧、三焦膜腠是气血津液精升降出入与废气、废水、糟粕外泄之路。筋膜痉挛、松弛、破损、增生、硬化,都要引起气血津液精升降出入与废物外泄失常。《灵枢·经筋》论述十二经筋为病,全是经脉、筋膜痉挛所致,可见经筋弛张病变古人早有论述。人居天地气交之中,寒热温凉,四季交替,经筋逢寒则挛,所以痉挛病变最多。筋膜、经隧挛急,影响气血津液升降出入,即呈病态。宋元以来医家论述病理,只言气血津液升降逆乱,盈虚通滞,不究筋脉、经隧弛张变化,实千虑之一失也。临证当察筋膜管道弛张确定治则,不可忽视。如不根据固定的组织结构与流动的气血津液精析理,不仅其理难明,所定治则也难如丝入扣,学者不可等闲视之。其中筋膜挛急居多,因其外感六淫、内伤七情均可致之故尔。

十三、处方用药,当遵常法

这是根据临证用药提出来的治疗原则。

临证用药,必须注意下述一些问题。

1. **选药配方,应有主次**　《内经》提出组方当分君臣佐使,提示医者应该根据病情来决

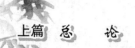
定药物在方中的主从关系。

2. 药性病性，必须相应　遵循《素问·六元正纪大论》"热无犯热，寒无犯寒"之训，药性应与病性相应。如果热证误用热药，是火上浇油，更张其焰；寒证误投寒药，是雪上加霜，益增其寒，亦即"不远热则热至，不远寒则寒至"的意思。以此类推，虚无犯泻，实无犯补，皆属此例，亦即无虚其虚，无实其实的意思。

3. 药物数量，繁简得宜　病情单纯，用药贵在专一；病情复杂，药味不妨稍多。当专不专，有彼此受制之失；当杂不杂，有顾此失彼之虞。用药专则必须针对性强，才能独当重任；用药多则必须有理可循，才能多多益善。

4. 药量轻重，恰如其分　病轻者用量宜轻，病重者用量宜重。病重药轻，药不胜病，将会延误病情；病轻药重，攻伐太甚，容易损伤正气。

5. 使用毒药，适可而止　使用毒性药物，应该注意分寸。《素问·五常政大论》说："大毒治病，十去其六；常毒治病，十去其七；小毒治病，十去其八；无毒治病，十去其九。"古训昭然，不可不审。不仅使用毒药应该适可而止，就是一般大热、大寒、大补、大泻之剂，亦当作如是观。

6. 季节不同，因时制宜　人体的生理活动和病理变化，常随气候更替而有差异。夏季腠理开疏，一般不宜使用麻黄之属强力发汗，以防汗出过多，变生他证；冬季腠理致密，不易出汗达邪，宜用发汗力量较强药物，才能使其邪从汗解。热天急性热病多见，用药宜偏辛凉苦寒；冷天感受风寒较多，用药宜偏辛温甘热。这种因时而异的用药方法，称为因时制宜。

7. 区域不同，因地制宜　我国幅员辽阔，东西南北相隔万里，地理条件各不相同，虽属同一疾病，用药亦有差异。以暑为例，北方气候干燥，多不夹湿，只须投以清气凉血之方，即可取效。南方潮湿多雨，每多夹湿，单纯清热则鲜见其效，又当清热除湿，才合病情。此种因地而异的用药法则，谓之因地制宜。

8. 年龄不同，因人制宜　根据病人年龄、性别、体质考虑治疗措施，称为因人制宜。小儿为稚阳之体，邪易化热，用药宜偏辛凉；脏气未充，易虚易实，用药不宜过峻。年老体衰，气血日枯，功能日减，每病多虚，即使属于实证，亦多正虚邪实，用药常须顾及阴津阳气，不可肆意攻伐。如系妇女，尤须注意经带胎产，用药与男人有别，除气滞血瘀以外，用药多宜静而不宜动。这种因人而异的用药法则，谓之因人制宜。

第四节　治疗大法

一、解表法

解表法是针对邪在肺卫拟定的治疗大法。

以《素问·阴阳应象大论》"其有邪者，渍形以为汗，其在皮者，汗而发之"为其立法依据，选择发汗解表药物为主组合成方，用以治疗表证初起；或藉开泄腠理而使邪从表解的方剂，称为解表剂。本类方有解表、透疹、疗疮、消肿等功效，属于治疗大法中的汗法。

【致病原因】　六淫侵袭人体，肺卫受邪，都可形成表证，风寒束表与风热犯肺则是致病的常见病因。先以风寒束表言之，四时气候更替，本是正常现象，设非其时而有其气，机体不能适应气候突变，即会引起表卫病变，这种致病原因，称为风寒束表。再从风热犯肺言之，吸清呼浊是肺的生理功能。若吸入之气夹带疫邪侵犯肺系,初起亦将引起肺卫与肺系病变,这种致病原因,多从热化,故称风热犯肺。此外,暑、燥、湿三邪侵袭肺卫而呈表证者,间亦有之。

【病变部位】 表证初起都是病在肺卫。肺司呼吸而与天气相通,时疫最易随气吸入,侵犯肺系;肺合皮毛,属卫主表,风寒外袭,体表受邪,肺卫也是首当其冲,所以表证都是肺卫受邪。

【病变性质】 阴邪侵犯皮毛即呈寒证,阳邪侵犯肺卫,即呈热证,这类证候若按八纲辨证定性,寒热皆有。外邪初犯肺卫,正气未伤,仅因肺卫宣降失常导致津气流通受阻,若用气血津液辨证定性,病性属实。

【基本病理】 肺主宣降气津。由肺吸入的清气与脾胃化生的谷气,肾间生发的元气相合,经肺的宣降作用,敷布于体表,通调于三焦;凭借肺气宣降作用,水液亦随气而宣降,故肺的基本功能是宣降气津。风寒束表或风热犯肺,影响津气的正常宣降,寒则气郁津凝,热则气郁津伤,故表证的基本病理就是肺卫气液宣降失调。气郁则恶寒、发热、咳嗽,津凝则身痛、鼻塞、流涕、咳痰。若系寒邪束表,脉因寒而收引,亦将影响营卫运行,成为营卫不和。

前言表证病位在肺,肺卫宣降失调,气液流通受阻,亦仅言其常而未及其变。外邪伤人,每随患者体质不同而证情各异。素体气虚多兼肺脾不足,阳虚多兼心肾阳衰,阴虚多兼肝肾阴虚,血虚多兼心肝证象,表证虽属肺卫失调,本虚却可涉及五脏。所谓气郁津凝,亦不单纯在肺变生痰嗽,湿滞体表而呈周身重痛者有之;内侵胃肠而兼上吐下泻者有之;影响下焦气化而兼小便不利者有之;卫气逆行而生胀满者亦有之。

【解表法分类】 由于病性有寒热,邪气有兼夹,体质有强弱,一般方书均将解表法分为辛温解表、辛凉解表、扶正解表三类,但疏散外风、涤暑解表、祛风除湿、清宣燥邪、表里双解亦属本法范畴,学者不可拘泥于句下而认定只有三型,才能窥其全豹。

【配伍规律】 解表方剂常由下述四类药物组成。①发汗解表,疏风泄邪药。配伍这组药物的目的在于宣通腠理毛窍,既使邪有外出去路,又使气液能够敷布于表,恢复升降出入之常。②调理脏腑功能药。由于肺合皮毛主表,表证就是肺卫宣降功能受阻,若只解表而不注意宣降肺气以调理肺脏功能,显然不能达到愈病目的。如果兼见其他脏腑失调,亦当兼调他脏。③流通或补充基础物质药物。一切疾病都要出现气血津液的病理改变,不是运行受阻,就是出现亏损。根据气血津液的盈虚通滞配入相应药,是一切方剂的基本特征,汗法自亦不能例外。④缓解经隧挛急药。外感风寒,血络因寒而收引,气道因寒而挛急,每呈脉紧、喘咳,通过散寒自然可以使其缓解,如果兼配柔肝缓急药物,会使配伍更臻完善。肺卫病变而用柔肝缓急之品,这是因为五脏经隧都由肝系筋膜构成的原因。

【临证应用】 汗法不仅能够发汗解表,尚能透邪达表而使气血通畅,营卫和调。故除用于六淫侵袭肺卫以外,对麻疹初起透发不畅,水肿先见腰以上肿,疮疡初起欲其邪透于外者,均可应用。使用汗法,应注意当否?当汗不汗,会使病邪深入;不当汗而误汗,则徒虚其表,不仅无益,反致误事;当用辛温解表而肆用寒凉,会使病邪冰伏、缠绵难愈;当用辛凉而误投辛温,有以热助热之弊;当兼扶正而只顾解表,必将更伤气血阴阳,都是不擅使用汗法。此外,表邪未解而见里证者,可先表后里,或表里双解;若邪已化热,麻疹已透,疮疡已溃,虚证水肿,均非本法所宜。

【注意事项】 ①解表一法多用轻扬辛散药物组合而成,只宜微煮,不宜久煎,否则药力耗散，解表作用将会减弱。②一般解表之方均宜温服，并宜温覆助汗但以遍身微汗为佳，不可令其如水淋漓。若汗出不彻，则病邪不解；汗出太过，则耗气伤津，甚至阳随汗泄而呈亡阳之变。③南方或夏季气候炎热，腠理疏松，易于出汗，使用本法，选药不宜太峻，用量不宜过重；冬季或北方气候严寒，使用本法，用药不嫌其峻，用量亦宜稍重，以免汗出不彻。④解表之方宜于饭后服，服后禁食生冷油腻，以免影响药物的吸收和药效的发挥。

二、泻下法

泻下是针对胃肠积滞拟定的治疗大法。

以《素问·阴阳应象大论》"其下者，引而竭之；中满者，泻之于内"为其立法依据，选用泻下药物为主组合成方，主要用于治疗胃肠积滞，传导失职的方剂，称为泻下剂。这类方有使邪从下出之功，体现治疗大法中的下法。

【致病原因】 形成便秘的原因甚多，归纳起来约有以下七种。①热入中焦，津亏液竭；②寒凝积滞，传导失常；③平素阴虚，肠道失濡；④中气不足，传导无力；⑤胃浊不降，肠中燥结；⑥肺气不降，腑气不通；⑦肝失条达，气郁不疏。上述原因说明五脏功能失调都可引起便秘。

【病变部位】 使用下法治疗便秘、食积，自然病在胃肠。但亦不尽如此，某些疾病使用下法，却是借助肠道导邪外出，病位不必在肠。如肝胆实热与肺热壅盛使用下法即是。

【病变性质】 按八纲辨证定性，便秘应是实证，但亦有本虚标实之证，如阴虚便秘及热病伤津的正虚邪实即是。

【基本病理】 大肠正常传导，有赖五脏协同合作，才能保持津气正常营运而使肠道蠕动不息，粪便燥湿适度。如果五脏功能失调，气机不能正常顺降，肠道蠕动减弱，或因津液亏损，或因津液不能敷布于肠，均可引起便秘，若不放眼于调理五脏功能，唯以泻下是务，很难收到预期疗效，便结虽然涉及五脏，病变本质都与津气有关。归纳起来，不外阴津亏损，水津不布，气不顺降，传导无力四类。阴津亏损，有因素体阴虚，有因热盛伤津；津液不布，有因肝失疏泄调节，有因肾失气化之常；气不顺降，有因肺胃之气不能下行，有因三焦升降失职；传导无力，有因气虚不能鼓运，有因阳虚不能温煦。充分掌握基本病理，思维自然清晰。

【泻下法分类】 前言引起便秘病机约有七种，由于后面四种病机都是通过其他治法达到通便目的，不属下法范畴。所以只列寒下、温下、润下三法，若欲全面掌握便秘治疗方法，应当参阅有关治法。

【配伍规律】 恢复肠道传导功能，或邪借肠道为其外出去路，是使用下法的最终目的。因此，本法常以泻下的芒硝、大黄为主，寒积配伍干姜、附子；热结者，硝黄本身即可泻热；阴虚配伍生地黄、玄参、芍药、麻子仁；兼见气滞配伍枳实、厚朴；兼见血瘀配伍当归、桃仁，从而体现各种结构不同的泻下法则。其实，配伍行气活血之品，在于增强肠道蠕动，并非专治气滞血瘀。

【临证应用】 下法可以用于下述几个方面。

1. 治疗便秘 但非所有便秘都可使用，应当谨察病机，辨证施治。如系肾阳虚损，气化失常，水精不布，宜用真武汤、五苓散温阳化气；肾阴虚损，肠道失濡，无水舟停，宜用增液汤增水行舟；肝失疏泄，三焦气郁，津气不布，宜用小柴胡汤升清降浊；中气不足，传导无力，宜用补中益气汤振奋功能，均非下法所宜。

2. 治疗肠道梗阻,腹痛难忍 腹痛难忍因于燥屎不行者固然可用此法,因虫积或其他原因引起梗阻不通,亦可使用下法。

3. 治疗食积停胃 一般食积均用山楂、神曲之类帮助消化。倘使暴饮暴食以致食积停胃而疼痛难忍,非推荡不能立去其积者,宜用此法导之。此即"中满者泻之于内"的治疗方法。

4. 治疗下利 下利而用下法,称为"通因通用"。但须审察下利确属胃肠积滞的传导失职,才可投之,以免误犯虚虚之戒。

5. 治疗肝胆实热 可治胆腑热结、胆石、结胸等证;亦可借此以泻肝热而治肝火上炎的目赤、头晕、如狂、发狂;血热上溢的吐血、衄血。

6. 治疗上焦壅热 或壅于肺而发热胸痛;或壅于咽喉而红肿痛痹。凡此种种,均可使用下法釜底抽薪,导热下行,亦即上病下取之义。

【注意事项】 ①表证未解,里未成实,不得妄施泻下,误下会使邪气内陷;若表证未解而里实已成,宜表里双解。②下法作用较强,孕妇、产后、月经期,以及年老体弱,均应慎用。③得效即止,慎勿过剂,过剂损伤胃气。④使用下法以后,宜糜粥自养,勿骤进油腻。

三、和解法

和解一法,是根据表里、营卫、脏腑不和病机拟定的治疗大法。

以和解为其理论依据,选用相应的药物组合成方,体现和解表里、营卫并调、两脏同治、寒热并用等组方特点的一类方,称为和解剂。这类方具有调理营卫、表里、脏腑不和作用,体现了《素问·至真要大论》"和者平之"的治疗大法。

金·成无己《伤寒明理论》说:"伤寒,邪在表者,必渍形以为汗;邪气在里者,必荡涤以为利;其于不外不内,半表半里,既非发汗之所宜,又非吐下之所对,是当和解则可矣!"此论一出,治法之中才有和解之说。明·《景岳全书》将古方分为补、和、攻、散、寒、热、固、因八类,而以八阵名之,从此和法使用范围,不再限于表里不和一证。清·程钟龄提倡汗、吐、下、和、温、清、消、补八法之说,从此和法才为医者熟悉,成为治疗大法之一。

人体表里、营卫、脏腑之间相互协调、相互依存、相互制约,和谐一致地进行着功能活动。如果失去这种协调和谐的正常关系,即可出现表里、营卫、脏腑不和,呈为病态。针对这类病变拟定治疗方法,使失和状态恢复正常,这是所要达到的目的。由于这种治法能使不和者重新和谐,所以才称为和解法。

和法的概念很难确切,使用范围也就很难具体。若按《素问·至真要大论》"疏其血气,令其调达,而致和平"之意,凡是调理营卫、气血、阴阳之方,均属和法范围。而景岳所谓和阵,范围更广,几至无所不包,未免失之泛泛,令人难以适从。随着治法的不断分化,今之所谓和法,仅限于邪在少阳、营卫不和、肝脾不和几个方面,其余不属和法范畴。

【基本病理】 和法所治证候,或因表里不和,或见营卫不和,或系脏腑不和,总以脏腑功能或基础物质之间不能协调和谐为其病变特征。

表里不和,多因正气不足,腠理不密,外邪相侵,客于半表半里,引起运行于少阳三焦的津气逆乱而致气郁津凝,成为特有的少阳证。此证邪在表里之间,成无己称为表里不和。其证有正虚的一面,也有邪实的一面;有表寒的一面,亦有里热的一面;有气郁化热的阳证,亦有津凝为湿的阴证;有清阳不升,亦有浊阴不降,因不属于任何单一证型,只能称为邪在少阳。

营卫不和，多因外邪相加或失血之后，引起卫气不与营气和谐，成为营卫不和。

肝脾不和，是指肝脾两脏功能失调的病理改变。肝主筋膜，脾主大腹，脾主之腹遍布肝主之膜，以及筋膜组成的脉络。肝脾两脏功能失调，都有可能引起膜络痉挛和气血运行不利，成为腹痛，这种病位在脾而病机在肝的证候，称为肝脾不和。

【和解法分类】 根据邪在少阳、营卫不和、肝脾（胆胃）不和等病机，和解大法又可分为和解少阳、调和营卫、调和肝脾三法。

【配伍特点】 本法所治之证比较特殊，往往需要寒热共用，补泻同施，营卫并调，气血兼顾，两脏同治，不如一般证候单纯。所以，这类方的结构既不同于汗法，也不同于补法，既不是温法，也不是清法，反映了祛邪扶正、寒温合用、营卫并调、两脏同治等组方特点。

【临证应用】 和法所针对的病机非常特殊，任何一个方面不和，几乎都可涉及全身。先就邪在少阳言之，少阳三焦是联系表里上下的通路，是津气升降出入的场所。邪在少阳而气郁津凝，证象可以见于全身任何部分。次以营卫不和言之，营卫的生化营运都要涉及五脏，营卫不和，证象自然可以见于五脏。再以肝脾不和言之，肝的疏泄功能涉及气血津液各个领域，脾为津气升降之轴，两脏中的任何一脏功能失调，都可能引起肝脾不和，出现气血津液的病理改变，所以和法的用途较为广泛。

【注意事项】 和法有用途广泛与作用缓和等特点，医者如不辨证而滥用，将会延误病情而使病情恶化。

四、温里法

温里法，是针对五脏寒证拟定的治疗大法。

以《素问·至真要大论》"寒者热之"为其立法依据，选择温阳散寒药物为主，组合成方，用以治疗五脏寒证的方剂，称为温里剂。本类方有振奋阳气、温散寒邪之功，属于治法中的温法。

【致病原因】 形成里寒的原因不一，素体阳虚，寒从内生有之；外寒入里，客于经络脏腑有之；过用寒凉，过食生冷，损伤阳气有之。归纳起来，不外寒自外入与寒从内生两个方面。

【病变部位】 五脏都有寒邪直中之里寒，亦有自身功能衰退之阳虚。所以五脏都有寒证。即使病在体表之皮、肉、脉、筋、骨，亦归五脏所主，仍然要从五脏论治。

【病变性质】 本法所治之证，若按八纲辨证定性，病性属寒；若按气血津液辨证察其虚实，是基础物质凝滞不通，病性属实；若因自身阳气虚损，则属本虚标实。

【基本病理】 寒证的基本病理，可用"经隧收引，气血凝涩"八字赅之，专供气血津液运行的管道，古人称为经隧，所有经隧都有寒则收引，热则松弛的特性。故《素问·痹论》说："凡痹之类，逢寒则虫，逢热则纵。"（虫是形容经隧遇寒则蜷缩如虫）。运行于经隧的气血津液，又有寒则凝涩，温则流通的生理特性，故《素问·调经论》说："人之所有者，血与气耳。""血气者，喜温而恶寒，寒则泣而不流，温则消而去之。"《素问·离合真邪论》也说："天寒地冻，则经水凝泣，天暑地热，则经水沸溢。"由于寒性收引凝涩，无论外寒入里或自身阳虚，必然引起经隧收引和气血津液流通不利，升降失调，呈为气滞、血郁、水液失调的病理变化。挛急不通则痛，气液升降出入失常，则呈吐泻喘胀。故除反应但寒不热，喜暖蜷卧，口淡不渴，小便清冷，脉沉迟弦缓等寒象以外，多呈疼痛、胀满、痰饮、水湿见证。

寒邪外入或五脏功能不足，均有各自的病变特征。一是五脏功能与基础物质的病理改变:肺系常呈津气宣降失常,脾胃常呈津气升降失职,肾系常呈津气生化不及,心肝常呈气血津液痹阻。虽然五脏功能都与气血津液有关,却又各有所主。肺脾肾三脏侧重于津气壅滞,或升降失调;心肝两脏侧重于血液郁阻,壅滞不通。二是组织结构的病理改变:五脏经隧均由肝系筋膜构成,五脏所见的疼痛、喘咳、惊悸、呕呃、小便不利等证,都与经隧挛急有关。综上,寒证的基本病理是:外寒相侵,或自身阳虚→脏腑功能障碍或衰退→气血津液升降出入阻滞或失调,经隧收引→呈为诸证。

【温里法分类】　温法的作用在于温散外入寒邪,振奋自身阳气,达到调理脏腑功能,舒缓经隧挛急,温通气血凝结。由于五脏都有寒证,且有在脏、在腑、在经之异;各脏又有各自的独特功能,发生病变以后,各有各的独特见证,虽然治疗大法是温,还应根据五脏生理、病理拟定不同的温法,才有较强的针对性。肺系虚寒,宜温肺散寒;脾胃虚寒,宜温中健脾;肝经虚寒,宜温肝散寒;心经虚寒,宜温补心阳;肾经虚寒,宜温肾散寒,心肾阳微,宜回阳救逆;寒滞经脉,宜温经散寒;气因寒滞,宜温中行气;血因寒郁,宜温经祛瘀;津因寒凝,宜温阳行水。故温法又可分为温肺散寒,温中健脾等十法。

【配伍规律】　温里之方,常以干姜、肉桂、附子为主药。独取三味为主,是因干姜长于振奋肺脾阳气,桂枝长于温通心肝血脉,肉桂、附子长于温煦命门真火,能够兼顾五脏。使肾阳一旺,则五脏阳气生发有源;五脏阳气振奋,则功能恢复、气血宣流、经隧舒缓,作为治疗五脏寒证主药,实在当之无愧。

配伍温里之方,应遵循外入之寒,温必兼散,内生之寒,温必兼补的原则。除用辛热的姜、桂、附为主药以外,又当视其情况决定配伍形式。外入之寒,温必兼散,但散其寒则障碍的功能易复,缩蜷的经隧得舒,凝涩的气血津液通畅。故常用温热药配伍桂枝、细辛、麻黄等辛温之品以温散寒邪,宣通阳气,俾寒之自外而入者,仍然使其外出,体现"寒淫所胜,平以辛热"的配方法度。内生之寒,温必兼补,不补则阳气不能恢复。故常用温热药配伍补气药以振奋阳气,益火消阴,恢复功能。这种组合形式,又体现"寒淫于内,治以甘热"的配方法度。不过两类方又有异曲同工之妙。盖外寒一散则经隧舒而气血宣流;自身阳旺则功能复而气血调适,调理脏腑功能,温通气血津液,舒缓经隧挛急这一目的是一致的。

本类方除以温药振奋阳气和温散寒邪以外,常随证配伍调气、活血、行津之品或柔肝缓急药物,成为温法的基本结构。调气、活血、行津,是恢复基础物质的升降出入;柔肝缓急,是缓解经隧的挛急。

【临证应用】　万病不离寒热两类,凡属寒证,无论见于何脏,都可应用此法。临证之际,不仅要审察病变部位,且要审察气血津液变化以何为主,辨证无误,选方恰当,才有较好的疗效。如果辨证不确,选方不当,仍难期其必效。

【注意事项】　①应辨明寒热真假,勿为假象所迷。真寒假热,自当毅然投此以回欲绝之阳,阳长阴消,假像自除。如系真热假寒,切勿妄投,误用有抱薪救火之失。②阴寒太盛,投热药入口即吐者,可稍佐寒凉之品,或热药凉服,此即寒因寒用的从治法,也即反佐的配伍形式。

五、清热法

清热乃是针对五脏热证拟定的治疗大法。

以《素问·至真要大论》"热者寒之"为其立法依据,选择清热药物为主,组合成方,用以治疗五脏热证的方剂,称为清热剂。本类方有清热、解毒作用,体现治法中的清法。

【致病原因】 热证多由外感六淫变生;或由五志过极,气郁而化;或由阴阳偏胜导致。其病因总不外内生与外感两类,而以外感为多。

【病变部位】 一切疾病,就病性言之,不外寒热两类,故热证可以见于任何部位。以脏腑定位,则五脏所属皆有热证;以热势浅深定位,则卫、气、营、血各部都有热证。正因如此,卫气营血与脏腑辨证,才能成为热证的辨证纲领。

【病变性质】 热邪为患,若用八纲辨证定性,自然病性属热,但有虚热与实热之分;若用气血津液辨证审察基础物质盈虚,则有津伤与夹湿之别,也有壮火食气的气虚。故热证可见湿热互结,热盛伤气,热盛伤阴三类病变。

【基本病理】 气有余,便是火,热是自身阳气郁结而化。六淫侵袭的途径虽有不同,因邪郁而化热则一。风寒受自皮毛或暑热受自口鼻,都可干扰阳气的正常宣发而郁结化热。由于热是阳气偏胜的表现,故《素问·阴阳应象大论》说:"阳胜则热。"不仅外感六淫如此,内伤七情、五志化火也是阳胜则热的反应。气为阳,七情内伤,阳气不能正常升发疏泄,郁结化热,于是成为热证。至于阴阳失去平衡以致阴不制阳而呈热象,则是形成虚热的基本病理,是因阴津不能滋济阳气所致。

邪热为患,常见纯热无湿和湿热互结两型,涉及气血津液各个方面。纯热无湿之候,以热盛阴伤为其特征,当从卫气营血辨证,病在气分,每多耗气伤阴;病在血分,每呈耗血动血,总以热盛、津伤、耗气、动血为其病变特征。若系湿热为患,当从三焦论治,而有热胜湿微、湿胜热微、湿热并重之分,具体内容可以参阅祛湿各法,此法偶亦及之。

【清热法分类】 前已言之,卫气营血与脏腑辨证均为热证的辨证纲领,不同病位而有不同病机,不同病机而有不同治法。按照病机和治法予以分类,遂有辛寒清气、清营凉血、气血两清、清泄肺热、清泻胃肠、清泻肝胆、清泻心火、清泻虚热等治法。至于清热解毒,则是以消除病因为主的治法,外感疫毒者宜之。

【配伍特点】 配伍清热之方,应该注意五个方面。一是注意清热解毒,消除致病原因;二是根据病变部位,分经用药;三是注意调理脏腑功能,恢复生理之常;四是注意调理气血津液,使其充盈流畅;五是注意寒而勿凝,贵在因势利导。

1. 清热解毒 是本类方的主要组成部分。温热病邪相干,脏腑功能失调,阳气郁结,是导致发热的主要原因,配伍清热解毒之品,使致病因素消除,则热势随之亦解。若因风寒闭郁,阳郁化热,或五志化火,或阴不制阳而呈热证,使用本类药物,其意又在解其郁热,折其亢阳,使阴阳趋于平衡。

2. 分经用药 选择清热药物,应该注意热势浅深。热在气分,宜用石膏、知母、黄芩、黄连之属;热在血分,宜用犀角、羚羊角、牡丹皮、生地黄之流。病在气分而用清营凉血之品,有引邪深入之虞;病在血分而用清气之品,有鞭长莫及之失。医者必须掌握分经用药,才能取得较好效果。

3. 调理脏腑功能 六淫化热或五志化火,都是脏腑功能失调,引起阳气郁结的病理改变,所以清热之方应该重视调理脏腑功能。肺经之热,宜配宣降肺气之品;胃肠之热,宜配升清降浊药物;肝经之热,宜兼疏调气血;心经之热,宜兼养心宁神;肾经之热,则宜通调水道。

4. 调理气血津液 治疗任何疾病,都要注意气血津液的盈虚通滞,热证亦不例外。热在气分,每多耗气伤津,撤热之外,当视病情配伍益气生津之品,补充受损之气阴。热在血分,又常耗血动血,凉血救阴,成为当务之急;若因动血而用凉血之品,宜兼活血以防瘀血停留。

5. **因势利导** 热证自当清热,但须恰到好处,寒而勿凝。寒凉太过,将会克伐阳气;病重药轻,又有药不胜病之虞。要想做到寒而勿凝,必须注意因势利导而令热有外出去路。导热外出的去路有三:体表之热,清中寓散。葱豉白虎汤用葱豉疏表泄邪,清营汤用银翘透热转气,羚角钩藤汤用桑菊疏散风热,都寓此意。湿热为患,清必兼利,借助渗湿之品,引导热从前阴而出,导赤散之用木通,龙胆泻肝汤之用木通、泽泻、车前子皆是。脏腑实热,清中寓泻。大柴胡汤、茵陈蒿汤、凉膈散、泻心汤等之用大黄,都有导热下行之意。

【临证应用】 首先,应该辨明热的性质是虚热还是实热;邪热所在部位是脏还是在腑。若系外感实热,尤应详察热势浅深,是在卫气,还是在营血?只有辨明病位、病性,认证无差,才能准确应用清法。如系实热,不妨寒凉直折,挫其鸱张之势;如系虚热,则宜甘寒滋液,调其阴阳之偏。热在血而治气,则无济于事,热在气而治血,则将引邪深入,皆属使用不当。

其次,要权衡病情轻重,恰当用药。热盛而用量太轻,杯水车薪,无济于事;热微而用量太重,阳气受损,势必热去寒生。必须恰如其分,庶无太过不及之忧。

此外,热证兼表,当清热与解表同用;里热成实,宜清热与泻下同施;本虚标热,当清而兼补;本寒标热,当温清并用。其余调气、调血、除湿、祛痰、息风、开窍诸法,亦常与清法合用,才能适应复杂多变的证候。

【注意事项】 使用清法,应该注意以下三点。

1. 屡用清热泻火而热不去者,乃寒之不寒,是无水也,当改用"壮水之主以制阳光"之法,待其阴复而虚热自退。

2. 邪热炽盛,服凉药入口即吐者,当遵甚者从治之法,或采用凉药热服,或于寒凉方中稍佐辛温之品,同气相求,以免格拒。

3. 辨明寒热真假,真热假寒,投之药到病除;真寒假热,投之雪上加霜;气虚发热,投之病情加重;血虚阳浮,投之危亡立至,慎之。

六、补益法

补益法是针对五脏功能衰退,气血津精亏损拟定的治疗大法。

以《素问·至真要大论》"虚者补之"、"损者益之"为其立法依据,选用补益药物为主,组合成方,藉以治疗脏腑功能衰退,气血津精亏损的方剂,称为补益剂。这类方有振衰起废与补益气血阴阳之功,属于治法中的补法。

【致病原因】 导致正气虚损的原因甚多,禀赋不足,先天遗传;或已届暮年,功能日损;或摄生不慎,真元暗耗;或暴病久病,由实转虚;或过用攻伐,失治误治,都可导致脏腑功能衰退,基础物质亏损,成为虚证。

【病变部位】 五脏都有虚证,但因五脏虚损与气血阴阳亏损相关,气血津精的生化各有所主,针对某一基础物质亏损,施治亦就有其一定的部位。大抵气虚多责之于肺脾肾,血虚多责之于心肝,阴虚多责于肺肾,阳虚多责之于脾肾,精虚则责之于肾。

【病变性质】 五种基础物质亏损与五脏功能衰退,用八纲辨证定性,自然属于虚证。但因五脏功能衰退不仅要影响气血津精生化不足,亦将影响气血津液输布运行,成为虚中夹滞,如肺虚而兼痰滞、脾虚而兼湿滞、肾虚而兼水停等等,都是虚实夹杂,并非单纯属虚。

【基本病理】 五脏功能衰退,气血津精亏损,是其虚证基本病理。基础物质的摄纳、生化、贮调、输泄均有赖于五脏协同合作，而五脏赖以进行功能活动的基础物质就是气血津精，二者在生理上是相互依存的。如果发生病理改变，五脏功能衰退，则气血津精的生化不足而随之亦虚，气血津精虚损，则能源匮乏而五脏功能随之亦弱，二者在病理上又是相互影响，互为因果的。正因二者相互依存、相互影响、互为因果、密不可分，所以通过补充基础物质即可恢复五脏功能，振奋五脏功能即可化生气血津精。五脏功能虚损，不仅要影响基础物质的摄纳、生化，也要影响气血津液的贮调、输泄，成为虚中夹滞的病理转归。补益方中每配调气、活血、行津药物，成为补中寓通的结构，就与这一基本病理有关。

【治法分类】 一切虚损证候，归纳起来不外气虚、血虚、阴虚、阳虚四类。所以一般方书均将补益分成补气、补血、补阴、补阳四法。本书将补气分为补益肺气、补气健脾、补益心气、益气救脱四法；补血分为补血调肝、补益心血二法；加上温补肾阳、气血双补、阴阳双补，共分九法（补阴一法另成一章，可以合参）。将治法分得较细，才可结合脏腑生理功能探索方剂结构，揭示组方规律，使学者明白虽然属于同一治法，因其部位不同，配伍亦就随之而异；针对某脏气血阴阳之虚，一面补其虚损，一面调其功能，才是两全其美的治疗方法。如果过于笼统就不能达到揭示组方规律这一目的。

【配伍形式】 组合补益之方，应该注意以下几种配伍形式。

1. **直接补益** 脾虚补脾，肝虚补肝，肾虚补肾，这种虚在何脏即补何脏的配伍形式，称为直接补益法，程钟龄称为正补。但在组合方剂时，还要结合气血阴阳予以考虑。以心为例，就有心气虚、心血虚、心阴虚、心阳虚不同证型，若不以五脏为纲，气血阴阳为目，详细辨证，则遣药仍然不能切中病情。

2. **间接补益** 某脏虚损不直接补某脏而补其相关之脏，称为间接补益法，程钟龄谓之相生而补。根据五脏相生关系予以补益，是对直接补益法的补充，它能扩大视野，使医者在使用补法时不仅可以选用直入某经药物，也可根据五脏相生的关系选药，成为整体疗法。间接补益法有以下几种。即肺气虚而补脾的培土生金，肾水虚而补肺的金水相生，肝阴虚而补肾的滋水涵木，脾阳虚而补肾的补火生土。这些治法，是据气血津液的生化输运需要五脏协同这一关系拟定的。因为，肺主的气来源于脾的谷气所化，肾主的水是随肺气输送而来，肝主的筋膜有赖肾水濡润，脾的运化有赖肾阳温煦，没有五脏协同也就不能完成气血津液的生化输运，利用这一联系，采用间接补益的配伍形式，是行之有效的治疗方法。

3. **补而勿滞** 五脏功能衰退，必然要影响气血津液运行不利，形成虚中夹滞。配伍补方应该注意补中寓通，补而勿滞，其中唯有补肾填精之方不在此例。以脾虚为例，脾主运化水湿，为津气升降之轴，脾虚每兼气郁湿滞，所以补气勿忘行气除湿。

4. **补血常兼补气** 血由水谷精微所化。血虚本应补血，若血虚是由脾虚引起，当兼补气，或竟以补气为主，兼补其血，体现治病求本精神。若因大量失血以致血虚，宜补气摄血；若气血俱虚，则宜气血双补。

5. **阴阳兼顾** 阴生于阳，阳生于阴，阴阳互为其根。阳虚自宜补阳，但应兼补其阴，使阳有所生。故景岳指出："善补阳者，必于阴中求阳，则阳得阴助而生化无穷。"阴虚自应补阴，但应兼补其阳，使阴有所化。故景岳又说："善补阴者，必于阳中求阴，则阴得阳升而源泉不绝。"

【临证应用】

1. 使用补法，应该辨明致虚的原因、部位、性质，分别采用不同的补法。气虚补气，血虚补血,阴虚补阴,阳虚补阳,不可含混。应掌握气血阴阳之间的鉴别诊断。气虚和阳虚都属于阳气不足,都有面色苍白,食少神疲等证象,但气虚无寒象而阳虚有之,即所谓"阳虚则外寒"。血虚和阴虚都属于阴血不足一类,都可出现眩晕、眼花、心悸、失眠等证。但血虚面色、唇口、舌质均呈淡白,阴虚面部、唇口、舌质均呈红色;血虚一般多无热象,阴虚多见热象,即所谓"阴虚则内热"。

2.使用补法,应将脾肾两脏作为治疗重点。脾为后天之本,气血生化之源。脾胃功能衰弱,气血生化不足,五脏都会受其影响。通过补气健脾不仅可以治疗肺脾气虚,也可治疗化源不足的血虚和气不摄血的出血;即肾脏所藏之精亦赖脾胃运化的水谷精微供其生化。肾有藏精和主水两大功能,为先天之本,元阴元阳之根。肾主之水,可以濡养五脏;肾藏之精,可以化生气血,五脏之阴,非此不能滋,五脏之阳,非此不能发,肾阴肾阳一虚,五脏都要受其影响。通过补阴补阳,则气血阴阳生发有源而五脏皆受其荫。由此可见,五脏气血阴阳不足之证,虽然各有专门治法,却以治脾治肾为其机括。

对于治脾与治肾孰优,历代医家各有不同主张。孙思邈强调"补肾不如补脾",而东垣宗之;许叔微强调"补脾不如补肾",而养葵宗之。这些医家对脾肾各有阐发,引起后人重视,是可贵的,但是学者应该全面继承,不宜拘于一家之说,应补脾者以补脾为主,应补肾者以补肾为主,才是持平态度。

【注意事项】

1.注意正邪关系　邪气正盛而用补法,有闭门留寇之患。若余邪未尽而正气已伤,单祛其邪则正气不能支持;单扶其正又有碍邪气,唯宜扶正与祛邪并举,始无顾此失彼之忧。

2.注意虚实真假　某些虚证的证象与实证无异,误施攻伐则危亡立至。如血虚阳浮的当归补血汤证与气分热盛的白虎汤证颇为相似即是。某些实证的证象又与虚证相似,误投补剂则实邪愈壅。如瘀血阻滞的大黄䗪虫丸证即是。

3.不可滥用补法　补法作用缓和,能够增强体质,提高抗病能力,用之得当,可以振衰起废,用之不当,不仅无益,反而有害。

4.注意煮服方法　煎煮补药,时间可以稍长,务使药味尽出;服药时间,以空腹为佳,急证不在此例。

七、滋阴法

滋阴是针对阴津亏损拟定的治疗大法。

以《素问·至真要大论》"燥者濡之"为其立法依据,选用滋阴增液药物为主,组合成方,称为滋阴剂。这类方专治五脏阴津亏损,属于治法中的滋阴大法。一般方书根据六淫分类,称为润燥剂,所列多是治疗外感燥邪之方,范围非常狭窄。《内经》所提"燥者濡之"乃是针对一切阴虚立法,并非专为外感燥邪而设。作为病因分类,不仅有悖《内经》原意,也不能揭示其病变本质。改为滋阴大法,既可扩大燥证范围,也使学者明了燥证本质就是阴虚。

这类方治阴津虚损,祛湿与祛痰二法治阴津阻滞,固涩法治阴津外泄,成为津虚宜补、津滞宜通、津泄宜固,三法鼎立,可使学者窥见津病治疗全貌。

【致病原因】　导致阴津亏损的原因甚多,伤寒化热,温病内传,五志化火,津为热耗,都可导致阴津亏损;他如过食辛热,过用香燥,损伤阴津者有之;先天遗传而素体阴虚者亦有之。其病因包括外感、内伤、禀赋、误治四个方面。

【病变部位】 五脏虽然都有阴虚,却以肺、胃、肾三脏为主。因为胃为水谷之海,肺为水之上源,肾为主水之脏,三脏都与水液输泄有关。上述三脏又以肾脏居于首要地位,观其心、肝、肺、胃四脏阴虚均兼治肾,就是明显的佐证。

【病变性质】 从气血津精盈虚言之,阴津受损,属于虚证;从病性寒热言之,阴虚多见热象。外感热病伤阴,虽常见于末期,但炉烟虽熄,灰中有火;内伤阴津亏损,阴不制阳,多呈虚热,所以病性属热。

【基本病理】 外感燥热,或五志化火,损伤阴津,水液呈现亏损,是阴虚成燥的基本病理。其中外燥仅伤肺阴,其他热病则可伤及五脏。内伤多指肾阴亏损。肾水一亏,可以波及五脏。水不涵木,即呈肝肾阴虚;水不济火,即呈心肾阴虚;虚火刑金,即呈肺肾阴虚。

【治法分类】 五脏都有阴虚,由于五脏各有特点,施治也就各有不同。肺阴亏损,宜滋阴润肺;脾胃阴虚,宜益胃生津;心阴亏损,宜补益心阴;肝阴不足,宜滋水涵木;肾阴亏损,宜滋阴补肾。

【配伍特点】 配伍滋阴之方,每随各脏而异。外感燥热或虚火刑金,多呈肺气宣降失常,滋养肺阴之方,宜配宣降肺气药物。胃阴虚损,治宜甘寒益胃。由于滋阴有碍脾运,所以有些方剂兼配燥湿芳化药物,成为燥湿互用的配伍形式,体现矛盾对立的统一。心阴虚损,多见神志不宁,宜与宁心安神药同用。肝阴不足,多见筋膜失养,或肝阳上亢,或挛急而痛,宜配息风潜阳、柔肝缓急之品。肾阴不足,可见水液失调,宜配淡渗利水药物,共成相反相成之效。由于上述各种配伍形式都是在滋阴的基础上兼顾各脏生理特点,所以才能体现各具特色的滋阴法则。

从气血津精四者间的关系来讲,肺胃阴伤常兼气虚气滞,故肺胃阴虚常在养阴之中兼配益气、降气药。心肝两脏与血液的贮运关系最为密切,两脏阴虚每兼血中阴津受损,所以心肝阴虚常在养阴方中兼配补血药物。肾阴虚损,常肾精不足,故肾阴虚者常配填精补髓之品。故肺胃阴虚兼治气,心肝阴虚兼治血,肾阴亏损兼补精,是本类方的配伍特点之一。

【临证应用】 凡属热病后期、水津亏损;或五志化火、水津暗耗,均可使用本法。

【注意事项】 阴虚多见热象,不能单纯滋阴,宜兼清热。脾胃运化力弱者,宜慎用本法。滋阴法本为津虚而设,属于补法范畴,可与补法合参。

八、升降法

升降法是针对脏腑功能失调,津气升降失常拟定的治疗大法。

以《素问·至真要大论》"高者抑之,下者举之"为其立法依据,选用降泄或升举药物为主,组合成方,用治脏腑功能失调、阴阳升降失常的方剂,称为升降剂。由于本类方有调理脏腑津气升降之功,所以称为升降法。

气血津液精都有升降失调病变,此法仅言津气升降失调,因其临证最为常见故尔。

脏腑功能失调,常见两类病变:一是功能衰竭,一是功能障碍。功能障碍出现气的病理改变,也要见到两类见证:一是气机阻滞,一是升降失常。由于津气共同运行于少阳三焦,气的升降失常,必然影响津的升降出入,所以也包括水液升降失常在内。

【致病原因】 六淫七情都可引起五脏功能障碍,津气升降失调。外感六淫,多见于肺脾;内伤七情,多见于肝肾;亦有暴饮暴食,食停中脘而致者。

【病变部位】 通常所谓升降失调,系指津气升降紊乱。虽然五脏六腑都在参与津气的升降运动,但与津气升降关系最为密切的还是脾胃和少阳三焦,一切升降失调病变多与二者有关。脾胃位居中焦,是津气升降之轴,不仅自身的功能活动反映了升清降浊两种运动形式,即上焦津气要下行肝肾,下焦津气要上达心肺,亦须借中焦之助才能正常升降。三焦是津气升降出入之路,五脏功能异常,都会导致三焦津气升降失调。由于脾胃是津气升降之轴,三焦是津气升降之路,所以升降失调常要联系二者分析病机。此外肺、肾、肝、胆病变,亦常呈为升降失常,不可忽视。

【病变性质】 所治诸证如用八纲辨证定性,有寒有热;若用气血津液辨证察其虚实,多数津气升降失调都是实证,仅有少数属于虚证,实证常居十之八九,虚证仅占十之一二。

【基本病理】《素问·六微旨大论》说:"升降出入,无器不有。"人体各个脏器都是为气血津液的升降出入进行着功能活动,反映出生命活动的基本形式。只有五脏气机升降处于相对协调与平衡状态,才能维持机体的正常生理功能。五脏功能活动的物质基础是气血津精,气血津精能够和调于五脏,洒陈于六腑,升降不失其度,运行不停其机,全凭五脏的协同合作。脏腑功能失调,津气运行即会逆乱;津气运行障碍,脏腑功能亦就失调,二者是互为因果的。所以,升降失调的一切病变,都是津气升降逆乱与脏腑功能失调的综合反应。结合脏腑功能和基础物质去分析升降失常机理,能够揭示升降失调的病变本质。

每一升降失调病变都与津气有关,一般不言津而言气机升降失调,是因百病皆生于气,津随气升,亦随气降,言气而津在其中。再者,升降不是仅指基础物质而言,也指脏腑功能活动,言气机亦可两者兼顾而不致顾此失彼。

【治法分类】 气机升降失调,归纳起来,有肺气不降,肾气不纳,心肾不交,中气陷而不升,胃气逆而不降,中焦升降失职,三焦升降失调等不同机理。针对上述病机,也就分别产生了相应的治法。肺气不降,宜宣降肺气;肾气不纳,当纳气归根;心肾不交,宜交通心肾;中气下陷,当升阳举陷;胃气不降,宜调中降逆;脾胃升降失职,宜升清降浊;三焦升降失调,当升降三焦。此外,脾胃或三焦气机不降而因痰食中阻,当涌吐痰食;气机闭结,宜温通泄闭。上述各法虽然见证不同,却都属于升降失常机理。

【配伍规律】 配伍升降失调之方,当据治病求本原则,着重消除致病原因,调理脏腑功能。许多证候明明是升降失调,而治疗时却不用调理升降药物的道理就在于此。一般说来,肺气上逆,宜用麻黄、杏仁宣降肺气;胃气上逆,宜用陈皮、半夏和降胃气;肾气不纳,宜用五味子、沉香收敛摄纳;气机下陷,宜用升麻、柴胡、葛根升阳举陷。总之,肺胃宜降,肝脾宜升,肾气宜敛,掌握五脏生理特点,用药自然准确。

【临证应用】 凡属津气升降失常病变,均可使用本法。

【注意事项】①气已升者不宜再升,已陷者不宜再降。②本法不能治疗一切升降失调病变,应当准确辨证,使用其他治法。如喘因腑气不通引起,用调胃承气汤通其腑则肺气自降,即是实例。

九、理气法

理气是针对气滞病机拟定的治疗大法。

以《素问·至真要大论》"结者散之,留者攻之,逸者行之"为其立法依据,选择行气药物为主,组合成方,用以治疗气滞不通证候的方剂,称为理气剂。本类方有散其结聚,攻其停留,行其惰逸之功,可使阻滞的卫气仍然畅通无阻,故谓之为理气法。

【致病原因】 形成气滞的原因有三：①感受风寒，上焦肺气失宣；②痰食积滞，中焦脾气失运；③七情郁结，下焦肝气失疏，三焦功能失调，卫气运行失度，于是形成气滞。

【病变部位】 形成气滞机理与肺脾肝三脏功能失调有关。气滞形成以后，证象虽可见于任何部位，但却不能离开三脏论治。肺气宣降失职已于解表、升降两法中讨论，本法限于肝脾气滞，但亦偶尔涉及肺、心、肾三脏。

【病变性质】 所治诸证都是卫气运行不利或阻滞不通的病理改变，若用八纲辨证定性，寒证居多，热证偶亦有之；若用气血津液辨证定性，实证居多，虚中夹滞偶亦有之。

【基本病理】 气滞是指运行于少阳三焦的卫气运行受阻，出现以胀、痛为特征的病理改变。卫气是由下焦生发的元气，中焦运化的谷气，上焦摄取的清气相合而成，故其摄纳和生化与肺脾肾三脏有关。气能升降出入，四布运行，却赖脾肺肝三脏的协同配合。即赖肝的升发助其上升，肺的肃降使其下行，而以脾胃为其升降之轴，三焦为其升降之路。若因风寒外感，肺失宣降；痰食积滞，脾运受阻；七情郁结，肝失疏调，卫气运行不利，津液随之亦郁，气郁津凝，阻于三焦，随其所阻部位不同，遂有各种胀痛不适见证。

先以寒凝气滞言之，《灵枢·胀论》谓："卫气之在身也，常然并脉，循分肉，行有顺逆，阴阳相随，乃得天和，……寒气逆上，真邪相攻，两气相搏，乃合为胀也。"这里指出了三点。①卫气运行不利，是产生胀满的基本病理。②由于卫气循行部位在于分肉之间，气滞作胀，自然胀在三焦分肉，但一切经隧的夹层都是三焦组成部分，气滞也可出现经隧肿胀。③引起卫气运行不利的原因，是因感受寒气，邪气与正气相搏而生胀满，即所谓"真邪相攻，两气相搏，乃合为胀。"确切地说，应是寒邪引起经隧收引，导致气运不利。

次以湿阻其气言之，湿、痰、食常为导致气滞的原因之一。因为，中焦是气机升降之轴，食积中焦，升降失常，则气机阻滞而生胀满；三焦为津气共行之道，水液失调，湿滞痰阻，阻碍气的升降出入而生胀满则临证尤为常见。《素问·阴阳应象大论》所谓"浊气在上，则生䐜胀"，殆即指此。吴鞠通所谓"三焦湿郁，升降失司，脘连腹胀，大便不爽"，就是这种病理改变。

再以肝气郁结言之，肝主身之筋膜，筋膜构成的经隧遍布全身，是通行气血津精之路，所谓肝气疏泄失调，实与经隧病理改变有关。若情志不畅而使经隧呈为紧张状态，卫气流通受阻，遂生胀满；阻滞不通，遂呈疼痛。

【理气法分类】 所谓气滞，无论见于何脏，总以胀痛为其特征。见于上焦，则胸中憋闷疼痛；见于中焦，则脘腹胀满或疼痛；见于下焦，则胁、肋、腰、骶、少腹胀痛。根据上述病变部位，应当分别采用不同方法治疗。心阳痹阻，当通阳宣痹；脾胃气滞，宜行气宽中；肝气郁结，宜调气疏肝，这些治法虽随各脏生理功能和病理特点而异，欲使气机通畅却是所要达到的共同目的。

【配伍规律】 注意消除致病原因。配伍任何方都要注意消除致病原因，调理脏腑功能，流通或补充气血津液三个方面；并要注意脏腑之间，气血津液之间关系。本类方亦不例外，除配行气药物外，每常针对引起气机阻滞原因，随证配伍温阳散寒、消积导滞、除湿祛痰、活血祛瘀之品，使病因一去，则气畅胀消。

注意调理肺脾肝三脏功能。某脏功能失调产生胀满，即以调理某脏为主。但因卫气升降出入需要三脏协同合作，治疗气滞亦就需要三脏兼顾。众多调气古方，都以治疗一脏为主，兼配他脏药物，其道理就在于此。

注意基础物质间的关系。由于营行脉中,卫行脉外,少阳三焦是津气运行共同之路,气血津三者在生理上是相互依存,在病理上是互为因果。所以气滞可以影响津血流通,津血运行不利亦可形成气滞,应当根据具体情况配入活血、行津之品,才能全面照顾。一般说来,肺失宣降多配祛痰之品;肝气郁结多配活血药物。

【临证应用】 凡属卫气运行不畅,均可使用本法。

【注意事项】 气药多温,多用伤津,中病即止。

十、活血法

活血是针对血瘀血滞拟定的治疗大法。

以《素问·至真要大论》"坚者削之,留者攻之"为其立法依据,选择活血化瘀药物为主组合而成,用治血滞血瘀引起疼痛、癥块等证之方,称为活血剂。这类方有畅旺血行、消除瘀血、化其癥积之功,属于治法中的活血法,反映了通的治疗原则。

流动于五脏六腑的气血津液,既是脏腑功能活动的产物,也是脏腑功能活动的源泉。流动的气血津液,不能稍有阻滞,所以五脏六腑宜通。其中任何一种物质运行不畅,即呈病态。本法主要针对血滞血瘀、脉络不通而设,某些方虽偶亦涉及津气阻滞,仍然是以活血为主。

【致病原因】 瘀血阻滞原因,不出三因范围。外感风寒,血液凝泣;外感温热,血变浓稠,此为外因。恼怒伤肝,气滞其血;阳气衰惫,血运无力,此为内因。跌仆损伤,血运不利;努力负重,血郁一隅,此为不内外因。其中尤以寒滞其血、气滞血瘀、跌仆损伤三种原因较为常见,其余偶亦有之。

【病变部位】 血在脉中,运行不息,环周不休,藉此以和调五脏,洒陈六腑,营养百骸。所以瘀血阻滞,自然病在血络,若以脏腑定位,应当责之于肝。血液能够正常运行于脉,须藉心气推动,肺气宣降,肾阳温煦,肝气疏调,脾气统摄,才能正常运行而不滞不溢。但血运不利,瘀血为患,却与心肝两脏关系最为密切。盖心主身之血脉,肝为藏血之脏故也。尤应责之于肝,盖心系之脉隧,亦由肝系之筋膜构成故也。

【病变性质】 此证若从寒热定性,则寒热皆有。若从血的盈虚通滞审察病性虚实,当属实证。即使因虚致瘀,也是本虚标实。《内经》针对这类病变提出"坚者削之"与"留者攻之"的治疗原则,就是有力的佐证。

【基本病理】 血贵流通,最恶瘀滞。若血行不利,由流通的生理特性变为不通的病理改变,即呈瘀血阻滞。所以血行不利,瘀滞不通,也就成为此证的基本病理。形成瘀血机理,大要有六:①寒邪相侵,血因寒凝:血贵流通,遇寒则凝。若寒邪相侵,血因寒而凝涩,脉因寒而收引,凝涩则运行不利,收引亦有碍血运,于是形成瘀血阻滞。②邪从热化,血因热结:血液自身包括营气和津液。血能正常运行于脉,有赖阴津充足,才不黏滞。故周学海谓:"夫血犹舟也,津液水也",水盛,则舟行无阻;津足,则血行无碍;无水,则舟不能行;津少,则血行受限。若热入营血,热盛伤阴,汗出耗液,营阴大伤,血变浓稠,运行不利,可致血瘀管壁。此外,外邪相侵,由寒化热,热与血结而呈局部肿痛者有之,寒邪化热而成蓄血,以致善忘或如狂者亦有之。③心气虚衰,血运无力:血液运行,全凭心气推动,肺气宣降,肾阳温煦。若心气虚衰,推动乏力;肺气虚损,宣降无权;肾气不足,动力告匮,血液运行乏力,瘀血阻滞,即呈唇口发绀、心悸、气短等证。④肝失疏泄,气滞血瘀:肝司疏泄,有调节血量之功,血量调节,有赖肝气条达,盖气为血帅,气行则血行,气滞则血滞故也。若肝气郁结,脉因气郁而收引,疏泄失其常度,血随气滞,运行不利,遂呈气滞血瘀。⑤血隧变态,影响血行:血液运行,有赖血隧约束。故《灵枢·决气》云:"壅遏营气,令无所避,是谓脉。"无论血管痉挛、狭窄、破损,都可影响血运,形成瘀血。若跌仆损伤,血络破损,局部血运障碍,即呈瘀血阻络。⑥血溢脉外,出血致瘀:血溢与血瘀本属两种相反的病理反应。但出血之证可以导致血瘀,血瘀之证又可导致出血,两者可以相互转化,互为因果。如肝阳暴张,疏泄太过,血与气并走于上,血溢脉外,阻于窍隧,形成半身不遂,即是出血转为瘀阻的佐证。上述几种病机,既常单独出现,又常错综出现,形成复杂的机理。究其形成瘀血实质,除血液本身发生病变以外,多与血隧发生病理改变有关。

多种原因可以形成瘀血,瘀血形成以后又可导致多种病变。盖所有疾病不是脏腑功能失调,就是脏腑功能衰退;不是气血津液阻滞,就是气血津液亏损。血为基础物质之一,血络又无处不有,所以瘀血为患者甚多,证象也就每随阻滞部位不同而异。一般瘀血患者,舌质多呈紫黯颜色,面色亦多晦黯,或现红丝赤缕,干血痨则呈肌肤甲错,扪之粗糙。妇女月经不调、痛经、经闭以及产后胞衣不下、恶露不尽等证,只要兼见腹痛、拒按、血下有块,检查小腹及其两侧确有包块,均属瘀血为患。由瘀血所致的头痛、身痛、腰痛,以及胁、肋、胸、腹种种痛证,临床尤属常见。此类痛证,除一部分有舌质紫黯及跌仆损伤的病史可为诊断证据外,多有病史长,疼痛部位固定,呈刺痛,有肿块等特征。

【活血法分类】 祛瘀诸方,常据不同致病机理组合而成,从而体现各种不同的祛瘀法则。气滞血瘀者,宜调气活血;血瘀津阻者,宜活血调津;瘀阻因寒者,宜温经祛瘀;血瘀属热者,宜泻热逐瘀;跌仆损伤者,宜活血理损;血瘀成癥者,宜消癥化积;正虚邪实者,宜补虚祛瘀;瘀血阻滞、血不循经者,宜活血止血。八法虽然同属瘀血为患,同属祛瘀之法,配伍却有不同。将调气活血、活血行津二法冠于本法之首,意使学者明瞭气血津三种基础物质均宜流通,一种物质受阻,其余亦常受其影响。几乎所有治法均有二法掺杂其间,即是这个道理。

【配伍规律】 不同的治法,展示了不同的配伍特点。将活血分成八法探讨,也就说明活血之方,常见八种不同配伍形式。以调气活血法为例,它是以一组活血药物为主,再加一组疏畅气机药物而成。掌握八种基本配伍形式,就能应付复杂的病变。

【临证应用】 瘀血阻滞引起的疾病很多,除疼痛、包块、月经不调、痛经、经闭、跌打损伤等证可用本类方剂以外,也可用于下述一些见证。如窍隧不通疾患:每随所阻部位不同而证象亦异。阻于耳窍则耳聋;阻于眼底,影响视力则目盲;阻于鼻窍则不闻香臭;头部皮下局部血络瘀阻,则呈圆形脱发;他如心悸、健忘、失眠、噩梦、妇人不孕、色素沉着、低热不退、急躁易怒等证,亦有因瘀而致者。这些证象均无疼痛和包块,容易被人忽视。

前人在使用活血方时,多要用酒,有的用水、酒合煎,有的用药末与酒和服,有的用酒泡服。分析其用酒目的,在于加速血液运行,使药力易于达到病所,增强祛瘀效力,这种用药方法,值得注意。

【注意事项】 孕妇慎用,用之恐有堕胎之虞;出血疾病,审其确系瘀血阻滞,血不循经,才能使用,否则不可妄投。

十一、止血法

止血是针对各类出血证候拟定的治疗大法。

以《素问·阴阳应象大论》"其慓悍者,按而收之;血实宜决之"为其立法依据,选用消除出血原因之品与止血药物组合成方,能治吐血、衄血、咳血、便血、溺血、崩漏、汗血、发斑等证的方剂,称为止血剂。这类方体现了血溢宜止的止血大法。血瘀是血行受阻,治宜疏通;血溢是血液妄行,治宜止塞。通与塞是针对气、血、津、液施治的总则,本类方立足于止,又体现了塞的治疗原则。

【致病原因】 血行脉中,环周不息。一旦外受六淫侵袭,内为七情所动,血不宁谧,溢于脉外,从窍而出,即呈吐、衄、便、溺、崩、汗血诸证;郁于体表,不得宣泄,即呈发斑。如系跌仆损伤脉络,血溢脉外,则属不内外因范畴。

【病变部位】 古人根据出血部位而有吐、衄、便、尿诸名,究其病变本质,都与脉络破损和漏泄有关,所以病在脉络。心主脉,肝藏血,虽然五大系统都有出血见证,却应责之于心、肝。由于心主之脉亦属肝的筋膜组成,故凡血热妄行、疏泄失调、脉络破损的失血,都应着重从肝论治。其次,血行脉中,有赖阳气统摄。阳气生发于肾,取资于脾。如果阳虚血无统,气虚血无所摄,血不循行常道,亦会出血。这类虚寒证候,当从脾肾论治。

【病变性质】 各部出血都有寒热虚实之分。脾肾阳虚,血失所统,属寒;心肝有热,迫血妄行,属热;元气虚损,不能摄血,属虚;血络瘀阻,血不循经,属实。此外寒热错杂者有之,虚实兼见者有之。

【基本病理】 引起出血病机,大要有六。①营血热盛,迫血妄行:气属阳,血属阴,阴盛则阳病,阳盛则阴病。阳邪内侵营阴,血为热迫,溢于脉外,遂呈出血。所谓"天暑地热则经水沸溢",殆即指此机理。②肝不藏血,疏泄失调:肝司血量调节。郁怒伤肝,疏泄失常,可致血溢脉外。③瘀血阻络,血不循经:脉为血隧,贵在通调,一有所阻,影响血的环流,可呈血不循经。④跌仆损伤,血络破损:此为外伤血络,不属五脏病理改变。⑤元气虚损,气不摄血:血须脉外的卫气约束,才不渗出脉外。裹血的元气有亏,血溢脉外,即呈气不摄血机理。⑥阳气不足,不能统血:此与气不摄血同出一源,仅多一组寒象。以上六种病机,前四种应责之于肝、心,后两种应归咎于脾、肾。若再究其病变本质,则与气、血、脉的病理改变有关,气血属于流动基础物质,血络属于固定组织结构,三者可以成为单一的出血机理,更多是综合的病理改变。根据脉外之气,脉内之血,行血之脉分析病机,是医者应该掌握的知识。

血是体内宝贵物质。若不迅速止血,将会造成严重后果。前人针对失血提出了塞流、澄源两大治疗原则。塞流,系指选用止血药物,制止继续出血。澄源,系指在止血时要注意分析出血原因,着眼于澄本清源,消除出血原因。塞流是治标,澄源是治本。一般止血之方,每多两法同用,单纯用止血药的方剂较少。若只用止血药而不注意消除出血原因,很难收到止血效果。只有双管齐下,标本并图,才能相辅相成,相得益彰。其中治本尤为重要,古今许多方剂不用止血药而能收到良好效果,证明针对出血机理治疗才是治病良法。

【止血法分类】 前已言之,引起出血的主要病机有六,针对病机施治,也就产生了不同的止血法。血为热迫而妄行,宜清热凉血,热清则血自宁;阴虚阳亢而失血,宜滋阴止血,阴能济阳则血可止;疏泄失常而失血,宜收敛固涩,疏泄正常则血自止;瘀血阻络而血横流,宜活血祛瘀,瘀去络通则血循故道(参阅活血法);气不摄血而失血,宜益气摄血,气能固护则血不漏泄;阳虚不能统血而失血,宜温阳止血,脾肾阳旺则统摄有权。上述几种病机,以血热妄行为多见,所以清热止血法最为常用。但几种病机又常错综并见,应根据证情,或清热与益气共用,或止血与活血同施,或收敛与他法配合。

【配伍规律】 配伍本类方剂,常用清、温、补、止、涩五类药物。前三类是消除病因药,是治本;后两类是促使血凝,固涩脉管药,是治标。纯从消除病因达到止血之方多已归入其他治法,本章所收,多数是标本并图的结构。热迫血而妄行者,以清热为主,配伍止血固涩药物;阳虚不能统血者,以温阳药为主,配伍止血、固涩药物;气不摄血者,以益气药为主,配伍止血、固涩药物。此外,亦有单用止血、固涩药物组成者。在配伍本类方时还应注意以下几点。①就部位而论,五脏都可出血,某脏出血即应配伍相应药物治疗兼证。以肺出血为例,多兼咳嗽有痰,在止血同时,即应兼配止咳祛痰之品。②血随气而升降,逆而上出者是升多于降,陷而下泄者是降多于升。故上部出血当用降泄之品引血下行;下部出血当用升提之品升其清气。③止血之方多配活血药物。这种配伍形式,粗看似乎形同冰炭,其实古人制方多宗止不留瘀立法,可以避免血止以后瘀血又停弊病。但应严格控制活血药量,不能喧宾夺主,免生欲止不能,甚至狂溢之变。④失血之证,必然损耗阴血,当辅以补血滋阴之品,补充受损营阴。也可在血止以后再予调补,这一方法,谓之复旧。

【临证应用】 治疗出血,必先分析出血机理,审证选方。尤宜辨别寒热虚实,否则动手便错。《张氏医通》谓:"色之鲜紫浓厚,则为火盛;色之晦淡无光,即为阳衰。"从血色与血质分辨寒热,是张氏的宝贵经验,若再四诊合参,将会更为准确。是以辨别寒热应以以下几点为其依据。①血色:血热沸腾,溢于脉外,未惶凝结即从窍出,色多鲜红;若系虚寒,血由脉内缓慢渗出,停留时间较久,色多晦黯不鲜。②血量:血为热迫,如波涛涌沸而势不可遏,其量较多;若系虚寒出血,其量较少。③血势:血为热迫,不能自止,其来势甚急,崩泄如注;若系虚寒,血从脉内渗出,来势缓慢。④兼证:血热常兼发热,舌红,苔黄,脉数有力;若系虚寒出血,多呈舌淡、苔白、脉弱。

【注意事项】 本章所选之方,并非所有出血证候都能获效。有些出血应从其他章内选方。如系癥积、肺痨,或西医诊断为白血病的出血,则无效。换言之,只适宜于功能性病变,器质性病变则鲜有效果。

十二、祛湿法

祛湿是针对水湿壅滞拟定的治疗大法。

以《素问·至真要大论》"湿淫于内,治以苦热,佐以酸淡,以苦燥之,以淡泄之"为其立法依据,选用祛风、燥湿、芳化、淡渗药物为主,组合成方,用以调理功能,通调津液,祛除水湿。这类方可使滞留于表里的水湿从毛窍外出,二便下行,故统称祛湿剂。其所体现的治法,正是祛湿法。

水湿停滞属于津液病变,欲知津液何以凝结成为水湿,当先熟悉水液运行排泄的正常生理,才能知常达变。津液运行排泄,有赖五脏协同配合。即赖肺气宣降,脾气运化,肾阳气化,心阳温煦,肝气疏调。水液从口摄取以后,下注胃肠,须经肠道吸收才能转输于他脏,肠道这一功能,称为脾主运化水湿。水液得胃肠运输,上行归肺,经过肺气宣发,将水津敷布于体表以润泽皮毛;并由肺气肃降,而使水津从三焦下行归肾。由于肺有宣降水津作用,故称肺为水之上源。水液到达下焦,须藉少阴阳气将水津蒸化为气,才能随三焦卫气升降出入,四布运行,濡润脏腑形骸,协调气血;并将废水下输膀胱,泄于体外。由于肾对水液输泄起着关键作用,故称肾为主水之脏。综上可知,水液输泄需要五脏协调配合。其中,肺、脾、肾三脏对于水液输泄尤关紧要,故《素问·经脉别论》说:"饮入于胃,游溢精气,上输于脾,脾气散精,上归于肺,通调水道,下输膀胱,水精四布,五经并行,合于四时五脏阴阳,揆度以为常也。"通调水道一语除指肺卫宣降作用以外,也包涵肝系疏调作用在内。水气运行,须以少阳三焦为其通路。三焦包括膜原和腠理两个部分。膜原遍布全身,是联系脏腑形骸的组织;膜原内外间隙即是腠理,是津液升降出入的通道。故《素问·灵兰秘典论》说:"三焦者,决渎之官,水道出焉。"

【致病原因】 水湿为患,有内外两因。外因常因居处卑湿,或淋雨涉水,或汗出当风,或气候多雨,空气潮湿,致使患者不能正常排泄汗液,湿滞体表而成痹痛。内因常由多种原因,导致脏腑功能失常,水液运行障碍所致。由于水分要占人体重量十之六七,津液流通受阻,即可变生痰、饮、水、湿,所以脏腑功能失调,是形成水湿为患的根本原因。

【病变部位】 水液代谢虽与五脏有关,却以肺、脾、肾三大系统为其病变中心。一般说来,外邪相侵,常常引起肺气宣降失常,津凝不布;但由少阳三焦内归胃肠而呈中焦湿滞,升降失常;或由尿道内侵肾脏而呈肾系病变者亦为常见。内伤生冷,多脾胃运化失常;阳气虚衰,气化不及,则以肾为病变中心,临证之际,应当首先定位,施治才有重点,即使三焦同病,亦应有所侧重。

【病变性质】 凡因五脏功能障碍引起津液流通受阻,若按八纲辨证,都属实证范畴;即使是由功能衰弱导致津液壅滞,亦非单纯属虚,也是本虚标实。若按气血津液辨证,则属不通机理。明确病变性质,施治自然胸有成竹。

【基本病理】 无论内伤外感,其基本病理均属津液凝结,运行不利。推求导致津液凝结、运行不利之机,则应归咎于肺气宣降失常,脾胃运化失职,肾的气化不及,肝的疏泄失调。有时是一脏为病,有时是两脏以上同病,影响少阳三焦水津升降出入受阻,呈为病态。由于少阳三焦外通肌表,内联脏腑,表里上下,无处不有,五脏六腑,无处不通,所以任何一脏功能失调引起的水湿壅滞,均可随三焦水道壅于全身内外任何部位,出现不同证象。领会少阳三焦是通联表里的组织,对于异病同治之理,也就不会茫然若失了。

《素问·汤液醪醴论》的"去宛陈莝,开鬼门,洁净府,"为治疗水湿提出了发汗、利尿、逐水三大治法。三法根据水停部位为水湿寻求出路,有因势利导,就近祛邪之功。水停肌表,可用开泄腠理药物,令水从毛窍外出;水停下体,可用渗利药物,令水从前阴下行;水停胸腹,可用峻泻逐水之品,令水从肠道而泄。继后,《金匮要略》又提出了"诸有水者,腰以下肿,当利小便;腰以上肿,当发汗乃愈。"历代医家遵循轩、岐、仲景古训,发汗、利水遂为治水两大法门,有时两法同用,效果更佳。治湿多以调理功能为主,兼渗其湿。调理功能,在于杜绝水湿停积;利水渗湿,在于祛其已停水湿。上焦之湿,治宜辛开、苦降,复肺气宣降之权;中焦之湿,治宜燥湿、芳化,复脾胃运化之旧,下焦之湿,治宜温化、淡渗,复肾命气化之常。总之水湿阻滞,贵在通调,通是治疗总则。

【祛湿法分类】 水湿停滞,因其病位、病性不同,反映了不同的病机;针对病机施治,也就产生了不同的治法。外感风湿,湿滞体表,当除湿宣痹,逐邪出表;病在上焦,肺失宣降,当开源导流,宣通水道;病在中焦,寒湿困脾,当运脾除湿,振奋中阳;湿热郁结,阻于三焦,宜清热除湿,分消其势;脾运不健,水邪泛滥,宜实脾利水,补泻同施;病在下焦,肾虚水泛,当温阳利水,恢复气化之常,利其已停之水;外邪相侵,湿热成淋,当泻火通淋,消除致病之因,通调下焦水道;水停三焦,胸腹积水,本虚标实,宜峻泻逐水,先攻其实,再善其后。上述八法,隶属治疗原则与治疗大法之下,是治法中的第三层次。

【配伍规律】 前已言之,不同的病变当用不同的治法,每一治法都体现一种配方法度。

本法根据不同病机分为八法,也就展示了八种配伍模式。概括地讲,治肺宜以辛开、苦降为主,治脾宜以燥湿、芳化为主,治肾宜以温化、渗利为主。由于少阳三焦是津气共同运行之道,津凝成为水湿,必然影响气的运行出入,所以本类方多配宣肺、醒脾、疏肝药物,即所谓气行则水行,气化则湿化之意。由于水湿停滞与肝的疏调有关,所以有些古方又用柔肝缓急之品,调理肝的疏泄,但湿热则不宜使用甘药,以防壅中。

【临证应用】 本法常用于水津停滞的水湿为患,痰饮偶亦用之。

【注意事项】 本类方以祛湿为其目的,是为津凝而设,若系阴伤,不宜投此。若系阴虚夹湿,则宜滋阴与利湿同施,体现矛盾对立的统一而不能单独利湿。

十三、祛痰法

祛痰法是针对液聚为痰拟定的治疗大法。

以《素问·至真要大论》"客者除之"为其立法依据,选用祛痰药物为主,组合成方,用以治疗痰饮为患的方剂,称为祛痰剂。这类方有祛痰于外,化痰于内,恢复功能,流通津液,杜绝痰饮再结之功,原属八法中的消法。

稠浊者为痰,清稀者为饮,本章所集,包括部分治疗水饮的方剂,相互合参,有助于明白痰饮同源的道理。

【致病原因】 痰饮是由水液凝结而成。无论内伤外感,只要影响水液失调,都可停蓄成为痰饮。

【病变部位】 痰由津液浓缩而成,自与水液运行障碍有关。水液运行虽与五脏相涉,却与肺脾肾三脏的关系较为密切。三脏中的任何一脏功能失调,津液均可凝结成为痰饮。尤应责之于脾,因为脾不输津,液聚成痰最为多见。大抵外感六淫,多以肺脾为其病变中心;功能不足,多以脾肾为其病变中心。

【病变性质】 痰由液聚,从津液盈虚辨证,属于实证;若因功能亏损导致液结为痰,则属虚中夹滞。外感六淫而致,多实;内伤积渐而成,多本虚标实。

【基本病理】 肾主水液,脾主输津,肺主布津。痰饮是由津液变生,自以三脏为其病变中心。无论何种原因引起三脏功能失调,均可导致津液运行不利,变生痰饮。由于少阳三焦是津气共行通道,津凝成痰,势必影响气的流通,所以气郁津凝也就成为本类方证的基本病理。三焦内联五脏六腑,外通四肢百骸,水津凝聚为痰,可以停于全身任何部位,随其不同部位,也就反映不同证象;影响膜络,又必呈为紧张或松弛的病理改变。所以一切证象都是津气壅滞影响组织结构的综合反映。所谓凌于心,则悸;犯于肺,则咳;上阻清窍,则目眩耳鸣;蒙蔽机窍,则神志不清;流注前阴,则为带下;内归肠胃,则为呕泻;结于胸胁,则为悬饮;外滞体表,则为酸软重痛,痰核瘰疬等等,都是上述病理的外在表现。其病理程序是:外感、内伤→脏腑功能失调→津液流通受阻→变生痰饮→从少阳三焦随气流行,侵犯五脏,阻滞经隧→影响经隧紧张、挛急、松弛→呈为各种证象。

【祛痰法分类】 由于痰饮的见证不一,治法也就随之而异。脾失健运,湿聚成痰,宜燥湿化痰;脾肾阳虚,寒饮内停,或肺寒停饮,宜温化寒痰;三焦热郁,灼津为痰,宜清热化痰;阴虚火炎,炼液为痰,宜润燥化痰;外邪袭肺,肺失宣降,液聚为痰,宜宣肺化痰;痰滞腠理,干及膜原,呈为风象,宜息风化痰;痰阻清窍,神志异常,宜涤痰开窍;痰气交阻,痞闷胀痛,宜理气化痰;因虚生痰,本虚标实,宜益气化痰。上述九法,或依病变性质不同,津气偏胜而分,或因主治异趣,治法也就有别,从而展示了九类基本配伍形式,掌握各法特点,将会加深依法制方理解。

【配伍规律】　本类方除燥痰选药比较特殊以外,众多治痰之方,均以燥湿、芳化、淡渗三类药物为其基础,并随其寒热虚实,表里上下,兼气兼血,配伍其他药物而成。盖脾为生痰之源,燥湿芳化可以醒脾化湿,恢复脾运。脾运健则湿无由积,湿不生痰则诸证可愈。所以治痰与治湿并无二致,仅仅选药略有不同。

《朱氏集验方》云:"人之气道贵乎顺,顺则津液流通,决无痰饮为患。"庞安常又说:"人身无倒上之痰,天下无逆流之水,故治痰者不治痰而治气,气顺则一身之津液亦随之而顺矣。"由于痰的生成每由气滞其津,津凝成痰以后又每随三焦气道升降,尤多上犯心、肺、巅顶,故本法多配陈皮、枳实等降气药物,使其痰随气降。

《诸病源候论》说:"痰饮者,由脉气闭塞,津液不通,水饮气停在胸府,结而成痰。"指出气血闭塞是津凝成痰的原因。在祛痰方中配伍疏畅气机药物已为众所周知,配伍活血药物则为一般医家忽略。须知气血津之间在生理上是相互依存、相互协调,在病理上是相互影响、互为因果的。祛除痰饮方中适当配伍活血药,可以恢复功能,提高疗效。这种结构早于仲景方中见之,后世所制苏子降气汤亦是一例。

【临证应用】　使用本法应该辨明病位在于何部,病性属寒属热,据以施治。某些祛痰方可以治湿,某些治湿方亦可祛痰。盖痰与湿异名同类,组方法度亦基本相同,自可相互通用。若与祛湿法合参,能对水液为病加深理解。

【注意事项】　①阴虚火旺,忌用温燥;湿浊停聚,忌用滋润。②治痰虽以内消为主,亦宜因势利导,让痰排出体外。故咳嗽痰多者,慎用敛肺之品,以防痰气愈壅,变生喘胀。③逐痰的方法(如控涎丹)作用猛峻,中病即止,不可过量。

十四、消癥法

消癥化结是针对各类癥结拟定的治疗大法。

以《素问·至真要大论》"坚者削之,客者除之"为其立法依据,选用行气、活血、除湿、祛痰、软坚、散结药物组合而成,用以治疗肿瘤、结石之方,称为消癥剂。这类方能使肿块渐消,结石化除,故谓之为消癥法。

【致病原因】　癥结的形成与气血津液流通受阻或成分改变有关,影响气血津液运行和变性的原因,也即形成癥结的主因,归纳起来,约有以下几种:①外感六淫,引起气血津液流通受阻。②内伤七情,功能失调,气血津液运行不利。③感受某种特异病邪,引起气血津液阻滞。④胆液、尿液成分改变,形成结石。此外,尚有一些癥结的原因至今不明。

【病变部位】　流动的基础物质阻滞导致经隧和其组织结构变形,是症结形成的基本病理。气血津液的输泄与五脏都有关系,很难定位。经隧和其组织结构因是肝系筋膜构成,可以确定属于肝系病变。再就气血津液流通受阻来看,也与肝有密切关系。诸如血瘀成癥,胆液凝结成石,都是肝的病变。由此看来,症结虽无一定部位,却应责之于肝,尿路结石,应责之于肾。

【病变性质】　症结有形可征,病性属实;时日一久,由实转虚,即成正虚邪实。津血凝结成块,寒证较为常见,胆液、尿液凝结成石,热证较为常见,故以寒热定性,则寒热皆有。

【基本病理】　《素问·调经论》谓:"五脏之道,皆出于经隧,以行血气,血气不和,百病乃

113

变化而生,是故守经隧焉。"五脏是由大小管道构成的网络系统,这些管道,古人称为经隧,是气血津液精五类基础物质运行出入的通道。绝大多数疾病都是内外因素引起脏腑功能失调,气血津液出现郁结、亏损、外泄,经隧出现挛急、松弛、破损、变形的病理改变,仅有程度轻重及范围广狭不同(寄生虫病及皮肤病则不在此例)。症结是因内外因素引起血津液壅于某一局部,长期不得消散,导致经隧变形,组织变态,少阳三焦通路受阻,新陈代谢功能失常的病理改变。其病变程序大致是:致病因素→气血津液壅阻→经隧、组织变形→症结。形成结石的机理则与津液成分改变有关。

气有质无形,不能成癥,通常所见癥结,都是血、津、液三种基础物质凝结而成。但因气为血帅,津随气行,津血凝结成癥,气运也就受到阻碍。所以气虽不能单独成癥,多数癥结却又都兼气滞,部分癥结实即气滞、血瘀、痰结的综合病变。

【消癥法分类】 癥结属于不通病变,应当疏之使通。由于血、津、液三种基础物质壅阻都有可能成为癥结,针对不同病机,大体可以分成下述四种不同治法。血瘀为主者,宜化瘀消癥;痰结为主者,宜化痰散结;胆液凝结成石者,宜利胆排石;尿液凝结成石者,宜化石通淋。

【配伍规律】 消癥化结之方,常由行气、活血、化痰、软坚、散结五类药物组成,由于病机不同,治法有别,方的结构也就随之而变。上述五类药物不是每方必用,也非每方必须等同视之,应据病情确定主次。血瘀成癥者,以活血化瘀、软坚散结为主,调气、行津为辅;痰结成块者,以化痰、软坚、散结为主,行气活血为辅;液结成石者,化石较为困难,排石才是可行之策。由于方随法立,所以上述治则也就反映了这类方的组方规律,某些方虽配清热、温阳、补虚药物,是据病性寒热虚损不同,随证而施,并非拔病之药,不可不知。

【临证应用】 此法用于津液凝结成石的症结疗效最好,其余症结疗效欠佳。

【注意事项】 使用此法应该注意几点:①症结属于难治的疾病,在传染病已经得到控制的现代,加强症结的基础理论和临床研究具有现实意义。将消癥一法单独讨论,其意即在对其病机治法进行探讨。但是必须说明所选之方未必皆效,仅供试用。②症结属于器质性病变,即使药证相对,见效也很缓慢,不能操之过急,唯宜缓缓图之。③宜作丸剂,利于久服。

十五、固涩法

固涩是针对气血津精滑脱失禁拟定的治法。

以《素问·至真要大论》"散者收之"为其立法依据,选用收敛固涩药物为主,或以补益精气为主,收敛固涩为辅,组合成方,用以治疗脏腑调摄功能衰退,窍隧松弛,气血津精滑脱失禁之方,称为固涩剂。这类方以自汗、久咳、久泻、遗精滑泄、小便失禁、失血、带下为其主症,有固表、敛汗、止咳、止泻、涩精、止遗、止血、止带等作用,属于十剂"涩可固脱"范围,称为固涩法。

【致病原因】 本类方所治证候涉及范围较广,形成原因也就不一。多因发汗过多,表卫不固;久咳不止,肺气失敛;久泻伤脾,肠滑失禁;年老体衰,气化不及;勤于房事,精关不固;胎产过多,冲任虚损,以致功能衰弱,窍隧松弛,气血津精失去制约,漏泄于外,成为太通病理改变。

【病变部位】 上述证象是肺脾肾三系基础物质外泄之病理改变,若欲再究外泄之理,又与流通基础物质之窍隧松弛有关。五脏经隧均由肝主之膜构成,无论证象见于何部,都应联系肝经,所以此类证候以肝肺同病,肝脾同病,肝肾同病为主。

【病变性质】 所治证候多是功能衰退和基础物质外泄病变,故用八纲辨证定性,多属寒证,用气血津液辨证,病性属虚。

【基本病理】 气血津精是五脏功能活动物质基础,其生化输泄又赖五脏协同合作,不断地为机体消耗,又不断地生化补充,盈虚消长,循环不息,升降出入,不失其度,才是正常状态。如果某脏功能衰退,窍隧松弛,气血津精失去制约,遂呈滑脱失禁;气血津精外泄又必导致精气亏损。所以,功能衰退,窍隧松弛,精气亏损,是这类病证基本病理。这一病理与行气、活血、除湿、祛痰诸法所治基本病理恰好相反,彼属基础物质流通受阻,疏泄不及;此属基础物质滑脱失禁,疏泄太过,两者合参才可加深太过与不及都是病态的理解。

【固涩法分类】 滑脱失禁之证,是因功能衰退导致气血津精从窍隧外泄,再因气血津精外泄导致基础物质虚损。随其部位不同而有肺虚久咳,表虚自汗,中虚久泻,肾虚失约,冲任虚损,精关不固等不同见证。随其所治不同也就产生了以扶正为主的实卫固表,敛肺止咳,温中固涩,补肾固堤,收敛止带,收敛止血,补肾涩精诸法。

【配伍规律】 本类方反映了调理功能,补益精气,固涩窍隧三者同用的配伍形式。使失调功能恢复,耗损精气补充,松弛窍隧正常,是本类方所要达到的治疗目的。

津血有赖气为固护,才能循行常道,气虚固摄无权,则津血外泄。故本类方多配补气之品。肾为藏精、主水之脏,遗泄、崩漏、带下、失禁多因下元亏损,气化不及,所以多配补肾填精与温阳化气之品。经隧松弛是引起脱滑失禁的基本病理,自然应该配伍固涩药物促使经隧恢复常态。综上,补涩并举是这类方的基本结构。

具体言之,久咳肺虚者,宜补肺、宣肺、敛肺并举,补中寓宣,宣中寓敛,始合肺司开合之机;表虚自汗者,宜益气实卫与敛汗潜阳同施,这是肺司卫分开合,肝司营分开合的缘故;中焦虚寒、肠滑失禁者,宜温中健脾与涩肠止泻同用;肾虚失约、小便失禁者,宜温阳化气与补肾缩便兼顾;精关不固、遗精滑泄者,宜补肾与涩精同用;冲任不固、带下崩漏者,宜补肾固冲与固涩止带、收敛止血并举。

【临证应用】 上述诸证因营卫不和而自汗者有之;湿热下趋而下利、带下、尿频者有之;血热而崩者有之;湿浊下注,扰其精室而遗泄者亦有之,宜与本证鉴别。此证属虚,何以致虚? 是久治不愈使然。以久治不愈为据,参以色脉和兼夹证象,可说不难掌握。

【注意事项】 固涩本为久病不愈而设。对于热病汗多、湿热下利、火动遗泄、湿热带下等证,应以消除病因为主,不可乱投固涩,误用有闭门留寇之患。故景岳谆谆告诫:“虚者可固,实者不可固;久者可固,暴者不可固。当固不固,则沧海亦将竭;不当固而固,则闭门而延寇也。”

气血津精有三种病变,即不通、太通、亏损。亏损宜补,不通宜通,太通宜涩。本法与通、补二法三分鼎立,学者留意。

十六、解痉法

解痉是针对经隧挛急拟定的治疗大法。

以《素问·至真要大论》“急者缓之”及《素问·脏气法时论》“肝苦急,急食甘以缓之”为其立法依据,选用长于解痉的药物为主组合成方,即可体现解痉大法。这类方有缓解五脏经隧以及体表筋脉挛急之功,是治疗组织结构发生病理改变的唯一治法。固涩法是治疗经隧松弛的唯一治法,两两相对,成为完整的治法体系。

《素问·调经论》说:"五脏之道,皆出于经隧,以行血气,血气不和,百病乃变化而生,是故守经隧焉。"五脏是由大小不同管道构成的五大网络系统,这些管道,古人称为经隧,是流通气血津液精五种基础物质通道。躯体是由皮肉脉筋骨组成,分别归属五脏。肝主身之筋膜,心主身之血脉,但运行心血脉管也是筋膜组成部分,也应隶属肝系。总而言之,全身内外的经隧、筋脉都是肝系筋膜构成。多数疾病都是气血津液与组织结构同时出现病态。只重视气血津液的盈虚通滞,不重视组织结构的病理改变,显然不够全面。以往方书将治疗体表筋脉痉挛之方归纳成为治风剂,是从病因角度分类。删去治风代以解痉,遂由病因分类变成针对组织结构分类了。改成解痉一法以后,有利于揭示病变本质,扩大了使用范围,并使治法趋于完善。综观各种治疗大法,都突出了某一方面的主要作用。如消除病因的有消导、驱虫等法;针对病位的有解表、泻下、和解等法;针对病性的除清热与温里二法以外,尚有根据气血津液的盈虚通滞和升降出入拟定的升降、理气、活血、止血、祛湿、祛痰、固涩、滋阴、补益诸法。《素问·至真要大论》虽然早就针对组织结构的弛张病变提出了"急者缓之"的治则,前人虽然已创制了众多具有解痉作用的方剂,却至今没有针对组织结构施治的大法。以解痉法取代治风法,可以弥补治法的不足,使其成为完整的治法体系。与固涩法对应,一治经隧松弛,一治经脉紧张,使珠联璧合。

【致病原因】 引起筋脉及经隧挛急不外三因。风性劲急,寒主收引,热灼津伤,筋脉失濡,都是外因;气郁而急,血虚而挛,水不涵木,都是内因;外伤致痉,则属不内外因。

【病变部位】 筋脉和经隧都由筋膜构成,按五体所属予以归类,应当归属肝系。由于经隧是联络五脏六腑的一种组织,病本虽属肝系,证象则可见于任何一脏。

【病变性质】 此类疾病有寒证亦有热证,有虚证也有实证。因津血亏损导致挛急者属虚,因其他原因引起挛急者属实,其中不少属于本虚标实,必须细为辨别。

【基本病理】 经隧与筋脉,常见以下三种基本病理:①风寒外袭,经隧受寒,收引而呈挛急。如体表筋脉挛急的头项强痛,口眼㖞斜,手足转筋;五脏经隧挛急的喘咳、头身掣痛、胁痛、腹痛、小便不利、痛经、遗精等等,都有因寒而致之证,这一基本病理见于体表和体内经隧挛急。②阴津亏损,经脉失濡,多见于体表筋脉挛急,五脏之经隧挛急则偶亦有之。③阴阳两虚,脉失温养,多见于五脏经隧挛急,体表筋脉挛急,偶亦有之。

【解痉法分类】 筋脉与经隧均由肝系筋膜组成,因其一在体表,一在五脏,所以治法略有不同。体表筋脉挛急,常见的有外风致痉,肝风内动两型,从而也就产生了祛风止痉与平肝息风两法。五脏经隧挛急,每因气血津液病变引起,常以消除病因,调理脏腑功能,通调气血津液为主,解痉居于辅助地位。正因解痉居于从属地位,才令医者熟视无睹,似乎此法并不存在;正因解痉居于从属地位,众多具有解痉作用的古方,才被纳入其他治法之中。如今列入柔肝缓急一法,阐明治疗经隧挛急的选药组方原则,目的在于引起学者重视,不要忘记中医还有解痉一法。

【配伍规律】 治疗体表筋脉痉挛抽搐,多用息风解痉之品。外风致痉,多选温性祛风药组成祛风解痉法;热盛生风,则以清热解毒为主,解痉仅居其次;热病后期,阴虚风动,多以滋阴为主,从本治疗。五脏经隧挛急,则以柔肝药和甘味药物为主,体现肝苦急,急食甘以缓之的治则。

【临证应用】 筋脉挛急，随其病因不同而证象各异。真中风以骤感寒邪而呈头项强痛，或半身不遂，口眼㖞斜为其特征；肝风内动虽然也以半身不遂为其主症，当有高血压史等以资鉴别；破伤风以外伤以后，继见牙关紧急，身体强直为其辨证依据；热盛生风因有高热与抽搐同时出现而与其他风证不同；阴虚风动则以热病后期，阴津耗损证象与手足拘急并见为其辨证要点，各有各的特征，必须细为辨别。

【注意事项】 筋脉挛急的风证，有内风与外风之别。外风宜祛，内风宜息，二者不能混淆。外风而用息风之品，如雪上加霜，冰伏不解；内风而用祛风药物，犹如火上浇油，益张其焰。治疗五脏经隧挛急，应该考虑消除病因，从本治疗，单纯解痉，疗效欠佳。

第五节　治法与方剂的关系

使用复方治病，应据病情分析病机，根据病机确定治法，在治法的指导下组成符合病情需要的方剂。所以，研究治法与方剂的关系显然是必要的。

治法与方剂之间有四层关系，即依法立方、依法用方、依法释方、依法类方。这些关系分别见于临证治疗，理论研究，编写方书各个方面。

一、依法立方

依法立方，是指辨证论治时法与方的依存关系。方由药物组成，但它不是随意拼凑而成的，而是以治法为依据，选择适宜的药物组合而成，此即人们常说的依法立方。法是制方的理论依据，方是治法的具体体现。换言之，方是法的形体，法是方的神髓，有法无方，法就成为不可捉摸的东西，通过方来反映治法，治法才能成为有形可征的实体；方以法为依据，依法立方，才是符合法度之方。所以，方即是法，法即是方，二者不可分割。

二、依法用方

依法用方，是指辨证论治时法与方的从属关系。依法立方要有坚实的理论基础和实践经验，才能名实相符，否则将会变成头痛医头的庸医。若能做到依法用方，已是中工水平。现存古方都是前人从实践中来，经历代医家验证确有疗效。如能依法选方，借鉴古人，将比自己仓促组合的方剂要好。中医教育要开设方剂学课的目的也在于此。例如，大承气汤体现苦寒泻下法则，是治热结便秘的有效名方。临证之际，只要诊断为热结便秘，即可依法选用而无需苦为思索。

三、依法释方

依法释方，是指分析方义时法与方的相互关系。方义分析，切忌以药释方，应该贯穿理法方药四个环节。首先分析所治证候的机理，确定病机，针对病机确定治法，然后再依法释方，说明方中药物作用。古方是由历代医家根据理法组合而成，只有联系理法释方，才与制方原旨相符；只有联系理法释方，才能解释一切古方；只有联系理法释方，才能使学者明白制方道理。故依法释方与以药释方有所不同。试以调气疏肝的四逆散为例，仲景用治"少阴病，四逆，其人或咳，或悸，或小便不利，或腹中痛，或泄利下重者。"所举或然五证，每证反映一脏的病变，说明此方可治肝气郁结引起筋膜失去和柔，影响气血津液失调出现的五脏病变。如果单从药物功效和君臣佐使去分析方义,除腹痛一证易使学者理解外,其余诸证将会莫名其妙。所以,只有依法释方才能使学者掌握古方神髓,洞悉制方奥旨;也只有使学者知道某方体现某法,才能依法选方。

四、依法类方

依法类方,是指编写方书时法与方的相互关系。依法类方有两个优点:一是可以揭示制方原理,总结配伍规律,使方剂学的基础理论得到深化。二是见其法而知其用途,便于临证检索。此书就是以法统方的模式。

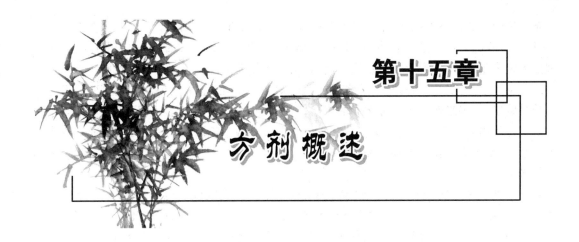

第十五章

方剂概述

　　方剂学是研究据理立法，依法立方，配伍关系，临证应用，加减变化的学科；是中医基础理论理、法、方、药四个环节中的一环。临床各科用药治病，必须熟悉组方原理，才能运用自如，取得较好的疗效。开设方剂课程，是为临床各科打下基础，已为人所熟知；同时也使学者掌握以病机为纲，异病同治的辨证方法，并与内妇儿科同病异治的辨证方法并驾齐驱、相互补充，就鲜为人们道及。金、元时期以前临床各科专著尚少，医学著述多为理论、医方、药物三类（示人以同病异治的专著仅有《金匮要略》一书）。医者凭借上述三类著述即可为人治病，而且能够取得良好效果，正是方剂教会了学者异病同治之法。

　　中医治病虽有药物、针灸、气功、推拿、按摩等多种疗法，但因内、外、妇、儿各科都以药物为其基础，所以药物疗法居于主要地位。

　　药物疗法常用几味药物组合成方，细绎其理，是整体观念产生了整体疗法，整体疗法产生了方剂。

　　中医理论是建立在整体观念基础之上的。正因如此，才产生了相应的整体疗法。人是有机的整体，虽然各脏自成系统，五脏之间，却是协同配合的。五脏功能活动的物质基础是气血津精，气血津精的生化输泄、升降出入，都是五脏协同配合，共同完成的。根据这种认识，形成了机体自身的整体观。人是自然环境中的一员，四季气候的突变，时刻影响着机体；自然界的致病因素，时刻危害着机体，于是又形成了天人相应的整体观。这一内外环境的整体观，提示医者要从全局出发，重视整体治疗，不能头痛医头，脚痛医脚。所以，治疗任何疾病，都要考虑气候和致病因素对于人的影响，注意消除致病原因；都要考虑自身功能失调和气血津精的盈虚通滞状态，注意调理脏腑功能，通调气血津精；都要考虑五脏经隧的弛张变化，注意使其恢复正常。根据上述要求，一药兼具四种作用者实在太少，只有选用多数药物组合成方，发挥协同作用，才能全面兼顾，这就是要用多数药物组成复方治病的原因。这种从单味药物发展到复方治病，是从低级向高级发展的重要标志，是由经验上升到理论的一次飞跃。

第一节　方剂源流

一、发展简史

中国有五千年的漫长历史，人类从一开始就与疾病作斗争。所以，医学是随人类社会发展而自然产生的。不难推测,中医学术至少在四千年前就已开始萌芽。相传神农尝百草而著《神农本草经》,该书是记述药物效用的最早文献;黄帝勤研医理而著《黄帝内经》,为中医理论奠定了基础;商汤宰相伊尹发明汤液,开始使用复方治病。中医学术早在两千多年前就已相当发达了。《史记》所载扁鹊望齐侯之色而知病之所在,医术之高,令人惊叹,如不经过较长时期发展,很难想象能有那么高的水平。治则与治法是在方剂发展到一定水平以后才能从中升华出来。医史研究人员多谓《内经》一书成于两千年前的战国末期。而此书提出的治疗原则,至今仍然作为方剂分类依据,证明方剂早在《内经》成书以前,就已发展到了相当高的水平。

我国现存最早的方剂是《黄帝内经》中所载十三方。但因该书纯属理论专著,所列诸方多较简单,不足为式。汉代医学著述较多,据《汉书·艺文志》记载就有“经方十一家”,不仅有按病归类的专著,而且有了方剂理论的专著《汤液经法》32卷。这些专著可惜均已亡佚,内容无从查考。

东汉张仲景“勤求古训,博采众方”写成的《伤寒杂病论》是现存的最早方书。此书融理、法、方、药为一体,其言精而奥,其法简而明,后人尊为方书之祖,可谓名实相符。所载方剂,结构谨严,疗效确实,后世新方,多师其法而制,或由这些方剂演变而成,为方剂学的形成和发展奠定了基础。此书至宋代分为《伤寒论》和《金匮要略》二书。《伤寒论》分六经辨证,一方而列多条,说明一方能治病机相同的不同病证,示人以异病同治之法。《金匮要略》恰好相反,一病而用多方,说明同一病证而有不同病机,示人以同病异治之法。两种辨证方法相互构成的辨证体系,至今仍被中医奉为圭臬,尊为准绳。

晋代葛洪鉴于当时方书“既不能穷诸病状,兼多珍贵之物”,择要写成《肘后备急方》3卷。此书所选方剂,药多易得,价廉而效。唐代孙思邈的《备急千金要方》、《千金翼方》,王焘的《外台秘要》都是汇集汉晋以来医药方剂资料编辑而成。不仅唐代以前的许多医方得以保存,并收载了由海外传来的婆罗门方,证明中医自古以来就在不断吸收外来医药,为我所用,毫不固步自封。

宋代所留方书甚多,有广博的典籍,也有简要的专著。《太平圣惠方》与《圣济总录》收载方剂最多,前者载方16830首,后者已近2万,洋洋大观,是继《外台秘要》以后方剂资料的又一次总结。《太平惠民和剂局方》精选常用有效方剂788首,并由太医局颁行全国作为修制成药典籍。此书对后世影响较为深远,所收的许多方剂至今仍为临证常用。严用和的《济生方》、陈自明的《校注妇人良方》,钱仲阳的《小儿药证直诀》,已是典型的专科著作,对内、妇、儿各科的形成有着极其深远的影响。尤其值得一提的是成无己的《伤寒明理论》,此书虽然只论述了部分伤寒方,却是第一部注解《伤寒论》和剖析制方原理的专著,是注释《伤寒论》的先驱,开方论先河。

金、元时代,名家辈出,河间主火,子和主攻,东垣是补土之宗,丹溪是滋阴之祖,所创之方,每多新意,为方剂发展作出了贡献。但多见于内科著述,并非方剂专著。

明代朱橚编纂的《普济方》载方61739首,数量空前,堪称巨制,自古之方,无不赅备于是,故为研究方剂的宝贵资料之一。《景岳全书》中的古方八阵,按方剂功效分为补、和、攻、散、寒、热、固、因八类,方剂按法分类,实从张氏开始。吴崑《医方考》选方700余首,“考其方药,考其见证,考其名义,考其事迹,考其变通,考其得失,考其所以然之故”,是继《伤寒明理论》以后剖析方理的第一部专著。施沛所著《祖剂》多以仲景之方为祖,将其变化之方附于其后,展示了方剂的加减变化,对于应用古方创制新方颇有启发。综上可知,明代在方剂发展史上取得了四大成就,即方剂数量空前,开始按法分类,有了方论专著,有了方剂演变论述。

清代温病学派针对热病创制新方,对于清热法的发展立下了汗马功劳。方论专著方兴未艾,较有影响的方书有汪昂的《医方集解》,此书按方剂效用分为22门,临证检索,颇为方便,至此方剂分类已渐定型,直到现在仍然沿用这种分类模式。他如吴仪洛的《成方切用》,张秉成的《成方便读》亦可一读。

1949年新中国成立以后,各省中医学院相继成立,从事方剂教学和研究人员数以百计,为方剂学的发展创造了良好的条件。1960年卫生部在广州召开了第一次教材编审会议,中医司吕炳奎同志指出:编写方剂学要以法统方,讲授方剂学要讲某方体现某法。根据他的意见,才在方剂学教材的每一大法之下,分立若干子目作为小法,遂使方剂学的发展又上一层台阶。

二、存在问题

基于上述,方剂学的发展经历了约四千年的漫长过程,从中孕育和分化出了临床各科,促进了医学的发展;自成无己率先解释方理以来,方剂配伍研究已经取得长足进展;方剂分类逐渐形成了以法统方的格局。这些成就,标志着方剂作为一门学科已经日趋完善。但也存在一些问题,有待从事方剂研究的同仁思考。

1. 以治疗大法分类,能使学者知道这类方的主要用途,是其优点。但因层次很高,没有明确的定位概念,给初学者临证用方带来定位不确的困难。

2. 方剂配伍存在着共性,每方都体现一定的治法,每一小法都揭示了这类方剂配伍的共性,每一治疗大法又揭示了这一章内所列方剂的共性,那么所有方剂配伍是否存在共性?直到现在还无人问津。

3. 每方都是根据治法配伍而成,所以一方体现一法。现行方书称为功效,仅仅突出方内药物的功用,而未突出依法制方这一依存关系,似有本末倒置之嫌,也与临床各科不能很好衔接。

4. 目前从事方剂教学人员在如何释方上存在分歧。有的认为方剂学的任务就是讲授方中药物的配伍关系,配伍关系就是君、臣、佐、使。所以每方内容几乎都是分析君、臣、佐、使,对于理法剖析则语焉不详。有的则认为方剂的任务不是单纯分析君、臣、佐、使。而应着重探索如何据理立法,依法组方原理,揭示组方规律,将理、法、方、药一线贯穿,使学者深刻理解何以如此配伍之理,以便更好运用于临床。这一认识未曾引起关注。

5. 目前解释方理还停留在逻辑推理的水平上,缺乏实验研究加以印证,很难走向世界。新开发的中成药虽有实验研究,但都还有局限性,上升到理论层面尚待时日。

6. 所选方剂太少,不能达到以方示法目的。如将大法下面的小法分得稍细,就会发现所选之方不能全面反映治法。

三、发展方向

方剂学的发展有其广阔前景,可从以下几个方面思考。

1. 在分类上另辟蹊径,成为新的辨证模式。古方多系按病归类,由此逐渐发展,最后分化成为内、外、妇、儿各科。通过新的分类很有可能产生新的辨证体系,《伤寒论》按六经分类就是实例。此书以脏腑生理为其依据,探索病理改变下的辨证、立法、组方规律,使理法方药融为一体,不仅定位更为准确,并于辨证以后随证立法,依法组方,既突出了临床学科特点,又突出了基础学科特点。不过这一探索仅是开始,还有待继续完善。

2. 改革现有教材,使其更为完善。现行教材按汗、下、温、清分类,每章的概说实际就是治疗大法,现在依然称为解表剂、泻下剂,反映不出以法统方的特色。如果改为解表法、泻下法,内容即将产生深刻变化。大法下面的小法不宜过于笼统,结合脏腑和气血定位,才能深入阐明这类方的基本病理和组方规律,便于临证应用。临床各科常用的治法最好能在这一层次上反映出来,成为既是独立的辨证体系,又是临床各科的基础。每方的功效应该改为治法,才能充分体现依法制方以方示法这一依存关系。在解释方义时宜按据理立法,依法释方程式,揭示制方原理,不宜每方都去分析君臣佐使,使活方变成死方。剖析方理以后并应指出此方配伍特点及哪些方面可以借鉴,哪些方面尚有不足,藉以启迪学者思维,使其真正领会制方底蕴。临证应用要搜集古今医家应用经验,突出一方能治多病,展示方剂异病同治的特色。加减变化是启示学者通过古方加减可以变成新方,如果作为附方将会失去加减变化的意义。

3. 分析所有方剂的共性,揭示组方的规律。使学者学习以后,对任何方剂的结构都能一目了然。这一内容应该放在总论讨论。

4. 加强实验研究,使方理剖析逐步客观有据,减少推理,以便走向世界。在进行复方试验同时,还要进行治疗大法与小法的实验研究,验证这一类方是否存在共性,为尔后方剂分类提供客观而有力的依据。

5. 适当选入新方,充实教材内容。

第二节　方　剂　分　类

方剂分类是为临证便于检索,主要分类法有以下三种。

一、按病证分类

按病证分类的有两类方书。①包括各科病证的类方,如《太平圣惠方》、《普济方》等书即是。②按专科病证分类,如《校注妇人良方》、《小儿药证直诀》即是。这种分类可以按图索骥,对证选方,极为方便,故是古代方书的主要分类形式。它加速了医学的发展,促进了学科的分化。但自学科分化以后,已为临床各科取代,自身已经失去了独立存在的意义。

二、按治疗大法分类

北齐徐之才所著《药对》,将药分成宣、通、补、泄、轻、重、滑、涩、燥、湿 10 类,藉以反映药物效用,使人一目了然。后来移作方剂分类,简称十剂。但用十剂分类的方书只有清代陈修园所著的《时方歌括》,所以最早按法分类的方书要数明代《景岳全书》的古方八阵。清代汪昂的《医方集解》依方剂功效分为补养、发表、涌吐、攻里、表里、和解、理气、理血、祛风、祛寒、祛暑、利湿、润燥、泻火、除痰、消导、收涩、杀虫、明目、痈疡、经产、救急等22 类,对于治疗大法的形成起到了促进作用,为方剂学的自我完善建立了功勋。但仍称剂而不称法,说明以法统方的观念在汪氏的头脑里尚未形成;明目、痈疡、经产三类方尚残存专科分类的痕迹。

三、按脏腑分类

根据脏腑类方,唐、宋时期已开始萌芽,如《备急千金要方》即包括脏腑分类的形式,但还不是完全按照脏腑分类。到目前为止,只有本书才是完全以五脏为纲,治法为目,法下列方的分类形式;也是以五脏生理病理为经,八纲辨证与气血津液辨证为纬分析病机,根据病机拟定治法,法下列方,体现了以法统方的分类模式。总论提出的治疗原则,层次最高,是治疗总纲。治疗大法是继治疗原则之后的第二层治法,重点阐述大法所属各方的共性。各论根据五脏生理病理拟定的治法,属于第三层治法,反映了适应证候、基本病理、据理立法、依法组方等内容,使学者掌握法内各方的共性。每方体现的治法属于第四层治法,使学者明白方即是法,法即是方,全书体现了法中有法的编写形式。

第三节 方 剂 共 性

七个音符便可以谱写出无穷的乐章,中药数以千计,配出的方剂自然无穷无尽,只有掌握方剂配伍中的共性,才能使教者有理可循,不致不知所云;学者一目了然,不致瞠目以对;临证心中有数,不致漫无头绪。

一、结构共性

一切方剂,都由消除致病原因、调理脏腑功能、调理气血津精三类药物组成,部分方剂还要配伍缓解经脉药物,此即方剂结构的共性。这一共性,揭示了组方的规律,制方的奥秘。

五脏六腑不断为气血津精的生化输泄进行功能活动,气血津精又不断为五脏六腑的功能活动提供能源。如果某种致病因素引起脏腑功能失调,必然影响气血津精的生化输泄,不是不通成滞,就是太通外泄,不是壅遏成实,就是耗损成虚。所以根据病变归纳的病机,应该包含病因、病位、病性三个要素。针对病机所拟的治法,组成的方剂,自然具备消除致病原因,调理脏腑功能,流通或补涩气血津精三方面的效用。这一共性揭示了方剂的配伍规律。例如辛温解表法里的麻黄汤,能治恶寒发热,头痛身疼,无汗而喘等证。其基本病理是:风寒束表→表卫闭郁→经隧痉挛,津气宣发受阻→肺气宣降失常。病因为风寒束表,病位为肺卫失调,病性为气血津液运行受阻。治疗此证,法当辛温发汗,宣通肺卫,通调营卫。故方用辛温的麻黄、桂枝外散风寒,消除病因;麻黄、杏仁宣降肺气,调理功能;麻杏宣降肺气,桂枝温通营血,麻黄发汗利水,流通气血津液,甘草缓解经隧痉急,呈为四类药物同用的配伍形式。

上述四类药物不是每方必须具备,常常有所侧重。有的着重消除病因,有的着重调理功能,有的着重调理气血津液,有的着重舒缓经脉,从而体现各种治疗大法。例如杀虫法里的方剂,因其唯一目的是驱除肠虫而毋庸他顾,故多单纯针对病因施治。某些急性热病大量使用清热解毒之品,也以消除病因为其宗旨。一般慢性疾病很难审察致病原因,多是针对病位、病性施治,所制之方,多数只有调理脏腑功能,流通或补充气血津液药物,没有消除病因之品。由于五脏的功能就是摄纳、生化、输泄气血津精,发生病变必然互为因果。因此,通调气血津液即可调理脏腑功能,二者不可截然划分。

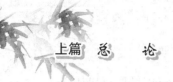
二、作用共性

除解痉、驱虫等法外，所有方剂都反映了通、涩、补三种作用。五脏六腑是由大大小小不同的管道连接而成的。从鼻到肺构成的肺系，从口腔到肛门构成的脾系，心与脉构成的心系，肝与胆构成的肝系，肾与膀胱构成的肾系，都是如此。这些管道，古人称为经隧，是运行气血津精或排出废物的通路。由于五脏的功能活动都以气血津精为其物质基础；气血津精的生化输泄又都全赖五脏协同配合，所以，通调气血津液也就成了一切方剂作用的共性。气血津精常见三种基本病理改变：一是运行不利，二是漏泄出外，三是出现亏损，成为不通、太通、虚损三种基本病理。针对上述基本病理施治的通、涩、补三法，也就成为一切方剂效用的共性。由于一切方剂都是调理气血津精的盈虚通滞，故《素问·调经论》说："五脏之道，皆出于经隧，以行血气，血气不和，百病乃变化而生，是故守经隧焉。"此外，部分方是针对流通气血的经隧挛急施治，反映了解痉效用。

从众多方的结构和效用观之，疏通滞塞之方约占十之七八，其余仅占十之二三。解表法是宣通肺卫痹郁；泻下、消导是通胃肠积滞；行气、活血、祛湿、祛痰、消癥是通其气血津液，和解、温里、升降、开窍诸法亦然；补益法本为功能衰弱与气血津精亏损而设，但多数方的结构仍然补中寓通，这些事实说明五脏六腑宜通，气血津液宜通。提示临证治病，勿忘五脏六腑宜通，气血津液宜通；分析方理，勿忘五脏六腑宜通，气血津液宜通。这一五脏六腑宜通，气血津液宜通理论，也就成为本书剖析方理的指导思想。纵观众多古方，多配甘草、大枣缓解经脉挛急，盖气血津液阻滞，均与经脉痉挛有关故也，仅作调和诸药释理，误矣！在此提出，意在提示学者，不要轻视解痉一法。

第四节　方 的 组 成

方的制定应从纵横两个方面考虑。一是方与理法之间的纵向联系；一是方内药物之间的横向联系。分析任何一首方剂都要从纵横两个关系加以解释，才能全面深入地揭示方的本质。

一、方从法立的组方原则

依法制方反映了方与法的纵向联系。

任何疾病，都是致病因素引起脏腑功能失调导致气血津精亏损或流通失度。所以每一具体的病机都包含病因、病位、病性三个要素，反映了因、位、性、量的病变本质。治法是针对病机拟定的，方是以法为依据配制而成的，所以治法对方的结构起着决定性的作用。一首完整的方剂，应该包含消除致病因素，调理脏腑功能，调理气血津精三类药物。但因气血津精的生化输泄是五脏功能协同合作的结果，所谓脏腑功能，指的就是五脏对于气血津精的生化输泄作用，所以多数调理脏腑功能药也即是能流通、补充、固涩气血津精药，不必截然划分。以治上焦风热的银翘散为例：此方治温邪上受，首先犯肺，引起肺卫失调而发热、咽痛、咳嗽；津液微受损伤而呈口渴。方中金银花、连翘清热解毒，消除病因；桔梗、牛蒡子、荆芥、薄荷开泄肺卫，恢复肺的宣发功能，同时恢复卫气的正常宣泄；芦根生津止渴，补充受损之津，从而反映了三组药物同用的结构。

病机既然包含三个要素,必然有主有从。有的以病因为主,有的以脏腑功能失调为主,有的以气血津精的盈虚通滞为主,方剂结构也就有所侧重,甚至只有解决主要矛盾的药物而不计其他,反映了组方的灵活性。以治疗疔疖的五味消毒饮为例:疔疖发于局部,是由火毒凝聚而成。虽是气血凝结不通征象,却并未引起脏腑功能失调,只需清热解毒即可达到治疗目的。因此,这首方只有消除病因药,没有调理功能药。再以治疗气虚欲脱的独参汤为例:一切证象均由元气大虚引起。只需大补元气,恢复功能,诸证即可渐趋好转,所以此方只有补气的人参。又如治疗血虚而滞的四物汤,只用补血活血之品,并无其他药物,都说明三类药物不必完全具备。一般说来,外感疾病侧重于消除病因,内伤疾病侧重于调理功能;新病重视消除病因,久病重视调理功能。

二、君臣佐使的组方形式

方由多数药物组合而成,组合成方以后,能够兼顾病因、病位、病性,协同增效,并可制约某些药的毒副作用,更好地发挥其治疗作用。由于方是根据一定的理法组成,为了体现治法,药物之间也就反映了主从和相须相制等关系。古人借用君、臣、佐、使说明药物间的相互关系,形成了解释方剂的独特模式。但是,这一模式是从属于理法的,没有理法作为依据,君臣佐使也就失去依托而毫无价值。

君、臣、佐、使的含义。

君药:亦称主药,是针对病机起到主要治疗作用的药物。一首方应有一味或两味以上是主药。随着病情变化和病机重点的转移,主药也可随之变更,不是一成不变。

臣药:亦称辅药。是协助主药增强疗效的药物,数量较多。结构简单的方剂亦可不用。

佐药:是治疗兼证或制约主药、辅药毒副作用的药物。如果佐药的药性与主药相反,则称为反佐。结构单纯的方剂亦可不用佐药。

使药:仅具调和作用,亦有引经报使之说。不居主要地位。

兹举数方为例,说明如何运用君臣佐使理论解释方剂,体现药物间的层次和相互关系。

例一:麻黄汤由麻黄、桂枝、杏仁、甘草四药组成。用治恶寒发热,头痛身疼,无汗而喘等证。病机属于风寒束表,营卫失调。法当辛温解表,通调营卫。方中麻黄辛温发汗,宣降肺气,能够消除病因,调理肺卫功能,宣通津气壅滞,一药兼具三种作用,故是主药。桂枝既能温经通阳,增强麻黄发汗作用,协助主药解表,又能调营通滞,使血液流通,故是辅药。杏仁协助麻黄宣降肺气,调理功能,治疗兼证,是佐药。甘草缓急和药,是使药。此方说明了四个问题:一是君臣佐使四者全具;二是主药与辅药之间有相须作用;三是杏仁是治疗兼证的佐药;四是甘草是舒缓经隧药。

例二:小半夏汤由半夏、生姜二药组成。所治呕吐,属于脾湿生痰,痰浊上逆病机。法当祛痰降逆,才与此证机理相符。半夏燥湿运脾,祛痰降逆,是方中主药;生姜温胃散水,降逆止呕,既能协助主药祛痰降逆,又能制半夏之毒,故为辅佐药。此方说明了两点:①君臣佐使不必全俱;②生姜是制半夏毒性的佐药。

例三:左金丸由黄连、吴茱萸二药组成。是治肝郁化火、胁痛、呕逆、口苦的方剂。有清热疏肝,和胃降逆之功。病性属热,黄连自是主药;因有痛呕证象,故佐吴茱萸疏肝止痛,降逆止呕。此方说明了两点:①此方只有君药和佐药;②吴茱萸辛热之性与黄连苦寒之性相反,属于反佐。

例四：清瘟败毒饮由黄连解毒汤、白虎汤、凉血地黄汤三方加减而成。治气血两燔证候，体现解毒、清气、凉血、救阴之法。此方用黄连、黄芩、栀子、连翘清热解毒；石膏、知母、竹叶、甘草清泄气热；水牛角、牡丹皮、赤芍凉血散血；生地黄、玄参凉血增液；桔梗载药上行。此方任何一药都不可能兼顾四个方面。故以每组药中效力最强的药为主，其余药物为辅，黄连、石膏、水牛角、生地黄也就成为主药。此方说明了三点：①君药不限于一味，可由多数药物组成；也可将药物分组，指出某一组药为主，不必细分。②没有佐药。③病在上而用桔梗载药上行，属于使药中的引经药。

例五：小承气汤是治热证便秘的方剂。热结便秘，法当苦寒泻下。故方以大黄泻热通便为主药；枳实、厚朴消除痞满为辅佐。如将方中枳朴剂量加重，即《金匮要略》治胀痛而闭的厚朴三物汤。由于气机阻滞的胀痛变为主症，便秘属于兼证，故以厚朴行气宽胀为主，枳实下气消痞为辅，大黄通便为佐。剂量一经变更，遂由苦寒泻下之方一变而为行气导滞之法。通过此方说明一首方的主药可以变更，不是一成不变。

总之，用君臣佐使表示药物间的关系是可取的。但在配伍方剂或阐述方义时，应该注意两点：①方从法立，根据病机决定治法才是关键，治法决定以后，才用它来反映方的配伍关系，它是从属于理法的。临证组方，应该首先根据病机和治法组合方剂；解释一首方剂，也应以依法释方为主，君臣佐使为辅，不能本末倒置。②每方不必强分主次，能分则分，不能分则据理析方，使其活而不死。

第五节　方剂变化

临证不依病机、治法组合成方，谓之有药无方；一味墨守成方而不据病情加减，谓之有方无药。使用成方而又根据病情加减化裁，才能取得较好疗效。方剂的变化是根据治法的变化而变化的；治法的改变是根据病机的改变而改变的。这一内在联系，称为方随法变，法随证变。以上仅言其常，未及其变。仅师其法而不用其药者有之，虽经加减而法未变者亦有之。是故方剂变化就其实质而言，有方变而法不变，法变而方不变，方与法都变三种；就其形式而论，则有剂型变化，剂量变化，药味加减三种。

一、剂型变化

药味与剂量不变，仅仅改变剂型，谓之剂型变化。如藿香正气丸与藿香正气水，六味地黄汤与六味地黄丸即是。剂型的改变，并未改变病机和治法的本质，仅因病情有缓急之分，服用有便与不便之别，不是方剂变化的主体。

二、剂量变化

改变药的用量而药味完全不变，谓之剂量变化。剂量一经改变，配伍关系和所体现的治法有时也就随之而变。此即方不变而法变。如所举小承气汤变为厚朴三物汤即是。

三、药味加减

古人制方，是遵随证立法，依法组方的原则选药配伍而成。证的核心就是病机，构成病机的三个要素是病因、病位、病性；治法既是根据病机拟定，自然就要根据病机的三个要素来确定治疗方案;方是根据治法配伍而成,自然就要针对病机的三要素来选药组方。所以一个完整之方,应由消除致病原因,调理脏腑功能,流通、补益、固涩气血津精,柔和或兴奋经脉四类药物组成。使用成方,当据病情加减,才能如丝入扣。病机三要素中的病因一经确定便无需加减,若要加减也只是剂量和数量有所变更。但病位却有偏表偏里,偏营偏卫,偏脏偏腑之分;病性却有偏寒偏热之异;气血津精却有盈有虚,有通有滞,有升有降;经隧却有挛急也有松弛。临证之际,应随病位的表里、营卫、脏腑,病性的寒热虚实,经脉的弛张等具体情况予以加减,才能切中病情。以气病为例,气虚的加补气药,气滞的加行气药,气散的加敛气药,气逆的加降气药,气陷的加升阳药,以此类推,加减确有规律可循。兹举数方为例,说明加减变化的一般规律。

例一:麻黄汤有发汗解表,宣肺平喘之功,是治肺卫失调的方剂。加减变化也就沿着发汗平喘,调理肺卫两个方面衍变。加入苍术,即麻黄加术汤;减去桂枝,再加薏苡仁,即麻杏薏甘汤。二方所治病位在表,是侧重发汗使湿从表去的变化范例。减去桂枝,即三拗汤;减桂枝再加桑皮、紫苏子、陈皮、茯苓,即华盖散。二方所治病位在肺,是侧重肺气宣降的变化范例。

例二:白虎汤是清气分邪热的代表方。经过加减,可兼治卫分、营分、血分之证。成为按温病卫气营血传变规律进行加减的模式。加金银花、连翘即银翘白虎汤,是治卫气同病的变化方;加水牛角、玄参即化斑汤,是治气血两燔的变化方。气滞加厚朴,即《温热经纬》白虎汤加厚朴法;湿滞加苍术,即白虎加苍术汤;气虚加人参,即白虎加人参汤;阴虚加地黄,即《温热经纬》白虎加地黄法,又是根据气血津液的盈虚加减变化的实例。此方亦可根据所兼五脏证象进行加减。

例三:小柴胡汤是和解少阳的代表方。此方证的病位在于表里之间,可向偏表、偏里、偏上、偏下四个方面变化;此方是治少阳三焦气郁津凝的方剂,可从气血津液的盈虚通滞四个方面变化;此方结构有凉、有温、有补、有泻,又可向偏寒、偏热、偏虚、偏实四个方面变化。所以,此方常从表、里、寒、热、虚、实、升、降、气、血、津、液各个方面予以化裁,变成新方。

例四:四君子汤是治气虚的方剂。四物汤是治血虚的方剂。如果气血两虚,即将两方合用,变成气血双补的八珍汤。平胃散是治寒湿困脾,运化失常的方剂;五苓散是治肾失气化,水湿内停的方剂。如果两种病机同时存在,即将两方合而为一,变成脾肾同治的胃苓汤。由此可见,加减变化并不限于一方,可用两方相合,甚至数方合用。如清瘟败毒饮即是三方相合的实例。

以上所举变化方例,属方变而法不变者甚少,方变而法亦变者居多,充分体现了方随法变,法随证变。还要注意一点,加减药味不宜过多。应该使人一见就知系由某方加减。如果面目全非而谓此方系由某方化裁而来,将会被人作为笑料。

第六节 方 的 剂 型

方的剂型甚多,历代医家根据临证需要,创制了汤、膏、丹、丸、散、锭、条、线、饼、露等不同剂型,现代制剂发展更快,针剂、片剂、冲剂、糖浆剂、浸膏剂、胶囊剂、橡皮膏剂等相继出现,已使方剂剂型日臻完善。现将常用剂型简介如下。

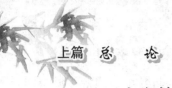

一、液体剂型

常用的液体剂型有以下几种：

1. 汤剂 又称煎剂。药物组合成方以后，加水适量。加热煎煮一定时间，去渣取汁，所得药液称为汤剂。汤剂最能反映中医辨证论治特点，具有药物加减灵活，容易吸收，制法简单等优点。缺点是不能预为制备，不能及时服药，容积大，味不佳。要注意不同药物煎煮时间要求不同。补益药与味厚质重药物煎煮时间宜长，有效成分才能充分溶出，乌头、附子煎煮时间更长，才能借助高温破坏其乌头碱以去其毒性。解表药和花、叶、草本药及芳香药的煎煮时间宜短，以免有效成分随其水气挥发。

2. 酒剂 以酒为其溶媒，浸取药中有效成分，浸取之液，俗称药酒，可供内服或外用。多用于体虚补养，风湿痹痛，跌打损伤，可以借酒畅旺血行，是其特点。如风湿药酒即是。

3. 酊剂 以不同浓度的酒精为溶媒，经过不同方法浸出药中有效成分，所得药液，称为酊剂。一般中药的浓度按生药量计为20％，有毒药的浓度则为10％。酊剂具有有效成分含量高、用量少、作用快、不易腐败、可以久贮等优点。但不宜于心脏病及高血压患者，妇女、儿童亦不宜饮用。

4. 药露 将含有挥发性成分的鲜药置水中加热蒸馏，所收集的蒸馏液即为药露。药露气味清淡，一般作为饮料，夏天尤为常用，如银花露。

5. 糖浆剂 用蒸馏溶液与药汁混合制成的口服液，称为糖浆。味甜，患者乐于服用，如川贝止咳糖浆。

6. 针剂 即注射剂。中药经过提取、精制、配制而成的灭菌溶液，专供皮下、肌内注射、静脉注射，故称针剂。因其作用迅速，给药方便，特别宜于急救。

二、固体剂型

常用固体剂型有以下几种。

1. 散剂 将药研成粉末供其内服外用，称为散剂。内服散剂分粗细两种，末粗而量大者，临时用水煎服，如银翘散；末细而量小者，可以直接冲服，如七厘散。外用散剂均宜细末，有作外敷和洒布疮面之用者，如生肌散、金黄散等；有作点眼或吹喉之用者，如八宝拨云散、冰硼散等。散剂具有制作简便，便于应用，节约药物，不易变质等优点。

2. 丸剂 将药研成细末，再加黏合剂制成的固体剂型，称为丸剂。丸剂有吸收缓慢，药效持久，体积小，服用、携带、贮存比较方便等优点。但因剂型已经固定，不能随证加减是其不足之处。常用丸剂有蜜丸、水丸、糊丸等几种。

3. 丹剂 是用含汞、硫黄等矿物经过加热升华而成的一种化合制剂。仅供外用，不可内服，如红升丹、白降丹等。此外，有些内服药物亦称为丹，如至宝丹、紫雪丹、玉枢丹等，但不是丹剂，以丹命名不过表示疗效很好，有如灵丹妙药之意。

4. 锭剂 是将药物研成粉末，再加赋形剂黏合制成的固体剂型。可供内服或外用，临时用水磨服或研末用水送服，亦可磨汁涂敷患处，如紫金锭。

5. 条剂 又称纸捻。是将桑皮纸捻成细条以后再黏着药物而成。条剂是中医外科常用的制剂，用于插入疮口，化腐拔管，如化管药条。此外，针灸用的艾条，也是条剂。

6. 片剂 将药粉与辅粉混合，经压片机压制成扁圆状药片，称为片剂。有用量准确，体积小、机械生产效率高,服用和贮运方便等优点。目前中药片剂应用较广。

7. 冲剂 是将药物浓缩浸膏与适量淀粉、糖粉混合制成的颗粒散剂。冲剂加开水溶化即可服用,该剂型保持了汤剂的特色,克服了煎煮的麻烦,但应注意包装,以免受潮变质。

三、半固体剂型

常用的半固体剂型有以下几种。

1. 浸膏 用适当溶媒浸出药物有效成分,再加温蒸发,浓缩成膏,称为浸膏。这一剂型有杂质较少、日用量小、使用方便、可以大量制备等优点。

2. 膏药 是用植物油或天然树胶为基质原料,加入药物熬炼而成,是外用药的一种剂型。有疗效确实,作用持久,用法简便,便于保存等优点。炼制时要求黏度合适,揭下不留痕迹为佳。

3. 软膏 指在适当的基质中加入药物,调成均匀和易于涂布的软状剂型。常作外用,有滋润皮肤,杀灭病菌,收敛创口,促进肉芽生长等作用。配制时要求均匀细腻,以不损害皮肤黏膜为准。

4. 眼膏 指专供眼科使用的极细腻、纯净、灭菌的软膏,药物要经提制后再行配制,要求极细腻无颗粒、无菌。

第七节 方 的 用 量

度量衡制度在各个历史时期有所变更,唐代以前的古方,分量就和现在相差甚远。古以黍、铢、两、斤计量,到了晋代则以十黍为一铢,六铢为一分,四分为一两,十六两为一斤。宋代以后以两、钱、分、厘、毫为其分级计量单位,即十毫为一厘,十厘为一分,十分为一钱,十钱为一两,十六两为一斤。直到1979年1月1日起,才改为克数计量。

运用古方,应该大体保持方中各药用量。为了解决古今计量悬殊带来的困难,可以采取两种办法:一是考证历代计量,换算成克。汉晋时期1两,约合现制15克;隋唐以后1两,约合现制31克。二是按现代习惯用量定其克数,但不改变原方各药之间的比例。本书各方所有用量,都是采用第二种办法拟定的。总之,方中用量可以随证变更,不是一成不变。

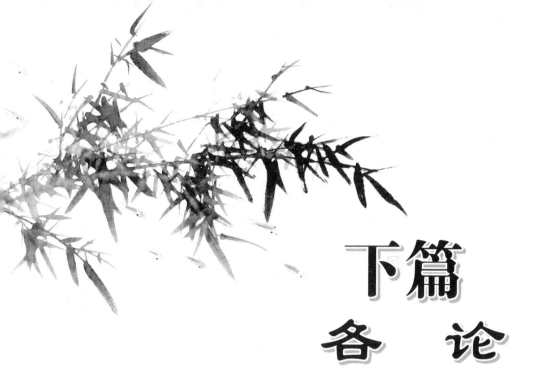

下篇

各　论

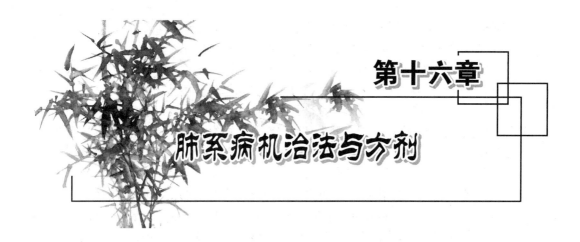

第十六章

肺系病机治法与方剂

【组织结构】 肺脏系统由肺叶、肺系、肺窍、肺经以及相合的皮毛、大肠六个部分组成。

肺脏位于膈上,与心同居胸中,其位最高而形似五脏之盖,故有华盖之称。鼻为肺的外窍,喉为肺的门户,由气管与肺相连,成为大气呼吸出入的通路,这条通路,统称肺系。

皮毛属于体表最外一层,是防御外邪的屏障,有散气和泄汗作用。毛窍所散津气都是由肺宣发而来,所以肺与皮毛的关系最为密切,这种关系常用肺卫予以概括。

手太阴肺经起于胸中,下络大肠,故与大肠相表里,肺经也就成为肺脏系统的一部分。

【生理功能】 肺主气,司呼吸,为体内外气体交换的器官。通过肺气的宣发肃降,可使津布于表,下行归肾。其余属卫主表,治节诸脏,通气发音,主司嗅觉等等,无非都是肺的主气功能在本系各个方面的体现,而且都是通过宣降两种运动形式来实现的。所以,肺的一切生理功能都以宣降津气为其机括。

宣发有宣布和发散之意。通过肺的宣发功能,将卫气和津液布散全身,才使津气得以充于形体,温煦皮肤,润泽皮毛。一旦风寒侵袭,腠理凝闭,必然影响肺气宣发,产生肺部病变。所以肺的宣发受阻,常见肺卫同病,也是肺多表证的原因。

肃降是指肺气宜于下行之意。肺的肃降作用,可使肺系津气通调而不窒塞,治节诸脏而令协调。如果肺气失降,不仅直接引起本脏自病而呈喘咳,亦可影响脏腑间的协调统一。肺气肃降可以助心行血而随血运行,通调水道而输布津液,制约肝气升发太过而令升降和调,协助胃肠之气通调而令腑气下行,如果气血失去和谐就会造成营卫同病,水道失去通调就会造成津液运行不利。肺胃、肺肝失去和调就会成为肝胃气逆,腑气不通。

肺气的宣发和肃降,都以少阳三焦为其通路。肺气宣发,是令气液能够正常出入;肺气肃降,是令气液能够正常升降。宣发和肃降是相辅相成的两个方面,肺气开宣才能正常肃降,肺气肃降才能正常开宣。肺气有宣有降,津气才能正常升降出入,二者在生理上常相辅相成,病理上常互为因果。

【发病原因】 引起肺系病变的原因,既有外感,也有内伤。外感疾病,多由肺卫或肺系向肺脏传变,形成表证或上焦手太阴证。肺病外感多于内伤,是由肺脏自身的结构与功能特点决定的。因为,肺位最高而职司呼吸,直接与外界大气相通;肺合皮毛而为一身屏障,气候异常变化,亦将直接影响体表的正常生理,所以外邪侵犯人体,多从鼻窍、皮毛侵入,循肺系与肺卫而首先犯肺。在内伤疾病中,任何脏腑功能异常导致卫气升降失常与津液输布障碍的病变,往往都会影响肺的正常宣降,也是造成肺脏病变的重要原因。

【基本病理】 肺脏病变以喘咳有痰为其主要证象,以气液宣降失常为其基本病理。肺脏虽与各种基础物质都有关系,却与津气最为密切。如果反其生理之常,即呈肺气宣降失调,津液运行失度,成为津气同病。寒邪束表,则气郁津凝;温邪上受,则气耗津伤;外感多因肺气失宣,引起津凝不布,内伤多因水液失调,引起肺气失降。除此以外,津气亏损者有之,津气外泄者有之。观其证象,气液虚损、不通、太通三类病变常占十之八九,血分病变仅占十之一二。

【治法指要】 前已言之,肺脏一切病变都是内外因素引起肺的宣降失调,气液盈虚失度。与之相应的治法,自应根据肺脏功能盛衰和气液虚滞状态决定补泻原则。虚证宜补益肺气或养阴滋液,补其不足;实证宜宣降肺气,流通津液,疏其壅滞;虚实互见则双管齐下,补泻并行。所有治法均着眼于调理津气,立足于恢复宣降,这是肺脏治法的共性。具体言之,遂有解表、固表、宣肺、敛肺、补肺、泻肺、温肺、清肺、滋阴润燥、行水祛痰等治法,若能配合使用,则肺系病变的一切治法皆可由此衍变而出。

人是有机的整体,脏腑之间是相互依存、相互联系、相互影响的。肺系病变的有些证象表明病机并不全属肺系,可由他脏波及,应当谨察病机,选用其他脏腑的治法。故《素问·咳论》说,"五脏六腑皆能令人咳,非独肺也"。相反,根据肺脏病机拟定的治法和所选的方剂,也不限于治疗肺系病变,《伤寒论》"太阳与阳明合病必自下利,葛根汤主之"即其例也。只有明了上病治下、下病治上的道理,才能卓有成效地运用于临床,收到较好的效果。

第一节 表 卫 失 调

肺司呼吸,为体内外气体交换的场所,以宣降为顺。肺气的宣发,不仅使其外达以熏肤充身而为卫外之用,并使津液敷布于表而润泽皮毛。因此,肺合皮毛的功能,主要表现在防御外邪,排泄汗液,调节体温等方面。如果发生病变,则常因外邪经皮毛或鼻窍侵袭肺卫,肺气宣发之机受阻,产生表卫调节功能失常的外感证候。由于外邪的性质不同,所以可分风、寒、暑、湿、燥、火六类表证。

外感六淫,均可引起肺气宣降失常。欲使外来之邪仍然从表外出,肺脏功能仍然恢复正常,气血津液升降出入仍然协调有序,均宜宣肺,故宣肺一法寓于治肺诸法之中。通过宣肺,可以疏散外感的风寒,上受的风热,侵淫的风湿,触冒的暑邪,吸收的燥气。通过宣肺,可以治疗肺系各种病变。宣通肺窍,可治鼻塞流涕;泄肺利咽,可治咽喉梗阻疼痛;宣肺利气,可治失音声嘶;宣降肺气,可治咳嗽气喘等等。通过宣肺,还可治疗其他脏腑疾病。宣肺可以行水,治三焦水道壅滞的小便不利;宣肺可以降逆,治肺胃不和的呕吐不止;宣肺可以通腑,治脏腑同病的大便秘结或不爽;宣肺可以改善血运,调理营卫,治疗心肺同病,使营卫气血和谐;宣肺可以疏畅气机,治肝脾肺三焦气郁的胀满不适。总之,宣肺一法关乎五脏六腑与气血津液的升降出入,知此始可以应用自如,无往不利。

与上述相反,若肺气虚损,亦可形成肺气不敛,血溢于肺,卫外不密等证候,所以敛肺又是调理肺脏气血津液流通失度的治法。

表卫疾病除因六淫致病以外,疥癣之疾、皮肉灼伤,也属表病范畴。

一、寒邪束表—辛温解表

寒邪束表，是指外寒侵袭，导致毛窍收缩，经隧挛急，津气出入受阻的表卫病变。

辛温解表，是指根据寒邪束表病机拟定的治法。

【适应证候】 以恶寒、发热、无汗，头身疼痛，喷嚏连声，鼻塞流涕，咽痛失音，咳喘痰稀，或吐泻腹痛，或小便不利为主症；以舌淡苔白，脉象浮紧或浮缓为其辨证依据。

【病理分析】 人体组织结构有遇寒则挛，气血津液有遇寒则凝的特性。此证是因寒邪束表，引起肤表毛孔收缩和体内经隧挛急，以致卫气不能出表，水津不能敷布，成为经隧挛急，气郁津凝的病理改变。具体言之，寒邪外束，卫阳不能达表，则恶寒；卫阳被遏，体温不得外散，则发热；表因寒闭，津液不能出表，则无汗；血脉挛急，牵引小络，则头身疼痛；肺窍气郁津凝，则喷嚏连声，鼻塞流涕；肺系挛急，气郁津凝，则呈咽痛失音，咳嗽气喘，痰多清稀。若寒邪束表，津气出入受阻，不从少阳三焦下传肺系而从少阳三焦内归胃肠，胃肠挛急，气郁津凝，升降失调，阻滞中焦，则呈脘痞，腹痛，食欲不振，或上逆而呕，下注而泻。若寒邪束表，津气出入受阻，不从少阳三焦内归胃肠而下注前阴，肾系挛急，则呈小便不利。若不内侵胃肠与下犯前阴，仅使三焦气郁津凝，则呈气滞而胀或津凝而呈痰饮等证。基于上述，此证用病因辨证审证求因，属于外感寒邪；用脏腑辨证确定病位，属于肺卫或肺脾、肺肾同病；用八纲辨证确定病性寒热，属于表寒；用气血津液辨证察其虚实，属于气郁湿滞实证；再用经络辨证察其弛张，则属经隧挛急。其基本病理是：外感寒邪→经隧收引，津气出入受阻→气郁津凝→阻滞肺卫、肺系、胃肠、三焦、肾系→呈现各系证象。有何为据确定此证是因寒邪束表？因有受寒病史和兼见舌淡苔白，脉浮不数，故可确定此证是因外寒侵袭使然。

【立法组方】 《素问·阴阳应象大论》谓："善治者，治皮毛。"指出了病宜早治，迟则生变，病浅易治，病深难医。所以治疗表证总宜祛邪外出，阻断病情深入，切勿闭门留寇以羁留邪气，开门揖盗以引邪深入，寒热不分以贻误病情，优柔寡断以养痈成患。根据大论"其在皮者，汗而发之"的治则，当用辛温解表药物宣通腠理毛窍，恢复营卫正常运行，使津气能够宣发敷布于外，肃降运行于内，表证自然痊愈。此证常用麻黄、细辛、桂枝、苏叶、荆芥、防风等发汗解表药物为主，组合成方，共呈辛温解表，宣肺散邪功效。如麻黄汤、桂枝汤即可为其代表。

前已言之，肺主气，朝会百脉，敷布津液。风寒外束，肺的宣降功能失常，必然导致气血津液运行障碍而见喘咳、有痰、身痛、鼻塞等证。故本法除用辛温解表药物疏散风寒、消除病因以外，还常配伍宣降肺气的桔梗、杏仁；温通血脉的桂枝、川芎；输布津液的半夏、生姜等药，调理脏腑功能，流通气血津液。结构严谨的解表方剂，应该包括消除致病因素、调理脏腑功能、流通气血津液、缓解经隧挛急四个方面的药物。

益气解表：是为气虚感冒而设。以表证初起即见咳嗽有痰为特征。肺脾素虚，一遇外邪相侵，立即影响两脏功能失调，脾虚则健运失职而不能转输津液，肺虚则宣降失常而不能布散津液，水液失调，壅于肺，遂呈咳嗽有痰等证。配伍人参、白术、茯苓、甘草等益气健脾之品以扶正，荆芥、防风、紫苏、藿香等辛温解表药物以祛邪，对于正虚邪实病机可谓合拍。如人参败毒散、参苏饮即其代表方。

助阳解表：是为阳虚外感而设。常以恶寒微热，嗜卧少神，脉象沉弱为主症。此证有自身阳虚和外寒相加两种病理存在，单纯发汗解表，已虚之阳再随汗泄，恐有亡阳之变。故宜扶正祛邪,双管齐下,选用麻黄、细辛之属疏散外邪,附子、干姜之属振奋阳气,才与病情吻合。这种结构,既体现表里同治的助阳解表法则,也体现宣上温下的肺肾同治法则。方如麻黄附子细辛汤。

解表清里:是为表寒里热而设。此证常以恶寒发热无汗与烦躁口渴并见为特征。风寒外束,表卫失调而寒热无汗。阳郁化热,蕴蓄于肺故烦躁不宁。于解表法中加入辛寒的石膏以化胸中蕴蓄之热,最为恰当,如大青龙汤证即属表寒里热机理。

涤饮解表:是为表寒里饮而设。此证多因肺气素虚或有痼疾,一遇寒侵,邪即乘虚而入,影响肺气闭郁不宣,津液凝聚不布,遂呈恶寒发热,头痛身疼,咳喘痰稀的表寒里饮证候。此证因外寒引起经隧挛急,因经隧挛急引起肺气宣降失常,因宣降失常引起津凝不布,因饮停气逆而呈喘咳痰稀。根据治病求本原则,法当辛温散寒,消除病因;开宣肺气,复其宣降;运脾输津,通调津液;柔肝缓急,舒缓经隧,俾寒散、气宣、饮蠲、隧缓而喘咳自宁。所以本法常用麻黄、桂枝之属温散寒邪以消除病因;麻黄、杏仁之属宣降肺气;半夏、干姜、细辛之属疏通津液;芍药、甘草之属舒缓经隧以恢复功能。如小青龙汤与小青龙加石膏汤即是涤饮解表的典范。仲景用五苓散治外寒相侵的小便不利,则属外散寒邪,内通津液之法。

和中解表:是根据表寒里湿拟定的治法。常以表证兼见吐泻腹痛为特征。多因平素恣食生冷,戕伐脾阳,一遇寒邪,表卫闭郁,津气即从食管咽部夹层腠理三焦内归脾胃,致使中焦升降失常而呈吐泻腹痛。对于上述见证,用藿香、香薷、厚朴、陈皮、茯苓之类疏散表邪,展其气机,芳化湿浊,调其升降,能收良效。如香薷散即是为此而设。由于此证的下利是因表卫津气从少阳三焦内陷胃肠,亦可用葛根、升麻之属升举下陷之阳,使其出表,如葛根汤即是此种结构。

理气解表:是为表寒气郁而设。皮毛之内即是腠理,亦即少阳三焦是也。三焦内联脏腑,外通皮毛,上达巅顶,下至于足,是卫气升降出入之区。卫气的升降出入有赖五脏协同配合。即赖肺气宣降,脾胃升降,肝胆疏调,才能畅通无阻。风寒外束,卫气出入受限,进而影响升降失调,肺失宣降之常,脾胃升降乖戾,肝胆疏泄被遏,三焦气郁不舒,是以兼见胸胁胃脘胀满不适。这一病机,宜于解表方中配伍柴胡、香附、陈皮、苏叶、枳壳、木香等药疏畅三焦气机,祛散外束寒邪,恢复气机升降出入。代表方如香苏散。

综上可知,风寒束表之证,虽然病在肺卫,却可涉及五脏,肺脏受累则喘咳,脾胃受累则吐泻,影响肝胆气机则胀闷,影响肾与膀胱气化则水道不利,素体阳虚则脉沉而困倦少神,素体阳旺则呈表寒里热。风寒束表又必然影响气血津液的升降出入,明乎此,则表证诸方的结构便可一目了然。

上述各种配伍形式,虽然同属表寒范畴,同样体现辛温解表法则。但在具体配伍上,却每随证情不同而选药各具特点,法中有法,于此可见一斑。

辛温解表法还有下述两个用途。

退水肿:《金匮要略》谓:"腰以上肿,当发汗乃愈",指出发汗一法可以治疗水肿。因为,辛温解表的目的在于使邪从汗解,并借此以宣通毛窍,恢复卫气的正常出入与津液的正常敷布。由于这一作用既可使停于腠理的水湿从汗孔外泄,又可通过宣肺使水道通调而下行归肾,所以也可治疗水肿。如麻黄附子汤、大青龙汤、小青龙汤都具此种作用。此法只宜施于腰以上肿,腰以下肿则当于利水法中求之。

疗疥疮:疥癣生于皮毛,发汗可以祛邪外出而使邪无存身之所,可以获得较好疗效。疮痛亦因邪客于表,气血壅结而成,初起犹未化腐成脓,也可发汗解表,通调营卫,如荆防败毒散能疗疮痈初起即是。

【例方】

麻黄汤(《伤寒论》)

[组成]　麻黄 9g　桂枝 6g　杏仁 9g　炙甘草 3g

[用法]　水煎,分 3 次,温服。盖被发汗,微汗为度。

[主治]　风寒束表,恶寒发热,头痛身疼,无汗而喘,口中和,脉浮紧者。

[证析]　此为外感风寒所致。肺主气、属卫,外合皮毛、主表。风寒外束,卫阳被遏,不能外达则恶寒,不能外散则发热。寒邪束表,毛窍闭塞,汗液不能外泄则无汗。寒邪束表,血络因寒而挛,营卫运行被阻,水液通调失度,则头痛身疼,肢体酸软。肺气之宣发于表和行于腠理者为卫气。风寒束表,影响肺卫正常宣降,表郁而肺气亦郁,加之气管因寒而挛,故肺气上逆而喘。表证初起,邪未入里,故口中和。寒邪客于肤表,正气欲拒邪于外,故脉浮紧。据上所析,此证病位在表,病因为寒。因寒引起毛窍闭塞,脉络挛急,阳气不得外泄,津液不得敷布,营卫运行受阻,肺气宣降失常,遂见上述诸证,故是邪实而正不虚的表寒、表实证候。其基本病理是:寒邪束表→毛窍收缩,血络痉挛,气郁津凝→营卫不和→成为此证。

[病机]　风寒束表,营卫失调。

[治法]　辛温发汗,泄卫调营法。

[方义]　根据“其在皮者,汗而发之”治则,表证当解表,表寒证当辛温解表,证型属实而无汗,就当发汗以解表;此证因表寒影响肺气正常宣降和心血正常运行,又宜宣降肺气,恢复肺系功能,活血调营,恢复营血输运,故宜辛温发汗,泄卫调营。方中麻黄有宣降肺气、发汗、利水三大功效。通过此药宣发肺气,祛散寒邪,使毛窍开通,阳气得以达表,汗液得以外泄,则恶寒、发热、头痛、身疼诸证愈矣!通过降气作用,使三焦气机升降出入正常,卫气运行有序,则上逆之气顺降而喘可平矣!通过宣肺行水作用,使三焦水道通调,水液既可从汗孔外出,也可自上下行,津液运行无阻,则鼻塞流涕,喘逆身痛等证可愈矣!此药能够消除致病原因,恢复肺脏功能,宣通气与津液,面面兼顾,故是本方主药。桂枝辛温,有发汗解表,温通血脉,化气行水之功。协助麻黄发汗,散其在表之寒,尤擅温通血脉,合麻黄通调营卫,二药相须,可使营卫得以宣通,气血畅行无阻。佐以杏仁辛开苦降,协助麻黄宣肺卫之郁以逐邪,降肺气之逆以平喘。使以甘草,不仅可以缓解经隧挛急,并有制约麻桂发汗力量过猛作用。此方药仅四味,结构谨严,方制颇佳。

[应用]

1. 此方证的辨证要点是恶寒无汗。

2. 风寒犯肺,宣降失常,喘急胸闷,咳嗽痰稀,初起兼见表证,可用此方散寒平喘。

3. 风寒湿三气杂至合而为痹,一身烦疼,审其确属寒湿在表,亦可使用此方祛除表湿。

4. 本方发汗力量较强,只宜于风寒束表,表实无汗之证,表虚自汗,外感风热,体虚外感,产后、失血病人均非所宜。此方只可暂用,不可多服,一服汗出,不需再服。如汗后表仍不解,不宜再用,当改用桂枝汤。

[化裁]

1. 三拗汤(《太平惠民和剂局方》)　即本方去桂枝。治感冒风寒,头痛身疼,喘咳胸满,痰白清稀;或风寒犯肺,肺气闭郁,声音嘶哑。此方长于开宣肺气,降逆平喘,其发汗力量不及麻黄汤。

2. 华盖散(《太平惠民和剂局方》) 即本方减去桂枝,加紫苏子、桑白皮、陈皮、赤茯苓,治肺受寒邪,咳嗽气喘。加入降气行津之品,对于肺失宣降、津气壅滞的喘咳颇为对证。本方与三拗汤均长于降气平喘

3. 麻黄加术汤(《金匮要略》) 即本方加苍术。治寒湿在表,肢体烦疼,有解表除湿之功。

4. 麻杏薏甘汤(《金匮要略》) 即本方去桂枝,加薏苡仁。治风湿在表,一身尽疼,发热以日晡时较甚为其特征者。本方与麻黄加术汤均长于解表祛湿,但有一寒一热之异。

[歌括] 辛温发汗麻黄汤,麻桂杏草共煎尝,
　　　　恶寒发热头身痛,表实无汗服之康。

大青龙汤(《伤寒论》)

[组成] 麻黄 10g 桂枝 6g 杏仁 9g 甘草 6g 石膏 30g 生姜 9g 大枣 15g

[用法] 水煎服。

[主治] 伤寒发热恶寒俱盛,全身疼痛,无汗烦躁,脉象浮紧。

[证析] 此属表寒里热证候。发热恶寒,身痛无汗,脉象浮紧,是寒邪束表,表实无汗现象;烦躁,是热邪内郁象征。究其致病原因,实由平素蕴热,复感外邪使然。

[病机] 表寒里热。

[治法] 发表清里法。

[方义] 本方由麻黄汤加石膏、生姜、大枣而成。麻黄汤辛温发汗,去其在表寒邪,邪去则恶寒、无汗、身疼等证可除;加入石膏,外解肌热,内清里热,热清则烦躁证象可解;恐石膏寒凉害胃,故佐姜枣和中,兼调营卫。

方中石膏极为重要,与麻桂配合亦很周密。其辛凉之性能随麻桂达表,凉散表热,又善化胸中蕴热为汗,随麻桂透表而出。麻桂得石膏,发表而不助热;石膏得麻桂,能借其发表作用外达肌腠,相济以凉散表热。故麻桂与石膏之间不仅主治各有重点,又有相须相制作用。

《金匮要略》以本方治疗溢饮,四肢肿而当汗者。溢饮系指"饮水流行,归于四肢,当汗出而不汗出,身体疼重"等证候。四肢为身体远端,水在四肢,宜发汗使水从汗孔而出,故宜本方。如果再将此方与治疗水肿的越婢汤比较,就会知道此方也有利尿作用。麻黄有发汗、利水两种功效,与石膏配伍,发汗作用减弱,利水作用显著,故越婢汤有宣肺行水之功,此方多杏仁宣肺气而开水源,桂枝温阳气以助气化,所以也有利水作用。

[应用] 此方证与麻黄汤证相较,有3点不同:①较麻黄汤证多一里热烦躁证象;②身热程度较麻黄汤证为盛;③兼见口渴。故以发热恶寒俱盛,无汗烦躁,为其辨证要点。

[歌括] 表寒里热大青龙,麻桂杏草姜枣从,
　　　　重用石膏清郁热,无汗烦躁此方宗。

葛根汤(《伤寒论》)

[组成] 葛根 40g 麻黄 10g 桂枝 10g 生姜 15g 白芍 10g 炙甘草 10g 大枣
12枚

[用法]　水煎,温服,覆取微汗。

[主治]

1. 太阳病,项背强几几,无汗恶风。

2. 太阳与阳明合病,必自下利。

3. 太阳病,无汗而小便反少,气上冲胸,口噤不得语,欲作刚痉。

[证析]　所治3条,前两条见于《伤寒论》,后一条见于《金匮要略》。项背强直与口噤难开都是外感风寒,经脉受寒而呈挛急之象;下利则因平素脾胃虚弱,一受风寒,表卫闭郁,津气不能正常输于皮毛,即从食管上端咽部夹层内归肠胃,使其肠道蠕动增快,清阳下陷,浊阴下流,呈为下利。

[病机]　外感风寒,经脉挛急。

[治法]　辛温解表,柔肝缓急法。

[方义]　本方由桂枝汤加麻葛而成。葛根有解肌升阳功效。药理实验证明此药有较强的解痉作用,重用此药,可祛束表之邪,可解经脉之挛。麻黄、桂枝、生姜辛温解表,辅助葛根疏散风寒,消除病因;白芍、甘草、大枣柔肝缓急,辅助葛根舒缓经脉,七药合用,能呈辛温解表,柔肝缓急之效。

治疗表里同病的下利,是用葛根升举清阳,使下陷的清阳得以上升;麻黄、桂枝、生姜发散风寒,宣通毛窍,使内陷的津气仍然出表;白芍、甘草、大枣调理脾胃,缓解肠道蠕动,不仅是表里同治法的先驱,也是逆流挽舟法的先河。

学习本方,要注意两个问题。①葛根的作用。②白芍、甘草、大枣的作用。《伤寒论》及《金匮要略》注家,咸谓项背强急,口噤难开,是因阴津受损,不能濡养经脉所致,故用葛根"起阴气而生津液(柯琴)"。其实此证不是阴津受损引起经脉失濡,而是感受风寒引起经脉拘急。得出这一结论的依据有三:其一,表证初起,并未化热,津液怎能受伤? 其二,方后服法注明"覆取微似汗",如是津液受损,怎能再汗? 其三,本方也能治疗下利,这是运行于三焦的津气因受风寒闭束内归肠胃,呈津气升降失调,亦非津液受伤。所以,使用葛根不是生津而是解除经脉挛急。前人没有药理实验作为依据,只凭推理作出结论,不能尽信。白芍、甘草、大枣一般均从益阴和里解释其义。其实此方是用三药柔肝缓急。盖"肝主身之筋膜",全身经隧都由筋膜构成,故经隧病变当从肝治。白芍之酸可以柔肝,甘草、大枣之甘可以缓急,用于此证,最为惬意。

[应用]

1. 项背强直,兼见恶寒无汗,舌质正常,苔薄而白,脉象浮紧,可用此方。

2. 表证兼见下利,腹不胀,无热象者,可用此方。本方一无燥湿运脾药物,二无分利湿浊之品,而是通过升发津气出表以达止利目的,此即所谓逆流挽舟之法。

病案:李某某,男,42岁。1994年4月2日就诊。自述两年前曾患感冒,愈后大便次数增多,每日5~6次,每当晨起、食后、活动量较大时即欲入厕,急不可待。询知脘腹不胀,便虽溏而不稀;观其舌质正常、舌苔薄白,细审脉弦而兼寒象。因思脘腹不胀,不是湿滞中焦升降失调的藿香正气散证;大便次数虽多但不清稀,不是脾不运湿,清浊不分的胃苓汤证;久泻而便无黏液,腹亦不痛,不是疫邪侵犯胃肠,久病正虚而余邪未尽的乌梅丸证;急欲入厕但不后重,大便不稀,亦非肠滑失禁的真人养脏汤证。此证继发于感冒之后,时日虽久而津气升降功能未复,以致晨起、食后或运动之时,阳气欲上升外越,鼓动肠道蠕动增强,始呈泄泻,其基本病理应是：表为寒闭→津气出入受阻→从少阳三焦内归胃肠→津随气陷，肠道蠕动增强→泄泻。法当辛温解表，逆流挽舟，柔肝缓急，恢复津气升降出入之常，庶能见效，遂书此方 3 剂付之。4 月 9 日再诊，自述每日大便已减至 2 次。效不更方，继服 3 剂，2 日 1 剂。两年腹泻，半月而愈。《伤寒论》所载之方，并非只为外感疾病而设，只要病机相符，即可使用，此案可以说明这一论断。

临床报道葛根汤治荨麻疹 46 例，均愈。此证亦称风丹，是风寒客于皮下腠理，外不得疏，内不得泄，津气出入受阻，郁于少阳三焦之腠，影响少阳三焦之膜，以及脉络挛急不通的病理改变。此方有麻黄、桂枝、生姜宣通腠理毛窍，泄卫透营，令邪从表出；亦有葛根、白芍、甘草、大枣解痉缓急，令膜原仍趋柔和，也是善用古方的典范。

[歌括]　葛根汤内有麻黄，桂芍草枣合生姜，
　　　　寒滞经脉项背强，散寒缓急体自康。

人参败毒散（《小儿药证直诀》）

[组成]　羌活　独活　柴胡　前胡　枳壳　桔梗　川芎　人参　茯苓各 10g　甘草 6g

[用法]　加薄荷、生姜少许，水煎，分 3 次，温服。

[主治]　体虚外感风寒湿邪，恶寒发热，头痛无汗，肢体酸疼，咳嗽有痰。

[证析]　禀赋不足，素体虚弱；或年老体衰，正气已虚，复感风寒，即成此证。风寒束表，毛窍闭塞，脉络痉挛，阻碍营卫升降出入之机，故恶寒发热，头痛无汗；寒主收引，血络痉挛，津凝为湿，湿滞体表，故肢体酸痛；肺合皮毛主表，表为寒闭，肺气郁而不宣，津液凝聚不布，故咳嗽有痰。

[病机]　气虚感冒。

[治法]　益气解表法。

[方义]　表证当发汗解表，方中羌活、独活祛风解痉，得宣发气机而疏散表邪的柴胡、薄荷、生姜相助，力能消除病因，祛邪外出；二活不仅能够表散风寒，且能除湿解痉，得能散能行、活血调营的川芎助之，对因外感引起营卫运行不利，津液留滞而生寒热无汗，头痛肢酸等症，能收较好疗效。枳壳、桔梗、前胡开宣肺气，调理肺系功能，使肺气能够正常宣降，津液能够正常敷布，肺脏气道舒缓，则咳嗽有痰等证可愈。上述药物能够消除致病原因，调理肺脏功能，通调气血津液，都是祛邪药物。此证虽然属于邪实，但因患者素体虚弱，若只祛邪而不扶正，不仅无力鼓邪外出，即使表邪暂解，亦恐表卫不固而反复感冒，唯有祛邪扶正，双管齐下，才是两全之策。故配人参、茯苓、甘草补气以匡其正，俾气充自能鼓邪外出，表固自无反复感冒之忧。两组药物合用，构成祛邪扶正的配伍形式。扶正药得祛邪药则补不滞邪，无闭门留寇之患；祛邪药得扶正药则表不伤正，无内顾之忧。两组药分看各有用途，合看又相辅相成，相得益彰，是一首配伍较好的古方。

[应用]　使用本方的辨证要点：①禀赋不足，年老体弱；②外有风寒夹湿，肢体酸疼的表证，内有肺气不宣的痰嗽，有此两点，即可使用。

[化裁]

1. 荆防败毒散（《摄生众妙方》）　即本方去人参，加荆芥、防风。治表寒较甚者亦治肠风下血；疮疡初起。

2. 银翘败毒散（《医方集解》）　即本方去人参，加金银花、连翘。治疮毒初起及流感。

3. 硝黄败毒散(验方)　即本方去人参,加芒硝、大黄。治表证兼便秘者。是表里双解的配伍形式。

[歌括]　人参败毒茯苓草,枳桔柴前羌独芎,
　　　　　扶正祛邪两相顾,气虚感冒有奇功。

麻黄附子细辛汤(《伤寒论》)

[组成]　麻黄 9g　细辛 6g　附子 15g

[用法]　附子先煮,以不麻口为度,余药后下,汤成,分 3 次,温服。

[主治]　阳虚外感,恶寒较甚,精神疲倦,脉象沉弱。

[证析]　素体阳虚,又感风寒,即成阳虚外感证候。恶寒是寒伤于表,其脉当浮,此证脉不浮而现沉弱,并见神倦欲寐,自是阳虚于里之征。所以神倦欲寐,脉象沉弱,是诊断本证为阳虚外感的依据。其基本病理是:素体阳虚,复感风寒→表里俱寒。

[病机]　阳虚外感。

[治法]　助阳解表法。

[方义]　阳虚复感风寒,法当助阳解表,表里同治。方中麻黄辛温解表,是治疗表寒证的主药。此证如只解表而不顾里,不仅表不能解,且有可能导致阳气更虚而成亡阳之变。故在使用麻黄解表同时,配伍附子振奋阳气,共呈助阳解表之效。细辛辛温,既助麻黄辛散在表寒邪,又助附子以去内寒,有辛通内外之功,麻、附得此,使表里之寒得以尽去,阳气得以振奋,而其病若失矣。以上是从太阳与少阴为表里析其方义,体现表里同治法则。

发汗、利水是治疗水肿两大法门,本方则兼而有之。少阴阳虚,气化失常而肿者,宜用真武汤、五苓散之类温阳化气,行水消肿;肺失宣降,水道失调而肿者,宜用越婢汤、越婢加术汤等宣肺行水,开源导流。若卫阳郁而不宣,肾阳衰而不振,既属太阳少阴同病,也属肺肾同病的水肿则宜使用本方。方中麻黄宣降肺气,可散在外的阴邪;附子壮其肾阳,可化内停的水气。俾肺气开宣,卫阳不郁,肾阳得温,气化正常,则三焦通畅而水肿易消。复配细辛辛通表里,沟通上下,体现宣上温下,肺肾同治之法。水肿较甚,单用利水法难于获效,即可投以此方。与真武汤、五苓散合用尤佳。由于水肿表实,服用此方以后很少出汗,多见小便通畅。若见大便稀水亦绝非药误,而是肺的宣降功能和肾的气化功能开始恢复,即《素问·经脉别论》所谓"水精四布,五经并行"之象,是好转的征兆。

或问:此方伤寒注家及方书均从阳虚外感,表里同治作解,今从宣上温下解释,是否能够指导临床?此方诚属表里同治之法,但经历代医家实践,治疗五官七窍与咽喉心肺诸疾,尤见效验。仅从表里同治释方便与此类证候风马牛不相及矣!只有从宣上温下肺肾同治解释,才能广泛应用此方。提出宣上温下之法,并非标新立异,学者识之。

[应用]

1. 暴哑失音,或咽喉疼痛,或咽中如有物阻(慢性咽炎)等证,审其确属阳虚里寒机理,投此可获良效。喉为肺系组成部分,足三阴经脉皆过喉中,发生病变,常见喉肿或痛,呼吸不利,自觉梗阻,失音声嘶等证。究其病因病机,或因风寒犯肺,肺气不宣;或因温邪上受,久羁不散;或因少阳三焦湿热阻滞;或因少阴阳虚,气化不及,痰水上壅。此方所治的暴哑失音,或咽喉疼痛,多因素体阳虚,一遇外寒相加,侵犯太少二阴,遂成上焦肺气闭郁,宣降失常;下焦气化不及,水湿阻滞少阴经脉机理。热证过用寒凉转成此证者尤为多见。方中麻黄宣肺

气之郁,行壅滞之水,附子温肾阳以助气化,振心阳以畅血运;细辛辛通少阴经脉,协助麻黄、附子辛通上下。使肺气得宣,血运流畅,津行无阻,咽喉无所阻滞,则暴哑、声嘶、疼痛等证可愈。若咽喉疼痛日久而呈咽中如有物阻,吐之不出,咽之不下,是气血津液阻滞少阳三焦半表半里所致,用此方随证加入半夏、厚朴、郁金之属,调气活血,除湿祛痰。连服数剂,自然见效。与真武汤合用,尤为效验。

2. 外感耳聋　肾开窍于耳,耳病多与肾系有关。但手少阳三焦经脉沿耳后入耳中,出走耳前,与耳的关系亦颇为密切。由于少阳三焦是津气升降出入之所,气与津液发生病变,均可影响耳窍而呈耳鸣、耳聋、耳肿。若感冒风寒,误用寒凉,肺气闭郁不宣,肾命气化不行,气闭津壅,窍隧不利而致耳暴聋,可用此方温煦少阴,开泄肺气,使津气升降出入恢复,则耳聋之证可愈。

3. 眼科疾患,审属阳虚,亦可酌用本方。瞳子属肾,目能视物以明察秋毫,有赖肾精充足。若突然失精,可致暴盲。宋某年逾半百,素体阳虚,时值初冬而用冷水濯足,寒伤少阴,当晚遗精,次日目盲不能睹物。就医于陈达夫老师,师谓此为寒犯少阴所致,与本方数服而愈。此证是因寒导致瞳神紧小所致。

4. 鼻塞流涕,多属肺气宣降失常,肾阳气化不及,气郁津凝,壅阻鼻窍而成。此方麻黄宣肺行水,附子温阳化气,细辛辛通气机,与此若合符节,审其鼻甲肥大,舌淡而胖,即可投此。

5. 喘咳胸闷　肺为清虚之府,津气流通之所。一旦肺失宣降之常,津气痹阻于肺而咳喘胸闷等证成矣!此方麻黄、细辛宣降肺气,附子温阳化气,津气运行无阻,肺功恢复正常,则咳喘胸闷等证可以缓解。故用于肺气肿或气胸均有效。与真武汤合用,治肺病及心的咳喘心悸,亦有一定疗效。

6. 心肌梗死,如有房室传导阻滞,常于所用方中加麻黄附子细辛汤。此方麻黄、细辛开肺气,行津液,能通三焦津气之滞;附子能温阳化气,助心行血,三药同用,令少阳三焦津气通畅,少阴心系血运流通,则传导无阻而趋正常,是从气血津液宜通着眼。方中细辛有解痉作用,可使经隧和调,气津无阻。

[化裁]　附子细辛汤(《指迷方》):细辛 30g,川芎 30g,附子 15g,麻黄 30g。上为粗散,每服 15g,生姜 3 片,煎,去渣,温服。治风冷头痛,痛连脑户,或额间与眉相引而痛,如风所吹,如水所湿,遇风寒而痛极,得热熨则痛可暂缓,其脉微弦而紧者。此因风寒滞留体表经脉导致脉络挛急,营卫阻滞使然。此方有温阳散寒,舒缓经脉之功,加入川芎,更有行气活血之效,用治此证,可谓合拍。

[歌括]　麻黄附子细辛汤,发表温经两法彰,
　　　　　若非表里相兼治,阳虚感冒曷能康。

香苏散(《太平惠民和剂局方》)

[组成]　香附(炒)　紫苏叶各 120g　陈皮 60g　甘草 30g

[用法]　为细末,每服 6g,开水送服,日 3 次。若作汤剂,酌减其量。

[主治]　外感风寒,内有气滞,形寒身热,头痛无汗,胸脘痞闷,不思饮食,舌苔薄白。

[证析]　头痛、发热、恶寒无汗与一般表证无异;胸脘痞闷,不思饮食,则为气郁湿阻现象。津气升降出入都以少阳三焦为其通道。卫气能在三焦正常运行,有赖肺气宣发肃降,肝

气疏泄条达,脾胃升降转输。平素气郁不舒,一经外感,立即影响肺气不宣,脾气不运,肝气失疏,气碍其津,津气交阻,成为外感风寒,内有气滞机理。胸闷脘痞虽为津气阻滞共有证象,此证舌苔薄而不腻,显然偏于气郁。故舌苔薄白成为胸脘痞闷是否偏于湿重之辨证依据。其基本病理是:风寒束表→卫气宣发受阻→三焦气郁。

[病机] 外感风寒,内有气滞。

[治法] 理气解表法。

[方义] 外感风寒,不用发散之品,表证不能解除;内有气滞,不用理气之药,气机不得舒畅。所以,此方是由疏散风寒与理气化滞两类药物组合而成。苏叶性味辛温,能开肺气痹郁,宣通体表毛腠,温散外束寒邪。使寒散腠开,肺卫津气能够正常宣发于表,则寒热无汗等表证可愈。表邪闭郁,影响三焦津气失调,气郁湿阻而生痞闷,又宜理气化湿,通调津气。苏叶不仅能够外散风寒,又能醒脾化湿;得芳香化湿,畅气醒脾的陈皮为辅,则行气化湿功力为之增强。再用香附疏肝理气,令其条达,三药兼顾三焦,使上焦肺气能正常宣降,中焦脾气能正常输运,下焦肝气能正常疏达,则三焦通畅而痞闷自消。用甘草旨在舒缓经脉,调味和中,合而用之,能呈理气解表之效。

此方在选药和配伍上反映了四个特点:①选用苏叶为主,既能外解表邪,内疏气滞,又是芳香化湿之品,一药具备三种作用,选药颇为精当。②三焦为津气共同运行的通道,此证虽以气郁为主,津行不畅亦为形成痞闷的因素之一。此方紫苏叶、陈皮都能芳香化湿,充分利用了二药的行气化湿作用。③紫苏叶、陈皮、香附三味药物能够调理肺脾肝三脏功能,照顾到上中下三焦,充分反映了卫气的升降出入与三脏有关,用药应当兼顾三脏。④其中甘草缓急之功,能兼顾经脉挛急,通调气血之路。由于此方药仅四味却能反映表里同治,津气经脉并调,三焦兼顾的配方法度,谓其结构谨严,选药精当,亦非过誉。

[应用]

1. 以表证兼见胸脘痞闷不思饮食,舌苔薄白为其辨证要点。

2. 可以根据偏表、偏里、偏热、偏寒、偏上、偏中、偏下、偏气、偏湿九个方面加味。偏表:表证突出者加荆芥、薄荷。偏里:不思饮食为主者,加神曲、麦芽。偏寒:加生姜、半夏。偏热:加黄芩、连翘。偏上:咳嗽有痰,加桔梗、半夏、茯苓。偏中:腹部胀满,加藿香、厚朴、大腹皮。偏下:兼见胁痛加柴胡、枳壳、青皮。偏气郁:加大腹子、厚朴。偏湿滞:加砂仁、半夏、茯苓、薏苡仁。

[歌括] 香苏散内用陈皮,香附紫苏二药随,
甘草和中兼矫味,风寒气郁服之宜。

香薷饮(《太平惠民和剂局方》)

[组成] 香薷12g 白扁豆(微炒)6g 厚朴(姜制)6g

[用法] 水煎,冷服。

[主治] 夏月乘凉饮冷,感受寒湿,阳气为阴邪所遏,恶寒发热,头痛头重,无汗,胸闷食少,腹痛吐泻,舌苔白腻,脉浮。

[证析] 此为暑天外感于寒,内伤于湿而设。暑天乘凉饮冷,以致感受寒湿,表里同病。湿郁于表,故头重头痛;阳为湿遏,故恶寒发热,无汗;表为寒闭,津气不能外出,由三焦内归胃肠,中焦湿滞,升降失调,故胸闷食少,吐泻腹痛。

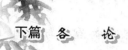

[病机] 感受寒邪,气郁津凝,升降失调,表里同病。

[治法] 解表和中,理气化湿法。

[方义] 感受寒邪,表里同病,治宜外散寒邪,内和脾胃;津气逆乱,升降失调,又宜理气化湿,复其升降。香薷辛温香散,是夏月解表要药,能发越阳气,散在表寒邪,化湿和脾,除中焦寒湿,表里兼顾,作用全面,故为主药。厚朴苦温,燥湿化浊,行气散满;扁豆甘淡,能消脾胃暑湿,降浊升清。如此配伍,使表邪解则寒热除矣,气机畅则胀痛消矣,升降调则吐泻止矣。

此证是因寒邪闭郁,引起津气不能出表,内归脾胃,导致升降失调。用香薷宣发卫阳,使其仍然出表;厚朴理气化湿,扁豆化浊升清,恢复升降之常,一切均从调理津气着眼,学者识之。

[应用] 用此方治疗暑天感受寒湿,表里同病者,有效。《温热经纬》谓:"此由避暑而感受寒湿之邪,虽病于暑月而实非暑病。昔人不曰暑月伤寒湿而曰阴暑,以致后人淆惑,贻误匪轻,今特正之"。又说:"香薷之用,总为寒湿外袭而设,不可用以治不夹寒湿之暑热"。明确指出本方只能用于寒湿。

[歌括] 三物香薷豆朴先,若云热盛益黄连,
暑月受凉成寒湿,和中解表此方权。

九味羌活汤《此事难知》

[组成] 羌活　防风　苍术　白芷各9g　细辛　川芎各6g　生地黄　黄芩各9g　甘草3g

[用法] 水煎服。

[主治] 外感风寒湿邪,恶寒发热,肌表无汗,头痛项强,肢体酸楚疼痛,口苦微渴。

[证析] 恶寒发热、肌表无汗、头痛项强均与一般表证无异,唯酸楚疼痛是湿滞体表之象,与一般表证不同;口苦微渴,是兼里热之象。

[病机] 表寒夹湿。

[治法] 解表祛湿法。

[方义] 此方体现解表祛湿之法。羌活、防风、细辛擅长祛风除湿,解痉止痛,用于表寒夹湿,颇合病情。白芷、苍术助羌活疏散风寒,祛除表湿;川芎辛温走窜,助羌活活血调营,使寒散湿除,营卫通调,而寒热头痛肢酸等证可愈。古人立方时刻不忘通其气血津液,此方配伍川芎,符合《素问·至真要大论》"疏其血气,令其调达"之旨。佐苦寒清热的黄芩,凉血滋阴的生地黄,消除口苦而渴,并制诸药温燥,成为有制之师。用甘草不过矫味和中而已。

[应用]

1. 表证兼见肢体酸痛,口苦微渴,是其辨证要点。

2. 本方纯为湿邪在表而设,地黄虽腻,在所不禁。若见胸痞食减,是里湿已成,即当减去,并加半夏、藿香等药燥湿芳化。

3. 亦治外感风寒,气郁化热,牙龈红肿胀痛。

[歌括] 九味羌活用防风,细芷辛苍草与芎,
汗本于阴芩地妙,表邪夹湿此方崇。

羌活胜湿汤（《内外伤辨惑论》）

[组成] 羌活 独活各9g 防风 藁本 川芎 蔓荆子各6g 甘草3g

[用法] 水煎，分3次，温服。

[主治] 寒湿在表、头痛、头重，腰背重痛，或一身尽疼，不能转侧，恶寒微热，脉浮者。

[证析] 此为寒湿在表证候。多系汗出当风，感受风寒，闭其毛窍，经脉挛急；或久居湿地，积渐侵淫，影响汗液外泄，津凝为湿，郁于腠理，营卫运行不利，故尔头身腰背重痛，甚至不能转侧。《素问·痹论》云："风寒湿三气杂至，合而为痹也，其风气胜者为行痹，寒气胜者为痛痹，湿气胜者为着痹"。此证以重痛为其特征，当是寒湿为患，经脉挛急使然。

[病机] 寒湿在表。

[治法] 祛风胜湿法。

[方义] 湿滞体表，当发汗解表，祛风胜湿。选用祛风药物为主，有风能胜湿之义。方中羌活气清属阳，善行气分，舒而不敛，升而不沉，雄而善散，长于疏散表寒，祛除风湿，解痉止痛，治疗上焦风湿；独活善于解痉而理下焦风湿，两足痹痛，两药合用，上下兼顾，能解全身筋脉痉挛而散周身风湿，故为主药。辅以防风祛风除湿，藁本散寒止痛，川芎活血调营，蔓荆子专治头痛，令寒散湿除，筋脉舒缓，营卫宣流，则头身重痛等证可除。使以甘草，矫味和中，合而用之，能呈祛风散寒，宣痹止痛功效。

[应用]

1. 以头身重痛，甚至不能转侧为其辨证要点。

2. 此方所用药物，除独活能行下焦以外，其余都是升浮之品，故以治疗上焦风湿见长，若系下部之湿，当于利水法中求之。

3. 感冒、风湿性关节炎、神经性头痛，审其属于寒湿客表，均可用之。

[歌括]   羌活胜湿羌独芎，甘蔓藁本与防风，
         湿滞体表头身重，祛风胜湿此方崇。

川芎茶调散（《太平惠民和剂局方》）

[组成] 川芎 荆芥各12g 羌活 防风 白芷 甘草各6g 细辛3g 薄荷叶24g

[用法] 为细末，每次服3g，食后清茶送下。亦可作汤剂，水煎服。

[主治]

1. 外感风邪，日久不去，而成偏正头痛，或巅顶作痛。

2. 外感风邪，恶寒发热，头重头痛，目眩、鼻塞、声重、舌苔薄白、脉浮者。

[证析] 头痛原因甚多，有外感亦有内伤。本方所治，无论新久，均为外感风邪所致。风邪外袭，上犯头目，故见头痛，所谓"伤于风者，上先受之"，即是此意。风邪在表，阻碍气血正常运行，营卫之气与邪相争，故见头痛、恶寒、发热、鼻塞、目眩、脉浮等证。若风邪留而不去，头痛日久不愈，其痛或偏或正，作止无时，即为头风。头痛何以有偏有正？是因受邪部位不同故也。某部受邪，某部脉络即呈挛急；阻碍气血运行，即呈挛急不通而痛。

[病机] 外感风邪，上犯头目。

[治法] 疏风散邪，宣通营卫法。

[方义] 无论头痛新久，总因外感风邪，邪从外入，即应祛之使其外出，故宜疏散风邪，

通调气血,使邪去而脉络得舒,脉络既舒而营卫通调,则头痛可愈。本方用羌活、防风、荆芥散太阳之风寒,白芷、薄荷散阳明之风热,细辛辛散而治少阴头痛,川芎辛温香窜擅治少阳、厥阴头痛,数药合用,则太阳、阳明、少阳、少阴、厥阴诸经皆能全面照顾,对因外感风邪所致的血络痉挛头痛适宜。

以上仅就疏风散邪而言,若从通调气血津液角度分析,羌活、白芷、细辛、薄荷等药有宣发卫气之功,川芎有活血调营之力,羌活、白芷、细辛本来就有风能胜湿作用,再以清利头目的清茶调服,更能利水行津,引湿下行,使气血津液流通无阻,头痛自然向愈。配伍甘草,有甘以缓急作用,协助羌活、细辛解痉,又为脉络挛急而痛者设。

本方所用药物都是擅长祛风解表的风药,这是根据"高巅之上,非风药不能上达"的指导思想立方遣药的。所谓祛风,是指此类药物能解肝系筋脉痉挛。

方中薄荷辛凉而用量独重,古人据此遂谓此系疏散风热之方。综观本方温药多于凉药,谓其疏散风热似欠公允,若谓不偏寒热,则较符合实际。若减薄荷之量,则偏温矣!

[应用] 感受风邪而成头昏重痛,是使用此方依据。若因其他原因,引起头痛,不可妄投此方。

[歌括] 川芎茶调用荆防,辛芷薄荷甘草羌,

目眩鼻塞风攻上,偏正头痛悉能康。

辛温解表法共选方10首,虽然同为表证而设,却又各具特点。

麻黄汤、葛根汤、大青龙汤三方,都有发热、恶寒、无汗的表证,都用麻黄、桂枝发散风寒,宣通毛窍。麻黄汤因兼肺气闭郁,气逆作喘,故配杏仁宣降肺气;大青龙汤因兼里热烦躁,故配石膏清热除烦;葛根汤证以项背强痛为主,是经脉因寒而呈拘急,故配葛根、白芍、甘草、大枣缓解挛急,三方各有侧重。麻黄汤药仅四味,却能消除病因,调理功能,流通气血津液,缓急止痛,现代虽然少用,却可示人以组方之法,故列众方之首。

人参败毒散证是体虚外感风寒湿邪,以致肢体酸痛,咳嗽有痰。湿滞体表,经脉挛急,故解表不用麻黄、桂枝而用羌活、独活,调营不用桂枝而用川芎,兼配益气的人参,共呈益气解表之法。麻黄附子细辛汤适用于平素阳虚复感寒邪的表里俱寒。阳虚不宜过汗,才用麻黄、细辛合附子助阳解表。两方同为正虚而设却有一补一温之异。若将麻附细辛汤视为宣上温下之法,可以扩大应用范围。

香苏散是理气解表法的代表。所用理气之药兼顾到了上、中、下三焦,展示了理气当从宣肺、醒脾、疏肝三脏着手的范例,构思颇为缜密。同时启示学者,表寒引起津气失调,必有所偏,临证细为体察,用方才能做到如丝入扣。

香薷散以感受寒湿,内归胃肠,表里同病为病机;解表和中,理气化湿为治法。用治外有恶寒发热,头痛无汗;内有胸闷食少,吐泻腹痛之证,可谓恰到好处。

九味羌活汤、羌活胜湿汤、川芎茶调散三方均为表邪夹湿而设,均以祛风药物作为主体,而又略有不同。羌活胜湿汤纯属湿滞体表,只用祛风除湿药物即可,无庸旁顾;九味羌活汤因兼里热,故配生地黄、黄芩;川芎茶散散证以头

痛为主，故配能入三阳经的祛风药物，并配细辛、川芎兼顾三阴，成为六经并治之方。前两方用于湿滞体表，有风能胜湿之义；后方用于头痛，有高巅之上唯风药可达之义。称为祛风药者，是言此类药物既能疏散风寒，又能解痉止痛故也。

二、外感风热—辛凉解表

外感风热，是指温邪上受，侵入肺系的病机。

辛凉解表，是指根据外感风热病机拟定的治法。

【适应证候】　以发热汗出，微恶风寒，鼻燥咽干，微渴思饮，咳嗽少痰为主症；以舌尖红，苔薄黄，脉浮数，为其辨证依据。

【病理分析】　肺司呼吸而与天气相通。正因天气与肺相通，所以每带病源侵入肺系产生疾病。邪由肺系而入，导致肺气宣降失常，卫外功能失调，气郁化热，津液微受损伤，成为上述卫分证候。肺位最高，由上以统下；肺合皮毛，亦由外以包内。周身之气有赖肺为主持，周身之血有赖肺气宣行，周身之津有赖肺气敷布，故《素问·平人气象论》说："脏真高于肺，以行营卫阴阳"。温邪上受，肺被邪侵，营卫受扰，遂生寒热。温邪内郁，邪从热化，津受热蒸，故发热汗出。津为热耗，引水自救，故口渴思饮。咳嗽则是肺气闭郁，宣降失常证象。

【立法组方】　外感风热虽然仍属表证，但因病性属热而不属寒，若投辛温解表之品，犹如抱薪救火，有以热助热之弊。宜用金银花、连翘、荆芥、薄荷、桑叶、菊花等辛凉解表药物组合成方，于证始惬。如银翘散、桑菊饮即是典型的辛凉解表法则。

组合这类方剂，应当注意药物的选择，剂量的轻重。既要重用清热解毒药物，消除致病原因，以免病重药轻，鞭长莫及；又要避免滥用苦寒，以免冰伏邪气，损伤阳气。故治外感风热，总宜辛扬宣散，清轻宣达，凉而不郁，体现"治上焦如羽"的配方法度。如银翘散中重用清热的金银花、连翘，即寓消除病因之意；辅以疏风散邪的荆芥、薄荷、淡豆豉，即寓清中有宣，凉而不郁之意。

治病之要，除应注意消除致病因素以外，尤应注意调理脏腑功能。本类方剂每配开宣肺气的桔梗、杏仁之属，正为恢复肺气的正常宣降。若谓上述药物仅为咳嗽、咽痛等证而设，是只谈结果，不究原因，只看现象，不明病理的肤浅之论。至于热已伤津而方中少用生津药物，其意在于热去则津回，虽不生津而其津自复。设津伤较甚，则天花粉、知母等药亦可加入，总以生津而不滞邪为宜。

温邪初犯上焦，有热邪伤津的风热，亦有夹湿的湿热。夹湿者苔腻脘闷，不夹湿者口渴乏津，临床辨证，必须详审。本法原为风热初起者立，若欲借此治疗温邪夹湿证候，可于银翘散、桑菊饮方中，加入苏叶、藿香、芦根、滑石之流以宣化湿浊，通调水道。

若外感风寒，引起肺卫气机阻遏，郁结化热，呈为发热、汗出、咳、气喘等症，亦可用辛温解表药与辛寒清热药配伍，体现辛凉解表法则，如麻杏石甘汤即是。这类方剂用麻黄、杏仁辛散表寒，配石膏凉散郁热，虽为表寒化热立法，亦可借治上焦风热，因其受邪途径虽然不同，肺失宣降机理则一故也。但须加入解毒之品，疗效始著。

麻疹属于急性热病，初起以外出为顺，内陷为逆。宜用清轻之品助疹外透。故本类方常用升麻、葛根、三春柳等透疹药和清热解毒药相合组成。必须指出，升麻、葛根虽有透疹作用而其性升浮，热势本已鸱张，再用升提药物，将使气机升腾莫制而变生他证，终不若银翘散加紫草、重楼、青黛平稳,所以后不列方。

外感风寒与外感风热均属邪犯肺卫,均属气和津液发生病变,均体现使邪从表解的治法。但两者又有区别。①风寒之邪导致毛窍闭塞,阻碍营卫运行之机而生寒热;随即影响肺气正常宣发,肺气郁而不宣,逆而不降,遂生咳喘,反映了疾病由外入内的传变规律。温热之邪,自上而受,首先犯肺,影响肺气的正常宣发,变生咳嗽;同时影响营卫正常运行而生寒热,反映了疾病由上而下的传变规律。②风寒束表,肺气闭郁,则水津凝滞而不输布;风热犯肺,热邪耗阴,则阴津损耗而亏损,反映了气和津的不同病理变化。③风寒外袭,内传于肺,当温以散寒,辛以走表,宣通毛窍,复肺气宣降之常,津液敷布之旧;温邪上受,首先犯肺,当清热解毒,辛凉宣发,恢复肺卫功能,防止病情恶化。两者在病因、病机、立法等方面又自不同,同中有异,学者识之。

【例方】

银翘散《温病条辨》

[组成] 金银花 30g 连翘 30g 荆芥穗 18g 薄荷 18g 淡豆豉 15g 苦桔梗 18g 牛蒡子 18g 竹叶 12g 甘草 9g 鲜苇根 30g

[用法] 作散,每服 30g;作汤,剂量酌减,水煎数沸,日服 4 次。

[主治] 温病初起,但热不恶寒,或微恶寒,头痛,口渴,咽痛,舌尖红,苔薄白或薄黄,脉浮数。

[证析] 肺位最高而开窍于鼻,外合皮毛而与卫气相通,故主一身之表。温邪自鼻而入,上犯于肺,病因于热,故外证但热不恶寒;肺气被郁,不能宣发卫气达表,故微觉恶寒;肺气被郁,肺功障碍,故呈咳嗽;头痛是热蒸于上所致,口渴是津液微损征象。喉是肺系组成部分,风热袭肺,津气不利,阻于肺系,故咽喉疼痛;热在上焦,故舌尖红;温病初起,故舌苔薄黄,脉象浮数。综上,此证因有寒热咳嗽而知病在肺卫;因其热多寒少而知病性属热;因有口渴而知津液微受损伤。审证求因,此系温邪上受,邪在肺卫。

[病机] 上焦风热。

[治法] 辛凉解表法。

[方义] 温病初起,邪在肺卫,法宜疏散风热,清宣肺气,恢复肺卫宣发肃降之常。本方辛凉解表,轻清宣达,最为温病初起所宜。方中金银花、连翘辛凉解表,清热解毒之力较强,用量独重,着重消除致病原因,为本方主药。配伍荆芥、薄荷、淡豆豉宣发卫气,散热出表;桔梗、牛蒡子开泄肺气,清利咽喉,协助主药恢复肺卫宣降功能。至于芦根、竹叶、甘草清热生津,既可增强清热力量,又可补充受损阴津,亦有所取。吴鞠通认为此方在于"纯然清肃上焦,不犯中下,无开门揖盗之弊,有轻以去实之能"。根据临证应用,此论较为恰当。

学习此方要注意以下四点:①由于病机包括病因、病位、病性三个方面,所以治法也就包括消除病因,调理功能,通调气血津液三个方面。此方用金银花、连翘消除病因,桔梗、牛蒡子调理肺功,荆芥、薄荷宣发卫气,芦根、竹叶清热生津,面面俱到,结构较为完善。②表证初起,本应解表,此方不以荆芥、薄荷为主而以银翘为主,这是因为消除病因才是治疗温病关键。③所用药物均系清轻之品,体现了吴氏"治上焦如羽,非轻莫举"的用药原则。④所用药物不耐久煮,故煎数沸即可。

[应用]

1. 使用本方，以温邪上受，首先犯肺，发热恶寒，热重寒轻，口渴脉数为其辨证要点。

2. 流感、麻疹、流脑、乙脑(轻型)等热病初期，见证如上者，都可以本方为基础加减治疗，但须注意只能用于纯热无湿的表热证，若系湿热，则非本方所宜。

[化裁]　以下六方均见于《温病条辨》，但因前四方的方名太长，今据其主要作用拟定方名，便于学者记忆。

1. 银翘宣湿汤　连翘 30g，金银花 30g，桔梗 12g，薄荷 15g，竹叶 12g，甘草 9g，荆芥穗 12g，淡豆豉 15g，杏仁 12g，滑石 18g，苇根 30g，水煎服。治肺受暑邪，舌白口渴，无汗。有辛凉解表、宣肺利湿功效。是偏于气分夹湿的加减法。

2. 银翘清气汤　金银花 30g，连翘 30g，桔梗 12g，薄荷 12g，竹叶 12g，甘草 10g，淡豆豉 12g，杏仁 12g，石膏 24g，黄芩 12g，芦根(苇根)30g，水煎服。治肺受暑热，舌白、口渴、有汗，或大汗不止。有清宣肺热之功。是偏气分热盛的加减法。

3. 银翘透疹汤　金银花 30g，连翘 30g，桔梗 12g，薄荷 12g，竹叶 12g，甘草 9g，荆芥穗 12g，牛蒡子 18g，细生地 12g，大青叶 9g，牡丹皮 9g，玄参 30g，苇根 30g，水煎服。治温病发疹。有透疹解毒，凉血救阴功效。吴氏云："疹系红点高起，麻痦沙皆一类，系血络中病，故主以芳香透络，辛凉解肌，甘寒清血也。"是兼营血有热的加减法。若加紫草 10g，可治小儿麻疹。

4. 银翘凉血汤　金银花 30g，连翘 30g，桔梗 12g，薄荷 15g，竹叶 12g，甘草 15g，荆芥穗 12g，淡豆豉 12g，牛蒡子 30g，生地黄 15g，牡丹皮 9g，赤芍 12g，麦冬 12g，苇根 30g，水煎服。治肺受暑热，舌赤口渴，无汗者。有辛凉泄热，凉血养阴之功。是兼血热的加减法。

5. 加减银翘散　连翘 30g，金银花 16g，玄参 10g，水牛角 10g，麦冬 10g，竹叶 6g。水煎去渣，加荷叶汁二、三匙，日 3 服。治热入营分，热多昏狂，谵语烦渴，舌赤中黄，脉弱而数。有清营解毒，泄热救阴之功。此方与清营汤的结构略同，是热入营分的加减法。

6. 银翘汤　金银花 15g，连翘 9g，竹叶 6g，甘草 3g，麦冬 12g，细生地 12g，水煎服。治温病下后，无汗脉浮者。有辛凉解表，养阴增液之功。是偏阴伤的加减法。

综合上述六方观之，银翘散反映了兼气分热盛，邪热入营，热盛伤阴，湿热为患四个方面的加减化裁规律。

[歌括]　辛凉解表银翘散，芥薄牛蒡竹叶甘，

　　　　豆豉桔梗芦根入，上焦风热服之安。

桑菊饮(《温病条辨》)

[组成]　桑叶 9g　菊花 12g　连翘 9g　薄荷 9g　桔梗 9g　杏仁 9g　甘草 3g　芦根(苇根)15g

[用法]　水煎服。

[主治]　风温初起，咳嗽，身微热，口微渴，苔薄白，脉浮数。

[证析]　咳是本方主证，由此而知病位在肺；兼见身热口渴，病性自然属热；咳与微热、微渴、苔白、脉浮并见，病因当是风热犯肺。风热犯肺，肺失宣降，郁结化热，故见咳嗽、身热、口渴诸症。

[病机]　风热犯肺，肺失宣降。

[治法]　辛凉解表，宣肺止咳法。

[方义] 温邪犯肺而呈咳嗽、口渴,法当辛凉解表,疏散风热;宣降肺气,调理功能;生津止渴,补充津液。病因消除,肺功恢复,津液无亏,诸症自愈。本方属于辛凉解表轻剂,是为风温初起立法。方中桑叶清宣肺气,菊花疏散风热,二药轻清灵动,直走上焦以消除病因,故是主药;配伍连翘、薄荷辛凉解表,助主药宣散风热,桔梗、杏仁一宣一降,恢复肺气宣降之常;微渴是津液微受损伤,故佐芦根(苇根)、甘草清热生津,诸药合用,能呈辛凉解表,宣肺止咳功效。

若二三日后,气粗似喘,是气分热势渐盛。加石膏、知母清泄气热;舌绛、暮热,是邪初入营之象,加水牛角、玄参清营凉血,仍用原方清宣肺卫,透热转气;热入血分,就恐耗血动血,直须凉血散血,宜去薄荷、苇根、加生地黄、牡丹皮、麦冬、玉竹凉血养阴;热毒壅肺,宜增强解毒作用,加黄芩之类清热解毒;口渴津伤,加天花粉生津,反映了温病卫气营血的传变规律和化裁规律。

[应用] 本方不仅用于温病初起,亦治"感秋燥而咳者"。此即叶氏所谓"温自上受,燥自上伤,理亦相等,均是肺气受病"之理。故对于干咳无痰的燥咳,亦可使用。

[歌括] 桑菊饮中桔梗翘,杏仁甘草薄荷僚,
芦根为饮轻清剂,风温咳嗽服之消。

———————————————

辛凉解表法共选方2首。银翘散为治温病初起的代表方。解表之方而以清热解毒的金银花、连翘为主,提示温病应当着重消除病因,这是此方最大特点。桑菊饮以咳为主症,全方从开宣肺卫着眼。

三、外中风邪—疏散外风

外中风邪,是指风邪中于经络的病理改变。

疏散外风,是指据外中风邪病机拟定的治法。

【适应证候】 常以但臂不遂,或半身不遂;或身体不痛,四肢不收;或猝然倒仆,昏不知人;或风客腠理,风丹瘙痒为其主证。以舌质淡,苔薄白,脉弦缓为其辨证依据。

【病理分析】 外中风邪,多由腠理空疏,卫外不密,风邪乘虚侵袭以致经脉失和,气血凝涩,成为脉挛、筋弛、气滞、血郁、痰凝、湿阻的病变。邪之至轻至浅者,中于表之血络,脉受寒风而收引,血受寒风而痹著,即成但臂不遂的风痹;若夹寒之风中于分腠之间,脑络因寒而挛急,妨碍营卫运行,血郁痰阻,即成半身不遂的偏枯;若风邪侵犯少阳三焦,影响津液正常运行,湿滞腠理,筋膜受湿而松弛,即成四肢不用的风痱;若夹寒之风中人,三焦气机陡闭,清气不升,血不上濡,神失其养,即成猝倒无知的风懿。上述风痹、偏枯、风痱、风懿四类病变,正气先虚,风邪外袭,是引起病变的基本原因;筋膜与血脉发生病理改变,是一切证象的病变本质;气血津液升降失常,则与筋脉病变互为因果。这类病变有正虚的病理存在,也有邪实的病理存在。其基本病理是:正气先虚,外中风邪→引起筋脉挛急或松弛,气血津液升降出入障碍→成为上述证象。若风邪客于半表半里,外不得疏,内不得泄,刺激膜原,加之脉络挛急,血行不畅,即呈风丹瘾疹,奇痒难禁。

【立法组方】 风自外来,当祛之使出;正气自虚,宜扶助正气;气血津液升降出入障碍,又宜使其恢复营运。所以治疗此类病变,应当疏散风寒,消除致病原因;振奋阳气,调其气血,通其津液,恢复脏腑经络之常。俾邪去正安,营卫固密,气血津液升降出入正常,而病庶

可愈。本类方常用麻黄、桂枝、细辛之类药物为主;配伍宣畅气机的杏仁;活血行瘀的当归、川芎;除湿祛痰的防己、半夏、南星、皂荚、白矾、竹沥。振奋阳气的干姜、附子;补益元气的人参、黄芪;柔和筋脉的白芍、甘草等药而成。方如小续命汤、古今录验续命汤等皆是。

外中风邪,多系本虚标实,治疗中风之方,每呈补泻同施,温清并用,气血津液并调的配伍形式。这类方剂貌似杂乱无章,其实有理可循,有法可依,有条不紊。学者若能细心揣摩,必能领会制方要旨。

【例方】

小续命汤(《备急千金要方》)

[组成] 麻黄10g 杏仁10g 甘草10g 桂枝10g 白芍10g 生姜50g 防风15g 防己10g 川芎10g 黄芩10g 人参10g 附子15g

[用法] 水煎,附子先煮,以不麻口为度,余药后下,汤成,分3次,温服。可连服数剂。

[主治] 风邪中经,经脉拘急,半身不遂,口眼㖞斜,语言蹇涩。亦治风湿痹痛。

[证析] 肝主筋膜,经脉拘急,半身不遂,病在肝系。上述证象,称为中风。风中的原因有内外之别,此证病前并无任何征兆,结合其他检查分析,不是肝风内动,而是外中风邪,这种中风,称为真中,属于风邪中经机理。所谓风邪中经,就是风中腠理,引起经脉挛急和营卫运行障碍的病理改变。再究风邪之所以能够中于经脉,则因其人腠理空疏使然。故《灵枢·五变》谓:"肉不坚,腠理疏,则善病风"。风邪不能独伤人,唯夹寒之风,为祸始烈。卫阳不足,腠理空疏,寒风侵袭,经脉受寒而挛急,营卫受寒而凝滞,遂见上述证象。

[病机] 风邪中经。

[治法] 温经通阳,扶正祛风法。

[方义] 寒风引起经脉痉挛,营卫凝滞,法当温经通阳,祛邪外出,只有使拘挛的经脉舒缓,凝滞的营卫通调,半身不遂的证象才可消失。风邪中人,实由腠理不密,腠理不密,实由卫阳已衰,若只祛邪而不扶正,仍然百密一疏,祛邪之中兼助正气,才使治法臻于完善。此方是由麻黄汤、桂枝汤、参附汤三方加味而成,展示以祛邪为主,扶正为辅的配伍形式。方中麻黄、桂枝、杏仁、甘草四味即麻黄汤,再配祛风的防风,散寒的生姜,长于开表泄闭,祛邪外出。麻黄、杏仁宣通肺气;桂枝、川芎温通血脉,防己通调水道,有疏散风邪出表,调理脏腑功能,流通气血津液作用,这一组药重在祛邪。人参与附子同用,即参附汤。人参大补元气,附子温经散寒,二味益气温阳,可使阳气旺盛;与桂枝、生姜、芍药、甘草协同,可以调和营卫。俾营卫调则腠理密,腠理密则藩篱固,藩篱巩固才能抵御相侵风邪,杜绝风邪复至,这一组药重在扶正。三方合用,能呈扶正祛邪功效。芍药、甘草有柔肝缓急之功,配入方中,有针对经脉挛急施治之意;诸药皆温而用一味苦寒的黄芩,又有制约诸药而具反佐之意。

治疗外感疾病的方剂常由消除致病原因、调理脏腑功能、通调气血津液三类药物组成,此方不仅全俱,且有柔肝缓急之品针对组织结构挛急,扶助正气之品照顾卫虚,配伍较为严密。

[应用]

1. 此方长于疏散风寒,温通气血,由外风引起的半身不遂,可以使用本方。若属肝风内动的脑出血,则非所宜,误用有抱薪救火之失。脑血栓引起的半身不遂,疗效也差。

2. 口眼㖞斜,审其确因局部受邪,本方加蜈蚣3条,连服数剂,曾用之,有效。

151

3. 此方有开泄腠理、散寒除湿、调营通滞的作用,风寒湿三气杂至合而为痹,或但臂不遂,投此亦可获效。

[化裁] 竹沥饮子(《备急千金要方》):即本方加羚羊角、石膏,水煎,去渣,加竹沥 10 份,姜汁半份,分 3 服取汗;间二三日再服一剂;三服后随病进退增减。治风痱,身无痛,四肢不收,志乱不甚者。有扶正祛风,化痰息风功效。

[歌括] 小续命汤桂附芎,麻黄参芍杏防风,
黄芩防己生姜草,风邪中经此方谋。

大秦艽汤(《素问病机气宜保命集》)

[组成] 秦艽 15g 独活 12g 羌活 9g 防风 9g 白芷 9g 细辛 6g 白术 12g 茯苓 12g 甘草 6g 生地黄 12g 熟地黄 12g 白芍 18g 当归 9g 川芎 9g 黄芩 9g 石膏 18g

[用法] 水煎服。

[主治] 经络空虚,风邪入中,突然口眼㖞斜,皮肤麻木,或语言失利者。

[证析] 正气不足,络脉空虚,卫外不密,风邪乘虚中于络脉,气血痹阻,致呈口眼㖞斜,皮肤麻木,或语言不利。

[病机] 经络空虚,风邪入中。

[治法] 祛风通络,实卫调营法。

[方义] 风邪中络,法当祛风通络,使外来风邪,仍从外去。方用秦艽、羌活、独活、防风、白芷祛风发表,并借细辛走窜之力祛邪外出,上述诸药在于祛邪。风邪之所以入中,由于藩篱不固,藩篱之所以不固,由于腠理不密,营卫空虚。故用茯苓、白术、甘草补气健脾以实卫,当归、生地黄、熟地黄、白芍、川芎补血调肝以和营,使营卫调则腠理密,腠理密则藩篱固,以上诸药在于扶正。佐黄芩、石膏以清热,共呈祛风泄邪,实卫调营法则。

[应用] 此方治疗口眼㖞斜有一定效果,可加蜈蚣增强疗效。无热者去石膏、黄芩。对顽麻不仁的风痹亦可使用。方中羌活、独活、防风、细辛,均有解痉作用,不可不知。

[歌括] 大秦艽汤羌独防,芷芎辛芩二地黄,
石膏归芍苓甘术,风中于络此可商。

《古今录验》续命汤(《外台秘要》)

[组成] 麻黄 10g 桂心 6g 杏仁 10g 炙甘草 6g 当归 6g 川芎 3g 人参 6g 干姜 6g 石膏 6g

[用法] 水煎,分 4 次,服 1 次当微汗,汗出则愈,不更服。勿当风。

[主治]

1. 风痱,身体不能自收,口不能言,不知痛处,或拘急不得转侧。

2. 咳逆上气,不得平卧,面目浮肿。

[证析] 风中于人,常见四类不同证象。一为偏枯,即半身不遂;二为风痱,即四肢麻痹不用;三为风懿,即突然倒仆,不省人事;四为风痹,是指一般痹证。此方所治属于风痱,系因正气不足,腠理空疏,邪风中人,客于腠理,内不得通,外不得泄,阻碍营卫运行,气血痹阻,筋膜受病,由是呈现两种相反证象:若系筋膜松弛,即呈麻痹而肢体不能自收;若系筋膜收引,

即呈拘急不得转侧。若系津气上逆,肺失宣降,即呈咳逆上气,面目浮肿。

[病机]　风中腠理,痹阻营卫。

[治法]　扶正祛风,调和营卫。

[方义]　风邪中人而营卫痹阻,筋膜受病呈松弛不收,法当疏风泄邪,通调营卫。方用麻黄、桂心辛温发汗,祛邪出表;杏仁助麻黄宣降肺气,调畅气机;川芎、当归助桂枝活血,恢复血运;麻黄利水除湿,通调水道。数药在于消除病因:恢复脏腑功能,流通气血津液。俾致病之因消除,脏腑功能恢复正常,气血津液运行无阻,筋膜不受其害,诸证庶几可愈。然风邪之所以中人,由于正气先虚,若只祛邪而不扶正,治法未臻完善。故配人参、甘草益气,当归补血,与前药共呈扶正祛邪功效。用辛寒的石膏,是欲制约麻黄,减弱其发汗力量;用辛热的干姜,又是预防石膏寒凉害胃以保护中阳,二药一寒一热,各行其是,又反映了古方层层相制的配方法度。此方寒热共用,补泻同施,貌似杂乱无章,实符制方之理,纯寒纯热纯虚纯实之方,未可同日而语。

[应用]　此方擅长宣降肺气,开泄皮毛,可以用于以下几个方面:①肢体麻痹,缓纵不收的瘫痪。②寒邪客于体表的拘急不能转侧。③肺寒闭郁,宣降失常的喘咳。④寒湿留滞体表的肢体浮肿。

[歌括]　古今录验续命汤,麻桂杏草石膏姜,

　　　　人参芎归共九味,风痱投之庶可康。

省风汤(《朱氏集验方》)

[组成]　羌活 2g　防风 2g　木香 1g　陈皮 10g　乌药 10g　制南星 15g　制附子 27g 人参 10g　白术 3g　茯苓 2g　甘草 2g

[用法]　研粗末,每服 12g　生姜 10 片,大枣 2 枚,水煎,不拘时候。

[主治]

1. 风寒湿三气著于体表,手足麻痹,头重偏疼,起居眩晕,四肢倦怠,足胫缓弱,掣痛无时。

2. 每遇阴雨寒凉,神思不清,痰气相逆者宜预服此方。

[证析]　此证是因风寒侵犯少阳三焦,导致津气发生病理改变。少阳三焦,外通肌腠,内联脏腑,是津气升降出入之路。风寒侵犯体表,三焦津气流通受阻,气郁津凝,著于四肢,即呈手足麻痹,或四肢倦怠,或足胫无力,或掣痛无时;着于头部,即呈头重,或偏头痛;清阳不能上头,浊阴反居阳位,故时常眩晕而难求暂安;每遇阴雨即神思不清,也是浊阴阻滞,清阳不能上头现象。综上,此证的基本病理是:风寒侵犯少阳三焦→津气失调,气郁津凝→变生诸证。

[病机]　外中风邪,痰气交阻。

[治法]　祛风散寒,行气祛痰法。

[方义]　风自外来,法当祛之使出,故用擅长祛风除湿的羌活、防风疏散风邪。气郁津凝成为气滞痰阻,法当疏畅气机,祛除痰湿,故用木香行三焦滞气,陈皮畅中焦脾气,乌药疏下焦肝气;南星祛除风痰,陈皮芳香化湿,茯苓淡渗利水,附子温阳除湿,协助羌防宣散湿痹。邪之所凑,其气必虚,人参、白术、茯苓、甘草大补元气,又为正气虚损而设。四类药物同用,体现了疏散风寒、调畅气机、祛除痰湿、补气健脾合用的配伍形式。方中陈皮、乌药、南星、附

子、人参五药用量最重,是以祛痰利气为主,益气扶正为辅,疏散风寒为佐。

方名省风汤,表面看来似乎是以祛风为主,其实羌活、防风用量最轻,仅占调畅气机、除湿祛痰两类药的十分之一,可见通调津气才是治疗重点。

[应用]

1. 如见以下情况可用本方。①手足麻痹,有风湿与气虚两种病机同时存在;②偏头痛兼见头昏头重;③眩晕属于痰湿阻滞,清阳不升;④四肢倦怠或掣痛;⑤每逢阴雨即感头脑不清。

2. 如欲增强疏风散寒力量,应加大羌活、防风的用量;如欲增强行气力量,木香用量宜大,并加紫苏叶辛开肺气,三焦并调;如欲增强祛痰力量,加入半夏即寓二陈汤的结构;如欲增强除湿力量,重用茯苓再加白芍即有真武汤的结构。

[歌括]　朱氏集验省风汤,羌防乌药橘木香,

　　　　星附四君十一味,痰气交阻此堪尝。

消风散《太平惠民和剂局方》

[组成]　羌活　防风　荆芥　薄荷　僵蚕　蝉衣(炒)　川芎　茯苓各9g　陈皮　厚朴各6g　人参10g

[用法]　为细末,每次服5～10g,清茶送服。疮癣温酒下。

[主治]　风邪上攻,头目昏眩,鼻塞耳鸣;风湿在络,皮肤顽麻,瘾疹,瘙痒。

[证析]　此方所治有四:一是头昏、目眩、鼻塞耳鸣;二是皮肤顽麻;三是风丹瘾疹;四是瘙痒,病位在少阳三焦。少阳三焦包括膜原和腠理两个部分,是外通肌表与内联五脏的一种组织,是津气升降出入的通路。风邪羁留腠理,外不得疏,内不得泄,影响津气运行,气郁湿阻,攻于皮肤,即呈风丹;湿郁腠理,即呈瘾疹;客于血络,即呈瘙痒;风湿郁于肤表,卫气为其所痹,即呈顽麻;上攻颠顶,闭阻清空,即呈头昏、目眩、鼻塞耳鸣。综合上述,此证是风中腠理,气郁津凝,膜络挛急病变。

[病机]　风客腠理,津气不利,膜络挛急。

[治法]　疏风散邪,息风解痉,利气行津法。

[方义]　治疗上述诸证,法当疏散风邪,消除致病原因;利气行津,通调三焦津气;祛风解痉,缓解膜络挛急。方中羌活、防风、荆芥、薄荷都是祛风解痉药,治疗风丹,能收疏风、散邪、解痉功效;治风湿在表之瘾疹、顽麻,有风能胜湿之功;治湿闭清阳之昏眩,有高巅之上唯风药可达之义。僵蚕、蝉蜕有息风解痉作用,可解膜络挛急,使其恢复正常。陈皮、厚朴能畅三焦之气,其芳化作用又可配合茯苓治疗湿滞,三药调理三焦津气。复配川芎活血调营,通血络而宣痹着,仅此一味,足以说明古人制方,时刻不忘营血宜通。人参扶助正气,鼓邪外出,督阵之师,尤不可少。故《张氏医通》谓:"此方妙用,全在厚朴、人参。当知肌表之疾,无不由胃而发,故用厚朴清理其内,即以人参助诸风药消解风邪于外,则羌、防、荆芥辈方始得力耳。"

学习此方,应当注意三点:①病变部位:在于腠理三焦,只有三焦才是联系表里上下通道,津气升降出入场所。风邪客于腠理,才能出现上述诸证。②方剂结构:所用四组药物,一类是祛风药,在于消除病因,舒缓经脉;二类是解痉药,照顾到了组织结构;三类是流通气血津液药,是使三种基础物质通调无滞;四类是补气药,意在鼓邪外出,成为督阵之师。③辨证

要点:治疗风疹,可用手指按其发丹部位,放手以后色白不红,才是风客膜腠偏寒之象,可用此方。若放手以后颜色鲜红,是风邪客于血分化热之征,当用麻黄连翘赤小豆汤加牡丹皮、赤芍,非本方所宜。治疗皮肤顽麻,头昏目眩,应以舌淡苔腻为其辨证要点。若舌淡而胖,则是阳虚湿滞,当用真武汤、五苓散;若见舌淡而嫩,则是气虚不荣或气陷不升,当用防己黄芪汤或补中益气汤。治疗瘙痒,应以不见疹子,搔后皮肤不破,不见血珠、不渗水液为其辨证要点。

[应用]　上述证象兼见舌淡苔白,可用本方。《张氏医通》消风散有藿香而无薄荷,治证同。

《药性论》谓枳壳:"治遍身风疹,肌中如麻豆恶痒。"此方加入枳壳,当可增强止痒疗效。《名医别录》谓乳香:"疗风瘾疹痒毒",若证见疹子红痒,可以加入本品,行气活血。如与桃红四物汤同用,再加山楂,治疗风丹瘙痒更佳。

病案:沈某某,男,10岁,1995年5月17日以大便下血3月就诊。家长代述:患儿肠道下血已3月有余,经某省级医院诊断为过敏性紫癜,住院西药治疗1月,仍无寸效,今仍便中带血,每日2～3次。此子面色无华又兼舌淡,显然不是血热妄行而属气不摄血之象,是因过敏所致,又非一般益气摄血方药所能胜任。此证是因风邪客于半表半里,外不得疏,内不得泄,从三焦内陷肠道,干及血络,渗出脉外所致,遂书《太平惠民和剂局方》消风散一方付之,每日一剂,连服3剂,便血即止。效不更方,二诊时,嘱原方续服6剂。2周后患儿父亲来告,便血未再复发。

《太平惠民和剂局方》消风散治疗过敏性疾病疗效颇佳,可与麻黄连翘赤小豆汤、葛根汤、桂麻各半汤等方比美。余用此方去羌活、薄荷,加麻黄、连翘、赤小豆、杏仁、桑白皮治荨麻疹,不下数十余人,真良方也。

[歌括]　消风散内羌防荆,芎朴陈苓合人参,
　　　　　僵蚕蝉衣薄荷入,为末茶调或酒行。

消风散《外科正宗》

[组成]　荆芥5g　防风9g　蝉蜕6g　牛蒡子9g　苍术12g　苦参9g　木通12g　胡麻仁12g　石膏18g　知母9g　生地黄12g　当归6g　甘草3g

[用法]　水煎,空腹服。

[主治]　湿疹、风疹瘙痒抓破后,渗出水液,舌苔黄腻,脉浮数有力。

[证析]　风疹、湿疹,瘙痒难禁,是本方主证;风毒侵淫,郁于腠理,变生湿热,干及营血,是此证病机;抓破以后,渗出水液,苔黄脉数,是其辨证依据。风毒侵淫腠理,气郁化热,津凝为湿,湿热相搏,干及血络,内不得疏泄,外不得透达,故皮肤发疹,色红而痒;抓破以后,水液流溢,是有湿征象。

[病机]　风毒侵袭,湿热郁络。

[治法]　祛风解毒,清热除湿法。

[方义]　风毒侵淫而痒,止痒必先祛风解毒,故方以苦参杀虫解毒,消除病因;荆芥、防风、牛蒡子、蝉衣开泄腠理,宣通毛窍,而使毒无存身之所,这一组药在于使风从外出。风毒侵淫而生湿热,故以苍术辛温燥湿,木通渗利湿热,胡麻"逐风湿气"。这一组药在于使湿从内泄。病性属热,故用石膏、知母清气分之热,生地黄凉血分之热,当归行血络之滞,这一组

药在于清热、凉血、活血。三组药物合用,能呈祛风除湿,凉血清热功效。

学习此方,有待深入研究下述问题:①皮肤瘙痒,多系皮肤感染。陶弘景谓苦参"患疥者,服亦除,盖能杀虫";《唐本草》亦谓本品能"疗恶虫";药理实验证明此药对于某些常见皮肤真菌有抑制作用,说明苦参有杀虫解毒作用,当是本方主药。②方书多从养血润燥解释胡麻仁的作用。但本方所治属于湿热证型,配伍本品恐非专为血燥而设。古人谓本品有"逐风湿"的作用,以此释义似与本证病机更为相近。③皮肤发疹,是血络瘀热现象,用石膏、知母、生地黄两清气血,也要防止血络停瘀,配伍当归的主要目的在于畅旺血行,通其络阻,养血仅居其次。

[应用]

1. 风疹、湿疹,身痒难禁,抓破以后,渗出水液,是使用本方指征。热毒盛者加金银花、连翘、野菊花、蒲公英、天葵子等清热解毒药;血热盛者加牡丹皮、紫草等凉血药;湿重者加薏苡仁、土茯苓、地肤子、白鲜皮等除湿止痒药;风盛者加白花蛇、蜈蚣等祛风药,至于通络用刺猬皮、穿山甲、地龙,止痒用浮萍等。

2. 临床报道 用本方治疗不同皮肤病 117 例,取得初步疗效;治疗湿疹 44 例和治疗泛发性湿疹 12 例均有效。

[歌括]　消风散内用荆防,蝉蜕胡麻苦参苍,

　　　　　归地膏知蒡通草,湿疹瘙痒此堪尝。

桂枝麻黄各半汤(《伤寒论》)

[组成]　桂枝 15g　芍药 10g　生姜 10g　炙甘草 10g　麻黄 10g　大枣 4 枚　杏仁 15g

[用法]　水煎,温服。

[主治]　身痒难禁,舌质偏淡,脉浮而缓。

[证析]　身痒是本方主证,用八纲辨证察其寒热,病性为寒,用气血津液辨证察其虚实,是气血郁滞,病性属实。究其致痒机理,是因曾经感受风寒,表卫闭郁,血络因寒而挛急,毛窍因寒而收缩,血行不畅,津气受阻,营卫郁滞,膜络受其气血冲击,以致身为之痒。其病理转归是:感受风寒,表卫闭郁→血络紧张,毛窍收缩,窍隧不通→营卫郁滞→膜络受到气血冲击→导致身痒。何以知其是因风寒束表,表卫闭郁? 从原著"以其不能得小汗出"一语知之。何以知其是因营卫郁滞? 从身痒而非疥疮所致知之。何以知其病性属寒,从其舌淡,脉缓知之。

[病机]　营卫郁滞,冲击膜络。

[治法]　通调营卫,柔肝缓急法。

[方义]　身痒是因风寒束表,营卫郁滞,气血不能正常出入,冲击膜络所致。据此治宜祛其外束之寒,通其营卫之滞,缓其膜络之急,才与机理相符。是以方用麻黄、桂枝、杏仁、生姜辛温发汗,宣肺逐邪,令其寒邪外散,肺卫开宣,因寒而急脉络得舒,因寒而闭毛窍得开,则营卫出入之路无阻;麻黄、生姜发汗行津,杏仁宣降肺气,通其卫分津气之滞;桂枝温通血脉,通其营血之滞,气血津液齐通,则营卫运行无碍;芍药之酸以柔肝,甘草、大枣之甘以缓急,令脉络舒缓,毛窍开合自如,则气血通调,膜络不再受其冲击而身痒之疾愈矣!

此方与葛根汤的结构相同,葛根汤仅多一味葛根而少一味杏仁。两方都能治疗风丹、瘾疹,本方因有杏仁,开宣肺气力量较强,瘾疹身痒使用此方较为恰当;葛根汤因有葛根,缓解

挛急力量较强,用于风丹较为恰当。

　　[应用]　周身发痒,审其不属疥癣,舌质偏淡,脉象浮缓,可用此方。

　　[歌括]　桂枝麻黄各半汤,麻桂杏枣芍草姜,

　　　　　　身痒是由营卫滞,通调营卫庶能康。

　　　　　　疏散外风法共选7方。都是风邪为患,都以祛风药物疏散风邪,是相同点。小续命汤治腠理不密,风邪中经,半身不遂的偏枯;亦治但臂不遂的风痹。大秦艽汤也是治疗营卫空虚,风邪入中的口眼㖞斜,半身不遂。所以二方结构大体相同,均由祛邪扶正两组药物组成。偏寒的以小续命汤为宜,偏热的以大秦艽汤为宜。《古今录验》续命汤治外风入中,四肢不收的风痱;肢体拘急,喘咳、浮肿亦可借用。省风汤治外中风邪,痰气交阻的手足麻痹;头重偏痛,起则眩晕,每遇阴晦风寒,即呈神思不清,亦可投此。二方相较,祛风开表力量以录验汤为优;利气祛痰力量以省风汤为胜。两个消风散所治证候各有不同,故从病机至治法、从治法到方药都有差异。《太平惠民和剂局方》消风散所治范围稍广,凡风湿阻络的风丹瘾疹、皮肤顽麻和风邪上攻的头目昏眩、鼻塞耳鸣都可应用。其基本病理是风客膜腠,津气不利,故于祛风之外,配伍行气、化湿、利水之品,共呈疏风散邪,利气行津功效。《外科正宗》消风散以治湿疹风疹,瘙痒难禁,抓破以后,渗出水液为特征。属于风毒侵袭,湿热阻络机理。故于祛风之外,着重清热除湿,祛风力量不及前方而除湿力量过之。桂枝麻黄各半汤亦治身痒,结构则与葛根汤同。

四、暑邪犯肺—宣肺涤暑

暑邪犯肺,是指暑热随气犯肺,肺卫闭郁,变生暑湿的病机。

宣肺涤暑,是据暑邪犯肺病机拟定的治法。

【适应证候】　以初起恶寒无汗,头身重痛,面赤口渴为主证;以兼见胸闷不适,小便黄少,苔黄而腻,脉象濡数为其辨证依据。

【病理分析】　暑为阳邪,随其大气而入,肺卫首当其冲。肺主宣降气津,一旦暑邪犯肺,肺气宣降受阻,气郁化热,津凝成湿,遂呈病态。

　　夏季气候炎热,肺受暑邪,热伏于内,若再贪凉露宿,表为寒闭而肺气宣发受阻,气郁化热,津凝成湿,成为表为寒闭,里热又盛,于是恶寒体痛,壮热无汗,面赤口渴等证见矣!何以知道此证属于暑湿为患?从头身重痛,面红口渴,兼见小便黄少,舌苔厚腻,脉象濡数等证知之。其基本病理是:暑邪犯肺,复感寒邪→肺失宣降→气郁化热,津凝成湿→暑湿为患→成为此证。

【立法组方】　治疗暑邪初犯肺卫的表寒里热证候,应当根据《温病条辨》"辛温复辛凉"的治则,寒温并用,清轻宣发,使其腠开热达,则暑邪自解。故此常用辛温的香薷、藿香、苏叶,辛凉的青蒿、薄荷、连翘、竹叶,淡渗的芦根、滑石等药组合成方。如新加香薷饮、加味香薷饮、黄连香薷饮即体现宣肺涤暑的治法。

　　暑邪初伤于上,迁延失治或者治不如法,因人而化,可见下述转归:①素体阴虚火旺,邪从热化而纯热无湿,成为气分热盛的白虎汤证;气耗津伤的白虎加人参汤、生脉散证;

暑邪入营,营分热盛的清营汤证;逆传心包,闭阻清窍的牛黄丸、紫雪丹证。反映了温病卫气营血的传变规律。②素体阳虚,邪从湿化,暑湿交混,成为上焦暑湿的天水散证;肺脾同病的苍术白虎汤、杏仁滑石汤、黄连香薷饮证。反映了由上而下的三焦传变规律。此证有不夹温毒与兼夹温毒两类病变,若夹温毒,则宜加入清热解毒之品,如清营汤、安宫牛黄丸、紫雪丹即是。

【例方】

新加香薷饮(《温病条辨》)

[组成] 香薷 6g 金银花 9g 连翘 6g 扁豆花 9g 厚朴 6g

[用法] 水煎,分 3 次,先服 1 杯,得汗止后服,不汗再服,服尽不汗,再作服。

[主治] 上焦暑热为寒所遏,恶寒发热,无汗,头痛身疼,胸闷心烦,面赤口渴,小便赤涩,苔薄而腻,右手脉大。

[证析] 暑天气候炎热,常因乘凉饮冷,贪图一时凉快,酿成暑为寒遏之证。此因肺部先受暑热,复因贪凉感寒于外,热为寒遏,水液失调,即呈上述矛盾证象。寒邪犯表,卫阳被郁,腠理不开,故恶寒无汗;湿滞肌腠,故头痛身疼;暑热内郁,无从泄越,故发热而烦,面赤口渴;暑湿内郁于胸,故胸中烦闷;热郁上焦,源不清则流不洁,故小便赤涩;湿滞腠理,故苔薄而腻;上焦暑热为寒所遏,虽形似伤寒而实非伤寒,故右手脉大。

[病机] 上焦暑热,为寒所遏。

[治法] 温凉共用,清宣暑热法。

[方义] 温病最忌辛温,恐其化燥助热,然暑邪夹湿而兼寒闭于表,不唯不忌,正欲借助辛温药物散寒化湿,开闭疏郁,成为辛温复以辛凉的法则。暑为寒闭而其病初起,当辛以散之,凉以清之。香薷辛温芳香,能外散肺卫闭郁之寒,内化水液停滞之湿,解表和里,故为主药。肺受暑热,法当凉散,香薷得辛凉宣散的金银花、连翘、扁豆花相助,可宣发上焦郁热,涤除所受暑邪。暑多夹湿而需苦温芳化,香薷得苦温的厚朴相助,长于理气化湿。香薷、厚朴之温,正合湿为阴邪,非温不化之旨;金银花、连翘之凉,正合暑为阳邪,非凉不清之旨。诸药共用,遂呈寒温同用之方,用治暑为寒遏,若合符节。

[应用]

1. 使用此方的辨证要点有三:①发于夏令,有贪凉饮冷诱因;②暑为表寒所遏,既有发热烦闷,面赤口渴等暑热证象,又有恶寒无汗等寒邪外束证象;③表里俱湿,身重苔腻。

2. 暑热重者,加青蒿、滑石,更盛者可加大黄;湿偏重者,加藿香、芦根。

[歌括] 新加香薷用银翘,厚朴扁豆五药僚,
上焦暑热为寒遏,温凉并用暑湿消。

加味香薷饮(验方)

[组成] 香薷 10g 厚朴 12g 扁豆 10g 青蒿 20g 金银花 15g 连翘 15g 滑石 20g 甘草 3g

[用法] 水煎服。

[主治] 暑湿感冒,恶寒发热,胸闷不适,小便短涩,舌苔薄黄而腻,脉右大于左。

[证析] 暑邪伤人,首先犯肺,肺受邪侵,宣降失调,气郁化热,津凝为湿,即呈暑湿。

暑湿阻于上焦,津气宣发被阻,阳为湿遏即恶寒,阳郁不伸故发热;阻于上焦,即胸闷不适;水源上阻,源不清则流不洁,流不洁故小便短涩。综上,此证属于暑邪犯肺,暑湿为患机理。

[病机] 暑伤肺卫。

[治法] 解表涤暑法。

[方义] 暑邪侵犯上焦,法宜宣肺涤暑。方中香薷虽然性温,却是涤暑要药,配以青蒿清芬以清暑邪,连翘辛凉以散郁热,能呈宣肺涤暑功效。湿浊阻于中焦,又宜芳化,香薷香气浓烈,擅长醒脾化湿,得厚朴助其燥湿行气,扁豆助其化浊升清,可以理气化湿,调理中焦。复用滑石淡渗利湿,疏导三焦,甘草和中,矫其苦味,合而用之,可呈解表涤暑,芳化淡渗功效。此方辛凉涤暑,辛温化湿,寒温共用,符合暑为阳邪,治宜清宣,湿为阴邪,治宜温化原则,与新加香薷饮相较,多配一组利水药物,结构更为完整。

[应用] 表证初起,恶寒发热,热重寒轻,酷似银翘散证,仅多胸闷湿滞证象,即可使用此方。

[歌括] 加味香薷配银翘,解暑尤须用青蒿,
厚朴扁豆化湿浊,滑甘为伍暑湿消。

黄连香薷饮(《类证活人书》)

[组成] 香薷 12g　黄连 6g　厚朴 6g

[用法] 水煎,热服。

[主治] 伤暑,大热烦渴,舌红,苔黄腻,脉濡数。

[证析] 伤暑夹湿,湿热俱盛,湿盛则苔黄而腻,热盛则发热口渴。如果兼见头昏胀痛,胸闷泛恶,更是暑邪夹湿确据。其基本病理是:暑邪相侵,肺胃同病,气郁化热,津凝为湿,湿热郁蒸,遂呈此证。

[病机] 伤暑热盛。

[治法] 清热祛暑法。

[方义] 暑热郁蒸,治宜清化。方用善祛暑邪善化湿浊的香薷为主药,配伍清热的黄连,可以外解暑热;配伍燥湿利气的厚朴,可以内调津气,三药合用,能呈清热祛暑,化湿和中功效。

此方即香薷饮去扁豆加黄连而成。一加一减,遂变治疗寒湿之方而为清热涤暑之法。由于病性虽变而津气失调的病变本质未变,所以香薷、厚朴才能成为二方的共同基础,此等处当留意。

[应用] 以发热口渴而见脘闷苔腻为其辨证依据。

[化裁] 《温热经纬》:黄连香薷饮即本方加扁豆。治证与本方同。

[歌括] 黄连香薷饮,涤暑效力强,
燥湿须厚朴,三物合成方。

宣肺涤暑法共选 3 方,均为暑邪夹湿而设。但 3 方结构略有不同。新加香薷饮是上焦暑热为寒所遏,有暑热内伏与寒邪外遏两种矛盾存在,故用辛温复辛凉之法,寒温共用以清宣暑热,芳化湿浊以通调津气。加味香薷饮较前方

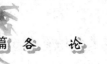

多渗湿的滑石,清宣暑热作用不变而除湿功力却有所增强,展示了芳化与淡渗同用的配方法度。黄连香薷饮是为伤暑偏热而设。此方药仅 3 味而能兼顾表、里、湿、热四个侧面,用药简洁,堪为典范。

五、温燥伤肺—清宣润燥

温燥伤肺,是指初秋酷暑未消,久晴无雨,燥气损伤肺津而使肺气宣降失常的病机。

清宣润燥,是据温燥伤肺病机拟定的治法。

【适应证候】 以头痛身热,干咳无痰,或痰少而黏,不易咯出,咳则胸痛为其主证;以兼见鼻燥咽干,咽喉疼痛,舌尖红,苔薄黄,脉微数,为其燥热辨证依据。

【病理分析】 燥为干涩之疾,是由空气干燥,引起肺津虚损的病变。肺司呼吸而与天气相通,气候的寒热,空气的燥湿,都会直接影响肺气的升降出入,津液的盈虚敷布。初秋酷暑未消,燥伤上焦气分,肺津受灼,即成温燥伤肺;深秋久晴无雨,气温骤降,凝敛肺系津气而呈水津不布,气失宣降,即成凉燥犯肺。两者都有鼻燥咽干,干咳无痰证象,只有水津亏损与水津不布之别。由于凉燥与感寒同类,并非阴津亏损而是津凝不布,列此反觉混淆,所以此处仅仅探讨温燥伤肺机理及其治疗方法。

温燥伤肺,多因初秋久晴无雨,空气干燥,肺吸燥热之气,灼伤肺津,影响肺气正常宣降而成。一切证象都呈肺系气郁津伤的病理改变。其病理转归是:初秋久晴无雨,空气干燥→燥热之气吸入肺系→津为燥热所伤,气为燥热所郁→出现肺卫、肺系燥热证象。具体言之,肺气不宣,郁而化热,则身热头痛,干咳无痰证象见矣!津为燥热所伤,水津亏损,则鼻燥咽干,干咳无痰或痰少而黏,不易咯出证象见矣!上述证象凉燥、温燥均可出现,如何确定此证属于燥热?因其兼见舌尖红,苔薄黄,脉微数,才知此证属于温燥犯肺。

【立法组方】 温燥伤肺,反映气郁化热、肺失宣降、津伤成燥三类证象,治宜清热、宣肺、润燥三者兼顾,才与病理相符。所以宜用石膏、知母等药清其燥热;桑叶、杏仁、枇杷叶等药宣降肺气;沙参、麦冬、玉竹等药润肺生津,共呈清宣润燥之效。如桑杏汤、清燥救肺汤等即体现这一治法。

治燥之方何以多配清热药物?《张氏医通》说:"燥之为病,皆为燥金之化,然能令金燥者,火也。故系辞曰:燥万物者,莫熯乎火。喻氏引戴人云:休治风兮休治燥,治得火时风燥了。斯治燥之要,亦一言而终矣"。

所举清燥救肺汤以清热养阴为主,沙参麦冬汤以滋阴增液为主,本应列入滋阴法中,移入本法似有本末倒置之嫌,将二方与桑杏汤并列有以下三层意义:①提示古人治疗外感燥热都用桑杏清宣燥邪。②三方一清一宣一润可以启发学者组方要有重点。③虽然不是典型的解表法则,确属治疗外感燥邪之方,并列便于临证检索。

【例方】

桑杏汤(《温病条辨》)

[组成]　桑叶 15g　杏仁 10g　香豉 10g　栀皮 12g　象贝 10g　沙参 15g　梨皮 30g

[用法]　水煎服。

[主治]　燥伤肺卫,头痛身热,口渴,干咳少痰,舌红,苔薄白而燥,右脉数大。

[证析]　肺司呼吸,为体内外气体交换的器官。外界气候的寒热,空气的燥湿,都直接

影响到肺,故燥邪伤人,肺卫首当其冲。燥伤肺卫,肺气不宣,则头痛身热;肺气不利,则干咳少痰;肺津亏损,则口渴、舌红、苔燥。其基本病理是:温燥伤肺→肺气不宣,肺津亏损→头痛身疼,干咳少痰。

[病机]　温燥伤肺。

[治法]　清宣润燥法。

[方义]　温燥伤肺,宜辛凉以宣上焦燥热,凉润以复肺系阴津,令肺气不郁,肺津不亏,头痛身热,干咳无痰等证自然缓解。故方用桑叶清宣上焦燥邪,合栀皮、香豉解其郁热;杏仁宣降肺气,象贝化其痰滞,恢复津气宣降之常;沙参、梨皮清润生津,专为燥邪伤阴而设,合而用之,体现清宣润燥之法。全方均系辛凉清润之品,示人以燥邪犯肺应该如何立法处方遣药的范例。

学习此方要注意一个疑点:即燥邪已损肺津,何以还要配伍化痰的象贝?须知此证干咳少痰诚属燥热证象,但肺气闭郁必然导致肺津不布,痰液虽少却仍有津凝的病理存在。于生津方中配伍化痰药物,相反相成,各行其是,符合此证机理。

[应用]

1. 除温燥伤肺可用本方以外,也可用于上呼吸道感染的发热、干咳少痰证候。如见鼻衄,重用栀子,并加青黛、青蒿、牡丹皮、生地黄清肝凉血;咽喉干痛,加牛蒡子清利咽喉,玄参养阴清热;咳痰黄稠,加瓜蒌壳清热化痰。

2. 本方去香豉加青黛、瓜蒌壳、诃子,治支气管扩张咯血,有清肝宁肺之功。

[歌括]　桑杏汤用象贝宜,沙参栀豉与梨皮,

头痛身热渴干咳,清宣凉润燥能医。

清燥救肺汤(《医门法律》)

[组成]　冬桑叶 10g　杏仁 10g　枇杷叶(刷去毛)3 片　真阿胶(烊化)6g　麦门冬 6g 胡麻仁(炒研)3g　人参 10g　甘草 3g　石膏 15g

[用法]　水煎,频频热服。

[主治]　温燥伤肺,气阴两虚,头痛身热,鼻燥咽干,干咳无痰,气逆而喘,胸满胁痛,心烦口渴,舌干无苔。

[证析]　此为温燥伤肺而设。多因初秋久晴无雨,空气干燥,肺吸燥热之气,灼烁肺津,影响肺气正常宣降而成。燥伤肺经气分,则头痛身疼;肺气不利,则干咳无痰;燥邪伤津,肺系失濡,则鼻干、舌干、咽燥;邪热伤气,则肺气亦为之损伤。综上,此证的基本病理是:温燥犯肺,宣降失常,津气两虚。

[病机]　温燥伤肺,津气亏损。

[治法]　清宣燥热,养阴益气法。

[方义]　温燥犯肺,津气两伤,法当清宣燥热,养阴益气,使感受燥热得清,痹郁肺气宣降,损失津气得补,诸证才可向愈。此方用桑叶清宣燥气,杏仁、枇杷叶宣降肺气,石膏清解肺热,是为消除病因,调理功能而设。阿胶、麦冬、胡麻滋润肺阴,人参、甘草补益肺气,是为津气两虚而设。合而成方,能呈清宣燥热,津气双补功效。此方配伍宣肺、清热、益气、滋阴四类药物,展示了宣中有清,泻中有补,祛邪扶正,津气兼顾的配伍形式。

治疗温燥犯肺何以要配宣降肺气药物?宣降肺气何以不用麻黄而用桑叶?须知燥邪犯

肺,也要引起肺气郁而不宣,逆而不降,如不配伍宣降肺气药物,也就不能恢复肺卫功能。但因肺阴已为燥邪所伤,辛温在所当禁,喻昌有感于辛温药物绝非肺感燥气所宜,才用桑叶宣散燥邪,辅以清润,只此一变,遂开治疗外燥犯肺先河。

[应用]

1. 此方首开治疗外感燥热之端,凡燥热伤肺,热象显著,即可使用。痰多可加贝母、瓜蒌清热化痰;血枯可加地黄滋阴补血;心肝火旺,木火刑金,可加水牛角、羚羊角或牛黄清心肝之火。亦不限于外燥,审其肺阴亏损,宣降失常,均可使用。

2. 印会河以咳喘白沫为主症,不论其为肺炎、肺结核、慢性支气管炎、肺气肿等病,见此证即用此方,效果非常明显,虽不能尽愈诸疾,但对缓解证象有比较满意的疗效。

[歌括]　救肺汤中参草麻,阿胶膏杏麦枇杷,

经霜收下冬桑叶,温燥犯肺服之佳。

沙参麦冬汤《温病条辨》

[组成]　沙参10g　麦门冬10g　玉竹6g　天花粉6g　生扁豆5g　生甘草3g　冬桑叶6g

[用法]　水煎,分2次服。

[主治]　燥伤肺卫阴津,咽干、口渴,或热,或干咳无痰,苔燥乏津。

[证析]　咽干、干咳、发热、口渴、苔燥全是一派燥热伤津证象,按脏腑辨证,病位在肺,按气血津液辨证,是肺阴亏损。若欲究其致病原因,则因肺卫感受燥气使然。

[病机]　燥伤肺阴。

[治法]　甘寒生津法。

[方义]　本方根据甘寒滋液立法,用沙参、麦冬、玉竹、天花粉甘寒生津,扁豆、甘草和养胃气,配冬桑叶轻宣上焦燥热,合而成方,具有清养肺胃作用。

清热生津,本已符合此证机理,何以方中还要配伍桑叶?此证是因外感温燥,肺卫痹郁而呈干咳,桑叶可以宣肃肺气,恢复肺卫功能,观治燥诸方均配桑叶、杏仁,有提示学者治肺勿忘宣降肺气之意。

[应用]　《温病条辨》中此方原治肺阴不足之证,但其咽干、口渴等证象亦属胃阴不足现象,故本方对肺胃津伤均适用。

[歌括]　沙参麦冬扁豆桑,玉竹甘花合成方,

肺胃津伤因秋燥,苔燥干咳此堪尝。

清宣润燥法共选3方,所治证候,都以温燥犯肺,气郁津伤为其基本病理;都由清、宣、润三类药物组成,是其相同点。桑杏汤由七药组成:其中桑叶、香豉有宣肺散邪之功,杏仁、象贝有降气化痰作用,栀皮清其燥热,沙参、梨皮生其津液,展现了以宣肺为主,润燥为辅,清热为佐的配伍形式。

清燥救肺汤证的热盛伤津证象较为突出。故用石膏清其气热,桑叶宣散燥邪,杏仁、枇杷叶宣降肺气,调理功能,而用阿胶、麦冬、火麻仁滋其阴,人参、甘草益其气,展现了以清润为主,宣肺为辅,益气为佐的配伍形式。

沙参麦冬汤以养阴为主,虽然也是治疗燥伤肺阴的方剂,清热养阴力量均

不及清燥救肺汤,宣发燥邪力量亦逊于桑杏汤,唯轻证可用,如果用于重证,有病重药轻,鞭长莫及之失。热病后期,肺胃阴虚,亦可投此。

六、表里同病—表里双解

表里同病,是指表有寒邪,里有气血郁滞或气郁化热的表里同病病变。

表里双解,是据表里同病病机拟定的治法。

【适应证候】　以外有恶寒发热,头痛身疼等表证;内有胸痞腹胀,呕吐泄泻,或壮热、口渴、便秘尿赤等里寒、里热为主症;寒则兼见舌淡、苔白、脉缓,热则兼见舌红、苔黄、脉数。

【病理分析】　此证按其病性分类,有寒有热。是因寒邪束表,津气出入受阻,从少阳三焦内归肺胃成为表里同病。肺合皮毛主表。寒邪束表,毛窍收缩,卫气不能出表而生寒热,经脉挛急,营卫运行受阻而生疼痛,肺气宣降失常,气郁津凝而生痰嗽,这是肺卫病变。若表为寒闭,津气不能出表,从少阳三焦内归胃肠,则可变生三类证象:升降逆乱而呈吐泻者,有之;气郁津凝而生胀满者,有之;气郁化热伤津而呈壮热口渴,便结溺赤者,亦有之。其基本病理是:风寒束表→毛窍收缩,血络收引→津气出入受阻,从三焦内归胃肠→升降逆乱,或气郁津凝,或化热伤津→成为表里同病。

【立法组方】　此种表里同病的病变,法当表里双解,才能使表邪去而营卫调,中焦理而升降复。故本法常用麻黄、桂枝、荆芥、薄荷之类解表祛邪,陈皮、半夏、厚朴、藿香、香薷之类疏通里滞、调理津气,再据寒热配入温通气血或清热、通腑药物,体现表里双解之法,如防风通圣散、五积散即为此而设。

表里双解是使邪从毛窍外出与肠道下行,仅限于汗下两法合用的方剂。解表法中十有七八都配兼调各脏气血阴阳药物,称为表里同治则可,谓是表里双解则期期以为不可。严格说来,五积散也非表里双解之法,但因表里双解含义现已由原有范围引申到温清补泻各个方面,说它是解除里寒,其理亦通,故列于此。

【例方】

五积散《太平惠民和剂局方》

[组成]　麻黄180g　白芷90g　桔梗360g　枳壳180g　陈皮180g　厚朴120g　川芎90g　当归90g　芍药90g　肉桂90g　干姜120g　炙甘草90g　苍术720g　制半夏90g　茯苓90g

[用法]　上方除肉桂、枳壳别为粗末外,余药同为粗末,慢火炒令色转微黄,摊冷,次入桂、枳末令匀,每服10g,入生姜3片,加水煎,去渣,稍热服。

[主治]　外感风寒,内伤生冷,气、血、痰、湿、食滞,身热无汗,头痛身疼,项背拘急,胸满恶食,呕吐腹痛,以及妇女血气不和,月经不调等证。

[证析]　身热无汗,头痛身疼,项背拘急,是风寒束表,经脉因寒而收引,营卫因寒而郁滞的病理反应。胸满恶食,呕吐腹痛,是津气从三焦内归胃肠,湿凝气阻,升降逆乱的病理改变。此证的基本病理是:风寒束表→经脉因寒而收引,气血津因寒而郁滞→成为气滞、血郁、痰凝、湿阻、食滞→表里同病。

[病机]　外感风寒,内伤生冷,表里同病。

[治法]　解表温里,调气活血,除湿祛痰法。

　　[方义]　表里俱寒,治宜解表温里,双管齐下;气血津三种基础物质运行不利,又当调气活血,除湿祛痰。故方用麻黄、白芷辛温发汗,开泄毛腠;桔梗开宣肺气,恢复肺功;干姜、肉桂振奋阳气,温散寒邪;白芍、甘草柔肝缓急,舒缓经脉,数药为伍,解表温里,双管齐下,令寒去脉舒,营卫和调,则表寒证象可解。配伍枳壳、厚朴、陈皮利气和中,令气机不滞;当归、川芎、白芍活血调营,令营血畅行;陈皮、半夏、苍术、茯苓芳化、燥湿、淡渗,干姜温脾,肉桂温肾,令水液升降正常,三类药物又为调气、活血、除湿、祛痰之用,以此治疗表里俱寒,气血津液阻滞病变,可谓合式。

　　研究此方应该注意两点。①五积是指气滞、血郁、痰凝、湿阻、食积五种不同证象,谓其五脏积滞不通亦可。此方不仅体现气血津液齐通、表里同治的配伍形式,也是消除病因、调理功能、流通气血津液三类药物齐备的结构,符合此证病机,也展示了五脏六腑宜通的治疗原则。这一原则本是指导治疗的总纲,无奈医者熟视无睹,细玩此方结构,当会加深理解。②方中麻黄、桔梗、枳壳、苍术四药用量最重,且又包含燥湿的平胃散和祛痰的二陈汤在内,可见此方重在开宣肺气,外解表寒;行气燥湿,内调津气。

　　[应用]　此方可用于以下几个方面:①外感风寒的表实证;②寒湿在表的痛证;③肺失宣降的咳嗽痰稀;④寒湿困脾的吐泻腹痛;⑤气滞血郁的痛经、经闭。

　　[歌括]　五积散中姜桂麻,枳桔陈苓朴芷加,
　　　　　　芎归芍草半夏术,解表温里效堪夸。

防风通圣散《黄帝素问宣明论方》

　　[组成]　防风15g　麻黄15g　荆芥15g　薄荷15g　连翘15g　桔梗30g　川芎15g　当归15g　白芍(炒)15g　白术15g　黑山栀15g　大黄(酒蒸)15g　芒硝15g　石膏30g　黄芩30g　甘草60g　滑石90g

　　[用法]　为末,每服6g,加生姜3片,水煎服。若作汤剂,剂量按比例酌减。

　　[主治]

　　1. 憎寒壮热,头目昏眩,目赤睛痛,口苦口干,咽喉不利,胸膈痞闷,大便秘结,小便赤涩。

　　2. 疮痈肿毒,肠风痔漏,惊狂谵语,手足抽搐,风丹瘾疹。

　　3. 亦治土漆过敏。

　　[证析]　此方是为表里俱实的风热而设。寒伤于表,表卫闭郁,或温邪上受,首先犯肺,邪在气分,化热伤津,三焦热炽,外见憎寒壮热,内见口渴口苦,上而头目昏眩,目赤睛疼,惊狂谵语,手足抽搐,下而大便秘结,小便赤涩,肠风痔漏,一言以蔽之,都是热盛使然。故吴崑谓:"表里客热,三焦大实者,此方主之"。

　　[病机]　风热壅盛,表里俱实。

　　[治法]　疏风清热,表里双解法。

　　[方义]　三焦热炽,法当清热。方中连翘、栀子、黄芩、大黄均有清热解毒作用,若系温邪上受,有此可以消除致病原因;若系伤寒化热,也可配合石膏清其郁热。热由气郁而化,过用寒凉,须防损伤阳气,为热寻求出路,才可收到事半功倍效果。故配开表泄邪的防风、麻黄、荆芥、薄荷,令热从表而散;清利湿热的滑石,泻热通腑的芒硝、大黄,引导热从二便而下,共呈解表通里,表里双解功效。外邪相侵,影响气血宣流,故配桔梗开泄肺气,协助麻

黄恢复肺卫功能;当归、川芎、芍药活血调营,恢复营血正常运行,共呈调和营卫之功。佐健脾的白术、甘草,又在防止石膏寒凉害胃,成为有制之师,此方药味虽多而各有所主,所以能愈重疾。

学习此方须深入研究以下几个问题:

1. 既是热盛三焦,清热当是重点,何以要用那么多的解表药?须知此证是因寒伤于表,郁结化热,若不解表疏邪,宣通毛窍,则憎寒壮热证象也就不能解除,解表药物多至四味,完全是为发散郁热而设。方中荆芥、防风、白芍、甘草均有解痉作用,故对手足抽搐,投之亦效。

2. 此方何以能治疮痈?疮痈是由热毒壅滞而成,法当清热解毒,疏通壅滞。此方有栀子、黄芩、大黄、连翘清热解毒,麻黄、荆芥、防风、薄荷宣其毛窍,芒硝、大黄通其里结,川芎、当归、白芍行其血,白术、滑石通其津,与仙方活命饮的结构相似,故有效。

3. 此方何以能治风丹瘾疹?风邪客于膜原,外不得疏解,内不得通泻,是风丹瘾疹的基本病理。用此方外开毛窍,内通胃肠,引导风邪外出,并有栀子等药清解郁热,川芎等药畅旺血行,故可用。土漆过敏反应与风丹病理相同,故可使用本方。

4. 此方何以能治肠风痔漏?肠风痔漏是风邪内陷,血随气陷肠道所致。此方栀子、黄芩都是清肝药物,芒硝、大黄尤为清泻血分邪热良药,邪热一去而血自宁,用荆芥、防风、麻黄等升浮药物疏风泄邪,令气机外达,有"陷者举之"之义,故肠风下血亦可使用。

[应用]　外有壮热,内有便秘,形似白虎承气汤证而兼表郁者,可用此方。减去麻黄、防风、荆芥、当归、芍药、川芎、白术即凉膈散,可见此方长于清热解毒,发散郁热,活血调营。不过用于风动抽搐则未必恰当。若要借用,也须减去荆、防、芎、归、麻、术,加入息风之品。

[歌括]　防风通圣大黄硝,荆芥麻黄栀芍翘,
　　　　　甘桔芎归膏滑石,薄荷芩术力偏骁。

表里双解只选2方。二方同属表里同治的配伍形式,但有一寒一热之异。五积散治表里俱寒,其基本病理是外寒相侵导致气郁、血滞、津凝,一切都是不通证象,故全方着眼于温通。防风通圣散治表里俱热,其基本病理是:外邪相侵,气郁化热,热盛津伤,故一切着眼于凉散和凉泻。

七、风寒湿痹—除湿宣痹

风寒湿痹,是指风寒湿三气杂至,合而为痹的病变。

除湿宣痹,是据风寒湿痹病机拟定的治法。

【适应证候】　以肢体烦疼或麻木不仁为主证;以游走不定为风痹,疼痛剧烈为寒痹,重着难移为着痹;以舌淡苔白,脉弦而缓,为其病性属寒的辨证依据。

【病理分析】　风寒湿痹,是以肢体烦疼或麻木不仁为其主症,其病之因与风寒湿三气客于体表有关。三气杂至,侵犯肢体,腠理凝闭,筋脉挛急,气血运行障碍,津液流通受阻,遂呈肢体疼痛或麻木不仁。《素问·痹论》所谓"风寒湿三气杂至,合而为痹",即系指此。三种致病因素必有所偏,随其所偏而证象也就有所差异。"其风气胜者为行痹,寒气胜者为痛痹,湿气胜者为着痹。"行痹以风邪客于腠理为主,而以游走疼痛为特征;痛痹是以寒滞筋脉为主,而以疼痛较剧为特征;着痹是以津凝成湿为主,而以重着为特征。这些特征不仅反映了病因

必有所偏,同时也反映了不同的病变部位。行痹以病在腠理为主,腠理属于少阳三焦膜腠组成部分,是卫气升降出入之所,故风客膜腠,膜络挛急而生疼痛,其痛每随气行而呈游走不定。着痹以病在肌肉为主,肌肉的组织间隙即是膜腠三焦,也是津液升降出入之区,寒滞腠理,津凝成湿,滞留肌肉间隙之中,所以重着难移。痛痹以病在筋脉为主,寒邪偏胜,筋脉遇寒而挛急,即《素问·痹论》所说"逢寒则虫"的病变,虫是形容筋脉遇寒而呈挛急如虫蜷缩之象,故疼痛较剧。《素问·痹论》将痹证分为皮、肉、脉、筋、骨五痹以反映病位浅深,颇有指导意义,不过痹证常呈皮、肉、筋、脉同病,仅重点有所侧重而已。其基本病理是:风寒湿三气杂至→皮肉脉筋骨同病,气血津液运行不利→皮毛痹郁,湿滞肌肉骨节,筋脉挛急→成为行痹、痛痹、着痹。

麻木不仁,是因气血运行障碍,肌表失去阳气之温与营血之养所致。故《痹论》指出:"其不痛不仁者,病久入深,营卫之行涩,经络时疏,故不痛;皮肤不营,故为不仁;……在于肉,则不仁。"古人尝谓气虚则麻,血虚则木。气血虚损诚然可以成为麻木,气血痹郁也可成为麻木,两者证象虽同,却有一虚一实之异。其基本病理是:风寒客表→毛窍闭塞,脉络收引→气血运行不利→不能温养皮肉→麻木不仁。

【立法组方】 由于痹证涉及皮肉脉筋骨五个层次,所以治痹之方反映了五体同治的基本结构,而与其他治法的方剂结构有所不同。这类方常由以下几类药物组成。①祛风药:如羌活、独活、防风、细辛之类。羌活《药性论》谓治"手足不遂,口面㖞斜,遍身顽痹";独活《药性论》谓治"诸风湿冷,皮肤苦痒,手足挛痛";防风《名医别录》谓治"四肢挛急";细辛《神农本草经》谓"主头痛脑动,百节拘挛,风湿痹痛,死肌(皮肉麻木)"。这类药物味辛性温,能祛邪出表,消除病因;除湿宣痹,通调津气;缓解痉挛而使肝系筋膜得舒,为了突出解痉作用,才以风药名之。风者,筋脉挛急之象也。②行气药:由于祛风药多具辛温行气作用,所以多数方剂未配专门行气之品,偶亦选用陈皮、厚朴、紫苏等药,取气化则湿化之意。③活血药:如桂枝、当归、川芎、赤芍、牛膝、姜黄之类,配之可以畅旺血行,取治风先治血,血行风自灭之意。④燥湿行津药:如苍术、白术、乌头、半夏、防己、茯苓之流,这类药专为祛湿之用。⑤舒缓筋脉药:如木瓜、白芍、甘草、大枣,此为筋脉挛急而设。⑥温阳散寒药:如干姜、附子、肉桂、吴茱萸,配此在于消除病因、宣通气血、温化水湿。⑦清热药:如秦艽、黄芩、黄连、黄柏,这类药是针对气郁化热的热痹而设。所列七类药物并非每方必备,临证组方,应该根据病性的寒热,病情的偏胜,决定以某一类药为主,再适当选配其他药物而成。常见的配伍形式约有以下几种。

祛风宣痹:以祛风药为主,配伍行气、活血、除湿药物而成。适用于风邪偏胜,游走疼痛的行痹。代表方如防风汤、蠲痹汤、开结舒经汤、鸡鸣散等。

散寒宣痹:以温阳散寒药为主,配伍舒缓筋脉、活血行津药物而成,适用于寒邪偏胜,疼痛较剧的痛痹。代表方如薏苡仁汤等。

除湿宣痹:以燥湿行津药为主,配伍调气活血药物而成,适用于湿邪偏胜,重着而痛的着痹。代表方如茯苓白术汤、加味防己黄芪汤等。

清热宣痹:以清热、除湿药为主,配伍祛风活络药物而成。适用于气郁化热的热痹。代表方如加减木防己汤、中焦宣痹汤、当归拈痛汤等。

补虚宣痹:以祛风除湿药为主,配伍补气血、滋肝肾的药物而成。适用于本虚标实的证型。代表方如独活寄生汤、三气汤等。

【例方】

防风汤（《济生方》）

[组成] 防风60g 独活 秦艽 当归 赤芍药 赤茯苓 黄芩各30g 桂心（不见火） 杏仁 炙甘草各15g

[用法] 为粗末，每服12g，加姜5片，水煎，去滓，温服，不拘时候。

[主治] 血痹，皮肤不仁。

[证析] 《济生方》谓："痹之为病，寒多则痛，风多则行，湿多则著；在骨则重而不举，在脉则血凝而不流，在筋则屈而不伸，在肉则不仁，在皮则寒，逢寒则急，逢热则纵，此皆随所受邪气而生证也。……风血痹，阴邪入于血经故也。"严氏此说，是宗《素问·痹论》而来。所谓血痹，系以皮肤不仁，顽麻而不疼痛为其特征，即《痹论》所说"病久入深，荣卫之行涩，经络时疏，故不痛；皮肤不营，故不仁。"若系风痹，则又顽麻与疼痛兼而有之。

[病机] 风湿痹阻经络。

[治法] 祛风通络，散寒除湿法。

[方义] 此方体现祛风通络，散寒除湿之法。方用独活、防风祛风散寒，达邪出表，使邪从表入者，仍从表出。选用风药，又有风能胜湿与舒缓经脉之意。杏仁宣肺利气，茯苓利水渗湿，合独活、防风、秦艽祛湿于外，导湿于下，共呈开源导流之功。邪滞其血，皮肤失荣而麻木不仁，急宜温通血脉，故用官桂、当归、赤芍温而通之，生姜、甘草调理脾胃，健运中阳。反佐苦寒的黄芩，一则风为阳邪，再则诸药均偏于温，恐其化热，故以此为监军，使无伤阴弊病。诸药合用，使风寒外散，水湿下行，气血畅通，营卫和调，麻木不仁可以渐瘥。

《圣济总录》防风汤有麻黄、葛根而无独活、赤芍。"治行痹，行走无定。"方用麻黄宣肺气以开毛窍，葛根解肌以通腠理，用治行痹，可谓合拍。此方去走表的麻黄、葛根，加祛风通络的独活，并增赤芍以行血分之痹，用治病久入深、血行涩滞的皮肤不仁较为对证。由于两方有偏表、偏里差异，所以用药各有侧重。学者若能明辨，将能加深理解组方选药之理。

[应用] 以湿滞体表，血痹不仁为其用方指征。

[化裁] 防风汤（《圣济总录》）：防风、炙甘草、黄芩、当归、赤茯苓各30g，秦艽、葛根各1g，桂、杏仁各30g，麻黄15g。上11味，粗捣筛，每服15g，枣3枚，姜5片，水酒各一盏同煎，去渣，温服，日2夜1。治行痹，痛无定处。有祛风活络，宣痹除湿功效。

[歌括] 防风汤内独秦艽，杏苓归桂赤芍僚，
　　　　芩草加姜同煎服，血痹不仁此能疗。

开结舒经汤（《古今医鉴》）

[组成] 紫苏 陈皮 香附（醋炒） 台乌药 苍术（米泔水浸三日，炒）羌活 制南星 制半夏 川芎 当归各24g 桂枝 甘草各2g

[用法] 加姜三片，水煎，入竹沥、姜汁各半盏服。

[主治] 七情六郁，气滞经络，手足麻痹。

[证析] 手足麻痹是本方主症，分析麻痹原因，与痰湿滞留经络，阻碍营卫运行有关。多因外感六淫之邪，内伤七情之变，影响气血津液运行不利，气郁、血滞、津凝、痰壅，痹阻经

络,气血不能达于四末,于是手足麻痹。前人所谓气虚则麻,血虚则木,是指气血虚损不能达于四末而言。此因痰湿窒塞,气血痹郁,与之恰好相反,虽然虚实异趣而理致相同。

[病机] 气郁、血滞、津凝、痰阻。

[治法] 行气活血,燥湿祛痰法。

[方义] 痰湿窒塞经络导致气血运行不利,法当燥湿行痰,宣通气血。方中羌活祛风胜湿,紫苏、陈皮芳香化湿,苍术、半夏、南星燥湿祛痰,姜汁、竹沥化痰通络,合而用之,宣通肌腠湿浊力量甚强,是方中主要组成部分。已滞的气血宜通,故用紫苏宣肺气,陈皮利脾气,香附、台乌药疏肝气,三焦之气齐通,则卫行无阻;复用桂枝、当归、川芎、甘草温通血脉,血脉一通,则营行无碍。俾湿浊去而营卫通,营卫通则麻木愈。

此方结构展示了行气、活血、除湿、祛痰四法合用的配伍形式,但以除湿祛痰为主,行气活血为辅。从除湿祛痰来看,又展示了祛风胜湿,辛温燥湿,芳香化湿,化痰通络四种结构。提示学者不要限于只用某类药物组方,若把病理简单化,组方单一化,将不能应付复杂的病变。

[应用] 此方以手足麻痹为主症,当与气虚麻木鉴别。因虚致麻,当兼少气懒言,舌淡、脉弱,此证因湿致麻,当兼身重困倦,苔腻脉濡。

[歌括] 开结舒经羌紫陈,香乌苍夏制南星,

　　　　桂草芎归姜竹沥,手足麻痹此方寻。

蠲痹汤《杨氏家藏方》

[组成] 羌活　防风　姜黄　赤芍　当归(酒浸一宿)　黄芪各45g　甘草15g

[用法] 㕮咀,每服15g,水2盏,生姜5片,同煎至1盏去渣温服。不拘时候。

[主治]

1. 风湿相搏,身体烦疼,项臂痛重,举动艰难。

2. 手足冷痹,腰腿沉重,手足无力。

[证析] 此证病因为风寒湿三气杂感而至,病位在于经络,病性偏寒。是湿痹经络,血郁气滞的致病机理。风寒侵犯肢体,津凝为湿,血运不利,筋脉受邪,挛急而呈项背疼重,或湿痹四肢而呈手足无力。

[病机] 湿痹经络,血凝气滞。

[治法] 祛风胜湿,活血通络法。

[方义] 治疗此证,法当祛风泄邪,活血通络。方用羌活、防风祛风胜湿,逐邪出表,宣通气机;当归、姜黄、赤芍活血通络,宣其血运。姜黄尤擅治疗肩臂疼痛,令血行畅则经络通,经络通则疼痛解。方名蠲痹,实即消除闭塞之意。佐黄芪、甘草益气固表,预防风去复来,实于散风之中寓有御风之意,其中甘草又可缓急止痛,不可不知。

《魏氏家藏方》蠲痹汤,治气弱当风饮啜,风邪客于外,饮湿停于内,风湿内外相搏,体倦舌麻,甚则恶风多汗,头目昏眩,遍身不仁。于本方加白术、附子、薏苡仁,温阳散寒、除湿蠲痹之功更著。《济生方》蠲痹汤较本方少防风一味,祛风力量较弱。

[应用] 本方以治项臂疼重,举动艰难为主,下部腰腿沉重,效果不如魏氏蠲痹汤。

[歌括] 蠲痹祛风有羌防,活血归芍与姜黄,

　　　　芪草益气防再犯,臂痛艰难此堪尝。

鸡鸣散（《朱氏集验方》）

[组成]　槟榔12g　陈皮15g　桔梗9g　紫苏9g　生姜9g　吴茱萸6g　木瓜15g

[用法]　为粗末，慢火煎，汤成，去滓，置床头，凌晨4～5时，冷服。

[主治]　湿脚气。足胫肿痛，行动不便，或麻木无力，或挛急上冲，胸闷泛恶，舌淡、苔腻、脉缓。

[证析]　脚气以足胫肿痛无力，行动不便为特征。病从脚起，故名脚气。究其致病原因，多由地处卑洼，潮湿多雨，久坐久立，冷湿浸淫，其初不觉，久而受病，此为邪从下受，局部受邪，积渐而成。故陈无择《三因极一病证方论》谓："中风寒暑湿，得之顿而浅；脚气，得之渐而深。"其病变本质是津气壅滞而不流通，筋脉挛急而不柔和。

[病机]　寒湿浸淫，津气痹阻。

[治法]　疏畅三焦，宣化湿浊法。

[方义]　《外台秘要》谓："脚气者，壅疾也，惟宣通可以去壅滞。"湿凝气阻，聚于足胫而呈肿痛，甚至上冲而呈胸闷泛恶，法当疏畅三焦气机，宣化三焦湿浊，只有津气通调，肿痛才可渐消。气的运行，须借肺的宣降，脾的升降，肝的疏调。此方用紫苏、桔梗宣通肺卫，调理上焦肺的宣降；紫苏、陈皮畅气醒脾，调理中焦脾胃升降；吴茱萸温肝解郁，调理下焦肝的疏泄；以擅长宣泄膜原的槟榔为三军主帅，破其滞气，三焦功能正常，气机何愁不畅！三焦气机通畅，湿浊何愁不行！所用药物不仅调气，也能行津。桔梗开肺气通调水道，启上闸开其水源；紫苏、生姜外走肌表，宣通毛窍，开湿浊外出之路；紫苏、陈皮芳香化湿，生姜温胃散水，恢复中焦运化；再用槟榔直达病所，"治脚气壅毒，水气浮肿，"则湿浊得祛而津行无阻。再用木瓜、吴茱萸舒筋，解除筋脉挛急，共奏疏畅三焦，温化湿浊，舒缓筋脉功效。此证见于下部，当用降泄才能达到病所，逐邪外出；此证自下而上，须防湿随气逆，上犯心神，所以药多降泄。

研究此方，要注意病机、治法、组方、遣药四个环节。就病机而言：胫肿是津气壅滞，筋膜松弛或挛急的病理改变。其机理是久坐久立湿地、冷湿积渐浸淫、三焦津气运行障碍，壅滞足胫，初则影响筋膜松弛无力，继则胀急而痛。就治法而言：此证仅见胫肿而施治却兼顾三焦，并反映了疏畅气机，温化湿浊，柔和筋脉三者兼顾的治疗法则。就组方而言：此方疏畅气机照顾到了肺脾肝三脏，温化湿浊亦是三焦并调，充分注意到了肺脾肝对津气运行的影响，及肝主筋膜这一事实，构思可谓缜密。就选药而言：所选药物既可畅气，又可行津；既可缓解筋脉挛急，又可行气散寒，宣化湿浊，选药可称精当。

《外台秘要》所载疗苦脚气攻心极验方，较此方仅少桔梗一味，可见此方是宗《外台秘要》加味而成。综观唐宋治疗脚气诸方，药以紫苏、半夏、生姜、槟榔、吴茱萸、木瓜最为常用，其法不出下气、祛痰、行水、舒筋数端，偏寒多配肉桂，偏热多配牵牛、大黄，若能细为揣摩，思过半矣。

[应用]　本方所治的寒湿脚气，以初起者效果较好。如系外感风寒而见恶风自汗，可加桂枝、防风祛风胜湿。若偏于寒，可加肉桂、附子温阳散寒，除湿宣痹，并加茯苓、泽泻之属，淡渗利湿。

[歌括]　鸡鸣散治脚气方，紫苏吴萸桔梗姜，
　　　　瓜橘槟榔晨冷服，畅气行津效果良。

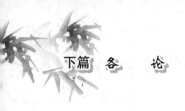
风湿镇痛丸(成都第一骨科医院方)

[组成] 九节风100g 蓼子草50g 麻黄15g 细辛50g 白芷50g 羌活50g 独活50g 乌梢蛇50g 蜈蚣10条 川芎50g

[用法] 细末,炼蜜为丸,每丸重10g,早晚各服1丸。

[主治] 风湿痹痛,关节肿胀,走注疼痛,肢体麻木。亦治跌打瘀滞作痛。

[证析] 《素问·痹论》说:"风寒湿三气杂至,合而为痹也。其风气胜者为行痹,寒气胜者为痛痹,湿气胜者为着痹。"此证以疼痛较甚,游走不定为特征,属于行痹、痛痹证型。是风寒客于体表,气血流通不利,日久不去所致。

[病机] 风寒湿痹阻经络。

[治法] 祛风散寒,除湿止痛法。

[方义] 风寒湿痹而呈疼痛,法当祛风散寒,除湿止痛。《分类草药性》谓九节风能治"一切跌打损伤,风湿麻木,筋骨疼痛",可见本品既擅长于祛风除湿,又擅长于活血止痛,用量独重,当是主药。蓼子草散寒活血,擅长治疗跌打以后受寒,以及阴寒陈寒,川芎乃血中气药,气中血药,擅长行气活血,配此旨在协助主药散寒活血。乌梢蛇擅治风湿顽痹,肌肤不仁,配此旨在协助主药祛风除湿。蜈蚣长于祛风止痉,《医学衷中参西录》称赞本品"走窜力最速,内而脏腑,外而经络,凡气血凝聚之处皆能开之",配此旨在协助主药通其气血凝聚,并解经脉挛急之疼痛。羌活善祛身半以上之湿,独活善祛身半以下之湿,白芷善祛头面游风,细辛善搜在里之寒,麻黄善开皮毛之痹,配此旨在协助主药祛风湿而散寒邪,解挛急而止疼痛,十药同用,能呈祛风散寒,除湿止痛功效。

[应用]

1. 此方止痛效果较佳,用于风寒湿痹而呈关节疼痛,或游走不定的痛证,颇为适宜。

2. 对跌打以后感受寒邪的疼痛,亦可使用此方。

[歌括] 风湿镇痛九节风,麻辛蓼芷与川芎,

二活蜈蚣乌蛇配,解痉除湿力偏宏。

薏苡仁汤(《明医指掌》)

[组成] 当归30g 芍药(炒)30g 薏苡仁30g 麻黄30g 肉桂30g 炙甘草30g 苍术(米泔水浸,炒)30g

[用法] 上剉,每服20g,生姜3片煎服。自汗,减麻黄;热,减肉桂。

[主治] 寒湿痹痛,一身尽疼。

[证析] 一身尽疼是本方主证,病在体表。究其疼痛之机,属于寒湿痹阻,经脉拘急,津血凝涩的病理改变。其机理是:寒邪相侵,经脉受寒,收引拘急,一身疼痛;津血受寒,津凝为湿,痹于肌肉,筋骨,血运不利,阻滞大经小络,不通而痛。

[病机] 寒湿痹阻经络。

[治法] 温经通络,除湿宣痹法。

[方义] 体表受寒,营卫痹阻而生疼痛,法当温经通络,除湿宣痹。方用麻黄、肉桂之温以逐寒邪,宣肺卫,通腠理,行津液,调营血。薏苡仁、苍术擅除肌肉之湿,助麻黄燥湿行津。当归温通血脉,助肉桂活血调营;芍药、甘草柔肝缓急,专解经脉挛急,令寒邪外出,营卫无

阻,经脉柔和,疼痛可愈。

此方由仲景麻黄加术汤与麻杏苡甘汤二方加减而成,其实不应减去杏仁。若用杏仁宣降肺气,可助麻黄、肉桂开泄腠理,通调水道,法度更为谨严。当然此方也有优点。加入活血的当归、柔肝缓急的白芍,止痛效果较麻黄加术汤、麻杏苡甘汤均略胜一筹。

[应用] 此方本为寒湿痹痛而设,但也可用于湿邪偏胜的著痹。因为方中麻黄既可发汗祛湿外出,又可利水导湿下行,苍术、薏苡仁一燥肌肉之湿,一渗腠理之湿,一方而兼发汗、利水之长。使用时应注意以微汗为佳,不可如水淋漓,以免风邪虽去而湿浊仍留。

[歌括] 薏苡仁汤用当归,麻桂芍草苍术齐,
　　　　寒湿痹络身疼痛,温经宣痹勿迟疑。

茯苓白术汤(《仁斋直指方论》)

[组成] 炙甘草 炮姜 茯苓 白术 苍术(炒)辣桂等分

[用法] 为粗散,每次 10g,水煎服。

[主治] 受湿,身体重痛,舌淡苔白,脉象濡缓。

[证析] 身体重痛是本方主证,按气血津液辨证,是津凝为湿,滞于肌肉象征;脾主肌肉,按脏腑辨证,病位在脾;兼见舌淡、苔白、脉缓,按八纲辨证,病性属寒。综上,此证病机为中阳不运,湿滞肌肉;肾不化气,湿滞体表。

[病机] 脾不运湿,肾不化气。

[治法] 温阳化气,运脾除湿法。

[方义] 中阳不运,湿滞肌肉,法当健脾除湿,振奋阳气,方中炙甘草、干姜温中健脾,助中焦阳气。肉桂温肾,釜底加薪,既助干姜温建中阳,且合茯苓化气行水。白术长于健脾除湿,脾虚湿滞者,用此最为合拍。苍术长于祛除肌表之湿,外来之湿,本品亦可兼顾。六药同用,能呈温阳化气,健脾除湿功效。俾中焦健运,制水有权,肾阳振奋,气化恢复,则湿无再积之虞。

本方以治疗中焦为主,却配温肾助阳的肉桂,是何道理?因为,阳虚湿阻,不能认定只是脾阳不运,还应考虑肾的气化失常,即使纯属中焦阳虚,用此亦可体现釜底加薪之法。因为肾为阳气根本,肾阳一旺,五脏的阳气才能得其温煦而保持充盛状态。

[应用] 身体重痛若无恶寒发热表证,可以使用此方。

[歌括] 直指茯苓白术汤,苍术甘草配干姜,
　　　　温阳化气须肉桂,身体重痛此堪尝。

加味防己黄芪汤(《医经会元》)

[组成] 防己 9g 黄芪 12g 白术 9g 甘草 3g 苍术 3g 薏苡仁 5g 独活 3g 生姜 3 片 红枣 1 枚

[用法] 水煎服。

[主治] 风湿相搏,客于肤表,四肢少力,关节烦疼。

[证析] 四肢少力关节烦疼,是本方主证;风湿相搏,客于肌表,是此证病机。多因感受风邪,影响津液流通,或因居处潮湿,影响汗液排泄,湿滞肌腠,筋因受湿而弛纵,以致四肢少力;关节受湿而活动受限,以致烦疼。

[病机] 风湿相搏,客于肤表。

[治法] 祛风除湿,健脾益气法。

[方义] 治疗此证,当一面开泄腠理,利水渗湿,祛除已停之湿;一面健脾益气,调理功能,杜绝风邪再至、水湿再停。方中独活有祛风除湿功效,与擅除肌腠之湿的苍术协同开泄腠理,祛湿于外;防己擅行肌腠之湿,得淡渗利湿,擅宣肌痹的薏苡仁为助,渗湿于下;白术健脾除湿,得调和营卫,和中健脾的姜枣为助,复中焦健运,令湿不再停。风邪客表,不患无以驱之而患无以御之,不畏风之不去而畏风之复来。黄芪有益气固表功效,配入本方,是祛风之中寓有防御风邪再至之意。

此方展示了祛风胜湿与利水渗湿同用,祛邪与扶正同用,开表与固表同用三种结构。前者反映了开鬼门、洁净府的配伍形式;后者反映了矛盾对立统一的组方形式。

[应用] 可用于风湿在表的四肢烦疼;亦可用于水肿。药量太轻,临证可以加倍。

[歌括] 加味防己黄芪汤,二术苡甘独活匡,

姜枣同煎共九味,风湿相搏此堪尝。

独活寄生汤(《备急千金要方》)

[组成] 独活15g 防风9g 细辛6g 秦艽10g 桑寄生24g 杜仲15g 牛膝15g 桂心9g 当归9g 川芎9g 芍药30g 干地黄18g 人参 茯苓各12g 甘草6g

[用法] 水煎服。

[主治] 肝肾两虚,风寒湿痹。腰膝重痛,腿足无力,畏寒喜热,苔白脉迟者。

[证析] 腰为肾之府,膝为筋之府,腰膝重痛,病在肝肾;畏寒喜热,苔白脉迟,病性属寒;重痛无力,则是湿滞之象。综观此证,是因营卫空虚,肝肾不足,风寒湿邪乘虚侵袭,滞留腰膝所致。

[病机] 营卫不足,肝肾虚损,风湿痹着。

[治法] 补虚宣痹法。

[方义] 《素问·阴阳应象大论》说:"地湿之气,感则害皮肉筋脉。"风寒湿三气侵犯躯体,其病理改变并不限于体表某一组织结构。而是皮、肉、筋、脉同病,施治必须全面考虑,不可顾此失彼。所以此证宜用祛风散寒药物开表泄邪,消除致病原因;除湿活血药物流通津血,宣其痹着;柔肝缓急药物舒缓筋脉,解其挛急,疼痛才可逐渐消失。本方用独活、细辛、防风、秦艽、桂心解痉,祛风散寒除湿;茯苓淡渗利湿,桂心、川芎、当归、牛膝温通血脉;白芍、甘草柔肝缓急,对于风寒湿三气合而成痹之证,能呈宣痹止痛功效。这一组药在于祛风泄邪,流通津血,舒缓筋脉,兼顾了病因、病位、病性三个方面,体现了通的治疗原则。然而,风寒湿邪之所以能痹着于腰膝,是因营卫空疏,肝肾不足,病邪才得乘虚而入。故用桑寄生、牛膝、杜仲补肝肾,强筋骨;人参、甘草补气实卫,当归、地黄养血调营,共呈补肝肾,益气血功效。这一组药不仅可以助正祛邪,亦有防止外邪复侵之意。两组药物合用,标本兼顾,用治上述证候颇为适宜。

痹证的特点是痛。是什么原因引起疼痛?是风、寒、湿留滞人体致气、血津液运行不利引起的。故治疗痹证,不仅要考虑祛风、散寒、除湿以祛外来之邪,尤应注意使用活血之品使血脉畅通。本方既有祛风、散寒的独活、防风、细辛,又有温通血脉的桂心、当归、川芎、牛膝,使风寒湿邪俱去,血脉畅通无阻,其痛自可逐渐向愈。

方中独活、防风、白芍、甘草有解痉挛作用。如果坐骨神经痛是因风寒湿邪留滞所致,可重用此四味增强缓解挛急作用。并适当加入附片、乳香之类,增强温经活血力量。

学习此方应该注意以下两点:①此方结构,展示了祛风散寒、除湿通络、柔和筋脉、益气实卫、养血调营、强筋壮骨合用的配伍形式,照顾了邪正两个方面。在祛邪方面,不仅考虑了风寒湿三气应该祛除出表,也考虑了组织结构(筋脉)的挛急,基础物质(津血)的壅滞。在扶正方面,不仅考虑了营卫不足,三气才得以乘虚而入;也考虑了肝肾亏损,三气才得以留着两经所属部位。方用人参、茯苓、甘草益气,实其皮肉,当归、地黄养血,充其血脉;白芍、甘草、牛膝、杜仲兼顾肝肾,柔和筋脉,强壮筋骨,用药兼顾了皮、肉、脉、筋四个层次,结构较为严密。②此方配伍的理论依据,源于《素问·痹论》。《素问·痹论》提出"风寒湿三气杂至,合而为痹。"本方即配祛风散寒除湿之品;《痹论》提出"在于脉,则血凝而不流。"本方即配温通血脉药物;《痹论》提出"在于筋,则屈不伸,……凡痹之类,逢寒则虫。"本方即配独活、防风、细辛祛风解痉,白芍、甘草柔肝缓急,所以本方是据轩岐之理配伍而成。

[应用]

1. 此方以治腰膝冷痛见长,兼见舌淡、苔白、脉迟者,即可使用本方。寒胜者,加生姜、附片;湿胜者,加苍术、防己。

2.《三因极一病证方论》谓本方最治历节风。

3. 小儿麻痹证,瘫痪期,加木通或通草;脾虚加白术;肌肉萎缩与补阳还五汤合用;顽固者,加麝香。

[化裁] 三痹汤(《校注妇人良方》):川续断、杜仲、防风、桂心、细辛、人参、白茯苓、当归、白芍、甘草各 30g,秦艽、生地黄、川芎、川独活各 15g,黄芪、川牛膝各 30g。为粗末,每服 15g,水 2 盏,姜 3 片,枣 1 枚。煎至 1 盏,去渣热服,无时候,但腹稍空服。治血气凝滞,手足拘挛,风痹、气痹等疾皆疗。有人病左臂不遂,后已痊平,而手指不便无力,试诸药不验,服此药才半即安。此即独活寄生汤去桑寄生,加续断、黄芪、生姜,有补虚宣痹功效。

[歌括] 独活寄生艽防辛,芎归地芍配桂苓,
杜仲牛膝人参草,冷风顽痹此方寻。

三气饮(《景岳全书》)

[组成] 当归 枸杞子 杜仲各 6g 熟地黄 9～15g 牛膝 茯苓 芍药(酒炒) 肉桂 北细辛(或代以独活) 白芷 炙甘草各 3g 附子 3～6g

如气虚者,加人参、白术;风寒胜者,加麻黄 3～6g。

[用法] 加姜 3 片,水煎服。此药亦可浸酒,大约每药 500g 可用酒 1000～1500g,浸 10 余日,徐徐服之。

[主治] 痛痹。血气亏损,风寒湿三气乘虚内侵筋骨,历节痹痛之极,及痢后鹤膝风痛等证。

[证析] 景岳云:"风痹之证,大抵因虚者多,因寒者多。惟血气不充,故风寒得以入之;惟阴邪留滞,故经脉为之不利,此痛之大端也。"张氏此论,不仅理论精辟,并指出制方应从虚、寒、滞三个方面思考。

[病机] 血气亏损,三气内侵。

[治法] 补虚宣痹法。

　　[方义]　血气先亏而后风寒得以乘虚深入,风寒深入而后筋脉拘急,津血痹阻而痛,法当补虚治本,祛邪治标,标本兼顾,于证始惬。方用熟地黄、当归、枸杞子、杜仲、牛膝填精补髓,养血和肝;人参、白术补气健脾。桂皮、附子温肾助阳,得解痉散寒的细辛、白芷为偶,能散凝结之寒;得活血的当归、牛膝为偶,能通凝涩之血;得淡渗利水的茯苓为助,能化气行津;得柔肝缓急的芍药、甘草相配,能缓筋脉拘急,共呈补虚宣痹功效。此方补中寓温,温中寓通,虽然所用除湿药物不多,疗效却较确切,故景岳谓:"治痹之法,惟此为最。"

　　[应用]　痹证偏虚,审其舌淡少苔,可以应用此方。

　　[歌括]　三气饮内归地先,牛膝枸杞杜仲全,
　　　　　　桂附苓辛芷芍草,补虚宣痹痛能蠲。

━━━━━◆◇◆◇◆◇◆◇━━━━━

　　本法共选11方,都以湿滞体表为其施治对象,都用祛风除湿药物体现祛风宣痹法则,是其相同点。但因各方主治略有不同,结构也就稍有差异,从而展示了各具特色的配伍形式。

　　防风汤为血痹的皮肤不仁而设。究其皮肤不仁之机,则因风湿痹阻经络使然。所以祛风活络也就成为此方主体。

　　开郁舒经汤以手足麻痹为主症。形成手足麻痹病机,则因气郁、血滞、津凝、痰阻。所以本方以行气活血,燥湿祛痰为法,温通气血痰湿也就成为本方特色。

　　蠲痹汤以身体烦疼、项臂痛重、举动艰难为主症,是因湿痹经络、血凝气滞使然,所以祛风活血仍是本方主体。方中配有黄芪,反映了通中寓补的配伍形式。

　　鸡鸣散以治足胫肿痛见长,属于寒湿浸淫、津气痹阻的湿脚气。此方能够疏畅三焦,宣化湿浊。治湿而以调气为主,是配伍上的第一特点;调气兼顾肺脾肝,是配伍上的第二特点;调气而兼舒筋,是配伍上的第三特点。

　　薏苡仁汤以一身尽疼为主症,属于寒湿痹阻经络机理。此方由仲景麻黄加术汤、麻杏苡甘汤加减而成,反映了二方温通经络、除湿宣痹法,是与其他方剂不同处。

　　茯苓白术汤虽然仍以身体重痛为主症,却从温阳化气、运脾除湿着手,通过振奋阳气,达到除湿目的,展示了与其他方剂截然不同的治法。此方本非宣痹除湿之方,选入本法,意在提示学者,治疗身痛并不限于祛风除湿一端。

　　加味防己黄芪汤,是治四肢少力、关节烦疼的方剂。究其关节烦疼之机,则因风湿相搏使然。此方有祛风除湿、健脾益气之功,配伍健脾药物是其特点。

　　独活寄生汤是为营卫不足、肝肾两虚、风寒湿痹、腰膝重痛而设,体现补虚宣痹之法。补虚兼顾营卫肝肾,反映了以补为主、宣痹为辅的配伍形式。

　　三气饮是治血气亏损,三气内侵筋骨的历节痹痛。体现补虚宣痹之法。全方十二味药,祛风药物仅细辛、白芷两味;温阳散寒药仅用肉桂、附子两味;其余都是补益血气之品,体现以补虚为主,散寒为辅,宣痹为佐的配伍形式。景岳"惟血气不充,故风寒得以入之;惟阴邪留滞,故经脉为之不利"是制定本

方的理论依据。

风湿镇痛丸是治风寒湿痹而见关节肿胀、走注疼痛、肢体麻木的验方,体现祛风散寒,除湿止痛法则。此方配伍虽不新奇,但亦有其特点。可治跌打损伤、瘀滞作痛,是其特色之一;配伍草药和虫类药是其特色之二。

八、皮肤疥癣—杀菌止痒

皮肤疥癣,是指皮肤感染细菌,成为疥癣的疾病。

杀菌止痒,是针对皮肤疥癣拟定的治法。

【适应证候】　以皮肤疥癣,奇痒难禁为其主证。

【病理分析】　疥疮的特点为皮肤折缝处发生丘疹,水疱,奇痒难受,抓破以后往往可以引起脓疮。

癣的种类很多,包括头癣、股癣、手足癣、牛皮癣等。头癣有白癣、黄癣之分,头皮起白色鳞屑,头发易于拔脱、有传染性,好发于儿童者为白癣;生于头部,起丘疹、脓疱,破后流水,结成黄痂,有鼠尿气味,痂厚而碎,落后结疤,不易再生头发,传染性最强者,为黄癣。手足掌指(趾)起鳞屑或水泡,或糜烂者,为手足癣。皮肤一点发痒,疹点逐渐向四周扩大成一圆圈,形似铜钱者,为圆癣。

以上两类疾病,中医认为是由虫毒客于皮肤,都以奇痒为其特征。

【立法组方】　细菌客于皮肤而生疥癣,既未影响脏腑功能,也未影响营卫流通,只须解毒杀虫,即可达到愈病目的。所以此法纯从消除病因选药,不计其他。疥疮常用硫黄软膏涂于患部,并用手掌用力摩擦生热,使其药力透入皮肤,一天数次,连用数天即可见效。癣疾应据不同种类选药,头部黄癣,西药灰黄霉素内服有良效;中药可用木槿皮、苦参、苦楝皮、百部、野菊花之类组合成方,酒浸制成酊剂,搽于患处,如癣酊即为此证而设。癣酊治疗圆癣也有效果。但外用总有少数真菌残存毛窍之内,可能复发,不如用乌梅丸煎汤内服而使药力外达全身毛窍,令真菌无所遁形为佳。

【例方】

癣酊(验方)

[组成]　木槿皮 20g　苦参 20g　百部 6g　苦楝皮 10g　野菊花 10g

[用法]　酒浸一月,搽于患部,一日三次,连用数日。

[主治]　头癣、圆癣,手足癣。

[证析]　各种癣疾均因皮肤感染病菌所致,已于病机述及,不再赘述。

[病机]　病菌客表。

[治法]　杀菌止痒法。

[方义]　病菌客于皮肤而成癣疾,既未影响脏腑功能,也未影响营卫流通,只须解毒杀菌,即可治愈,所以此方全从消除病因着手,不计其余。方中木槿皮《本草纲目》即谓能治疥癣;苦参在《唐本草》中即载能治"恶虫",《滇南本草》又谓能"解热毒疥癞,脓窠疮毒"。以此两药为主治疗癣疾,能呈杀菌止痒功效。百部在《本草拾遗》即有"浸酒治疥癣"记载;苦楝皮在《日华子本草》即有"治恶疮疥癣"记载;《本草汇言》谓野菊花可洗疮癣,以此三药为辅,可以增强疗效。

[应用] 除可治疗癣疾以外,也可治疗疥疮。

[歌括] 癣酊木槿苦楝皮,苦参百部野菊齐,
癣因细菌客肤表,杀菌止痒病可愈。

九、皮肉灼伤—解毒疗伤

皮肉灼伤,是指火焰、热气、沸水等外因引起皮肤红肿、起泡、皮肉溃烂的病变。

解毒疗伤,是据皮肉灼伤病机拟定的治法。

【适应证候】 以烧伤、烫伤为其主证。

【病理分析】 皮肉灼伤,是由火焰、热气、沸水、电流及化学物质等引起的损伤,不仅伤及皮肤,也可深达肌肉,危及生命。可据创面浅深,分为三度。一度:表面受伤,导致充血水肿,气郁化热,出现红肿热痛,表面干燥。二度:深达真皮浅层而有血浆渗出,积于表面与真皮之间而呈剧痛、发红、水肿;或深入真皮深层,局部组织坏死,皮下渗出明显,创面感觉迟钝而有水泡。三度:深达皮肤全层,甚至深达肌肉、骨骼,创面痛觉消失而无弹性,干燥而无水泡,状如皮革、蜡白、焦黄。其基本病理是:烧烫外伤→组织受损,气郁化热,津血郁结→红、肿、热、痛、溃烂。

【立法组方】 治疗灼伤,清热解毒居于首要地位,只有创面不受感染,才不化腐成脓,可以缩短疗程。灼伤导致血液渗出,血郁津凝而呈红肿热痛,又宜凉血、散血、渗湿、止痛,如果组织已经坏死,还须生肌促其愈合。根据上述治疗方案,常用虎杖、地榆、芦荟、金银花、黄连、黄芩、黄柏、大黄、紫草等药清热解毒,地榆、虎杖、牡丹皮等药凉血、止血、散血、渗湿,孩儿茶、冰片等药生肌止痛,以此组合成方,能呈解毒疗伤功效。方如解毒疗伤液即为此而设。一度灼伤而呈红肿、起泡,只用鲜芦荟叶的天然浆液涂抹创面即可很快肿消止痛而无感染之虞,无需再用他药。

【例方】

解毒疗伤液(验方)

[组成] 虎杖 70g 牡丹皮 20g 芦荟 10g 孩儿茶 6g 冰片 6g

[用法] 煎煮成汤,滤去渣滓,喷于创面,2 小时 1 次,无须包扎。

[主治] 各类烧伤、烫伤。

[证析] 烧烫所伤,轻则创面红肿疼痛或起水泡,重则溃烂渗出血水,肿痛机理,是因伤处津血凝聚使然。

[病机] 皮肉灼伤,津血凝聚。

[治法] 清热解毒,活血行津,生肌敛口法。

[方义] 烧伤烫伤,应该采取下述治疗措施才与病理相符:一是清热解毒,防止外邪相侵,以免化脓;二是活血行津,消除红肿;三是止血敛津,减少创面渗出血水;四是生肌止痛,促其愈合。此方即据上述治疗方案组成。方中虎杖用量最重,《名医别录》谓其能"破留血";《药性论》谓其能"利小便"而"解一切热毒"。可见本品清热解毒与活血行津之功早为古代医家肯定,现代多用此药治疗烧烫所伤,复用芦荟清热解毒,牡丹皮凉血活血,冰片发散郁火,孩儿茶止血敛津,生肌定痛,合而成方,能呈清热解毒,活血行津,止血定痛,生肌敛口功效。

此方清热解毒力量甚强，主要在于防止邪侵。外邪不侵就不致化脓，既不化脓就可缩短疗程，愈后也就很少留下瘢痕，所以清热解毒居于主要地位。但无活血行津之品则肿痛难消，无生肌敛口之品则创面难愈，解毒虽是关键，其他药物亦不可少。

此药选用喷雾剂型，可免医生包扎之劳，轻伤亦可自用，不须医生处理。使用此药一不包扎，二不植皮，三是很少留下瘢痕，是其三大优点。

[应用]　可以用于各类烧烫所伤。

[歌括]　虎杖芦荟解毒强，丹皮凉散营血良，

　　　　儿茶生肌冰散火，解毒疗伤是效方。

十、表虚不固——实卫固表

表虚不固，是指卫气虚损，不能固护表卫的病机。

实卫固表，是据表虚不固病机拟定的治法。

【适应证候】　以易患感冒，体常自汗，过汗亡阳为其主证。

【病理分析】　表虚不固是卫气虚损的结果。行于脉外而充于腠理的气，称为卫气，其生化和输布都与五脏相关。卫气是由下焦肾气、中焦谷气、上焦清气相合而成，故生化不足与脾肾两脏有关。卫气运行，有赖肝为疏调，肺为宣降，脾为转输，故运行不利又与肺脾肝三脏有关。卫气升降出入于三焦，反映了多种功能：①水液运行须借卫气升降出入，才能洒陈五脏六腑，濡泽四肢百骸。②三焦水津有赖卫气固护，脉中营血有赖卫气裹束，故《素问·生气通天论》说："阴阳之要，阳密乃固。"③行于阴分则寐，出于阳分则寤。④行于内以温五脏六腑，成为五脏功能活动的动力；行于外以温皮肉筋脉，固护体表。诸如体表防御外邪、调节体温、排泄汗液等功能，都与卫气紧密相关。所以表虚不固就是肺卫气虚的病变。

【立法组方】　临证所见，约有下述三种情况。

1. 肺卫气虚，易于感冒　机体能够防御外邪入侵，端赖表卫固密。如果肺卫气虚，腠理不密，不能适应气候变化，即呈反复感冒。治疗此证，如果徒恃祛风解表之品，不用益气固表之法，则去者自去，来者自来，邪气留连，终无解日。故宜使用人参、附子之属，温助下焦阳气，白术、砂仁之属，健运中焦脾胃；黄芪、五味子等药，固护上焦表卫；稍佐解表之品，使邪去、表固、气充，庶无反复感冒之忧。上述四类药物，温阳化气，健运脾胃，固表实卫均属主要组成部分。温阳化气，可使先天元气生发功能旺盛；健运脾胃，可使后天谷气旺盛；益气实卫，可使表卫固密，开源与节流并举，扶正与祛邪同施，才能达到治疗目的。如玉屏风散即体现这一法则。

2. 表虚不固，体常自汗　肺主气。肺气宣发，能使卫气布于体表，水津输于皮毛。所以肺气能够直接控制卫气开合，并对汗液排泄起着调节作用。肺司卫分开合不仅有其生理依据，证之临床亦信而有征。若肺卫气虚，卫外不密，开合失其常度，汗液失去控制，可呈体常自汗。此种表虚自汗证候，仍宜选用人参、黄芪、白术之类实卫固表，使卫气固密而自汗可瘥。但是，卫气不固而呈自汗，也与心肝肾有关。因为汗为心液，肝司疏泄，肾为卫气根本。肝经疏泄失常虽然多呈盗汗，但因肾阳虚损引起卫阳不固，阴津不能内守而自汗者偶亦有之。故本法除配实卫固表药物以外，也要配伍附子温阳化气，固护表阳；牡蛎敛汗潜阳，固护营阴，使治法更臻完善。方如牡蛎散。

3. 过汗亡阳，恶风自汗　卫气有温分肉、充皮肤、肥腠理、司开合等功能，对体温调节，关系至切。若素体阳虚而外感风寒，医者不察病人体质而用麻桂发汗，遂有阳随汗泄而呈亡阳之变。此证常以恶风、畏寒、自汗为主症，当用干姜、附子振奋阳气，固护卫阳；白芍、大枣养阴滋液，调其营阴，使营卫和谐，阳回表固而恶风自汗之证可愈。方如桂枝加附子汤、参芪真武汤皆可选用。

上述三证，证象不同，实质则一，都是表卫不固所致。三者既有各自不同主症，也有内在联系，常常互相影响，互为因果。表虚易患感冒，亦多自汗；汗多则表卫更虚，呈恶性循环病理趋势。

表虚不固机理与外感六淫恰成一对矛盾。彼属实证，是肺卫闭郁不宣，津气不通的病理改变，治宜宣肺祛邪，通其痹阻；此属虚证，是肺卫气虚不固，津气外泄的病理改变，治宜固表扶正，敛其津气，两两对参，则虚实之证象自异，通塞之机理自明，补泻之治法自殊。

表虚不固本属一般证候，治疗得法，预后良好。但过汗亡阳如果治不如法，亦可转成重证，不可不慎。

【例方】

玉屏风散（《丹溪心法》）

[组成]　黄芪 10g　白术 20g　防风 10g

[用法]　水煎，温服。

[主治]　表虚自汗，以及虚人易感风邪。

[证析]　本方为体常自汗或易感风邪而设，属于表虚不固证候。所谓表虚，实即卫气虚损。卫气行于腠理，有外固皮肤，防御邪侵，内固阴津，不使外泄作用。今因表卫气虚，阴失阳护则阴津外泄而呈自汗；卫气有亏，腠理不密，藩篱不固，风邪才得乘虚侵袭，故体常自汗与易感风邪都是表虚不固所致。其机理是：表虚不固，外不能防御邪侵则易感风邪，内不能固护阴津则体常自汗。

[病机]　表虚不固。

[治法]　益气固表法。

[方义]　自汗当止汗，自汗由于表虚，当固表以止汗，表虚实由卫气虚损所致，需要益气扶正，才能达到实卫固表目的，也才符合治病求本精神。本方专用益气固表药物而不使用止汗之品，意即在此。卫气是由水谷化生，欲补卫气，当先健脾，故重用白术健脾益气，俾脾运健则营卫生化之源不乏，生化之源不乏则卫气充矣！白术不仅益气，又有祛湿作用，令水湿下行前阴，不从毛窍外泄，则自汗止矣！黄芪有益气固表之功，可固表卫之虚，可补卫气之损，与白术同用，有相辅相成之妙。黄芪固表，是使汗不外泄，白术祛湿，是令水液下行，均为自汗而设。黄芪、白术二药益气固表，本已对证，何必又配防风？盖自汗虽属表虚不固，风邪扰其卫阳亦能致此，配入防风祛风泄邪，使邪去而卫阳不受其扰，黄芪才能更好地起到实卫固表作用，有相反相成之妙。三药同用，黄芪、白术得防风则固表而不碍邪，防风得黄芪、白术则祛邪而不伤正，成为补中寓散之方。

至于虚人易感风邪，是因表虚不固，治此不愁无以驱邪，而愁无以御邪，不畏风邪不去，而畏风邪复来。如果不用益气固表法则，而唯祛风解表是务，则去者自去，来者自来，邪气留连，终无解日。本方有防风解表祛邪，黄芪实卫固表，白术健脾益气，邪去表固，庶无反复感冒之忧。故虚人易感风邪,理当倚之如屏,珍之如玉。

《医方类聚》所载玉屏风散,黄芪用量大于白术、防风二倍;《丹溪心法》玉屏风散恰与之相反,白术用量大于其他药量一倍,究竟谁是主药,很难作出定论。余以为若治自汗,当重用白术,若治易感风邪当重用黄芪,随其所治确定三药主从关系,才与临床吻合。

[应用]

1. 自汗兼见恶风、舌淡、脉缓,可用本方。汗多,加浮小麦、牡蛎等药,增强止汗之功。此外,在使用时应注意与营卫不和的桂枝汤证相鉴别。

2. 反复感冒,可用此方益气固表;感冒长期不愈,亦可用此方扶正祛邪。

3. 此方不仅可治自汗,加入养血调营、收敛固涩药物,亦可治疗盗汗。王育群等用此方加五味子、牡蛎、浮小麦、白芍、丹参治疗盗汗 44 例,痊愈 41 例,即是佐证。自汗、盗汗均宜实卫固表、敛汗潜阳,此方有黄芪合五味子固卫分之表,五味子合牡蛎敛肝潜阳,肝肺同治,故有效。若将丹参改成牡丹皮清其血热,更加符合盗汗机理。

4. 本方加辛夷花、苍耳子,可治慢性鼻炎、过敏性鼻炎。

[歌括]　玉屏风散术芪防,表虚自汗是良方,

固表实卫如屏障,易感风邪亦堪尝。

牡蛎散《太平惠民和剂局方》

[组成]　牡蛎(煅)　黄芪　麻黄根各 30g

[用法]　为粗散,每服 9g,加浮小麦 30g,同煎,去渣,热服。

[主治]　新病暴虚,津液不固,体常自汗,夜卧尤甚,心悸易惊,虚羸短气。

[证析]　常人阴津内守,全凭阳气固护,病后阳气亏损,腠理不密,阴失阳固,走泄于外,由是体常自汗。入夜阳气内归阴分而卫外之阳益虚,故夜卧尤甚。汗为心液,汗出过多,心阴受损,心体失养,故心悸易惊。《灵枢·本脏》云:"卫气者,所以温分肉,充皮肤,肥腠理,司开合者也。"表卫气虚,不仅卫外无权,且亦不能充实腠理,加之自汗,遂致形销骨立,气短难于布息,凡此种种,均由表卫气虚,营阴不守使然。

[病机]　卫虚不固,营阴外泄。

[治法]　益气固表,敛汗潜阳法。

[方义]　自汗由于卫虚,法当实卫固表。然自汗虽属卫气不固于外,亦由阴津不藏于内,若不敛汗潜阳,于法未臻完备。本方牡蛎既能敛汗,又可潜阳;黄芪益气实卫,固表止汗,与牡蛎相伍,一实卫,一固营,共呈益气固表,敛汗潜阳功效。黄芪不仅能够固表实卫,亦能肥腠理以复消瘦之体,补肺气以疗短气之虚;牡蛎不仅敛汗潜阳,兼能镇静安神,心悸易惊等证亦可兼治。辅以专门止汗之麻黄根、浮小麦,止汗力量有所增强,用治表虚自汗而兼心悸易惊者颇宜。

汗出机理与肝肺两脏有关。因为营分开合是肝所主,卫分开合是肺所司。如果营卫一有所虚,即可呈为自汗、盗汗。一般来讲,自汗多见于阳虚,应责之于卫气不密而用益气、固表、实卫之法;盗汗多属阴虚,应责于营阴不藏而用清热、养阴、潜阳之法,两者治法各不相同。但是,卫气不固而自汗,也与阴津不藏有关;营阴不密而盗汗,也与卫气不固有关。故治自汗、盗汗又常营卫兼治。本方因有牡蛎固护营阴,调理营分开合,黄芪益气实卫,调理卫分开合,不仅自汗可用,治疗盗汗亦可获效。

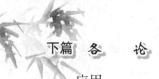

应用：

1. 以自汗、盗汗兼见饮食减退，头晕心悸，疲乏无力为其辨证要点。

2. 自汗加人参、白术、茯苓、五味子增强益气固表之功；阳气虚者再加干姜、附子振奋阳气。盗汗可加生地黄、白芍、麦冬、白薇、牡丹皮增强养阴清热力量。湿热盗汗，可加陈皮、半夏、茯苓、枳实、竹茹、黄芩、青黛、青蒿、滑石分消三焦湿热。

3. 临床报道　朱钧光用牡蛎散治疗自汗、盗汗 28 例，其中自汗 6 例，盗汗 15 例，自汗兼盗汗 7 例。结果痊愈 20 例，基本痊愈 5 例，减轻者 1 例，无效 2 例。服药 2～5 剂者 18 例，6～10 剂者 5 例，10 剂以上者 5 例。

[歌括]　《和剂局方》牡蛎散，黄芪小麦麻黄根，

敛汗潜阳功效著，表虚自汗此方斟。

桂枝加附子汤（《伤寒论》）

[组成]　桂枝 10g　芍药 10g　炙甘草 10g　生姜 10g　大枣 15g　附子(炮)15g

[用法]　水煎，温服。

[主治]　外感风寒，发汗太过，汗出不止，恶风，小便难，四肢微急，难以屈伸。

[证析]　表证当汗，但发汗太过，阳气随汗而泄，将会亡其表阳。阳虚不能卫外，阴津失去固护，故汗出不止；汗后腠理空疏，故恶风；汗多于外则津亏于内，故小便难；过汗阳损阴伤，四肢失去阳气温煦、阴津濡润，故四肢微急，难以屈伸。

[病机]　过汗亡阳，表虚不固。

[治法]　调和营卫，回阳固表法。

[方义]　本证由于过汗亡阳，以致表虚不固而漏汗不止，汗出阴伤，筋脉失濡而致手足屈伸不利，虽然津液已伤，不必救其阴津，只需补其阳气，阳气旺盛则表卫固密，表卫固密则津不外泄，津不外泄则筋得其濡。所以回阳固表才是当务之急。本方即桂枝汤加熟附子而成。桂枝汤调和营卫，附子温经复阳。阳回表固则恶风汗出自罢，表固汗止则津液自回，津回阳复则小便自利，四肢拘急自伸，充分体现治求病本精神。

此方证反映了表卫阳虚，自汗恶风；阴津受损，小便困难；筋脉失濡，肢急难伸三类证象。前两证是基础物质亏损，后一证是组织结构失和。由于一切证象都由过汗亡阳，表虚不固所致，所以只须回阳固表，诸证也就随之而愈。若从对证角度分析，桂附温阳，是补充阳气；芍药益阴，是补充阴津；芍药、甘草柔肝缓急，是柔和筋脉，由此看来，本方既是治病求本之法，也是对证之方。

[应用]　以自汗恶风，小便较少，四肢微急，兼见舌淡脉缓为其用方指征。

[歌括]　汗因过发漏漫漫，肢急常愁伸屈难，

若见恶寒阳不振，桂枝加附一枚安。

归芪真武汤（陈逸方）

[组成]　制附子 15～30g　白术 15g　白芍 15g　干姜 10g　茯苓 15g　当归 6g　黄芪 30g　龙骨 24g　牡蛎 24g

[用法]　附子先煎，余药后下，煮 1 小时，汤成，去渣，分 3 次温服。

[主治]　素体阳虚，外感风寒，误汗亡阳，自汗恶风，舌淡脉迟者。

[证析] 此证是因素体阳虚,外感风寒,发汗太过,阳随汗泄,遂呈表虚不固。阳气生发于肾,表卫阳虚,实即少阴阳虚。何以知为阳虚?主症兼见舌淡脉迟,便是客观依据。

[病机] 肾阳虚损,表虚不固。

[治法] 温阳固表法。

[方义] 此方由真武汤合当归补血汤加龙骨、牡蛎而成。真武汤是著名的温阳化气行水之方,本方以此为主,振奋阳气,温化水湿。黄芪益气实卫,当归养血调营,配伍二味调和营卫,固护表阳。佐龙骨、牡蛎敛汗潜阳,能呈温阳固表之效。

本方证与桂枝加附子汤证相较,病因、病位、病性、证象相同,都有温阳固表之功。但本方因有干姜、附子相须,温阳力量有所增强;因有黄芪、龙骨、牡蛎益气固表,更适合于表卫阳虚;因有真武汤化气行水,表固汗止以后,水湿亦去,是其特点。

[应用]

1. 表虚自汗,以舌淡脉迟为其辨证依据。

2. 此方去龙骨、牡蛎,治阳虚感冒。阳虚感冒多呈水液失调,鼻流清涕,咳嗽痰稀,四肢无力,宜用本方温阳化气,固护表阳。余每患感冒不仅不能使用发汗解表药物,且要使用固表药物以免阳气耗散,20年来感冒均服此方,一般只服2～3剂即愈。此属体质特殊而又特殊的治疗方法,录供同道参考。

[歌括] 归芪真武术附苓,归芪龙牡姜芍行,

自汗恶风表不固,温阳固表此方斟。

参芪真武汤(陈磊方)

[组成] 人参10g 当归6g 黄芪30g 五味子10g 制附子15～30g 干姜12g 白术12g 白芍15g 茯苓15g

[用法] 水煎,分3次,温服,为1日量。

[主治]

1. 过汗亡阳,自汗恶风,或产后自汗不止。

2. 阳虚欲脱,汗出心悸。

3. 水肿、痰嗽、心悸气短,舌体淡胖有齿痕。

[证析] 本方所治三证,一是表证误汗,自汗恶风,属表虚不固;二是久病自汗心悸,属气虚欲脱;三是水肿、痰嗽,属水湿内停。前二者以阳虚不能化气,阳气衰微为主,后者以阳虚不能化水为气,水液停滞为主,都是少阴阳虚,气化失常所致。

[病机] 肾阳虚衰,表虚不固。

[治法] 温阳化气,益气固表法。

[方义] 此方由真武汤加当归、黄芪、人参、五味子而成。先就误汗亡阳言之,真武善温少阴心肾之阳,阳气振奋,则心气有继,卫气有源;配黄芪益气实卫,当归养血调营,更以人参大补元气,坐镇中军,五味固津敛气,从旁辅佐,令阳气振奋,表卫固密,则恶风自汗愈矣!次从气虚欲脱言之,人参大补元气,只此即具益气救脱之功,更得真武温阳化气,归芪益气养营,五味固津敛气为助,令阳气振奋,则虚脱危象可以救矣!再从水湿内停言之,真武汤本是温阳化气行水名方,单用即能治疗水饮为患,今配人参、黄芪、当归、五味子增强扶正力量,令气化旺盛,则水肿痰饮可以瘳矣!

[应用]　上述三证均可用,但以舌体淡胖有齿痕,脉象迟弱无力为其辨证要点。

[歌括]　参芪真武姜附苓,术芍归芪味人参,
　　　　　阳气衰微须温补,温阳益气法宜遵。

　　　实卫固表共选5方。均以治疗易感风邪,表虚自汗,过汗亡阳为目的,但亦各有特点,玉屏风散适用于体常自汗,或易感风邪,属于表虚不固机理。此方专用益气固表药物,而不使用固涩药物,是因人以卫气固其表,表虚即卫气虚损,所以固表必须益气实卫,才合治病求本原则。此方提示学者,体现固涩法者不必一定要用固涩药。

　　　牡蛎散适用于体常自汗,夜卧尤甚等证,属卫虚不固,营阴外泄机理。此方用牡蛎敛汗潜阳,使营阴不致外泄,黄芪益气实卫,使卫气得以充固,体现了营卫并调的配伍形式。由于配有擅长止汗的麻黄根与浮小麦,也就成为典型的固涩法。

　　　桂枝加附子汤适用于外感风寒,发汗太过,汗出不止,恶风,小便难,四肢微急,难以屈伸等证,属于过汗亡阳,表虚不固机理。有调和营卫,回阳固表功效。由于一切证象都是阳虚不能卫外,阴津不能内守引起,回阳固表也就成为当务之急;由于卫阳源于肾阳,所以此方除用桂枝汤调和营卫以外,加附子温肾助阳。归芪真武汤证与桂枝加附子汤证属于同一机理。由于此方配伍黄芪、龙骨、牡蛎实卫固表,更适合于表卫阳虚;因有化气行水的真武汤,表固汗止以后水湿亦去,是其特点。

　　　参芪真武汤所治证候远较上述诸方为重,应用范围也较广泛。此方因有人参合附子温补阳气,黄芪合五味子实卫固表,从而体现了开源与节流并举的配伍形式。举凡过汗亡阳、阳虚欲脱、痰饮水肿重证,审其舌体淡胖,投之均可获效。前两证以温阳固表为目的,后两证以化气行水为依归;一侧重于阳虚不固,一侧重于水气内停,证象虽有不同,其为阳虚的基本病理是一致的。

第二节　本脏自病

　　　《素问·六节藏象论》说"肺者气之本",《素问·五脏生成》说"诸气者,皆属于肺"。肺主气,司呼吸,与外界气候变化息息相关。肺气宜宣发、肃降。宣降之间又反映了相互联系、相互依存、相互制约的整体关系。没有正常宣发就不能正常肃降,没有正常肃降亦将失去正常宣发。肺气有宣有降,才能使气正常出入,气道通畅,呼吸均匀,保持内外气体的交换;肺气有宣有降,才能使各个组织器官得到气血津液营养灌溉,而又免除水湿痰浊停留;肺气有宣有降,才能保持肺脏的清虚状态和五脏的功能协调。因此,宣降作用不仅是肺脏本身正常功能调节的表现,也是保持五脏功能协调所必需。一旦发生病理变化,总与肺气宣降失常有关。肺气的宣降失常,必然引起津液发生病变;而津液的盈虚通滞,又必然引起肺气宣降失常,两者是互为因果的。故其临床证象总不外乎津气两方面的变化。津气为病,壅滞多于亏损,气郁湿滞常居十之七八,气虚津乏仅占十之二三。究其引起肺失宣降原因,六淫侵袭固多,内伤所致亦复不少。盖肺位最高,由上以统下,肺合皮毛,亦由外以包内,不仅外邪相侵

肺卫首当其冲,五脏功能失调亦将直接影响肺脏津气正常宣降故也。肺脏自病,常以喘咳为主症,发生喘咳机理,则由气津升降出入逆乱使然。是故治疗喘咳应当时刻注意气津的盈虚通滞,着眼于调气调津,不用止咳药而咳嗽可止。若不明此理,唯以止咳是务,余未见其有良效也。由于肺脏受邪有寒、有热,肺功、津气有虚、有实,所以根据病性又可分为寒热虚实四类。

一、温邪犯肺——清肺解毒

温邪犯肺,指温邪犯肺,肺失宣降,气郁化热,津血郁滞病变。

清肺解毒,是据温邪犯肺病机拟定的治法。

【适应证候】 以腮颊头面肿大热痛;或咽喉红肿溃烂;或喉头白膜满布;或胸部隐痛,咯吐臭痰脓血;或咳嗽气喘,痰质黄稠为其主证;而以发热、舌赤、苔黄、脉数为其辨证依据。

【病理分析】 肺司呼吸而与天气相通,大气之中存在众多种类不同的细菌和病毒。如果疫毒随气进入肺系,因其疫毒种类与受邪部位不同而有腮颊肿大、咽喉红肿溃烂,喉生白膜,胸部隐痛,咳喘痰稠等不同证象。证象虽因部位而异,但其气郁化热机理则同。其基本病理是:疫毒犯肺→肺失宣降→气郁化热,血郁津凝→成为上述不同证候。

【立法组方】 温邪犯肺,消除病因是其当务之急,施治应以消除病因为主,兼调肺气宣降,津血盈虚,才与病理相符。所以本法常用金银花、连翘、大青叶、板蓝根、鱼腥草、草河车、栀子、黄芩等清热解毒药物消除致病原因;桔梗、杏仁、郁金、苇茎、薏苡仁等药宣降肺气、活血行津使病因消除,痹结得开,诸证可愈。方如银翘散(见前)、加减普济消毒饮、银翘马勃散、清肺解毒汤、苇茎汤等。

热毒壅于上焦,外因成为主要矛盾,解毒药在治疗中居于主要地位,调理肺系功能仅居其次,这是本类方的最大特点。但应遵循凉而不郁与清中寓疏的配方法度,才能提高疗效。

本类方虽以清热解毒为其目的,仍然应该注意肺系津气的变化。所以又常配伍宣降肺气药以调理肺脏功能,渗湿行津药以通调水道,或滋阴润肺药以补益阴津,反映了中医治病时刻不忘气血津液的盈虚通滞。

【例方】

加减普济消毒饮(《温病条辨》)

[组成] 金银花30g 连翘30g 板蓝根30g 荆芥9g 薄荷9g 苦桔梗30g 牛蒡子18g 僵蚕15g 马勃12g 玄参30g 甘草15g

[用法] 共为粗末,每服20~30g,鲜苇根汤煎,去渣服。四小时一服,重者2小时1服。亦可作汤剂,剂量减半。

[主治] 温毒,咽痛,喉肿,耳前后肿,颊肿,面赤,或喉不痛但肿,甚则耳聋者。

[证析] 本病多见于小儿,西医称为腮腺炎。有发病速、传染快两个特点,主症又是头面肿大,故中医称为大头瘟。系由感受时疫,攻冲头面,壅滞上焦而成。邪热蕴结头面腮颊,无从发泄,故红肿热痛;邪犯肺系,故咽喉不利,甚至疼痛。

[病机] 温毒壅滞上焦。

[治法] 清热解毒,疏风利咽法。

183

[方义] 温毒为患,理当清热解毒,方中板蓝根、金银花、连翘三药能够直接消除病因,自是主药。温毒壅于上焦肺系,气郁化火,根据"火郁发之"治疗原则,又当疏风散邪,开邪热外出去路。配伍荆芥、薄荷、桔梗、僵蚕轻清宣散,即有疏散上焦风热之意。马勃、玄参、牛蒡子、甘草有清利咽喉之功,可以兼顾肺系其他证象。此方凉而不郁,既反映了治病求本精神,又体现了因势利导之法,能呈清热解毒,疏风散邪功效。

[应用] 本方适用于纯热无湿的风热温毒上攻,疗效颇佳;但对夹有湿浊者,仍然不能取效,可用甘露消毒丹或蒿芩清胆汤加大青叶、板蓝根以清热除湿,疗效始佳。

[歌括] 加减普济用银翘,马勃玄参板蓝草,
芥薄蒡桔配僵蚕,大头瘟毒服之消。

银翘马勃散(《温病条辨》)

[组成] 连翘 30g 牛蒡子 18g 金银花 15g 射干 9g 马勃 9g

[用法] 上杵为散,鲜苇根汤煎,香气大出即取服。喉不痛,但阻甚者,加滑石 18g,桔梗 15g。

[主治] 湿温,湿热郁于上焦,喉阻咽痛。

[证析] 肺居上焦,喉为肺系。温邪初犯上焦,肺气不宣,湿热郁结,阻滞咽喉,阻于气分则喉为之肿,阻于血分则咽为之痛。

[病机] 肺气不宣,湿热壅滞。

[治法] 清热解毒,泄肺利咽法。

[方义] 湿热阻滞咽喉而致喉阻咽痛,法当清热解毒,泄肺利咽,使上焦郁热得清则肿痛可愈。本方用金银花、连翘清热解毒,开泄肺气。通过上述作用,不仅消除致病之因,且使肺气得宣则湿气自化。牛蒡子疏散风热,利咽散结;射干解热毒,利咽喉,二药开气分之闭阻。马勃解毒消肿,清利咽喉,为治喉痹咽疼专药,用之以开血分痹结。诸药合用,共奏解毒利咽功效。苇根清利湿热,对湿热阻于上焦之证,用之尤为适宜。若咽喉部位但痹阻而不痛者,是湿阻较甚之象,故加桔梗开泄上焦,滑石淡渗利湿,增强宣肺利湿功效。若热毒甚者,再加大青叶、板蓝根等清热解毒力量较强的药物,疗效更佳。

[应用] 可治扁桃体炎、猩红热,症见高热、咽部红肿疼痛;或发斑疹,舌质红、白苔或黄苔,脉浮数者。化脓性口腔炎、口舌糜烂者可与导赤散合用,有较好疗效。

[歌括] 银翘马勃利咽喉,牛蒡射干五药求,
若加板蓝大青叶,清热解毒效尤优。

养阴清肺汤(《重楼玉钥》)

[组成] 大生地 30g 玄参 24g 麦冬 24g 生甘草 6g 贝母 10g 炒白芍 12g 牡丹皮 12g 薄荷 6g

[用法] 水煎服,1 日 1 剂,重者 1 日 2 剂。

[主治] 白喉,喉间起白点如腐,甚者形成一片白膜,不易拭去,初起发热,鼻干唇燥,呼吸有声,似喘非喘。

[证析] 白喉是呼吸系统的一种烈性传染病,多见于小儿,成人间亦有之。小儿阴常不足,阳常有余,感受外邪,每多化热伤阴。当其疫毒流行,如不注意预防,即随呼吸侵入肺系,

结于咽喉,化热成毒,内传营血,耗损阴津,成为此证。由于咽喉属于肺系,也是少阴经脉循行部位,此证见于咽喉,当是血分热结,导致肺肾阴虚。

[病机]　感受疫毒,血分热结,肺肾阴虚。

[治法]　凉血养阴,解毒散结法。

[方义]　血热郁结咽喉,法当凉血散结。方中生地黄、玄参擅长凉血,得牡丹皮相助,可清血分邪热,使不循经上炎;配薄荷疏散风热,兼复肺气宣发之常;贝母润肺化痰,能散气分津液之结;牡丹皮凉血散血,善开血分郁阻之痹;白芍益阴,甘草解毒,兼缓气隧之挛,均为气血津液痹结咽喉而设。邪热伤阴,又宜养阴增液。生地黄、玄参不仅长于凉血,尤擅壮水滋阴,与生津润肺的麦冬相伍,则生地黄、玄参滋阴壮水于下,玄参、麦冬滋养肺阴于上,上下相济,成为金水并调之法。生地黄、玄参善滋血分之阴,玄参、麦冬善滋气分津液,也是气血兼顾之法,合而用之,能呈凉血散结,养阴增液功效。值得注意的是,本方若依传统认识并无解毒作用,其实确有解毒效力,不可不知。

研究此方,应该注意三点:①白喉的致病机理;②此方的配伍意义;③本方的解毒作用。

现代医学早已肯定,白喉是由白喉杆菌产生的外毒素吸收入血形成的毒血证。前面分析此证是因疫邪相侵→结于咽喉→化热成毒→内侵血分→损伤阴津。这一病理传变即系据此而来。

方书根据原著立论,强调本方的养阴作用,原本无可非议。今谓本方是以凉血散结为主,养阴仅居其次,是根据其发病机理解释的。这一解释能否揭示此方配伍原理,不敢自信。但从临床报道本方能治急性扁桃体炎、溃疡性扁桃体炎来看,凉血作用居于主要地位是毋庸置疑的。

《福建中医药》1964 年载陈国清等撰写的题名为《养阴清肺汤第三方对白喉杆菌的抗生作用及对白喉毒素在体外中和作用的初步观察》一文指出:"实验证明,本方对白喉杆菌有极高的抗生作用,对白喉毒素在体外有很高的中和作用。在本方的八味药中,抗菌力较强的有大生地、丹皮、甘草;而中和毒素力量较强的有玄参、麦冬、贝母;白芍在两方面力量都强;薄荷在两方面都差。抗菌力量与中和毒素力量,似乎是药物两种独立性能,从原方中减去任何一种药,抗菌作用都比原方低,而中和毒素力量则无明显影响。"据此,本方的解毒作用也是毋庸置疑的。

[应用]

1. 本方治疗白喉有较好疗效,有用原方的,有加金银花、连翘、蒲公英、板蓝根的。陈国清等主张不宜轻易变动,有其实验依据,可供参考。

2. 临床报道:1956 年《中华医学杂志》报道用本方加减治疗白喉 52 例,痊愈 48 例;1958 年《中医杂志》报道用本方治疗白喉 40 例,均痊愈出院;1959 年《福建中医药》报道用本方加减治疗白喉 213 例,痊愈 192 例;《江西中医药》报道用本方治愈白喉 28 例,卫生部转发山东内参,用本方治疗 273 例白喉患者,痊愈 268 例,说明养阴清肺汤治疗白喉确有很好疗效。

1957 年《中医杂志》报道用本方治疗急性扁桃体炎 100 例,有效率为 95%;1959 年《中医杂志》报道用本方加减治疗 30 例溃疡性扁桃体炎均迅速痊愈。

[歌括]　玉钥养阴清肺汤,玄麦甘芍与地黄,
　　　　薄荷贝母丹皮入,阴虚白喉是妙方。

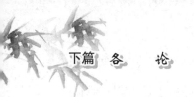
清肺解毒汤（《全国中草药资料汇编》）

[组成] 大青叶 板蓝根 紫草根 草河车 百部各15g 贯众 茵陈各9g 桔梗 甘草各6g（原方有山豆根，今去不用）。

[用法] 水煎服。成人1日1剂，小儿减半。

[主治] 病毒性上呼吸道感染；病毒性肺炎；流行性腮腺炎；水痘；带状疱疹。

[证析] 病毒性上呼吸道感染，有头痛发热，鼻塞流涕，声音嘶哑，咽痛咳嗽；病毒性肺炎，有头痛发热，咳嗽吐痰，或痰中带血；流行性腮腺炎，有腮颊肿痛；水痘，有皮肤上分批出现丘疹、水痘；带状疱疹，有成簇水疱沿一身一侧作带状分布。上述疾病均系呼吸道传染的病毒性疾病，属于温毒侵犯上焦机理。

[病机] 温毒侵犯上焦。

[治法] 清肺解毒法。

[方义] 本方所用大青叶、板蓝根、紫草根、草河车、贯众等药，均有较强的清热解毒作用，对病毒感染疗效尤佳，其余茵陈、百部、甘草亦有解毒之功。配伍桔梗开泄肺气，托邪出表，能呈清肺解毒功效。若稍加疏散风热，淡渗利湿之品，则更符合肺主气液输布的生理特点，使配伍趋于完善。

[应用] 肺系病毒感染，见证如上述者，均可应用。上呼吸道感染，加荆芥、薄荷疏风解表；病毒性肺炎，加半夏、茯苓祛痰渗湿；流行性腮腺炎，加陈皮、木通利气行津；水痘，加薏苡仁、滑石、通草淡渗水湿。

[歌括] 清肺解毒青蓝紫，蚤休茵陈贯众加，
百部甘桔共九味，病毒感染效堪夸。

苇茎汤（《备急千金要方》）

[组成] 苇茎30～60g 薏苡仁30g 冬瓜仁24g 桃仁12g

[用法] 水煎服，连服数剂。

[主治] 肺痈。咳，有微热，咳吐臭痰脓血，胸中隐隐作痛，咳则痛增，舌质红，苔黄腻，脉滑数。

[证析] 此方是治疗肺痈名方，以咳吐粥样臭脓为其特征。风热毒邪侵肺，阻碍营卫正常运行，气血津液壅结，气郁化热，津血凝结成痈，热蒸肉腐，致吐臭脓；胸为肺廓，肺有脓肿，胸部自常隐痛；咳则牵动患部，疼痛自然加剧；舌红苔腻，为湿热之征；其脉浮数，是脓犹未成之象；若见滑数，则已成脓。

[病机] 湿热壅肺，蓄结成痈。

[治法] 清利湿热，逐瘀排脓法。

[方义] 此种湿热壅肺，热壅血瘀之证，治当清热渗湿，逐瘀排脓。使已瘀之血得散，已凝之湿得行，已成之脓得排，始能渐趋好转。方中苇茎甘寒清淡，长于清热利湿，为治肺痈要药。辅以薏苡仁、冬瓜仁渗湿排脓，桃仁活血化瘀，合而成方，能呈清热散结，逐瘀排脓之效。俾瘀散、湿去、痰去、脓排则诸症自解。此方药性和平，疗效可靠，对肺痈将成者，可使其消散；已成者，可使脓浊外排。

[应用] 咳吐臭脓而兼胸部隐痛，吐出之物是否属脓，应与痰液鉴别。吐出物下沉者为

脓,浮于水面者为痰;如米粥而散是脓,胶结者是痰。

肺痈尚未化脓,宜加蒲公英、鱼腥草、银花藤等清热解毒药,促其消散;银花藤若用至250g,单用即效。脓已成者,可加桔梗、甘草、贝母,增强排脓化痰功效。肺热壅盛而见咳嗽胸痛,可加金银花、连翘、鱼腥草、黄芩、黄连等清热解毒,增强消除病因作用。热病后期,余热未清而见咳嗽痰多,加瓜蒌皮、枇杷叶等清泄肺热,宣肺化痰。

[歌括]　　苇茎汤方出千金,桃仁薏苡冬瓜仁,

　　　　　　湿热壅肺成痈毒,甘寒清热上焦宁。

清肺解毒法共选5方,都是治疗肺系感染疾病的有效名方,解毒是其主要目的。加减普济消毒饮以治腮颊肿大见长,唯纯热无湿者始宜,若系湿热,则宜蒿芩清胆汤或甘露消毒丹加板蓝根。银翘马勃散以治咽喉肿痛见长,属于湿热痹结。养阴清肺汤以治白喉见长,唯阴虚白喉宜之。此方看来并无解毒药物,实际却有较强解毒作用,很能启人思维,开人眼界。清肺解毒汤以治肺系病毒感染见长,所用全是抗病毒的药,可以启示学者治疗病毒感染如何选药。苇茎汤以治肺痈见长,但其解毒力量不够,临证还须随证加入银翘等药,疗效始著。此方配伍桃仁,提示治疗肺系病变也要配伍活血药物。

二、气分热盛—辛寒清气

气分热盛,是指温邪上受,由卫分传入气分,或寒邪入里化热,热在气分的病机。

辛寒清气,是根据气分热盛病机拟定的治法。

【适应证候】　以高热、汗出、烦渴、脉洪为主证。

【病理分析】　肺司呼吸,温疫邪气极易侵入肺系致人于病。肺合皮毛,属卫主表,气候异常也易影响表卫失调,循经内传,郁结化热,呈为病态。由此可见,无论邪从上受或自表入,肺都首当其冲。若邪犯肺卫而不早治,即可转化成为气分热盛。肺气痹郁,阻于阳明肌肉之间,郁而化热,故呈高热;津为热迫,外越散热,故尔汗出;汗出伤津,热盛耗液,津液耗伤,引水自救,故烦渴饮冷;热在气分,故脉洪大。其基本病理是:温邪上受或寒邪束表→肺气失宣→化热伤津→成为高热、汗出、烦渴、脉洪。

【立法组方】　根据热者寒之与病在肉调之分肉(三焦之膜)的治则,法当辛寒清热,使其热去津回。所以本法宜用石膏、知母、竹叶之属组合成方,于证始惬,方如白虎汤。

气分热盛,常以津伤为特点,所以本法多用辛寒清热药物,取其辛能走表,寒能清热,达到热去津回目的。若热邪夹湿,热盛湿微,可配燥湿药物,如白虎加苍术汤;若热势鸱张,肠中燥结,可配芒硝、大黄泻下通腑,如白虎承气汤;若白虎汤证俱而脉呈洪大中空,甚至虚散,是邪热炽盛而心肺之气已虚,宜在清热方中配伍人参益气强心,恢复心肺功能,如白虎加人参汤;若热病后期,热势虽减而津伤已甚,宜加沙参、麦冬之属养阴增液,如竹叶石膏汤。

按照卫气营血辨证,此为治疗热在气分的基本法则,临证根据证情,或与辛凉解表法同用,清热透邪,如银翘白虎汤;或与清营凉血法合用,气营两清,如化斑汤;或与凉血息风法合用,气血两清,如犀羚白虎汤。通过各法配合使用,能够扩大本法应用范围。

白虎汤证,伤寒注家均从邪传阳明之经,邪从热化,纯热无实作解。仔细推敲,似不尽

然。今将此证归入肺脏,基于以下六点理由:①仲景原书的白虎汤证最先见于太阳病篇,太阳病是表证初起的总称。肺主气,外合皮毛主表,表邪闭郁,气郁化热,即呈气分热盛,本属自然的传变规律;再从此方命名观之,白虎为西方之神,内应肺脏,以此命名,提示白虎汤是治疗肺经气热之方,归入肺系,似更符合仲景原意。②诸气皆属于肺,气郁则化为热,白虎汤是清气分热盛主方,归入肺经似更符合此证机理。③气分热盛,病在肌腠之间。脾主肌肉,肌肉组织间隙甚小,气郁化热常呈高热,《伤寒论》注家以此为据,而谓病在阳明之经,的确有理可循,无可非议。然从气的来源言之,追本穷源,肌腠所行之气,实由肺卫输来,列入肺经,才与治病求本原则符合。次以津气关系言之,热盛伤津,是伤胃肠上输肺卫之津,列入肺经,则肺胃津伤,口渴引饮机理可明;肠道津伤,大便燥结,则热传阳明之腑,成为阳明腑实机理,持之有据。不仅如此,白虎汤证列入肺经,从气郁化热立论,才可将其寒邪从表入里,传入阳明之经,气郁化热;暑温、瘟疫随气而入,首先犯肺,气郁化热,三种病因,均呈高热、汗出、烦渴、脉洪、证象机理统一起来,不会出现分歧。④《温病条辨》将白虎汤证列于上焦篇治太阴温病,说明吴氏早就敢于破旧,独具卓识,列于肺脏,是沿鞠通旧例。⑤白虎汤证多见于呼吸系统传染病,归入肺脏更为切近临床。⑥从卫气营血传变规律分析,气分热邪不是随少阳三焦顺传阳明而呈里结,就是内陷心营而呈气营两燔,再不就是逆传心包,列于肺脏,易于理解其传变规律。

【例方】

白虎汤(《伤寒论》)

[组成] 生石膏60g 知母20g 甘草10g 粳米30g

[用法] 水煎服。

[主治] 气分热盛,高热、汗出、烦渴饮冷,脉洪大有力。

[证析] 此为治疗气分热盛主方。伤寒邪传阳明之经,由寒化热,或温病热入气分,已无表证,故不恶寒而但见高热;热蒸津液外越散热,故汗出;热盛伤津,汗出耗液,引水自救,故口渴;邪盛而实,故脉洪大有力。

[病机] 气分热盛。

[治法] 清热生津法。

[方义] 此种热在气分、津液耗伤之证,当从撤热保津论治。纯热无积,自然不宜攻下;津液已伤,亦忌苦寒,虑其苦极化燥,更损阴津;唯宜辛寒清热,甘寒生津,于证始惬。本方所用石膏,性味辛寒,擅清气分之热,达热出表;辅以知母,增强清热效力并滋受损阴津,二药共用,能呈清热除烦之效,高热、汗出、烦渴即可随之解除。佐以甘草、粳米调护胃气,使大凉之剂不致损伤胃气,成为有利无弊。药仅四味而清热生津之法备,配伍允称完善。

[应用]

1. 用方指征 高热、汗出、烦渴、脉洪大有力者,可用此方。

2. 使用注意 ①发热无汗,表证未解,不宜使用;②脉浮弦而细,或沉,或口不渴,无里热证象者,不宜使用;③血虚阳浮,证类白虎汤,宜投当归补血汤以固护浮越之阳,误用此方,祸不旋踵;④阴盛格阳,投此犹如雪上加霜,危亡立至。

[歌括] 白虎膏知草米行,辛寒清热且生津,
　　　　热渴汗出脉洪数,气分热盛此能清。

白虎加苍术汤《类证活人书》

[组成] 石膏 30～60g 知母 10～20g 甘草 6g 粳米 10g 苍术 10～20g

[用法] 水煎,温服。

[主治] 湿温,壮热,口渴,一身尽疼。

[证析] 邪留气分,气郁化热,成为壮热口渴;津凝成湿,湿滞肌肉,成为一身尽疼。由于热势较盛,故属热盛于湿机理。

[病机] 气分热盛湿微。

[治法] 清热燥湿法。

[方义] 热盛湿微,当以清热为主,燥湿为辅。故方用石膏、知母之寒,清其气分之热;苍术之温,燥其肌肉停滞之湿;甘草、粳米甘平,和养胃气,合而成方,能呈清热燥湿功效。

[应用] 以发热、汗出、口渴,兼见一身尽疼为其用方指征。风湿热可用此方。

[歌括] 苍术白虎治湿温,膏知为帅气热清,

　　　　反佐苍术燥脾湿,和胃还须草米临。

白虎加桂枝汤《金匮要略》

[组成] 石膏 15～60g 知母 10～20g 甘草 6g 粳米 15g 桂枝 10g

[用法] 水煎服。

[主治] 温疟,其脉如平,身无寒,但热,骨节烦疼,时呕者。

[证析] 疟疾以定时寒战高热为其特征,有间日一发者,亦有三日一发者。若发时只热不寒,或热重寒轻,称为温疟。此方所治,其脉如平,是脉不甚弦;身无寒但热,是阳邪偏胜;也是使用此方的依据。

[病机] 阳邪偏胜。

[治法] 辛寒清热,截疟和营法。

[方义] 阳热鸱张,法当清热。方用石膏、知母清其气热,甘草、粳米和其胃气,独加一味桂枝,一则可通心营之络而治骨节烦疼,再则全赖此物截疟,消除病因,学者识之。

此方能治疟疾,一直难明其理。虽然《名医别录》早有知母治疟记载,是否能够胜任,亦常令人怀疑。1971 年我院科研处组织医疗队到乐山地区研究疟疾治疗方法。一小学教师献一单方,即单用桂皮 30g 于发疟前两小时服,连试数例皆效。余曾用之,亦效。可见方中桂枝才是治疟主药,注家所谓解肌发表,和营通络云云,其实均非确论。

学习此方应该注意两点:①仲景用此方治疗温疟,一直不明其理,千余年后始知桂枝能够治疟,揭开了此方能够治疟之谜。②白虎汤是清热之方,加入桂枝,即呈寒热共用结构。从而提示大寒大热之品亦可共用,但须用得其当。

[应用] 除用于温疟以外,亦可用治热痹骨节烦疼。

[歌括] 《金匮》白虎桂枝汤,膏知草米桂枝裹,

　　　　温疟无寒但发热,热痹投之效亦良。

白虎加人参汤《伤寒论》

[组成] 生石膏 30～60g 知母 15～30g 甘草 6g 粳米 15g 人参 10～20g

　　[用法]　水煎服。

　　[主治]　气分热盛，大热、大汗、大渴、脉大而虚。

　　[证析]　行于少阳三焦之卫气，是由下焦肾精生化之元气，中焦脾胃生化之谷气，上焦肺系摄取之清气相合而成。体表唯赖此气防御外邪，血脉唯赖此气约束固摄，五脏唯赖此气维持功能活动。因其运行出入全在脉外，未入营血，故称气分。温邪传入气分，气郁化热，蓄积体内，故身为之热；热迫其津，外越散热，故汗为之出；汗出伤津，热盛耗液，故口为之渴；热由气化，热盛耗气，故气为之虚；气虚脉失约束，脉隧松弛，故脉为之虚大。综观上述脉证，无一不是由于热盛使然。

　　[病机]　气分热盛，气液两伤。

　　[治法]　辛寒清热，益气生津法。

　　[方义]　气分热盛，急宜撤热，方用石膏、知母大清气分邪热，热势一挫，则高热、汗出、口渴止矣！元气已虚，急宜益气，配伍人参大补元气，元气一充而脉有气束，则虚散脉象可以复其常矣！佐以甘草、粳米和中，以妨石膏寒凉害胃，可以立于不败之地矣！仲景此方首开治疗热证心衰先河，前人未曾道破，今特表而出之。

　　学习此方要注意一点，即气分热盛也可出现心衰。因为热由气郁所化，热盛导致气受其戕，即呈气热犹盛而心气已衰，亦即《黄帝内经》所谓"壮火食气"之理。此证与营热犹盛而心气已衰同出一辙，均由热盛耗气所致，仅有一在气分一在营分之分，可与参犀汤合参。

　　[应用]　此方所治与白虎汤的机理大致相同，仅白虎汤证是脉洪大而实，此汤证是脉洪大而虚，故脉大而虚是其辨证要点。

　　[歌括]　仲景白虎加人参，石膏知母草米行，

　　　　　　加入人参益元气，气热心衰法可循。

<h3 style="text-align:center">竹叶石膏汤（《伤寒论》）</h3>

　　[组成]　竹叶10g　石膏30g　制半夏12g　人参6g　麦冬30g　炙甘草6g　粳米10g

　　[用法]　水煎服。

　　[主治]　热病后期，气分余热未尽，津气已伤，形体消瘦，少气欲呕，咽燥口渴，舌红少苔，脉虚而数者。

　　[证析]　此为热病后期，余热未尽，气阴两伤证候。热在气分，气阴两伤，形体失养，故消瘦；元气已虚，故少气；气逆欲呕，是胃气上逆现象；咽燥口渴，舌红少苔，脉虚而数，为热病后期，津液虚损象征。

　　[病机]　余热未尽，气阴已伤。

　　[治法]　清热降逆，益气生津法。

　　[方义]　此证若只清热而不益气生津，则气液难于恢复；若只益气生津而不清热，又恐邪热复炽。唯有清补并行，才是两全之策。方用竹叶石膏清气分余热，人参、麦冬益气生津，使余热得清，气液得复，形体得养，则少气口渴等证可愈。半夏降逆止呕，配于清热生津药中，其温燥之性去而降逆之用存，不仅无害，且能转输津液，恢复脾运，使人参、麦冬生津而不腻滞，有利无弊。石膏寒凉害胃，故配甘草、粳米扶助胃气。综观全方，其要在于清热降逆、益气生津，展示了清补并行的配伍形式。

[应用]

1. 用方指征　发热汗多,少气欲呕,渴喜冷饮,舌红少苔,脉象虚数。

2. 亦治伤暑发渴,脉虚有热;或虚烦不眠,脉虚者。

[歌括]　竹叶石膏草米配,参麦半夏共七味,

　　　　余热未尽正已伤,清热益气使津回。

本法共选5方,都是针对气分热盛病机施治,都是根据辛寒清气法则配方,因其气热有伤津夹湿,气耗三种转归,所以配伍略有不同。

白虎汤是治气分热盛的基础方,以高热、汗出、烦渴、脉洪为其主症,体现清热生津法。热盛伤津,忌用苦寒,故不用芩连而用膏知;撤热即可保津,故虽有津伤而不使用滋阴药物。白虎加苍术汤证兼见身疼,显是夹湿之象,故加擅长祛除肌腠之湿的苍术。白虎加桂枝汤证兼见骨节烦疼,是血络痹阻之征,故加桂枝活血通络。白虎加人参汤证兼见脉大而虚,是心气已衰,故加人参补其心气,从而展示了气热心衰的配方法度。竹叶石膏汤则为病后气阴两虚而余热未尽者设,反映了清热与气阴双补的配伍形式。

三、水饮停滞—开源导流

水饮停滞,是指肺失宣降,水津停聚成为水饮的病理改变。

开源导流,是据水饮停滞病机拟定的治法。

【适应证候】　以水肿、喘逆为其主证;以初起发热咳嗽,继见水肿、喘逆为其辨证依据。

【病理分析】　肺为水之上源。水液运行,有赖肺气宣降,才能敷布于表,下输肾系。如果肺失宣降,水津停滞,可见痰、饮、水、湿四类病变。此处仅论水饮两类病变,余未涉及。

肺失宣降,水停三焦,以遍身浮肿为主症。多因表证未曾及时治疗,肺气宣降功能受阻,而使水津不能外布于表,下行归肾,上病及下,肺肾同病,以致水停三焦,外溢肌表,成为水肿。此证先见表证,继见眼下肿如卧蚕,然后全身浮肿,起病较急,显然是因外感引起肺气宣降失常。其基本病理是:外邪犯肺→肺失宣降→津凝成水,弥漫三焦→外泛成肿。或肺失宣降→津凝成饮→饮邪迫肺→喘息难卧。

【立法组方】　三焦上连肺系,下属肾系,外通肌表,内接胃肠。水饮停滞三焦,若欲驱之使出,不外三条去路:一使水从汗孔外出,一使水从肾系下行,一使水从肠道而泻。历代医家遵循轩、岐、仲景古训,以发汗利水为其治水两大法门(水停胸腹腔内,则用泻下逐水之法)。两法可以分别单用,也可同时使用。此证因肺失宣降引起水停三焦,既须发汗开其腠理,又须利水通其水道。通过宣肺可使表气得开,水从汗孔而出,里气得通,水从肾系排出,则源清流自洁,气布津自调;再用利水之品通其水道,从而体现开源导流,双管齐下,标本同治的治疗法则。本法常用麻黄为主配伍生姜、白术等药而成。如麻黄连翘赤小豆汤、越婢汤、越婢加术汤、越婢加半夏汤即属此种配方法度。上述四方都未配伍其他利水药物,因麻黄一药即具宣降肺气、发汗、利水之功,以此为主,发汗、利水两法俱备。

本法常配输转脾津的白术、生姜,偏寒尤常配伍附子。由此可悟治水不能单独治疗一脏,或肺脾同治,钥启重关,或肺肾同治,宣上温下,或肺脾肾同治,三焦并调,使各脏功能协调,水道自然畅通无阻。若因肺失肃降,饮邪迫肺,成为喘逆难卧,则常用葶苈子、白芥子、木

防已等药为主,组合成方,体现泻肺行水之法,如葶苈大枣泻肺汤即属这种配伍形式。

【例方】

麻黄连翘赤小豆汤(《伤寒论》)

[组成] 麻黄 10g 连翘 15g 杏仁 10g 赤小豆 15g 生梓白皮 15g 生姜 10g 甘草 6g 大枣 4 枚

[用法] 水煎服。

[主治] 湿阻三焦证。①身发黄。②水肿,先见面目浮肿,继见全身浮肿,小便不利,来势较急。③湿热郁络,风丹瘾疹,皮肤瘙痒。④湿热壅肺,喘咳。

[证析] 本方所治黄疸、风丹、喘咳、水肿四证,均属肺失宣降,湿热郁于少阳三焦机理。①肺合皮毛,主表。风寒外袭,肺气郁而不宣,津液不能外布,三焦水道失调,气郁化热,湿热交蒸,外不得越,内不得泄,随腠理三焦入内熏蒸肝胆,以致肝失疏泄之常,胆汁外溢,浸渍肌肤,发为黄疸(现代医学谓本病是因病毒随饮食进入肠道,侵犯肝胆而成)。②风丹瘾疹是两种不同见证。风丹是指各种原因引起皮肤突然隆起,成团成块,奇痒难禁;瘾疹是指一身瘙痒或手足掌内隐现水泡。此证有寒有热,本方所治,属于风邪夹湿,郁于腠理,外不得越,内不得泄,由腠理干及膜原而成。③肺气有敷布津液,通调水道作用,以宣发肃降为顺。若外邪相侵,津气逆乱,津为气痹,气为津阻,交相影响,壅滞于肺,肺失宣降,遂呈喘咳。④水肿与肺、脾、肾三脏功能障碍、低下,水液流通受阻有关。此方所治,属于肺失宣降,水停三焦机理。肺为水的上源。肺失宣降,表病及里,上病及下,肺肾同病,于是水湿停留,外泛作肿。

[病机] 肺失宣降,湿阻三焦。

[治法] 宣肺透邪,清利湿热法。

[方义] 湿阻三焦,外郁于表而成风丹瘾疹,内郁于肝而成黄疸,上郁于肺而成咳喘,下郁于肾而成水肿,均宜一面宣肺气,通腠理,使邪达表;一面清郁热,利水湿,使水从下去。方用麻黄、杏仁、生姜宣肺达表,通其腠理,逐邪外出;连翘、梓白皮、甘草清热解毒,清其郁热;赤小豆、麻黄利水除湿,通调水道,共呈透邪达表,清热利湿功效。梓白皮《神农本草经》谓其"主热,去三虫",《日华子本草》言其"煎汤洗小儿壮热,一切疮疥,皮肤瘙痒"。此药擅长杀虫解毒,仲景用治黄疸,可见本品对甲肝病毒亦有解毒作用。

治疗水肿的发汗、利水两法本方兼而有之,集中反映了麻黄的两大效用,故治疗上述病机的水肿,用麻黄可一举两得。因麻黄擅长宣降肺气,调理肺脏功能,既可发汗开其鬼门,又可利水洁其净府,表里之气齐通,自然水去肿消,仲景治疗水肿诸方,多用麻黄之理即在于此。如无梓白皮,可用桑白皮代替,本品虽无解毒之功,却有泻肺行水作用。

喘咳的基本病理是津气逆乱,引起肺的宣降功能异常。一般外感喘咳,则因表卫闭郁,肺失宣降,引起津气壅滞,气道挛急。此方治疗外感喘逆,麻黄既能宣降肺气,又能发汗利水,宣通津气之壅,缓解气隧之挛,更是方中主药。

研究此方要注意两点:①郁热发黄的肝病,气逆喘咳的肺病,肾脏病变的水肿,风热郁络的风丹,反映了表里上下各部病变。虽然证象各异,病机却同,所以使用此方都能获效。在分析病机时要从少阳三焦理解,才能将表里上下联系起来。②通过此方可以深入理解异病同治之理。治病不能只看现象,必须根据现象分析病变本质,尽管证象不同,只要病机一致即可使用同一方剂。

［应用］

1. 风丹瘾疹　审其舌尖边红，苔薄黄，偏热者，可用本方。若不偏寒热，可与《太平惠民和剂局方》消风散合用。余曾以此治疗一例小儿风丹，服西药一月无效，投此一剂而安。

2. 瘙痒　可于本方加乌梅、川椒、牵牛子、土茯苓、槟榔、白鲜皮、蜈蚣等药。

3. 水肿(肾小球肾炎)　可以使用本方，随证加入金银花、蒲公英之类亦可。

4. 气喘　发于热天者，多属过敏性哮喘，可以使用本方。案例：刘某，男，50 岁，时发哮喘，西药治疗无效，属过敏性哮喘，余书此方加地龙、乌梅、防风、蝉衣、罂粟壳付之，连服 10 余剂，观察 3 个月，未曾再发。

5. 黄疸性肝炎　初起用本方加茵陈，有退黄之功。

6. 疥癣　《类聚方广义》载有"治疥癣内陷，一身瘙痒，发热喘咳，肿满者……奇效"。

［歌括］　麻黄连翘赤豆汤，杏梓草枣与生姜，

　　　　　喘咳风丹与水肿，用之得当力能康。

越婢汤(《金匮要略》)

［组成］　麻黄 18g　石膏 24g　生姜 9g　甘草 6g　大枣 15 枚

［用法］　先煮麻黄，去上沫，内诸药，汤成去滓，分 3 次，温服。

［主治］　风水恶风，一身悉肿，脉浮不渴，续自汗出，无大热者。

［证析］　此为治疗水肿之方。水肿原因颇多，有因肾失主水之权而致者，当从肾治；有因脾不运湿而致者，当从脾治；有因肺失宣降而致者，当从肺治。本方证属肺失宣降、水邪为患。因其起病较急，数日即见水肿，显然不是脏腑功能不足，积渐而成，所以原著称为"风水"水肿。以初起目下微肿，状如蚕卧眼下，继后出现身肿为特征。是因外邪相侵，肺失宣降，决渎壅滞，肺病及肾，肺肾同病，水泛作肿。

［病机］　肺失宣降，水泛为肿。

［治法］　宣肺行水法。

［方义］　本方重用麻黄宣降肺气，通调水道，利水退肿。麻黄有发汗作用，此证兼见自汗，显然不宜再汗，故用石膏之寒制约麻黄发汗作用，使其仅呈宣肺利水功效。原著特别指出"自汗出，无大热"两征象，其意即在说明用麻黄之主要目的不是发汗，用石膏之主要目的不是清热，而是利用石膏监制麻黄，以建殊功。生姜温胃散水，甘草、大枣和中护胃。恶风加附子温肾助阳，化气行水，不仅体现肺肾同治之法，增强行水之功，且合甘草、大枣固护表阳，更证明此方之用麻黄不在发汗，石膏不在清热。

研究此方，要澄清一个疑点：此方使用麻黄是发汗退肿还是利水退肿？查《金匮要略》治疗水气七方，用麻黄者有四，即越婢汤、越婢加术汤、甘草麻黄汤、麻黄附子汤。麻黄一般均用 2～4 两，此方用至 6 两。原著谓"发其汗即已"者，只有麻黄附子汤，其余三方均未言及当发其汗，可见其余三方主要不是通过发汗退肿。相反，原著提出"风水恶风，一身悉肿，脉浮不渴，续自汗出，无大热，越婢汤主之"。此证已见恶风、汗出，似无再汗之理，所以《金匮要略》注家提出质疑，谓系原文有误。其实此方用麻黄之意不在发汗，是用麻黄宣降肺气以调理功能，利尿行水以祛除水湿。由于历代本草学家无实验作依据，均只言及麻黄发汗，未言其有利水作用，遂令此方使用麻黄之意湮没不彰。现代药理试验证明麻黄有利水功效，才使千古之疑，得到澄清。

[应用] 《方舆輗》云："上体下体，或一身悉肿，脉浮而渴，自汗出，恶风，小便不利，或喘咳者，越婢汤主之。脚气、痛风、疮毒内攻等，多此证。又犯风邪久咳，因沐浴变此证者，往往见之。"提出不仅水肿可用，喘咳亦可使用此方。

[歌括]　越婢汤方用麻黄，石膏甘草枣生姜，

　　　　　肺失宣降一身肿，宣肺行水力能康。

越婢加术汤（《金匮要略》）

[组成]　麻黄 10g　石膏 30g　生姜 10g　甘草 6g　大枣 15 枚　白术 12g

[用法]　水煎服，连服数剂。

[主治]　水肿，初起发热，咳嗽，尿少，浮肿，浮肿以面部、眼下及两下肢较甚。

[证析]　水肿是本方主证；肺失宣降，水湿停滞是本证病机；起病急、先从上部肿起是其辨证依据。肺气以宣降为顺，通过肺的宣降以敷布津液，通调水道。此证初起发热，继见浮肿，自然不是脾肾功能不足，而是肺的宣降失常，水道壅阻，肺病及肾，水泛为肿。

[病机]　肺失宣降，水湿停滞。

[治法]　宣肺行水法。

[方义]　《金匮要略》对水肿的治疗，提出了"诸有水者，腰以下肿，当利小便；腰以上肿，当发汗乃愈"的治疗原则。此方有宣肺发汗之功，也有宣肺行水作用，体现了发汗利水两种治法合二为一的结构。方中麻黄有宣降肺气，发汗解表，利尿行水三大功效。通过发汗作用，可使腠理开泄而令水从汗孔外出；通过开宣肺气，可启上闸而令水道通调；通过利水作用，可使体内积水从小便而去。生姜温胃散水，使胃能"游溢精气，上输于脾"；白术输转脾精，使"脾能散精，上归于肺"；然后通过麻黄宣肺利水作用，而使水液能够外出于皮毛，下输于肾系。用石膏有制约麻黄，不使过汗之意；用甘草、大枣，有和中护胃之功。合而用之，能呈肺脾同治，宣肺行水之效。

《金匮要略》用本方治疗"里水"水肿。《医宗金鉴》认为里字当是皮字之误，并谓"且有里水而用麻黄之理"。一般认为本方是通过麻黄发汗宣肺达到治疗水肿的目的。但从临床观察结果，本方治疗水肿，既发挥了麻黄的发汗和宣肺作用，也利用了麻黄的利水作用。我院 64 级同学在泸州医专实习时，曾用本方治疗 17 例小儿急性肾小球肾炎，并作了系统观察。患儿在服用本方以后尿量大增，水肿很快消失。据此，本方治疗水肿，主要是通过麻黄的利水作用排除体内积水，《金匮要略》认为是治里水的方剂，无疑是正确的。但本方也有发汗作用。我院 72 级同学在攀枝花市工作时，以本方治疗 30 余例急性肾炎，观察结果，患者服用本方以后，既要出汗，也要增加尿量。上述观察出现两种结果，有的只有利尿之功而未见有发汗作用，有的既要出汗也要增加尿量。那么关键何在？关键在于麻黄与石膏的用量。若石膏之量仅大于麻黄两倍以下，则既要出汗，也要利水；若石膏之量比麻黄大两倍以上，则不出汗而唯存宣肺行水之功。故此方用石膏是抑制麻黄的发汗作用。

还有一点值得注意，此证西医已明白无误地诊断为急性肾小球肾炎，中医却从肺治，所治病位截然不同，却能收到满意疗效，似乎不可思议。其实，中医认为少阳三焦是通联肺肾的水道。此证是由肺失宣降引起水道失调，由水道失调引起肾脏发生病变，根据治病求本原则，仍然从肺施治，是完全正确的。若从西医角度来看，本方却体现了下病治上的原则。通过此方也可受到启示：中西医学是两种不同的理论体系，不能勉强结合，否则将会影响疗效。

[应用]

1. 脚气,一身肿满,小便不利;或恶寒,两足不仁者,加附子,名越婢加术附汤。此方用麻黄开宣肺气于上焦,白术健运脾胃于中焦,附子温肾化气于下焦,体现了三焦同治的配方法度,故对水液失调之证,投此可获良效。

2. 与芎黄散(川芎、大黄)合用,治眼球膨胀热痛,睑胞肿起,或烂睑风,痒痛羞明,眵泪多者。此方用越婢加术汤宣肺利水,加川芎、大黄活血行滞,并借大黄的泻下作用以开邪热下行去路。对于肺肝两脏郁热,气、血、津液壅滞为患的眼疾,用此颇为合拍。

[歌括]　仲景越婢加术汤,麻膏草枣术生姜,

　　　　　肺失宣降呈水肿,宣肺行水效非常。

葶苈大枣泻肺汤(《金匮要略》)

[组成]　葶苈子15g　大枣20枚

[用法]　水煎,1次服完。

[主治]　痰水壅肺,喘不得卧;或支饮不得息。

[证析]　喘不得卧,呼吸困难,是本方主证,据此而知病位在肺;究其致病机理,则因痰水壅肺使然。三焦上联肺系,肺为水之上源。若痰水壅滞肺系,气道窒塞,妨碍吸清呼浊,肺气不畅,遂呈喘不能卧,呼吸困难。故痰水壅肺是喘不能卧,呼吸困难的原因;喘不能卧,呼吸困难是痰水壅肺产生的结果。

[病机]　痰水壅肺。

[治法]　泻肺行水法。

[方义]　痰水阻于气道而呈喘不能卧,自宜泻肺行水,不计其余。方由葶苈子、大枣二药组成。葶苈子辛苦性寒,功能泻肺行水。本方用此泻肺气之痹以开其水源,行三焦之水以通调水道,对水饮停蓄实证,有较好疗效。恐葶苈子苦寒败胃,故用甘味补脾的大枣为佐。

《本草纲目》谓:"葶苈甘苦二种,正如牵牛黑白二色,急缓不同;又如葫芦甘苦二味,良毒亦异。大抵甜者下泄之性缓,虽泄肺而不伤胃;苦者下泄之性急,既泄肺而易伤胃,故以大枣辅之。然肺中水气愤满急者,非此不能除,但水去则止,不可过剂尔。既不久服,何致伤人?"葶苈子有苦甜两种,临证可以根据病情缓急使用,中病即止,不可过剂。

[应用]

1. 本方亦治一身浮肿,咳逆上气,喘鸣息迫,胸满强急者。

2. 治胸水、胸痛、咳喘、舌黄口渴等证,加瓜蒌壳、黄芩、鱼腥草、杏仁、桑白皮;胸痛者,加川楝、郁金;胸水由结核所致者,加甘遂、百部、夏枯草、重楼。

[歌括]　葶苈大枣泻肺汤,药仅两味效佳良,

　　　　　痰水壅肺喘难卧,泻肺行水即安康。

本法共选方4首,前3方都以肺失宣降、水液停滞的水肿、水饮为主症,都用麻黄为主药。通过麻黄宣降肺气、发汗、利水三大作用,调理肺卫功能,通调痹郁津气,这是相同点。但亦稍有差异:麻黄连翘赤小豆汤可治发黄、水肿、风丹、喘咳,反映了表里上下不同部位病变都可使用本方,恰恰都是西医所谓过敏性变态反应性疾病。越婢汤治风水恶风,一身悉肿,脉浮不渴,续自汗出,无

大热者。值得深思的是：出汗何以还要使用麻黄，无大热何以还要配伍石膏？麻黄与石膏之间有何关系？越婢加术汤是治疗急性肾小球肾炎效果较为理想的方剂。仅于越婢汤中加入一味白术，遂一变而成肺脾同治之法。西医认为是肾病而中医却从肺脾论治，也应深思。

葶苈大枣泻肺汤属于泻肺行水之法。是治痰水壅肺，喘不得卧的古方。通过泻肺行水治疗喘不能卧。

四、上焦湿热—清宣湿热

上焦湿热，是指邪侵肺卫，宣降失常，气郁化热，津凝成湿，湿热痹郁的病变。

清宣湿热，是据上焦湿热病机拟定的治法。

【适应证候】 以肢体酸软重痛，咽痛，咳嗽，气喘为主证；以兼发热汗出不畅，胸闷纳差，面色淡黄或如油垢，秽气触人，舌尖红，苔黄腻，脉濡数为湿热辨证依据。

【病理分析】 肺司呼吸，外合皮毛，主表。风寒束表或温邪上受，肺气宣降之机受阻，气郁化热，津凝为湿，停滞肺卫、肺系、肺脏，成为上焦湿热病变。湿热阻滞肌腠，则发热肢酸，体重而痛，汗出不畅，面色淡黄或如油垢；痹阻肺系、肺脏，则咽喉肿痛、溃烂，或壅肺而喘；若由上焦波及中下，则中见痞胀呕泻，下见小便不利，成为三焦湿热。其基本病理是：外邪相侵→肺卫受邪，宣降受阻→气郁化热，津凝成湿→湿热阻滞上焦→呈为上述证象。

【立法组方】 上焦气郁津凝，变生湿热。治宜清其气郁之热，利其津凝之湿，开宣肺气之痹，成为清轻宣达展其气机、淡渗利水导湿下行的上下分消法。若湿滞体表成为肢体重痛，滞于脾胃成为胸闷不饥，则宜再配燥湿、芳化药物，成为肺脾同治或三焦并调的组方法度。所以此法常用枇杷叶、淡豆豉、桔梗、薄荷、麻黄、杏仁等药开宣肺卫，展其气机，栀子、黄芩、连翘、竹叶之属清其气热，冬瓜仁、薏苡仁、滑石、通草、木通之属淡渗利水，白豆蔻、藿香、菖蒲、厚朴、半夏、苍术之属芳化燥湿，共呈清宣湿热之效。方如上焦宣痹汤、苇茎加滑石杏仁汤、甘露消毒丹、三仁汤等。

此法所治证候，反映了肺气的开宣和肃降两种功能不能截然划分，宣中有降，降中有宣；也反映了气与津的密切关系。肺气宣降失常会引起津液凝聚，津液运行不利又会引起肺气宣降失调，津气互为因果是肺系病变的基本病理。

【例方】

宣痹汤（《温病条辨》）

[组成] 枇杷叶(刷去毛)10g 郁金 10g 射干 6g 白通草 3g 香豆豉 6g

[用法] 水煎，分2次服。

[主治] 肺经湿热，气分痹结而哕者。亦治肺气痹郁，胸闷不舒，皮肤蒸热者。

[证析] 呃逆的基本病理是膈膜痉挛，引起痉挛的原因却与五脏功能失调和气血津的盈虚通滞有关。举凡上焦气痹，阳明实热，痰饮停滞，瘀血阻隔，肝气郁结，中焦虚寒，真阴欲竭，肾阳衰微，均可引起呃逆。本方证属上焦气痹机理。三焦膜腠是津气运行通道，设若外邪相侵，肺气失宣，湿凝气痹，引起膈膜痉挛，即呈呃逆。胸闷不舒，皮肤蒸热，亦是肺气失宣，湿凝气痹证象。

[病机] 上焦湿热。

[治法]　轻宣肺痹,开源截流法。

[方义]　肺气痹而不宣,故用枇杷叶、射干、香豉清宣肺气,开肺气之痹结。郁金行气解郁,又能行血而开血分之痹结。通草清利湿热,导水下行,与枇杷叶等宣肺药物同用,又有开源截流之意。

[应用]

1. 此方加木贼、半夏、黄芩、青皮、槟榔片、芦根等药,治疗湿热初起,头部两侧胀痛,胸胁苦闷或痛,咽痛,苔黄而腻等证,每获良效。是上焦兼少阳三焦并治的配伍形式。

2. 对气分痹结,呃逆,胸闷较甚者,可与四逆散合用,增强行气解痉功效。枇杷叶有解痉降逆作用,宜重用。

[歌括]　《条辨》上焦宣痹汤,豆豉郁金杷叶尝,

　　　　　射干通草共五味,轻宣肺痹呃能康。

苇茎加滑石杏仁汤（《温病条辨》）

[组成]　苇茎 30g　薏苡仁 30g　桃仁 12g　冬瓜仁 12g　滑石 18g　杏仁 12g

[用法]　水煎服。

[主治]　湿热壅肺,喘促。

[证析]　喘促是肺气不降证象,导致肺气不降病机,有风寒外束,痰水壅肺,三焦气滞,腑气不通,肾不纳气等不同机理。此证属于湿热壅肺。由肺气痹郁,不能行津,津凝为湿,气郁化热,湿热壅肺,气逆不降,呈为喘促。

[病机]　肺失宣降,津液失调。

[治法]　宣痹除湿法。

[方义]　湿热壅肺,法当轻宣肺气,利水渗湿,俾湿去气降,喘促自平。方用苇茎渗湿行水,通调水道;杏仁宣肺,开气分之痹;桃仁活血,破血分之滞;冬瓜仁清肺化痰,薏苡仁、滑石清利湿热,合而用之,共呈宣肺渗湿,开源截流之法。

此方值得注意的有以下两点:①治疗喘促之方均用化痰药物。此方着眼于湿,提示津液变生痰饮水湿都能引起肺气不降而呈喘促。②肺系病变多属津气失调,除风寒束表常配活血调营药物以外,很少配伍活血之品。此方配伍活血的桃仁兼顾血滞,可以开人眼界,提示学者时刻勿忘气血津液宜通,结构较为完善。

[应用]　喘促兼见发热,苔黄而腻,脉濡数者,可以使用此方。加清热解毒的金银花、连翘、鱼腥草、黄芩等药消除病因,疗效更佳。加桔梗、枇杷叶治肺热咳嗽,亦有效。

[歌括]　苇茎滑石杏仁汤,桃仁瓜仁苡仁裹,

　　　　　上焦湿热呈喘促,宣肺利湿即能康。

甘露消毒丹（《续名医类案》）

[组成]　白蔻仁 10g　藿香 10g　石菖蒲 12g　薄荷 10g　连翘 10g　射干 10g　川贝母 10g　黄芩 20g　茵陈 24g　滑石 30g　木通 10g

[用法]　水煎服。

[主治]　感受时疫,变生湿热,阻于少阳三焦,发热倦怠,面如油垢,汗出酸臭,胸闷腹胀,神志昏蒙,小便短赤,舌苔黄腻,脉象濡数。亦治咽肿、颐肿、斑疹、出血、黄疸、泻痢、淋浊

等证。

[证析] 此为治疗感受时疫,变生湿热,阻于少阳三焦气分的主方。温疫受自口鼻,肺胃首当其冲。随吸气而受者,首先侵犯肺系,影响津气运行,气郁化热,津凝为湿,留恋少阳三焦,于是诸证蜂起。湿热交蒸,则身热倦怠,面如油垢,汗出酸臭;湿闭清阳,阻滞气机,则胸闷脘痞,腹胀不舒;湿热蒸腾,上蒙清窍,则神志昏蒙;湿阻三焦,水道不利,则小便短赤;颐肿、咽肿,是湿热阻于上焦,壅滞不通之象;斑疹、出血,是疫毒内侵,血热外溢使然;身目发黄,是邪从口入,热郁肝胆,胆汁外溢之症;泻痢,是疫从口入,侵犯肠道所致;淋浊,是尿路感染,侵犯肾系而成,虽然受邪途径不一,但其基本病理相同;舌苔黄腻,则是湿热的佐证。

[病机] 三焦湿热。

[治法] 清热解毒,芳化淡渗法。

[方义] 湿热阻于少阳三焦,施治当从三个方面考虑:①疫毒侵袭肺胃,气郁化热,法当清热解毒,消除致病原因,解其所化邪热。②津凝为湿,法当淡渗利水,通调三焦,祛除已停之湿。③是肺胃失调,法当辛开肺气,芳香醒脾,调理两脏功能。此方重用黄芩清热解毒,得凉散的连翘、薄荷相助,可以消除病因疏解郁热;重用滑石清热渗湿,得茵陈木通相助,不仅可祛已停之湿,亦可增强清热力量,引导热邪下行,成为清热利湿的主要组成部分。佐射干、贝母泄肺利咽,化痰散结,合薄荷宣通上焦津气,调理肺卫功能;白豆蔻、藿香、菖蒲芳香化湿,醒脾利气,恢复脾运。诸药合用,能呈清热解毒,芳化渗湿功效,用于湿热阻滞三焦证候,疗效较为理想。

研究此方,应注意药物的选择和除湿药的配伍两个方面。先就除湿药的配伍言之:此方展示了辛开肺气于上,芳香化湿于中,淡渗利湿于下,三焦并调的配方法度。开宣肺气,是启上闸以开水源;芳香化湿,是醒脾气以复脾运;淡渗利湿,是通水道以祛湿浊。纵观治疗中上两焦湿热古方,大多体现这种结构。次就药物选择言之:方中黄芩擅长清肺、胃、大肠、肝胆之热,连翘擅清上焦心肺之热,二药兼顾上中下三焦,再配辛凉的薄荷,则清中有宣,凉而不郁,使热有外出去路而无凉伏之忧,体现清轻宣达,展其气机之法。滑石长于清利三焦湿热,木通长于清利心经湿热,茵陈长于清利肝胆湿热,三药不仅兼顾上中下三焦,又增强了清热力量,故从药物的选择来说,是较为精当的。本方之所以能广泛应用于各种急性热病,与其药物用途广泛有关。

[应用]

1. 本方可用于湿热壅滞上焦的咽肿,湿热郁滞三焦,发热日久不解,汗出而黏,食欲欠佳,身重无力,大便不爽,口苦、口甜,苔黄腻者。

2. 暑温(乙脑) 神志不清者,可以加重菖蒲剂量,并加大青叶、板蓝根各30g,增强解毒力量,亦可酌加少量麻黄增强宣肺行水之功。盖菖蒲功能醒脑开窍,大青叶、板蓝根能抗乙脑病毒,麻黄能消颅内水肿故尔。

3. 颐肿(腮腺炎) 湿不重者,可用普济消毒饮,若舌苔黄腻,宜用此方加善治病毒的青黛10g,或板蓝根30g,增强解毒力量。

4. 咽肿 可以加重连翘剂量,并加金银花、大青叶、板蓝根各15～30g,增强解毒力量。

5. 斑疹、出血 方中黄芩具止血之功,可酌加青蒿、青黛、白茅根、大蓟、小蓟等清热解毒、凉血止血药。

6. 黄疸 常分湿重、热重两型。茵陈蒿汤对热盛湿微者疗效较好,若舌苔黄腻,湿热俱重,用此方可以获效。茵陈剂量以 30~60g 为宜,若加栀子、大黄前后分消则尤为理想。

7. 蚕豆黄(溶血性黄疸) 本方加田艾(即鼠鞠草、清明菜)有较好疗效。

8. 热淋(肾盂肾炎) 加柴胡、白茅根、大蓟、小蓟、石韦等清热通淋。

9. 泻痢(肠炎、痢疾) 加地榆、铁苋菜等清热解毒药。

[歌括]　甘露消毒蔻藿香,茵陈滑石木通菖,

翘芩贝母射干薄,湿温黄疸服之康。

三仁汤《温病条辨》

[组成]　杏仁 10g　白蔻仁 10g　薏苡仁 24g　厚朴 12g　半夏 12g　通草 6g　滑石 18g　竹叶 6g

[用法]　水煎服。

[主治]　湿温初起,邪留气分,湿胜热微,头痛恶寒,身重疼痛,面色淡黄,胸闷不饥,午后身热,舌白不渴,脉弦细而濡者。

[证析]　头痛恶寒,身重疼痛,胸闷不饥,午后身热,是本方主证;湿温初起,邪留气分,湿胜热微,是此证病机;面色淡黄,舌白不渴,脉弦细而濡,是湿胜的辨证依据。湿温初起,邪犯上焦,肺失宣降,不能正常敷布津气,湿郁少阳三焦,故身重疼痛;卫阳为湿所遏,不能达表,故恶寒;清阳不能上头,反为浊阴蒙蔽,故头昏重痛;内犯胃肠,纳运失常,故胸闷不饥;此证平时并不发热,唯午后阳气得天时相助方致午后身热;上述诸证均为湿郁表现,且有面色淡黄,舌白不渴,故属湿胜热微。

[病机]　湿温,湿胜热微。

[治法]　清热除湿,芳化淡渗法。

[方义]　此种肺脾功能失调,湿热阻滞三焦而呈湿胜热微机理,宜宣降肺气以开水源,燥湿化浊以复脾运,淡渗利水以祛湿邪,稍用清热药物解其郁热,才是正确的治法。此方即据此一治则配伍而成。方用杏仁宣降肺气,启上闸以开水源,合行气的厚朴疏畅三焦气机,使上焦津气畅行无阻;白蔻仁、半夏芳化燥湿,醒脾利气,恢复中焦运化;薏苡仁、滑石、通草甘淡渗湿,通调下焦,祛已停之湿;用竹叶、滑石略事清热,合而用之,能呈清热除湿功效。方中杏仁辛开于上,薏苡仁淡渗于下,白蔻仁芳化于中,分而言之,三仁照顾三焦,合而观之,辛开、燥湿、芳化亦为除湿而设,体现以除湿为主,清热为辅的配伍形式。

此证存在三个疑点,应当细为分辨。①因有头痛恶寒,身重疼痛,颇似寒伤于表。但寒伤于表其脉当浮,此证脉弦细而濡,自然不是伤寒脉象。②因有胸闷不饥,颇似食积停滞。但又兼见头痛、恶寒、身重、疼痛,显然不是食积引起。③因有午后身热,颇似阴虚,但阴虚当见舌红少苔,或两颧发赤,此证反见面色淡黄,胸闷不饥,舌白不渴,自然不属阴虚。由于此证有三个疑似证象难以分辨,容易误诊,随之而来也就可能采用三种错误治疗方法,出现三种不良后果。若见头痛恶寒便以为是寒伤于表而用辛温发汗之法,则湿随辛温升发而从三焦蒸腾上逆,上蒙清窍,出现神昏、耳聋、目瞑、不言。若见胸闷不饥便以为是食积而投苦寒泻下药,脾阳本已受困,误下更抑脾阳上升,脾气下陷,湿邪乘势从三焦内渍于肠,即成洞泄不止。若见午后身热便以为是阴虚而用滋阴之品,湿为胶滞阴邪,再用阴药柔润,二阴相合,以柔济柔,遂成锢结不解。辨证之际,必须详审。

[应用]　本方是治湿温初起,湿重热轻的常用方。若卫分证象明显,可加藿香、香薷解

表化湿;身热不扬,汗出不彻,可加青蒿、茵陈、佩兰增强清透作用;胸闷不饥,可加郁金、枳壳宣畅气机;湿浊胜者,可加苍术、佩兰燥湿芳化;身痛者,可加防己、蚕砂除湿宣痹;兼咳嗽、气喘者,可加麻黄、桔梗、白前宣肺止咳。对于水肿、淋证、痹证、霍乱吐泻等证,属湿热者,亦可加减用之。

前言此方证有汗之则神昏、耳聋、目暝、不言之禁,今言咳嗽可加麻黄,岂非犯禁?须知湿热阻于少阳三焦,若用辛温之麻、桂、羌、防发汗,难免有湿受热蒸而从三焦上蒙清窍之虞,唯用麻黄则无此弊。咳嗽是因外感引起肺气不宣,津凝成痰的病理改变。加入麻黄可以宣肺展其气机,降气通其水道,利水祛其痰湿,绝无湿热蒸腾之弊。余治小儿咳嗽,见其发热不盛者,即用此方加麻黄、桔梗、枇杷叶、矮茶风,多见奇效。此无他,盖此方有宣降津气之功故也。

肠伤寒、胃肠炎、肾盂肾炎、波状热等属湿重于热者,用本方加减治疗。

[歌括] 三仁杏蔻薏苡仁,朴通滑下竹叶呈,
　　　　面色淡黄胸痞闷,芳化渗湿法堪珍。

本法共选方4首,都用清热利湿药物组成,是相同处。由于病位有在肺卫、肺系、肺脏之异,证象也就各有不同,各方也就各有特点。

甘露消毒丹是治温邪上受,湿热初起,邪阻肺系咽喉而红肿疼痛,甚至化脓溃烂的常用方。由于此方结构包括了辛开、苦泄、芳化、淡渗各类药物,所以并不限于上焦湿热才用,三焦湿热亦常用之。三仁汤是治湿温初起,邪在表卫肌腠,以身热肢酸、身重疼痛为主症,是湿重之象,故以辛开、燥湿、芳化、淡渗为主组合成方,仅用竹叶、滑石略清其热,成为以除湿为主、清热为辅的配伍形式,故对湿胜者宜。吴鞠通提出此证汗之则神昏耳聋,若用羌活、防风之属则会出现,若用麻黄,则无此弊。盖麻黄既可宣肺气之郁,开毛窍之闭,又能降气行津,不会因用辛温而使湿热蒸腾,上蒙清窍,故可投之。余以此方加麻黄、枇杷叶、矮茶风治小儿咳嗽,投之皆效,即是实例。宣痹汤与苇茎加杏仁滑石汤是为上焦湿热而设。二方相较,前方治气分痹结而哕,后方治湿热壅肺而喘;前方以开宣肺气为主,后方以降肺行水为主;宣肺作用前方强于后方,利水作用后方强于前方。

上列4方所治证候,病位涉及肺卫、肺系、肺脏各部,反映了痰饮水湿四类病变,基本病理都是肺失宣降,水液失调。

五、肺脏阳虚—温阳补肺

肺脏阳虚,是指肺脏功能衰惫不能布散津液的病变。

温阳补肺,是据肺脏阳虚病机拟定的治法。

【适应证候】 以咳嗽痰稀,或吐涎沫、遗尿、失禁为主证;以无外感寒邪证象而见舌淡、苔白、脉弱为阳虚辨证依据。

【病理分析】 形成肺脏阳虚的原因有二:一由皮毛感受寒邪,从表入里,日久不愈,肺失宣降,水饮内停而成;一由恣食生冷,损伤脾阳,中焦虚寒,胃病及肺所致。外寒犯肺,津气逆乱而呈喘咳痰稀,将在温肺降逆法中讨论,此处限于探索肺脏自身阳虚的治疗方法。纵观古

籍均无肺阳虚损之说,其实五脏都有功能衰弱的阳虚,肺脏自不例外。但因肺合皮毛主表,外寒相侵常居十之八九,自身阳虚仅占十之一二,不言阳虚而称肺寒,是因外寒多于阳虚之故。

肺脏阳虚,以喘咳有痰,或小便数,遗尿,失禁为主症,但须兼见面色苍白,舌淡脉弱,才是功能衰退的阳虚证象。肺的宣降功能有控制和调节水液的作用。三焦水液失调,可因肺失宣降,水湿壅滞,而呈喘咳有痰;也可因肺不布津,治节无权而直趋下走。临床所见的小便数、遗尿、失禁等症,虽与肾阳虚衰不能蒸腾气化,脾气下陷不能制约转输,肝气虚寒不能疏泄调节有关,但肺气虚冷,上虚不能制下,亦为病变机理之一。盖肺脏功能衰退,不能正常敷布、控制、调节津液,必将引起肺津失布,凝聚为沫,或上不制下,津液直趋下走而呈水液失去控制的见证。其基本病理是:肺脏阳虚不能布津→津液凝聚→成为咳痰清稀或吐涎沫。

【立法组方】 肺脏功能衰惫不能布津成为咳痰清稀等证,宜用桂枝、干姜、胡椒之类振奋阳气,人参、白术、甘草之类益气补虚,体现温阳补肺法则,成为内生之寒,温必兼补的配方法度,才能使其功能渐复;再配半夏、茯苓之属燥湿渗水,治其液结之痰,于证始惬。方如甘草干姜汤、苓甘五味姜辛汤、治冷嗽方等皆是。

肺司呼吸,清气有赖肺系吸取;脾主运化,谷气有赖脾胃化生,故气分病变多从肺脾论治。肺为水的上源,脾主运化水湿,水液失调亦多两脏同病。两脏在生理、病理上有共同性。若肺病不从本脏施治而从脾胃论治,即通常所说的培土生金法则,此种肺病治脾的方法,多用于肺阳虚损,体现温必兼补的配方法度,是故治疗中焦虚寒之理中汤、建中汤诸方,亦可治疗肺寒证候。

【例方】

甘草干姜汤(《金匮要略》)

[组成] 炮干姜 10g 炙甘草 20g

[用法] 水煎,分 2 次温服,1 日量。

[主治] 肺中虚冷,吐涎沫,不咳,不渴,遗尿,小便数;或阳虚吐血。

[证析] 《金匮要略》用此方治肺中虚冷的肺痿,以吐涎沫,小便数为主证;不咳为鉴别诊断要点;不渴为肺中虚冷辨证依据。《素问·经脉别论》云:"饮入于胃,游溢精气,上输于脾,脾气散精,上归于肺,通调水道,下输膀胱,水精四布,五经并行,合于四时五脏阴阳,揆度以为常也。"水在体内运行,有赖脾气转输,肺气敷布。今因肺中虚冷,不能敷布津液于全身,以致液聚而吐涎沫;肺为水之上源,肺中虚冷,不能约束水液,上虚不能制下,故遗尿、小便数。肺病常以咳喘为主症,此证不咳,显非一般肺系疾患;不渴,又是虚寒的辨证依据,故是肺中虚冷的肺痿。此证虽以肺气虚寒为主,亦与脾气虚寒有关,盖两脏同主水液运行敷布故也。

[病机] 肺中虚冷。

[治法] 温肺扶阳法。

[方义] 治疗此证,其要在于温补肺气,恢复肺的敷布和约束津液功能。方中干姜温脾肺之阳,甘草补脾肺之虚,使脾能散精,肺能布津,则水液不致聚成涎沫;肺气能够治节水液,则遗尿、小便数等证亦可痊愈。

本方亦治阳虚吐血。于吐血主症以外兼见舌淡、苔白、脉迟。即属阳虚失血机理。方中干姜温中,炮姜有温经止血功效,与甘草合用,一补脾胃之虚,一复中焦之阳,使中阳得运,统摄有权,则吐血可止。随证加入益气、止血药物,可以增强疗效。由于方中干姜有温运脾阳之功,炙甘草有补气健脾作用,故对中焦虚寒而呈呕吐、腹痛等症,亦可获效。值得注意的是:甘草之量重于干姜一倍,原书用至四两。重用之理有三:一是补中益气;二是甘以缓急;三是延缓水津下行归肾。此方对于气不摄津而呈遗尿、便数,气不摄血而呈吐血,中焦虚寒而呈呕吐、腹痛,都可兼顾,一举三得。

此方现已很少使用,何以还要选入?因为治疗肺脾虚寒之方多由此方加味而成,熟悉它的制方道理,可收举一反三效果。

[应用] 本方用途虽广,总属脾肺虚寒机理。故凡虚寒腹痛,虚寒呕吐,阳虚失血及老人小便频数,吐涎、短气、眩晕、难以起步者,均宜此方。

[歌括] 阳虚失血有奇方,古有甘草干姜汤,

肺痿吐沫便频数,温肺扶阳效亦良。

苓甘五味姜辛汤（《金匮要略》）

[组成] 茯苓 20g 甘草 15g 干姜 15g 细辛 10g 五味子 10g

[用法] 水煎,分 3 次,温服。

[主治] 肺寒停饮,咳嗽气喘,胸满痰稀,舌苔白滑。

[证析] 咳喘胸满,是本方主证;肺寒停饮,是本证病机;痰涎清稀,舌苔白滑,是肺寒停饮辨证依据。肺气以宣降为顺,其宣降功能又与水液代谢直接相关。肺气开宣,津液才能敷布;肺气肃降,水道才得通调。若形寒饮冷伤肺,日久不愈,阳气渐衰,肺功日损,气郁不宣,逆而不降,津凝不布,水道失调,肺寒停饮,咳嗽、胸满、痰稀等症见矣。

[病机] 肺寒停饮。

[治法] 温肺化饮法。

[方义] 水液遇寒则凝,凝则痰浊窒塞于气道;遇温则化,化则痰消而气道畅通,故仲景提出"病痰饮者当以温药和之"的治疗原则。肺寒停饮投以温肺之品,使肺气能够正常宣降,则水饮自消。方中甘草、干姜温补脾肺,脾得温而能散精归肺,肺得温而能布散津液,水道通调,自不停蓄为饮。茯苓淡渗利湿,与甘草、干姜为伍,则甘草、干姜杜其生痰之源,茯苓治其已聚之饮。佐辛散的细辛,酸收的五味子,既可止咳降逆,又可相互制约,相反相成,相得益彰。五药同用,能呈温肺化饮功效。

[应用]

1. 本方所治肺寒停饮,属于肺脏功能低下,积渐而成,以咳嗽、胸满、痰涎清稀,舌苔白滑为辨证要点。兼见呕恶者,加半夏降逆祛痰;其形如肿者,加杏仁宣降肺气;若面热如醉,为胃热上熏其面则加大黄利之。

2. 慢性支气管炎、肺气肿,见证如上述者,可用本方。

[化裁]

1. 苓甘五味姜辛夏汤（《金匮要略》） 即本方加半夏。治本方证而呕者,祛痰降逆之功更强;无呕亦可应用。

2. 苓甘五味姜辛夏仁汤（《金匮要略》） 即本方加半夏、杏仁。治本方证兼见其人形肿者。此方燥湿祛痰、宣降肺气作用更强,结构更臻完善。

3. 苓甘五味姜辛夏仁黄汤(《金匮要略》)　即本方加半夏、杏仁、大黄。治本方证兼见面热如醉者。是以温肺为主,兼泻郁热的配伍形式,成为寒温共用的结构。大黄既可活血,又可解毒,对久病入络而本寒标热者尤宜。

[歌括]　苓甘五味姜辛汤,肺寒停饮效佳良,

　　　　呕加半夏肿加杏,面热如醉加大黄。

治冷嗽方(《朱氏集验方》)

[组成]　人参　白术　干姜　炙甘草　五味子各10g

[用法]　水煎,分3次,温服。

[主治]　脾肺虚寒,咳嗽痰稀,饮热汤暂止者。

[证析]　此证属于中焦阳虚,健运失职,肺功衰惫,敷布无权,以致水液内停,影响肺气宣降而生咳嗽。咳嗽寒热皆有,何以知其为脾肺阳虚?从咳时饮热汤暂止知之。所以,咳时饮热汤暂止是其辨证依据。

[病机]　脾肺虚寒。

[治法]　温补脾肺法。

[方义]　尤怡曾谓:"内生之寒,温必兼补"。此证但见咳嗽痰稀而无寒热外证,自宜温补脾肺,恢复两脏功能。故方用干姜温脾肺之寒,人参、白术、炙甘草补脾肺之虚,而以五味子收敛耗散之气,俾脾阳振奋而能输津归肺,肺功恢复而能布散水津,津行无阻,肺气宣降亦就渐趋正常,虽不止咳而咳嗽可止。若加温阳化气的附子从肺脾肾三焦并调,疗效更佳。

此方即理中汤加五味子。理中汤是温中健脾的代表方,用治肺病是否对证?须知方中甘草干姜汤仲景早就用治肺痿,可见干姜既能温脾,也能温肺;人参更是补益五脏佳品,不是脾经专药,谓此方能温补脾肺以止咳,并不牵强。当然亦可从肺脾两脏的相生关系分析此方能治咳嗽之理。两脏均主气液的升降运行,虚证用药本就相同,所以温中健脾的理中汤亦可治肺。不过这种作用常从肺病治脾,培土生金解释其义,很少有人从两脏虚证用药相同去理解。

[应用]　本方的辨证要点是咳嗽痰稀,饮热汤其咳可以暂止。若见舌淡苔滑,即使无饮热汤暂止亦可投之。

[歌括]　朱氏集验冷嗽方,参术姜草五味匡,

　　　　咳饮热汤嗽暂止,当温脾肺以扶阳。

温肺散寒共选3方,都治肺脏功能衰退,但在主治、病机、治法、组方各个环节又都略有不同。甘草干姜汤以吐涎沫、不咳、遗尿、小便数为主症;肺中虚冷为病机;温肺扶阳为治法。所用二药一温一补,正合"内生之寒,温必兼补"的治则。此方所治遗尿、便数本是肾系证象,由于兼见吐涎沫,才知此系肺中虚冷的上虚不能制下机理,根据治病求本原则,才用下病上取之法。通过此方学习,学者应该明白治疗任何疾病都要谨察病机,不可见证治证。苓甘五味姜辛汤以咳嗽气喘、胸满痰稀为主症;肺寒停饮为病机;温肺化饮为治法。此方以干姜温肺,细辛宣肺,五味子敛肺,一温、一宣、一敛,调理肺脏功能,恢复津气宣降,治疗肺寒停饮,后世医家每每宗之。治冷嗽方以咳嗽痰稀为主症;脾

肺虚寒为病机；温补脾肺为治法。此方以理中汤为基础温中健脾,体现肺病治脾之法。上述3方,苓甘五味姜辛汤治咳嗽,展示了肺病治肺的正治法；甘草干姜汤治遗尿,展示了肾病治肺的旁治法；治冷嗽方治咳嗽,又展示了肺病治脾的旁治法,提示治病要有全局观念,不能限于一脏一腑。

六、肺寒停饮—温肺降逆

肺寒停饮,是指外感风寒,肺失宣降,气郁津凝,变生喘咳的病变。

温肺降逆,是据肺寒停饮病机拟定的治法。

【适应证候】 以喘咳痰稀为其主症；以兼见恶寒发热,口不渴或渴喜热饮,舌淡苔滑,脉象弦紧为其病因、病性的辨证依据。

【病理分析】 此证是因风寒束表,表为寒闭,致使三焦卫气运行逆乱,上干肺系,肺气宣降失常,成为喘咳。此即《灵枢·五乱》所谓"营气顺脉,卫气逆行,……乱于肺则俯仰喘渴"的致病机理。三焦又是水津升降出入之区,肺气宣降失常,妨碍水津正常运行,变生痰饮,津气交阻,由是遂见上述诸证。此外,脾肾阳虚,气化不行,饮邪犯肺,肺失宣降而生喘咳亦常有之。其基本病理是:风寒束表→肺失宣降→气郁津凝→喘咳有痰。

【立法组方】 寒饮内停成为喘咳,自当温散寒邪,祛其水饮,恢复肺气宣降之常,但是寒饮内停不能单纯归咎于肺,亦当考虑脾虚不能转输津液,肾虚不能气化蒸腾。盖肺脾肾三脏是参与水液运行的三个中心环节,功能衰弱以致寒饮内停,三脏都有责任,不能截然划分。是故治疗肺寒停饮,既要配伍振奋脾肺阳气的干姜或生姜,恢复脾阳的输运和肺气的宣降,也要配伍温心肾阳气的桂附,恢复肾阳的气化和心阳的温煦。通过调理五脏,达到愈病目的。由于这类方所用药物均侧重于治肺,所以仍然反映以治肺为主的配伍形式。小青龙汤、射干麻黄汤、厚朴麻黄汤皆是。

【例方】

小青龙汤(《伤寒论》)

[组成] 麻黄10g 桂枝10g 半夏15g 干姜15g 细辛6g 五味子6g 芍药10g 甘草10g

[用法] 水煎,分三次,温服。

[主治] 肺失宣降,寒饮内停。①恶寒发热,无汗,咳嗽气喘,痰多清稀,苔润滑,不渴饮,脉浮紧。②痰饮喘咳,不能平卧,无表证者。③肢体重痛,肌肤悉肿者。

[证析] 喘咳痰稀,是本方主证；肺失宣降,水饮内停,是此证病机；其余脉证,是辨证依据。《素问·咳论》谓:"皮毛者,肺之合也。皮毛先受邪气,邪气从其合也。其寒饮食入胃,从肺脉上至于肺则肺寒,肺寒则外内合邪,因而客之,则为肺咳。"小青龙汤证与咳论所述恰好相符,其病理涉及内伤外感两个方面:①脾肺虚寒,脾寒不能散精归肺,肺寒不能敷布津液,凝结为饮,壅阻于肺,肺气宣降失调,成为咳逆倚息不得卧的支饮；或因肺失宣降,津凝不布,水液流行,归于四肢,成为身体疼重的溢饮。②素体脾肺虚寒,一旦风寒束表,立即影响肺气宣降,水津敷运,呈为外寒内饮机理。其证恶寒发热,无汗,为风寒外束,营卫运行受阻表证。风寒外束,肺气郁而不宣,逆而不降,遂生喘咳；影响津液敷布,水道通调,遂痰多清稀。痰稀与脾胃虚寒不能输布津液及肾阳不足不能化气行水有关。

[病机]　肺失宣降,寒饮内停。

[治法]　宣肺降逆,温化水饮法。

[方义]　肺失宣降,寒饮内停,法当宣肺降逆,温化水饮。方中麻黄有宣降肺气,发汗解表,利尿行水三大功效;桂枝也有温通血脉,解肌发汗,温肾化气三大作用。两药相伍,有发汗解表、通调营卫、降气行津之功,正合肺失宣降、气逆水停机理,故是主药。水饮内停,虽有麻黄、桂枝宣上温下,若不温运中焦,仍然不能消除,故配半夏燥湿,干姜温脾,使脾能输津,肺能布津,肾能化气,则津行无阻而水饮可除。至于配伍细辛、五味子降逆下气,芍药、甘草柔肝缓急,又专为气道挛急和肺气上逆的喘咳而设。此方八药同用,能够消除致病原因,调理五脏功能,流通气血津液,缓解气道痉挛,故是宣肺降逆、温化水饮的有效名方。

学习此方,须要弄清4个疑点,掌握1个重点。

1. 据《伤寒论》条文和本方配有麻桂分析其组方机理,认为是治疗表寒里饮之方,体现解表涤饮之法。今从肺失宣降、水饮内停分析此证机理,认为是宣降肺气、温化水饮之法。是否符合仲景原意? 余以为正因力求符合仲景原意,才作如是更改。须知《伤寒论》所载条文虽有表寒证象,《金匮要略》所用三条却无一条言及表证,可见本方并非专为表寒而设,只从表寒里饮分析显然不够全面,从肺脾虚寒、津气失调阐述致病机理,才能揭示病变本质。

2. 此方证的病位主要在肺,联系心脾肝肾等脏分析方义,是否失之牵强? 余以为此方所治病位诚然在肺,但却涉及气失宣降,血运不利,水饮内停,气道挛急四个方面的病理改变。卫气运行关乎肺,营血运行关乎心,水津运行关乎肺脾肾,气隧痉挛关乎肝。此方虽以治肺为主,却以桂枝兼调心营,通利血脉,兼温肾阳,增强气化;干姜兼温脾阳,恢复脾运;芍甘柔肝缓急,缓其痉挛,上述解释符合此证机理。仅从肺系分析,《金匮要略》用本方治疗妇人吐涎机理就难解释了。

3. 此方配伍芍药之理,方书或谓制诸药之燥,或谓养血调营,人言言殊,各执一词。今谓此药和甘草缓解痉挛以达止咳平喘目的,是否符合实际? 余以为配伍芍药甘草,在于缓解痉挛。综观仲景之方,常用芍药治疗各种痉挛病变。缓解四肢拘挛疼痛的芍药甘草汤;治胸胁疼痛的四逆散、大柴胡汤;治疗腹中疼痛的当归芍药散、小建中汤;治上焦喘咳的小青龙汤;治下焦小便不利的真武汤,都有芍药。上述各证归纳起来不外两类:一因经脉挛急而痛,一因经脉挛急引起气道或水道不利,都与肝系筋膜有关。芍药、甘草为柔肝缓急之品,善解经脉痉挛而使五脏气血津液运行无阻,通过柔肝缓急可治五脏病变,本方配伍二药舒缓气管挛急,气隧得舒,则喘咳可平。

4. 此方并未专用利水药物,何以能治水饮内停?《伤寒论》指出此方所治证候,是"心下有水气";其或然诸证亦由水饮停蓄三焦引起;《金匮要略》更将此方治疗溢饮、痰饮、吐涎等证,看来水饮内停是本方证的基本病理已毫无疑义。问题在于何以此方能治水饮内停? 余以为治病之要,在于治本,《黄帝内经》早有明训,若能以治本为主,兼治其标,将能获得较好疗效。水液能在体内升降出入,有赖肺气宣降,脾胃输运,肾阳气化。此方用麻黄宣降肺气,干姜温运中阳,桂枝温肾化气,旨在恢复三脏功能而令水津升降无阻,始无水饮再停之忧。麻黄发汗行水作用能使已停水饮从毛窍外出,三焦下行,又体现了治标法则。所以,本方虽无专门利水药物却能治疗水饮。

此证是因肺失宣降以致气逆津凝,联系肺脾生理功能分析水饮内停和气逆不降之理,应是本方重点。

[应用]

1. 原书用此方有两条:①"伤寒表不解,心下有水气,干呕,发热而咳,或渴、或利、或噎、或小便不利,少腹满,或喘者,小青龙汤主之。"此条既有恶寒发热,头痛身疼的表证,又有水气内停的干呕、咳嗽和或然五证。肺失宣降,脾失输运,水气内停,射于肺则喘咳;犯于胃肠则干呕、咽噎、下利;脾不输津上承,则口渴而喜热饮;决渎壅滞则小便不利,少腹满,一切都是肺脾津气壅阻证象。用此方外解表邪,内化水饮,表解饮蠲则诸证自愈。此条提示水饮内停是引起各种证象的病变本质。②"伤寒,心下有水气,咳而微喘,发热不渴,服汤已,渴者,此寒去欲解也,小青龙汤主之。"咳而微喘,是水饮犯肺现象;发热不渴,是表寒里饮证象,由于心下有水气,故身虽发热而口亦不渴。服小青龙汤后反口渴,是心下的水气已消,胃中的寒饮已去,故谓"此寒去欲解也"。

2. 《金匮要略》用此方有三条。①痰饮篇:"病溢饮者,当发其汗,大青龙汤主之,小青龙汤亦主之。"饮流四肢,当从汗解,本方有发汗作用,故可用。②"咳逆倚息不得卧,小青龙汤主之"。此条属于脾肺虚寒,不能输布津液,水饮内停,肺失宣降机理。说明水饮内停的喘咳,虽无表证亦可应用此方温化水饮,宣肺降逆。③妇人杂病篇:"妇人吐涎沫,医反下之,心下即痞,当先治其吐涎沫,小青龙汤主之。涎沫止,乃治痞,泻心汤主之。"吐涎沫是脾肺虚寒不能输布津液之象,用此方温脾肺之寒,俾脾能散精,上归于肺,肺能布津,达于体表,通调水道,下输膀胱,则吐涎证象自愈。

综合仲景用小青龙汤五条观之,此方所治,虽有咳喘、身体重痛、浮肿、吐涎沫、干呕、或噎、或利、或小便不利、少腹满等肺脾肾三脏证象,其病机均与肺失宣降,寒饮内停有关。用此方可使水饮从毛窍外出,小便下行,故可治。本方与温阳化气的真武汤恰成一对,此方以治肺为主,兼治脾肾;真武汤以治肾为主,兼治脾肺,充分反映了方剂配伍的协同作用和整体联系。

3. 《方舆輗》谓:"初学以小青龙汤为治咳之主方,然小青龙汤之专效在逐水发邪。盖此咳因水邪相激而发,故用此汤发其邪,则咳自止。"逐水发邪一语,是使用本方要领。

4. 《医学统旨》用本方止"水寒相搏"的呃逆,寒甚者加附子。突出了方中芍药、甘草的解痉作用。

5. 《张氏医通》谓:"肺感风寒咳嗽,倚息不得卧,背寒则嗽甚,小青龙汤。""冬月嗽而发寒热,谓之寒嗽,小青龙汤加杏仁。""入房汗出当风,嗽而面赤,内经谓之内风,脉浮紧,小青龙,脉沉紧,真武汤。""水肿脉浮自汗,喘嗽便秘,小青龙加葶苈、木香。"

6. 近数年来所治咳嗽患者甚多,审属外感风寒导致肺气不宣,津凝不布,舌质偏淡或正常,痰质清稀或变稠,均用此方加味而疗效显著。兼见胸闷胁胀,是气郁偏胜,与四逆散合用,加枳壳、柴胡;气郁化热,痰质变稠,舌尖微红,与小柴胡汤合用,加柴胡、黄芩;舌淡胖、苔水滑、痰量多,是湿偏胜,与五苓散合用而加白术、泽泻,或与真武汤合用而加白术、茯苓、附子。加止咳药则随寒热而异。气未化热加紫菀、款冬花、白前之属;气已化热则加枇杷叶、矮茶风之流。部分病人常见干咳无痰,若无咽干、口燥,仍属气郁津凝所致,不能断为燥咳,是水液壅于气管夹层,尚未渗入气道之内,亦当投此。若投清燥润肺药物则反增其壅,缠绵难愈,但气候干燥季节则宜详审。气喘加厚朴、杏仁降逆平喘,桑皮泻肺行水。

病案:杜某,男,56 岁。2000 年 1 月 20 日其妻前来求方。谓患者于数日前的夜间凌晨 2~4 时因事起床办理,后感全身寒冷,随即小便不通,点滴难下。送某省级医院治疗,为其导尿仍然未通,拟在小腹穿孔安上导管,病人不愿前来求方。据述当是受寒所致。遂书小青龙汤去五味子,加柴胡、枳壳各 10g,白术 20g,泽泻 30g,嘱其试服。次日来告,小便已通,唯汗出较多,遂减去麻黄,再服一剂。25 日病人出院前来就诊,自述小便中有血块,显系导尿时尿管受到损伤。改书五苓散合四逆散加生熟蒲黄各 10g,调理而安。时美国来华学习的学生麦尚文(中文名)问道:小便不通是肾系病变,如何要用治肺系病变的小青龙汤加减? 余谓治病之要,在于审证求因。时值严寒季节又在深夜工作,随即小便不通,显然是因感受寒邪,肺卫闭郁,导致肾系经隧挛急才呈小便不通。根据治病求本原则,法当辛温解表,温散寒邪。本方能够温散寒邪,消除病因,方中芍药甘草又可缓解经隧挛急,使其水道通调;《伤寒论》谓四逆散可治小便不利,加入柴胡、枳壳则四逆散也在其中;复加白术、泽泻,与小青龙汤中的桂枝相伍,即五苓散的变方,又具温阳行水作用,故选此方加减。此证病位在下而求之于上,提示治病应从五脏间的内在联系去探求病机,才能得出正确的病机结论和拟定正确的治疗方法。

[化裁]　小青龙加石膏汤(《金匮要略》):即本方加石膏。水煎服。治肺胀,心下有水气,喘咳烦躁,脉浮者。此方所治较小青龙汤多一烦躁证象,加入清热的石膏,一可清里热而除烦躁;二可制约麻黄发汗力量,增强涤饮作用。

[歌括]　小青龙汤治水气,喘咳痰稀最适宜,

　　　　　姜桂麻黄芍药甘,细辛半夏兼五味。

射干麻黄汤(《金匮要略》)

[组成]　射干 9g　麻黄 9g　紫菀 9g　款冬花 12g　半夏 12g　生姜 9g　细辛 6g　五味子 6g　大枣 9g

[用法]　水煎,去滓,分三次,温服。

[主治]　肺失宣降,寒饮内停,咳嗽气逆,喉中痰鸣,舌苔白滑,脉象浮紧。

[证析]　咳嗽气逆,喉中痰鸣,为本方主证;肺失宣降,寒饮内停,是本证病机;苔白、脉紧是辨证依据。肺气宜开宣肃降。外寒相侵,肺失宣降,津凝不布,蓄饮停痰,痰阻气道,与气相搏,故上逆而呈喘咳,喉中痰鸣。病性属寒,故见舌苔白滑,脉象浮紧。

[病机]　肺失宣降,寒饮内停。

[治法]　宣肺降逆,散寒涤饮法。

[方义]　寒饮内停而肺失宣降,法当宣肺降逆,散寒涤饮。方中射干降逆豁痰,麻黄宣肺利水,二药合用,能呈较好的宣肺降逆、化痰涤饮功效。生姜散水化饮,细辛温散寒邪,款冬花、紫菀、半夏止咳化痰,共助主药治疗喘咳、痰鸣等证。五味子敛肺平喘,与麻黄、细辛同用,既能助其平喘,又能制其辛散太过,相反相成,有利无弊。大枣味甘而补,既可健脾和中,以免邪去正伤;也有甘缓气隧挛急作用,共为佐使。

[应用]

1. 以咳嗽气喘,喉中痰鸣为其辨证要点。

2.《类聚方广义》:"治久咳不止,或产后喘咳。颈项生瘰疬,累累如贯珠者,去细辛、五

味子,倍射干,加皂荚子,有效。"射干、皂荚二药均有治疗瘰疬功效,皂荚宜加水煮胀,剥去硬皮,取其白肉,并去其胚芽(消人肾气)入药。汤剂每次可用5～10g。

[歌括] 仲景射干麻黄汤,细辛五味半生姜,
　　　　紫菀冬花大枣入,气逆痰鸣服之康。

厚朴麻黄汤(《金匮要略》)

[组成] 厚朴15g 麻黄9g 石膏24g 杏仁9g 半夏12g 干姜6g 细辛6g 五味子6g 小麦9g

[用法] 水煎,分三次,温服。

[主治] 饮邪迫肺,肺失宣降,喘、咳、胸满、呼吸不利、喉中痰鸣,脉浮。

[证析] 《金匮要略》谓:"咳而脉浮者,厚朴麻黄汤主之"。此为饮邪迫肺,肺失宣降,肺气郁而不宣,则胸满咳嗽;气逆痰升,逆而不降,故气喘痰鸣。

[病机] 饮邪迫肺,肺失宣降。

[治法] 宣肺涤饮,降气平喘法。

[方义] 饮邪犯肺,肺失宣降而喘咳痰鸣,法当宣肺气之郁,涤停蓄之饮。俾肺气宣则喘咳可平,饮邪去则痰鸣可解。方中麻黄为宣肺平喘要药,与降气的厚朴、杏仁,定喘的五味子、细辛同用,能呈降逆平喘之效,此数味着眼于喘。气郁而咳,通过麻黄、杏仁宣降作用,已从功能上使肺气恢复正常,再配擅长止咳之杏仁、细辛、五味子,则止咳功效亦较显著,此数味着眼于咳。麻黄之宣肺行水,半夏之燥湿祛痰,干姜之温运脾阳,不仅能涤已成饮邪,通过调理脾肺功能,使水液在体内正常运行,可以杜绝饮邪之再生,此数味又着眼于治饮。从上可见,麻黄在本方居于主药地位,用麻黄之意主要不在发汗而在宣肺涤饮。为使麻黄平喘而又不致过汗,故用石膏寒凉制之,麻杏石甘汤、越婢加半夏汤等方麻黄与石膏同用属于同一目的。佐以小麦敛汗,意亦在此。

仲景此方,麻黄、杏仁、厚朴三药同用,治疗气喘、胸满,旨在示人上宣下导是其不二法门。胸满、气喘,是因肺失宣降,津气壅肺所致。欲使气舒喘平,须要上宣下导,才能使其津气出表,下行于腑。肺合皮毛,属卫、主表。上宣者,开宣表卫而使津气外泄于表也。肺与大肠为表里,肺气不降与其腑气不通有关。导下者,导其肠道滞气,下出魄门则肺气下行无阻。上下分消,津气不壅于肺,则喘满可愈。麻黄、杏仁擅长宣降肺气;厚朴擅长降其胃肠之气,三药同用,上宣下导则喘满消矣。

元坚云:"此方证系寒饮迫肺而无风寒外候,故于小青龙汤中去桂枝,以厚朴降逆为君,其佐用杏仁,亦犹桂枝加厚朴杏子汤之例,况配以石膏,其驱饮之力更峻。"此说甚是,唯以厚朴为君则不确,与麻黄相较,不如麻黄全面。

[应用]

1.《千金》厚朴麻黄汤,治咳而大逆上气,胸满,喉中不利,如水鸡声,其脉浮者。方药相同,可见本方善于治喘。

2.此方用于肺寒或肺热喘咳有痰之证均有效。用于肺寒喘咳,干姜剂量宜加重,石膏剂量宜减轻。

[歌括] 厚朴麻黄降逆寻,杏夏姜辛麦味增,
　　　　方中石膏非清热,制约麻黄义蕴深。

苏子降气汤《太平惠民和剂局方》

[组成]　紫苏子 10g　前胡 10g　厚朴 12g　陈皮 6g　半夏 12g　生姜 10g　肉桂 3g　当归 6g　甘草 6g

[用法]　煎汤,分三次,温服。

[主治]　下焦阳虚,痰壅气逆,喘咳痰稀,胸膈满闷,舌淡苔白。

[证析]　喘咳痰稀,是本方主症;下焦阳虚,痰壅气逆,是本证病机;胸膈满闷,舌淡苔白,是阳气不足,津气壅阻的辨证依据。下焦阳虚不能化气行水,脾运失职不能转输津液,水泛成痰,上壅于肺,气为痰滞,痰气交阻,以致胸膈满闷,喘咳痰稀。何以知为阳虚?除咳痰清稀可资佐证外,兼见舌淡苔白或滑腻,即属寒痰无疑。

[病机]　下焦阳虚,痰壅气逆。

[治法]　温化寒痰,调气降逆法。

[方义]　本方用紫苏子下气祛痰,治疗痰壅气逆主症;复用前胡、厚朴、陈皮降气平喘,宽胸利膈;半夏、生姜燥湿祛痰,以此为辅,两调津气,祛痰下气力量为之增强。肉桂温阳化气,令阳气充则气化行,气化行则水道通,不致停蓄为痰。当归能治咳逆上气,配入方中,又能活血调营,与上述诸药共呈调气、活血、行津之效,与单从气分上着眼者不同。甘草有调和诸药、缓其急迫作用,配入方中亦有所取。

本方紫苏子、前胡、厚朴、陈皮、半夏、生姜等药祛痰降逆,调气行津,是治肺脾;肉桂温补肾命阳气,能助下焦气化,体现肺、脾、肾三脏同治的配伍形式。厚朴、陈皮调气,半夏、生姜行津,当归、肉桂调血,又是气血津液并调的方剂结构,在组合上是合理的。但是,必见阳虚怯寒而无表证,才能使用,与小青龙汤可兼表证者不同。

[应用]　可用于咳嗽、气喘、痰多清稀之症;或头面浮肿者,亦可用治小儿百日咳后期,呈虚寒证象者。

[歌括]　降气汤中苏半归,橘前桂朴草姜依,

下焦阳虚痰嗽喘,祛痰降逆此方宜。

三子养亲汤《韩氏医通》

[组成]　紫苏子 10g　白芥子 10g　莱菔子 15g

[用法]　微炒,捣碎,微煮,频服。

[主治]　痰壅气逆,咳嗽气喘,痰多胸痞,食少难消,苔白腻,脉滑者。

[证析]　本方原为老年人痰壅气滞,咳嗽气喘,食少痰多等证而设。年老脾胃渐虚,运化力弱,饮食不化精微而生痰浊,痰气阻滞少阳三焦,则胸痞食少;肺为痰阻,肃降无权,则咳嗽气喘;其余苔腻脉滑,均属湿痰舌脉。

[病机]　痰壅气逆。

[治法]　祛痰降逆法。

[方义]　痰阻气道以致气不下行而呈喘咳,法当祛痰降逆,痰去气自降,气降喘自平。本方用紫苏子降气行痰,走肺经以开上焦之痹;白芥子畅膈行痰,走膜腠以通三焦之壅;莱菔子消食行痰,走脾胃以消中焦之滞,三子都有理气之功,行痰之力,合而用之,能呈祛痰降逆,行气消食功效。三子各有所长,紫苏子长于降气,气逆者以此为主;白芥子长于畅膈,胁痛胸

痞者以此为主;莱菔子长于消食,食少腹胀者以此为主,偏于某证,即重用所主之药,余药为副。

此方既为老年脾虚生痰而设,理应健脾和胃,才属正治,仅用三子祛痰行气,纯属急则治标之法,虽有养亲之名,却无养亲之实。临证只可暂投,不宜久服,一俟痰降食消,即应改投健运中气之方,才合治病求本之道。如果徒恃本方治标,则气旋降而旋逆,痰旋消而旋壅,脾胃日损,正气日漓,终难措手,医者不可不慎。不过,此方展示消食与化痰并举,肺胃与三焦并调,却是配伍上的一大特点。

[应用] 痰浊壅滞实证,证具喘咳痰多,胸闷食少,苔腻脉滑,无问老幼,均可使用本方。

[歌括] 三子养亲用紫苏,白芥莱菔二子从,

痰壅气滞痰咳喘,祛痰降逆此方谋。

温肺降逆共选5方。小青龙汤、射干麻黄汤、厚朴麻黄汤均以寒饮内停,肺气上逆为其主治对象,均体现温肺涤饮,降逆平喘法则,这是三方的相同点。但三方又同中有异,各有千秋:温肺力量首推小青龙汤最强,射干麻黄汤、厚朴麻黄汤较弱;涤饮力量小青龙汤优于其他二方;降逆平喘仍以小青龙汤为最;止咳作用则射干麻黄汤优于其他二方。厚朴麻黄汤并非典型的温肺涤饮方,是寒热并用的配伍形式。既可用于肺寒喘逆,也可用于肺热喘逆。用于肺寒,应加重干姜剂量;用于肺热,石膏剂量应当增强。由于本方石膏的主要用途在于制约麻黄的发汗作用,故仍列于温肺降逆法下。

苏子降气汤展示了另外一种配伍形式。虽然仍属治疗寒痰之方,因有胸膈满闷,气滞较甚,所以增配调畅气机的陈皮、厚朴,呈为津气并重之方。此方所治多是痼疾,久病必有瘀血阻络,配伍当归活血,尤具卓识。至于三子养亲汤则纯从降气消痰着手,咳痰较多者宜。

七、肺热气逆—清肺降逆

肺热气逆,是指肺气宣降失常,气逆成喘,病性属热的病变。

清肺降逆,是据肺热气逆病机拟定的治法。

【适应证候】 以气喘为其主证;以兼见咳嗽痰黄,面赤自汗,口渴思饮,舌红苔黄,脉滑而数,为其病性属热的辨证依据。

【病理分析】 肺热气逆是以气喘为其主症,同时兼见咳嗽痰黄,稠厚胶黏,面赤自汗,口渴喜饮,舌红苔黄,脉滑而数等热象。多因外寒犯肺,郁结化热,肺气宣降失常,肺津凝结不布,气郁津凝,遂使清虚之肺为痰堵塞,气隧挛急而呈喘咳痰稠等证。其基本病理是:肺失宣降→气隧挛急→津气痹郁→气郁化热。

【立法组方】 痰热壅肺而生喘咳,法当宣降肺气,恢复肺脏生理之常;清热化痰,恢复肺津通调之旧,肺功恢复,津液流通,诸证自愈。所以此证常选用宣降肺气的麻黄、杏仁;清泻肺热的石膏、知母、栀子、黄芩;化痰泄浊的瓜蒌、贝母、半夏、胆南星之类组合成方,体现清热宣肺、降逆化痰法则。常用方如麻杏甘石汤、定喘汤、越婢加半夏汤。

临床所见,肺热灼津成痰者固多,寒邪客表,气为寒郁,津为寒凝,津气交阻,气郁化热,热饮迫肺而喘者,亦复不少。只要苔黄而腻,渴不乏津,虽无痰多见证亦属津气壅阻,

投以清热宣肺,降逆涤饮之方,使热去、气降、饮蠲而喘逆自平。如麻杏甘石汤即属此种机理。

肺寒气逆与肺热气逆两类证候,除据八纲辨证有寒热两组证象外,痰质稀稠亦为寒热辨证的依据。质稠者为痰,清稀者为饮。痰质之所以浓稠,多因气郁化热,津液受其煎熬;饮邪之所以清稀,多因阳气不足,无力浓缩津液。但是,上述机理亦仅言其常而未及其变。设津液未在肺内停留片刻即逆而上出,虽热盛亦不能骤变为痰;若津液在肺内停留较久,虽为寒亦可变稠而偶吐一口浓痰。医者只有善于体察舌脉,于细微处反复推敲,知常达变,才能真正辨明寒热,认证无差。

【例方】

麻杏甘石汤《伤寒论》

[组成]　麻黄 10g　杏仁 10g　石膏 24g　炙甘草 5g

[用法]　水煎,去滓,分 3 次,温服。

[主治]　热饮壅肺,喘咳气粗,发热,口渴或不渴,有汗或无汗,苔黄有津,脉象滑数。

[证析]　喘咳气粗,是本方主证;风寒束表,入里化热,或风热之邪,自上而受,是此证病因;热饮壅肺,肺失宣降,是此证病机;发热口渴,苔黄脉数,是肺热辨证依据。风寒束表,虽经发汗,邪仍未解,从皮毛经腠理内舍于肺,肺卫宣降之机受阻,气郁化热,津凝为饮,热饮壅肺,遂呈喘咳。何以知其属热? 从身热口渴,苔黄脉数知之。何以知其属饮? 从苔黄有津,或见腻苔知之。审察舌苔可窥津液盈虚,此证苔黄有津,显是饮邪为患而非热盛津伤。

[病机]　热饮壅肺,肺失宣降。

[治法]　宣肺涤饮,清热降逆法。

[方义]　水饮与热邪壅肺而呈喘咳,法当宣肺降逆,清热涤饮。热去饮蠲,气得宣降,喘逆自平。本方用麻黄疏泄表邪以消除病因,宣降肺气以恢复功能,津气并调以疏通腠理,使邪去而肺功可复,气宣而水津得布,气降而水道通调,津行而肺无所滞,一药三用,故是主药。然而,肺失宣降以致气郁化热,辛温的麻黄显然与病性不符,配入石膏之寒以清郁热,才符肺热病理。麻黄、石膏并非各行其是,又有相须相制关系。麻黄因受石膏监制,始能减弱其发汗力量,充分发挥宣肺降逆与行水涤饮效力;石膏得麻黄之辛散为助,才能更好发泄肌腠与胸中蕴结郁热,二药相须相制,相反相成,所以石膏也是主药。辅以杏仁辛开苦泄,协助麻黄宣降肺气,增强平喘之功。佐炙甘草之甘以缓急,亦有助于平喘;其和中作用又可防止石膏寒凉害胃,有利无弊。此方药仅四味而疗效显著,是常用名方之一。

学习此方应当澄清两个疑点。

1. 此方所治,属热盛津伤还是津停为饮? 津液盈虚是决定立法组方的依据。此方属于饮邪为患,不是热盛津伤。得出上述结论的根据有四:①本方所治,无论原著或后世应用,都以津壅为其主症。所治喘证,每兼咳吐稀涎,舌苔每呈黄腻或津液饱满;借此治疗鼻塞流涕或小便频数,更是水液壅阻所致。②麻黄发汗利水之功早为仲景所习用,《金匮要略》以麻黄甘草汤治疗水肿即是。此证若系热盛津伤,养阴犹恐不及,仍用麻黄发汗利水,有是理吗? ③越婢汤治疗风水水肿,与本方相较,仅少杏仁而多姜、枣;越婢加术汤治疗里水水肿,仅少杏仁而多姜、枣、白术,越婢加半汤治外邪内饮的咳而上气,仅少杏仁而多姜、枣、半夏。同类方均治水邪为患,本方独治热盛津伤,有是理吗?④吴鞠通《温病条辨》说:"饮病当温者十有八九,然当清者亦有一二";"喘咳息促,吐稀涎,脉洪数,右大于左,喉哑;是为热饮,麻杏石甘汤主之"。吴氏是一代温病学家,津液盈虚自能辨识,若将津伤辨为热饮,岂非徒有虚名。

2. 本方原治"发汗后,不可更行桂枝汤,汗出而喘,无大热者"。从此条方证和所用药物观之,需要弄清另一疑点,即麻黄为发汗药物,石膏为清热之品,何以汗出仍用麻黄?无大热仍用石膏?麻黄与石膏同用的意义何在?都须弄个明白。考仲景诸方,麻黄与石膏同用者,除本方外,尚有越婢汤、越婢加术汤、越婢加半夏汤、厚朴麻黄汤、大青龙汤、小青龙加石膏汤、桂枝二越婢一汤等方。这些方剂,或用麻黄发汗解表作用以宣发表邪;或用麻黄宣肺降逆之功以平喘咳;或用麻黄宣肺行水之效以治饮邪、水肿。麻黄、石膏同用则见于两种情况:一是既要充分发挥麻黄宣肺降逆或宣肺行水作用,而又无需发汗者,则配石膏以抑制麻黄的发汗作用。如本方和越婢汤都有出汗症状,热势又不盛,两药同用,说明方中麻黄的主要用途不是发汗,而是宣肺降逆,行水涤饮;石膏则发挥了清热和制约麻黄发汗的双重作用。另一种情况是既要用麻黄发表、又要用石膏清热者,则减少石膏用量,或再配桂枝增强发汗力量,使其不受石膏制约。如大青龙汤、桂枝二越婢一汤等方即是此意。由此可知,麻黄与石膏同用,不能看作仅适用于肺热气逆之证,还应从两者间的关系认识,才更全面和深入。

[应用]

1. 气喘兼见苔黄有津,脉象滑数,即可使用本方。

2. 小儿小便频数失调,兼见肺气不宣之喘咳证象者,投以此方可望获效。这是根据肺为水之上源,主通调水道的理论施治,充分利用了麻黄宣肺和利水两大作用。也是下病治上的典型例子。可与甘草干姜汤、春泽汤等治小便失调的机理合参。

3. 哮喘久不止,不拘老小,均可使用,并治小儿奶哮。本方加半夏、瓜蒌、陈皮、枳实、生姜。水煎热服。

4. 本方有显著的解热定喘作用,可用于大叶性肺炎、支气管肺炎、支气管哮喘,以及小儿麻疹合并肺炎等。如喘甚者,可与泻白散合用。热盛者,加金银花、连翘、栀子、黄芩、黄连、七叶一枝花、鱼腥草等,增强清热解毒功效。

[歌括]　仲景麻杏甘石汤,药仅四味效佳良,
　　　　饮热壅肺气喘急,宣肺清热法彰彰。

越婢加半夏汤(《金匮要略》)

[组成]　麻黄18g　石膏24g　生姜9g　大枣15枚　甘草6g　半夏15g

[用法]　用水先煮麻黄,去上沫,内诸药,汤成去滓,分3次,温服。

[主治]　肺胀,咳嗽气喘,目如脱状,脉浮大者。

[证析]　咳嗽气喘,目如脱状,是本方主证,按脏腑辨证,病位在肺;按气血津液辨证,审察基础物质盈虚通滞,属肺气不宣,津凝不布;脉浮而大,按病因辨证,属外邪相加;按八纲辨证,病性属热,所以此证属于外邪内饮,壅滞于肺。肺主气,主敷布津液,通调水道。若外邪相侵,肺气闭郁,既不能敷布津液于体表,又不能通调水道下输肾系,水道被阻,壅滞于肺,遂成外邪内饮机理。肺气闭束,宣降失常,引起津凝为饮;水饮停聚,阻于三焦,又影响肺气宣降,由是肺气上逆呈为喘咳。目由肝系之膜层层包裹而成,与手少阳三焦联为一体,水阻三焦,影响目系,故目如脱状。

[病机]　外邪内饮,肺失宣降。

[治法]　宣肺涤饮法。

[方义]　外寒内饮,肺气不宣,当宣肺气之郁,逐停蓄之饮,俾肺气宣降,水饮涤除,诸症可以缓解。本方重用麻黄宣肺,不仅外解表邪,内行水饮,消除致喘原因;通过宣肺作用,又能治疗喘咳。半夏、生姜祛痰降逆,增强麻黄降逆涤饮效力。石膏辛寒,配入方中,一则制约麻黄发汗,一则清其郁热。佐甘草、大枣和养胃气,预防石膏寒凉害胃,反映了石膏监制麻黄发汗,甘草、大枣监制石膏害胃的层层相制结构。气喘兼见目如脱状,是气隧挛急较甚征象,经隧均属肝系筋膜组成,重用甘草、大枣也有"肝苦急,急食甘以缓之"的意思。

本方原著麻黄用至六两,重于所有平喘诸方。重用麻黄目的在于宣肺涤饮,但须石膏监制才不会有过汗之失,用时可加重石膏用量。

或谓,此方使用甘草、大枣,一般均从和中护胃去解释它的作用,今谓二药有甘以缓急之功,是为气喘而设,涉及肝,似有牵强附会之嫌。须知古人将五体结构分属五脏,系从长期临证观察中来。过去医家虽未将气管痉挛与肝联系起来分析,用柔肝缓急的白芍、地龙、甘草、大枣等药治疗喘咳的古方,却比比皆是,这就说明气管虽属肺系,也是肝系筋膜构成。明白这一道理,对肾系挛急而呈小便淋痛使用甘草,心系急迫而呈惊悸使用甘草、大枣,脾胃挛急而呈呕吐、腹痛、泄泻、里急后重使用白芍、甘草,也就不难理解了。

[应用]　《方舆輗》云:"哮喘经日失治,痰气益盛,见目胀出,或鼻鼓扇者,然脉浮大,是阳热之候,所谓肺胀证也,越婢加半夏汤二三剂,可以取效。"

[歌括]　越婢加半治喘方,麻膏草枣夏生姜,

　　　　肺失宣降呈肺胀,宣肺涤饮力能康。

定喘汤（《摄生众妙方》）

[组成]　白果(去壳、炒黄)30粒　麻黄6g　杏仁6g　桑白皮12g　紫苏子9g　半夏9g　款冬花9g　黄芩9g　甘草3g

[用法]　水煎,分三次服。

[主治]　咳嗽气喘,痰多而稠,苔黄腻,脉滑数。

[证析]　咳嗽气喘,痰多而稠,是本方主证;痰热壅肺,肺失宣降,为本证病机;苔黄腻,脉滑数,是痰热辨证依据。由咳嗽气喘而知病位在肺,苔黄、脉数而知病性属热,痰多而稠,知其咳喘是因痰热壅阻气道,气失宣降而成。

[病机]　痰热壅肺,宣降失常。

[治法]　宣肺降逆,清热化痰法。

[方义]　此证是因风寒束表,肺失宣降,气郁化热,津凝为痰,痰气交阻。治宜宣肺降逆,清热化痰,津气并调,喘咳兼顾。麻黄有开通毛窍,疏泄表邪,宣降肺气,调理肺卫,利水行津,通调水道之功,本方用为主药以疏在表之邪,宣肺卫之痹,降肺气之逆,行壅阻之津,有消除病因,调理功能,通调津气作用。辅以杏仁、桑白皮、紫苏子,平喘力量大为增强;助以款冬花、甘草,止咳之功亦著。液聚为痰,故用半夏、紫苏子、白果祛痰以复肺系清虚之旧,共呈通调津气之功。用黄芩者,病性属热故也。本方选用桑白皮清泻肺气,是清中寓降;紫苏子降气祛痰,是津气并调;白果敛肺祛痰,是宣中寓敛,反映了选药上一药多用和配伍上的相须、相制原则。

[应用]

1. 喘咳痰稠,苔黄脉数,是使用本方的辨证要点。

2. 病人有无外感,均可应用本方。可用于慢性支气管炎,支气管哮喘因感冒气喘咳嗽者。

[歌括]　定喘白果与麻黄,款冬半夏白皮桑,

　　　　　　苏杏黄芩兼甘草,痰热喘嗽服之康。

清肺降逆法共选 3 方,均为肺热气逆而设;其基本病理都是外邪相加引起肺失宣降,津气逆乱,肺卫气逆而呈喘逆,津液凝聚而为痰饮;均以麻黄为主药加清热药物组合成方,体现清肺降逆之法,这是三方在证象、病机、治法、组方上的相同点。三方亦有差异。从证象言之:麻杏甘石汤以喘咳痰稀为主症,越婢加半夏汤以喘而目如脱状为主症,定喘汤以喘咳痰稠为主症。从病机言之:前两方属热饮壅肺,定喘汤证属热痰壅肺。从治法言之,前两方着眼于涤饮,定喘汤立足于祛痰。从组方用药言之:麻杏甘石汤只用麻黄发汗利水即使水饮外出下行;定喘汤证因有稠痰,显非单纯发汗利水即能胜任,故配祛痰止咳药物祛其蓄积之痰;越婢加半夏汤仅于越婢汤中加入一味祛痰的半夏,遂一变治肿之方而为涤饮平喘之法,从而说明方的变化无穷,一增一减,证象悬殊。

八、热痰壅肺—清肺化痰

热痰壅肺,是指肺失宣降,气郁化热,津凝成痰的病变。

清热化痰,是据热痰壅肺病机拟定的治法。

【适应证候】　以咳嗽有痰为其主证;以兼见痰色黄稠,胶黏难出,苔黄而腻,脉象滑数为其病性属热的辨证依据。

【病理分析】　此证多因外邪相侵,肺失宣降,气郁化热,炼液成痰,痰热互结而成。故以脏腑辨证定位,病在肺系;从八纲辨证定性,属于实热;从气血津液辨证定量,属于气郁津凝的津气病变。其基本病理是:致病因素→肺失宣降→气郁化热,津凝成痰→痰热壅肺→咳嗽痰稠,苔黄而腻。

【立法组方】　此证外无表证,唯见咳嗽痰黄,只须清肺化痰,调理肺系功能,令热去痰消而其咳可止。是以常用半夏、胆南星、瓜蒌、贝母之属与黄芩、黄连、青黛、金银花等为主,佐以理气渗湿的陈皮、枳实、茯苓组合成方,共呈清肺化痰之效。方如清气化痰丸、清金化痰汤。

【例方】

清金化痰汤(《医学统旨》)

[组成]　黄芩 12g　山栀 12g　知母 15g　瓜蒌仁 15g　贝母 9g　麦冬 9g　橘皮 9g　茯苓 9g　桔梗 9g　桑白皮 15g　甘草 6g

[用法]　水煎,分三次,温服,1 日量。

[主治]　热痰壅肺,咳痰黄稠,舌苔黄腻,脉象濡数。

[证析]　咳嗽有痰,为本方主症,由此而知病位在肺。痰质黄稠,舌苔黄腻,脉象濡数,

都是热象,据此而知病性属热。故本方证属于热痰壅肺机理。肺为清虚之脏,宜开宣肃降。若外邪相侵,肺失宣降之常,津液不布,蓄而成痰,气郁化热,热痰壅肺,遂见咳痰黄稠。

[病机]　热痰壅肺。

[治法]　清肺化痰法。

[方义]　此证治宜消除外邪犯肺之因,清其气郁所化之热,祛其津液凝聚之痰,通其津气痹郁之壅,复其肺气宣降之常。针对病因、病位、病性施治,才能收到较好疗效。故方用黄芩、山栀、知母清热解毒,消除病因,解其郁热;瓜蒌、贝母、麦冬润肺化痰,化其痰滞,共呈清热化痰功效。肺气不宣,用桔梗开之;肺气不降,用桑白皮降之;气机不畅,用陈皮行之;津不通调,用茯苓利之;咳因气道挛急,复用甘草甘以缓之,数药皆为恢复功能与通调津气而设。俾热去痰去,肺功恢复,津气通调,咳痰自愈。

[应用]　本方以治热痰壅肺见长,以咳痰黄稠,舌红苔黄,脉象濡数为其辨证依据,根据病情偏甚,可以随证加减。细菌感染,可加金银花、连翘、蒲公英、鱼腥草;病毒感染,可加青黛、百部、重楼;兼见表证,可加麻黄、薄荷;咳嗽较甚,可加枇杷叶、款冬花;痰多,可加半夏、胆南星;若欲增强宣降力量,可加枇杷叶、苦杏仁;若欲增强行气之功,可加枳壳、槟榔;若欲增强行水之功,可加苇茎、冬瓜仁,其变化总不离乎热、痰、宣、降、津、气几个方面。

[歌括]　清金化痰用芩栀,桑皮二母麦冬施,
　　　　蒌桔陈苓甘草入,肺热痰稠可服之。

清气化痰丸（《医方考》）

[组成]　胆南星 45g　制半夏 45g　陈皮 30g　茯苓 30g　枳实 30g　杏仁 30g　瓜蒌仁 30g　黄芩 30g

[用法]　姜汁为丸,每次服 6～10g,温开水下。若作汤剂,宜减其量。

[主治]　痰热内结,咳嗽痰黄,稠厚胶黏,甚则气急呕恶,胸膈痞满,或发热,或惊悸,不眠,舌质红,苔黄腻,脉滑数。

[证析]　热淫于内,肺胃受邪,气郁化热,津凝为痰,痰热内结少阳三焦,随气运行,客于不同部位,而有不同见证。痰热壅肺,肺失清宁,则咳嗽气急,痰色黄稠,胸膈痞满;停滞中焦,浊阴上逆,则恶心欲呕;凌于心系,扰于胆经,则惊悸、不眠。

[病机]　痰热内结。

[治法]　清气化痰法。

[方义]　脾肺功能障碍,津气同病,气郁化热,液聚为痰,是产生痰证的根源。治宜清热与化痰并进,运脾与宣肺同施,调气与行津共举,才能全面兼顾。方用半夏、胆南星、瓜蒌祛其痰,胆南星、瓜蒌、黄芩清其热,是清热化痰主药。半夏、胆南星不仅能祛已成之痰,其燥湿运脾之功,得芳香化湿的陈皮相助,力能促使脾功恢复,杜绝痰涎再生;配伍杏仁宣降肺气,共呈宣肺运脾,恢复功能之效。杏仁宣肺气于上焦,陈皮利脾气于中焦,枳实破滞气于胆胃,与燥湿的胆南星、半夏,渗湿的茯苓同用,其意又在通调三焦津气,使其恢复正常运行。此方结构,展示了以祛痰为主,清热为辅;运脾为主,宣肺为辅;行津为主,调气为辅的配伍形式。

此方与清金化痰汤相比较:前方专治痰热壅肺,所用药物多走肺经,故以清金化痰命名;此方主治脾湿生痰,痰滞气分,并不限于痰热壅肺而咳,凡属痰浊阻于三焦气分,均可使用本

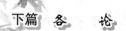

方,故以清气化痰名之。

[应用] 此方可以用于三种见证。①热痰壅肺,咳嗽痰黄,稠厚胶黏,胸膈痞满;②湿热中阻,浊阴上逆的恶心欲呕;③痰随少阳三焦运行,侵犯心胆的惊悸、不眠。热重可加青黛、蛤粉;呕恶去瓜蒌,加竹茹;惊悸不眠,加琥珀、牡蛎、酸枣仁。

[歌括] 清气化痰杏枳陈,茯苓半夏与胆星,

瓜蒌黄芩清痰热,热痰内结此方寻。

贝母瓜蒌散(《医学心悟》)

[组成] 贝母10g 瓜蒌12g 天花粉6g 茯苓6g 橘红6g 桔梗6g

[用法] 水煎服。

[主治] 肺有燥痰,咳嗽,咯痰不利,咽喉干燥哽痛,苔少而干。

[证析] 此方所治,属于肺燥有痰机理。以咳嗽、咯痰不利为主证,咽喉干燥,苔少而干为其辨证依据。肺主气,司呼吸。肺气宣肃,才能敷布津液于体表,通调水道于三焦,故称肺为水之上源。如果热伤肺系,津为热灼,炼液成痰,痰阻气道,肺失清肃,遂成咳痰不利。何以知是津为热灼,炼液为痰? 从咳痰不利,咽喉干燥,苔少而干知之。

[病机] 肺有燥痰。

[治法] 润肺化痰法。

[方义] 此方专为燥痰而设。肺燥而见咳痰不利,故用贝母、瓜蒌清热化痰,天花粉生津润燥,凭借三药清燥热而化痰浊之功,使热去痰消,肺气宣肃有权,其咳自然向愈。欲治痰者当先杜其生痰之源,欲绝生痰之源当使水液运行无阻,欲使水液运行无阻当调脾肺功能。故在化痰润燥同时,佐以陈皮醒脾化湿,桔梗开泄肺气,茯苓渗利三焦水湿,使脾能转输水液,肺气宣降正常,水道通调无阻,则湿不凝聚为痰矣。若再加入杏仁增强宣降肺气作用,疗效尤佳。唯此方用量太轻,恐有药不胜病,鞭长莫及之失,虽已按原方剂量加重一倍,仍然不够,临证可以酌情增损。

[应用]

1. 本方治肺经燥热咳嗽,以咳嗽、咯痰不爽,咽喉干燥,苔少而干为辨证要点。用药既不辛散,又不滋腻,是较为典型的润燥方剂。

2. 兼咳嗽喉痒,或声音嘶哑之风邪犯肺者,加桑叶、杏仁宣降肺气;燥热甚,咽喉干涩哽痛者,加芦根、冬瓜仁甘寒清热。

[化裁] 贝母瓜蒌散(《医学心悟》):贝母6g,瓜蒌仁4g,胆南星2g,黄芩3g,橘红3g,炒黄连3g,黑山栀2g,甘草2g。治肺热痰盛。体现清热化痰法则。

[歌括] 贝母瓜蒌燥痰投,花粉生津效力优,

苓桔陈皮共六味,润肺化痰此方求。

清肺化痰法选入3方,反映了各自不同的适应证候,不同的治法,不同的配伍形式。清金化痰汤以咳痰黄稠为主症,纯属痰热壅肺机理,除用清热化痰两组主药以外,兼顾了病因、病位、病性各个方面,结构较为完整。清气化痰丸除治痰热壅肺的咳痰黄稠以外,亦治痰热阻滞三焦的惊悸不眠,方名清气化痰,说明热在气分,液结成痰之证,均可使用此方。贝母瓜蒌散是为肺阴受损

的咳痰不利而设,除用清热化痰之品外,配伍生津的天花粉,成为化痰与生津并用的结构,是可借鉴处。

九、气郁咳嗽—宣肺止咳

气郁咳嗽,是指表证已微而以肺气不宣为主的病变。

宣肺止咳,是据气郁咳嗽病机拟定的治法。

【适应证候】 以咳嗽有痰为其主症;兼见微恶风寒,舌淡苔白,脉象濡缓为其辨证依据。

【病理分析】 风寒犯肺,肺气不宣,气郁津凝,变生痰嗽,自以咳嗽有痰而兼表证为其特征,不过此证表寒证象并不显著。其基本病理仍与前面众多病机的机理相同,都是风寒犯肺,肺失宣降,气郁津凝所致。

【立法组方】 由于风寒犯肺导致肺气不宣,肺气失宣导致气郁津凝,所以这类方剂常由疏解表邪的麻黄、苏叶、荆芥、薄荷;宣降肺气的桔梗、杏仁、枇杷叶、前胡;利气祛痰的陈皮、枳壳、半夏、茯苓;止咳的紫菀、款冬花、百部、白前等四类药物组合而成,反映了消除病因,调理功能,通调津气,治疗主症的配方法度。方如杏苏散、止嗽散即是。

本类方有以下特点:①专为肺卫功能失调的咳嗽而设。②为了调理肺卫功能,多配散寒宣肺药物。③祛痰药与止咳药同用,掌握上述特点,方可成竹在胸。

风寒犯肺而生咳嗽,临证最为常见,所以本类方的应用机会最多。由于风寒犯肺,宣降失常,气郁津凝,也是气逆而喘的基本病理,区别在于:一以肺气失宣为主,仅见咳嗽;一以气逆不降为主,喘咳并见。喘咳有痰之证已于前面论及,可以合参。

【例方】

杏苏散《温病条辨》

[组成] 苏叶 6g　杏仁 9g　半夏 10g　茯苓 15g　甘草 3g　前胡 6g　桔梗 6g　枳壳 6g　橘皮 6g　生姜 6g　大枣 3 枚

[用法] 水煎服。

[主治] 风邪伤表,肺气失宣,头微痛,恶寒无汗,咳嗽痰稀,鼻塞嗌塞,苔白脉弦。

[证析] 此为外感风寒,邪袭肺卫证候。肺主气,外合皮毛,主表;亦主敷布津液,通调水道。风寒外袭,表卫闭郁,故见头痛、恶寒、无汗;内郁于肺,肺气宣降异常,肺津凝结不布,气郁津凝,遂呈咳嗽痰稀;鼻为肺窍,嗌属肺系,津气不利,壅阻窍隧,遂呈鼻塞嗌塞;苔白与痰稀并见,病性属寒;痰稀与脉弦并见,自是停饮。综合上述,此证的病理变化是:风寒外袭→表卫闭郁→内传肺系→气郁津凝→咳嗽痰稀。

[病机] 风寒束表,肺气不宣,气郁津凝。

[治法] 疏风解表,宣肺化痰法。

[方义] 风寒束表,肺气不宣,气郁津凝,变生痰嗽,治宜疏散风寒,消除致病原因,宣肺化痰,行其津气壅滞。方用苏叶、前胡解表散邪,微发其汗;杏仁、桔梗宣降肺气,枳壳、橘皮理气宽胸,半夏、茯苓祛痰渗湿,两调津气;佐生姜、大枣调和营卫,甘草协调诸药,合而用之,可使表解、气畅、痰消、肺功恢复。此方解表力量微薄,宜于表证轻微的痰嗽。原著用治秋季暑热渐消的凉燥犯肺证候,足以说明唯表寒轻者始可投此。

[应用] 适用于秋季受凉,咳嗽痰稀之证。寒重者,此方不能胜任,当用小青龙汤。

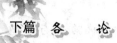

[歌括] 杏苏散内夏陈前,枳桔苓甘姜枣研,

　　　　轻宣肺卫治凉燥,津气通调咳自安。

止嗽散(《医学心悟》)

[组成] 荆芥 10g　桔梗 10g　紫菀 10g　百部 10g　白前 10g　陈皮 6g　甘草 6g

[用法] 水煎服。

[主治] 风邪犯肺,肺失宣降,咳嗽,咯痰不爽,或微有恶寒发热,苔薄白,脉浮缓。

[证析] 此为外感风寒,表证已去十之八九,唯余咳嗽的常用方。肺合皮毛主表。风寒束表,未能及时治疗,或虽经治疗而未得法,内传入肺,肺气郁而不宣,肺津凝而不布,气郁津凝,咳嗽遂生。此即《素问·玉机真脏论》所说:"今风寒客于人,使人毫毛笔直,皮肤闭而为热,弗治,病入舍于肺,名曰肺痹,发咳上气"的机理。其病理衍变是:风寒客表(病因)→内传于肺,宣降异常(病位)→气郁津凝(病性)→咳嗽。

[病机] 外感风寒,肺失宣降。

[治法] 止咳化痰,疏表宣肺法。

[方义] 此种余邪未尽而肺失宣降之证,治之之法,应当着重宣肺止咳,调理功能,微加疏散之品,祛邪外出。方中桔梗、白前宣肺祛痰,紫菀、百部温润止咳,陈皮、甘草利气调中,六药全为调理肺胃功能而设。复用荆芥疏散风邪,祛邪外出,宣发肺气,开其闭郁,合而成方,可收宣肺止咳,疏风散邪功效。

此方仅用一味荆芥解表,乍看似乎无关紧要,其实全赖此药宣发表卫,启门逐寇,诸药始能奏效。如果不明此理,而唯止咳是务,必用力大而收效微。故荆芥是本方画龙点睛之药。此方结构亦有不足之处,一是解表力量薄弱,如果表证仍在,用此难免力不从心;二是缺乏祛痰渗湿之品,如果痰多,颇有顾此失彼之嫌。根据情况加入,才能取得较好效果。

[应用] 本方治余邪未尽的外感咳嗽,有较好疗效。偏寒者,加防风、苏叶、生姜、麻黄、杏仁散寒止咳;偏热者,加桑叶、菊花、薄荷、连翘、黄芩、青黛清热止咳;痰湿中阻的咳嗽痰多者,加半夏、茯苓、紫苏子、白芥子祛痰止咳。

[歌括] 止嗽散中百部前,紫菀荆芥陈桔甘,

　　　　肺气失宣呈咳嗽,宣肺止咳自然安。

宣肺止咳所选杏苏散、止嗽散 2 方,都为风寒客表,内传于肺,宣降异常,气郁津凝的咳嗽而设。虽然两方都展示了宣肺疏邪与止咳祛痰两组药物合用的配伍形式,但解表力量都微不足道是其相同点。杏苏散因有燥湿芳化淡渗的二陈汤为基础,祛痰力量优于止嗽散;止嗽散因配桔梗、紫菀、百部、白前,止咳力量优于杏苏散,是其不同点。

宣肺一法贯穿于整个治肺诸法之中,寒热虚实诸方概莫能外,单列宣肺一法,不过再次强调此法之重要性,学者可与诸法合参,从中悟出治肺不离宣降之理。

十、肺气不敛——敛肺止咳

肺气不敛,是指发汗太过或久咳不止,肺气耗散病理改变。

敛肺止咳,是据肺气不敛病机所拟的治法。

【适应证候】 以久咳不止,咳甚则汗出气喘为其主证;以兼见面色苍白,舌质淡,脉虚数为其肺气亏损辨证依据。

【病理分析】 此证与肺气耗散,表虚不固有关。运行出入于腠理三焦之气称为卫气,有固护营阴之功。今因发汗太过,阳随汗泄而表卫不固,由卫及肺;或因久咳不止,肺气不足而表卫随之亦虚,遂呈肺虚失敛。何以知之? 从咳甚则汗出气喘知之。当其未咳之时,卫气尚能勉强固护营阴,不致外泄。一旦咳甚则毛窍开张而阳气外泄,阳气不密则营阴不固而津随气走,故咳甚则汗出矣! 肺气不足则宗气亦告匮乏,故咳甚则气喘矣! 由此观之,咳甚则汗出气喘虽为宗气和表卫虚损现象,实即肺气不足使然。

【立法组方】 治疗肺虚失敛证候,宜在补肺宁嗽基础上配伍五味子、罂粟壳、乌梅、诃子等药收敛耗散之气,体现敛肺止咳法则,俾肺气得敛而咳嗽可止,古方九仙散、五味子汤、敛肺梅罂散等即属此种结构。

肺气不敛与肺气不宣病机恰成一对,肺气痹郁则宣之使通,肺气不敛则敛之使固,一宣一敛,一散一收,治法恰好相反,可与宣肺诸法合参。

此法本为久咳不止,肺气不敛而立,新病忌用,误用有闭门留寇之患。

【例方】

九仙散《医学正传》

[组成] 人参9g 阿胶12g 款冬花12g 桔梗9g 贝母9g 桑白皮15g 乌梅15g 五味子9g 罂粟壳9g

[用法] 为末,每次服10g,温开水送下。

[主治] 肺气虚弱,肺气不敛,久咳不已,咳甚则气喘自汗,脉虚而数。

[证析] 久咳不已,咳甚则气喘自汗,是本方主证;肺气耗散,是此证病机;咳甚则汗出气喘,是肺气不敛辨证依据。单凭久咳不足以说明此证属于肺气不敛,久咳而兼咳甚则气喘自汗,则是肺气不敛使然。

[病机] 肺气耗散。

[治法] 敛肺止咳法。

[方义] 久咳不已导致肺气不敛,法当敛肺;肺气不敛导致肺气虚损,又当补肺,只有补敛同施,才合肺气耗散病情。故方用乌梅、五味子、罂粟壳三味酸涩药物为主,收敛耗散肺气,人参、阿胶两补气阴,五药专为肺气耗散而设。咳是肺气宣降失调与肺津凝结不布所致,若只补敛而不宣降肺气,止咳化痰,则肺功仍不能复。故配桔梗、桑白皮宣降肺气,款冬花、贝母止咳化痰,四药两调津气,专为调理肺脏功能而设。该方九药合用呈敛肺与宣肺并用、补肺与泻肺同施的结构,将两类功效对立药物合成一方,反映了矛盾对立的统一,是结构较为复杂的一种配伍形式。

[应用] 本方对于咳嗽经久不愈,气耗阴亏,喘咳自汗,较为适合。若痰湿壅盛或外有表邪者,不可轻用。

[歌括] 敛肺止咳九仙散,款味乌梅粟壳优,
　　　　贝桔胶参桑皮配,若非久咳勿轻投。

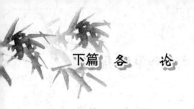

敛肺梅罂散 《本草纲目》

[组成] 乌梅肉(微炒) 罂粟壳(去筋膜,蜜炒)等分

[用法] 为末,每次服6g,睡时蜜汤调下。

[主治] 久咳不已。

[证析] 咳嗽成因复杂。外感六淫,肺失宣降,气郁津凝,可呈咳嗽;脏腑功能失调,三焦津气逆乱,上干于肺,也可呈咳嗽。故《素问·咳论》说:"五脏六腑皆能令人咳,非独肺也。"无论内伤外感,究其基本病理,都是肺失宣降、津气失调所致。津气为病不外不通、太通、亏损三类病变,其中津气壅滞十居七八,津气耗散仅占十之二三。此证久咳不已,外无六淫相干体征,内无五脏失调形证,自属病久不愈的肺气不敛机理。

[病机] 肺气不敛。

[治法] 敛肺止咳法。

[方义] 肺气不敛,法当敛肺,敛则咳嗽可止。此方是用乌梅之酸温收敛耗散之肺气,罂粟壳之紧涩敛肺止咳。二药合用,能呈敛肺止咳功效。

有一个问题值得研究。即本方是通过收敛肺气达到止咳目的,还是通过别的作用达到止咳目的?

严用和《济生方》说:"今人治嗽,多喜用罂粟壳、乌梅之类。殊不知罂粟壳其性紧涩,乌梅味酸,乃伤脾之剂。脾胃壮实者,服之犹可,脾胃稍弱者,未见其效,谷气先有所损矣。能慎此者,庶免后患。"严氏是从二药伤脾,告诫应当慎用,并未言及咳嗽使用二药须防敛邪。现代药理试验研究证明:乌梅对多种细菌都有较强的抑制作用,对百日咳杆菌作用最强,对肺炎球菌和溶血性链球菌作用中等。所以本品不仅久咳可用,肺部感染亦可使用。罂粟壳含吗啡、可待因等生物碱,有较好的止咳作用。二药同用,一能消除致病原因,一能治疗主症,因此随证配入其他止咳方中亦可。

[应用] 以久咳不止为其使用依据。配入其他止咳方中,不受此一限制。

[歌括] 敛肺梅罂二药俦,收敛肺气疗效优,

初期若用防邪遏,久咳不止此堪投。

五味子汤 《类证活人书》

[组成] 人参6g 麦门冬9g 五味子9g 杏仁6g 橘皮6g

[用法] 加生姜、大枣,水煎,分2次服。

[主治] 肺虚气弱,呛咳少痰,喘促有汗,口干舌燥,脉虚而数。

[证析] 呛咳少痰,喘促有汗,是本方主证;气阴两虚,是此证病机。肺司津气宣降,宣降失调,必然影响津气运行不利;津气虚损,也可影响肺气宣降失调。此证呛咳少痰,是肺阴不足,气郁而咳现象;喘促有汗,是心肺气虚,表卫不固征象;口干舌燥是津伤佐证,脉虚而数是心肺气虚表现,都是气阴两虚的辨证依据。

[病机] 气阴两虚,肺失宣降。

[治法] 益气生津,敛肺止咳法。

[方义] 气阴两虚。治宜两补气阴。方用人参大补元气,麦冬润肺滋阴,是补津气之虚;五味子固津敛气,是令津气不再外泄,以免补而复失;再用杏仁宣降肺气,橘皮疏畅气机,

是调理肺脾功能,恢复肺气宣降,成为补中有泻,敛中有宣的配伍形式。

[应用] 以干咳少痰,气促有汗,兼见口干舌燥为其辨证要点。

[歌括] 　五味子汤用人参,麦冬五味橘杏伦,

　　　　呛咳少痰气阴损,补敛同施法可循。

　　　　敛肺止咳共选3方,都以久咳不止为主症,肺气不敛为病机,五味子、乌梅、罂粟壳为主药,是其相同处。但亦各有特点。九仙散是补肺与敛肺并举的配伍形式,并配宣降肺气,化痰止咳药物,调理津气,恢复肺功,结构较为完善。敛肺梅罂散纯用敛肺止咳药物,不配其他调气行津之品,结构不够严密,本书选入不过聊备一格。五味子汤适用于呛咳少痰,喘促有汗,口干舌燥的气阴两虚证,体现益气生津,敛肺止咳法则,方用人参、麦冬、五味子两补气阴,是其特点。

十一、肺气不足——补益肺气

肺气不足,是指肺的功能衰弱,成为表卫不固与津气宣降失常的病变。

补益肺气,是据肺气不足病机拟定的治法。

【适应证候】 以喘咳有痰为主证;以兼见声低息短,面色苍白,舌淡脉弱为其肺气虚损辨证依据。

【病理分析】 引起肺气不足的原因有二:一是化源不足,二是耗气太过。肺失宣降,久咳失敛,汗出过多,气随津泄,均属耗气太过。脾虚不能输精于肺,肾虚而元气无根,又属化源匮乏。肺气不足主要表现在宣降功能减弱和实卫固表功能降低两个方面。肺气不足,则声低息短,因虚而滞,则气逆作咳,液聚为痰,痰多清稀。

【立法组方】 根据"衰者补之"的治疗原则,肺气不足,法当补虚以复其正。肺虚无力布散气津,必然出现津凝气阻而生痰嗽,成为虚中夹滞,若只补虚而不化痰降气,治法未臻完善,只有补中寓泻,才是两全之策。针对上述病机,当用人参、茯苓、五味子、蛤蚧、冬虫夏草之属组合成方,体现益气补肺之法。选用上述药物,意在兼顾脾肾。补肺兼顾脾肾,是想通过补肾使其元气得充,才能纳气归元;通过补脾,使脾胃健运,谷气才能充盛。脾肾之气旺盛,肺气源泉不乏,肺功才能逐步恢复。由于肺虚每成痰嗽,所以本法每在补虚同时,兼配紫菀、款冬花、桔梗、杏仁、瓜蒌壳、贝母之属宣降肺气,止咳化痰,共呈补肺宁嗽功效。古方人参蛤蚧散、紫菀散、人参定喘汤即为此等证候而设。

【例方】

人参蛤蚧散《卫生宝鉴》

[组成] 　蛤蚧(洗去腥气,酥炙黄色)1对　人参60g　茯苓60g　炙甘草150g　杏仁(炒、去皮尖)150g　桑白皮60g　贝母60g　知母60g

[用法] 　共为细末,每日服2次,每次服2～3g。

[主治] 　肺虚有热,久病咳嗽,肺气上逆,喘息,咳吐脓血,胸中烦热,身体消瘦,脉浮而虚。

[证析] 　咳嗽、气喘、咳吐脓血,是本方主证;肺虚有热,气逆痰滞,是此证病机;身体消

瘦,胸中烦热,是肺虚有热的辨证依据。多因外邪相侵,肺失宣降,气郁津凝,变生喘咳;热郁于肺,损伤肺络,遂吐脓血;长期不愈,肺气日损,遂成肺虚有热,本虚标实。

[病机] 肺虚有热,气逆痰滞。

[治法] 补虚清热,化痰平喘法。

[方义] 肺虚有热,本虚标实,治宜补虚泻实,标本同治。方中蛤蚧擅长补肺益肾,止嗽定喘,时珍盛赞本品补肺定喘,功同人参,益血助精,功同羊肉,与大补元气之人参、甘草同用,能呈益气补虚功效,这一组药在于治其本虚。咳吐脓血,近似肺痈、肺痿,《本草纲目》曾谓蛤蚧能治肺痈,《开宝本草》谓此物能治肺痿,配入方中,既可补虚治本,又可治疗主症。复用杏仁、桑白皮宣降肺气,贝母、茯苓化痰行津,知母清泄肺热,这一组药在于调其津气,恢复肺功,治其标实。合而用之,能呈补虚清热,化痰平喘功效。吴崑谓:"是方也,人参益气,蛤蚧补真,杏仁利气,二母清金,桑皮泻喘,炙甘草、茯苓乃调脾而益金之母也。"言简理明,可资参考。

学习本方,应该注意两点:①蛤蚧的功用。此物既能止咳平喘,抗痨止血,又能两补肺肾,益气生精,用治此证,可以标本兼顾,一举两得。②治疗肺病的组方规律。肺病不论新久,都以调理津气为其机括。方中配伍桑白皮、杏仁、贝母,即在化痰降气,恢复肺功,若与补益肺阴法中的补肺阿胶汤合参,定可从中受到启示。

[应用]

1. 以喘咳唾血,日久不愈,体瘦,脉虚为其辨证要点。

2. 《御药院方》人参蛤蚧散与此相同,治三、二十年间肺气上逆喘咳,咯唾脓血,满面生疮,遍身黄肿。

3. 喘甚,加胡桃、五味子补肾纳气;咳甚加款冬、紫菀止咳;痰中带血加白及、阿胶止血;热象显著,加鱼腥草、夏枯草、黄芩清热。

[歌括] 《宝鉴》人参蛤蚧散,喘咳痰血与胸烦,

桑皮二母杏苓草,若非虚热慎勿餐。

人参定喘汤《太平惠民和剂局方》

[组成] 人参5g 炙甘草5g 阿胶5g 五味子3g 罂粟壳(蜜炙)1g 半夏曲5g 生姜3g 麻黄5g 桑白皮(蜜炙)3g

[用法] 水煎,食后服,温覆取微汗。

[主治] 远年咳逆,上气胸满,痞塞声不出。

[证析] 此方是为肺气虚损,宣降失常的喘逆而设。所谓远年咳逆,是指喘咳多年不愈,时日既久,正气必虚;上气胸满,痞塞不能出声,则是肺气痹郁,逆而不降证象。综上,此证属于虚中夹滞证型。

[病机] 肺气虚损,宣降失常。

[治法] 益气敛肺,降逆祛痰法。

[方义] 虚中夹滞,治宜益气补虚,祛痰降逆。方用人参、炙甘草补肺气,阿胶滋肺阴,五味子、罂粟壳敛肺,补敛同施。痰滞气逆而呈喘咳胸满,又宜调其津气,故用麻黄、桑白皮宣降津气,半夏、生姜祛其痰涎,成为补虚行滞之法。俾肺气不虚,宣降正常,津行无阻,喘咳可望缓解。此方补中寓敛,敛中寓宣,宣中寓降,既调其气,又行其津,符合肺宜宣降的生理

特点,也是寓多种治法于一方的配伍形式。

[应用]　以喘咳多年不愈,胸满为其辨证要点。喘证当分寒热虚实,因寒而喘,可用小青龙汤类温肺降逆;因热而喘,可用越婢加半夏汤类清肺降逆;肾阴虚而气不归元,可用都气丸加补骨脂以补肾滋阴;肾阳虚而气上浮,可用肾气丸温补肾阳;肺肾两虚,可用人参胡桃汤;肺胃阴虚,可用麦门冬汤,均非本方所宜。

[歌括]　《局方》人参定喘汤,五味胶草与麻桑,

　　　　　　姜夏罂粟同煎煮,气虚喘咳此堪尝。

紫菀散 (录自《张氏医通》)

[组成]　紫菀茸 60g　桔梗 30g　川贝母(去心)30g　茯苓 30g　人参 60g　五味子 15g　炙甘草 15g　阿胶 30g　麦门冬(去心)30g

[用法]　为散,每服 15g,水煎,去渣服。

[主治]　虚劳肺痿,咳唾有血。

[证析]　此方是为气阴两虚的肺痿而设。肺痿虽是虚证,仍以咳嗽吐痰为其主证。究其病理转归,则因肺失宣降,气郁津凝,成为痰咳;日久不治,津气两虚,成为肺痿。痰中带血则是肺络受损现象。

[病机]　气阴两虚,虚中夹滞。

[治法]　气阴双补,止咳化痰法。

[方义]　治疗此证,法当滋补气血津液治其本,消痰止嗽治其标。方用人参、炙甘草大补元气,阿胶滋阴补血,麦冬、五味子增液生津,五药为伍,意在补其气阴。虚中夹滞,又宜调其津气,恢复肺的宣降。紫菀辛而不燥,润而不寒,补而不滞,重用本品消痰止嗽,并合阿胶治疗肺痿出血,桔梗开泄肺气,川贝母化其痰滞,茯苓行其津液,四药为伍,又在通调津气,恢复肺功。此方于补气之中佐宣肺之品,滋阴之中配通津药物,体现补中寓通的配伍形式,成为气阴双补,止咳化痰之法。若从补泻的主从关系而言,补药居其大半,自以补虚为主;从补虚方面而言,重用补气的人参,自以补气为主;从止咳祛痰力量而言,则无所偏。

[应用]

1. 治疗肺痿,以咳痰带血,动则气喘,心肺气虚为其辨证要点。

2.《张氏医通》谓:"肺痿,咳嗽有痰,午后热,并声嘶者,……紫菀散加丹皮、姜、枣"。"心火克肺,传为肺痿,咳嗽喘呕,痰涎壅盛,胸膈痞满,咽喉不利者,紫菀散加葳蕤、橘红、姜、枣"。"肺痿咳嗽不已,往来寒热,自汗烦渴者,紫菀散加知母、银柴胡、姜、枣。盖咳嗽声嘶,咽喉不利,皆是火郁痰滞,必用生姜之辛以散之,然须蜜炙,藉甘以润之,此标本兼赅之法也。"

[歌括]　紫菀散中桔贝苓,参麦草胶五味行,

　　　　　　补肺宁嗽祛痰浊,肺痿痰血此方斟。

　　　补益肺气法共选 3 方,都配益气补虚,宣降肺气,止咳化痰药物,是其相同处。但亦同中有异。人参蛤蚧散是为肺虚有热的气逆痰滞证候而设,有补虚清热与化痰平喘之功,久病喘咳,咳吐脓血,胸中烦热,可用此方。人参定喘汤

是为肺气虚损,宣降失常而设。有益气敛肺,降逆祛痰作用,远年喘咳可用此方。紫菀散是为气阴两虚的肺痿而设,有气阴双补,止咳化痰作用,虚劳肺痿,咳唾有血,可用此方。三方都展示了补虚扶正与化痰、止咳、平喘同用的配伍形式,说明肺病无论新久,都宜宣降津气,恢复功能。三方相较,补益肺气的力量以人参蛤蚧散为优,紫菀散次之,人参定喘汤最弱。人参定喘汤配阿胶和紫菀散配麦冬、阿胶之兼补肺阴,为人参蛤蚧散所无。就祛痰力量而言:人参蛤蚧散与紫菀散均配川贝母、茯苓化痰于内,人参定喘汤则配半夏、生姜祛痰外出,三方功力相若。就止咳平喘力量而言,人参蛤蚧散用杏仁、桑白皮,人参定喘汤用麻黄、桑白皮,紫菀散用紫菀、桔梗,平喘力量以人参定喘汤最强,人参蛤蚧散居次,紫菀散则功专止咳。人参定喘汤用麻黄宣降肺气,有开表发汗之功,恐于肺气虚损者不宜,故用收敛肺气的五味子、罂粟壳监制麻黄,一宣一敛,相反相成,既可增强平喘功力,又可避免麻黄耗气,尤具巧思,是三方不同点。

十二、肺阴亏损—滋阴润肺

肺阴亏损,是指外感燥热病邪或内伤虚火灼肺,肺阴受损,肺系失濡的病变。

滋阴润肺,是据肺阴亏损病机拟定的治法。

【适应证候】 以鼻燥口干,或喉痛声哑,呛咳少痰为主症;以兼见潮热盗汗,颧红颊赤,手足心热,舌红少苔,脉象细数为阴虚辨证依据。

【病理分析】 肺为水之上源,主敷布津液以濡润全身。外感燥热之邪,邪热伤阴;内伤五志化火,虚火犯肺,均可导致肺津受损,肺系失濡而呈鼻燥口干,咽喉干燥,或喉痛声哑,呛咳少痰等证。如兼肺肾阴虚,阴不制阳,虚火上炎,可见潮热盗汗,颧红颊赤,手足心热,舌质红绛,脉象细数等症;甚至虚火上炎,灼伤肺络,迫血外溢,可见咳血或痰中带血。其基本病理表现为津枯、有热、肺功失常三个方面。就三者间的关系来讲,如系外感则燥热是导致津枯和肺功失常原因,津枯和肺功失常是燥热灼津结果,如系内伤,则阴虚与虚热常常互为因果,阴津愈虚则阳热愈炽,阳热愈炽则阴津愈虚,虚火刑金,以致肺功失常。

【立法组方】 治疗此类证候,应该针对上述三个方面的基本病理配伍三类药物。一是使用生地黄、天冬、麦冬、百合、阿胶、蜂蜜等药滋阴润肺,复其受损之阴;二是使用石膏、知母、玄参、白薇、地骨皮、牡丹皮等药清其外来邪热或内生虚热;三是使用桑叶、杏仁、桔梗、紫菀、款冬花、贝母等药宣降肺气、止咳化痰、调理肺脏功能,共呈滋阴、清热、化痰、止咳功效。如果不用滋阴清热之品,不可能阻止热盛与阴伤这一矛盾的恶性循环;不用止咳化痰药物,又不可能通调津气,恢复肺的宣降。只有将消除病因,补充阴液,调理功能三位融为一体,才能成为完整的方剂结构,使治法臻于完善。如清燥救肺汤、沙参麦冬汤、养阴清肺汤(均见前)、麦门冬汤、补肺阿胶汤、百合固金汤、月华丸等即体现这一治法。

【例方】

麦门冬汤(《金匮要略》)

[组成] 麦门冬 70g 半夏 10g 人参 10g 甘草 10g 大枣 12枚 粳米 15g

[用法] 水煎,去渣,分 4 次,温服。

[主治] 津气两虚,痰滞气逆,咽喉不利,喘咳短气,舌红少苔,脉虚而数。

[证析] 短气而喘,咽喉不利,是本方主症;津气两虚,痰滞气逆,是此证病机;舌红少苔,短气脉虚,是津气两虚辨证依据。肺气肃降,全凭肺功健全,肺功健全,有赖真气鼓动,阴津濡润。久病伤其津气,肺功受损,无力令其津气下行,于是成为大气上逆与痰滞肺系两种病理转归。虚滞两种病理同时存在,则短气而喘,咽喉不利见矣。何以知为津气两虚?从舌红少苔,脉虚气短知之。何以知为气逆痰滞? 从喘与咽喉不利知之。

[病机] 津气两虚,痰滞气逆。

[治法] 津气双补,祛痰下气法。

[方义] 本方体现益气生津,祛痰降逆法则。重用麦冬补其津液,滋养肺阴;人参补其元气,恢复肺功;甘草、大枣、粳米健脾和胃,滋其气血生化之源,共呈津气双补功效。配伍一味半夏祛痰降逆,开其痰窒,使痰窒开则逆气降,逆气降则喘自平。此方以补益津气为主,兼开痰滞,补虚之中寓有通滞之法;生津为主,行津为辅,相反之中寓有相成之理。由于气逆而喘是津虚、气虚、痰滞三种基本病理改变的综合反映,故治宜补虚通滞双管齐下,从而体现两种对立矛盾在一定条件下的统一。

研究此方应该注意三点:①此证的基本病理:《金匮要略》说:"大逆上气,咽喉不利,止逆下气,麦门冬汤主之。"《医宗金鉴》提出异议,认为大是火之误,并将大逆上气改为火逆上气。但就临证所见,并无火热证象,《医宗金鉴》之说既不符合临床,也不符合此证机理。此证的基本病理应是久病导致津气两虚,痰滞肺系,以致气逆不降。仲景称为大逆上气,意在强调心肺气衰才是喘咳短气根源。②滋阴药与祛痰药同用的道理,也就是麦冬与半夏同用的配伍意义。多数注家均言此证属于肺胃津虚,丝毫不言痰滞。《金匮心典》独具慧眼,指出此证是因"火热夹饮致逆",是说此证并非单纯肺胃津虚,而是肺的津气虚损导致肺津不布,才有咽喉不利与喘咳痰多两种相反证象同时存在。分歧之处在痰多、痰少,多数医家是从痰少而兼舌红少苔立论,尤氏是从痰多而兼舌红少苔立论。因其痰少,故谓麦冬益胃生津,而用半夏开胃行津,助其津液上承,达到润肺目的。因其痰多,故谓麦冬清金润肺,半夏消其停痰,成为生津与燥湿并用的配伍形式。此方病理分析,实据尤氏之说写成。③此方配伍人参的道理。短气而喘是肺气虚损与心气虚衰的综合反映。五脏功能都以元气为其动力,人参大补元气则五脏均得其补,若谓人参仅补肺脾气虚,尚未抓住根本。

[应用] 久病气喘,舌红少苔,可用此方。《肘后备急方》用治"肺痿咳唾涎沫不止",陈修园用治倒经,都是根据肺津不布与肃降无权两个方面用方。

[歌括] 麦门冬汤麦冬多,人参草枣半夏和,
　　　　津气两虚气上逆,补虚降逆病能瘥。

补肺阿胶汤(原名阿胶散《小儿药证直诀》)

[组成] 阿胶(麸炒)9g 马兜铃 6g 牛蒡子 6g 杏仁 9g 甘草 3g 糯米 15g

[用法] 水煎服。

[主治] 肺阴虚损,气粗喘促,咽喉干燥,咳痰甚少,或痰中带血,舌红少苔,脉浮而数。

[证析] 咳喘、痰中带血,是本方主证;肺阴虚损,宣降失常,是此证病机;咽干痰少,

舌红少苔,是阴虚的辨证依据。肺脏疾病,有肺气上逆而喘者,有肺气痹郁而咳者,有肺津不布而成痰者,有肺络损伤而咯血者,有肺功衰退而呈阳气虚者,有津液亏损而呈肺阴虚者,究其病变本质,不外气郁、津凝、气虚、阴虚、血溢五类。此证喘咳咯血并见,是气郁、气逆、络伤的综合反映。其余证象是肺阴亏损表现。所以,此证机理是肺阴虚损,宣降失常,本虚标实。

[病机] 肺阴虚损,宣降失常。

[治法] 滋阴止血,清热宁嗽法。

[方义] 病由肺阴虚损,故当滋阴补肺,症见咳嗽有热,理宜清热宁嗽。此方用阿胶滋阴补肺,兼能养血止血,糯米、甘草补脾益肺,兼防凉药败胃,是治其本。马兜铃清热止咳,杏仁下气平喘,牛蒡子泄肺利咽,是治其标。方名补肺,补中有泻,不可不审。若痰中带血,热象显著,是肝火犯肺之象,可加青黛、栀子、黄芩等药清肝宁肺;若痰稍多,加入瓜蒌、贝母清热化痰,疗效始著。

此方体现恢复肺的宣降功能为主,补肺滋阴为辅的配伍形式。如果痰中带血,则阿胶的主要作用在于止血,更不能说是补肺,原名阿胶散而不名为补肺阿胶汤,有一定道理。若无痰中带血,才是利用阿胶滋阴润肺,不可不知。马兜铃用量宜轻,重用可能导致吐泻不止,改用枇杷叶,则无吐泻之忧。

[应用] 以咳嗽气喘,痰中带血,兼见阴虚为其辨证要点。

[歌括] 补肺阿胶马兜铃,杏仁牛蒡草米行,

阴虚肺热气喘促,滋阴清热上焦宁。

月华丸(《医学心悟》)

[组成] 天门冬 30g 麦门冬 30g 生地黄 60g 熟地黄 60g 山药 60g 沙参 60g 百部 60g 川贝母 21g 茯苓 60g 阿胶 45g 三七 15g 水獭肝 30g

[用法] 研末,用桑叶煎成浓汁,将阿胶化入,和药加炼蜜为丸,如弹子大,每服 1 丸,日 3 次。

[主治] 肺肾阴虚,干咳少痰,咳血时作,痰中夹血,如丝如缕,或有潮热,手足如灼,胸痛,口燥咽干,舌尖边红,脉细数。

[证析] 干咳少痰,咳血时作,胸痛,是本方主证,病变部位在肺;潮热,手足如灼,口燥咽干,舌尖边红,脉象细数,是外邪客肺,日久不愈,肺津日损,途穷归肾,肾阴亦虚,阴不制阳之象。故本病是阴虚有热,肺肾同病机理。

[病机] 肺肾阴虚。

[治法] 滋阴润肺,止咳止血法。

[方义] 本方有滋阴润肺,止咳,止血功效。以二冬、二地、山药、沙参滋肺肾之阴,肾阴足则虚火不致犯肺而潮热等证可除,肺阴复则干咳少痰等症可解。百部、川贝母、茯苓止咳化痰,阿胶、三七止血,五药治疗咳痰带血的主要证象。值得注意的是,本方所用水獭肝有治"传尸劳"及"上气咳嗽,虚劳嗽病功效",《肘后备急方》獭肝散即单用本品治"冷劳,又主鬼疰,一门相染"之证;百部亦是治"传尸骨蒸劳"的药物,故本方对肺结核有效,加入白及更妙。

[应用] 此方以咳血、胸痛,兼见阴虚为其用方指征。滋阴力量有余,清热力量不足,可

以酌情加入知母、牡丹皮、青黛之属增强清热效力。并可加服西药抗痨,直接消除病因。以此改善证象。

[歌括] 月华二冬二地苓,山药百部贝沙参,

阿胶三七獭肝配,滋阴止血实堪珍。

阿胶散(《仁斋直指方》)

[组方] 人参 茯苓 五味子 生干地黄 天门冬(水浸去心)各一份 阿胶(炒酥)白及各2份

[用法] 白及单独研末,余药剉散,每服9g,水1大盏,入蜜2大匙,秫米百粒,姜5片,同煎,临熟加入白及少许,食后服。

[主治] 肺破、嗽血、唾血。

[证析] 嗽血是本方主证,病位在肺;肺破出血,气阴两虚,是此证病机。多因外邪犯肺(结核),损伤肺络,嗽血日久,气阴两伤。主症以外,当见声低息短,干咳少痰,舌红少苔,脉象细数,才可诊断为气阴两虚。

[病机] 肺破出血,气阴两虚。

[治法] 气阴双补,收敛止血法。

[方义] 治疗此证,法当止血、滋阴、益气,标本同治。阿胶、白及为止血良药。白及所含胶状成分有止血作用,对结核杆菌有抑制作用,用于肺部出血,既可消除引起出血原因,又可制止出血。阿胶得地黄、天冬、白蜜相助,能补阴血耗损;再配益气生津的人参、五味子以补敛肺气,淡渗利湿的茯苓以通调津液,能呈气阴双补,收敛止血功效。

此证是先有嗽血,然后导致气阴两虚,与其他因气不摄血而出血者有所不同,学者应当注意因果关系。

[应用] 可用于肺结核出血,可与西药抗痨药配合使用,疗效始著。

[歌括] 阿胶散内用白及,天冬地黄可滋阴,

益气参苓五味子,补虚止血此方寻。

滋阴润肺法共选4方,都是针对肺阴虚损而设。但因病因不同,见证各异,配伍亦就有所不同。麦门冬汤是治津气两虚的喘咳短气,有阴虚的一面,也有痰滞的一面,故于滋阴益气之中配伍半夏祛痰,体现补中寓通的配伍形式。补肺阿胶汤是治久咳不愈,肺阴受损,故宣降肺气止咳平喘药物居其大半,补阴药只有阿胶、糯米2味,是寓补于泻之法。月华丸与阿胶散都偏于补,但月华丸的力量优于阿胶散。

第三节 肺 系 病 变

鼻 窍 病 变

鼻分外鼻、鼻腔、鼻窦三个部分。外鼻位于面部中央,由中隔分为左右两腔,后孔与鼻咽相通,下经喉咙、气管与肺相连,构成呼吸系统。鼻窦有颌窦、额窦、筛窦、蝶窦分布鼻腔四

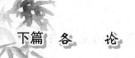

周,是津气流通之所,也是鼻窍通联少阳三焦与耳目元神(大脑)之路。

《素问·阴阳应象大论》说:"肺主鼻……在窍为鼻。"《素问·金匮真言论》也说:"西方色白,入通于肺,开窍于鼻。"肺司呼吸,是同体外气体交换的器官。肺与天气相通,鼻窍是其门户,肺能吸清呼浊,唯此是赖,故有通气之功。鼻窍除为通气之门以外,气味香臭全凭鼻窍分辨。鼻窍能辨香臭,则须肺气宣降功能正常。故《灵枢·脉度》说:"肺气通于鼻,肺和则能知香臭矣!"

天气通于肺,肺主气,外合皮毛,主表。致病因素每随清气侵入肺系,导致肺气宣降失常;或气候异常,风寒束表,毛窍因寒而闭缩,妨碍津气出表,阻滞少阳三焦,肺气宣降受阻,气郁津凝,常呈喷嚏频作,鼻塞流涕,成为肺窍津气失调,所以鼻窍病变,津气失调最多,且以外感六淫较为多见。如果时日较久而呈鼻塞流涕,则因其他脏腑功能失调使然。

人体内外一切组织都与血络和三焦膜腠相联。血络属于心系,是血液环流通道,通过心脏搏动将肝脏贮存之血输到全身,是供血运行的管道系统。少阳三焦,属于肝系,是由膜原和腠理两个部分组成。膜是连接内外的组织,腠是膜外的组织间隙。由膜腠组成的少阳三焦,外通肌表,内接脏腑,表里上下,无处不有,是津气升降出入之路。卫气有温煦脏腑形体之功,水津有濡泽脏腑形体作用,所以少阳三焦是津气流通之路,脏腑形骸,唯此是赖。鼻窍得到阳气之温,营血之养,水津之濡,才能保持正常。三焦所行卫气,有赖肺为宣降,脾为升降,肝为升发;所行之津,则赖肺气宣降,脾气升降,肾阳气化,津气能否正常输布,与肺脾肝肾四脏功能是否正常有关。由此可见,鼻窍虽然属于肺系,却与藏血之肝,行血之心,行气行津之肺、脾、肾都有密切关系。任何一脏功能失调,影响气血津液通调,均可反映于鼻,成为病态,故五脏皆能令其鼻病,非独肺也。

外感六淫或五脏失调导致气血津液出现不通、外泄、亏损,都可形成鼻窍病变。常见鼻窍病变的机理有四:一是津气阻滞,成为鼻窍不通;二是水津不布、亏损,成为鼻腔干燥;三是瘀血阻络,成为不闻香臭,鼻赤、疮疡;四是血溢鼻窍,成为衄血。阴津亏损,可用本章清燥救肺、养阴清肺诸方;瘀血阻络可用肝系通窍活血、血府逐瘀诸方,不再探讨病机治法,此处仅列鼻窍不通、血溢鼻窍两型。

一、鼻窍不通—通利鼻窍

鼻窍不通,是指津气阻滞鼻窍的病变。

通利鼻窍,是据津气阻滞拟定的治法。

【适应证候】 以喷嚏连声,鼻塞流涕,不闻香臭为主证。

【病理分析】 肺司呼吸,鼻是肺气出入门户;肺合皮毛,属卫主表。肺气宣发于表以温皮毛,固护表卫;并将水津所化水气宣发于表,润泽皮毛。如果气候异常,表卫受寒,毛窍为御寒侵而呈收缩反应,阻碍津气宣发,郁于腠理三焦,遂呈恶寒发热,头身重痛,肺失宣降,津气郁于少阳三焦,而从鼻窍外泄,遂呈喷嚏连声,鼻塞流涕;若气郁化热,热蒸津液,其涕即黄而稠。其基本病理是:风寒束表→毛窍收缩→津气宣发受阻→从鼻窍外泄→喷嚏、鼻塞、流涕。除此以外,因中焦虚寒,不能输津;少阴阳虚,气化不及,水液内停而从三焦上逆,渗出鼻外而呈鼻塞流涕者,亦常有之。

【立法组方】 风寒束表,肺失宣降,津气郁结,法当温散寒邪,宣通肺卫,调气行津。令腠理开宣,营卫和调,津气仍然出表,鼻塞流涕诸证自愈。故常选用麻黄、桂枝、生姜、细辛之属辛温散寒,桔梗、杏仁之属宣降肺气,茯苓、猪苓、泽泻、白术之流通调津液,共呈通宣肺窍功效。常用方如麻黄汤、小青龙汤(二方见前)、辛夷散、神愈散、愈尔敏汤、苍辛五苓汤、鼻窦炎合剂等。

嗅觉不灵,不闻香臭,湿浊阻窍最为常见,血络瘀阻间亦有之。外感风寒,气郁津凝,阻于鼻窍,可用麻黄汤、桂枝汤、小青龙汤诸方,宣通腠理,令寒散表开,津气和调而嗅觉自灵;上焦湿热,阻于鼻窍,可用三仁汤加麻黄、细辛、石菖蒲(方见前)开宣上焦,芳化湿浊,令津气通调而嗅觉可复;若因血络瘀阻,则用通窍活血汤(见肝系)通其血络,令瘀去络通而嗅觉庶几可以正常。

【例方】

辛夷散(《济生方》)

[组成] 辛夷 川芎 细辛 白芷 羌活 防风 藁本 升麻 炙甘草 木通各等分

[用法] 为末,每服6g,食后,清茶调下。

[主治] 风寒束表,鼻塞不通,或涕出不已,或气不通,不闻香臭。

[证析] 鼻为肺窍,是清气与浊气交替出入的门户。鼻腔内面有颌窦、额窦、筛窦、蝶窦分布四周,是通连脑、眼、耳、口、三焦的孔窍。三焦由膜原和腠理组成而无处不有,是津气升降出入之路;津气从三焦输布鼻腔,才能保持润泽。如果感受风寒,肺卫闭郁,津气出入受阻,气郁津凝,阻滞鼻窍,则鼻塞流涕,嗅觉不灵等证见矣! 其基本病理是:感受风寒→表卫闭郁→津气出入受阻→气郁津凝→阻于鼻窍→涕流不已,或阻塞不通,或不闻香臭。

[病机] 外感风寒,津阻鼻窍。

[治法] 疏风通窍法。

[方义] 此方专为鼻塞流涕,不闻香臭而设。方中羌活、防风、白芷、藁本、升麻外散风寒而走肌表,细辛内散陈寒而走少阴,肌表受寒赖此散之,膜腠湿滞赖此疏之。川芎活血,通其脉络血滞;木通利水,通其三焦湿滞;复用善于"利九窍、通鼻塞涕出"(《名医别录》)的辛夷作为主帅,能呈祛风通窍功效。

[应用] 此方所用药物与川芎茶调散大体相同。去荆芥、薄荷之凉而加藁本之温,散寒力量有所增强。复用擅通鼻窍的辛夷,擅利九窍的木通,用治津阻鼻窍,较为吻合。无论有无表证均可使用,但应兼见舌淡口和,确定病性属寒,方可投之。

[歌括] 辛夷羌防辛芷芎,升麻藁本和木通,
 鼻窍受寒津气阻,祛风通窍法宜从。

神愈散(《景岳全书》)

[组成] 羌活 防风 细辛 白芷 当归 川芎 陈皮 半夏 茯苓 桔梗等分

[用法] 为末,每次10g,加生姜、薄荷煎服。

[主治] 外感风寒,鼻流浊涕,窒塞不通。

[证析] 鼻流浊涕,窒塞不通,原方称是风热犯肺。观其方药都偏于温,实与病性不符。所以改成外感风寒,以求病性与药性趋于一致。风寒犯肺,营卫运行不利,气郁津凝,窒塞鼻窍,其初多流清涕,时日稍久,所郁卫气化热,蒸其水津,水津浓缩,遂呈浊涕,阻塞鼻窍,遂呈不通。其基本病理是:风寒束表→气郁津凝→窒塞肺窍→鼻流浊涕,阻塞不通。

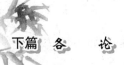

[病机] 风寒犯肺,气郁湿滞。

[治法] 祛风除湿,通调营卫法。

[方义] 方用羌活、防风、细辛、白芷辛散外感风寒,消除病因;当归、川芎活血调营,配合羌防辛芷通调营卫。气郁湿滞,调气行津应是治疗重点。羌防辛芷均属燥湿药物,古人才有风能胜湿之说,若再配伍燥湿、芳化、淡渗之品调其功能,祛其湿浊,则治法更臻完善。故用半夏辛温燥湿,陈皮芳香化湿,茯苓淡渗利湿。气郁于上,当开肺气之痹,故用桔梗开之;气郁于中当畅其脾,故配陈皮醒脾利气调之。以此组合成方,能呈祛风除湿,通调营卫之效。

[应用] 兼见舌淡即可使用本方。加入辛夷通利九窍之气,木通通其三焦之津,结构更趋完善。

[歌括] 神愈散中羌防芎,细辛归夏配防风,

桔梗陈皮茯苓辈,十般等分剉和同。

苍辛桂枝汤（自制方）

[组成] 桂枝 15g 芍药 15g 生姜 15g 甘草 10g 大枣 15g 苍耳子 10g 辛夷 15g

[用法] 水煎,分 3 次,温服。

[主治] 外感风寒,自汗恶风,清涕如注,舌淡脉缓。

[证析] 素体阳虚,腠理不固,感受外邪,以致营弱卫强,汗出恶风;水津蒸化之气受寒,凝于腠理三焦,从鼻窍外泄而呈清涕如注;舌淡脉缓,病性属寒,所以此证是因风寒伤卫,营卫不和。

[病机] 风邪伤卫,营卫不和。

[治法] 调和营卫法。

[方义] 风邪伤卫导致营卫不和,法当疏风散邪,调和营卫。是故方用桂枝、生姜辛温散寒,宣通营卫,令阳气不郁则卫不强;白芍补益营阴,令营阴足则营不弱;甘草、大枣之甘,与姜桂之辛合用可温通阳气;与芍药之酸合用又可调和营血,营卫和调,则恶风自汗止矣!阳气恢复,气化正常,水气通调,则清涕止矣!再加苍耳、辛夷辛散寒邪,宣通肺窍,可令清涕速止。

[应用] 自汗恶风,鼻流清涕是用此方指征。余素体阳虚,年轻时每患感冒即呈桂枝汤证而清涕长流,服此方半日之内鼻涕即止,再过半日则霍然而愈。其后每遇此证投此即效。

[歌括] 苍辛桂枝是妙方,芍甘大枣合生姜,

调和营卫功偏擅,清涕如注此堪尝。

愈尔敏汤（自制方）

[组成] 麻黄 10g 荆芥 15g 防风 10g 川芎 10g 僵蚕 10g 蝉蜕 10g 厚朴 15g
陈皮 10g 茯苓 15g 桑白皮 10g 赤小豆 20g 连翘 20g 人参 10g

[用法] 水煎服,1 日 1 剂,连服数剂。

[主治] 头昏、目眩、鼻塞、风丹、瘙痒、皮肤顽麻,舌尖微红。

[证析] 所治六种证象均与《太平惠民和剂局方》消风散证相同,是风邪郁于少阳三焦及其血络,外不得疏,内不得泄,以致营卫失调,膜络挛急,呈为上述证象。所不同者,唯气已化热,舌微红耳。

　　[病机]　风客腠理,营卫运行不利,膜络挛急。

　　[治法]　疏散风邪,调和营卫,息风解痉法。

　　[方义]　风邪客于少阳三焦,营卫失调而膜络挛急,法当疏散风邪,消除致病原因;通调气血而令营卫和调;息风解痉而缓膜络挛急。方用麻黄、荆芥、防风开泄腠理,可祛风邪出表;厚朴、陈皮醒脾利气,可行三焦之气;麻黄、桑白皮、茯苓、赤小豆利水行津,可导三焦之湿,川芎活血调营,可通血络之痹;僵蚕、蝉衣息风解痉,可解膜络之急;连翘辛凉宣散,可解气郁之热;人参补益元气,可以助正祛邪,合而成方,能呈疏风、利气、活血、行津、解痉之效。

　　《伤寒论》能治荨麻疹的方剂有葛根汤、桂枝麻黄各半汤、桂枝合真武汤,方中都用桂枝温通血脉以开血痹,消风散和本方之用川芎,亦为温通血络而设,学者留意。

　　[应用]　上述诸证,若见舌尖微红,即可使用本方。根据不同证象,可作如下加减。

　　1. 头昏胀重痛　是风邪夹湿,客于头部,加白术 30g,泽泻 30g,运脾除湿,导湿下行。余曾治一 50 岁男子,头胀昏痛已逾两年,诸医束手,用此方一剂昏胀即解。

　　2. 鼻塞　过敏性鼻炎,加苍耳子 10g,辛夷 10g;鼻涕多,加乌梅 20g,五味子 10g,敛其津液,或桂枝、白术、泽泻各 15g,运脾除湿,温化水湿;鼻孔发痒,加细辛 5g,刺蒺藜 10g,祛风利窍,或加桂枝温通血络。

　　3. 风丹　西医称为荨麻疹,属过敏性疾病。余从事方剂研究四十余年,所见古方能治此证者甚多:如系寒邪闭郁,营卫失和,可用葛根汤辛温解表,解痉和营,桂枝麻黄各半汤亦同此法;少阴阳虚,表卫不固,遇寒即发,用真武汤与桂枝汤、当归补血汤三方相合,再加人参,温阳化气,调和营卫,益气固表,防御邪侵;风客腠理,气郁湿滞,用《太平惠民和剂局方》消风散疏风解痉,宣通腠理;三焦湿热,用麻黄连翘赤小豆汤宣通腠理,清利湿热,临证 50 年来,所治甚多,若见舌尖微红,即用消风散与麻黄连翘赤小豆汤加减,无不应手而效,故名其方为愈尔敏汤。本方于消风散中去羌活,薄荷而加麻黄,是嫌羌活宣通腠理之力不如麻黄;麻黄又有利水作用,与桑白皮、赤小豆、茯苓相伍,利水功力可以增强,可免湿热蒸腾,上蒙清窍而呈神昏耳聋之弊,更符湿滞腠理三焦机理。再用连翘清热,故对消风散证之偏于热者,投此即效。

　　4. 瘙痒　原因不一,感受疫毒者有之,可加苦参、贯众、地肤子、白鲜皮之属杀虫止痒。风邪入络,血络不通者有之,可加桂枝、赤芍活血通络。《药性论》谓枳壳能治"遍身风疹,肌中如麻豆,恶痒",亦可随证加入,增强疗效。血虚生风者亦有之,可加生地黄、当归、赤芍、何首乌养血和营,共呈养血息风之效。

　　5. 皮肤顽麻　有湿滞肤表与气虚不荣之别。此方有祛风除湿功效,减去连翘,加入白术、黄芪,则益气、除湿二法兼而有之。

　　[歌括]　愈尔敏中有荆防,川芎陈朴蝉蚕桑,
　　　　　　麻黄连翘赤小豆,人参加入共煎汤。

苍辛五苓汤(自制方)

　　[组成]　桂枝 15g　白术 20g　猪苓 15g　茯苓 20g　泽泻 30g　苍耳子 10g　辛夷 15g

　　[用法]　水煎服,1 日 1 剂,连服数剂。

　　[主治]　鼻流清涕,长期不愈,舌体淡胖有齿痕,脉缓。

　　[证析]　《素问·经脉别论》说:"饮入于胃,游溢精气,上输于脾,脾气散精,上归于肺,

通调水道,下输膀胱,水精四布,五经并行,合于四时五脏阴阳,揆度以为常也。"指出水液运行,有赖脾气输运,肺气宣降,肾阳气化。其中尤赖肾阳将其水津蒸化成为水气,始能水精四布,五经并行,发挥濡润脏腑形骸,制约阳气不亢等功能。如果肾阳亏损,气化不及,水湿内停,从少阳三焦上行,溢出鼻外,则鼻流清涕见矣!堵塞鼻窍,则鼻塞不通或鼻甲肥大之证见矣!观其暮年鼻常清涕自出,即知阳气已虚,若非晚年而流清涕,也是阳虚气化不及使然。

[病机] 少阴阳虚,水邪上溢。

[治法] 温阳化气,宣通肺窍法。

[方义] 气化不及,湿浊阻窍,治宜温阳化气,振奋衰惫之阳;宣通肺窍,复肺宣降之旧;健脾运湿,令脾运输正常;淡渗利水,引导水液下行。是以方用桂枝之温,助肾阳气化;白术健脾,助脾胃运输水津;苍耳子、辛夷祛风通窍,助肺气宣通;茯苓、猪苓、泽泻利水,导水液下行,合而成方,共奏温阳化气,宣通鼻窍之效。

[应用] 以鼻流清涕而舌体淡胖有齿痕为其使用本方指征。盖舌淡为阳虚偏寒之象,舌胖为水湿阻滞之证故也。若阳虚更甚,可与真武汤合用,增强温阳化气功力。若加细辛、白芷,疗效亦佳。

病案:刘某,男,16岁,右鼻肿痛,在某省级医院诊断为鼻窦炎。作穿刺手术并服西药一月而肿痛未减,且恶心欲呕。为书苍辛五苓汤温阳利水,并加砂仁、半夏温运脾阳,麻黄、细辛开宣肺气,金银花解毒,嘱服三剂。二次来诊脓涕大减,肿痛已消。续用此方调理半月而安。

[歌括] 苍辛五苓是新方,二苓术泽桂枝匡,
温阳渗湿功偏擅,鼻流清涕此堪尝。

鼻窦炎合剂(熊大经方)

[组成] 苍耳10g 辛夷10g 薄荷10g 白芷10g 荆芥穗12g 桔梗9g 柴胡9g 川芎10g 龙胆草6g 山栀9g 黄芩9g 茯苓15g 木通9g 黄芪24g

[用法] 水煎服。

[主治] 鼻渊,鼻塞、头痛、鼻涕黄稠,鼻中、下甲肥大,鼻中隔或鼻底有脓性分泌物,西医诊断为鼻窦炎者。

[证析] 鼻渊以流腥臭鼻涕为特征,常因感冒风寒,疏于治疗,渐积而成。鼻为肺窍,外邪袭肺,肺气不宣,水津不布,气郁津凝,阻塞窍隧,遂成此证。少阳三焦通联脏腑形骸,是津气升降出入之路。此系水液失调改变,自与少阳三焦关系更为密切。所以肺气不宣,气郁津凝,实指少阳三焦津气壅滞,鼻甲肥大便是水液壅阻三焦表现;鼻涕黄稠便是气郁化热与湿浊外泄象征。头痛见于前额,亦系湿热壅阻窍隧所致。

[病机] 肺失宣降,湿热阻窍。

[治法] 宣肺通窍,清利湿热法。

[方义] 此方是由苍耳子散与龙胆泻肝汤加减而成。苍耳子散风祛湿,辛夷花祛风利窍,都是治疗鼻渊要药,以此为主,治其主证。配荆芥、薄荷、白芷疏散风邪,宣通腠理,是令表气开宣;桔梗开泄肺气,柴胡疏畅三焦,是令里气不郁;川芎擅长活血,是令血行无碍;茯苓、木通利水渗湿,引导水湿下行,是令窍无湿阻,全为通调气血津液而设。气郁化热,故用栀子、黄芩、胆草清之。诸药皆泻,独用一味黄芪固表实卫,其意又在杜绝复感外邪,试图一

劳永逸。合而成方,能呈宣通鼻窍,清利湿热功效。

[应用] 此方以清利湿热见长,用于湿热型的鼻窦炎有效。以鼻甲肥大,鼻涕黄稠为其辨证要点。若鼻流清涕,是阳虚湿阻,可用胃苓汤、苍辛五苓汤、苍辛真武汤之类,非本方所宜。

[歌括] 鼻窦炎方湿热宜,苍辛芷薄配黄芪;

栀芩胆草柴芎桔,木通茯苓芥穗医。

本法所列 6 方,均为鼻塞流涕而设。辛夷散与神愈散二方,均属风寒闭束,气郁津凝所致,使用疏散风寒,通调津气之品,则鼻塞流涕之证可愈。苍辛桂枝汤证是因风邪伤卫,营卫不和,只须调和营卫则其涕自止;愈尔敏汤是因风邪郁于腠理,刺激膜原,以致过敏,故以擅长治疗过敏疾病的消风散与麻黄连翘赤小豆汤加减,消除过敏原因。苍辛五苓汤则因肾阳不足,气化不及所致,故以温阳化气为主,兼通鼻窍。鼻窦炎合剂是气郁化热,湿热阻窍,故宜清热利湿。这是应该注意的第一点。六方所治都是津气发生病变。表卫闭郁而津气郁滞,应着重开宣上焦肺卫;风客膜腠,气郁津凝,膜受刺激而呈过敏反应,应疏泄风邪与调理津气并举;下焦阳虚以致水湿阻滞,则宜温阳行水。提示临证当据病因、病位施治。鼻窦炎合剂为湿热而设,提示尤当斟酌病性,辨明寒热。这是应该注意的第二点。

二、血溢鼻窍—凉血摄血

血溢鼻窍,是指肝不藏血或气不摄血的病理改变。

凉血摄血,是据上述机理拟定的治法。

【适应证候】 以鼻窍出血为其主证。

【病理分析】 鼻窍出血,称为鼻衄。导致鼻衄机理,以肝经有热,木火刑金,鼻络破损,血从上溢最为常见。夏季气候炎热,暑邪内逼,由气入血,或过食辛燥,血分伏热,多成此证。

【立法组方】 治疗鼻衄,宜用青蒿辛凉宣透,涤其暑邪;栀子、黄芩、瓜蒌壳清其气分之热,降其逆行之气;青黛、生地黄、牡丹皮、大蓟、小蓟、白茅根凉血止血,可收凉肝止血功效。清肝止衄汤即为血热致衄而设。曾用此方治疗数以十计鼻衄,一至二剂即止,真良方也。而刺蓟散配伍大黄,则是借助本品导热下行,为热寻求出路,体现釜底抽薪之法。

若系元气虚损,统摄无权,血失气固,从鼻溢出,属于气不摄血所致。当用人参、黄芪、甘草、大枣之属益气摄血,如人参饮子即是通过益气达到止衄目的。此外,加味麦门冬汤治妇女经期血即上逆而呈鼻衄,除用人参、甘草等药以外,更配导血下行之品,则是益气摄血与活血同用的变法,不可不知。

所举方剂分别见于脾系统摄无权和肝系血分病变两节,此处不再列方。

喉咙病变

喉属肺系,与肺相通,是气体出入之道。喉的职责,在于通气与发音。一旦发生病变,常见喉肿或痛,呼吸不利,自觉梗阻,失音声嘶等证。引起喉部病变机理,大要有四。一是风寒束表,二是温毒上壅,三是少阴阳虚,四是阴津亏损。

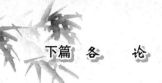

一、风寒痹喉—宣肺开痹

风寒痹喉，是指外感风寒，肺失宣降，气郁津凝，阻于喉部的病理改变。

宣肺开痹，是根据上述机理拟定的治法。

【适应证候】　以喉咙痒痛，失音声嘶为其主证。

【病理分析】　外感风寒，表卫闭郁，气郁津凝，阻于喉咙，即成咽喉痒痛；会厌（声带）受湿变厚，以致语声重浊，失音声嘶。此即《灵枢·忧恚无言》所说："厌小而薄，则发气疾，其开合利，其出气易；其厌大而厚，则开合难，其气出迟，故言重也。人卒然无音者，寒气客于厌，则厌不能发，发不能下，致其开合不致，故无音。"

【立法组方】　此种因寒邪犯肺而痹阻肺气，因肺失宣降而津血郁阻会厌，因会厌变厚影响正常发音而语声重浊，失音声嘶机理，每兼表寒证象。当用麻黄、桂枝之属发表散寒，通调营卫；半夏、茯苓、泽泻之属燥湿淡渗，去其水湿；桔梗、杏仁之属宣降肺气；白芍、甘草、葛根之属缓其经脉挛急，组合成方，消除致病原因，调理脏腑功能，流通气血津液，缓解经脉挛急，才能取得疗效。如麻黄汤、三拗汤、加减青龙汤，葛根加半夏汤等，都可治疗喉痒喉痛，失音声嘶等证。

若素体阳虚而受寒侵，大寒犯肾，阻滞少阴经脉，肺气亦为寒痹，以致咽喉暴痛或暴哑失音，宜用麻黄附子细辛汤加味以宣上温下，通其经脉。如麻辛附桔汤。

【例方】

加减青龙汤（自制方）

[组成]　麻黄 10g　桂枝 10g　干姜 10g　细辛 5g　半夏 15g　白芍 10g　甘草 10g　桔梗 15g　杏仁 15g　白术 20g　泽泻 20g

[用法]　水煎服。连服数剂。

[主治]　外感风寒、恶寒、发热、身痛，喉痒喉痛，失音声嘶，舌淡、苔白，脉象浮紧。

[证析]　寒邪束表，初起可见两类证象。寒热身痛，是寒侵肺卫，毛窍收缩，津气出入受阻，营卫运行受限之象；鼻塞流涕，喉痒喉痛，失音声嘶，是津气郁痹肺系之征。两类证象都因寒邪相侵，肺失宣降，气郁津凝使然。

[病机]　风寒束表，肺失宣降，气郁津凝。

[治法]　辛温解表，宣肺行津法。

[方义]　外感风寒，肺失宣降，气郁津凝，阻于肺系，法当辛温解表，散其外束之寒；宣肺除湿，通其津气之滞；缓急解痉，舒其经脉之挛。是故方用麻黄、桂枝、细辛辛温解表，开泄腠理毛窍，令其寒散腠开，恢复津气出入；麻黄、杏仁、桔梗宣降肺气，干姜、半夏、白术、泽泻温运脾阳，淡渗利湿，令其津气下行，恢复津气升降；再用白芍、甘草缓解经脉挛急，恢复气隧之常，合而成方，共奏辛温解表，宣肺行津功效。

此方宣肺除湿功力较强，宣肺气之痹有麻黄、杏仁、桔梗，除津液之痹有干姜、半夏、白术、泽泻。麻、杏宣降肺气，使肺能布津；姜、夏、白术温运中焦，使脾能输津；桂枝温煦肾命，使阳能化水为气，三组药物调理肺脾肾三脏功能，再用泽泻利其已停水湿，用于气郁湿滞病理，若合符节，故治喉痛声嘶，咳嗽痰稀之证，投之而效。

[应用]　以喉咽痒痛、失音声嘶，兼见表证或舌淡苔白为其用方指征。若治咳嗽痰稀，

应加五味子,即小青龙汤与五苓散之变方,余治寒嗽痰稀,常用此方,疗效甚佳。

[歌括] 新制加减青龙汤,麻桂杏桔夏辛姜,

芍甘术泽同煎服,宣肺除湿效果彰。

葛根加半夏汤(《伤寒论》)

[组成] 葛根 40g 麻黄 10g 桂枝 10g 生姜 20g 白芍 30g 甘草 10g 大枣 15g 半夏 15g

[用法] 水煎服。

[主治] 外感风寒,咽喉剧痛,牵引头脑掣痛,舌淡苔白,脉象浮紧。亦治外感风寒,内侵于胃而呕。

[证析] 此为外感风寒,肺气闭郁,肺系经脉挛急,以致喉痛如裂,牵引头脑掣痛。虽然仍有气郁湿滞病理存在,却以经脉挛急为主,与葛根汤证的头项强痛机理相同。

[病机] 感受寒邪,经脉挛急。

[治法] 辛温解表,缓急解痉法。

[方义] 外感风寒,经脉挛急,以致喉痛,治宜辛温解表,消除病因,柔和经脉,治其主证。方中麻黄、桂枝辛温解表,温散寒邪,则导致经脉挛急的病因去矣! 葛根擅长解痉,得柔肝缓急的白芍、甘草、大枣相助,则拘挛的经脉舒矣! 麻黄宣肺利水,桂枝温通血脉,得燥湿行津的半夏、生姜相助,则受阻的气血津液通矣! 以此组合成方,令病因去,经脉舒,气血调,则疼痛瘳矣!

[应用] 以外感风寒喉痛难忍,舌淡无热为其辨证依据。《伤寒论》谓:"少阴病,咽中痛,半夏散及汤主之。"方用半夏燥湿行津,桂枝温通血脉,甘草缓急止痛,治疗寒滞少阴经脉,津血痹结,咽痛日久,已无表证,效果甚佳。此方不仅有此三药,且有麻黄、生姜、白芍、大枣、葛根,其温散寒邪力量为之增强,缓解经脉挛急作用亦更显著,故对感受风寒引起的咽喉剧痛,投此可获良效。两方均治咽痛而病程有久暂之异,应当注意。

《伤寒论》用此方治"太阳与阳明合病,不下利,但呕者。"是因风寒束表,毛窍收缩,津气出入受阻,从腠理三焦内归胃肠,引起胃肠蠕动增强,挛急而呈呕泻。故仲景为此特出两方。若太阳与阳明合病而下利者,用葛根汤以驱寒出表,恢复津气出入之常,使用葛根、白芍、甘草、大枣柔肝解痉,减慢肠道蠕动。此方所治病位在胃而不在肠,但其机理如出一辙,故仍用葛根汤辛温解表,宣通毛腠,使津气出表;葛根、白芍、甘草、大枣柔肝缓急,缓解胃的痉挛,半夏、生姜燥湿行津,和胃降逆,令其胃气和降,同中有异,所以用药稍有不同。

[歌括] 仲景葛根加夏汤,麻桂芍草枣生姜,

风寒束表成喉痛,散寒解痉自然康。

麻辛附桔汤(自制方)

[组成] 麻黄 10g 细辛 5g 附子 15～30g 桔梗 20g

[用法] 水煎,分三次,温服,连服数剂。

[主治] 暴哑失音,或日久不复,舌淡苔腻,脉象沉缓。

[证析] 会厌今称声带,如琴之簧,受到肺气鼓动,与唇舌配合就能发出不同声音。声带能够发音,须具备两个条件,一是声带保持正常,二是肺气充足通畅。此证突然失音,绝非

235

慢性疾病引起，而是寒邪侵袭表卫及其少阴经脉使然。表为寒闭，经脉受寒，津气宣发受阻，内归肺系，肺气异常则不能宣降，津凝声带则肥大变厚，振动不灵，成为声重、声嘶、声哑。其病变过程是：寒邪侵袭→肺卫为寒所郁，经脉为寒所痹→气郁津凝，声带变厚，振动不灵→声重、声嘶、声哑。

[病机] 寒邪闭郁，津气受阻，声带变厚。

[治法] 宣上温下，调气行津法。

[方义] 寒邪闭郁，津气受阻，声带变厚，以致声音嘶哑。治宜开宣上焦肺气，温煦下焦阳气，辛通少阴经脉。故用麻黄开宣肺气，逐其外入之寒；附子温煦命火，振奋疲惫阳气；细辛解其痉挛，辛通上下，通其经脉阻滞，桔梗泄肺利咽，成为他山之助，以上是从温通阳气施治。麻黄又有利水除湿作用，附子又有温阳化气之功，温阳利水，双管齐下，则津液自行，以上是从温化水湿施治，以此组合成方，则宣上温下，调气行津之法俱备，用治寒湿痹阻之暴哑最宜。

[应用] 以暴哑失音，舌淡苔白为其辨证要点。1970 年在盐亭办学，一张姓男子年约四旬，前来求治，相隔咫尺而不知其所云，细讯始知声哑已逾三载。观其舌淡苔厚而白，遂书此方付之。相隔二日，前来复诊，声音已近正常，三年之疾，一剂即效，实非始料所及。后遇失音之疾，审其偏寒，投此皆效。

[歌括] 麻辛附桔是新方，宣上温下两法彰，

　　　　大寒犯肾津气阻，暴哑失音此堪尝。

　　　本法所列 3 方，所治喉痒喉痛，声音嘶哑，都由外感风寒引起，病机都与津气阻滞，经脉挛急有关。但因体质有差异，寒邪有微甚，津气郁结有所偏，经脉挛急有轻重，因此治疗重点有所不同，配伍也就随证而异。加减青龙汤一般喉痛声嘶都可选用。因其除湿力量甚强，故对湿重而见舌淡苔腻者为宜。声音暴哑可用麻辛附桔汤。因其温阳力量较强，故对阳虚之体感受寒邪的暴哑失音较为合适。葛根加半夏汤所治的喉痛牵引头脑，显然是因经脉受寒而呈拘急，故用解痉药物为主组合成方。但其除湿力量甚弱，若见苔厚苔腻，即非所宜。上述三方，示人临证应当谨察气血津液盈虚，经脉张弛，才能获得良好效果。

二、温毒侵肺——解毒利咽

温毒侵肺，是指温邪随吸入之气侵袭肺系，客于咽喉的病理改变。

解毒利咽，是据温邪侵犯咽喉拟定的治法。

【适应证候】 以喉核（扁桃体）红肿、溃烂、疼痛为其主证，兼见身热、口渴、舌红、苔黄、脉数。

【病理分析】 喉的两侧与喉核相连。温毒随气进入肺系，喉核感受邪侵，气郁化热，津液受阻，遂呈发热、红肿、溃烂、疼痛。此证的气郁化热，津凝成湿，核体肿大，都因温毒（细菌、病毒）相侵。其病理是：温毒侵袭→气郁化热，津凝成湿→痹结咽喉→红肿、溃烂、疼痛、发热。

【立法组方】 治疗此证，清热解毒应居首要地位，只有病因消除，才能热退身凉。但只

清热而不利湿,则热虽退而肿痛难消,故宜兼用化湿行津之品,组成解毒利咽之法,体现消除病因与调理功能,通调津液并举的配伍形式,才较惬当。是以常用大青叶、板蓝根、栀子、黄芩、金银花、连翘之类清热解毒,消除病因,贝母、白蔻仁、茵陈、滑石、木通之类化痰散结,芳化渗湿,调其津液;或配桔梗、牛蒡子、射干之类泄肺利咽,调其功能,或配荆芥、薄荷之属清轻宣达,展其气机;或配大黄、芒硝之流泻下通腑,釜底抽薪。共呈解毒利咽功效。急性扁桃体炎可用甘露消毒丹或银翘马勃散与导赤散合用。前方宜于湿热并重,后方宜于热重湿微。若风热初起,咽喉肿痛,可用银翘散加牡丹皮、赤芍等凉血散血,桑皮、贝母化痰利湿。若火毒炽盛,咽部疼痛剧烈,吞咽困难,查见喉核红肿有脓点,高热口渴,口臭便秘,可用清咽利膈汤或凉膈散釜底抽薪,导热下行。

【例方】

清咽利膈汤《喉证全科紫珍集》

[组成]　荆芥 10g　防风 10g　薄荷 10g　金银花 30g　连翘 30g　牛蒡子 10g　栀子 10g　黄芩 10g　大黄 5~10g　玄明粉 10g　玄参 20g

[用法]　水煎服。一日一剂,连服数剂。

[主治]　咽部疼痛,吞咽困难,喉核红肿,溃烂化脓,高热口渴,便秘尿黄,舌质红,苔黄厚,脉洪数。

[证析]　温邪上受,侵犯肺系,气郁化热,津凝成痰,壅滞喉核,遂呈红肿疼痛;火毒鸱张,灼伤肌膜,溃烂化脓,则有黄白色的脓点。高热为邪热炽盛之象;口渴、便秘尿黄,是阴津受损之征;舌红、苔黄、脉数,也是病性属热佐证。故其机理是:温毒侵入咽喉→气郁化热,津凝成湿→痹结于喉→扁桃体红肿、溃烂、疼痛。

[病机]　温邪内侵,火毒炽盛。

[治法]　泄热解毒,消肿利咽法。

[方义]　火毒为患,法当清热解毒,消除致病之因,疏泄炽盛之热,外疏内泄,因势利导,可收事半功倍之效。方用金银花、连翘、栀子、黄芩清热解毒,消除病因,解其郁热;荆芥、防风、薄荷疏表散邪,透热于外,大黄、玄明粉泻下通腑,釜底抽薪,外疏内泄,挫其鸱张之热。复佐牛蒡子泄肺利咽,恢复功能;玄参凉血滋阴,补其已亏阴液,组合成方,能呈泄热解毒,利咽消肿之效。

[应用]　此方是凉膈散的变方,清热解毒力量甚强,治疗急性扁桃体炎可以获效。若热炼津液成痰,可加贝母、瓜蒌化痰散结;若热邪伤阴更甚,可加生地黄、麦冬,根据阴津虚滞酌情加减,使其更加符合病情。

[歌括]　清咽利膈治喉蛾,芩栀硝黄银翘和,
　　　　荆防蒡薄玄参配,实热为患服之瘥。

三、阴虚火炎—养阴清肺

阴虚火炎,是指邪侵肺系,化火伤阴的病理改变。

养阴清肺,是据阴虚火炎拟定的治法。

【适应证候】　以咽喉红肿疼痛兼见舌红少苔,脉象细数为其主证,包括扁桃体炎和白喉在内。

【病理分析】　外邪相侵,气郁化热,结于咽喉,遂呈咽喉肿痛,热盛伤阴,遂见舌红少苔,脉象细数。若感受疫毒,结于咽喉,喉间起白点如腐,甚至形成一片白膜而不易拭去,即是白喉。白喉毒素内侵营血,耗损阴津,亦属阴虚有热。

【立法组方】　温邪引起咽喉红肿疼痛或白喉,只要兼见阴虚有热,均宜清热解毒,养阴润燥。常选用生地黄、玄参、麦冬之属滋其受损阴津,牡丹皮、白芍之属凉血、散血,清其血热,行其血郁,达到肿消痛止。养阴清肺汤、六味地黄汤等,均属此法范畴,可以随证选用。

四、少阴阳虚—温阳通痹

少阴阳虚,是指肾阳不足,气化不及,津液变生痰饮水湿,上阻于喉的病理改变。

温阳通痹,是据上述机理拟定的治法。

【适应证候】　以咽喉溃烂疼痛为主证,舌体淡胖有齿痕为辨证依据。

【病理分析】　水津能在三焦运行,有赖肾阳将其水津蒸化为气,才能水精四布,五经并行。如果肾阳虚损,不能化津成气,变生痰饮水湿,阻于少阳三焦,逆于咽喉,膜失阳气温煦,反为痰湿所痹,日久腐败,遂致咽喉溃烂,吞咽困难;或水津内壅不能外布而呈咽喉干燥欲裂,但不思饮,只求少饮润喉。此证属于自身阳气不足,兼感外寒使然。其机理是:少阴阳虚,气化不及→水津变生痰饮水湿→痹阻咽喉→或呈肌膜失养而腐溃;或呈水津不布而咽干;或呈津血郁喉而疼痛。如何知道此为少阴阳虚,水湿痹阻?从舌体淡胖有齿痕知之。盖淡为阳虚之象,胖为水湿痹阻之征故也。

【立法组方】　治疗此证,唯宜温阳化气,使阳气恢复,津行无阻,三焦无滞,才无溃烂、咽干、疼痛之忧。选用附子温其少阴阳气,桂枝温通少阴血脉;姜、术健运中焦,夏、苓燥湿行津,于证始惬。如半夏散及汤,真武半夏汤即是。

【例方】

半夏散及汤《伤寒论》

[组成]　制半夏　桂枝　炙甘草等分

[用法]　为散,每次服 6g,白开水送服。亦可作汤剂,水煎服。

[主治]　寒客少阴,咽中痛,喉间呈黯红瘀血现象,声音嘶,舌质淡,苔薄白,脉迟缓。

[证析]　咽喉疼痛是此方主证;寒滞少阴经脉是此证病机;舌淡苔白为寒的辨证依据。"心手少阴之脉……其支者,从心系上挟咽,系目系;肾足少阴之脉……其直者,从肾上贯肝膈,入肺中,循喉咙,挟舌本。"故咽喉疼痛常与手足少阴有关。此证是因寒邪侵犯少阴经脉,影响津血流通,郁结咽嗌部位,遂呈咽痛。兼见舌淡、苔白,自属寒滞经脉使然。

[病机]　寒凝少阴经脉,津血郁阻。

[治法]　温经通滞法。

[方义]　寒邪侵犯少阴经脉,津血运行不利,郁结而呈咽痛,法当温经散寒,活血行津。方中桂枝辛温,能辛散寒邪,消除病因;温通血脉,畅旺血行;温阳化气,行其水湿,一箭三雕,自是军中主帅。半夏燥湿运脾,能治咽喉疼痛,桂枝得其相助,则肾脾两脏化气行津之功可复,而痹结于喉之水肿可消。甘草有缓解经脉挛急作用,三药组合成方,能呈散寒、通津、活血、缓急功效,使外寒得散,水液流通,血行无阻,经脉舒缓,而咽痛自愈。

[应用]　此方以突然气温下降,机体不能适应,感受寒邪,咽部疼痛,呈黯红色或淡红色

为用方指征。审其舌淡、苔白,即使咽部溃烂亦可应用。此证近世喜用凉药,临床所见则寒热均有,一律投以清热解毒之品,热证自然获效,寒证则适得其反。此种咽痛不是疫毒为患,纯属寒阻经脉引起津血郁结,医者不思温通津血而唯解毒是务,不仅无毒可解,反而愈增其壅,故疼痛不解,日久难愈。

1970 年,余在崇庆县成都军区所属的五七干校接受部队教育时,一绵阳工人返崇探亲,前来求治。自述咽喉干燥欲裂,疼痛难忍,前面数医所用,尽属山豆根、马勃、金银花、连翘、玄参、生地黄、麦冬等解毒滋阴药物。观其舌质淡嫩,切其脉象沉迟,是因过用寒凉,郁痹津血,以致水津不布使然。遂书半夏 15g,桂枝 15g,甘草 10g,嘱服两剂。隔日来诊,自述因嫌本方药少,遂将两剂并作一剂,服后痰涎上涌如潮,而昨夜咽喉已不干燥。效不更方,唯脾不运湿之象已显,遂将本方与理中汤合用,调理半月而安。

又一男子,资阳县人,年过四旬,1984 年到成都求医。其人咽喉疼痛已逾两年,视其咽喉,呈黯红颜色,但舌质淡嫩而全无热象。因思西医将其局部充血、水肿均称炎证,中医也亦步亦趋,谓属热而投大剂寒凉,此人咽呈黯红颜色,想因过服寒凉以致血瘀于咽,久而不散。遂处此方加桃仁、红花、当归付之,一年以后因患其他疾病来蓉求治,谓服此方十余剂后,咽痛痊愈,余令张口视之,咽喉色泽果已正常。

通过上述两案治疗情况,学者应当从中领悟气血津液宜通之理。咽喉肿痛,无论偏寒偏热,气血津液阻滞常居十之七八,津虚仅占十之二三。临证除应谨察病因寒热以外,尤宜察其津血虚滞,据以施治,才能获得良好效果。两案同是咽痛,病性亦同属寒,但前者偏于气分湿滞,后者偏于血分瘀阻,故虽同用一方,却化裁各异。

【歌括】　仲景半夏散及汤,夏桂甘草合成方,
　　　　　寒客少阴咽喉痛,辛温宣散庶能康。

真武半夏汤(陈宜方)

[组成]　制附子 15～30g　干姜 15～30g　白术 20g　白芍 15g　茯苓 20g　桂枝 10～20g　半夏 10～20g　甘草 10g　细辛 5g　五味子 10g　人参 10g

[用法]　附子久煮,以不麻口为度,汤成,分三次,温服。

[主治]

1. 骨节疼痛,遇寒加剧。

2. 肺心同病,咳嗽痰稀,心悸气短,口唇发绀。

3. 咽喉糜烂,吞咽困难,舌体淡胖有齿痕。

[证析]　所治三类证象,都属少阴阳虚,气化不及,痰饮水湿,停滞少阳三焦机理。水湿停滞于肌肉关节,则肢体疼痛,水邪凌心犯肺,肺气宣降异常,心血运行受阻,心肺同病,则见喘咳痰稀,心悸气短,口唇发绀。水湿痹结咽喉,轻则咽痛,重则腐烂而致吞咽困难,上述证象寒热均有,如何知道此证属于少阴阳虚,水湿内停? 是以舌体淡胖有齿痕知之。盖舌色淡是病性属寒之象,有齿痕是舌体胖大之征,舌体胖是水湿停滞现象,水湿停滞,则因少阴阳虚,气化不及使然。

[病机]　少阴阳虚,气化不及,水停三焦。

[治法]　温阳化气,活血通津法。

[方义]　少阴阳虚,气化不及,水液内停,治宜温阳化气,活血通津。方中附子擅温命门

真火,得桂枝相助,温阳化气力量大为增强。水湿停滞,不能专责肾失主水之权,脾不输津,肺不布津,肝失疏调亦难辞其咎。故配干姜、白术、半夏温运脾阳,恢复脾胃输运;细辛、五味子宣肺敛肺,恢复肺气宣降;白芍、甘草柔肝缓急,解其肝系经脉之急,以开水液下行之路;茯苓淡渗利湿,导其已停水湿下行,共奏温阳行水之功。人参大补元气,与附子配合可以增强心力;桂枝温通血脉,与附子配合可以畅旺血行。诸药同用,兼顾肾系气化,脾系输运,肺系宣降,肝系弛张,心系通调,令五脏和调,津血通畅,阳气旺盛,则诸证可以缓解。

[应用] 此方是由真武汤、附子八物汤、半夏散及汤、苓甘五味姜辛半夏汤、参附汤等相合组成。真武汤与附子八物汤,均长于治疗肌肉骨节疼痛;半夏散及汤,擅治少阴咽痛;真武合苓甘五味姜辛半夏汤则可治疗肺心病,故治上述证候可以获效。对冠心病、风湿性心脏病,审属阳虚,投此亦效。治肌肉骨节疼痛疗效甚佳;治肺心病则仅能缓解证象而不能彻底恢复心肺功能;治咽喉糜烂则仅用一例。附录于此,供其参考。

1980年3月,应地质医院邀请,会诊一住院病人。患者刘某,女,53岁,西医确诊为再障贫血,血红蛋白最低时仅3g,每月必赖输血,已达半年。其人舌体淡胖有齿痕,是少阴阳虚,水液失调。遂用真武汤加味:制附子60g,干姜30g,白术20g,白芍15g,茯苓20g,桂枝15g,人参15g,甘草10g,半夏15g,五味子10g,细辛5g。嘱其暂服3剂,病人服后精神颇佳,原方续服一月,血红蛋白已升至8g而不需输血,续服5个月始终保持不变,遂停服。但停药一个月以后又降至3g,身肿便秘,咽喉溃烂,痰涎上涌,病已垂危。再次邀余往诊,仍用原方,数剂以后,咽喉糜烂已愈,大便通利,水肿亦消,血红蛋白又上升到8g。1981年秋,余要带学生到宜宾实习,临行嘱其不可停药,1982年元月其家人前来致谢,并谓病人已于前月去世。问其经过,说因该院医生希望病人早日康复,为她输血,不料所输之血带有甲型肝炎病毒,致患急性黄疸,很快去世。病人服本方一年有余,累计附子约服20千克,人参约服4千克。说它无效,又能使血红蛋白上升,长达一年不需输血;说它有效,却又不能停药,证明此方不能彻底恢复其造血功能,若我同仁对此有回生之术,诚请公诸于世,以救此病患者。这是我记此案意图之一。第二次使用此方时,患者咽喉糜烂,吞咽困难,病已垂危,因其舌体淡胖,故仍用此方而糜烂却很快消失,说明咽喉糜烂亦由阳虚所致,这是我记此案意图之二。

[歌括] 真武半夏治阳虚,桂附参术芍药宜,
　　　　苓甘五味姜辛夏,温阳除湿法可依。

此法所列2方都为少阴阳虚的咽痛而设。半夏散及汤药仅三味却能兼顾病因的寒热,津血的凝滞,经脉的挛急,配伍谨严,可师可法。真武半夏汤立足于调理五脏功能,达到通调津液目的。用治咽喉糜烂虽仅一例,却能证明咽喉溃烂不止温毒可致,阳虚亦能致之。

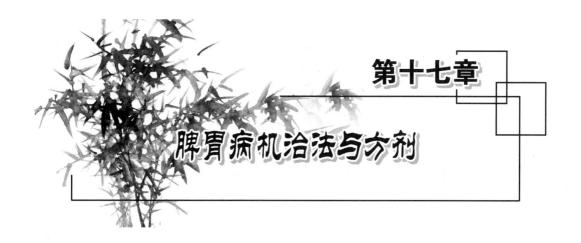

第十七章

脾胃病机治法与方剂

组织结构 脾胃系统由脾、胃、小肠、大肠、肌肉、唇口及所属经脉组成。

中医学里的脾胃，既包括解剖可见的实体，又泛指消化系统的生理功能。汉·张仲景在《伤寒论》中将阳明与太阴两两相对，各自代表消化系统的一个侧面，就是明显的佐证。具体言之，摄取水谷，腐熟食物，将饮食下传至小肠供其消化吸收，再将所余糟粕下传至大肠变为粪便这一摄纳和传导过程，都包括在胃的功能以内。这一功能失常，常表现为热证、实证。所以《伤寒论》说："阳明之为病，胃家实是也。"而肠道吸收水谷精微，将其输送到其他各脏，供给全身营养的这一作用，却用脾来代表。这一功能失常，又常表现为虚证、寒证，故《伤寒论》又说："太阴之为病，腹满而吐，食不下，自利益甚，时腹自痛，若下之，必胸下结硬。"胃代表受纳和传导等生理作用，脾代表消化和吸收等生理功能；发生病理变化以后，脾代表本系统的虚证和寒证，胃代表本系统的热证和实证，这就是脾胃的总体概念。因此，小肠和大肠应该归属脾胃这一系统。

脾胃系统是由一条很长的管道组成，口腔是这条管道的上端，与食管紧紧相联，是摄纳水谷的门户。食管下端联接着胃，是输送水谷的管道。胃的上口称为贲门，下口称为幽门，是受纳水谷和腐熟水谷的器官，故《素问·灵兰秘典论》说："脾胃者，仓廪之官，五味出焉。"小肠上接胃腑，下联大肠，有受盛和运化水谷的作用。故《灵兰秘典论》说："小肠者，受盛之官，化物出焉。"所谓脾主运化水谷，实际是指小肠的消化和吸收功能。大肠上端在阑门与小肠相接，下端通过肛门与外界相通。大肠的作用，在于将小肠消化吸收以后残留下来的糟粕变为粪便，然后排出体外。所以《素问·灵兰秘典论》又说："大肠者，传导之官，变化出焉。"口、食管、胃、小肠、大肠构成的这条管道，是脾胃系统的主要组成部分。

《素问·痿论》说："脾主身之肌肉。"《素问·五脏生成》说："脾之合，肉也。"肌肉是五体结构中的一种组织。除皮毛、腠理以外，它是体表的第三道屏障。脾胃的纳运功能健全，则肌肉丰腴健美；脾胃纳运功能障碍、衰退，则肌肉消瘦、疼痛、不用。故肌肉也是脾胃系统的组成部分。

脾胃纳运的水谷自口而入，脾胃的精气又上通于口，故《素问·金匮真言论》说："脾开窍于口。"《素问·六节藏象论》则谓脾胃之华"在唇口四白。"脾的经脉上连舌本，脾运正常则舌能辨味，故《灵枢·脉度》说："脾气通于口，脾和，则口能知五谷矣。"总之，口是脾胃系统的上窍，手足阳明经脉又都夹口环唇，所以脾胃系统的强弱荣枯可从唇口显示出来，脾胃系统的

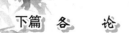

病理改变亦可从口舌反映出来。

足太阴脾经经脉起于下肢大趾之端,循胫骨之后,交出厥阴之前,上膝入腹属脾络胃,上膈挟咽,连于舌本,散于舌下。其支脉从胃上膈,注于心中。足阳明胃经经脉起于鼻之交頞中,下循鼻外,入上齿中,还出挟口环唇。其支脉下膈属胃络脾。手太阳小肠经脉起于小指之端。循手外侧上交肩上,入缺盆络心,循咽下膈抵胃,属小肠。手阳明大肠经脉起于大指之端,上肩,下入缺盆络肺,下膈属大肠。其支从缺盆上颈贯颊,入下齿中,还出挟口,交人中,上挟鼻孔。脾胃系统有病,常从上述经脉循行部位反映出证象;从上述经脉循行的部位取穴针灸,又可达到治疗脾胃病变的目的,所以经脉也是脾胃系统的组成部分。

生理功能 脾胃有纳运水谷,升清降浊,主气统血等生理功能。将其生理特点归结起来,不外升清降浊两个方面。《灵枢·平人绝谷》说:"胃满则肠虚,肠满则胃虚,更虚更满,故气得上下、五脏安定。"胃肠的虚实更替,表现出泻而不藏,动而不静,降而不升,实而不能满,以通降为顺的生理特点。脾主运化,水谷精微通过脾的运化和转输作用,上输到心肺等脏生化为气、血、津、液。故《灵枢·营卫生会》说:"谷入于胃,以传于肺,五脏六腑,皆以受气。"《素问·经脉别论》则说:"食气入胃,浊气归心。""饮入于胃,游溢精气,上输于脾,脾气散精,上归于肺。"脾的运化作用,又表现出藏而不泻,喜通恶滞,喜升恶陷,以健运升通为顺的生理特点。胃纳脾运,胃降脾升,纳运相得,升降相因,成为一体。脾胃纳运功能所反映的升降两种基本运动形式,也就成为脾胃的生理特征。

发病原因 饮食不节,冷热不匀;不洁之物,由口而入,是引起胃肠功能紊乱,发生病理改变的直接原因。但由外感六淫之邪,影响津气正常升降出入,经三焦而内归胃肠者,尤为常见;其他脏腑病变而波及脾胃者,亦常有之。

基本病理 由于脾胃的主要功能是纳运水谷,升清降浊是纳运功能的具体体现,所以脾胃发生病理改变的主要反映是纳运升降异常。纳运升降异常的临床证象,归纳起来,不外吐、泻、滞、胀、痛五类。呕吐之物包括饮食、涎、血;泻下之物包括稀便、黏液、血液;积滞包括食积、便秘、虫积、包块;胀满包括气血津液阻滞;痛证范围更广,从唇口齿龈以至胃肠,都可出现痛证。上述证象无不涉及气血津液的盈虚通滞和升降出入,但津气病变常居十之八九,血分病变不过十之一二。

治法指要 脾胃病变的治法虽多,总在补其虚损,固其滑脱,导其滞塞,调其升降。补虚在于恢复脾胃功能的健运,充实基础物质的亏损;固脱在于固涩津血,不令丢失;导滞在于使积者去而塞者通,保持肠道和津气通畅;调其升降在于使逆乱的津气恢复升降出入之常,使当升者升,当降者降,当出者出,当入者入,反映了补、涩、通、调四大共性。掌握这些治法的共性,才不致孤立地去看每一治法。总之,脾胃治法当着眼于气液的盈亏,立足于脾胃的升降。

治疗脾胃,不离温中、清热、消积、补脾、行气、升陷、降逆、燥湿、芳化、生津、泻下、固涩、杀虫等法。临证之际,根据病情兼夹,或单用一法,或两法并行,或数法合用,对于脾胃病变,自能应付裕如,变化随心。

本脏所列方剂,不能全部治愈本脏一切疾病,因他脏有病而波及脾胃的,必须通过治疗他脏才能达到治疗目的。同理,本脏所列方剂亦不限于治疗本脏疾病,设因脾胃病变波及他脏,即可通过治脾以愈他脏疾病,掌握治病求本原则,才是上工。

第一节 纳运失常

胃主受纳和腐熟水谷,饮食入胃,经胃腐熟消磨,传于小肠,其水谷精微经脾(实际是小肠)消化吸收以后,输布于全身。故胃主受纳和传导,脾主消化和吸收,共同完成纳运水谷的功能活动。脾胃纳运的水谷精微,是化生气血津精的基本原料,是营养供给的唯一来源,是五脏功能的基本动力,所以脏腑形骸都唯此是赖。前贤称脾胃为后天之本,营卫气血生化之源,如五行之土能长养万物,无非反复强调它在五脏中的重要作用。脾胃这一功能与生俱来又与生俱终,必须小心保护,才能保持健运而百岁不衰。倘若饮食不节,冷热不匀;或不洁之物,自口而入;或外邪相侵,内归胃肠,影响脾胃正常纳运,即呈饮食积聚或水湿停滞等实证病变。相反,津液不足,即呈胃燥津伤;纳运功能衰弱,即呈脾虚气弱,或中焦虚寒等虚证病变。前者反映了脾胃功能障碍和基础物质流通受阻,后者反映了脾胃功能衰弱和基础物质亏损,而寒热虚实错杂者亦常有之。

一、食积停滞—消积导滞

食积停滞,是指食滞于胃,纳运障碍,升降失调的病变。

消积导滞,是据食积停滞病机拟定的治法。

【适应证候】 以呕吐酸腐,泻利臭秽,脘腹时痛,胀满恶食为其主证;以兼苔腻、脉滑为其辨证依据。

【病理分析】 胃司纳谷,脾主运化,共同完成水谷的受纳、传导、消化、吸收等功能活动。若饥饱不匀,或过食五味鱼腥,强啖生冷瓜果,停留胃脘,即呈宿滞。所以食积停滞原因,不外两端,一由饮食不节,一由脾虚不运。饮食不节,或过食生冷黏腻,伤胃滞脾,影响脾胃正常纳运,以致饮食不能正常下行,停滞于胃,妨碍中焦的升降,气机的流通,水液的运行,呈为病态。食滞胃脘,轻则痞闷不舒,不思饮食;重则胀满疼痛,恶闻食臭;积滞中阻,升清降浊功能失常,腐浊上泛而嗳腐泛酸,甚至恶心呕吐;肠道不能正常传导而泻利臭秽,痛泻交作。脾既不能运化食物,亦不能运化水湿,水湿停滞,遂呈吐泻苔腻。脾胃位居中焦而为气机升降之轴。食积中阻,影响气机的升降出入,遂呈脘痞腹胀。上述种种证象的病变本质是津气升降失常,津气升降失常的原因是由食积内停所致。由于脾胃的升降关系到五脏的协调,津气的运行关系到五脏的正常活动,所以食积内停,阻碍营卫运行之机,而生寒热者有之;妨碍肺气正常肃降,而呈喘咳者有之;不能泌别清浊,而小便白如米泔者有之;妨碍肝气疏泄条达,血液正常流通,而成癥积者有之;妨碍气机升降出入,神机被阻,而猝不知人者亦有之。由是观之,积滞虽以中焦阻塞为其主证,亦可干及五脏。食积停滞的另一原因,则由脾虚不运。多因年老体衰,脏气虚弱,或过于克削,损伤脾胃,以致纳运功能衰弱,饮食稍不留意,冷热稍有不适,即呈脾虚食滞。以上两种情况虽然同属食积,却又虚实异趣。其基本病理是:饮食不节,或脾胃素虚→食停胃脘→津气受阻,升降失调→成为吐、泻、胀、痛。

【立法组方】 食积停滞,实而不虚,根据"客者除之"的治疗原则,当用消食化积之品,去其积以复脾胃纳运之常。故常以山楂、神曲、麦芽、谷芽、莱菔子、鸡内金等消食药物为主,再据证情的兼夹,病性的寒热,随证配伍成方,体现消食化积法则。如保和丸、楂曲平胃散,就是根据本法配伍的典范。

在组合这类方剂时,应当问明患者因食何物引起,以便选用针对性强的药物,提高治疗效果。《张氏医通》说:"伤诸肉食,用草果、山楂;夹外感风寒,山楂须用姜汁炒黑,则不酸寒收敛,兼能破血和伤,消导食积更速;伤面食,炒莱菔子;伤面筋粽子等物,诸药不能消化,俱用本物(何物成积,即用何物)拌绿矾烧灰,砂糖酒下,2~3服效;伤糯米粉食,炒酒曲砂糖调淡姜汤服;伤索粉,用杏仁炒黑,研如脂,砂糖拌,姜汤服;伤生冷菜果,宜木香、砂仁、炮姜、肉桂;伤蟹腹痛者,丁香、紫苏、生姜;伤蛋满闷,姜汁、蒜泥;伤肉生鱼鲙,必用生姜、草果、炮黑山楂。"上述用药经验,可作临证组方时的参考。

食积停滞,影响脾胃升降功能,必然出现气和津的病理改变,呈为湿凝气阻证象。本类方剂常配除湿的苍术、白术、半夏、茯苓;行气的枳实、厚朴、陈皮、紫苏之类,在于恢复脾胃的生理功能和津气的流通。若因胆汁、胰汁不能输注于肠而呈不饥不食,宜用木香、枳实、郁金促进胆管蠕动,畅通胆流。

若脾胃素虚,饮食彻积,或积滞已久,脾胃已虚,虽有积滞亦不能单纯消积,而应消补并行,才能邪正兼顾。此种虚中夹实之证,若只消积而不培本,即使积滞暂去犹有再积之虞;若只培本而不消积,不仅积不能去且有助邪而增胀满之忧,是故唯有消补并行,才是两全之策。本法常于消食化积之外,配伍一组补气健脾的人参、白术、茯苓、干姜之类药物。如枳术丸、健脾丸、楂曲六君子汤、枳实消痞丸等都是消补并行的配方法度。至于补脾与消积两组药在一方中孰重孰轻,应当根据证情的偏胜决定。虚多实少的,以补脾为主,化积为辅;实多虚少的,以消食为主,补脾为辅。如前所举四方,枳术丸是消补并行,无所偏倚;健脾丸、楂曲六君子汤是以补为主,以消为辅;枳实消痞丸则以消为主,以补为辅。虽然同属补脾消积,重点有所不同。

食积停留于胃,除用消食化积和补脾化积两种常规治法以外,尚有涌吐使其上出,推荡使其下行的导积外出法。所谓消导,实际是消食化积和导积外出两法的全称。以下两种情况可用导法。

食停胃脘,脘腹急痛:多因年轻好胜,饮啖无度,致使食停胃脘而呈脘腹急痛。此类急证若不急治则危亡立见,使用一般消食药物显然缓不济急。应当根据《素问·阴阳应象大论》"中满者,泻之于内"的治疗原则,选用大黄、槟榔、牵牛等药为主,组合成方,共成泻下荡积之效,如枳实导滞丸就是这种结构。他如承气辈皆可随证选用。误食毒物,亦可使用此法将其毒物排出,以免中毒。

食积致厥:醉饱过度,饮食填塞胸中,气机升降被阻,清阳不能上达而猝然昏迷,口不能言,肢不能举,状似中风,谓之食厥。此证除用三物备急丸温通泄闭以外,根据《素问·阴阳应象大论》"其高者因而越之"的治疗原则,急用姜盐煎汤探吐,令其吐出宿食则气机可通,气机得通则神志自苏。此法亦可用于食物中毒或痰阻机窍,嬉笑不休。

食积中阻,还可引起清浊不分。此证多见于小儿。盖小儿常凭喜好,不知节制;或父母年轻,不懂养育方法。一旦积阻于胃,纳运失常,影响少阳三焦水道可呈清浊不分,小便色如米泔。用柴苓汤或胃苓汤加楂曲以和解少阳,通调水道,消化食积,则积去滞消而脾功可复,水道通调而尿色正常。此外,成为食积中阻而小便色如脂膏者,间亦有之。使用消食化积之法亦可获效。

综上,食积停滞有伤食停胃,脾虚夹滞,暴食停积,食阻致厥,食积溺变等基本病理。相应地产生了消积导滞,补脾化滞,泻下荡积,探吐食积,祛湿化积等治法。通过食积停滞机理探讨,还应明白以下三点:①食积停滞有轻证也有重证,勿谓其轻而不予重视,亦勿为其重而手足无措。②积滞中阻虽以胃肠证象为主,但也有可能出现五脏证象,应当扩大视野,从五脏间的整体联系思考,才能曲尽其用。③食积中阻必然影响气血津液的正常流通,成为错综复杂的病理现象,并以食碍气阻或食积津凝为常见。分析病机应当时刻注意气血津液的变化,不能限于食积一端。

【例方】

保和丸(《丹溪心法》)

[组成]　山楂10g　神曲12g　莱菔子10g　陈皮10g　半夏10g　茯苓10g　连翘10g

[用法]　水煎服,亦可作丸剂。

[主治]　食积停滞,胸脘痞满,腹胀时痛,嗳气吞酸,或呕吐泄泻,脉滑,舌苔厚腻而黄。

[证析]　胃司纳谷,脾主运化。饮食不节,食停于胃,胃肠传导功能因食积而异常,津气升降运行因食积而受阻,由是嗳腐吞酸,脘腹胀痛,呕吐泄泻等证见矣!故此证病因食积,病位在胃,病性属实。其基本病理是:食积停胃→湿凝气阻,升降失常→吐、泻、胀、痛。

[病机]　食积停滞。

[治法]　消食和中法。

[方义]　食积停留于胃,治宜消食化积。方中山楂善消肉积,神曲善消酒食陈腐之积,莱菔子善消面积,三药同用,作用较为全面,是为消除病因而设。食停于胃,阻碍津气升降运行,又当调气行津,恢复中焦升降。莱菔子兼具下气宽胀之功,配以陈皮,能畅中焦气机;陈皮有芳香化湿之功,配合燥湿的半夏,淡渗的茯苓,能化中焦湿浊,消食方内配伍陈皮,是为利气调中,恢复脾胃功能而设。证见吞酸苔黄,故佐连翘宣发郁热,共呈消食和中功效。

[应用]　本方对食积停滞轻证用之多效。腹痛而泻,泻后痛减;或腹虽不痛而嗳气臭如败卵,都是食积现象,投以此方,能收较好疗效。若食积中焦,热气上炎而头汗出者,可于本方加姜汁炒黄连。

用保和丸加减治疗婴儿腹泻54例,治愈33例,好转21例。

[化裁]

1. 保和丸(《医级宝鉴》)　即本方加麦芽。治证同。消食力量略强。

2. 大安丸(《丹溪心法》)　即本方加白术。治脾虚食积,有健脾化积之功。

[歌括]　保和神曲与山楂,陈夏苓翘莱菔加,
　　　　食积停胃须消导,方中也可用麦芽。

楂曲平胃散(《中医病机治法学》)

[组成]　苍术10g　厚朴10g　陈皮10g　甘草3g　半夏10g　茯苓15g　山楂15g
神曲15g　麦芽15g

[用法]　水煎服。

[主治]　寒湿困脾,脘痞腹胀,不思饮食,倦怠嗜卧;或食积停滞,脘腹胀痛,嗳腐吞酸,呕恶、泄泻,舌淡苔白,脉濡缓。

[证析]　此方可以用于两类见证,一是寒湿困脾,一是食积停滞。脘痞腹胀,不思饮食,倦怠嗜卧,是中焦受困,运化失司,湿凝气阻之象。若见嗳腐吞酸,胃脘胀痛,即属食积阻滞,

津气运行受阻之征。舌淡、苔白、脉濡则是病性属寒的辨证依据。

[病机] 寒湿困脾;食积阻滞。

[治法] 燥湿运脾法;消食化积法。

[方义] 此方由平胃散合二陈汤加消食药物而成,能治湿困脾阳与食停胃脘两类证候。因其治疗对象不同,方义也就随法而变。若从寒湿困脾剖析其理,燥湿芳化才是针对病机施治。故方用苍术、半夏之辛温以燥湿运脾,厚朴、陈皮之芳香以化湿利气,茯苓、甘草之甘淡以健脾渗湿,山楂、神曲、麦芽配入方中仅为助脾化食而已。若用此方治疗食积则不然,消化食积的山楂、神曲、麦芽才是消除病因主药,燥湿、芳化、淡渗的平胃散、二陈汤方中诸药,仅为协助主药利气行津之用。方随法变,法随证变,于此可见一斑。

选用此方的目的有二。①使初学者明白,一个成方可从不同的角度解释其理,可以作为方虽不变而法随证变的范例。上述解释虽然都是根据病变本质释义,其侧重点却有所不同。②保和丸以二陈汤为基础加消食药而成,说明共同基础都是利气行津,从而提示了食积停胃导致津气运行受阻是其基本病理。

[应用]

1. 寒湿困脾,脘痞腹胀,不思饮食,四肢倦怠,舌淡、苔白、脉濡,可用此方燥湿化浊,恢复脾运。湿重可加白豆蔻、砂仁、猪苓、泽泻之属,增强芳化淡渗力量。

2. 脘腹胀痛,恶食、嗳腐吞酸,或泻利臭秽,是食积象征,可用此方消食化积,亦可加入莱菔子、鸡矢藤等增强消积功效。

[歌括]　楂曲平胃配麦芽,苓夏陈草术朴加,
　　　　寒湿困脾疗效著,食停于胃效尤佳。

枳实导滞丸(《内外伤辨惑论》)

[组成] 枳实10g　大黄10g　黄芩10g　黄连10g　茯苓10g　泽泻15g　白术10g　神曲12g

[用法] 水煎服。亦可作丸剂。

[主治] 湿热积滞,胸脘痞闷;或下痢腹痛,后重;或大便秘结,小便黄赤,舌红苔腻,脉沉实者。

[证析] 此方可以用于以下三证。①胸脘痞闷;②下痢脓血;③大便秘结。三证都属湿热积滞所致。何以知之？从小便黄赤,舌红苔腻知之。胃中积滞,生湿蕴热,遂呈痞闷;疫从口入,肠道受病,热蒸肠腐,遂呈下痢脓血,里急后重;若肠道燥涩与三焦湿郁并存,遂呈便秘而兼苔腻。

[病机] 湿热积滞。

[治法] 消积导滞,清热除湿法。

[方义] 一方每因所治证候不同而法随证变,此方又是一例。食积停胃,变生湿热,当导积去滞,清利湿热。方中枳实下气消痞,大黄泻下荡积,神曲消食化滞,是导其积;黄芩、黄连苦寒燥湿,是清其热;白术运脾,茯苓、泽泻淡渗,是除其湿,合而成方,能呈消积导滞,清热除湿功效。若用此方治痢则不然,清热解毒才是当务之急,黄芩、黄连也就成为消除病因主药;复配大黄泻下荡涤,排除疫毒;枳实行气导滞,畅其气机;神曲、白术、茯苓、泽泻运脾除湿,调理功能,遂由消积导滞之方,变成清热止痢之法。若用此方治疗便秘,则大黄成为主

药,余药仅为消除兼夹之用,又变为泻下通腑与清利湿热并存的结构。学者若能潜心揣摩,对于方随法变,法随证变之理,当有所悟。

学习此方要注意两点。①它的结构:此方由泻下导滞,清热解毒,淡渗利水三组药物组成。泻下可以导积、通便,所以能治食积、便秘;解毒可以治痢,所以能治痢疾;渗湿能通水道,故又可治湿热。②大黄在方中的作用:食积用此在于导积下行,痢疾用此在于导毒外出,便秘用此意在泻下燥结。所治证象虽然不同,利用本品促进胃肠蠕动这一作用是一致的。此药用于食积,体现导积下行法;用于痢疾,体现通因通用法;用于便秘,体现泻下通便法,亦当留意。

[应用] 食积使用此方,应以食积骤停,脘腹胀痛为指征,因其病急,始可用此导积下行。仅见胸脘痞闷而用此方,必须审其舌红苔腻,热象明显,方可借用大黄导热下行。痢疾使用此方,解毒力量稍嫌不足,当加苦参、地榆之类增强疗效;并可酌情加入木香、槟榔行气导滞。并加白芍、甘草柔肝缓急,消除里急后重证象。便秘使用此方,应以便秘而兼苔腻为其辨证要点。这是肠中燥结与三焦湿热两种病理并存的现象,所以才用利水渗湿药物。若无苔腻,不可妄投。

[歌括] 枳实导滞用大黄,芩连曲术苓泽匡,

积滞中焦成湿热,泻热导积庶能康。

木香槟榔丸(《儒门事亲》)

[组成] 木香 槟榔 青皮 橘皮 莪术 黄连(麸炒)各30g 黄柏 大黄各90g 香附(炒) 牵牛子各120g

[用法] 共细末,水泛为丸,每日2~3次,每次服6~10g,食后生姜汤送下。

[主治] 湿热积滞,痞满胀痛,二便不通;或下痢赤白,里急后重。

[证析] 此方可治两类见证,一是饮食不节,食积于胃的痞满胀痛;一是疫从口入,肠道受病的下痢赤白。前者的基本病理是:饮食不节,食积于胃,津气受阻,传导异常,成为痞满胀痛,二便不通。后者的基本病理是:疫从口入,肠道受病,气郁化热,津凝为湿,湿热郁蒸,化腐成脓,成为下痢赤白,里急后重。两证的病因虽有食积与疫毒之分,病位虽有在胃与在肠之别,其为湿热积滞的机理则同。

[病机] 湿热积滞,气机被阻。

[治法] 清热除湿,利气通腑法。

[方义] 此方因其治疗对象不同,方义也就随之而异。食积暴停,病情较急,若用缓消食积药物,有药不胜病之虞。根据"中满者泻之于内"的治则,当用泻药导积下行,并用行气利水药以通津气之壅,才较恰当。方中牵牛、槟榔都有消积导滞与下气行水之功,大黄则有泻热荡积作用,配此三药,旨在导积下行,通利二便。气滞作胀,虽有牵牛子、槟榔二药通利,力量犹嫌不足,故用香附、青皮疏其肝气,陈皮、莪术畅其中气,木香疏畅三焦,配此五药,旨在疏利气机,消除胀满。复用黄连、黄柏协助大黄清泻郁热,共呈清热利湿,导积通肠功效。如用此方治疗痢疾,应以三黄为主。大黄、黄连、黄柏都有较强的清热解毒作用,可以消除病因;大黄、牵牛、槟榔泻下导滞,"通因通用",可以排除毒素;配伍木香、香附诸药,在于行气。里急后重是肠膜挛急现象,应去香附、青皮、橘皮、莪术,再配白芍、甘草才能消除大肠激惹现象,学者留意。

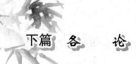

[应用]

1. 用治食积,以暴食以后,胃胀而痛,二便不利为指征。《医方集解》木香槟榔丸于本方加三棱、枳壳、芒硝,攻积力量更强。

2. 用治痢疾,以下痢赤白,里急后重为辨证要点。行气药品太多,二皮、莪术可以减去;解毒力量不足,苦参、地榆等药可以加入。

[歌括]　木香槟榔用牵牛,大黄连柏二皮投,

莪术香附共十味,湿热积滞服之瘳。

枳术丸(《脾胃论》)

[组成]　枳实 30g　白术 60g

[用法]　荷叶裹饭烧焦为丸,每日 10g。若作汤剂,即《金匮要略》的枳术汤。

[主治]

1. 脾虚不运,食积不消,腹胀痞满者。

2. 脾虚不运,水饮内停,心下坚,大如盘者。

[证析]　腹胀痞满是其主证。腹之所以胀,胃之所以痞满,则因食滞、气阻、津凝;而食之所以滞,气之所以阻,津之所以凝,又因脾虚不运。故此证的基本病理是脾虚不运,饮食停滞。

[病机]　脾虚不运,饮食停滞。

[治法]　健脾化积法;健脾化饮法。

[方义]　脾虚当补,食滞宜消。此证若只健脾而不消滞,则已滞之积不得去;若只消滞而不健脾,即使积滞暂去,犹有再积之虞,故宜健脾消积,双管齐下,始能两全。本方药味虽简,却能展示消补并行、寓消于补之法。方以白术补脾除湿,复中焦健运;枳实利气涤饮,消食泄痞。白术之量大于枳实一倍,自以健脾为主,消滞为辅。复用荷叶裹饭烧焦为丸,取荷叶清香,疏肝醒脾,烧饭焦苦,和中消食,共呈健脾消滞功效。

本方《金匮要略》原名枳术汤,治"心下坚,大如盘,边如旋盘",因"水饮所作"的证候。水饮之所以停蓄,由于脾虚不能运湿所致。脾虚不运,水饮内停,日积月累,以致"心下坚大如盘",故用此方健脾行气,消痰逐水。二方药物相同,一作汤剂,取其见效迅速,一作丸剂,取其缓缓收功。食积与饮停都能使用此方,端赖白术健脾除湿,枳实消积涤饮,二方缓急虽有不同,病变本质却殊无二致。

[应用]

1. 脾虚不运,食滞不消,胃脘痞胀,可用此方健脾消积;水饮停胃,胃脘胀满,可以此方健脾涤饮。

2. 胃下垂、慢性胃炎等病,属脾虚不运,气郁湿滞者,可用此方加味治之。人身肌肉、筋膜,均具燥则收缩、湿则松弛的特性,此方白术有健脾除湿之功,枳实有行气逐饮之力,故有效。亦可酌加苍术、半夏等药,增强燥湿力量,二苓、泽泻之流,导湿出于体外。

[歌括]　枳术丸是消补方,健脾消积是其长,

荷叶烧饭为丸剂,食积胀满服之康。

健脾丸(《证治准绳》)

[组成]　人参 45g　炒白术 75g　茯苓 60g　甘草 20g　山药 30g　陈皮 30g　砂仁 30g　木

香(别研)22g　山楂 30g　神曲 30g　麦芽 30g　黄连 22g　肉豆蔻(面裹煨,纸压去油)30g

[用法]　作丸,每服 5～10g。若作汤剂,酌减其量。

[主治]　脾胃虚弱,食不消化,脘痞腹胀,大便溏薄,苔腻微黄,脉弱无力。

[证析]　食不消化,脘痞腹胀,是本方主证,由此而知病在脾胃;此证不因暴食成积,属于食后难消,由此而知此系脾运不及,病性属虚。脾虚不运是产生诸证根源,食因不运而难消,气因不运而不畅,津因不运而湿阻,于是脘痞、腹胀、便溏见矣!苔腻是湿浊上泛现象,色黄是气郁化热象征,脉弱无力是病性属虚佐证。

[病机]　脾虚食滞。

[治法]　健脾化滞法。

[方义]　脾虚不运,以致食积内停,津气阻滞,治宜着重健运脾气,恢复功能,消食仅居其次。故方用人参、白术、茯苓、甘草、山药补气健脾治其本;山楂、神曲、麦芽消食化积治其标。木香、砂仁、陈皮有健脾利气与芳香化湿之功,配入方中,可助津气运行无滞,可助主药健运中焦,可使补药补而不滞,可谓一举三得,标本兼顾。气郁化热,故佐黄连清之,肠滑成泻,故佐肉豆蔻涩之,合而成方,能呈以补为主,以消为辅,消补并行功效,用于虚中夹滞证候,颇为适宜。

[应用]　以食不消化,脘痞腹胀为辨证要点。证情偏寒,可去黄连之清,加干姜之温以调之;无便溏证象,可去收涩之肉豆蔻;夹湿加半夏燥湿运脾。

[歌括]　健脾丸内四君全,香砂山药豆蔻连,
　　　　楂曲麦芽陈皮配,脾虚食积消补安。

楂曲六君子汤(《医碥》)

[组成]　人参 10g　白术 12g　茯苓 15g　甘草 6g　陈皮 10g　半夏 10g　山楂 15g 神曲 15g　麦芽 15g

[用法]　水煎服。

[主治]　脾虚不运,食后即感困倦,精神不振而欲睡者。

[证析]　脾胃为后天之本,营卫气血生化之源;脾胃位居中焦,为阴阳升降之轴。脾胃健运则阳气旺盛,阳气旺盛则精力充沛;脾胃健运则升降不失其度,运行不停其机,何致食后即感困倦。唯脾虚不能即运,食停于胃,阻碍清阳上升,浊阴反居阳位,元神受其抑制,由是精神不振而思睡矣。故《医碥》谓:"脾弱不能即运,不运则静矣!静,故思睡也。"

[病机]　脾虚不运。

[治法]　健脾化滞法。

[方义]　治疗此证,法当补气健脾,佐以消食化滞,以期恢复脾胃健运,使其升降正常。故方用人参、白术、茯苓、甘草补气健脾,陈皮芳香醒脾,半夏燥湿运脾,山楂、神曲、麦芽助其消化,所有药物均从健运脾胃着手。而陈皮之利气,半夏之燥湿,茯苓之淡渗,又可通调三焦而助清升浊降,完全符合此证机理。此方不仅食后思睡可用,一般脾虚食滞亦可使用。

[应用]　食后思睡为用此方指征,一般脾虚食滞亦可应用。血压偏低的人常见食后思睡,可于方内加黄芪、柴胡、升麻。

[歌括]　楂曲六君用麦芽,参苓术草陈夏加,
　　　　食后思睡因脾弱,健脾化滞效堪夸。

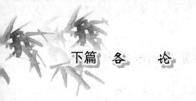

枳实消痞丸(《兰室秘藏》)

[组成] 人参10g 白术6g 茯苓6g 炙甘草6g 干生姜3g 半夏曲10g 炙枳实15g 厚朴12g 麦芽曲10g 黄连(姜汁炒)15g

[用法] 共细末,汤浸蒸饼为丸,如梧桐子大,每服5～10g,白汤下。亦可作汤剂。

[主治] 脾失健运,积滞内停,心下痞满,食欲不振,精神疲倦;或胸腹痞胀,食不消化,大便不畅。

[证析] 此方可治两类见证,一是湿凝气滞的痞胀,一是食难消化的食滞。由于两者的共同证象都有胃脘痞胀,故其基本病理都是脾失健运,湿凝气阻。脾主运化水谷而为气机升降之轴。脾失健运,湿浊内停,影响气的升降,胃脘湿凝气阻,遂成痞胀不舒,脾虚湿困,故精神不振而困倦不堪。若因脾运不健以致食停于胃,则可出现恶食或大便不畅。伤于食者多恶食,故恶食也就成为食滞的辨证依据。食积中阻则传导异常,三焦湿郁则升降失司,故大便不畅。

[病机] 脾失健运,积滞内停。

[治法] 行气消痞,补气健脾法。

[方义] 脾运不健导致湿浊中阻,气滞作胀,施治不以健脾为主,反以行气为主,旨在急则治标。故方中重用枳实、厚朴行气宽胀,畅其气机;半夏、干姜振奋脾阳,祛其湿浊;麦芽消食磨积,助其运化;黄连苦寒燥湿,清其郁热,俾气畅、湿除、积化,则滞塞自开,否去泰来。气滞湿阻,咎由脾虚。故配人参、白术、茯苓、甘草补气健脾,共呈消补并行之法。方中补品用量较轻,是欲急消痞胀而不欲补药妨碍行气效力,学者识之。

[应用] 此方实由仲景半夏泻心汤化裁而成。热势不重,故去黄芩;气滞较甚,故加枳实、厚朴;湿浊较甚,故加茯苓、白术;食滞不化,故加麦芽,是以宜于虚实相兼、实多虚少之证。若欲增强振奋脾阳之功,干姜不妨重用;若欲增强清热力量,不妨加入黄芩;若欲增强行气力量,可以再加陈皮、木香;若欲增强化湿力量,可以再加豆蔻、砂仁;若欲增强化积力量,可以再加山楂、神曲。

[歌括] 枳实消痞四君全,麦芽枳朴夏姜连,
消痞化积兼清热,消中有补两相兼。

消积导滞共选8方,前四方都以食积停胃、津气失调为其基本病理,都用消积药物与调气行津药物组合成方。但保和丸与楂曲平胃散立足于消,枳实导滞丸与木香槟榔丸立足于导,其中缓急又自不同。保和丸以二陈汤为基础加消食药,楂曲平胃散以平胃散合二陈汤加消食药,作用缓和,疗效可靠,最为医者乐用。枳实导滞丸与木香槟榔丸都因暴食而呈胃脘胀痛,宜急导积下行,所以二方都用泻下通腑的大黄。由于二方都用黄连、黄芩或黄柏等药,清热解毒力量较强,故可借治痢疾。

后四方都以脾虚食积为其病机,都由健脾与消积两类药物组成,体现健脾消积,消补并行之法。但四方亦有不同处。枳术丸一消一补,秋色平分。健脾丸与楂曲六君补药居其大半,自然是以健脾为主。枳实消痞丸以消心下痞胀见长,虽然仍以四君子汤加味而成,但因补药用量很轻,行气导滞药物用量独

重,又展示了以消为主,以补为辅的配伍形式。

二、寒湿困脾——运脾除湿

寒湿困脾,是指湿滞中焦而病性属寒的病变。

运脾除湿,是据寒湿困脾病机拟定的治法。

【适应证候】 以食欲不振,脘痞腹胀,呕恶便溏,肢体酸软重痛,头昏目眩为主证;以舌质淡,苔白腻,脉濡缓,为病性属寒之辨证依据。

【病理分析】 水液能在体内运行,有赖五脏协同作用,与肺、脾、肾、三焦关系尤为密切。水液从体外进入胃肠以后,必须通过肠道吸收才能输到其他各脏。胃肠吸收水液这一功能,谓之脾主运化水湿。若因各种原因,使脾不能正常运化输布津液,水湿停滞,常呈痰饮水湿四类病变,寒湿困脾是其机理之一。

此证常以食欲不振,脘痞腹胀,呕恶便溏,肢体酸软重痛,头昏目眩,舌苔白腻为主证。多因禀赋不足,中阳素虚;或恣食生冷,损伤脾阳;或外感风寒,表为寒闭,妨碍津气出表,经少阳三焦内归肠胃,使脾不能正常运输津液,以致湿浊阻滞,妨碍卫气运行,形成津气升降出入失常。脾为湿困,纳运障碍而食欲不振,津气阻滞而脘痞腹胀,升降失司而呕恶便溏,湿滞肌肉而肢体酸、软、重、痛,蒙阻巅顶而头昏目眩,浊气上蒸而舌苔白腻,反映了脾胃所属各个方面临床证象和津气运行受阻病变。这些证象,不仅反映了病位在于中焦脾胃,病性属于津气阻滞实证,观其舌苔白腻而无热象,也可确定病性属寒,故是寒湿困脾。其基本病理是:内因、外因→脾运障碍,升降失调→津凝气郁,阻滞中焦→成为此证。

【立法组方】 脾胃升降失调而成湿滞中焦,法当运脾除湿,复其健运,调其升降。所以治疗此证,当用燥湿化浊之品,振奋已困脾阳,温化黏腻湿浊,使湿去浊消,脾功恢复而病可愈。故常选用苍术、白术、半夏、厚朴、陈皮、砂仁等燥湿芳化药和茯苓、泽泻等淡渗利湿药组成运脾除湿之法治疗,如平胃散、七味除湿汤、藿朴夏苓汤、甘姜苓术汤、苓桂术甘汤等都体现以治脾为主的配方法度。

苍术、半夏等辛温燥湿药和陈皮、厚朴、草果、砂仁等芳香醒脾药是本类方剂的主要组成部分。通过燥湿化湿,醒脾利气,达到恢复脾胃功能和通调津气目的。如平胃散纯用燥湿运脾之品,不用利湿药物,就是例证。但在一般方剂里面多与甘淡渗湿药配伍,这种燥湿、芳化、淡渗结合的配伍形式,既是治疗脾不运湿的基本结构,也是治疗湿热中阻或湿聚成痰的基本结构。如果寒湿较盛,尤宜配伍温运中阳的干姜、草果,以达醒脾化湿目的。脾为湿困,不能专责一脏,亦当考虑肺肾两脏与脾的联系。肺脾肾三脏由少阳三焦联为一体,中焦运化失司,兼见上焦肺气宣降失常者有之,兼见下焦肾阳气化不及者亦常有之。所以治疗此一机理的方剂,虽然重点在脾,或兼肺治,或兼肾治,古方早有先例。如所举藿朴夏苓汤用宣降肺气的藿香、杏仁,苓桂术甘汤用温阳化气的桂枝,均反映了五脏相互协同的密切关系。

湿浊阻滞必然妨碍气的正常运行,除湿应兼调气,才无顾此失彼之失。由于所选芳香化湿的陈皮、厚朴、砂仁等药兼具调气作用,所以不必另配其他调气药物。这种一药双关的选药方法,应予足够重视。

运脾除湿法可用于呕吐、泄泻、腹痛、食少、腹胀、肌肉重痛等证,上述任何一种证象只要兼见苔白、脉濡,病性偏寒,均可使用。

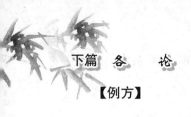

【例方】

平胃散(《太平惠民和剂局方》)

[组成]　苍术 20g　厚朴 10g　陈皮 10g　甘草 6g

[用法]　水煎服。

[主治]　寒湿困脾,脘腹胀满,嗳气吞酸,不思饮食,呕吐恶心,大便溏薄,怠惰嗜卧,身重疼痛,舌苔白腻而厚者。

[证析]　腹胀食少,呕恶便溏是本方主证,按脏腑辨证,病在脾胃;吐、泻、胀是脾运障碍,湿凝气阻,升降失调,按气血津液辨证,是津气失调;便溏、苔白,全无热象,按八纲辨证,病性属寒,所以,此证属于寒湿困脾机理。脾主运化,喜燥恶湿。若饮食不节,过食生冷,以致脾运障碍,湿浊中阻,遂呈脘腹胀满,嗳气吞酸,不思饮食,升降失调,则恶心欲呕,大便溏薄;湿滞肌肉则怠惰嗜卧,身重疼痛;苔腻而厚,是湿盛现象,舌苔色白,是寒的征象。故此证的基本病理是:脾运障碍,湿凝气阻,升降失调。

[病机]　寒湿困脾。

[治法]　运脾除湿(燥湿芳化)法。

[方义]　脾阳不运,寒湿阻滞,法当运脾除湿,以期振奋已困脾阳,温化中焦寒湿。苍术苦温辛烈,"能彻上彻下,燥湿而宣化痰饮,芳香辟秽而胜四时不正之气。凡湿困脾阳,倦怠嗜卧,肢体酸软,胸膈满闷,甚至腹胀而舌苔厚腻者,非茅术芳香猛烈不能开泄,而痰饮弥漫亦非此不化(《本草正义》)"。本方重用苍术,使其燥湿运脾,恢复脾运。厚朴苦温,行气宽胀,陈皮辛温,利气行痰,二味有芳香化湿之功,辅助苍术醒脾调中,共呈燥湿芳化,运脾除湿功效。甘草仅为调中和药之用,非为湿浊而设。

学习此方,应该注意三点:①本方证的基本病理是脾不运湿,湿阻中焦,滞留肌肉,所以证象亦就见于脾系各个方面。②治疗中焦湿阻,当以燥湿芳化为主,本方是其代表。③所选厚朴、陈皮不仅芳香化湿,也能调畅气机,兼顾到了湿凝气阻两种基础物质运行受阻的病理改变。

[应用]

1. 本方所治每一证象都可作为病在脾胃的辨证依据,所以但见一证即可使用本方,不必悉具。唯舌苔白腻是寒湿的辨证依据,必不可少。

2. 临床报道以本方加减,能治急慢性胃炎、冠心病、失眠、闭经、食欲不振等多种疾病。除以胸闷作呕纳呆为用方指征外,以舌苔白腻,或白腻而厚,或白滑为其辨证依据。

[化裁]

1. 香连平胃散(《张氏医通》)　即本方加姜汁炒川黄连 10g,木香 5g。水煎服。治食积发热,腹痛作泻。平胃散本为寒湿积滞而设。加入苦寒的黄连,遂变温化寒湿之方为清化湿热之法,一经加减,病性亦就不同。

2. 翻胃平胃散(《必用全书》)　即本方加硇砂、姜为末,沸汤冲服。治翻胃。硇砂有消积软坚,破癥散结作用,能治癥瘕痃癖,噎膈反胃。此方所治翻胃,当是血瘀湿积,阻于胃口所致。

3. 不换金正气散(《太平惠民和剂局方》)　即本方加藿香、半夏。水煎服。治吐泻等证。较平胃散多降逆止呕功效。兼见表证者亦宜。

[歌括] 平胃苍术朴陈草,寒湿积滞此方宗,

食欲欠佳脘腹胀,运脾除湿可为功。

藿朴夏苓汤《医原》

[组成] 藿香10g 淡豆豉10g 白蔻仁3g 厚朴6g 半夏10g 杏仁6g 茯苓10g 猪苓6g 泽泻6g 生薏苡仁20g

[用法] 水煎服。

[主治] 湿温,湿盛热微,身热不渴,肢体倦怠,胸闷口腻,舌苔白滑,脉濡者。

[证析] 此证属于湿阻中焦,湿盛热微机理。阳明主肌肉,湿滞阳明之表,阳气内郁故身热;脾主四肢,湿困脾阳,故四肢倦怠;湿邪内郁,故苔白口腻;湿蔽清阳,故胸痞。

[病机] 湿阻中焦,湿盛热微。

[治法] 燥湿芳化,上宣下渗法。

[方义] 湿浊滞于中焦,非芳香化浊和燥湿醒脾之品,不能振奋已困脾阳,祛除黏腻湿浊。故方用香豉、藿香、白豆蔻芳化,宣通肺卫以疏表湿,使阳不内郁,则身热自解;藿香、白豆蔻、厚朴芳香化湿;厚朴、半夏燥湿运脾,使脾能运化水湿,不为湿邪所困,则胸闷、肢倦、苔滑、口腻等证即愈。再用杏仁开泄肺气于上,使肺气宣降,则水道自调;茯苓、猪苓、泽泻、薏苡仁淡渗利湿于下,使水道畅通,则湿有去路,共奏开源洁流之功。全方用药照顾到了上中下三焦,以燥湿芳化为主,开宣肺气,淡渗利湿为辅,与三仁汤结构略同,而利湿作用过之。身热是阳气郁结之象,宣散即解,所以名为湿温却无清热之品。

[应用] 使用本方,当以胸闷、体倦、苔滑、口腻、脉濡为其辨证要点,以湿盛为用方依据。

[歌括] 藿朴夏苓杏蔻仁,薏苡二苓泽豉行,

湿滞中焦苔白滑,芳化淡渗法堪珍。

七味除湿汤《续简易方》

[组成] 半夏曲60g 苍术60g 厚朴(姜制)60g 藿香叶30g 陈橘皮30g 茯苓30g 炙甘草21g

[用法] 上为散,每服12g,水一盏半,生姜7片,枣1枚,同煎至七分,去渣,食前温服。

[主治] 寒湿困脾,身体重痛,膝开汗出,恶心呕吐,大便溏泄,小便或涩或利,腰脚酸疼,腿膝浮肿。

[证析] 脾胃位居中焦,主纳运水谷。若过食生冷,损伤脾阳,脾不输津,反为湿困,于是升降失常而呕吐便溏,湿留腠理而身重体痛,湿浊下注而腰脚酸疼,或腿膝浮肿。此证并非肾系病变,小便自然正常。若水湿滞留,小便亦可涩少。膝开汗出,表明此非外感风寒,而是内伤生冷引起。因其全无热象,故属寒湿困脾。

[病机] 寒湿困脾。

[治法] 运脾除湿法。

[方义] 寒湿困脾,治宜燥湿、芳化、淡渗,恢复脾的健运,祛除已停水湿。本方重用半夏、苍术二药燥湿运脾,既可调理脾胃功能,又可祛除肌腠水湿;辅以厚朴、陈皮、藿香,芳化湿浊,助主药复中焦纳运升降之常;佐茯苓淡渗利湿,引导水湿下行;甘草调中和药,同姜枣

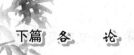

调和营卫,合而用之,能呈运脾除湿功效。

此方是平胃散与二陈汤两方相合,再加藿香而成。从方药组成来看,本方较平胃散多燥湿祛痰的半夏,芳香疏散的藿香,淡渗利湿的茯苓,燥湿芳化力量更强;从配方法度来看,本方既可升清止泻,又可降逆止呕;既可醒脾化湿,又可淡渗利湿,较平胃散结构更为完善。

[应用]

1. 除主证外,当见舌淡苔白脉濡,才是使用此方指征。

2. 此方因有疏表的藿香,渗湿的茯苓,成为津气并调,表里上下兼顾的结构。可广泛用于寒湿困脾的呕吐、泄泻、身痛、身肿各种病证。若欲增强疏表作用,加苏叶、白芷;若欲增强利水功效,加泽泻、车前子,偏寒,加干姜温运脾阳或桂枝温肾化气;偏热,加黄芩、黄连即成清热除湿之方。

[歌括] 七味除湿半夏苍,藿朴陈苓甘草匡,
寒湿困脾吐泻肿,运脾除湿此堪尝。

除湿汤(《是斋百一选方》)

[组成] 半夏 15g　川朴 15g　苍术 15g　藿香叶 10g　陈皮 10g　茯苓 10g　甘草 3g　白术 12g　制附子 15g

[用法] 附子先煮 1 小时,余药后下,汤成,去滓,分 3 次温服。

[主治] 一切中湿自汗,淅淅恶风,翕翕发热,阳虚自汗,呼吸少气。

[证析] 津液失调,阻于体表,一般多因腠理凝闭而呈肢体酸软重痛,甚至浮肿。此证恰好相反,是湿滞腠理引起开合失常,津液外泄而呈自汗。腠理空疏,表卫不固,以致淅淅恶风,翕翕发热,久则阳随汗泄,呈为阳虚少气。此证很像营卫不和的桂枝汤证,如何鉴别? 可从舌体舌苔辨之。桂枝汤证舌体不胖,舌苔不腻。若见舌体淡胖,舌苔白滑,即属伤湿自汗。此证也很像补中益气汤证,若欲鉴别,亦当从舌体和舌苔辨之。

[病机] 脾肾阳虚,湿浊阻滞。

[治法] 温阳除湿法。

[方义] 自汗是因湿滞引起表卫不固,根据治病求本原则,应当除湿;偏于阳虚,应当温阳除湿,才与病机吻合。方用苍术、半夏辛温燥湿,输转脾津;陈皮、厚朴芳香化湿,疏畅气机,使脾胃升降正常则三焦津气自调。用藿香宣肺气以通腠理,复肺卫开合之常;白术健脾输津,复脾胃输转之旧;附子温下焦阳气,复肾命气化之职;茯苓淡渗利水,祛三焦已停之湿,四药调理肺脾肾三脏功能,通调三焦水道,使功能恢复,津行无碍,自无湿滞之忧。白术、附子、甘草同用,有祛除表湿,温阳益气之功,又为表卫阳虚的自汗而设。

此方结构反映了四个特点:①除湿侧重调理中焦,兼顾上下,以燥湿芳化为主,宣上温下为辅;②自汗宜固,用宣发的藿香,体现通因通用的治疗原则;③用除湿的白术、附子、半夏、茯苓和调气的陈皮、厚朴,是津气并调法;④有调气行津的藿香、厚朴、陈皮、茯苓,补气健脾的白术、甘草,温阳化气的附子,体现了泻中有补,补中寓温的配伍形式,用于寒湿,能呈温阳除湿功效。

[应用]

1. 此方治疗自汗、恶风,与真武汤治疗阳虚自汗同理,须由湿滞引起,才能获效。故以舌体淡胖,舌苔滑腻为其用方指征。

2. 此方以燥湿芳化为主,兼调上下,不仅湿滞兼见自汗恶风可用,因湿浊阻滞,升降失调引起的呕吐、泄泻,肢体疼痛等证,投此亦可获效。

3. 此方即二陈汤加白术、附子等药而成,既可调理脾肾,又可降气行津,用于脾肾阳虚,水泛高原的咳嗽气喘,亦有效果,加入干姜、细辛,效果更佳。

[歌括]　除湿附子二术草,藿朴陈苓半夏僚,

　　　　湿滞因寒须温化,温阳除湿建功劳。

胃苓汤(《丹溪心法》)

[组成]　苍术 15g　厚朴 12g　陈皮 12g　甘草 6g　桂枝 15g　白术 12g　茯苓 15g　猪苓 12g　泽泻 20g

[用法]　水煎,分 3 次,温服。1 日 1 剂,连服数剂。

[主治]　寒湿困脾,肾失气化,水液失调,脘痞腹胀,食少便溏,肢体重痛,或水泻,或水肿,舌淡、苔白、脉濡者。

[证析]　此方可用于四类见证。①水泻,大便清稀如水,一日数行;②水泛为肿,下肢尤甚;③湿阻中焦,脘痞腹胀,食少便溏;④湿滞体表,肢体重痛。四类见证若按脏腑定位,应是脾肾功能失调;兼见舌淡苔白,若按八纲辨证,病性属寒;若按气血津液辨证审察基础物质盈虚通滞,当是津液失调。所以此证属脾不运湿,肾失气化,水液失调机理。多因外感寒邪,内入脏腑,或内伤生冷,直接伤脾,以致脾运失司,湿凝气滞,呈为脘痞腹胀,食少便溏,甚至大便清稀如水,一日数行;津凝为湿,滞于体表,遂呈肢体重痛,甚至水肿。此证虽以脾不运湿为主,亦当归咎肾阳气化失常,因舌淡苔白是阳虚佐证。

[病机]　寒湿困脾,肾失气化,水液失调。

[治法]　燥湿运脾,化气行水法。

[方义]　寒湿困脾,肾失气化,以致水液失调,当燥湿运脾与化气行水并举,促使脾肾功能恢复,水液运行无阻,诸证可以向愈。此方由平胃散与五苓散两方相合而成。平胃散是治寒湿困脾的主方,体现燥湿化浊法则,用于脘痞腹胀,食少便溏,肢体重痛等证,颇为合拍。五苓散是治肾系气化失常的主方,体现化气行水法则,用于吐、泻、水肿等证亦合符节。两方相合,能呈燥湿运脾,化气行水功效,体现了脾肾同治的配方法度。

研究此方,应该注意以下五点:①就病机而言,所治各证的基本病理都是脾肾功能障碍或衰弱,引起水液失调。②就治法而言,体现了燥湿运脾,化气行水法则,能够兼顾脾肾两脏。③就方剂结构而言,有健脾燥湿的二术,醒脾化湿的陈皮、厚朴,温阳化气的桂枝,淡渗利湿的茯苓、猪苓、泽泻,反映了较为完善的配方法度。④就选药而言,所用陈皮、厚朴既可醒脾化湿,又可疏畅气机,顾及了湿阻其气、气机不畅的病理改变;所用桂枝,既可助肾化气,又可温通血脉,照顾到了津碍其血、血运不利的病理改变,反映了以除湿行津为主,兼调气血的用药法则。⑤此方用治水泻,因有淡渗利水的茯苓、猪苓、泽泻,体现了利小便以实大便的分利法。

[应用]

1. 此方治疗上述诸证,应以舌淡、苔白、脉缓为其辨证要点。

2. 此方用治脾胃功能障碍的水泻,疗效甚佳。或加干姜温运脾阳,治疗中寒较甚的水泻尤宜。

3. 用治水肿，审其确属脾肾同病，亦可获效。阳虚较甚，加附子增强温阳化气之功。若兼表闭，加入麻黄、细辛。此方加枳实、生姜、白芍、柴胡，治心肌肥厚(心肌炎)偏寒之证，曾治3例，皆愈。加此两药即橘皮枳实生姜汤、四逆散与胃苓汤之合方也。脉缓再加人参。

4. 嗜睡：兼见四肢倦怠，或大便泄泻，苔白脉缓，此为湿胜，宜胃苓汤。

5. 此方将平胃散、五苓散二方合而为一，变为燥湿和脾，化气行水，脾肾同治之法。若再加入柴胡、枳实、白芍，即成胃苓汤与四逆散的合方。不仅治疗脘腹痞胀，嗳气呕恶，疗效甚佳，兼见胸、胁、脘腹胀痛，不思饮食，亦可获得满意疗效。由于加入三药，已由脾肾同治之方，一变成为肝脾肾三脏同治之法，方中白芍、甘草能治胸胁脘腹疼痛之理，当为学者理解；能治不思饮食之理，则鲜为人知。枳实擅长促进胆胃蠕动，胃的蠕动增强，则食无停积，下输小肠；胆管蠕动增强，则胆胰无阻，下注小肠，参与消化，纳运消化正常，则不思饮食瘳矣！余在讲授三香汤时，常思此方何以能治不饥不食？反复思量，始悟其理在于方中枳壳可以促进胆胃蠕动，畅通胆流，所以可治。近年每遇食少纳差之疾，遂于胃苓汤中加四逆散，无不应手而效。附识于此，以飨读者。

6. 胃苓汤中加入枳壳、木香之属，亦可治疗脾肾阳虚，津气阻滞胃肠夹层之便秘。便秘机理有四：一是水津亏损；二是水津不布；三是三焦气滞；四是传导无力。水津亏损，可用承气汤、麻子仁丸、增液汤类苦寒泻下，润肠通便，增水行舟。肾阳虚损，气化不行，水津不布而呈便秘，可用五苓散、真武汤类温肾助阳，化气行水，使其水津化为水气伴随卫气反渗入肠，则大便自调。三焦气滞，阻于胃肠夹层，妨碍水气反渗入肠，而呈便秘，可用柴胡疏散加细辛、当归、桂枝、半夏、木香、台乌药、厚朴以疏畅气机，津气能从肠壁进入肠道，则大便可通。中气虚损，传导无力，可用补中益气汤加益母草，使其卫气得补，胃肠蠕动动力有源，则大便自调。若肾不化气行水与三焦气滞两种机理并存，成为便秘。可以胃苓汤与四逆散同用，既可温阳化气，疏通气机，又可利用枳实、厚朴促进胃肠蠕动，达到通便目的。如果水津不布，三焦气滞，传导无力，三种机理并存，而呈便秘，则可再加人参、干姜，成为理苓汤、胃苓汤、四逆散三方同用的配伍形式。明白一切便秘机理，均与少阳三焦津气虚滞有关，即可将其机理联系起来分析，灵活变通，应用自如。

[化裁]

1. 加味胃苓汤(《婴童类萃》) 苍术6g，厚朴4g，陈皮、桂枝、白术、茯苓、猪苓、泽泻各5g，紫苏、香附各4g，木香3g，阶沿草10g，淡竹叶30片，生姜3片，水煎服。治一切水肿胀满，随证加减，功效如神。此方不仅燥湿运脾，化气行水，脾肾同治。加入开宣肺气的紫苏，调气疏肝的香附，疏畅三焦的木香，通调三焦之气，治肿而调其气，是因三焦为津气共行之道，气行则水行。调气兼顾上、中、下三焦，构思亦较缜密。

2. 香砂胃苓汤(《摄生众妙方》) 即胃苓汤加藿香、砂仁。水煎服。治证同。加藿香兼宣肺卫，砂仁芳香醒脾，方制更佳。

[歌括] 胃苓苍术朴陈草，桂术二苓泽泻同，
脾肾同病水湿阻，两脏同治可为功。

厚朴草果汤(《温病条辨》)

[组成] 杏仁6g 广陈皮3g 厚朴6g 草果3g 半夏9g 茯苓12g

[用法] 水煎，分2次温服。

［主治］　寒湿困脾,胸闷脘痞,寒起四末,渴喜热饮,苔白脉濡。

［证析］　苔白脘闷,寒起四末,渴喜热饮,是本方主证;寒湿困脾,是此证病机。脾主四肢,脾阳为湿所郁,故寒起四末;湿浊中阻,故脘闷苔白;口渴如系热盛伤津,引水自救,当喜凉饮,此证渴喜热饮,是因湿浊弥漫于中而不上承,故喜热以开之。综观此证,若舌苔不白,一切证象均不能确定病性属寒;若舌苔不白,口渴不喜热饮,一切证象亦不得直指为湿,故苔白而喜热饮是其辨证要点。

［病机］　寒湿困脾。

［治法］　温中运脾法。

［方义］　针对上述机理,法当苦辛通降,纯用温开以振奋脾阳。方用厚朴苦温以理气宽中,草果辛热以温运脾阳,二药温化中焦寒湿而兼疏畅气机,实有津气并调之意。杏仁有宣利肺气功效,中焦寒湿而用宣上焦药物,有气化则湿化之义。陈皮芳香醒脾,可为厚朴之辅;半夏燥湿祛痰,可为草果之助,二药实为增强畅气醒脾化湿作用而设。配伍茯苓淡渗利湿,有导湿下行作用。合而用之,令湿去寒消,脾阳振奋,诸证可愈。

［应用］　此方原为湿疟而设。由于此方有温化寒湿作用,故可用于一般寒湿困脾证候。使用时以苔白为其辨证要点。若欲增强疏利作用,可加槟榔、泽泻;若见舌苔黄厚而腻,可加黄芩变为清化湿热之方;若见苔黄厚而燥,可仿达原饮法加入知母。

［歌括］　厚朴草果擅温开,陈夏杏苓六味偕,

　　　　　苔白脘闷因寒湿,苦辛通降力能排。

冷香饮子(《济生方》)

［组成］　草果仁 30g　制附子 10g　橘红 10g　炙甘草 5g　生姜 9g

［用法］　同煮,汤成去渣,澄冷,慢慢啜服,不拘时候。

［主治］　老人虚人伏暑烦躁,引饮无度,恶心疲倦,服凉药无效者。

［证析］　烦躁引饮,是本方主证;脾肾阳虚,气化失常,是此证病机;恶心疲倦,是辨证依据。烦躁与引饮无度似是热盛伤津而引水自救,但恶心疲倦却非热象而是津凝为湿征象。津停何致引饮无度?盖脾肾阳虚,脾不输津,肾不化气,遂致津不上承而呈口渴。此证已服凉药无效,足以证明病性属寒。若见舌淡苔白,更属寒湿无疑。

［病机］　脾肾阳虚,气化失常。

［治法］　醒脾输津,温肾化气法。

［方义］　脾不输津,为湿所困,肾不化气,津不上承,是引饮无度的基本病理。故方用草果仁醒脾化湿,附子温肾化气,恢复两脏功能;并用陈皮化湿利气,生姜温胃散水,增强草果效力;佐甘缓的甘草,有令诸药留恋中焦,缓缓见效之意,与澄冷慢慢啜服同一意思。

使用此方应该注意两点:一是草果的外壳有引起呕吐的副作用,此证已见恶心,用仁才无助呕弊病;二是服药时应慢慢啜服,如品名茶,令药力持续留恋中焦,方能见效。草果仁用至 30g,宜少少啜服,否则剂量亦嫌太大。

［应用］　此方证以引饮无度与恶心疲倦并见为其用方指征,并以服凉药无效为佐证。审其确系脾阳不运,肾不化气,始可投此。

［歌括］　冷香冷子出济生,姜附橘草草果仁,

　　　　　引饮无度兼呕恶,脾肾障碍是病因。

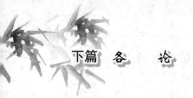

甘草干姜茯苓白术汤（《金匮要略》）

[组成] 甘草10g 干姜20g 茯苓20g 白术10g

[用法] 水煎,分3次,温服。

[主治] 脾不胜湿,寒湿为患。身体重,腰部冷、重、痛,口不渴,小便自利者。

[证析] 腰以下冷重痛,是本方主证;脾不胜湿,寒湿留著,是此证病机;口不渴,小便自利,是辨证依据。腰为肾脏所在部位,此证见于腰部,所以《金匮要略》称为"肾著",其实并非肾系病变,而是寒湿留著肌肉所致。何以知之? 从小便自利知之。须知疼痛见于腰部应该首先思考是否属于肾系病变。此证小便自利,说明肾系正常,病不在里,自属肌肉病变。故小便自利是鉴别此证在肾还是在脾的要点。痛而且重,是湿留肌肉之象;重而且冷,口又不渴,病性自然属寒,故是脾不胜湿,寒湿留著肌肉机理。

[病机] 脾不胜湿,寒湿为患。

[治法] 温中除湿法。

[方义] 本方体现温中除湿法则,用治寒湿留著肌肉,较为适宜。方用干姜温中祛寒,振奋阳气,白术运脾除湿,茯苓淡渗利湿,合甘草培中健脾。俾湿去则腰重证象得除,寒祛则冷痛证象可解。

[应用]

1. 腰冷重痛,审其小便正常,口不渴者,可用此方。妇人阴唇水肿,小便淋沥等证,亦可选用此方。

2. 本方加杏仁治孕妇浮肿,小便自利,腰体冷痛;加红花,治妇女久年腰冷带下;加附子、鹿角霜,治老年小便失禁,腰腿沉重冷痛,男女遗尿至十四、五岁犹不已者。

3. 《三因极一病证方论》云:"除湿汤(即本方)治冒雨著湿,郁于经络,血溢作衄;或脾胃不和,湿著经络,血流入胃,胃满吐血;头疼加川芎二钱,最止浴室中发衄。此方所治吐衄,自然属于脾虚不能统血机理。若加人参,即理中汤加茯苓,理汤既可治疗吐衄,此方亦当有效。

[歌括] 《金匮》甘姜苓术汤,温中除湿是其长,
　　　　寒湿著腰冷重痛,痛除始信效佳良。

　　本法选方8首,同属寒湿困脾病机,同属运脾除湿法则,同用燥湿芳化药物,是其相同点。由于病因有外感内伤之分,病位有兼肺兼肾之别,病性有偏寒偏湿之异,所以8方各具特点。

　　平胃散是本类方的代表,所治食少纳呆,呕恶便溏,脘痞腹胀,身体酸痛,四肢无力等证,反映了脾运障碍,湿凝气阻,升降失调的基本病理,也是纯用燥湿芳化的典范。

　　藿朴夏苓汤以身热不渴,肢体倦怠,胸闷口腻,苔白而滑为主证。湿郁体表证象居多,所以除用燥湿芳化的半夏、厚朴、白豆蔻、藿香外,配伍豆豉、杏仁开宣肺卫于上,薏苡仁、猪苓、茯苓、泽泻淡渗利水于下,体现了以治中为主,兼治上下的三焦并治法。

　　七味除湿汤由平胃散加藿香、半夏、茯苓而成。所治证候与平胃散相同,

只是湿浊更甚,故加半夏增强苍术燥湿之功,藿香增强厚朴、陈皮芳化之力,茯苓淡渗利湿,导水下行,成为燥湿、芳化、淡渗俱备的结构,配伍更臻完善。除湿汤又在七味除湿汤的基础上加入温阳除湿的白术、附子,遂变燥湿芳化而为温阳除湿,将纯从脾治变为脾肾同治,是善于变化的范例。白术附子善于温阳实卫,故对阳虚自汗也宜。

胃苓汤是平胃散与五苓散的合方,既治水湿内渍的水泻,也治水湿外泛的水肿;既有脾不运湿的机理存在,也有肾不化气的机理存在;既具燥湿芳化的组方特色,也具温阳利水的组方特色。综观以平胃散为基础的上述三方,将会使你感到它的变化变得合理,确有脉络可循,对于加深方随法变、法随证变的理解将有帮助。

厚朴草果汤治寒湿困脾之胸闷脘痞,寒起四末,渴喜热饮,苔白脉濡。体现温中运脾法则。配伍草果,化湿力量强于其他方剂,成为以化湿为主的结构。冷香饮子所治烦躁、引饮无度,恶心疲倦,看似热证,实因脾肾功能障碍,气化失常。所以选用草果芳香醒脾,附子温阳化气,较前方温化力量更强,且兼脾肾同治,是其特色。

甘姜苓术汤以治腰部冷痛而重见长。由于小便正常,可以确定此属湿滞肌肉。此方纯从温运脾阳着手,不入燥湿芳化窠臼,构思巧妙。

三、中焦湿热—清热除湿

中焦湿热,是指脾运障碍,津气失调,气郁化热,津凝成湿,湿热互结的病变。

清热除湿,是据中焦湿热病机拟定的治法。

【适应证候】 以身热不扬,汗出不畅,食欲不振,胸痞腹胀,呕恶便溏,或溏而不爽,或吐泻交作,或四肢困倦,肌肉烦疼为主证;以面如油垢,秽气触人,舌尖边红,苔黄而腻,脉象濡数,为其湿热辨证依据。

【病理分析】 湿热常以脾胃为其病变中心,并从少阳三焦波及其余四脏,出现两脏或三焦同病。故《温热经纬·湿热病篇》说:"湿热病属阳明太阴经者居多,中气实,则病在阳明;中气虚,则病在太阴,病在二经之表者,多兼少阳三焦;病在二经之里者,每兼厥阴风木。"

湿热之邪常从口鼻侵入人体。如果疫从口入,侵犯胃肠,影响脾胃功能失调,即呈中焦湿热。他如外感风寒或温邪犯肺,从三焦内归肠胃;以及内伤生冷,运化失司,均可导致气郁化热,津凝为湿,所以中焦湿热最为常见。

湿热虽以脾胃为其病变中心,证象却可见于五脏。脾运障碍,湿浊内停,津气交阻,升降失调,则以面色淡黄,或如油垢,秽气触人,渴不引饮,食少、胸痞、腹胀、呕恶、便溏,或溏而不爽,或吐利交作,舌质红,苔黄而腻为主证。如果病在二经之表,多兼少阳三焦气机不利,水道失调,湿郁热蒸,而呈寒热起伏,身热不扬,汗出不畅,四肢倦怠,肌肉烦疼;下流归肾,则呈小便淋涩,阴囊潮湿,带下臭秽;壅阻肝胆,则呈胸胁胀痛,或身目发黄,或发痉发厥;犯于肺,则为鼻塞、咽肿、咳嗽;上蒙心包,神机被阻,则昏不知人,或精神异常;壅蔽清窍,则龈肿、耳聋、头昏、眼花。其基本病理是湿热互结。湿是自身功能失调,津凝而成;热是外邪相侵,气郁所化。

【立法组方】　湿为阴邪,其性黏滞,热为阳邪,性最暴戾,热得湿而愈炽,湿得热而愈横,一经结合,如油入面,很难分解,不似表证可一汗而解,里证可一下而愈。治疗此证,单清热则湿仍留,单祛湿则热愈炽,唯宜清热祛湿,分消其势。由于湿为阴邪,治宜温化,热为阳邪,治宜清解,所以此证常用苦寒的栀子、黄芩、黄连、黄柏等清热解毒药物,消除病因或解其郁热;辛温燥湿的苍术、厚朴、半夏、草果,芳香化湿的菖蒲、藿香、砂仁、白豆蔻、陈皮、佩兰,醒脾化湿,恢复脾运。除湿勿忘佐以辛开肺气的桔梗、杏仁、薄荷叶、枇杷叶之属,启上闸以开水源,开腠理以展气机;淡渗利湿的茯苓、滑石、通草、猪苓、泽泻、防己、薏苡、茵陈、芦根之流,利水道以疏壅滞。将辛开、苦泄、燥湿、芳化、淡渗五类药物组合成方,既可消除致病原因,又可调理脏腑功能,祛除已停湿浊,如此配伍,才是完善的结构。常用方如甘露消毒丹、三仁汤(方见肺系)、薏苡竹叶散、宣痹汤、加减木防己汤、连朴饮、蚕矢汤、半夏泻心汤、生姜泻心汤、甘草泻心汤等(连朴饮以下五方,见后升清降浊法)。

配伍本类方剂时,要注意几点:①湿与热孰多孰少:热盛湿微,偏于阳明之表,以清热为主,燥湿芳化为辅。因为湿热在于少阳三焦,脾湿仅为兼见证象,故应着重清阳明少阳之热。湿胜热微,偏于太阴之里,以除湿为主,清热为辅。因为湿阻中焦,重用燥湿芳化之品,才能振奋已困之脾阳,祛除黏腻之湿浊。②病位偏表偏里:兼湿滞体表,肌肉烦疼,应配入防己、薏苡仁、蚕砂、姜黄、秦艽、海桐皮、威灵仙、丝瓜络、络石藤、海风藤等长于治疗肌腠之湿及通络止痛药物,适当加入川芎、桂枝之类宣通血络之滞,则止痛效果更佳。③兼证偏上偏下:兼见头胀、头昏、咽痛、肢节酸疼,略见寒热等上焦证象的,可配入辛开肺气药物,使肺气开宣而气机得展,肺气肃降而湿浊下行。兼见下焦证象,小便不利,或淋涩作痛,或大便溏泄,利湿药又宜增强。④湿热误治而成坏证,应该采取救误措施:误用汗法以致湿热蒸腾,蒙阻清窍而神昏耳聋,当用降泄药物,使湿热下行;误用泻下以致脾阳下陷,泄泻不止,当用升浮药物,使脾阳上升;误用滋腻而致经久不愈,当重用燥湿芳化之品,振奋脾阳,解其锢结。这些都是治疗湿热证的基本配伍知识。

湿热阻滞与寒湿困脾约有以下几点区别。①就病因言:寒湿困脾,多因恣食生冷,过用寒凉,脾阳受损,一旦风寒外侵,遂成脾不运湿;湿热为患,多因外邪相侵,影响脏腑功能失调,阳气郁结化热所致。前者着眼于内伤,后者着眼于外感。②就证象言:寒湿困脾,除湿阻证象外,多见面色晦黯、苍白、舌淡、苔白,大便溏、小便清、口不渴等寒象;湿热阻滞,除湿阻证象外,多兼面如油垢,舌红苔黄,秽气触人,体温升高等热象。③就治法言:寒湿困脾的治疗要点在于燥湿芳化,振奋已困脾阳,恢复中焦健运;湿热为患则不然,应当根据病情缓急,或以清热为主,或以除湿为主,不拘一格。④就方剂结构言:燥湿、芳化、淡渗是两类方的共同基础,运脾除湿法多一组温运脾阳药,清热除湿法多一组清热解毒药,二者有一寒一热之异。

湿热阻滞,很难速愈,犹如抽蕉剥茧,层出不穷,应当耐心治疗,不宜操之过急。

【例方】

半苓汤(《温病条辨》)

[组成]　半夏15g　厚朴9g　茯苓15g　通草24g　黄连3g

[用法]　水煎,分3次服。

[主治]　湿阻中焦,胃脘痞胀,不饥不食。

[证析]　此方所治,是以不饥不食为主证,湿阻中焦为病机,舌苔厚腻微黄为佐证。胃主纳谷,脾司运化。脾阳不振,运化失司,湿浊中阻,功能障碍,遂呈不饥不食,脾胃同病。其机理是:脾运失常→湿浊中阻→不饥不食。

[病机]　湿阻中焦,湿胜热微。

[治法]　苦辛淡渗,运脾除湿法。

[方义]　此方用半夏燥湿运脾,恢复脾运;厚朴醒脾化湿,行气宽满;茯苓、通草通调水道,导湿下行;稍佐黄连燥湿和脾,清其郁热,合而用之,体现苦辛淡渗,运脾除湿之法。方中通草用量最重,是欲藉此甘淡渗湿而不伤脾,令湿有外出去路;黄连用量最轻,是欲藉此苦以燥湿,并微清其热。原著谓此方治足太阴寒湿,义似未允。叶霖谓:"太阴湿满,舌苔多白厚黏腻,或中见灰黑而滑。其满在心下胃脘,较阳明实满不同。治宜苦温开之,如苍术、厚朴、二陈之属。若热湿阳郁夹痰固结痞满,按之而痛,始可仿半夏泻心、小陷胸法治之。云太阴寒湿,断非寒凉可愈。"移治湿热更为切近。

[应用]　湿热中阻,湿胜热微;脘痞不舒,不饥不食,可用此方。

[歌括]　半苓通朴连,脾湿此可宣,
　　　　不饥因中阻,苦辛淡渗痊。

宣清导浊汤(《温病条辨》)

[组成]　寒水石 18g　猪苓 15g　茯苓 15g　晚蚕砂 12g　皂荚子 9g

[用法]　水煎,分 2 次服,以大便通快为度。

[主治]　湿温久羁,三焦弥漫,神昏窍阻,少腹硬满,大便不下,或小便不通。

[证析]　神昏窍阻或大便不通,是本主证,少腹硬满是使用本方佐证。湿热久羁,郁于三焦,每随气机升降而蒙上流下,蒙于上则神昏窍阻,结于下则少腹硬满而大便不下,或小便不通。

[病机]　湿热壅滞三焦。

[治法]　宣清导浊,开窍启闭法。

[方义]　此种湿浊郁结三焦气分,闭塞不通之证,法当宣清导浊,使清升浊降而病庶可解。方中寒水石宣湿清热;猪苓、茯苓淡渗利湿,通调水道;晚蚕砂化浊升清,使湿浊得化则清气自升;皂荚子既能涤垢泄浊以辛通上下关窍,又能直走下焦以通大便之秘结,与前药合用,可使湿浊由二便而下。此方以寒水石清无形之热,茯苓、猪苓、蚕砂、皂荚子逐有形之湿,故以宣清导浊命名。

研究此方须注意此系湿浊久羁,三焦弥漫证。少阳三焦是上联脑系下联二阴的通道。湿浊弥漫三焦,蒙上则神机闭阻而昏,或呈精神失常;流下则阻塞窍隧而大便不下或小便不通。故"三焦弥漫"一语实为指导使用此方的关键。

[应用]　此方可以用于三个方面,一是湿浊闭阻机窍的神昏;二是少腹硬满而大便不下;三是前列腺肥大引起的小便不通。

[歌括]　宣清导浊皂子良,二苓寒水蚕矢匡,
　　　　湿浊弥漫机窍阻,二便闭塞此堪尝。

薏苡竹叶散(《温病条辨》)

[组成]　薏苡 15g　竹叶 10g　滑石 15g　白蔻仁 6g　连翘 10g　茯苓 15g　通草 5g

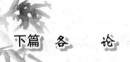

[用法] 共为细末，每次服 15g，日 3 服。亦可作汤剂。

[主治] 湿郁经脉，身热身痛，汗多自利，胸腹白疹。

[证析] 此为湿郁经脉，内外合邪机理。以身痛汗多，胸腹白疹为主证，这一主证也是与一般表证不同处。"汗多则表阳开，身痛则表邪郁，表阳开而不解表邪，其为风湿无疑，盖汗之解者，寒邪也。风为阳邪，尚不能以汗解，况湿为重浊之阴邪，故虽有汗不解也。学者于有汗不解之证，当识其非风则湿，或为风湿相博也。"大便自利，为脾不运湿之象；胸腹白疹，为湿郁皮层征象。

[病机] 湿热阻腠。

[治法] 辛寒清热，甘淡渗湿法。

[方义] 湿停热郁，内外合邪，"纯辛走表，纯苦清热，皆在所忌。"此证本已汗多，再用纯辛走表药物，则犯汗多之禁；若用纯苦药物清里，又不能兼顾胸腹白疹。唯宜辛凉以解肌表之热，甘淡以渗表郁之湿，使表湿从气化而散，里湿从小便而出，才是两全之策。故方用连翘、竹叶辛凉走表，薏苡除湿宣痹，三药宣通膜腠湿热；白豆蔻芳化湿浊，茯苓、滑石、通草甘淡渗湿，使湿从小便而去。诸药合而用之，能呈宣痹、除湿、清热功效。

[应用] 使用此方应当注意两点：①从主证来讲，以身热、汗出、身痛、胸腹白疹、自利为特征；从治法来讲，纯辛走表，纯苦清热，皆在所忌。②身热、汗出、身痛类似苍术白虎汤证，但胸腹白疹、自利为苍术白虎汤证所无。此证乃属湿热郁于半表半里。

[歌括] 薏苡竹叶滑石通，连翘苓蔻七般同，

　　　　湿郁膜腠热痛汗，清热渗湿法可从。

中焦宣痹汤（《温病条辨》）

[组成] 杏仁 15g　连翘 10g　山栀 10g　半夏 10g　滑石 15g　赤小豆皮 10g　薏苡仁 30g　防己 15g　晚蚕砂（布包煎）20g

痛甚者，加姜黄 15g、海桐皮 15g。

[用法] 水煎服。

[主治] 湿热证。湿聚热蒸，蕴于经络，寒战热炽，骨节烦疼，面目萎黄，舌苔厚腻。

[证析] 痹证有风痹、寒痹、湿痹之异，本证属于湿热痹，与一般痹证不同。苔腻面黄，为湿热现象；寒战热炽，骨节烦疼，是湿热痹阻经络证象。《金匮翼》说："脏腑经络先有蓄热，而复风寒湿客之，热为寒郁，气不得通，久之寒亦化热，则顽痹愈然而闷也。"

[病机] 湿热痹阻经络。

[治法] 清热利湿，宣痹止痛法。

[方义] 湿热痹阻经络而痛，当清热利湿与宣痹通络并举。本方选用长于宣痹除湿的防己、薏苡仁、蚕砂为主药，使肌腠之湿得除，则痹痛可止。用连翘、栀子助主药清热，赤小豆、滑石助主药除湿，七药能呈清利湿热，宣痹止痛功效。配宣降肺气的杏仁，令肺气开宣，则热从外解，肺气肃降，则水道通调；配燥湿祛痰的半夏，令脾能运湿，则中焦得和，二药实为调理肺脾两脏功能而设。痛甚加姜黄、海桐皮可以增强除湿止痛作用。

湿邪阻络是引起肌肉骨节疼痛的原因之一，血运不利脉络瘀阻则是引起疼痛的另一原因。故治风寒湿三气合而为痹的痛证，常于祛风散寒除湿以外伍用活血药物，治湿热痹证亦然。本方用蚕砂、姜黄活血，正欲通过活血作用以消除疼痛。

治疗中焦湿浊,必用燥湿芳化药物,此证虽以湿热痹阻经络的疼痛为主证,因有舌苔厚腻见证,说明中焦亦有湿浊阻滞,故用半夏燥湿,若湿浊甚者,可加苍术、藿香、佩兰、菖蒲之属增强燥湿化浊作用。

[应用] 本方治疗急性风湿热,或急性风湿性关节炎疗效较好。对于关节红肿疼痛,发热头痛,纳差腹满,脉数苔黄腻,血沉升高,抗"O"也明显升高的风湿病患者,加苍术、黄柏、银花藤等,可使证象很快消失,血沉及抗"O"下降。

[歌括] 中焦宣痹治热痹,赤豆山栀与杏仁,

薏晚连翘防滑夏,除湿宣痹法宜遵。

加减木防己汤(《温病条辨》)

[组成] 防己 18g 桂枝 10g 石膏 20g 杏仁 10g 滑石 12g 白通草 6g 薏苡仁 15g

[用法] 水煎,分 3 次服。

[主治] 暑湿痹。发热口渴,骨节疼痛,舌红苔黄,脉象濡数。

[证析] 骨节疼痛是本方主证,湿热痹阻经络是本方病机,发热口渴、舌红苔黄与骨节疼痛并见是湿热辨证依据。骨节之所以疼痛,是因湿热痹阻经络,水液与血脉运行不利所致。

[病机] 湿热痹阻经络。

[治法] 清热宣痹法。

[方义] 湿热留着肌肉、关节,阻滞经络而成痹证,法当清热利湿,宣痹通络。故方用长于除肌腠之湿的防己为主药,除湿蠲痹止痛。石膏辛寒清热;薏苡、滑石、通草甘淡渗湿;杏仁开泄肺气,肺气开宣,则水道通调,共呈开源洁流之功。反佐一味桂枝温通血脉,对湿痹经络的痹证,可以增强宣痹止痛功效。

[应用] 可用于风湿热。与苍术白虎汤、桂枝白虎汤等方的作用相似。

[歌括] 加减防己桂膏通,苡仁滑石杏仁从,

暑湿痹络骨节痛,宣痹除湿可为功。

本法共选方 5 首,都用清热、燥湿、芳化、淡渗药物组成,是相同处。由于临床征象大同小异,各方也就各有特点。

半苓汤治湿阻中焦,湿胜热微,胃脘痞胀,不饥不食,着眼于燥湿淡渗。

宣清导浊汤也治湿浊壅滞三焦,却以神昏窍阻,少腹硬满,大便不下为主证,全凭一味皂荚才有宣清导浊之功。

薏苡竹叶散治湿热郁于经络,有身痛见证,都用薏苡宣痹止痛,白豆蔻、茯苓、滑石、通草芳化淡渗。兼见汗多自利,故配竹叶、连翘辛凉宣散,有使热从外达之意。

中焦宣痹汤与加减木防己汤都以治疗湿热痹阻经络的骨节烦疼为主证,两方都用擅长除湿宣痹的防己、薏苡仁;前方有连翘、栀子清热,蚕砂除湿蠲痹,后方有石膏清热,桂枝活血通络,各有千秋,难分轩轾。

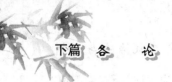

四、脾虚水泛——实脾利水

脾虚水泛，是指脾虚不能制水，水邪泛滥的致病机理。

实脾利水，是据脾虚水泛病机拟定的治法。

【适应证候】 以水肿为主证；以按之凹陷，小便不利，舌淡脉缓为脾虚辨证依据。

【病理分析】 主水者肾，制水者脾，肺为水之上源。下焦肾阳旺盛，气化正常，则水有所主；中焦脾胃健运，纳运无碍，则水有所制；上焦肺气宣降，毛窍不闭，水道通调，则水行无阻。一旦肺气宣降失常，脾胃输机失运，肾命气化失司，均可聚水成为水肿。脾虚水泛，多因饮食不节，饥饱不匀；或恣食生冷，损伤脾阳；或外邪入里，日久失治，脾运失健，制水无权，以致水湿停积三焦而外泛作肿，内停作胀。

【立法组方】 此类证候有脾虚和水肿两个方面见证，施治时若只补脾而不利水，与鲧筑堤防水如出一辙，则已停之水不能去；若利水而不实脾，又与夏禹疏通九河毫无二致，则水虽暂去而旋生，均非两全之策。只有实脾与利水双管齐下，标本并图，于证始惬。所以本法常用补气的黄芪、白术、甘草，醒脾化湿的苍术、半夏、砂仁、草果之属与利水除湿的防己、大腹皮、茯苓、泽泻等药组成。至于补脾与利水两组药的主从关系，则应该根据具体情况确定。脾虚现象显著，应以补脾为主，利水为辅；证情偏实，应以利水为主，补脾为辅。如防己黄芪汤、五皮饮、实脾饮、白术散、鲤鱼汤等均属本法范畴。

治水勿忘调气，因为津气共同升降出入于三焦。水停少阳三焦，必然阻碍卫气升降出入而生胀满；三焦气滞以后，又势必妨碍水液正常运行而加重水湿停滞，呈为水气交阻，互为因果的恶性循环。若不疏畅三焦气机，不仅气机升降难于恢复，水湿亦难速去。所以这类方剂常配行气的枳壳、木香、厚朴、槟榔、陈皮、杏仁之属，殆有气行则水行之意。

脾虚水泛亦不限于治脾，常常兼治肺肾，因肺脾气虚而肿者甚多，脾肾阳虚而肿者更属常见，三脏同病者亦不乏实例。如防己黄芪汤用黄芪补肺脾之气以固表实卫，实脾饮用附子温命门之火以化气行水，麻附五皮饮用麻黄宣上、附子温下。上述三方都不是单纯的治脾之方，仅仅病机侧重在脾而已。

配伍这类方剂也要顾及肝的疏泄功能。由于五脏经隧及其少阳三焦膜原是由肝系之膜构成，经隧膜原稍有紧张，都会影响气血津液通调，故水泛作肿亦与肝的疏泄失调有关。如实脾饮用木瓜柔肝，即为调理肝的疏泄而设。

【例方】

五皮饮《华氏中藏经》

[组成] 桑白皮 陈橘皮 生姜皮 大腹皮 茯苓皮各等分

[用法] 水煎，分3次，温服。1日量。

[主治] 脾郁水肿，四肢面目悉肿，脘腹胀满，上气喘急，小便不利，舌白脉缓。亦治妊娠胎水。

[证析] 此方所治，属于脾运障碍，气滞水停机理。脾不运湿，水道被阻，则小便不利；水液不能下输膀胱，外溢肌肤，则面目四肢悉肿；脾郁气滞，则脘腹胀满；三焦津气壅滞，肺气宣降失常，则肺气不降而上气喘急。

[病机] 脾运障碍，水泛为肿。

　　[治法]　醒脾利水,宣畅气机法。

　　[方义]　治疗脾郁不能运化水湿的水肿,当一面健运脾气,以御水邪的泛滥;一面疏通水道,使水有去路。此方体现了醒脾与利水同用的配方法度。以茯苓皮的甘淡,实脾土而利水;生姜皮的辛散,宣胃阳而散水;大腹皮的辛温,行气宽胀,利水退肿,三味为行水主药。陈皮利气调中,醒脾化湿,令气行则水行,脾健而防水之堤自固,故本品不仅是生姜、茯苓、大腹皮化湿理气之助,也是振奋脾阳、调理中焦的主药。水邪为患,不能专责于脾,亦当考虑肺失宣降,肾失主宰,或兼肺治,或兼肾治,又在临证权衡,灵活掌握。此证不仅水邪外泛作肿,且又水泛高原而呈上气喘急,故配桑白皮泻肺以清水源,令源清流自洁,气降喘自宁。五药合用,共呈醒脾利水,行气宽胀功效。

　　此方在配伍上反映了两个特点:一是在调理五脏功能方面,体现了肺脾同治;一是在调理基础物质方面,体现了津气并调。

　　《太平惠民和剂局方》所载五皮饮是本方去陈皮、桑白皮,改用五加皮、地骨皮组成。用五加皮入肾以行水,地骨皮清肺肾虚热,是主治在脾而兼及肺肾的配伍形式。两方相较,《华氏中藏经》五皮饮侧重于治中上两焦,《太平惠民和剂局方》五皮饮侧重于治中下两焦,重点有所不同;前者有调气之功,后方有滋肾作用,亦各异趣。两方均用皮,有轻以去实,以皮行皮之意。

　　[应用]　本方所治的水肿,以皮色光亮,水在皮肤为其辨证要点。偏热,加车前子、薏苡仁、防己清利湿热;偏虚,加防己、黄芪、白术以实脾利水;偏实,加牵牛、槟榔、防己、椒目、葶苈子以疏利二便;腹中胀满,加莱菔子、厚朴、麦芽以消滞行气。

　　[化裁]

　　1. 五皮饮(《太平惠民和剂局方》)　本方去桑白皮、陈皮,加五加皮、地骨皮。治证同,无上气喘急者。

　　2. 七皮饮(《济生方》)　大腹皮、陈皮、茯苓皮、生姜皮、青皮、地骨皮、甘草皮。水煎,温服。治证同。

　　[歌括]　五皮饮用五般皮,陈茯姜桑大腹齐,
　　　　　　　脾郁水肿皮光亮,妊娠水肿亦能医。

白术散(《鸡峰普济方》)

　　[组成]　白术　陈橘皮　生姜皮　大腹皮　茯苓皮等分

　　[用法]　水煎服。

　　[主治]　久病以后,身体足胫面目浮肿,小便反快,脉大而虚。

　　[证析]　面目、身体、足胫任何一部位出现浮肿,是本方主证;脾虚水泛,是此证病机;浮肿见于久病以后,小便反快,是脾虚水泛的辨证依据。水肿与肺、脾、肾三脏功能失调有关。此证见于久病以后,如是肾的气化失常,当有小便不利。今见小便反快,显然不是肾的关门不开,而是脾的运化失职使然。

　　[病机]　脾虚水泛。

　　[治法]　实脾利水法。

　　[方义]　脾虚不运,水泛为肿,法当实脾利水,双管齐下。此证若只健脾而不利水,则已停之水不能去;若只利水而不实脾,则水虽暂去而旋生,均非两全之策。故方用擅长健脾运湿的白术入主中州,温胃散水的生姜,醒脾化湿的陈皮为其辅助,使胃能散津,脾能输津,则

脾运健而实脾之法备矣! 大腹皮、茯苓有淡渗利水功效,使三焦水道通调,则已停积水可去,而利水之法备矣! 三焦为津气升降出入通道,水停每兼气滞,陈皮、大腹皮有疏畅气机作用,配入本方而气行则水行法备矣!

此方虽由五皮饮化裁而成,却有差别。就病位而言:前方属脾肺两脏同病,本方纯属脾的运化不及。就病理而言:前方是脾的功能障碍,故谓之脾郁水肿;本方系久病导致脾的运化不及,故谓之脾虚水泛。就治法与处方而言:前方只须醒脾即可恢复脾运,故用陈皮、生姜,其法只能称为醒脾利水;本方除用陈皮、生姜以外,主用白术健脾,始可称为实脾利水。两方相较,前者偏实,后者偏虚,程度有所不同。

[应用] 此方以久病后出现水肿、小便通利为其辨证要点,视其寒热证象不显即可投此。此方不用桑白皮之泻,而用白术之补,故妊娠水肿投此尤为适宜。

[歌括] 白术散内用陈皮,生姜大腹茯苓齐,
脾虚水泛从何治,实脾利水法堪依。

鲤鱼汤(《备急千金要方》)

[组成] 鲤鱼2尾(去鳞肠) 当归9g 白芍12g 白术9g 茯苓15g 陈皮9g 生姜9g

[用法] 先以白水煮鲤鱼,煮熟,去鱼取汁,用以煎药,空腹时服。

[主治] 妊娠水肿,腹大异常,或遍身浮肿,胸中满闷,咳逆不安者。

[证析] 脾主运化水湿。脾虚不运,湿滞水停,随三焦下注胞中(子宫),则腹大异常;外泛肢体则遍身俱肿。

[病机] 脾虚水肿。

[治法] 健脾利水,和血养胎法。

[方义] 脾不运湿,湿聚水停为肿,法当健脾利水,复其运化之常。方用鲤鱼行水消肿,白术、茯苓、生姜健脾除湿,陈皮芳化利气,令脾运健则水自行,水既行而肿自消。水肿见于妊娠,故配当归、白芍和血养胎,如此组合,有利无弊。如有阳虚证象可加肉桂少许作为温阳化气之助。

研究此方,应该注意三点:①为什么要用鲤鱼? 鲤鱼《神农本草经》谓"治水肿脚满";《名医别录》谓"治怀妊身肿及胎气不安"。本方主用鲤鱼,系以二书为其依据。②为什么利水药物甚少? 妊娠腹大异常,是胞宫胎水过多,异于其他水肿,不能过用利水药物,以防伤胎,所以只用生姜温胃散水,白术健脾运湿,陈皮化湿和脾,茯苓淡渗利湿。③为什么要用归芍? 本方之用归芍,是因水肿见于妊娠,故用当归、白芍和血养胎。

此方与白术散比较:白术散配伍大腹皮,利气力量稍强;本方配伍鲤鱼消肿,利水力量相似而略偏于补;由于本方配伍归芍和血养胎,结构更趋完善。

[应用] 不仅妊娠水肿可用,一般脾虚水肿亦可投此。

[歌括] 《千金》传下鲤鱼汤,归芍苓术橘生姜,
妊娠水肿脾不运,健脾和肝法最良。

防己黄芪汤(《金匮要略》)

[组成] 防己10g 黄芪30g 白术10g 甘草5g 生姜10g 大枣15g

[用法]　水煎,温服。服后当如虫行皮中,自腰下如冰,令病人坐于被上,又以一被绕于腰下,温令微汗瘥。

[主治]　风水、风湿,脉浮身重,汗出恶风。亦治湿痹麻木。

[证析]　此方能治三类见证,一是风湿,二是水肿,三是湿痹麻木,都是水湿著于肌腠所致。再究水湿著于肌腠之理,则与脾不运湿有关。脾失健运,水停肌腠,故身重、水肿、麻木。汗出恶风与脾肺气虚有关。肺主气,外合皮毛主表;脾为气血生化之源。肺虚则腠理不密,脾虚则卫气乏源,表虚不固,不能外御风邪,内护阴津,故恶风自汗。综上,此证用脏腑辨证定位,病在肺脾;用气血津液辨证审察基础物质盈虚,属气虚津壅;用八纲辨证定性,属本虚标实。

[病机]　脾肺气虚,水湿为患。

[治法]　固表实脾,利水除湿法。

[方义]　水肿、风湿、麻木与表虚证象并见,法当补脾肺虚损,利肌腠水湿。补虚意在扶正,利水旨在祛邪,补泻同施,才合此证机理。故方用长于利水消肿、除湿止痛的防己和益气固表、利水退肿的黄芪为主药,共呈益气固表,利水除湿功效。辅以健脾除湿的白术,补气健脾的甘草、大枣,增强益气与除湿的功效。本方防己、黄芪、白术的利水除湿是祛其邪,黄芪、白术、甘草、大枣的固表实脾是扶其正。扶正祛邪之法既备,自对津壅气虚都能兼顾。至于生姜、大枣同煎,有调和营卫之意。服后如虫行皮中,腰下寒冷如冰,是水湿下行征象;令病人坐于被上而以被绕腰,是保温以促其汗,故谓微汗瘥。方中黄芪实卫固表,利尿行水,兼而有之,恰与表虚不固,水湿内停机理相符,仲景选药之精,可见一斑。

[应用]　《类聚方广义》说:"防己黄芪汤,治风毒肿,附骨疽、穿踝疽,稠脓已歇,稀水不止,或痛或不痛,身体瘦削,或见浮肿者。若恶寒或下利者,更加附子为佳。"

本方可用于肾炎及风湿关节痛,见证如上述者。妇女原因不明之肿,偏于虚者,有效。

[歌括]　《金匮》防己黄芪汤,白术甘草枣生姜,

　　　　实脾利水疗水肿,风湿恶风效亦良。

防己茯苓汤（《金匮要略》）

[组成]　防己 30g　黄芪 30g　桂枝 30g　茯苓 60g　甘草 10g

[用法]　水煎,分 3 次,温服。

[主治]　皮水为病,四肢肿,水气在皮肤中,四肢聂聂动者。

[证析]　四肢浮肿,是本方主证;气化不及,水泛肌表,是此证病机。所谓气化不及,是指肾的气化功能障碍,以致水液停聚,泛于肌表,故见四肢浮肿。浮肿见于四肢,脾亦难脱其责。严格说来,此证当是肾失主水之职,脾失制水之权,脾肾同病,水泛为肿机理。

[病机]　气化不行,水泛肌表。

[治法]　化气行水,固表实脾法

[方义]　此方以桂枝温阳化气,恢复肾的气化功能;防己、茯苓利水渗湿,祛除已停之水;黄芪、甘草固表实脾,五药同用,能呈化气行水,固表实脾功效。

此方体现以利水为主,温阳、实脾为辅的配方法度。与防己黄芪汤相较,彼用黄芪、白术、甘草两治肺脾,此用桂枝、黄芪、甘草两治脾肾,病位稍有不同。此方利水力量亦大于防己黄芪汤,观原著防己用至三两,较防己黄芪汤重两倍,并加六两茯苓,利水力量自然大为

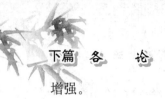

增强。

[应用] 此方以四肢肿,肉𥆧筋惕为用方指征。《先哲医话》云:"一男子,头及两手振掉不已,得此亦二三年,腹中和,饮食如故,余谓是即仲师所谓四肢聂聂之类,投以防己茯苓汤而愈。"《方函口诀》云:"一人身体肥胖,运动不如意,手足振掉,前医投桂枝、茯苓、白术、真武之类,或以为痰所为,令服导痰化痰之药,更无效者,与此方而愈。"治疗四肢振掉,向少良方。日人将此方用于此证,是善用古方实例。究其获效之理,实与此方善行肌腠水湿有关。

[歌括] 防己茯苓桂枝草,化气行水力偏骁,

　　　　水溢皮肤四肢肿,头手振掉亦能疗。

实脾饮(《世医得效方》)

[组成] 制附子 15g 干姜 10g 甘草 3g 白术 10g 茯苓 15g 草果仁 10g 厚朴 12g 大腹子 15g 木香 6g 木瓜 12g

[用法] 水煎服。

[主治] 脾肾阳虚,水邪为患,肢体浮肿,半身以下更甚,胸腹胀满,身重懒食,手足不温,口不渴,大便溏,小便清,舌苔厚腻而润,脉象沉迟者。

[证析] 肢体浮肿,胸腹胀满,是本方主证;脾肾阳虚,水湿停滞,是此证病机;其余舌脉证象,是脾肾阳虚的辨证依据。脾主运化水湿,肾主化气行水。脾虚不能运化水湿,肾虚不能化气行水,于是水液停滞体内而胸腹胀满;外泛体表而肢体浮肿;流于下焦而半身以下更甚。何以知为脾肾阳虚?从手足不温,口不渴,大便溏,小便清,苔白脉迟知之。

[病机] 脾肾阳虚,水湿为患。

[治法] 温阳实脾,利气行水法。

[方义] 脾肾虚寒,水邪为患,理宜温阳实脾,恢复脾肾制水行水功能;水液停留,妨碍气机通畅,法当利气行水。方用白术、茯苓、甘草补气健脾,干姜、草果温运脾阳,令中焦健运,脾阳振奋,才能运化水湿;附子温肾助阳,使肾得温,才能化气行水,这是治本主药。木香、厚朴、草果、大腹子醒脾利气,疏畅三焦,以此为辅,有气行则水行,气化则湿化之意。木瓜与茯苓除湿利水,且合甘草以舒经隧之挛,利于水湿下行。全方着重调理脾肾功能,体现了治病求本的配方法度,故名实脾饮。

研究此方,应注意以下四点:①胸腹胀满是否纯属气滞?须知胸腹胀满并非纯属气滞,部分患者是因腹内积水使然。欲知是否腹内积水,可令病人侧卧,以手扣腹,卧侧呈浊音即是。②此方以水肿为主证,何以利水药物甚少?此方配伍姜附温补脾肾阳气,恢复两脏功能,不仅水肿可以渐消,亦可避免复肿,反映治病求本精神。③方中配伍厚朴、草果、槟榔有何用意?此方配伍三药有疏畅气机,宣泄膜原之意。膜原为三焦的门户,一身的半表半里,乃是津气并行的通路。脾肾功能不足,三焦水道不通,外泛作肿,内停作胀,用三药宣透膜原则水道通调,有气行则水行之意。④大腹子是指何物?李时珍谓:"即槟榔中一种腹大形扁而涩者,不似槟榔尖长味良耳,皆可通用。"

[应用] 可用于慢性肾炎,早期肝硬化的腹胀,下肢浮肿,轻度腹水,以及心力衰竭的轻度浮肿,食欲不振者。可与己椒苈黄丸合用,成为补泻同施的结构。

[歌括] 实脾苓术与甘草,厚朴木香与木瓜,

　　　　草果槟榔配姜附,虚寒阴水服之佳。

复元丹《三因极一病证方论》

[组成]　制附子60g　肉桂30g　川椒(炒出汗)30g　白术(略炒)30g　泽泻45g　独活30g　南木香(煨)30g　陈橘皮30g　厚朴(姜汁炒)30g　炒茴香30g　槟榔15g　吴茱萸(炒)30g　肉豆蔻(煨)15g

[用法]　研为细末,糊丸如梧桐子大,每服10g,紫苏汤下,不拘时。禁房事及盐半年以巩固疗效。

[主治]　脾肾阳虚,水停气滞,水肿喘息,心腹坚满,舌淡、苔白、脉沉。

[证析]　水肿喘息,心腹坚满,是本方主证;脾肾阳虚,水停气滞,是此证病机;舌淡、苔白、脉沉,是阳虚的辨证依据。水肿有阴水阳水之分,阳水属热属实;阴水属寒属虚。此方所治属于阴水。是因脾肾阳虚,水失主制,停留三焦,外泛成肿,内停作胀。三焦是津气共行通道,水停三焦,势必影响卫气升降出入,气滞又将影响水津运行,陈陈相因,恶性循环,遂呈心腹坚满,水肿喘息重证。

[病机]　脾肾阳虚,水停气滞。

[治法]　温阳实脾,利气行水法。

[方义]　治疗阴水,首应温阳实脾,恢复肾的气化、脾的健运、肺的宣降,使水津升降出入正常,才无后顾之忧。故方用附子、肉桂温肾阳以助气化,肾功恢复,水津才能正常四布;川椒振奋中阳,白术健脾运湿,陈皮、厚朴醒脾化湿,脾功恢复,水津才能正常转输;紫苏宣降肺气,肺功恢复,水津才能正常宣降;再用独活开泄腠理,祛湿于外,泽泻疏导三焦,利水于下,呈为一面恢复功能,一面消除积水的配伍形式。水停气滞,又当疏理气机,方中紫苏宣降上焦肺气,陈皮、厚朴调畅中焦脾气,小茴香、吴茱萸疏达下焦肝气,并以善疏三焦气滞的木香、槟榔相助,令三焦气调,则气机升降出入无阻。反佐收涩的肉豆蔻,有制约行气药物辛散太过的意思。两类药物合用,体现温阳实脾,利气行水法则。

此方在配伍上反映了四个主要特点:①从恢复功能与驱除水湿方面来讲:是以调理脏腑功能为主,利水渗湿为辅。②从调理功能方面来讲:是以温肾为主,健脾为辅,宣肺为佐。③从疏畅气机方面来讲:是以疏达肝气与健运脾气为主,宣肺为佐。④从津气间的关系来讲:治疗水肿本应以利水为主,此方行气药物竟居其半,突出了气行则水行的治疗思想。

[应用]　此方以治本为主,利水药物太少,可加茯苓、猪苓之类以增强利水功效。治水勿忘活血,肾的血液环流良好才有利于肾功恢复,适当配伍活血药物,可以增强疗效。方中独活,古人谓有利水作用,不可不知。

[歌括]　复元丹内桂附萸,陈朴香槟术泽齐,

　　　　独活川椒茴苏蔻,阳虚水肿此方医。

* * *

本法共选方7首,都为脾虚水泛而设,都用实脾与利水两类药物组合成方。但因虚实之间有所侧重,病机又有兼肺兼肾之异,所以各方重点也就有所不同。

五皮饮治脾郁水肿,以皮色光亮为特征。方以醒脾为主,兼宣肺气,健脾作用极微,所以称为脾郁而不称脾虚。白术散于五皮饮中减去泻肺的桑白皮,加入补气健脾的白术,称为脾虚水肿,可谓名实相符。鲤鱼汤渗湿只有茯苓,

重在健脾醒脾,和血养胎,用于妊娠水肿,可谓相宜。

防己黄芪汤是风湿与风水两用之方,属于脾肺气虚,水湿为患,用此固表实脾,利水除湿,可谓合拍。防己茯苓汤以水肿或手足振掉为主证,此方兼用桂枝化气行水,是其特点;防己用量特重,亦当留意。

实脾饮治脾肾阳虚,水停肿胀。用干姜、附子温脾肾之阳,木香、厚朴、草果、槟榔宣泄膜原,而用木瓜柔和经脉。复元丹因用附子、肉桂、川椒、吴茱萸、小茴香,温阳力量强于实脾饮;因有木香、陈皮、厚朴、茴香、槟榔、吴茱萸,行气力量亦强于实脾饮。用于脾肾阳虚,水停气滞的水肿,可收温阳实脾,行气利水功效。

上述方剂告诉学者,治水不能单治一脏,或兼治肺,或兼治肾,或三焦并调,才能达到治水目的。配伍行气药物宜兼顾三焦,才能达到疏畅三焦气机目的。

五、脾郁生痰—燥湿祛痰

脾郁生痰,是指脾运障碍,津凝成痰的病变。

燥湿祛痰,是据脾郁生痰病机拟定的治法。

【适应证候】　以咳嗽痰多,胸脘痞闷,恶心呕吐,头眩心悸为主证;以兼肢体困倦,舌苔白滑而腻,脉象濡数,为其津凝成痰辨证依据。

【病理分析】　痰的生成,虽然与肺脾肾三脏都有关系,但脾不运湿,运化失司,却是水液凝聚为痰的主要原因,故前人指出"脾为生痰之源。"这一理论为治痰当先燥湿运脾提供了理论依据。湿痰为患,是脾不运湿,凝聚成痰,痰阻气机的津气同病。

【立法组方】　此种痰由津凝之证,自宜燥湿化痰,湿由脾运不健而生,又当利气调中,恢复中焦健运。俾中焦健运则湿无由积,湿不生痰则诸证自愈。这类方常由燥湿祛痰的半夏、南星、苍术、白术,芳化利气的陈皮、砂仁、枳实,淡渗利湿的茯苓三类药物组成,反映了燥湿、芳化、淡渗的基本结构。这种结构与运脾除湿法大体相同,仅因本法常选燥湿与化痰两用的半夏、南星才略异其趣。常用方如二陈汤、二术二陈汤。

本法是治痰诸法的基本结构,众多治痰方剂尽管所体现的治法各有不同,却均由此法加味而成,从而反映了法中有法的中医特点。

此法可用于三类见证:①湿聚成涎,停蓄于胃的呕恶;壅滞于肺的咳嗽。咳嗽属于肺失宣降的津气病变,使用此法调气行津,恢复肺的宣降功能,即可达到治咳目的,这是本法的基本用途。②痰浊凌心的心悸,蒙蔽巅顶的昏重,壅阻清窍的目眩、耳鸣,下注前阴的带下,停积机体的痰核等证,虽不见痰,亦从痰治,这是本法的扩大应用。③用于一般湿困脾阳,并无痰的征象。能治湿阻是因此法与治中焦湿滞的结构相同,这是本法的变通应用。只有知常达变,才能运用随心。

【例方】

二陈汤（《太平惠民和剂局方》）

[组成]　陈皮15g　半夏15g　茯苓20g　炙甘草6g

[用法]　加生姜10g,乌梅一个,水煎,分3次,温服。

［主治］　脾不运湿,湿痰为患,咳嗽痰多,胸膈胀满,呕吐恶心,头眩心悸等证。

［证析］　此方是治脾不运湿,湿痰为患的主方。湿痰是由湿困脾阳,运化失职,水湿凝聚而成。湿之所以能困脾阳,实由脾运不健所致。脾运不健,湿滞成涎,涎阻气机,则胸膈胀满;胃失和降,则恶心呕吐,此为脾胃气郁津凝,升降失职的病理现象。痰随气升,上犯于肺,肺失宣降,则咳嗽痰多,此属肺失宣降,津气痹郁的病理现象。痰从少阳三焦上凌于心,则呈心悸;阻碍清阳上升,浊阴僭居阳位,则呈眩晕,这是痰浊阻于少阳三焦的病理现象。

［病机］　脾不运湿,湿痰为患。

［治法］　理气调中,燥湿化痰法。

［方义］　脾气不运而生湿,法当理气调中;水湿凝聚而生痰涎,又宜燥湿化痰;俾中焦健运则湿无由积,湿不生痰则诸证自解,此为澄本清源之法。方中半夏辛温,体滑性燥,功能燥湿和脾,祛痰降逆,标本兼顾,故为本方主药。痰之生,由于液之结,液之结,由于气不运,善治痰者不治其痰而治其气,气顺,则一身之津液亦随之而顺矣。故用陈皮芳香醒脾,疏利气机,协助半夏化湿运脾,使脾阳运而湿痰去,气机宣而胀满除,逆气降而呕恶止。茯苓淡能渗湿,甘能补脾,不仅引导湿从下行,亦与甘草共奏和中之效。本方半夏降逆而呕恶止,陈皮利气而胀满消,茯苓利水而眩悸除,痰消气顺而咳嗽宁,不仅针对病机,而且每药对证,配伍颇为完善。方中半夏、橘皮以陈久者良,故以二陈名其方。药理实验证明,乌梅是广谱抗菌药,配入方中,可以消除病因。

［应用］　此方本为湿痰示法,以呕恶、咳嗽、痰多色白、苔白润为辨证要点。若化裁得当,亦广泛用于其他痰证。

本方加苏叶、杏仁,名苏杏二陈汤。治本方证具而兼表证者,体现宣肺化痰法。加麻黄、杏仁,名麻杏仁二陈汤。治寒邪犯肺,咳喘痰多,体现宣肺化痰法。加干姜、砂仁,治中焦阳虚,咳吐稀痰,呕吐恶心,胸膈满闷者,体现温中化痰法。加竹茹、黄连,名连茹二陈汤,治胆热呕甚者,体现清热化痰法。加海蛤、浮海石,名海蛤二陈汤,治老痰,胸痞坚满,腹中累累成块,体现软坚化痰法。加瓜蒌、贝母,名蒌贝二陈汤,治咳嗽痰少,黏稠难出,体现润燥化痰法。加韭菜汁、莱菔子、香附子,名解郁化痰汤,治胁痛如锥刺,体现解郁化痰法。加皂角、白芥子、姜汁、竹沥,名皂沥二陈汤,治风痰流滞经络,肢体麻木不仁,或疼痛者,体现通络涤痰法。加山楂、神曲、麦芽,名楂曲二陈汤,治本方证具而兼食积停滞、嗳腐吞酸者,体现化痰消积法。加川芎、当归,名芎归二陈汤,治痰浊阻滞,月经不调,白带多,体现祛痰调经法。

［歌括］　二陈汤用夏和陈,茯苓甘草共四珍,

利气调中兼去湿,湿痰为患此方寻。

二术二陈汤《张氏医通》

［组成］　陈皮 12g　半夏 15g　茯苓 15g　甘草 3g　苍术 12g　白术 12g

［用法］　水煎,温服。

［主治］　呕吐清水,或脾虚痰湿不运。

［证析］　呕吐清水属中焦病变,是脾不输津,反为湿困,浊阴凝结,逆而上行的现象;至于脾虚痰湿不运,理与呕吐相同,仅有一为水湿一为痰饮之分。

［病机］　脾不运湿,湿痰为患。

［治法］　运脾除湿法。

[方义]　治疗脾不运湿，水液失调，无论痰饮水湿，均宜燥湿、芳化、淡渗。此方运脾燥湿功力远较二陈为胜。方中苍术、白术是脾胃专药，而有偏补偏运之分。苍术功专燥湿醒脾，白术擅长补脾运湿，二药同用，补运相兼，一补不足，一泻有余，相辅相成，相得益彰。半夏燥湿祛痰，降逆止呕；陈皮芳香化湿，利气调中；茯苓淡渗利水，导其下行；甘草调中和药，培其中气，六药同用，能呈运脾除湿功效。

研究此方，应该注意两点：①就其结构来讲，此方于运脾之中有健脾之品，除湿之中寓行气之法，既体现以燥湿为主，芳化、淡渗为辅，补脾为佐的配伍形式；也展现以除湿为主，调气为辅，津气并调的配方法度。②就其临证应用来讲，此方虽然源于二陈汤却又异于二陈汤，由燥湿祛痰之方变为运脾除湿之法，不仅湿痰可用，湿困脾阳的一般水湿亦可使用此方。

[应用]

1. 呕吐清水，属于脾虚不能运湿者。

2. 二陈汤证之偏于湿胜者，均可运用此方。但以舌淡苔滑为其辨证要点。

[歌括]　二术二陈茯苓草，陈夏苍白二术和，

　　　　运脾除湿功偏擅，中焦痰湿服之瘥。

茯苓丸（《百一选方》引《济世全生指迷方》）

[组成]　半夏 60g　茯苓 30g　枳壳（麸炒）15g　风化朴硝 8g

[用法]　为末，姜汁糊丸如梧桐子大，每次服 3g，食后姜汤送下。

[主治]

1. 脾不运湿，痰滞经络，两臂酸痛，两手疲软，舌苔白腻，脉象弦滑。

2. 痰浊内阻之眩晕。

3. 痰阻机窍之癫疾。

[证析]　两臂酸痛，眩晕，精神异常，是本方主证；脾不运湿，痰浊内阻，是此证病机；苔白腻，脉弦滑，是痰浊内阻的辨证依据。主证兼见苔腻、脉滑，知为痰浊内阻，既属痰浊内阻，则就归咎于脾。脾不运湿，痰自内生，滞留少阳三焦，随气运行，阻于上肢，遂见两臂酸痛；筋膜松弛，遂呈两手软弱无力；干及心包，遂呈眩晕；上阻机窍，遂致精神异常，出言无序。上述三证都是痰滞少阳三焦之膜，影响少阳三焦之膜的综合反映。

[病机]　脾不运湿，痰浊内阻。

[治法]　燥湿化痰法。

[方义]　本方以小半夏加茯苓汤为基础，加枳壳和风化朴硝而成。小半夏汤为著名的燥湿祛痰降逆止呕方，以此为主，既消已成之痰，又绝生痰之源。茯苓淡渗利湿，导痰浊从前阴而出。痰滞腠理三焦，不似肺胃痰涎可以祛之使出，欲从毛窍外泄亦较困难，唯令黏涎清稀，才有可能下行肾系，随尿而出。配伍风化硝稀释痰涎，有令痰浊易于下行之意。再用枳壳通降少阳三焦气机，俾气行则痰行，气降则痰降。合而用之，可使脾运恢复，痰浊内消，随气下行，用于上述诸证，久服可能见效。

[应用]

1. 两臂酸痛　此证与风湿痹痛颇为近似，当参合舌脉以资鉴别。大抵风湿为患，苔白不厚不腻，脉多濡而不滑；此证苔多厚腻，脉多沉滑，且每兼咳嗽痰多，呕恶胸闷等证，为其不同点。

2. 眩晕　眩晕属于痰饮为患十居七八,属于气虚、血虚、阴虚仅居二三。水液阻滞的眩晕,亦当辨其寒热。此方所治,寒热证象并不明显。

3. 精神异常　当见苔白而腻,脉象弦滑,才能断定是痰作祟。不偏寒热者可投此方。若偏于热,则以礞石滚痰丸为宜。

[歌括]　《指迷》茯苓丸最精,风化芒硝枳半苓,

　　　　臂痛眩晕因痰阻,化痰燥湿此方寻。

加味二陈汤(《中医妇科治疗学》)

[组成]　陈皮 10g　半夏 15g　茯苓 15g　甘草 15g　南星 15g　椿根皮 30g　车前仁 10g　银杏 10g　黄柏 10g

[用法]　水煎服。

[主治]　痰湿下注,白带稠黏,胸闷、泛恶、痰多,舌苔垢腻,脉濡者。

[证析]　白带稠黏,是本方主证;痰湿下注,是此证病机;其余证象是痰湿下注的辨证依据。白带是由水液凝聚而成,水液渗出窍隧,从鼻窍而出即成涕,从气道而出即成痰,从胃而出即成涎,从阴道而出即成带,虽然部位不同,其为水液凝聚的病变本质则一。此证是因痰湿下注而成,以脾为其病变中心。脾不运湿,液聚成痰,浊阴上逆,遂呈胸闷、泛恶、痰多;下注前阴,遂呈带下。一般白带多的患者,由于湿浊下注,外出有路,湿无壅滞,舌上反而少苔,此证因有痰浊上逆,是故舌苔垢腻。

[病机]　痰湿下注。

[治法]　燥湿运脾,收敛止带法。

[方义]　脾不运湿而生痰浊,自应燥湿运脾,痰浊下注而呈白带,又当收敛止带。脾不运湿是本,下注成带是标,标本兼顾,才能收到较好疗效。故本方用半夏、南星燥湿运脾,祛其痰浊;陈皮芳香醒脾,畅其气机;茯苓、车前子淡渗利湿,通其水道,令已成的痰浊得去,紊乱的脾功能得复,壅阻的水道通调,痰浊自不再生。再用黄柏清其相火坚其阴精;椿根皮、银杏收敛止带,甘草调中和药,共呈燥湿运脾,收敛止带功效。此方展示了燥湿祛痰药与收敛止带药合用的配伍形式。一通一塞,相反相成,是其特点。

[应用]　以白带兼见痰多、胸闷、泛恶为其辨证要点。若欲增强燥湿作用,加入苍术、白术;增强清热作用,加入栀子、黄芩;增强止带作用,加入樗根白皮、木槿皮。

[歌括]　加味二陈用南星,陈夏苓草车前仁,

　　　　椿皮黄柏添银杏,痰湿白带此方寻。

清湿化痰汤(《济世全书》)

[组成]　南星 12g　半夏 12g　陈皮 10g　茯苓 15g　苍术 12g　羌活 10g　白芷 10g　白芥子 12g　黄芩 10g　甘草 6g

[用法]　上剉,水煎,入竹沥、姜汁、磨木香服。

[主治]　湿痰流注经络,关节不利,遍身四肢骨节走注疼痛,牵引胸背,亦作寒热,喘咳烦闷,或作肿块,痛难转侧,或四肢麻痹不仁,或背心一点寒冷如冰,脉象沉滑。

[证析]　此属湿痰阻络机理。脾为湿困,液结成痰,痰从三焦腠理流注肢体,遂呈遍身四肢骨节走注疼痛,或四肢麻痹不仁;阻其营卫运行之机,遂生寒热;逆行犯肺,遂呈喘咳;积

于一隅,可呈肿块;停蓄胃脘,可呈背心一点寒冷如冰。虽然证象不同,同为湿痰阻滞机理则一。

[病机] 湿痰阻络。

[治法] 燥湿化痰,祛风通络法。

[方义] 此方用南星、半夏燥湿浊而祛痰涎;苍术助其燥湿运脾,兼祛肌肉之湿;陈皮助其醒脾化湿,兼行中焦滞气;茯苓助其渗利水湿,兼培中焦之虚,五药是燥湿祛痰主将。痰滞体表而生疼痛、麻痹,又当开其窒塞。白芥子擅行腠理,可祛皮里膜外之痰,姜汁、竹沥擅消经隧痰涎,可通膜腠之滞;复配羌活,白芷祛风开腠,反佐黄芩监制诸药,甘草矫味和中,合而用之,可收燥湿化痰,祛风通络功效。此方在用一般祛痰药的基础上,配伍羌活、白芷、白芥子、姜汁、竹沥等药,体现祛风通络之法,展示了湿滞体表的组方范例。

[应用] 此方以痰湿流注经络,遍身关节走注疼痛为主证;亦可治痰滞体表的肿块,四肢麻痹不仁;痰留胃脘的背心一点寒冷如冰等证。若以此方治疗喘咳,加入麻黄、杏仁宣降肺气。

[歌括] 清湿化痰星夏陈,苍术苓草羌芷苓,

　　　　白芥姜汁竹沥配,痰滞体表此方斟。

　　　　燥湿祛痰共选5首,同治湿痰为患,同用燥湿淡渗药物,是其相同处。但因所治证象各有不同,所以各有不同特点。二陈汤是燥湿祛痰的基础方,所治咳嗽、呕恶、心悸、眩晕等证,见于肺脾心肝各个系统,提示痰病可以见于任何一脏;选用燥湿的半夏,芳化的陈皮,淡渗的茯苓为伍,又为治疗湿浊中阻提供了组方范例。二术二陈汤为脾不运湿而设。与二陈汤证相较,湿浊更胜,故加二术增强燥湿健脾功力,不仅湿聚成痰可用,一般湿困脾阳证候亦可使用本方。

　　　　茯苓丸所治证候有三:①痰滞经络的两臂酸痛或两手疲软;②痰滞腠理影响膜原的眩晕;③痰阻巅顶,机窍不灵的癫疾,究其病变本质,都是痰随气升,阻于三焦之腠,影响三焦之膜的病理反映。所以此方用半夏燥湿运脾,茯苓淡渗利湿,杜绝痰涎再生;用风化朴硝稀释痰涎,枳壳降泄气机,意使痰随气降。学者若能深明组方之理,将会从中受到启迪。

　　　　加味二陈汤以白带为主证,由于此证是因脾不运湿,痰湿下注前阴而成,故用二陈利气调中去湿治其本,而用椿皮、银杏收敛止带治其标,展示了标本兼顾的配伍形式。

　　　　清湿化痰汤以湿痰阻络为病机,四肢骨节走注疼痛,或四肢麻痹,或身生肿块,痛难转侧为主证。由于湿痰阻络是其基本病理,施治目的是去络中之痰,故于燥湿运脾之外配伍白芥子、姜汁、竹沥化痰通络,羌活、白芷疏通腠理,为湿痰阻络提供了组方范例。

六、寒痰为患—温化寒痰

寒痰为患,是指脾湿生痰,病性属寒的病变。

温化寒痰,是据寒痰病机拟定的治法。

【适应证候】　以痰涎清稀,头眩心悸为主证;以畏寒怯冷,或背心常冷,或手足欠温,舌质淡,苔白滑,脉沉弦为其病性属寒的辨证依据。

【病理分析】　寒有表寒里寒之分。无论外寒相加或自身阳虚,均可影响水液失调。若系外感风寒,常常兼见恶寒发热表证。根据邪在皮毛,汗而发之的治疗原则,宜于除湿祛痰方中,配伍麻黄、苏叶、杏仁、桔梗、前胡之类宣肺解表,消除病因,通调津气,恢复肺功,如麻杏二陈汤、苏杏二陈汤之类。若系自身阳虚,则常见吐痰清稀,背心常冷,头眩心悸,畏寒怯冷,手足欠温,舌质偏淡,舌苔白滑,脉象沉弦等证。

【立法组方】　此证遵《金匮要略》"病痰饮者,当以温药和之"之训,选用干姜、白术、半夏、茯苓之属温运中焦,淡渗水湿;或配桂枝、附子之类化气行水,俾水液运行正常,自无痰饮停蓄之忧。常用方如苓桂术甘汤、理中化痰丸、桂附二陈汤等。

【例方】

苓桂术甘汤(《伤寒论》)

[组成]　茯苓 20g　桂枝 15g　白术 10g　炙甘草 10g

[用法]　水煎,温服。

[主治]　脾肾阳虚,水饮内停,胸胁支满,目眩,心悸,气短;吐痰清稀,舌质淡,苔白滑,脉沉弦。

[证析]　痰稀、心悸、气短、目眩是本方主证;脾肾阳虚,水饮内停,是此证病机;舌质淡,苔白滑,脉沉弦,是阳虚饮停的辨证依据。水液畅行三焦,有赖肾的气化,脾的输运,肺的宣降。今因脾气虚弱,不能运湿,肾阳不振,气化失司,津停为饮,聚于胃脘则胸胁支满,凌于心则心悸短气,犯于肺则吐痰清稀,上干清阳则目为之眩。何以知为阳虚水停?从舌质淡,苔白滑,脉沉弦知之。舌淡为阳气不足证象,苔滑为水饮停聚表现。"脉偏弦者,饮也",脉之所以弦者,水饮停于脉管夹层故也。

[病机]　脾肾阳虚,水饮内停。

[治法]　温肾化气,培中渗湿法。

[方义]　《金匮要略》谓:"病痰饮者,当以温药和之。"此方是以温药和之的具体体现。方用桂枝温肾阳以助气化,白术、甘草培脾土以复健运,病因脾肾阳虚,用此振奋两脏功能,正是治病求本之意。茯苓味甘而淡,甘能补脾,淡能渗湿,既可增强白术、甘草培中效力,又可祛其已停水饮,四药同用,能呈温阳化气,培中渗湿功效。

[应用]

1. 原著谓:"伤寒,若吐若下后,心下逆满,气上冲胸,起则头眩,脉沉紧,发汗则动经,身为振振摇者,茯苓桂枝白术甘草汤主之。"阳虚饮停,蓄于胃,则满;逆于上,则气上冲而头眩;误发其汗,阳随汗泄,经脉失其温煦,复为饮邪浸渍,则身为振振摇。《金匮要略》所谓"其人振振身瞤剧,必有伏饮",即指此种机理。用此方温阳化气则诸证可解。

2. 《金匮要略》谓:"心下有痰饮,胸胁支满,目眩,苓桂术甘汤主之"。现代常用本方治疗咳痰清稀及眩晕,即据此条而来。

3. 又说:"夫短气有微饮,当从小便去,苓桂术甘汤主之,肾气丸亦主之。"肾气丸是温补肾阳,化气行水之方。此方与肾气丸同出一条,说明也有温肾化气作用,注家纯从中阳虚损阐述此方方理,似有片面之嫌。

4.《类聚方广义》谓："苓桂术甘汤,治饮家眼生云翳,昏暗疼痛,上冲头眩,睑肿,眵泪多者,加苿苢(车前子)尤有奇效。当以心胸动悸,胸胁支满,心下逆满为目的。治雀目证亦有奇效。"这是本方用于眼科的记录。

5. 本方用途较广,对于脾肾阳虚,水饮内停所致的耳聋、目眩、目生云翳、心悸、气短、经脉跳动、湿滞成痿等证,均可应用。耳聋、目疾加川芎、大黄,津血并调,尤合法度。

[歌括] 苓桂术甘蠲饮剂,培中温阳而化气,

饮邪逆上痰清稀,胸满眩悸服之愈。

桂附二陈汤(验方)

[组成] 陈皮 10g 半夏 12g 茯苓 15g 甘草 6g 桂枝 10g 附子 15g 白术 10g
干姜 10g

[用法] 附子先煮半时,余药后下,汤成,去滓,分 3 次,温服。

[主治] 脾肾阳虚,痰水上泛,痰稀如水,小便不利,舌淡脉沉。

[证析] 脾主运化水湿,肾主化气行水。脾阳亏损,不能输津,肾阳亏损,气化失常,水邪犯肺,停聚为饮,遂呈痰稀如水。小便不利是气化不及州都之象,舌淡脉沉是阳气不足之征,都是脾肾阳虚的辨证依据。

[病机] 脾肾阳虚,水饮内停。

[治法] 温阳化气,运脾除湿法。

[方义] 此方由苓桂术甘汤合二陈汤加味而成。苓桂术甘汤有温阳化气,培中渗湿功效。加入干姜温运中阳,附子温命门真火,二陈燥湿祛痰,用治脾肾阳虚,水停为饮证候,可收温阳化气,运脾除湿功效。与原方相较,温阳力量优于苓桂术甘汤,健脾力量优于二陈汤,体现以恢复脾肾功能为主,祛痰利气为辅的配伍形式。

[应用] 以吐痰清稀如水为其辨证要点。加入细辛、五味子,即呈肺脾肾三脏同治的配方法度。加入人参,亦可用于心悸、水肿。

[歌括] 桂附二陈用姜术,陈夏苓草八药投,

干姜桂附温脾肾,阳虚停饮服之瘳。

理中化痰丸(《明医杂著》)

[组成] 人参 10g 白术 10g 干姜 10g 甘草 10g 半夏 15g 茯苓 15g

[用法] 水煎服。

[主治] 脾胃阳虚,寒饮内停,食少便溏,呕吐清水,咳唾稀痰,舌苔白滑,脉象沉迟。

[证析] 呕吐清水,咳唾稀痰,是本方主证;脾胃阳虚,寒饮内停,是此证病机;舌苔白滑,脉象沉迟,是阳虚饮停的辨证依据。脾胃同主中焦,职司运化。脾胃阳虚不能运化水谷,故食少便溏;饮停于胃,故呕吐清水;上泛于肺,故咳痰清稀。何以知为脾胃阳虚?从主证而兼苔滑脉迟知之。呕吐清水与咳唾稀痰均为水饮内停之象,舌苔白滑与脉象沉迟则为病性属寒之征。

[病机] 脾胃阳虚,寒饮内停。

[治法] 温中化痰法。

[方义] 脾胃阳虚,故用理中汤为基础温中健脾,复中焦的健运;水停饮蓄,咳痰清稀,

故用半夏、茯苓祛痰渗湿。理中汤的温中健脾,是杜其生痰之源;半夏、茯苓的祛痰渗湿,是治其已聚之痰,标本兼治,颇合本病机理。亦可随证加入桂枝、附子、砂仁、陈皮之类,增强疗效。

学习此方可以受到启示:祛痰之方,不必限于多数祛痰药物组成。若系脏腑功能衰弱的水饮内停,应当着重振奋脏腑功能,才是治病求本之道。

[应用] 此方可用于两方面的见证。一是脾胃功能衰弱的呕吐、便溏、食少;一是肺寒停饮的咳嗽痰稀。前者是脾胃阳虚,纳运升降失常的本脏自病;后者是脾病及肺,肺不布津的寒痰咳嗽。前者使用本方是恢复脾胃的纳运升降,后者使用本方是肺病治脾,培土生金。用治呕吐,可加陈皮、砂仁;便溏可加砂仁、车前子,或诃子、肉豆蔻;食少,可加山楂、神曲、麦芽、鸡内金;咳嗽,加细辛、五味子。

[歌括]　理中化痰用理中,参术姜草苓夏同,

　　　　阳虚饮聚成痰饮,温中化痰法可从。

三生饮《太平惠民和剂局方》

[组成]　生南星 8g　生川乌 3g　生附子 3g　木香 1g

[用法]　上细切,姜 15 片,加水久煎,至不麻口为度,去滓,温服。

[主治]　卒中,昏不知人,口眼㖞斜,半身不遂,喉中痰鸣,六脉沉伏。亦治痰厥、气厥、眩晕。

[证析]　昏不知人,半身不遂,喉中痰鸣,是本方主证;风邪中经,经脉挛急,痰气壅闭,是此证病机。就其致病原因而言,属于寒风外袭所致;就其病变部位而言,㖞僻不遂是经脉收引现象,经脉是由肝主之膜构成,故是肝经病变;再就基础物质的盈虚通滞而言,是津气壅闭现象。其病变机理是:寒风外中→心包经脉因寒而收引,津气因寒而凝闭→脏腑经络卒然不得贯通→以致昏不知人,口眼㖞斜,半身不遂,喉中痰鸣。

[病机]　寒风中经,经脉挛急,痰壅气闭。

[治法]　温经解痉,祛痰理气法。

[方义]　经脉因寒而收引,津气因寒而凝闭,当务之急,在于散寒邪而舒经脉,通津气以开壅闭。方中南星有祛痰解痉两大功效,重用此药,旨在缓解挛急,涤除痰涎;配辛热的川乌,气雄的附子,一散外入之寒,一复自身阳气;佐少许木香,通其气闭;重用生姜辛散寒邪,兼杀南星、川乌、附子毒性,合而用之,令寒散脉舒,津气通调,诸证庶几可解。

使用此方必须注意两点:①所治卒中昏不知人,半身不遂,仅限于外中寒风,经脉挛急机理。若系肝风内动,血溢于脑,不可投此。②川乌毒性很大,生用须防中毒。此方川乌仅 3g,再经细切以后加水久煮至不麻口为度,毒性已为高温破坏,可以放心使用。如果用量偏重,又不细切,煎煮时间不够,就有中毒危险。

[应用]

1. 本方仅宜于寒痰阻络,经脉挛急的中风闭证。原著指出:"口开手散,眼合遗尿,声如鼾睡者,并难治疗。"

2. 痰厥　猝然倒仆,不省人事,喉中痰鸣,声如拽锯,称为痰厥。本方有温经祛痰作用,用于此证,可谓合拍。

3. 气厥　因事激怒,盛气不得宣泄,逆气上行,忽然倒仆昏迷,不省人事,牙关紧急,手足拘挛者,谓之气中,亦即所谓气厥,宜用苏合香丸温通开闭。此方虽有乌附温散寒凝,木香

277

畅其气机,若与苏合丸比较,温通开闭功力相去甚远,用于气厥未必合适。若系因寒引起气机陡闭,脑络痉挛,又当别论。

4. 眩晕 形成眩晕的机理甚多,气虚、血虚、阴虚、痰饮均可致眩。因痰而眩,亦当分辨寒热,此方所治,当以寒痰为宜。

[歌括] 　三生饮内用生姜,乌附南星合木香,
　　　　温经祛痰功偏擅,寒痰阻络服之康。

———————————◆◆◆◆◆◆◆◆◆———————————

温化寒痰法共选 4 方,因其病位不同,证象各异,选药亦就自有差别。苓桂术甘汤是治脾肾阳虚,水饮内停,眩晕、心悸、咳痰清稀的主方。由于此方擅长温阳化气,培中渗湿,凡属阳虚气化不及,脾胃功能减退的水饮为患,审其舌体淡胖,均可使用。桂附二陈亦为脾肾阳虚的水饮内停而设。配伍温运脾阳的干姜,温肾化气的桂附,遂成脾肾两温的配伍形式,功力远较苓桂术甘汤为强,阳虚甚者,可以投此。理中化痰丸用理中汤为基础温中健脾,温而兼补,专为中寒停饮而设。三生饮是为寒风中经,心包经脉挛急,痰壅气闭证候而设。配伍乌附散寒舒经,南星息风化痰,都是针对寒风引起心包(脑膜)经脉挛急这一基本病理施治,值得借鉴。

七、痰热互结——清化热痰

痰热互结,是指脾不运湿,湿聚成痰,气郁化热的病变。

清化热痰,是据痰热互结病机拟定的治法。

【适应证候】 以呕吐、嘈杂、心悸、不眠、眩晕、癫痫、胸痛为主证;以口苦胸闷,痰黄而稠,苔黄而腻,脉象滑数为痰热辨证依据。

【病理分析】 痰热互结是因脾不运湿,湿聚成痰,阻于少阳三焦的病理改变。脾湿生痰,从少阳三焦水道可以侵犯躯体五脏。阻于少阳,妨碍营卫运行出入,则呈寒热如疟或失眠;滞于腠理,影响筋膜则呈身软、瘫痪、痉挛、抽搐,凌于心则悸,停于膈则痛,犯于肺则咳,蒙蔽神明则昏,上干清阳则眩。其痰阻于三焦,并无外出去路,所以不见吐痰,仅见舌苔垢腻。审其兼见发热、舌红、苔黄、脉数,即是痰热互结。

【立法组方】 此种气郁化热,津凝为痰证候,与治湿热为患的治法相同,应当清热化痰,双管齐下,才与机理相符。宜用半夏、南星、瓜蒌、贝母之类化其痰浊,黄芩、黄连、大黄之类清其郁热,共呈清化热痰功效。方如温胆汤等。清热除湿法多用燥湿、芳化、淡渗药除其湿浊,此法多用祛痰、化痰药化其痰浊,同而不同,以此异趣。

【例方】

温胆汤(《三因极一病证方论》)

[组成] 　陈皮 15g　半夏 10g　茯苓 10g　枳实 10g　竹茹 10g　甘草 5g

[用法] 　生姜 5 片,大枣 1 枚,水煎服。

[主治]

1. 呕吐、嘈杂、心悸、不眠、眩晕、癫痫等病,胸闷痰多,口苦微渴,苔黄而腻,脉象滑数或弦数。

2. 湿热证,邪留三焦气分,寒热起伏,胸痞腹胀,小便黄赤,短数,苔黄而腻者。

[证析] 此方所治证候虽多,均由少阳枢机不利,津气失调,气郁化热,液聚成痰,痰(湿)热阻滞少阳三焦所致。少阳三焦为津气升降出入通道。津气流通,有赖胆气升发、脾气输运、肺气宣降。如果外感六淫之邪,少阳枢机不利,影响胆气不舒,脾运障碍,内伤七情之变,影响三焦津气失调,均可形成气郁化热、液聚为痰的病理改变。痰浊中阻,可见嘈杂似饥;浊阴上逆,则恶心呕吐;上犯于肺,则胸闷痰多;阻碍清阳上升,反为痰热上扰,故头目眩晕;阴阳升降出入之路被阻,则心烦不眠;痰热侵扰心神,则心悸易惊;阻滞机窍,蒙蔽神明,则为癫痫。上述种种证象均非痰热所独有,应见胸痞、痰多、口苦、苔腻、脉数,才是气郁津凝化热之象,所以这组证象也就成为痰热的辨证依据。

[病机] 三焦气郁津凝,痰热为患。

[治法] 清热化痰,理气舒郁法。

[方义] 三焦气郁津凝,痰热阻滞,变生诸证,治当化其痰浊,疏其气滞,恢复三焦津气升降出入之常。此方用半夏燥脾湿而祛痰涎,陈皮化湿浊而复脾运,竹茹化痰涎而清郁热,茯苓渗水湿而通水道,令脾运健而湿痰去,水道通而津液行,此为痰湿而设。痰浊阻滞少阳三焦,必然妨碍卫气升降出入,卫气升降出入异常,必然妨碍水津正常运行,治痰若不治气,显与病理不符。故用陈皮之辛香以醒脾利气,枳实之苦泄以下气消痰,脾气运行无碍则津行无阻,津行无阻则痰不再生。少用甘草和胃健脾,姜枣调和营卫,合而用之,能呈清热化痰,理气行滞功效。所治诸证均见于上部,这是痰随气升使然,选用枳实、陈皮降泄胆胃,欲使痰随气降故尔。此方每多用于呕吐者,因方中陈皮、枳实、半夏、竹茹均具降逆之功故也。

湿温邪留气分,证见寒热起伏,是阳为湿遏,郁极而通,继而复郁之象;胸痞腹胀,是三焦湿郁,气不升降之征。此方有竹茹清热,半夏燥湿,陈皮芳化,茯苓淡渗,与治疗湿热方剂的结构相同,所以《温热经纬·外感温热篇》说:"邪留三焦,亦如伤寒中少阳病也。彼则和解表里之半,此则分消上下之势,随证变法,如近时杏朴苓等类,或如温阳汤之走泄。"走泄就是通的意思。

本方是由《备急千金要方》温胆汤加茯苓、大枣而成。其结构较《千金》之温胆汤更为完善。

此方通常视为清热化痰之方,何以方名温胆?实为学习本方的一疑点。罗东逸虽有"和即温也,温之者,实凉之也"的解释,亦难令人一目了然。须知古人常以胆经代表少阳病变,言胆则三焦亦在其中。三焦涩凝气阻是此方的基本病理。湿为阴邪,宜于温化;气郁不畅,亦宜温通。此方重用辛温的陈皮芳香化湿,醒脾利气;辛温的半夏,燥湿祛痰;平性的茯苓,淡渗利湿;辛凉的枳实,下气消痰;虽有清热化痰的竹茹,仍然体现以温通三焦津气为主的结构。所以温胆实指温通少阳三焦津气而言。如此理解,对于此方所治诸证也就一目了然。

[应用]

1. 本方原治"心胆虚怯,触事易惊,或梦寐不祥,或异象惑,遂致心惊胆慑,气郁生涎,涎与气搏,变生诸证。或短气悸乏,或复自汗,四肢浮肿,饮食无味,心虚烦闷,坐卧不安。"说明气郁生涎,涎与气搏,是变生诸证根源;惊悸不寐,是本方主证。

2. 此方既治痰热为患,又治三焦湿热留恋,用途较为广泛,并可随证加减,增强疗效。眩晕可加白芍、赭石、黄芩清热平肝,祛痰降逆;呕吐可加黄连、苏叶,或白芍、赭石清热祛痰,降逆止呕;不眠可加川芎(剂量宜重)、酸枣仁、五味子祛痰清热,养心安神;心悸可加牡蛎镇心宁神,泽泻利水渗湿;嘈杂似饥可加姜汁炒黄连以祛痰浊而清邪热;癫痫可加皂荚、白矾、郁金、菖蒲涤痰开窍;耳鸣耳聋可加柴胡、钩藤、菊花、石菖蒲、通草化痰行水,息风开窍。

[化裁]

1. 十味温胆汤(《证治准绳》) 半夏、枳实、陈皮各 6g,茯苓 5g,酸枣仁(炒)、远志(去心,甘草汁煮)、五味子、熟地黄、人参各 3g,炙甘草 2g,生姜 5 片,红枣 1 枚。水煎服。治心胆虚怯,触事易惊,四肢浮肿,饮食无味,心悸烦闷,坐卧不安。此即温胆汤去竹茹,加益气养血,补心宁神的人参、熟地黄、五味子、酸枣仁、远志而成。有化痰宁心之功。《世医得效方》未去竹茹,《金匮翼》则去五味子,治证同。

2. 加味温胆汤(《医汇》) 本方加人参、酸枣仁、远志。水煎服。治病后虚烦不寐,或触物惊悸。有益气补虚,养心宁神功效。

3. 高枕无忧散(《古今医鉴》) 人参 15g,石膏 9g,陈皮、姜半夏、茯苓、枳实、竹茹、麦门冬、龙眼肉、甘草各 5g,酸枣仁 3g。水煎服。治心胆虚怯,昼夜不睡,百方无效,服此一剂如神。此方配伍石膏清其气热,是其独特处。酸枣仁剂量应该加重。

[歌括] 温胆汤方出《三因》,枳茹陈夏草茯苓,

眩晕呕吐悸不寐,祛痰清热可安宁。

小陷胸汤(《伤寒论》)

[组成] 瓜蒌 24g 半夏 15g 黄连 10g

[用法] 水煎服。

[主治] 痰热互结,胸脘痞满,按之则痛,或咳痰黄稠,苔黄腻,脉浮滑。

[证析] 此方原治"小结胸病,正在心下,按之则痛,脉浮滑者"。属于痰热结胸机理。因外感风寒,妨碍少阳三焦津气正常运行,内陷胸中,气郁化热,液结为痰,痰热互结,遂呈胸脘痞满,按之则痛;如系痰热壅肺,即见咳痰黄稠;苔黄而腻,脉象浮滑,是痰热的辨证依据。

[病机] 痰热互结。

[治法] 清热化痰,开结宽胸法。

[方义] 痰热互结半表半里而成结胸,法当清热化痰,痰热涤除,自能达到开结宽胸目的。故方用瓜蒌开胸散结,清热涤痰;黄连协助瓜蒌清热,半夏协助瓜蒌祛痰。半夏与黄连同用,一治气郁所化之热,一治津液凝结之痰,一寒一热,能开痰热之互结,实有相反相成之妙。全方药仅三味而结构谨严,是较好的古方之一。

使用此方应该注意两点:①此方所治,病位在于胸中半表半里膜腠,因其心下按之始痛,原著称为小结胸病,与从心下至少腹硬满而痛不可近的大陷胸汤证有所不同;也与心下痞、按之濡的泻心汤证有异。②胸为心、肺、胆、胃诸器外廓。痰热互结胸部半表半里,亦可内陷肺、心、胆、胃任何一部。现代医学诊断之渗出性胸膜炎、胸膜粘连、肋间神经痛,是少阳三焦体表的膜腠病变;急性支气管炎、支气管扩张、肺气肿,是肺系管道夹层膜腠病变;心绞痛,是痰浊积于心系冠状动脉夹层膜腠病变;胆囊炎、慢性胰腺炎,是胆系夹层膜腠病变;急慢性胃炎,是胃系夹层膜腠病变。尽管所陷部位不同,其为痰热互结三焦膜腠本质则一,所以都可使用本方清热涤痰,从而达到开结宽胸目的。

[应用]

1. 本方是为痰热互结的小结胸证而设。以胸脘痞闷,按之则痛,舌苔黄腻为其辨证

要点。

2.《张氏医通》说:"凡咳嗽面赤,胸腹胁常热,惟手足有凉时,其脉洪者,热痰在膈上也",宜本方。因痰滞于胸而致的手足挛急,投以本方,亦可获效。说明痰滞腠理,可以引起筋膜挛急,很有启发作用。

3.现代医学诊断为急慢性胃炎、胆囊炎、渗出性胸膜炎、胸膜粘连、肋间神经痛、急性支气管炎、支气管扩张、肺气肿、心绞痛、慢性胰腺炎等,审其苔黄而腻,脉象滑数,即属痰热互结机理,可用此方加味治疗。

[化裁]

1.柴胡陷胸汤(《通俗伤寒论》)　即本方加柴胡、黄芩、枳实、桔梗、生姜。水煎服。治寒热往来,胸胁不舒,按之则痛。是本方合小柴胡汤加减而成。

2.加味小陷胸汤(《证治大还》)　即本方加枳实、栀子。水煎服。治火动其痰,嘈杂。清热、消痞力量较原方为强。

3.小调中汤(《医学入门》)　即本方加甘草、生姜。水煎服。治一切痰火及百般怪病,善调脾胃。

[歌括]　小陷胸汤夏连蒌,宽胸散结涤痰优,

脉浮滑兮按之痛,苔黄而腻此方求。

清化热痰法选入 2 方,反映了各自不同的适应证候,不同的治法,不同的配伍形式。温胆汤是治痰热阻滞少阳三焦的主方。正因三焦是通联表里内外的通道,所以才能治疗心肝脾肺各系病变。此方清热化痰,理气舒郁,功擅通调少阳三焦津气,故对湿热阻滞亦宜。所治均属身半以上证象,故多使用降泄药物,这是本方特点。小陷胸汤治痰热互结于胸,以心下痞,按之痛为主证,用半夏、黄连清热化痰以外,配伍瓜蒌开结宽胸,是其特点。

八、痰毒结聚—化痰散结

痰毒结聚,是指痰积成块的病变。

化痰散结,是据痰毒结聚病机拟定的治法。

【适应证候】　以瘿瘤、瘰疬、石疽、乳岩、肉瘤、筋瘤为主证,以包块推之不移,按之不散,有形可征为其辨证依据。

【病理分析】　津是濡泽脏腑形骸的重要物质,宜通恶滞,一有所阻,即成痰、饮、水、湿四类病变,此为痰毒凝积成块机理。

【立法组方】　此法专为痰积成块而立。痰聚成为瘿瘤、瘰疬、石疽、乳岩、肉瘤、筋瘤等病,均宜化痰散结,缓消肿块。故本法常用祛痰、化痰的瓜蒌、贝母、半夏、南星,软坚散结的海藻、昆布、山慈菇等药为主,随证配伍行气、活血药物而成。如海藻玉壶汤、化痰消核丸、消岩膏、消瘰丸等即属本法范畴。

【例方】

消瘰丸(《医学心悟》)

[组成]　玄参(蒸)120g　牡蛎(煅、锉碎)120g　贝母(去心,蒸)120g

[用法] 蜜丸,每次服9g,日服2次,温开水下。若作汤剂,用量为原方十分之一。

[主治] 瘰疬,咽干、舌红、脉弦者。

[证析] 《医学心悟》说:"瘰疬,颈上痰核瘰疬串也。此为肝火郁结而成。""肝主筋,肝经血燥有火,则筋急而生瘰。瘰多生于耳前后者,肝之部位也。"此证是因肾阴亏损,水不涵木,筋急而挛;阴虚火旺,灼津为痰,痰滞筋挛,遂致瘰疬。

[病机] 阴虚火旺,筋急而挛,津灼成痰。

[治法] 滋阴降火,润燥养筋,化痰散结法。

[方义] 阴虚火旺而筋急生瘰,故用玄参滋水涵木,润燥养筋,筋脉得养,则结可散而瘰渐消,复用贝母化痰散结,牡蛎咸寒软坚,三药同用,能呈滋阴降火,润燥养筋,化痰散结之效。

[应用]

1. 本方常用于瘰疬、痰核、瘿瘤属痰火郁结者。若肿块大而坚硬,宜重用牡蛎,酌加夏枯草化痰散结;痰火盛者,宜重用贝母,酌加瓜蒌、蛤粉、青黛、牡丹皮清热化痰散结;阴虚火旺者,宜重用玄参,酌加知母、牡丹皮,滋阴降火;兼肝郁气滞者,与四逆散或丹栀逍遥散合用。

2. 方中牡蛎现多生用。作丸剂则需煅用,否则不易粉碎。

3. 单纯性甲状腺肿,甲状腺功能亢进,甲状腺炎,以及急性单纯性淋巴结炎,可用本方加减治之。

[歌括] 《医学心悟》消瘰丸,牡蛎玄参贝母研,

　　　　颈生瘰疬因痰火,化痰清热可渐安。

海藻玉壶汤(《外科正宗》)

[组成] 海带2g 海藻 昆布 贝母 半夏 青皮 陈皮 川芎 当归 连翘 独活 甘草各3g

[用法] 水煎服。

[主治] 瘿瘤初起,颈项肿块,坚硬如石,推之不移,皮色不变,不痛不溃。

[证析] 瘿乃生于颈项,瘤则遍体可生,是由气血痰湿凝滞皮肉筋脉而成。此方可用于气瘿、肉瘿、石瘿,其致病机理与肝脾有关。肝郁不舒则气滞血瘀,脾不运湿则痰凝湿阻,结于颈部,随气消长,即是气瘿;不痛不溃,皮色不变,即是肉瘿;血瘀痰聚坚硬如石,即是石瘿。气瘿是以气郁为主,肉瘿是以痰凝为主,石瘿是以血瘀为主,三者虽有侧重,却又不能截然划分,多呈综合性的病理改变。

[病机] 气滞痰凝,结成瘿瘤。

[治法] 行气化痰,软坚散结法。

[方义] 气郁、血滞、痰凝成为瘿瘤,故用海藻、昆布、海带化痰行水,软坚消瘿;连翘消瘿散结;半夏、贝母化其痰滞;青皮、陈皮疏其气滞;川芎、当归通其血滞;复佐独活搜风逐邪,甘草与海藻相反而相激,增强消瘿效果,合而成方,能呈行气、活血、化痰、散结功效。由于此方是以化痰软坚为主,用治痰浊凝结的肉瘿较为惬当。

[应用]

1. 颈项漫肿,皮色不变,不痛不溃,随吞咽而上下移动者,可用此方。气郁较甚的气瘿,

加柴胡、香附；血瘀较甚的石瘿，加赤芍、露蜂房、三棱、莪术、大黄；脾虚湿甚，便溏乏力，加白术、山药、扁豆；郁火化风，手足振颤者，加钩藤、白芍、石决明。

2. 本方原治石瘿，其证候与甲状腺癌相似，但临床常用治单纯性甲状腺肿、甲状腺功能亢进、甲状腺炎、甲状腺瘤等属气瘿、肉瘿者。

[歌括]　海藻玉壶治颈瘿，昆布海带夏陈青，

　　　　芎归翘贝独活草，软坚化痰法可循。

化痰消核丸（艾儒棣方）

[组成]　生黄芪 40g　鸡血藤 24g　白芥子 15g　茯苓 15g　半夏 12g　陈皮 10g　台乌药 15g　香附子 10g　山慈菇 10g　淡海藻 15g　淡昆布 15g　甘草 3g

[用法]　炼蜜为丸，每丸重 10g，每服 1 丸，1 日 3 次。亦可水煎服。

[主治]　肉瘤（脂肪瘤）、筋瘤（纤维瘤）、痰核等病。

[证析]　脾主运化水谷，亦主肌肉；腠理三焦是津气运行通道。此方所治肉瘤、筋瘤，是因脾运不健，脂凝液积，阻于腠理三焦局部而成。脂凝于肌，腠理不通，形成包块，即成肉瘤；阻于膜原，组织增生，即成筋瘤。津凝成痰，阻于肌腠局部，即成痰核。

[病机]　脾运不健，痰结成瘕。

[治法]　扶正健脾，化痰散结法。

[方义]　此证脾运不健是本，脂凝液积，形成肿瘤是标。扶正健脾治其本虚，化痰散结治其标实，本应一视同仁，但因肿瘤已成，痼结难消，若不积极散结，实难获效，着重消肿溃坚，才是明智之举。此方由二陈汤加味而成。方中半夏燥湿运脾，陈皮芳香醒脾，茯苓甘淡实脾，黄芪、甘草益气健脾，五药澄本清源，亦即扶正健脾之法也。半夏为祛痰要药，有善祛皮里膜外之痰的白芥子相引，可消膜腠之痰；有淡渗水湿的茯苓相助，可令痰湿下出；配陈皮、香附、台乌药疏理气机，有气行则津行之意；伍鸡血藤活血通络，有气血津液齐通之功。上药虽有调中、行气、活血、化湿作用，终非拔病之药，故又配伍消肿散结的山慈菇，软坚散结的昆布、海藻，披坚执锐，直捣黄龙，可收消肿溃坚功效。海藻与甘草同用，取其相反相激而增溃坚散结之功。但须注意二药用量，海藻一般用 15g，甘草一般用 3g，体壮者可用 6g。如果甘草之量再大，即有毒副作用。慎之。

[应用]　肉瘤、筋瘤均较顽固，非短期可愈。上方一可阻止其发展，二可逐渐消散其肿形，是余学生艾儒棣从事外科临证多年心得，如遇此证，不妨一试。

[歌括]　新方化痰消核丸，陈夏苓草芥芪研，

　　　　血藤台乌香附子，慈菇昆藻可攻坚。

消岩膏（《中医外科心得集》）

[组成]　山慈菇　土贝母　五倍子(瓦上炙透)川独活　生香附各 30g　生南星　生半夏各 15g

[用法]　研末，醋调成膏，敷于患处。

[主治]　乳岩、石疽、瘰疬等属阴证者。

[证析]　脏腑形体无不遍布经隧，所有经隧都是气血津液升降出入通道。任何一种流动物质运行不利，阻塞隧道，积于一处，日积月累，都可成为瘕块。此方所治，是因痰毒凝聚

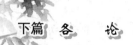
而成。因无热象,故属阴证。

[病机] 痰毒结聚。

[治法] 化痰散结,解毒消肿法。

[方义] 痰毒凝聚成癥,治宜一面解毒,一面化痰,毒解痰消而癥结庶几可散。故方用山慈菇消肿散结,化痰解毒,土贝母散结解毒而消痈肿。二药擅治痈疽、瘰疬、结核,成为解毒散结的主药。半夏、南星擅长燥湿化痰,生用也有消肿散结作用,二药成为燥湿化痰的主药。山慈菇与土贝母虽以解毒散结为主,亦有化痰之功;半夏与南星虽以燥湿化痰为主,亦有散结之效,四药相须为用,相得益彰。五倍子化痰收湿,与醋同用可以软坚化结;香附子疏肝理气,配此可使津随气行;独活疏风解痉,配此可使腠理开泄,津气通调,合而用之,能呈解毒、化痰、散结功效。

[应用] 此药偏温,阴证可以使用,阳证不可妄投。此药有毒,只宜外用,不可内服。

[歌括] 消岩膏方用醋良,慈菇土贝夏星匡,
　　　　香附独活五倍子,化痰散结是良方。

本法共选4方,是以化痰和散结两类药物为主组成。因其各有所主,各方也就大同小异。就适应证候而言:消瘰丸以治瘰疬见长,但亦可治其他包块;海藻玉壶汤以治气瘿见长,亦可治疗肉瘿、石瘿;化痰消核丸可治肉瘤、筋瘤,但其治疗肉瘤之功似乎优于筋瘤;消岩膏则以乳岩、石疽、瘰疬为其治疗对象。就病机、治法而言:消瘰丸是阴虚火旺,筋急而挛,津灼成痰,故以滋阴降火,润燥养筋,化痰散结为法;海藻玉壶汤是气滞痰凝,结成瘿瘤,故以行气化痰,软坚散结为法;化痰消核丸是脾运不健,痰结成癥,故以扶正健脾,化痰散结为务;消岩膏是痰毒结聚,故以化痰散结,解毒消肿论治。就方剂结构而言:消瘰丸滋阴与化痰同用,一滋其水,一化其痰,有相反相成之妙;海藻玉壶汤与化痰消核丸因配行气活血之品,有气血津齐通之意;消岩膏则专从津气着眼,不计其他。

九、胃阴不足——益胃生津

胃阴不足,是指胃津亏损的病变。

益胃生津,是据胃阴不足病机拟定的治法。

【适应证候】 以口燥唇焦,咽喉干燥,胃脘疼痛,肠中燥涩为其主证;以舌赤乏津,脉象细数为其辨证依据。

【病理分析】 脾喜燥恶湿,胃喜润恶燥。脾运既不太过,也无不及,燥湿互济,自然无病。设若素体阴虚,胃阴不足,或热病后期,胃阴被劫,津液虚乏,无以上承,即见口燥舌干诸证;无以濡润胃肠,即呈胃脘干枯或肠中燥涩,一切证象,无一不是阴津亏损使然。

【立法组方】 此种胃阴亏损见证,治宜益胃生津,使津液得以补充,燥涩证象自然消失。此法常常选用沙参、麦门冬、玉竹、石斛、生地黄、玄参、西洋参、知母、梨汁、蔗浆等药养阴生津为主组合成方,共呈养阴增液功效。如益胃汤等即属本法范畴。

水液运行出入与肺脾肾三脏有关。三脏是由少阳三焦联为一体。所以,引起胃阴亏损机理不能单从胃肠着眼,要与肺肾两脏联系起来分析,才能揭示引起胃阴亏损的病理转归。

温邪上受,首先犯肺,热盛伤阴,多呈肺胃阴虚,常选沙参、麦冬、玉竹、石斛之类两滋肺胃之阴;内伤引起胃阴不足,则常兼见肾阴亏损,多选生地黄、玄参等药滋肾壮水。根据胃阴亏损机理用药,才能获得较好效果。

热病后期,余热未尽,胃津已亡,炉烟虽熄而灰中有火,单用养阴须防死灰复燃,又宜养阴与清热并举,才能兼顾,方如竹叶石膏汤。阴虚夹湿,又宜养阴与清热利湿并举,如甘露饮即属此种配伍形式。这些方剂诚然不是典型的益胃生津法则,却能启人思维,有裨实用。

【例方】

益胃汤《温病条辨》

[组成]　沙参 10g　麦冬 15g　玉竹 10g　生地黄 30g　冰糖适量

[用法]　前 4 药水煎,汤成,去渣,加冰糖溶化服。

[主治]　阳明温病,下后汗出,气分热邪渐解,胃阴受伤,口干舌燥,舌苔干燥。

[证析]　温邪上受,首先犯肺,热在气分,投以汗、下诸法,气分热邪渐解,唯存胃津被劫,口干舌燥,成为胃阴亏损机理。

[病机]　胃阴亏损。

[治法]　甘寒生津法。

[方义]　此方是清养胃阴的代表方。所用五药都有甘寒生津作用,对热在气分,汗下以后,热邪渐退而胃阴未复者,比较合适。方用沙参、麦冬、玉竹、冰糖滋肺胃阴津,生地滋养肾阴,展示了以治胃为主兼滋肺肾的配伍形式。胃阴受损而兼滋肺肾,是因三脏都与水液盈虚有关。

[应用]　以热病后期,热退身凉,唯见口燥咽干,舌苔干燥为其辨证要点。阴虚较甚,可加玄参;余热未尽,可加知母。

[歌括]　益胃生津用沙参,生地麦冬玉竹群,
　　　　冰糖适量同和服,胃津受劫此方寻。

甘露饮《太平惠民和剂局方》

[组成]　生地黄 10g　熟地黄 10g　石斛 10g　天门冬 12g　麦门冬 12g　黄芩 10g　茵陈 10g　枳壳 10g　甘草 6g　枇杷叶 24g

[用法]　水煎服。

[主治]　阴虚夹湿,龈肿出脓,口疮咽痛。

[证析]　脾开窍于口,阳明经脉,挟口环唇,络于牙龈。本方所治证象见于口腔牙龈,病位属于脾胃,但其机理却与肺肾有关。肺脾肾三脏阴虚津乏,虚火上炎,加之脾系湿热壅滞,于是导致龈肿出脓,口疮咽痛。

[病机]　阴虚夹湿。

[治法]　养阴清热,宣肺利湿法。

[方义]　张石顽谓:"素禀湿热而挟阴虚者,治与寻常湿热迥殊。若用风药胜湿,虚火易于僭上;淡渗利水,阴液易于脱亡;专于燥湿,必致真阴耗竭;纯用滋阴,反助痰湿上壅。务使润燥合宜,刚柔协济,始克有赖"。此方有养阴清热,宣肺利湿之功,正是润燥同施的配伍形式。全方药物可分成两类:第一类用生地黄、熟地黄滋阴补肾,天冬、麦冬、石斛清养肺胃,配

伍这一类药物在于养阴配阳。第二类用黄芩、茵陈清利湿热,枳壳疏畅气机,枇杷叶开宣上焦,使气化则湿亦随之而化,气行则湿亦随之而行。配伍这一类药在于清利湿热。两类药物共用,能呈养阴清热,宣肺利湿功效。体现以养阴为主,清热为辅,略佐除湿药物的配伍形式。

学习此方,应该注意三点:①将作用相反的两类药物统于一方,展示了阴虚夹湿的治疗方法。②滋阴药物兼顾肺脾肾三脏,照顾到了上中下三焦。③滋阴利湿方中配伍宣发肺气,疏畅气机药物,令气化则湿化,以免壅滞。

[应用] 眼科疾病,气轮血络膨胀暴露,状况有似寻常红赤,但以手试推胞睑,血丝不会移动,疼痛羞明,亦可投此。推求治疗原理,是用本方凉血、清热、利湿、宣肺之功。

[歌括] 甘露二冬二地芩,斛枳枇杷草茵陈,
　　　　阴虚湿热龈肿烂,养阴除湿义尤精。

————————❀❀❀————————

　　　益胃生津法共选2方,益胃汤是治外感热病汗、下以后,热邪渐解,唯见胃阴不足的方剂。此方于益胃生津之中配伍一味壮水滋肾的生地黄,是以清养胃阴为主,兼滋肺肾的配方法度,可谓深得滋阴要旨,故是益胃生津的代表方。甘露饮以治龈肿出脓,口疮咽痛见长,展示了阴虚夹湿的配伍形式。提示学者应该注意病机的复杂性,即使两种对立的病机也可同时存在,是可取处。

十、脾虚气弱—补气健脾

脾虚气弱,是指脾胃功能渐衰,导致气虚的病变。

补气健脾,是据脾虚气弱病机拟定的治法。

【适应证候】 以食少便溏,四肢倦怠,声低息短,少气懒言为主证;以面色无华,舌淡少苔,脉弱无力为病性属虚辨证依据。

【病理分析】 气有先天之气和后天之气。先天元气源出于肾,后天谷气由脾化生。脾胃纳运正常,水谷精微才能源源不断地与清气、元气合而充身,成为脏腑功能活动的动力。设若脾运不健,即从消化、吸收两个方面呈现食少便溏证象。消化吸收功能减弱,营养匮乏无以化气而气遂虚,气虚无力而声低息短、少气懒言等证遂见。综上,脾运不健的食少便溏是导致气虚的根本原因。

【立法组方】 气虚自当补气,气所以虚,则因脾运不健,是故补气必须健脾,脾运健则化源足,化源足则气自充。本法常常选用补气健脾的人参、黄芪、白术、茯苓、甘草、山药、扁豆、莲米、砂仁等药为主组合成方,如四君子汤、参苓白术散、归脾汤、完带汤等。

脾胃主气,气贵流通。脾虚不运,必然导致气机不畅而脘腹痞胀,呈为虚中夹滞。所以补气健脾方中,每配醒脾利气的砂仁、陈皮、木香之类。此证如果单纯行气则气愈虚,单纯补气则气愈滞,唯宜补中寓通,使已滞的气得以疏畅而已虚的脾恢复健运,才是两全之策,如香砂六君子汤之用砂仁、陈皮、木香,即属此种配方法度。

脾喜燥恶湿,脾不运,必然停湿,呈为另一虚中夹湿证象。所以这类方又每配燥湿、芳化、淡渗药物以期恢复脾运,如参苓白术散用白术、陈皮、砂仁、茯苓、薏苡仁即是。

由于脾虚气弱是产生多种疾病的基本病理,所以补气健脾一法也就每随证情而有不同的配伍形式,体现各种不同的治疗法则。

脾虚食积:胃司纳谷,脾主运化。脾运不健则食难消化,以致冷热稍不留意,软硬稍不适宜,食量稍微增加,即会引起食积内停而呈脾虚食滞机理。这类证候,宜在健脾方中配伍促进消化的山楂、神曲、麦芽之类,体现补脾化滞法则,方如楂曲六君子汤。

脾失健运,浊阴上逆:脾虚不能运湿,湿浊随胃气上逆而呈呕吐,可于健脾方中,配入和胃降逆的陈皮、半夏、藿香、砂仁,共奏补气健脾,降逆止呕功效。如香砂六君子汤即属补脾降逆法则。

脾虚不运,湿浊下注:常以泄泻、带下为其主证。此证常因气陷不升,以致湿浊下注前阴而呈妇女带下,直趋下走而呈大便溏泄。治宜健脾培土,杜绝湿浊停滞,升阳举陷,恢复气机升降,如完带汤的人参、白术、陈皮、甘草与柴胡、荆芥同用治疗白带;白术散中的人参、白术、茯苓、甘草与葛根同用治疗泄泻,均属此种结构。若脾虚日久,滑脱失禁而呈泄泻、带下,又宜配伍固涩药物,体现补脾固涩法则,如六君子汤即属此种配伍形式。

气虚血少:血由水谷精微生化而成。脾虚则化源不足,化源有亏则血虚自见。是以一般血虚多兼气虚而呈面色苍白,舌淡唇白等证。脾虚引起的血虚见证,施治重点不在补血而在健脾。令脾运健则化源足,化源足则营血充。所谓阳生阴长,血生于脾,意即在此。常用方如归脾汤。

除上述几种脾虚气弱的常见证外,脾虚兼寒而吐泻腹痛者有之;脾虚兼热而吐泻腹痛者有之;土虚不能生金,肺气虚损而声低息短者有之;土虚不能荣木,木失土荣而风动抽搐或克土而腹痛者有之;气虚不能摄血,血溢脉外而出血者亦有之。如欲窥其全豹,可以参阅有关治法。

【例方】

四君子汤《太平惠民和剂局方》

[组成] 人参 白术 茯苓 炙甘草各等分

[用法] 水煎服。

[主治] 脾虚气弱,食少便溏,面色萎白,语声低微,四肢无力,脉细软,或沉缓。

[证析] 此证属于脾虚气弱机理。胃虚不纳,脾运不运,则食少便溏;脾虚食少,无以养其四肢百骸,则四肢无力。《素问·脉要精微论》说:"言而微,终日乃复言者,此气夺也。"气由水谷精微所化,脾虚食少,气血生化之源不足,故气虚而发语声低,懒于言语。阳明经脉荣于面,脾虚气弱,则面色无华。综上,此证的基本病理是:脾运不健,导致生化不足,生化不足导致肺脾气虚。

[病机] 脾虚气弱。

[治法] 补气健脾法。

[方义] 根据衰者补之、损者益之治疗原则,气虚法当补气,气虚是由脾虚所致,理当健脾,脾运健则运化复,运化复则谷气充,生化之机旺盛,诸证才能向愈。方用人参大补元气,激发肾中精气生发之机,白术健运脾胃,增强谷气生化功能,两药先后两天齐补,真元可望逐渐充盛。白术健全脾胃运化功能,使肠道消化吸收良好,茯苓健脾渗湿,令水湿从前阴下行,两药相须为用,照顾到了脾恶湿的生理特点。甘草调中益脾,亦能补气,四药合用,能呈补气健脾功效。本方药性冲和,不偏不倚,有谦谦君子之风,故以四君为方名,是补气方的基础。

此方所用人参,一般方书多从补益肺脾之气解释其义,未能揭示真谛。如果仅补肺脾之气,则独参汤能够强心救脱,不可解矣?须知五脏真气均以肾精生化的元气为其根本,《神农本草经》谓人参能补五脏,实即能补元气之故。此方可以治疗一切气虚,实与人参能补元气有关。

[应用] 以面色萎白,语声低微,食少便溏,四肢无力,脉象细软为其辨证依据。《医方考》说:"夫面色萎白,则望之而知其气虚矣;言语轻微,则闻之而知其气虚矣;四肢无力,则问之而知其气虚矣。脉象细软,则切之而知其气虚矣"。四诊合参,较为全面。

此方不仅可治一切气虚,气不摄血的出血证候亦可见效。气不摄血的皮下出血,本应使用归脾汤。如果气虚夹湿而用归脾,防其碍湿反生胀满。用本方加陈皮、半夏、防己、黄芪益气摄血,燥湿行津,可以获效。加入田艾治疗地中海贫血,也可使证象改善,因为田艾能治溶血性疾患。

[化裁]

1. 异功散(《小儿药证直诀》) 即本方加陈皮。治呕吐、泻下、不欲饮食等证。较四君子汤多芳香醒脾与化湿利气之功,更加符合脾的生理特点。

2. 六君子汤(《校注妇人良方》) 即本方加陈皮、半夏。治胃虚食少,咳嗽吐痰,呕吐或腹泻。有健脾燥湿,降气祛痰之功。治疗脾为湿困,最宜燥湿、芳化、淡渗同用,本方是四君子汤合二陈汤,展示了此种配方法度。

3. 香砂六君子汤(《中国医学大辞典》) 即本方加陈皮、半夏、木香、砂仁。治气虚而兼食、痰、气滞所致的痞满、纳呆、呕吐、泄泻等证;亦治妊娠呕吐。较四君子汤多燥湿、醒脾利气之功,结构较为完善。

4. 六君子汤(《世医得效方》) 即本方加肉豆蔻、诃子。肉豆蔻用湿纸裹,煨熟研细,以厚纸压去油,诃子煨,去核,与余药共细末,每次服10g,生姜3片,红枣2枚,煎服。或为末,热盐汤调服亦可。治脾胃虚弱,肠滑不固,脘腹胀满,呕吐不食,肠鸣泄泻。有补气健脾,涩肠固脱作用。

5. 黄连六君子汤(《张氏医通》) 即本方加陈皮、半夏、姜汁炒黄连。治饥不能食,属胃中虚者。再加吴茱萸,治嘈杂如饥,得食则嘈杂少止,止而复作,火盛作酸者。方中白术、陈皮、黄连即三圣丸,《医统》谓治嘈杂神效。

6. 柴芍六君子汤(《太平惠民和剂局方》) 即本方加陈皮、半夏、白芍、柴胡。治脾虚腹痛,或妇女痛经,或经行泄泻;亦治长期低热不退。本方有益气健脾,调肝和胃之功。善治肝脾不和诸证,凡当归芍药散证偏于气虚,逍遥散散证偏于气虚湿盛,均可使用本方。亦可加入当归,增强补血和肝,调经止痛力量。

7. 加味六君子汤(《中医妇科治疗学》) 即本方加陈皮、半夏、苍术、升麻、柴胡、生姜。治胃虚有痰,饮食减少,时时带下。此证是因脾虚不运,湿浊下注前阴,故加苍术、半夏、生姜、陈皮燥湿醒脾,升麻、柴胡升举阳气,使脾胃健运,气机升举,带下可止,颇似完带汤的结构。若加黄芪,即补中益气汤去当归加半夏,治带下兼头晕尤宜。

8. 姜沥六君子汤(《张氏医通》) 即本方加陈皮、半夏、姜汁、竹沥、天麻。治中风,但舌强、语涩、痰壅,口眼㖞斜,肢体不遂者;亦治中风后,体虚有痰者。再加秦艽,治猝然昏倒,口眼㖞斜,口角流涎,或四肢不举,肥盛色白痰多者。风痰阻于窍隧,法当益气扶正,搜涤经隧痰涎。此方用四君子汤益气扶脾,二陈汤燥湿祛痰,姜汁、竹沥善涤经隧痰涎,配入尤为对证,天麻解其经隧挛急,亦与病情相符,用之得当,久服可以收效。

[歌括] 四君子汤治气虚,参苓术草四般齐;
补气健脾基础剂,变通加减可随机。

参苓白术散（《太平惠民和剂局方》）

[组成]　人参 15g　白术 15g　茯苓 15g　炙甘草 15g　山药 15g　白扁豆 12g　莲子肉 9g　薏苡仁 9g　缩砂仁 9g　桔梗 9g

[用法]　细末为散，开水冲服。亦可作汤剂。小儿可将药末蒸瘦肉服。

[主治]

1. 脾胃虚弱，饮食不消，脘部痞闷，或吐或泻，四肢无力，形体消瘦，脉象虚弱。

2. 小儿营养不良，身体瘦弱。

3. 妇女脾虚湿盛，带下色白，面色苍白，身体肥胖，大便溏薄，或两足浮肿，或经行泄泻。

[证析]　胃主纳谷，脾司运化。脾胃虚弱，纳运失常，津气不能正常升降，遂从纳运升降各个方面出现病态。运化力弱，则饮食不消；湿凝气阻，则脘部痞闷；清阳不升，浊阴不降，则或吐或泻；不能化生水谷精微，形体失养，则四肢乏力，形体消瘦，小儿营养不良，亦由脾运不健所致。妇女带下色白而兼体胖便溏，自是脾虚湿盛，下注前阴；两腿浮肿亦系水湿下流所致。经行泄泻，是因平素湿滞，当其月经来时气机降多于升，湿浊随气下行，遂呈泄泻。综上，本方所治诸证，属于脾虚湿滞，升降失调。

[病机]　脾虚湿滞，升降失调。

[治法]　补气健脾，升清降浊法。

[方义]　治疗脾胃，当补其虚，除其湿，导其滞，调其气。方用人参、白术、茯苓、甘草、山药、扁豆、莲子、薏苡仁补其脾，茯苓、薏苡仁渗其湿，砂仁芳化湿浊，醒脾利气，合人参、白术、茯苓、甘草暖胃补中，并能克服诸药呆滞，使其补而不滞；扁豆功能化清降浊，配合桔梗升清，薏苡仁、茯苓降浊，清气得升，浊阴得降，则呕吐、泄泻等证可愈。脾胃健运，湿滞得化，水谷精微生化恢复，则衰弱的机体可以逐步好转。

《医方考》说："脾胃喜甘而恶苦，喜香而恶秽，喜燥而恶湿，喜利而恶滞。是方也，人参、扁豆、甘草，味之甘者也；白术、茯苓、山药、莲子肉、薏苡仁，甘而微燥者也；砂仁辛香而燥，可以开胃醒脾；桔梗甘而微苦，甘则性缓，故为诸药之舟楫，苦则喜降，则能通天气于地道也。"吴崑根据脾胃喜恶释方，颇有特色，唯谓"桔梗甘则性缓，故为诸药之舟楫"一语则不够确切。若谓味甘即可为诸药舟楫，首选药物当是甘草，何不竟谓甘草是诸药之舟楫？所有药物均系甘淡实脾之品，不须引导即能直入中焦，又何须桔梗为其舟楫？此方配伍桔梗包含两层意义：①开宣肺气：水津运行有赖气为其帅，湿滞中焦而用宣上药物，有气行则津行之意，即吴氏所谓"能通天气于地道也。"②升举清气：清气上升，浊阴自降。本方治经行泄泻，是经期气机降多于升，用此即寓升清之意。

此方于补气药中配伍行气的砂仁，燥湿、芳化、淡渗之中配伍固涩的莲子，成为补中有行，通中寓涩的配伍形式。药力和平，温而不燥，益气健脾，补而不滞，既杜生湿之源，又化已成之湿，令清升浊降，津气运行出入正常，而诸证可瘳。是一常用有效名方。《医方集解》于本方加入芳香醒脾，化湿利气的陈皮，结构更为完善。此方所用之品，多静而不动，意在减缓肠道蠕动，使其充分吸收，学者留意。

[应用]

1. 以食少便溏，面色萎黄，困倦乏力，苔白脉缓，为其辨证要点。治呕少用此方，泄泻较

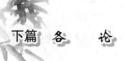

为常用。

2. 减去桔梗,加鸡内金,研末,分成 10 次蒸瘦肉服。特别宜于小儿脾虚营养不良。

3. 带下色白,审属脾虚湿浊下注机理,可投此方;两足微肿,尿蛋白日久不消,属脾虚不能固摄精微,可用本方加黄芪、五味子。

4. 经行泄泻,寒热证象不显,可投此方。

5. 减桔梗,加黄芪 10g,熟地黄 12g,红花 15g。用酒醋一碗炒药 7 次。才开叫声的雄鸡一只,吊死,去内脏,将药纳入鸡腹;铁树叶一枝,用砂锅炖服。预防哮喘,有效。

[歌括]　参苓白术桔梗莲,山药扁豆苡砂甘,
　　　　脾虚湿滞儿消瘦,补脾渗湿即能瘥。

归脾汤(《济生方》)

[组成]　人参 12g　白术 9g　茯苓 12g　甘草 6g　黄芪 20g　当归 12g　龙眼肉 15g　酸枣仁 15g　远志 6g　木香 3g

[用法]　水煎温服。亦可倍其量,作蜜丸,每次服 10g。

[主治]

1. 心脾亏损,心悸、怔忡、健忘、不寐,体倦食少,舌淡脉弱。

2. 脾不统血,气不摄血,月经不调,崩中漏下,皮下出血,舌脉如前。

[证析]　本方所治,虽有心神不宁,血不归经,脾运不健三类证象,但因脾虚气弱才是病根,故其余证象都是标象。脾胃为后天之本,气血生化之源。脾虚则气血生化不足,导致心气与心血两虚,心体失养,心用不宣,由是心悸、怔忡、健忘、不寐见矣!血行脉中,有赖卫气固护,卫气充盛,全凭谷气资生。脾虚不运则卫气无源,卫气既弱则统摄无权,于是血溢脉外,而月经量多,淋漓不断,皮下出血诸证见矣!上述诸证若不兼见体倦食少,舌淡、脉弱,不得竟指其是气虚,所以体倦食少舌淡脉弱才是辨证依据。

[病机]　心脾亏损。

[治法]　健脾益气,养心宁神法。

[方义]　心脾气血亏损而呈心神不宁,法当补气益血,宁心安神。故方用人参、黄芪、白术、茯苓、甘草补气健脾。血虚补脾,是因血生于脾而养于脾的缘故。此证既已血虚,兼补其血亦理所当然。故配龙眼、当归补其心血,酸枣仁、远志宁其心神,并佐少许木香行气以防参芪呆滞,共呈健脾益气,养心宁神功效。如系气不摄血而血溢脉外,则当补气以摄血。方中人参补元气于下焦,白术、茯苓、甘草健脾气于中焦,黄芪实卫气于上焦,三焦元真得补,自能固护营中之血使其不致外溢。若再加入大枣,则益气摄血功效更为显著。

学习此方应该注意四点:①证象反映心系血虚而从补气健脾论治,是从气血生化关系施治的典范。②气不摄血的出血证候,益气即可摄血,此方并无止血药物而能止血,是针对病机施治的典范。③无论心经证象还是出血证象,均从脾胃着手,又是治病求本的典范。④所治健忘、不寐,是心系手厥阴心包证象,配伍远志开其心志,酸枣仁安其心神,指此言也。

[应用]　以心悸、怔忡、健忘、不寐、失血等主证兼见体倦、食少、舌淡、脉弱为其用方依据。治健忘加石菖蒲 20g,则开心散也在其中。

[歌括]　归脾汤纳术芪苓,参志香甘与枣仁,
　　　　龙眼当归共十味,补养心脾效堪珍。

补气健脾法共选 3 方,都有健脾益气作用,都以人参、白术、茯苓、甘草之类作为主药,是其相同点。四君子汤是补气健脾的基础方,脾虚气弱诸证可用本方加减;参苓白术散以治脾虚湿滞,升降失调的泄泻见长,小儿营养不良用此尤有效验;归脾汤可治心脾亏损的心悸、怔忡、健忘、不寐,有健脾益气,养心宁神之功,尤擅治疗气不摄血的月经量多及皮下出血,有益气摄血作用,三方所治各有侧重。四君子汤配伍茯苓,有治脾勿忘渗湿之意;参苓白术散配伍桔梗,有开肺气以通水道,升清阳以举下陷之意;归脾汤配伍龙眼、当归、远志、酸枣仁,有养心宁神之意。若再深究配伍上述药物之理,参苓白术散治脾而兼治肺,是因水液运行与肺脾有关;归脾汤治脾而兼治心,是因病本在脾而标证在心,体现以治脾为主,兼顾他脏的配伍形式。归脾汤治气不摄血之理亦宜留意。此方用人参补下焦元气,白术健中焦谷气,黄芪固上焦卫气,补固兼行,气自旺盛,统血有权,其血自止。

十一、中焦虚寒—温中健脾

中焦虚寒,是指脾系出现虚寒证象的病变。

温中健脾,是据中焦虚寒病机拟定的治法。

【适应证候】 以吐、泻、腹痛为主证;以兼见稍食生冷即病,舌质淡,苔薄白,脉象沉缓或沉弦为其虚寒辨证依据。

【病理分析】 导致中焦虚寒的原因,有内伤亦有外感。外寒相侵,由三焦直犯脾胃,来势急骤称为直中。内伤脾胃虚寒,则因过食生冷,或过用凉药,或长期患病,或年老体衰,以致脾胃功能逐渐衰弱,来势较为缓慢,病程较为长久。寒邪直中太阴,常常引起分布于肠的血脉收引,牵引小络而生疼痛。此即《素问·举痛论》所谓:“寒气客于脉外则脉寒,脉寒则缩踡,缩踡则脉绌急,绌急则外引小络,故卒然而痛”的因寒而致经脉缩急,缩急而生疼痛的寒实病机。与此相反,若属虚寒腹痛,多具喜温喜按特征。通过温按,可使凝聚的血气得通,拘挛的膜络和柔,其痛自然缓解。即《素问·举痛论》所谓“寒气客于胃肠之间,膜原之下,血不得散,小络引急故痛,按之则血气散,故按之痛止;按之则热气至,热气至则痛止。”如果腹痛兼见肠鸣呕吐,是阳气不足,阴寒凝聚,浊阴不降,气机逆乱现象。故《灵枢·五邪》说:“邪在脾胃,阳气不足,阴气有余,则中寒肠鸣腹痛。”《素问·举痛论》又谓:“寒气客于肠胃,厥逆上出,故痛而呕也。”若腹痛即泻,痛泻交作,又是寒气客于小肠,引起小肠蠕动增强,以致水谷所化之糜,不能久留肠中,糟粕不能成聚的现象。故《素问·举痛论》又说:“寒气客于小肠,小肠不得成聚,故后泄腹痛矣。”寒邪直中亦将引起脾胃纳运功能障碍,清气不升,浊阴不降,升降失调而呈上吐下利。《灵枢·五乱》所谓:“清气在阴,浊气在阳,营气顺脉,卫气逆行,清浊相干,乱于肠胃,则为霍乱”,即指此种病变机理。此外,内伤引起中焦虚寒,以致纳运功能减弱而食欲不振者有之;气机逆乱,清气在下,浊气在上而呈腹部膩胀者有之;虚寒失运,液聚为痰,水蓄为饮而常吐唾沫者有之;久病虚寒,肠滑失禁而大便溏泄者,亦常有之。其基本病理是:寒从三焦直入胃肠→胃肠挛急,升降失调→成为吐、泻、腹痛;或内伤生冷,功能日衰→脾虚肝克,胃肠挛急→成为吐、泻、腹痛。

【立法组方】 此证气虚、阳虚、挛急三类证象并存,根据《素问·至真要大论》“衰者补之,寒者热之,急者缓之。"的治疗原则,此病机,宜用干姜、蜀椒、丁香、砂仁、高良姜、吴茱萸、桂枝、附子等药温中散寒,人参、白术之属补气健脾,甘草、饴糖、芍药之属柔肝缓急,共呈温中健脾之效。方如理中丸、小建中汤、大建中汤、附子粳米汤等,可为本法代表。

临证所见,脘腹疼痛,食欲减退,呕吐呃逆,口舌糜烂,常吐涎沫,小儿流涎,大便溏泄,肠滑失禁,大便秘结,气滞腹胀,阳虚失血,痰湿阻滞各类证象都有中焦虚寒证型,是脾胃系统的基本病机之一。这一机理除与整个消化系统有着不可分割的联系外,又与五脏都有联系。中焦虚寒,土不生金,导致肺气虚损而声低息短,痰浊壅肺而咳嗽痰稀者有之;土不荣木,导致肝木克土而脘腹疼痛,或腹痛即泻,或虚风内动而痉挛抽搐者有之;浊阴凝结,上阻心络而呈胸痹疼痛者有之;虚寒日久,途穷归肾,导致脾肾阳虚,气化不行,而呈痰饮水湿内停者亦有之。所以,在用蜀椒、干姜、丁香、吴茱萸温中的前提下,尤应根据主要见证配伍不同药物,体现各种温中法则。

中焦虚寒宜用椒、姜、丁、萸之类温运中阳,义已详前,某些方却常兼配温心肾之阳的桂枝、附子,其理何在? 盖脾阳根于肾阳,配伍桂附,实具釜底加薪之意。桂附也能温心阳以助血运,对于寒邪凝结,血运不利而呈疼痛,得此亦可达到散寒通脉目的。

因寒引起剧痛、呕吐、泄泻,是胃肠剧烈蠕动所致。这类方多用缓解胃肠蠕动的甘药,很少使用促进肠道蠕动的行气药,只有审其确系气滞而呈腹胁胀痛,才用行气药物,学者留意。

【例方】

理中丸(《伤寒论》)

[组成] 人参 90g 干姜 90g 白术 90g 炙甘草 90g

[用法] 蜜丸,每次服 10g,开水送服。若作汤剂,酌减其量。

[主治] 中焦虚寒,吐利腹痛,口不渴,舌淡苔白,或黑苔湿嫩,脉象沉迟者。

[证析] 吐泻腹痛为本方主证,按脏腑辨证,病在中焦;呕吐腹泻是气液升降失调现象,按气血津液辨证,是津气逆乱;其余舌脉,按八纲辨证,是虚寒的辨证依据。脾胃位居中焦,司纳运水谷,升清降浊。若因恣食生冷,戕伐脾阳,或外寒相加,由三焦内归脾胃,以致中焦虚寒,健运失职,升降无权,脾的清阳不升则自利;胃的浊阴不降则呕吐;阳虚阴盛,寒邪凝聚则腹痛;口不渴,舌质淡嫩,苔白或黑苔湿嫩则为里虚里寒确据。脉沉主里,迟则为寒,亦为里虚里寒脉象。

[病机] 中焦虚寒。

[治法] 温中健脾法。

[方义] 中焦虚寒,健运失职,升降失调而吐泻腹痛,治宜温中阳以散寒邪,健脾胃以复升降。故用干姜温中散寒;人参、白术健脾益气,甘草之甘,以缓胃肠挛急,共呈温中健脾功效。俾中焦得温,则寒邪去而腹痛除;脾胃健运,则升降复而吐泻止。

学习本方应注意以下三点:①此方治吐泻腹痛而不用止吐、止泻、止腹痛药物,着重调理脏腑功能,充分体现治病求本原则,与只着眼于证象而忽视病机的时方相较,实有天壤之别。②此方以振奋中阳的干姜与补气健脾的药物同用,体现了内生之寒温必兼补的治则。③吐泻腹痛是胃肠挛急所致,甘草分量与其他药物相等,在于缓解胃肠挛急。

[应用]

1. 病后喜唾 属于脾肺阳气未复,津液不布者,用此方温脾肺之寒,俾脾能运输津液,肺能敷布津液,不复凝聚,其唾止矣。

2. 胸痹疼痛 《金匮要略》以本方治"胸痹,心中痞气,气结在胸,胸满,胁下逆抢心"偏于虚寒者。用此方可以补益心气,温散寒凝,俾寒凝散则脉络舒,心气足则血行利,脾气和则滞气消,对于胸痹之因于虚寒者,可收补虚宣痹功效。加入桂枝尤妙。

3. 阳虚失血 脾能统血,气能摄血,中焦虚寒,统摄无权,血溢脉外而呈吐衄,亦常有之。血色黯而量少,投此可收温阳摄血功效。

4. 寒嗽痰稀 肺脏功能减弱,宣降无权,气逆津凝,遂生咳嗽。痰质清稀兼见舌淡脉弱,即宜投此。借用温补脾胃之方治疗咳嗽,即培土生金之法。加入细辛、五味子、半夏、茯苓,疗效更佳。

5. 小儿慢惊 多因禀赋不足,胃肠受病,吐泻伤津,筋脉失濡而呈目睛窜视,手足微抽,此为土虚风动。用此方温中健脾,复其升降,使吐泻止而津液回,津液复而筋得养,则慢惊可愈,从而体现培土宁风之法。若加全蝎、蜈蚣,尤合法度。

综合上述,此方不仅治中焦虚寒有满意疗效,并可用于心、肝、肺脏病变。此方治脾、肺、心、肝等脏疾病,药虽不变而法随证异,最能启人思维,开人眼界。如治吐泻腹痛,体现温中健脾法;治阳虚失血,体现温阳摄血法;治小儿慢惊,体现培土宁风法;治肺寒咳嗽,体现培土生金法;治胸痹,体现补虚宣痹法。法随证变,于此可见一斑。

[化裁]

1. 附子理中丸(《太平惠民和剂局方》) 即本方加制附子90g,炼蜜为丸,每服5g,开水送服。治本方证而虚寒较盛,四肢逆冷者,温中散寒力量较原方强。《保命歌括》于本方加童便、猪胆汁各半杯,治寒证呕吐,阴盛格阳不纳药者,加入二味寒性药物,有同气相求,盛者从治之意。亦治呃逆,这种呃逆显系阳气虚衰,筋脉失其温煦而痉挛,用甘草取其甘缓之功。若治阳虚失血,药量宜重,干姜、附子可用30～60g,人参可用15～30g。

2. 桂附理中汤(《中医内科学》) 即本方加肉桂、附子,水煎服。治脾肾虚寒,吐利腹痛,手足不温等证。温补脾肾,振奋阳气功力较原方更强,是兼肾治的加法。

3. 丁萸理中汤(《医宗金鉴》) 即本方加丁香、吴茱萸,水煎服。治胃寒呕吐,体现温中降逆法则。亦治腹痛,有温中止痛作用。是偏寒的加法。

4. 砂半理中汤(验方) 即本方加砂仁、半夏,水煎服。治本方证呕吐甚者。二药均有燥湿醒脾,降逆止呕之功,能呈温中降逆功效。是偏浊阴上逆的加法。

5. 枳实理中汤(《太平惠民和剂局方》) 即本方加枳实、茯苓。治脾胃虚寒,脘腹痞满,腹胀腹痛。枳实有行气消痞作用,茯苓有淡渗利湿功效,用于中焦虚寒、津气阻滞而生疼痛之证,可谓合拍。是偏气滞的加法。

6. 加味理中汤(《澹寮方》) 即本方加陈皮、半夏、茯苓、细辛、五味子。加姜枣煎服。治肺胃俱寒,咳嗽。加入祛痰的二陈,止咳的细辛、五味子,能呈温中化痰之效。原方加胡椒,名胡椒理中汤。治脾肺虚寒,作嗽不止,其温运脾阳之功亦较原方为强。是兼治肺的加法。

7. 治中汤(《张氏医通》) 即本方加青皮、陈皮,治冷食积滞。体现温中行气法则。是兼气滞的加法。

8. 增损理中丸(《外台秘要》):即本方加厚朴、茯苓。治霍乱吐利,下气能食。加入醒脾利气的厚朴,甘淡渗湿的茯苓,体现温中健脾,利气行津法则。是兼津气逆乱的加法。

9. 茯苓理中汤(《外台秘要》) 即本方去白术,加茯苓、木瓜。治霍乱,脐上跳动。脐上跳是水气已动现象,也是经脉挛急之征,故加淡渗利水的茯苓,柔肝舒筋的木瓜。是兼肝的加法。

10. 理苓汤(《朱氏集验方》) 即本方与五苓散同用,水煎服。治胃虚食滞,喘胀浮肿,小便不利。又名二宜丸,治泄泻。肾命气化失常,脾胃运化不及,水液失调,用此方两治脾肾,可谓对证。是温中与利水同用的结构。

11. 附子麻黄汤(《三因极一病证方论》) 即本方加附子、麻黄,水煎服。治寒湿所中,昏晕缓弱,或腰背强急,口喎,语声混浊,心腹膜胀,气上喘,不能动。寒湿阻于中焦,当用理中法温运中阳,本方妙在加入温肾化气的附子,宣降肺气的麻黄,三焦并治,使水液运行无阻,何患寒湿不除。是三焦同治法。

12. 连理汤(《张氏医通》) 即本方加黄连、茯苓,水煎服。治脾胃虚弱,呕吐酸水,亦治虚痞。治泄泻亦有疗效。张石顽说:"暑泻,盛暑逼于外,阴冷伏于内,非连理汤不可。"是寒热共用的配伍形式。

13. 疏黄饮子(《医经会解》) 即本方加茵陈,水煎服。治寒湿发黄。是寒热共用的配伍形式,也是肝脾同治的配伍形式。

14. 胶姜理中汤(《魏氏家藏方》) 即本方加阿胶、艾叶、当归、黄芪。水煎服。治脾虚便血。体现益气摄血法则,也是肝脾同治的配伍形式。

15. 理中加二味汤(《外台秘要》) 即本方加当归、白芍。治霍乱吐下,胸满腹满。加入当归活血调肝,白芍柔肝缓急,胃肠挛急而呈吐利腹痛,投此最为恰当。

上述加减方的适应证,反映了脾胃功能失调引起气血津液各个方面的病变。其结构反映了五脏的变化,体现了不同的治法。学者若能细心揣摩,则理中之用,可以自如,理中之变化,亦有理可循。

[歌括] 理中丸是温中方,参术甘草配干姜,
　　　　吐利腹痛阴寒盛,或加附子总回阳。

小建中汤(《伤寒论》)

[组成] 桂枝15g 芍药30g 生姜15g 炙甘草10g 大枣12枚

[用法] 水煎,汤成,去渣,纳饴糖60g再加热使其溶化,温服,1日3次。

[主治] 中焦虚寒,脾虚肝乘,腹部挛痛,喜温喜按,面色无华,舌质淡嫩,脉象弦涩。

[证析] 此方以腹痛为主证,属于中焦虚寒,脾虚肝乘机理。腹痛喜冷为热,喜温属寒;拒按属实,喜按为虚。腹痛喜温喜按,既是虚寒现象,也是肝木侮土辨证依据。通过按摩可使疼痛暂时缓解,证明不是内脏实质性病变而是经隧失去和柔呈现的痉挛性疼痛。这种标在脾、本在肝的病变机理,称为肝木侮土。

[病机] 中焦虚寒,肝木侮土。

[治法] 温中补虚,柔肝缓急法。

[方义] 中焦虚寒,肝木侮土,治宜温中补虚以建中阳,柔肝缓急以解挛急。本方由桂枝汤倍芍药加饴糖组成。方中桂枝、生姜、甘草、大枣辛甘化阳,温中补虚;芍药、甘草、大枣、饴糖酸甘化阴,柔肝缓急,共呈温中补虚,柔肝缓急之效。用于上述腹痛机理,确有疗效。

上述解释限于腹痛机理,但此方作用并不限于调理肝脾,还有调理阴阳之功。方中桂

枝、生姜、甘草、大枣补气温阳;芍药、饴糖补血益阴,既可双补气血,也即调理营卫阴阳。由于肺脾主乎卫与气,心肝主乎营与血,故可用于心脾、肝脾、心肺同病,或心阴心阳两虚证候,体现调理阴阳之法。

此方按阴阳两虚解释的根据何在?根据有二:①观其所治都是阴阳不和。②此方由桂枝汤加味而成,桂枝汤有调和营卫之功,营为阴,卫为阳,和营卫即所以和气血,和气血即所以和阴阳。故桂枝汤外证得之可解肌和营卫,内证得之可化气调阴阳,所不同处,仅病位有表里之分而已。此方由桂枝汤倍芍药、加饴糖而成,自然可以调和阴阳。营卫不和机理仲景曾明确指出是因营弱卫强所致。治疗之际须着眼于使卫不强,营不弱,营卫才得和谐。两方用药虽然大体相同,却有侧重。桂枝汤所治的营卫不和,病位在表,着眼于外邪相加形成的卫强,故用桂枝、生姜之辛以散外邪,邪去而卫不强矣!此方所治的阴阳不和,病位在里,着眼于内伤虚损形成的营阴不足,故倍芍药、加饴糖以增强补阴力量,阴充则阴阳和矣!同而不同,学者留意。

[应用]

1. 原著说:"伤寒,阳脉涩,阴脉弦,法当腹中急痛,先与小建中汤,不瘥者,小柴胡汤主之。"将本方与小柴胡汤同出一条,意谓腹痛是因肝脾不和所致。故先以本方调理肝脾,从寒治。若不效,再用小柴胡汤调和胆胃,从热治。(此条指肝脾不和)

又说:"伤寒二三日,心中悸而烦者,小建中汤主之。"表证未经汗下即心悸而烦,当是素体虚弱,一经外感,即呈阴阳两虚见证。心悸是阳气已微之象,心烦是营阴已弱,心脉挛急之征,故用此方调理阴阳,解其挛急。(此条指心阴心阳两虚)

2.《金匮要略》用此方有3条　一条见于虚劳篇:治"虚劳里急,悸、衄、腹中痛,梦遗精,四肢酸疼,手足烦热,咽干口燥"等证。此为阴阳两虚,呈为肝心、肝肺、肝脾、肝肾同病。五脏经隧均由肝系的筋膜构成。阴血不足,经隧失濡导致痉挛,见于心则悸,犯于肺则衄,乘于脾则腹中痛,精隧挛急(疏泄太过)则遗精;阴阳失调,阴弱不能制阳,阳热偏胜,则呈咽干口燥,手足烦热。用本方调理阴阳,柔肝缓急,诸证可愈。(此条指本方可治五脏病变)

再见于"黄疸病篇"治"男子黄,小便自利,当与虚劳小建中汤。"发黄多因于湿,因湿发黄,当有小便不利,故《伤寒论》说:"小便自利者不能发黄。"此证小便自利,不是一般湿热,而是气血虚损的虚黄,故宜用此补脾建中,阴阳双补。"小便自利"为鉴别此证是虚黄的要点。(此条示人补气血之虚当从中焦论治)

三见于妇人杂病篇:"妇人腹痛,小建中汤主之。"石顽说:"小建中汤专主风木胜脾之腹痛。"其腹痛机理仍属肝脾不和,若是经期过后,小腹疼痛,则是血虚脉挛使然。以上所引五条即有三条治疗腹痛,说明本方是以治疗腹痛为主,究其腹痛之机,都由经隧痉挛引起。

3.《千金》芍药汤(即本方)　治产后苦少腹痛。不名建中而以芍药名之,正好说明芍药是治痉挛性疼痛的要药。产后失血导致血虚,血虚不能养筋,导致经脉挛急而痛,用此方柔肝缓急,其痛自止。甘草、大枣、饴糖都有缓急止痛作用,体现"肝苦急,急食甘以缓之"法则。又将此方应用到子宫收缩而痛。

4.《苏沈良方》说:"此药治腹痛如神"自然指的是痉挛性疼痛。

综上观之,本方所治反映了两方面的改变。一是经脉挛急,是组织结构的病理改变。二是阴阳两虚,是基础物质的病理改变。

[化裁]　人参建中汤(《景岳全书·古方八阵》):本方加人参,治虚劳自汗。

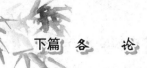

[歌括]　小建中汤芍药多，桂姜甘草大枣和，

更加饴糖补中脏，虚劳腹痛服之瘥。

大建中汤（《金匮要略》）

[组成]　蜀椒9g　干姜15g　人参10g　胶饴60g

[用法]　前3味水煎，汤成去渣，纳胶饴，加热令其溶化，分2次，温服。

[主治]　中焦虚寒，阴寒内盛，胸脘剧痛，呕不能食；或腹部剧痛起包，不可触近，苔白，脉弦迟，或沉弱。

[证析]　此证属于本虚标实机理。以胸腹剧痛，起包拒按，呕不能食为主证，按脏腑辨证，病在胃肠；以呕不能食、苔白脉迟为佐证，按八纲辨证，属于虚寒。多因外寒骤袭，直入中焦，胃肠因寒而收引拘急，津气因而凝涩不流，于是胸腹剧痛，不可触近。原著所谓"上冲皮起，出见有头足"，是小肠剧烈蠕动象征；"呕不能食"是胃亦痉挛所致，故《素问·举痛论》说："寒气客于肠胃，厥逆上出，故痛而呕也。"

[病机]　中焦虚寒，经隧挛急。

[治法]　温中散寒，补脾缓急法。

[方义]　中焦虚寒，胃肠收引而呈呕吐腹痛，法当温中散寒，缓急止痛。方中蜀椒辛热能散凝结之寒，味麻能解经隧之挛。《神农本草经》谓能"温中下气"；《名医别录》谓能"除六腑寒冷，心腹留饮，久服开腠理，通血脉"；孟诜谓能"利五脏"；时珍谓能"通三焦"。观其温通气血、散寒行津、通利脏腑的诸多作用，都与本品能够松弛经隧有关，盖五脏之道，皆出于经隧，以行其血气故也。《神农本草经》谓干姜"温中"；《名医别录》谓治"寒冷腹痛"；甄权谓其能"开五脏六腑，宣诸络脉"；《大明本草》又谓能够"消痰下气"，本品亦有温通五脏六腑，令津气流通之功。配伍二药温中散寒，温通津气，使中阳得温，则阴寒消而膜络舒，膜络舒而津气畅，津气畅而疼痛解。此证本虚标实，若只散寒而不补虚，治法尚未臻于完善。故用人参、饴糖补虚以匡其正；挛急属于肝系筋膜病变，饴糖味甘可以缓急，又有"肝苦急，急食甘以缓之"之意。四药同用，能呈温中散寒，补虚缓急功效，用于虚中夹滞之证，可谓合拍。

使用本方，应以腹痛时起包块，拒按，苔白，脉弦为其辨证要点。其机理是：因寒而致肠道膜络收引痉挛，因膜络痉挛而致津气凝结不通，因收引不通而致剧烈疼痛。故其一切治疗措施都应着眼于温散寒邪，消除引起痉挛原因；舒缓膜络，解其胃肠挛急；通调津气，使其津气流畅。所以本方用药宗旨在于温通解痉。

或问：此证既属痉挛性疼痛，何以不用柔肝解痉的芍药而用蜀椒？因为此证之痛是因寒而挛急，因挛急而闭塞津气，选用蜀椒，可以一举三得。本品性热，可以温散凝结之寒；其味辛麻，可以缓解胃肠之挛；其通利气机，宣通湿浊之功，可决津气之壅。芍药性味酸寒，既非寒邪凝结之所宜，又非津气壅滞之所对，虽为解痉良药，唯肝阴不足者宜之，施于本虚标实之证，不仅无效，反增其壅，故不如用蜀椒之为得也。

[应用]

1. 原著谓："心胸中大寒痛，呕不能食；腹中寒，上冲皮起，出见有头足，上下痛，不可触近，大建中汤主之。"此方不仅腹痛可用，胃痛亦可用；不仅胃肠痉挛可用，心绞痛亦可试用。

2. 《类聚方广义》云："小建中汤治里急拘挛急痛；此方治寒饮升降，心腹剧痛而呕，故治疝瘕腹中痛者。"据此，凡属因寒收引，瘕聚成形，浊阴凝聚之证，都可应用此方。

3.《方函口诀》："此方与小建中汤方意大异,然以有胶饴一味,建中之意自明。治寒气腹痛,莫如此方。盖以大腹痛,上连胸而有呕,或腹中凝如块为目的。故诸积痛甚,蠕蠕然如自下而上者,用之有妙效。"自下而上,是其小肠逆上蠕动征象。

[歌括]　大建中汤建中阳,饴糖人参配椒姜,
　　　　中焦受寒脘腹痛,痛而拒按服之康。

附子粳米汤(《金匮要略》)

[组成]　制附子15～30g　半夏10～20g　甘草10g　大枣10g　粳米15g

[用法]　水煎,分3次,温服,1日量。

[主治]　中焦阳虚,浊阴凝聚,腹中寒气,雷鸣切痛,胸胁逆满,呕吐,舌淡苔白,脉沉弦者。

[证析]　腹中雷鸣切痛,是本方主证;中焦阳虚,浊阴凝结,是此证病机;呕吐、舌淡、苔白、脉弦,是阳虚阴盛辨证依据。

《灵枢·五邪》说:"邪在脾胃,阳气不足,阴气有余,则中寒肠鸣腹痛。"脾胃同属中焦,司纳运,主升降。中焦阳虚,浊阴凝结,窒塞不通,则腹中切痛;舌淡、苔白为阳虚证象,呕吐、逆满为浊阴凝结之征,肠鸣、脉弦是经脉挛急所致,究其挛急原因,则因阳虚阴盛使然。

[病机]　阳虚阴盛。

[治法]　温中降浊法。

[方义]　阳虚阴盛而雷鸣切痛,法当益火消阴,振奋中阳,复其升降。故方用附子温阳气以散寒凝;半夏燥脾湿以降浊阴;甘草、大枣、粳米缓其急以补其虚,俾中阳振奋,寒散阴消,肠道舒缓,升降复常,疼痛可解。

[应用]

1. 腹中雷鸣切痛,既是本方主证,也是辨证要点,但需兼见舌淡苔白,才可放胆使用。亦治呕吐、呃逆之因寒而挛者。

2.《证治要诀》说:"若胃寒甚,服药而翻者,宜附子粳米汤加丁香10粒,砂仁半钱(1.5g);大便秘者,更加枳壳半钱(1.5g)。若胃中寒甚,呃逆不已,或变呕吐,轻剂不能取效,宜附子粳米汤加炒川椒、丁香,每服各35粒",增强散寒解痉力量。

3.《类聚方广义》说:"寒气即水气也,若痛剧及于心胸者,合大建中汤,奇效。疝家、留饮家多有此证。"指出寒水为患而呈腹痛,是使用本方指征。

[歌括]　附子粳米疗效奇,半夏草枣五药齐,
　　　　温中降浊功偏擅,雷鸣切痛此能医。

解急蜀椒汤(《外台秘要》引《小品方》)

[组成]　蜀椒200枚　炮附子20g　干姜15g　半夏15g　炙甘草10g　大枣20枚

[用法]　水煎服。

[主治]　心痛如刺,绕脐腹痛,白汗自出。

[证析]　心痛如刺,是心脉病变;脐周腹痛,是肠道病变。心腹何以绞痛?是经脉挛急使然。经脉何以挛急?是寒邪相加使然。白汗何以自出?是因痛剧使然。其基本病理是:外寒相加→经脉挛急→心腹绞痛。

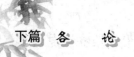

[病机]　寒邪相侵,经脉挛急。

[治法]　益火消阴,缓急止痛法。

[方义]　寒邪相侵,经脉挛急而呈剧痛,法当温散凝结之寒,舒缓经脉之挛,故方用蜀椒温散寒邪,消其病因;舒缓经脉,解其挛急;宣通壅滞,通其津气,因欲借此力挽狂澜,故非重用不能建功。复用干姜、附子之温,助其益火消阴;半夏之辛,助其燥湿行津;甘草、大枣之甘,助其缓解挛急,共呈温阳散寒,缓急解痉功效。

[应用]　以心区或脐周突然绞痛,兼见舌淡脉弦为其辨证要点。

[歌括]　《小品》解急用蜀椒,姜附半夏草枣僚,

心腹剧痛白汗出,益火消阴痛可消。

温中健脾共选5方,都以中焦虚寒为病机,都用温药温其中阳,甘药缓其挛急,是其相同处。值得注意的是:①理中丸以吐泻腹痛为主证,是温必兼补的典范。此方因证而异其法,加减变化涉及气、血、津、筋、心、肝、肺、肾各个方面,都耐人回味。小建中汤以腹痛为主证,因喜温按,知是中焦虚寒引起的肝木克土,故治以温中补虚,柔肝缓急之法。此方配伍甘草、大枣、饴糖,人皆谓其是补中焦之虚,其实用于痛证,缓急止痛才是主要目的。大建中汤所治脘腹剧痛而起包拒按,是因中焦虚寒,阴寒内盛,肠道因寒而收引,津气因寒而凝结所致。故以蜀椒、干姜温散寒凝,蜀椒、饴糖缓其挛急,一切在于温通缓急。附子粳米汤是治阳虚阴盛,浊阴凝结,腹中雷鸣切痛之方,腹痛而兼雷鸣,知是肠道挛急;兼见舌淡、苔白、脉弦,知是因寒所致,故用附子温散寒邪,半夏祛其湿浊,甘草、大枣缓其急迫。解急蜀椒汤是治寒邪相侵、经脉挛急的心腹剧痛,是大建中汤与附子粳米汤的复方,仍由温药与甘缓药物组成。②就津气盈虚通滞观之,理中丸证是中虚而津气升降失调;小建中汤证是中虚而阴津不足;大建中汤、附子粳米汤、解急蜀椒汤证是中寒而津气凝结。③就方剂结构观之,前两方着眼于温补,后三方着眼于温通。④五方所治都是因胃肠蠕动增强而呈挛急的病理改变,由于行气药多有增强平滑肌蠕动的作用,故五方均未配伍行气药物。

十二、阳明郁热——苦泻郁热

阳明郁热,是指邪犯表卫、津气不能出表,从少阳三焦内归脾系,气郁化热,津凝成湿,郁于局部经隧的病变。

苦泻郁热,是据脾系郁热病机拟定的治法。

【适应证候】　以牙龈肿痛,胸腹疼痛兼见热象为其主证。

【病理分析】　阳明经脉夹口环唇,络于牙龈。邪在阳明之络,郁结化热,可见口燥唇干、口疮口臭,烦渴易饥;或胃中积热而见牙痛,喜冷畏热;或牙龈红肿溃烂,牙宣出血;或唇口腮颊肿痛,舌红苔黄,脉滑而数。

此证是因邪郁阳明之络而郁结化热,热邪影响血脉和津液正常运行而壅滞不通,以致疼痛。

肌肉、胸中是阳明之表。风寒从表入里,郁于胸中,蕴结化热,外不得越,内不得泄,壅滞

胸中,可致心中懊恼,虚烦不眠。

若血气蕴结肠中阑尾部位而呈肠痈,初起常见脐部或上腹持续疼痛,并有恶心呕吐;数小时或数日后,疼痛转移到右下腹,以后痛点固定不移,痛处有时可以摸到包块,疼痛剧烈时部分患者常屈右足以求暂缓,故谓之缩足肠痈。究其致病原因,是由邪从少阳三焦内归肠道,引起气血津液壅滞肠络,郁结化热使然。

上述三类见证,就病性言之,除痛是主证以外,都有口苦、干渴、舌红、苔黄、脉数等热象;就部位言之,虽有上中下三部之异,却都属于脾胃系统,虽然都在脾胃系统,但又不在肠道以内,不同于吐泻便秘诸证,属于邪郁阳明经脉,气郁化热的致病机理。

【立法组方】　根据热宜清而壅宜决的治疗原则,此证常用栀子、黄芩、黄连之属为主,苦寒泻热,然后根据不同部位的证象,或配升麻、藿香、豆豉之属开泄腠理,疏散郁热;或配芒硝、大黄之属泻下通瘀,导热下行。气血津液因郁化热,因郁致痛,若不调其气血,通其津液,则肿痛何由得消,功能何由得复?所以此证又常配伍调气的枳壳、木香、郁金;活血的大黄、牡丹皮、桃仁、芍药;祛痰行水的薏苡仁、冬瓜仁、甘遂之流组合成方,体现清、疏、通、利之法,使气血津液流通,则热去肿消而疼痛可止。如治牙龈肿痛的清胃散,治心烦懊恼的栀子豉汤,治肠痈的大黄牡丹汤、阑尾化瘀汤、阑尾清化汤、阑尾清解汤都属此种配方法度。

上述证候亦有寒证,必须予以鉴别。若患者年逾40而牙痛,虽肿不红,当考虑是少阴阳虚,气化不行,水湿随少阳三焦壅于阳明之络,投以温阳化气的真武汤每获良效。至于肠痈若已由实转虚,由热转寒,亦有宜于温药者,如薏苡附子败酱散即为此等证候而设。

消化系统的热证甚多,吐、泻、痛、闭莫不有之,应当前后互参,才能窥其全豹。

【例方】

清胃散（《脾胃论》）

[组成]　当归身5g　黄连6g　生地黄10g　牡丹皮10g　升麻3g

[用法]　水煎服。

[主治]　热壅阳明经脉,上下牙痛,牵引头脑,满面发热。其牙喜寒恶热;或牙龈红肿溃烂;牙宣出血;或口气热臭;或唇口腮颊肿痛,口干舌燥,舌红少苔,脉滑而数。

[证析]　胃为多气多血之府,邪入阳明,其病常实。手足阳明经脉络于上下牙龈。阳明经络的津血壅滞不通,气郁化热,故牙龈为之肿痛。热蒸肉腐,故牙龈为之红肿溃烂,口舌干燥,舌红少苔,脉滑而数,都是病性属热的辨证依据。综上,此证就病位言之,病在阳明经脉循行部位;就病性言之,属于热证;就气血津液的盈虚通滞言之,是气郁化热,津血郁滞,故属热在阳明之络的津血壅滞病变。

[病机]　热壅阳明经脉。

[治法]　清热燥湿,凉血散血法。

[方义]　治疗此证,法当清热燥湿,凉血散血,俾津血运行无阻而肿痛自消。黄连有清热燥湿之功,善治脾胃伏火。热在经络,郁而不散,故用解毒而能升散的升麻助之。黄连得升麻则泻火而无凉遏之虞,升麻得黄连则散火而无升阳之弊,使壅阻的热清、气宣、湿化,其肿自消。病及血分而呈出血,故用生地黄、牡丹皮凉之。若不出血而呈肿痛,又为血郁之征,故用牡丹皮、当归行之。五药同用,能呈清胃燥湿,凉血散血功效,用治上述诸证最宜。

此方证应着眼于热邪在络,津血壅滞。局部津凝血郁,阻碍气运,才是气郁化热根源。

若仅言其热而不言津血郁滞,是意犹未尽而理犹未透。须知肿痛皆因局部津血壅滞引起,口臭、口疮、溃烂更是有湿征象,若不从气血津液的盈虚通滞去分析其理与观察病情,将失之泛泛而不具体,肤浅而不深入,学者留意。

[应用] 本方适用于牙龈肿痛、溃烂、出血、唇肿、口臭、小儿流涎等证,兼见局部红热,舌红脉数,即可投之。可用于气分有热,营分有热,纯热无湿,有热有湿四个方面。

善饮酒人,齿痛,腮颊热肿,属胃经湿热的,加葛根。恣食肥甘,胃热太甚,口臭不可近,牙龈溃烂出血,加茵陈、藿香、白豆蔻。气分热盛,加石膏增强清泻胃火力量。营血热盛,加青黛、金银花、连翘增强清营解毒作用。牙龈出血,加大黄釜底抽薪。

[歌括] 清胃升麻与黄连,当归生地及牡丹,

加减要随气血变,口疮口臭与牙宣。

栀子豉汤(《伤寒论》)

[组成] 栀子 10g 香豉 10g

[用法] 水煎服。

[主治] 身热虚烦不眠,剧则心中懊侬,反复颠倒;或胸中烦热窒塞,按之则心下濡,嘈杂似饥,舌苔微黄,寸脉盛者。

[证析] 虚烦不眠,嘈杂似饥,是本方主证;热郁胸中,是此证病机;苔黄脉盛,是热的辨证依据。肌肉、胸中都是阳明之表,邪在阳明,故身为之热;热郁胸中,故虚烦不眠;懊侬是烦心热躁,闷乱不宁现象;反复颠倒是形容不能入睡时的样子。热郁胸中,结而不散,故烦热窒塞。但按之心下濡,有别于泻心汤证的痞而硬,陷胸汤证的硬而痛。热犯阳明胃腑,则嘈杂似饥,胃浊上蒸,故苔黄。

[病机] 热郁胸中。

[治法] 清热除烦法。

[方义] 虚烦是因胸中郁热,清宣郁热则烦证自除。本方栀子苦能泻火,寒能胜热,用为主药意在清热除烦,再配香豉宣泄胸中无形郁热,展其气机,二味同用,能呈清热除烦之效。

[应用] 本方二药可升可降,对上部衄血,下部出血,皆可酌用。栀子能够治黄,故《圣济总录》亦用此方治"虾蟆黄,舌上起青脉,昼夜不眠。"

[歌括] 栀子豉汤出《伤寒》,胸中烦热窒不眠,

豆豉宣郁栀清热,热清烦去眠自安。

阑尾化瘀汤(天津南开医院方)

[组成] 大黄 10g 牡丹皮 10g 金银花 15g 川楝子 15g 木香 10g 延胡索 10g 桃仁 10g

血聚成块的,加红藤 30~60g。

[用法] 水煎服,1日1剂,顿服或分2次服。

[主治] 急性阑尾炎,瘀滞期,热象不显,脘腹胀闷,纳呆恶心,右下腹持续钝痛或胀痛,拒按,大便正常或秘结,尿清或黄,舌苔白,舌质正常,或有紫斑,脉象弦紧。

[证析] 阑尾炎即肠痈,是以腹痛为主证的急腹证。多数患者,腹痛开始于脘部或脐周

围,数小时至一二日后转至右下腹。这种转移性右下腹痛,是急性阑尾炎的特点。本病病变部位在肠,病机却涉及少阳三焦津气运行不利,盲肠脉络郁滞三个方面,气郁化热,津凝成湿,血郁于络,壅滞不通,于是疼痛。

[病机] 气滞血瘀,成为肠痈。

[治法] 行气活血,泻热通腑法。

[方义] 根据病变部位在肠,六腑以通为用及气血壅滞、不通则痛的特点,法当行气活血,泻热通腑,俾气血与肠道畅通无阻,则疼痛庶可缓解。方用川楝子、木香疏肝理气,延胡索、牡丹皮、桃仁活血行瘀,这一组药在于行气活血。金银花清热解毒,大黄泻下通腑,荡热行滞,这一组药在于泻热通腑。两组药物合用,共呈行气活血,泻热通腑功效。本方体现以行气活血为主,清热解毒为辅的配伍形式。若加甘淡渗湿的冬瓜仁,气血津液齐通,结构更为完善。

[应用] 适用于瘀滞型阑尾炎。

[歌括] 阑尾化瘀用川楝,银花大黄和牡丹,
　　　　延胡木香桃仁配,瘀滞初期病可痊。

阑尾清化汤(天津南开医院方)

[组成] 金银花30g 蒲公英30g 牡丹皮15g 大黄15g 川楝子9g 赤芍12g 桃仁9g 生甘草9g

湿热重,加黄连、黄芩;湿重,加佩兰、白豆蔻、藿香梗、木通。

[用法] 水煎服,每日2剂,早晚分服。

[主治] 急性阑尾炎,蕴热期,低热或午后发热,口渴,右下腹疼甚,便秘尿赤。

[证析] 本方适用于急性阑尾炎,由初期气滞血瘀进而转为化热阶段。临床表现特点是:气滞血瘀证象与化热证象杂见。在辨证上应当区别实热为主还是湿热为主。实热为主的临床表现已如主治所述;湿热重者可出现头晕目眩、身热不扬、呕恶较重、口渴不欲饮、腹胀痛、胸脘痞闷、身无力、大便溏而不爽、小便黄浊、苔黄腻等证象,津液虚滞,须当明辨。

[病机] 气滞血瘀,蕴结化热。

[治法] 清热解毒,行气活血法。

[方义] 气滞血瘀,进而化热,治宜行气活血、清热解毒同时并举。故用川楝子疏肝理气,牡丹皮、赤芍、桃仁凉血行瘀,通调气血;金银花、蒲公英、大黄、甘草清热解毒,并藉大黄泻下通腑之功泄其壅滞,为热寻求出路。湿热重者,加黄连、黄芩,增强清热燥湿作用。若湿重者,加佩兰、藿香、白豆蔻芳化湿浊,木通利水以分消湿热。

[应用] 阑尾炎已经化热可用此方。

[歌括] 阑尾清化用桃仁,芍草川楝蒲公英,
　　　　银花大黄牡丹皮,蕴热中期此方寻。

阑尾清解汤(天津南开医院方)

[组成] 金银花60g 蒲公英30g 冬瓜仁30g 大黄24g 牡丹皮15g 木香9g 川楝子9g 生甘草9g

[用法] 水煎服。1日2剂,分4次服。或每日4剂,昼夜分服。

[主治] 急性阑尾炎,毒热期,发热,口渴,面红目赤,唇干口燥,呕不能食,右下腹胀痛拒按,甚者腹皮硬,大便秘结,小便赤涩,舌苔黄或腻,舌质红绛或尖红,脉象洪滑数大,或弦数有力。

[证析] 此为热邪炽盛阶段,病情严重,容易出现变证,常见者如肠结(肠梗阻)、热厥(中毒性休克)等。

[病机] 热毒炽盛,气滞血瘀。

[治法] 清热解毒,行气活血法。

[方义] 病至热邪炽盛阶段,急当清热解毒,挫其鸱张之势。故本方重用金银花、蒲公英、大黄、牡丹皮、生甘草清热解毒,通腑行瘀;稍佐木香、川楝子调畅气机,体现以清热解毒为主,行气活血为辅的配伍形式。

[应用] 阑尾炎毒热期可用此方。

[歌括] 阑尾清解用公英,银花甘草冬瓜仁,

　　　　大黄牡丹木香楝,热势鸱张应急清。

　　　　苦泻郁热法共选5方,都治阳明郁热,都用苦寒药物组成,这是相同点。五方亦有差别。①清胃散治热郁阳明之络的牙龈唇口肿痛,栀子豉汤治热郁胸中的虚烦不眠,阑尾化瘀汤、阑尾清化汤、阑尾清解汤三方治热郁肠络的肠痈腹痛,部位有在上、在中、在下之别。清胃散是热郁阳明经脉,津血壅滞病变,故宜清热燥湿,凉血散血;栀子豉汤是热郁胸中,干扰心神病变,故宜清热除烦;其余三方是热郁肠络,气血壅滞病变,故宜行气活血,清热通腑,病机、治法因证而异。③清胃散以清热凉血为主,配入升麻宣散郁热,是清中有宣;栀子豉汤以清热除烦为主,配入豆豉,亦是清中寓宣,二方展示了偏表之热治宜清宣的配方法度。其余三方以解毒活血为主,配伍大黄导热下行,是清中有泻,展示了偏里之热治宜清泻的配方法度。三方均由肝系活血法的大黄牡丹汤化裁而成,可以合参。

第二节 统 摄 无 权

　　　　血液行于脉中而不溢出脉外,有赖脾气统摄。若脾虚血无所统,气虚血无所摄,即呈病态。其发病机理与脾虚气弱及中焦虚寒紧密相关。

一、气不摄血—益气摄血

气不摄血,是指卫气虚损不能摄血的病变。

益气摄血,是据气不摄血病机拟定的治法。

【适应证候】 以全身各部出血为主证;以兼见声低息短,少气懒言,面色无华,舌质淡嫩,脉弱无力为其气不摄血辨证依据。

【病理分析】 营行脉中,卫行脉外,气为血帅,血为气母,气与血有相互依存关系。血能正常运行脉中而不溢于脉外,有赖卫气固护和统摄。如果脉外卫气亏损,脉中营血失去卫护,漏泄于外,即成气不摄血机理。肾为元气之根,脾胃为气血生化之源,肺主卫气宣降。所

谓气虚不能摄血,自与肺脾肾三脏功能不足有关,而与脾胃关系尤为密切。由于运行营血之脉络遍布全身内外,运行卫气之三焦亦无处不有,卫气虚损,固护无权,血从何部外溢即见何部出血,是故出血诸证均有气不摄血一型。从何鉴别是因气不摄血所致?从兼见声低息短,少气懒言,舌淡脉弱一派气虚证象知之。其基本病理是:卫气虚损→血失气摄,溢出脉外→成为出血。

【立法组方】 气不摄血而呈出血,治疗之要在于益气,亦要稍配止血药物,成为标本兼顾的配伍形式。所以常选人参、黄芪、白术、甘草、大枣等药为主组合成方,体现益气摄血之法。如人参饮子、加味补中益气汤等。但亦有先因出血,尔后导致气虚者。

益气摄血之方甚多,如独参汤、归脾汤、四君子汤、补中益气汤等都较常用。这些方不配任何止血药物,全从治病求本出发,很能启人思维,发人深省,学者若能参阅诸方,对于益气摄血的深入理解必有帮助。

肝经有热,迫血妄行而出血,用清热止血法;脾气虚弱,不能摄血而出血,用益气摄血法。如果两种机理同时存在,就应两法并用,才能兼顾。但应针对主要病机,不要本末倒置。如果肝经血热是主要病机,即以清热止血为主,兼用益气摄血之品;如果气不摄血是主要病机,即以益气摄血为主,兼用清肝止血药物。将两种止血法合用同时针对两种出血病机,很有实用意义。

气虚不能摄血机理常与血热妄行机理同时存在,也可兼见阴虚、阳虚,所以本法可与清热止血、滋阴止血、温阳止血诸法配合体现不同的配伍形式,从而体现不同的治法。

【例方】

人参饮子(《奇效良方》)

[组成] 人参 6g 麦门冬 5g 五味子 5g 黄芪 5g 当归身 5g 白芍药 5g 炙甘草 3g

[用法] 水煎,空腹服。

[主治] 脾胃虚弱,气促神疲,衄血、吐血。

[证析] 衄血、吐血,是本方主证;气不摄血,是本证病机;气促神疲,是气不摄血辨证依据。血能正常运行,全赖气为统摄。今因元气亏损,统摄无权,于是血不循经而吐衄之证见矣!

[病机] 气不摄血。

[治法] 益气摄血法。

[方义] 气不摄血而呈吐衄,法当益气摄血。方用人参大补元气,黄芪益气实卫,五味子益气生津,固津敛气。人参之补,意在开源,令其生机旺盛;黄芪、五味子实卫,意在节流,令已生之气不致外泄,俾元气充实则血有所摄矣!肝为藏血之脏,血液外溢,是肝经疏泄失调,故配白芍柔肝,甘草缓急,俾疏泄正常则血能贮于肝矣!失血过多,必伤阴血,故配麦冬生津,当归补血,阴血充盈而虚损复矣!七药共用,能呈益气摄血,柔肝缓急,补血滋阴功效。此方是生脉散、当归补血汤、芍药甘草汤的合方。

[应用] 审其失血已见虚脱证象,可用此方益气摄血固脱。纯属治本之方,不可为头痛医头者道。

[歌括] 人参饮子用归芪,麦冬五味芍草须,
　　　　气不摄血呈吐衄,益气摄血莫迟疑。

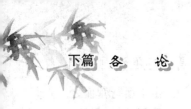

侧柏散(《卫生家宝》)

[组成] 柏叶(蒸干)45g 人参30g 荆芥穗(炒)30g

[用法] 研末,每次6～10g,入面粉6g和匀,新汲水调如稀糊啜服。

[主治] 气不摄血,吐血、下血,血如涌泉,口鼻皆流,须臾不救。

[证析] 此属气不摄血机理。血如泉涌,口鼻皆流,来势如此之猛,诚为危证,人身之血几何,故谓须臾不救。

[病机] 气不摄血。

[治法] 益气摄血法。

[方义] 此证治当迅速止血,庶几可以转危为安。侧柏苦涩而寒,入肝凉血止血,对血热而呈衄血、吐血、便血、崩漏,均可用此止之,本品是止血主将。然而,肝血不藏是因疏泄太过;疏泄太过是因风邪作祟,荆芥是厥阴血分风药,擅疏风邪,令风不乘肝则肝的疏泄可以恢复正常,本品是驱邪先锋。出血除应考虑肝的疏泄太过以外,亦宜考虑气不摄血一端,何况此证血来势急量多,亦当预防气随血脱。人参功专大补元气,治疗失血危证,可以一举两得,一药两用。气不摄血而血溢者,得此可使气充血固;气随血脱而虚脱者,得此可以益气救脱,本品是坐镇中军主帅。三药同用,体现益气、止血、固脱之法,用于上述证候,可谓得体。

此方药仅三味却能体现祛风止血、凉肝止血、益气摄血三法合用,并反映了病因、主证、气血相依三者兼顾配伍形式。学者可以揣摩古人配方选药之法,从中得到启示。

[应用] 可以用治出血量多者,前人亦有单用侧柏、人参而去荆芥者。加乌贼骨、白及则为益气摄血与收敛止血同用,疗效更佳。

[歌括] 《卫生家宝》侧柏散,侧柏人参荆芥研,

　　　　吐血下血如泉涌,益气止血庶可安。

卷柏丸(《奇效良方》)

[组成] 卷柏 黄芪等分

[用法] 为细末,每服6g,空心米饮调服。

[主治] 脏毒下血,血浊而色黯者。

[证析] 肠风、脏毒、痔疾均以便血为主证。《普济本事方》说:"下清血色鲜者,肠风也;血浊而色黯者,脏毒也;肛门射如血线者,虫痔也。"对三种下血作了鉴别。肠风系指肝经有热,风热下泄,迫血妄行病机,故血清而色鲜;脏毒下血则属脾虚气弱,不能统摄血液,或脾不运湿,湿浊随血下注而成,故血浊而色黯;痔疾亦因气虚所致。故此方所治属于气虚不能摄血机理。

[病机] 气不摄血。

[治法] 益气摄血法。

[方义] 气不摄血而血随便下,法当益气止血。卷柏辛平无毒,入足厥阴血分。《日华子本草》谓:"生用破血,炙用止血。"本方用治便血,应该炒焦存性,是方中主药。此证属于气不摄血,血注于下,若仅止血而不益气,则疗效欠佳。故用黄芪补中益气,气足则统摄有权,与卷柏同用,能呈益气止血功效。

人参益气摄血功效最佳,本方何以不用人参而用黄芪?须知便血是气虚下陷不能升举之象,人参只具益气之功,不具升举之力,选用黄芪,可以双关。加入人参当亦无可非议。

如无卷柏是否可以侧柏代替?不仅侧柏可代,槐角、三七亦可。

[应用]　主证兼见舌淡脉弱,即可使用本方。

[歌括]　《奇效良方》卷柏丸,卷柏黄芪等份研,

　　　　　气虚不摄呈便血,益气止血即可安。

加味补中益气汤(《中医妇科治疗学》)

[组成]　人参10g　黄芪　白术各18g　当归　陈皮　升麻　柴胡各6g　乌贼骨60g
茜草根(炒炭)12g

[用法]　水煎服。

[主治]　气虚下陷,不能摄血,崩中、漏下,血色淡红,神疲、气短、自汗、舌淡苔薄而润,脉象虚大。

[证析]　崩中、漏下是本方主证,按脏腑辨证定位,病在肾系子宫;血色淡红,已是虚象,兼见神疲、气短、自汗、舌淡、脉虚一派气虚征象,按八纲辨证定性,自然属虚;崩漏虽属血分病变,兼见气虚而失血又在下部,按气血津液辨证,是气病及血,故属气虚下陷,不能摄血机理。

[病机]　气虚下陷,不能摄血。

[治法]　益气摄血,升阳举陷法。

[方义]　此方用人参大补元气而启下焦生阳,白术健运脾胃而助中焦谷气,黄芪益气实卫而助清阳上升,令陷者能升,表虚能固。三药得升发脾阳的升麻,疏达少阳的柴胡为助,能呈益气升陷功效。柴胡疏肝恐耗肝阴,故配当归和血养肝,参芪补气须防气滞,故用陈皮畅气醒脾,二药专为防护诸药而设。乌贼骨为温性收涩止血药,茜草炒炭亦专止血,二药治疗主证,与前药配伍共呈标本同治的配方法度。用于气不摄血的崩漏,可收益气摄血、收涩止血效果。

本方是补中益气汤去甘草加乌贼骨、茜草,与益气升陷诸方合参,即可看出补中益气汤能治气、血、津、精各种病变,但都以气虚不固与气虚不摄为其前提,否则无效。

[应用]　崩漏属于气虚下陷机理,可用本方。

[歌括]　加味补中益气汤,参芪陈术升柴襄,

　　　　　乌贼茜草当归配,气虚崩漏此堪尝。

参芩乌黛汤(自制方)

[组成]　柴胡10g　黄芩10g　半夏15g　生姜10g　人参15g　甘草10g　大枣15g
乌梅15g　青黛10g

[用法]　水煎服。

[主治]　气虚肝热,血溢脉外,痔血、尿血、崩漏,心悸气短,体倦无力,舌尖微红,脉弱无力。

[证析]　下部出血,是本方主证;气虚肝热,是此证病机;其余证象,是气虚肝热辨证依据。血行于脉,有赖肝为疏调,气为固摄。如果肝经有热,疏泄失常,卫气虚损,不能固摄,则血溢脉外而下部出血诸证见矣!何以知属肝热气虚?因舌尖微红为血热之象,心悸气短为

元气虚损之征,故知之。

[病机] 气虚肝热,血溢脉外。

[治法] 益气清热,敛肝止血法。

[方义] 此证有气不摄血、热迫血溢两种病理存在,治宜益气清热,双管齐下,才与机理相符。此方是由小柴胡汤加青黛、乌梅而成。方中人参、甘草、大枣补益元气,半夏、生姜运脾和胃,使中焦健运则卫气有源,血得气摄则血不外溢。黄芩擅清肝经气热,青黛擅清肝经血热,柴胡疏肝理气,杜绝气再郁结化热,使血能内贮于肝而不外泄。复用乌梅敛肝止血,遂呈益气摄血、清肝宁血、敛肝止血三法俱备之方,所以用治出血,疗效甚佳。

[应用] 《仁斋直指方》谓小柴胡汤加乌梅能治诸热出血。余在此方再加擅清肝经血热的青黛,则止血功效尤著。不仅下部出血可用,如果减去生姜、柴胡改用青蒿,则上部吐血、咳血、鼻衄、发斑,审属两种机理同时存在,亦可使用。若欲增强清热止血作用,可加炒地榆20g;若欲增强收涩止血作用,加入乌贼骨30g,茜草10g。

病案1:张某,女,65岁。2001年12月就诊。自述阴道下血,淋漓不断,已逾一月。曾经某省级医院妇科检查,子宫并无异常。余思患者年逾花甲,且兼心悸气短,遂书此方3剂付之。二次来诊,血已停止,唯在小便以后纸上尚有一点血迹,原方再加乌贼骨、茜草,嘱其再服3剂,两月之后,未见复发。

病案2:李某,男,32岁。2002年元月来诊。自述小便尿血已有数月,遇劳加重,曾经西医检查,既非肾系结核出血,也非尿路结石损伤出血,原因至今不明。书此方3剂付之。二次来诊,谓已半月未曾见血,嘱其再服,以免复发。

病案3:陈某,男,31岁。2004年8月3日就诊。自述行房精中带血,多方医治无效,求治于余,观其舌淡,遂书此方加黄芪、白术、蒲黄、三七、龙骨、牡蛎付之,服六剂精中已无血液,嘱再服数剂,巩固疗效。

[歌括]　参芩乌黛谱新方,柴芩参夏草枣姜,
　　　　青黛乌梅共九味,崩漏尿血此堪尝。

益气摄血共选5方,就其适应证候而言,各有所主。人参饮治肺胃两系出血的衄血、吐血,侧柏散治胃部出血的吐血,卷柏丸治肠道下血的脏毒,加味补中益气汤治子宫出血的血崩,涉及肺、脾、肾三系病变。就方剂结构言之,人参饮子由益气摄血、滋阴补血、柔肝缓急三组药物合成,主要在于针对病机,调理功能,是治病求本的配伍形式。侧柏散虽然药仅3味,却反映了针对性强的特点。侧柏叶止血塞流,治疗主证;荆芥穗疏泄风邪,调理肝的疏泄,人参益气摄血,针对出血病机,若能细为揣摩,自然悟出用药道理。卷柏丸虽然只有卷柏、黄芪两味药物,也能体现标本同治的配方法度。益气不用人参而用黄芪,是因下部出血多由气陷不升,用此可以益气升阳,两全其美。加味补中益气汤是由益气、升阳、止血三类药物组成,益气在于摄血,升阳在于举陷,止血在于塞流。通过结构分析,可以看出益气、止血是本类方的基本结构。参芩乌黛汤与上述四方有所不同,是气不摄血与热迫血溢两种机理并存,故在益气摄血之外配伍清肝止血药物。并列于此,欲使学者明白,出血一证有时可以两种机理并存,不可不审。

二、阳不统血—温阳摄血

阳不统血，是指脾肾阳虚不能统血的病变。

温阳摄血，是据阳不统血病机拟定的治法。

【适应证候】　以各部出血为主证；以兼见血色晦黯不鲜，或色淡清稀如水，面色萎黄，舌淡苔白，四肢欠温，喜暖畏寒，脉沉细无力为其阳虚血失所统的辨证依据。

【病理分析】　《素问·生气通天论》说："阳者，卫外而为固也"。《素问·阴阳应象大论》又说："阴在内，阳之守也；阳在外，阴之使也。"阳气有固护阴血作用，卫外阳气一虚，脉中阴血即可泄于脉外，呈为出血。此种机理称为脾不统血。然而，人身阳气根于肾中真阳，不能舍此而只咎脾胃，肾阳虚衰，生阳不旺，才是根本。所以阳虚不能统血当从脾肾论治。此证当于吐血、咳血、便血、崩漏等证之外，兼见血色晦黯不鲜，或色淡清稀如水，面色萎黄，舌淡苔白，四肢不温，喜暖畏寒，脉沉细无力等阳虚证象。其基本病理是：脾肾阳虚，统摄无权→血溢脉外→衄血、吐血、便血、漏下。

【立法组方】　阳虚失血，法当温阳，阳气恢复才统摄有权。宜用伏龙肝、阿胶、艾叶、三七、炮姜等温性或平性止血药为主，也可用其他止血药和温阳散寒的附子、干姜组成。代表方如黄土汤、温经摄血汤、柏叶汤、甘草干姜汤等。

益气摄血与温阳止血二法常常合用，如理中丸与温经摄血汤的人参、干姜同用，即属二法合用的配伍形式。

【例方】

柏叶汤（《金匮要略》）

[组成]　侧柏叶 30g　炮干姜 6g　艾叶 10g

[用法]　水煎，童便（原书用马通汁）一杯和服。

[主治]　中气虚寒，不能统血，吐血不止，面色萎黄，舌淡、脉虚数不胜按。

[证析]　吐血不止为本方主证，按脏腑辨证，病在中焦；兼见面色萎黄，舌淡脉虚，按八纲辨证，属中气虚寒；出血虽是血分病变，出血之机则因中气虚寒，不能统摄所致。脾统血，阳虚血失其统，故吐血不止。

[病机]　中气虚寒，不能统血。

[治法]　温阳止血法。

[方义]　方以柏叶之清降，折其上逆之热，童便之寒降，引其下行，干姜、艾叶之辛温，温守中阳，使脾能统血，气能摄血。四药又有止血作用，能够直接治疗出血主证。此方温中与清降并行，就其结构分析，是清肝与温脾并举的配伍形式；就其治法而言，仍属温阳止血法则。

原方用马通汁（马粪用水化开滤汁澄清）合煮三药，此处换成童便易于收集。此药祛瘀、止血兼而有之，尤宜于跌仆损伤及产后失血。

[应用]　此为最早的止血专方，临证亦可酌情加阿胶、竹茹增强止血作用，体现清肝与温脾并行之法；加入人参、三七尤合法度，不仅止血作用有所增强，也是益气摄血与温阳止血二法合用的形式。

[歌括]　仲景留传柏叶汤，艾叶童便与干姜，

　　　　吐血不止因中寒，温经止血效力强。

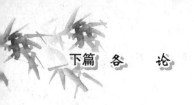

黄土汤（《金匮要略》）

[组成] 灶中黄土 30g 干地黄 15g 阿胶 12g 白术 10g 甘草 3g 附子 10g 黄芩 12g

[用法] 水煎,阿胶加水烊化,和药冲服。

[主治] 脾肾虚寒、统摄无权,导致大便下血、吐血、衄血、妇人血崩,血色黯淡。

[证析] 脾统血、气摄血。脾气虚寒,统摄无权,则血从上溢而为吐衄,下出而为便血崩漏。何以知道此证属于脾气虚寒所致? 从血色黯淡,面色萎黄,舌淡苔白,脉沉细无力等证知之。四肢不温,是少阴阳虚现象,所以也与肾阳虚损有关。

[病机] 脾肾虚寒,血失统摄。

[治法] 温阳健脾,益阴止血法。

[方义] 此方体现温阳健脾,益阴止血法则。灶心黄土温暖脾阳,恢复脾运,又能止血,治疗主证;地黄、阿胶有补血止血作用,外溢之血可止,已损之血可补,三药同用,能呈止血功效。阳气虚寒而呈失血,如果只用止血药物塞流,不从澄本清源着手,虽日用止血药亦无济于事,唯有温阳健脾与止血同施,标本并图,收效始捷。故用白术、甘草益气健脾,附子温助阳气以恢复阳气统摄之权,虽然本身并无止血作用,却能收到止血效果。肝为藏血之脏,肝不藏血常是出血机理之一。此方所治诚然是以脾肾阳虚不能统摄为其主要原因,但肝不藏血的机理亦同时存在。故于温阳止血方中配伍黄芩清肝止血,体现以温阳摄血为主,清肝止血为佐的配伍形式,有相反相成之妙。这种配方法度,很有实用意义。

此方配伍一味苦寒的黄芩,历代注家多从诸药过于温燥,反佐本品以制约诸药作解。果如是,理中汤、甘草干姜汤亦能止血,何以不用凉药反佐? 今人用附子理中汤止血亦不嫌其温燥又当作何解释? 可见本方配伍黄芩之意不是制约诸药,通过黄芩清肝,调理肝的功能而使血不妄行,才是选用黄芩的本意。

[应用] 原著谓:"下血,先便后血,此远血也,黄土汤主之。"本方原为便血而设,审属阳虚不能统摄,其他部位出血亦可应用。

[歌括] 温阳摄血黄土汤,术草胶附与地黄,

　　　　更加黄芩成反佐,阳虚失血此堪尝。

断红丸（《济生方》）

[组成] 侧柏叶(微炒黄) 川续断(酒浸) 鹿茸(燎去毛,醋煮) 制附子 黄芪 阿胶(蛤粉炒) 当归(酒浸)各 30g 白矾(枯)15g

[用法] 为细末,醋煮米糊为丸,如梧桐子大,每服 10g,空心食前,用米饮送下。

[主治] 肾阳虚损,肠风,痔疾,下血不止,或所下太多,面色萎黄,日渐消瘦。

[证析] 肠道或痔疮出血,是本方主证;肾阳虚损,是此证病机;下血不止或所下太多,是导致阳虚的原因。下血不止,阴损及阳,途穷归肾,于是面色萎黄,体渐消瘦。

[病机] 失血日久,阴阳两虚。

[治法] 温补下元,收敛止血法。

[方义] 下血伤阴,阴损及阳,血仍不止,法宜止血、滋阴、补阳并举,塞流、澄源、复旧同施。方用侧柏叶、阿胶、白矾收敛止血。《本草正》谓:"续断用其苦涩,其味苦而重,故能入血分,调血脉,消肿毒、乳痈、瘰疬、痔漏,治金损跌伤,续筋骨血脉;其味涩,故能治吐血、衄血、

崩淋、胎漏、便血、尿血。"本品既补肝肾之虚,又可收涩止血,协助前药塞流,方名断红,有必先止血后补虚之意。失血而致血虚,法当补血,故用阿胶、当归补之。阴损及阳,又宜壮其阳气,鹿茸为补肾壮阳第一要药,得善于温阳的附子为助,可以培补下元,生发阳气。已生之阳恐防散失,故配黄芪固之;下血是因阳陷,故用黄芪举之。八药同用,能呈温补下元,收敛止血功效。

此方与其他温阳止血方的机理恰好相反。其他方是因阳气虚损,阴失阳护而血溢脉外,虚损是因,出血是果;此方证是因下血不止而后致虚,下血是因,虚损是果。由此可知,既可因虚损导致出血,亦可因出血导致虚损,明了这一互为因果关系,有助于解释一切补虚止血之方。

[应用] 此方本为肠风、痔血而立,以余观之,其他出血致虚,亦可投此。盖出血部位虽有不同而理则一也。

[歌括] 断红丸本出《济生》,侧柏阿胶白矾群,
　　　　续断归芪草附配,阳虚失血此方寻。

温经摄血汤(《中医妇科治疗学》)

[组成] 人参10g　白术10g　炮姜10g　炙甘草3g　吴茱萸3g　焦艾叶10g
血多者,加乌贼骨10g;漏下者,加延胡索炭6g。

[用法] 水煎服。

[主治] 脾阳虚弱,暴崩或漏下,色淡清稀如水,少腹胀痛,觉有冷感,喜热熨,食少便溏,舌淡苔白,脉虚迟。

[证析] 暴崩或漏下是本方主证。兼见色淡清稀,觉有冷感,当属中焦虚寒,不能统摄血液所致。少腹胀痛为兼肝郁之象。综上,此证病位虽在肾系,出血机理却应责之肝脾。

[病机] 中焦虚寒,不能统血。

[治法] 温经摄血法。

[方义] 病属中焦虚寒,不能统摄血液,故用理中汤温中补虚,益气摄血;姜炭、焦艾叶温经止血,共呈温经摄血功效。然肝为藏血之脏,职司疏泄,经血暴下,亦当追究肝的疏泄失常,故佐少量吴茱萸条达肝气,使肝气不郁,疏泄复其常度。若血多加乌贼骨,则本方不仅温经摄血,亦有固涩止血作用。漏下加活血祛瘀的延胡索炭,即胶艾汤用川芎的意思,致病原因当是曾经半产留有瘀血,否则不可妄投。

[应用] 中焦虚寒而兼肝郁可以使用。

[歌括] 温经摄血用理中,参术姜草四般同,
　　　　吴萸调肝艾止血,阳虚崩漏此方谋。

参芪救逆汤(《中医妇科治疗学》)

[组成] 人参15g　黄芪24g　炙甘草9g　黑附片24g　龙骨24g　浮小麦24g

[用法] 水煎,温服。

[主治] 骤然下血,或淋漓不断,血色淡红,两目昏暗,甚至不省人事,汗出肢冷,脉微细欲脱。

[证析] 崩漏兼见汗出脉虚，即属气虚不能摄血征兆，此证肢冷脉微，已呈气随血脱，阳气衰微征象。

[病机] 气虚血脱。

[治法] 回阳救逆，益气摄血法。

[方义] 病至气虚血脱，急宜益气摄血，回阳救逆，庶几可以免于一死。方用人参补下焦元气，《本草正》盛赞本品"气虚血虚俱能补，阳气虚竭者，此能回之于无何有之乡；阴血崩溢者，此能障之于已决裂之后。"既可益气救脱，救人危亡，又可益气摄血，制止出血。阳气已微，单用人参恐难建功，伍用大温之品始见其效。附子性热，《本草经读》誉为"回阳救逆第一品药"。人参、附子同用，益气固脱与回阳救逆之法备矣！汗出是气虚不能固阴，阴泄于外征象，配益气固表的黄芪、收涩的龙骨、敛汗的浮小麦以固几微阳气，是开源与节流双管齐下；且龙骨收涩可以止血，又有标本兼顾之义。配甘草协助人参、黄芪益气，虽然无关紧要，亦有可取。此方是益气摄血与温阳止血两法合用的配伍形式。

[应用] 适用于失血危证，浮小麦无足轻重，可以不用。

[歌括] 参芪救逆出妇科，附草龙骨浮麦和，
气随血脱诚危急，回阳固脱莫蹉跎。

温阳摄血法共选 5 方，各有所主。柏叶汤治吐血，黄土汤治便血，断红丸治肠风、痔血，三方属胃肠出血。温经摄血汤、参芪救逆汤二方，则为子宫出血而设。就其方剂结构分析，柏叶汤与黄土汤是以温阳为主，佐以寒凉，照顾到了脾不统血与肝不藏血两种出血病机。断红丸由止血、滋阴、补阳三组药物构成，是针对出血致虚施治，展示了标本兼顾的配伍形式。温经摄血汤由温中、益气、疏肝、止血四类药物组成，前三类是针对病机施治，后一类是针对出血主证施治。参芪救逆汤则从温阳、益气、固脱着眼，不用止血药而止血之功可建，这是五方不同处。五方只能治疗消化、生殖两系出血；若肺出血，可用理中丸、甘草干姜汤；汗孔出血，可用黄芪建中汤。盖血汗污衣是由喜伤心，喜则气散而血随气泄，故从汗孔而出。用黄芪建中调和营卫，固护营阴，庶可有效。结合其他治法选方，才可照顾各部出血。

第三节 升降失常

脾胃的纳运功能需要通过升清降浊两种运动形式来实现。饮食从口摄取以后，经食道下输至胃和小肠消化吸收，再经大肠将所余糟粕排出体外，这一自上而下的传导过程，需藉胃气的下降而下降，故谓胃主降浊。水谷经过消化以后，还要经过脾的吸收化为精气血津液。这一自下而上的转输作用，需藉脾气的上升而上升，故谓脾主升清。脾胃一升一降，共同完成饮食的摄纳和传导，运化和输布，反映了整个纳运过程的两个方面——升清与降浊之间既是对立的，又是统一的。所以在病理状态下，往往脾清不升则胃浊不降，胃浊不降则脾清不升，二者常常相因为病。故王冰说："升无所不降，降无所不升，无出则不入，无入则不出。"

脾胃的升清降浊功能不仅与本脏的气机升降直接相关，又与心肺肝肾的气机升降协调

一致。因为人体五脏六腑间的阴阳升降,需要通过相互协调和相互制约才能构成气机升降的整体,脾胃的升降则起着中轴作用。所以脾胃的升降出入既是自身进行代谢的基本过程,也是五脏气机升降出入组成部分。脾胃位居中焦,肝肾之气随脾气而升,升则上输于心肺;心肺之气随胃气而降,降则下归于肝肾。没有脾胃的升降运动,则清阳之气不能敷布,后天之精不能运化,饮食、清气无由出入,痰浊废物不能排出。只有脾胃健运,才能维持"清阳出上窍,浊阴出下窍,清阳发腠理,浊阴走五脏,清阳实四肢,浊阴归六腑(《素问·至真要大论》)"的升降运动。如果升降失调,常见脾气下陷、胃气上逆、升降失常三类病变,宜用益气升陷、调中降逆、升清降浊三法治疗。

一、中气下陷—益气升陷

中气下陷,是指脾虚气弱,气机下陷,固摄和升举功能障碍或衰退的病理改变。

益气升陷,是据中气下陷病机拟定的治法。

【适应证候】 以声低息短,少气懒言,动则心悸、上气不接下气,或下腹坠胀,或起卧动作稍快即头目昏眩为主证。这些证象是气虚、气陷的辨证依据,面色无华、舌淡、脉弱是气虚佐证。

【病理分析】 要想明白中气下陷机理,应先了解气机升降出入的正常生理,才能知常达变。

《素问·六微旨大论》说:"出入废则神机化灭,升降息则气立孤危,故非出入则无以生长壮老已,非升降则无以生长化收藏。是以升降出入,无器不有"。气血津精的升降出入,反映了阴阳运动的基本形式,其中气的升降出入尤起关键作用。因为气为血帅,津随气行,故气行则血行,气滞则血滞;气畅则津布,气郁则津壅;气虚不固则津泄为汗或血溢脉外。

腠理是三焦组成部分。三焦外联肌表,内接脏腑,上下内外,无处不有,五脏六腑,无所不包,举凡人身孔窍,皆与腠理通联。故周学海《读医随笔》说:"人身肌肉筋骨,各有横直腠理,为气所出入升降之道,升降者,里气与里气相回旋之道也;出入者,里气与外气相交接之道也。"周氏此论阐明了腠理是卫气升降出入的道路。腠理除为气的通道以外,也是津液升降出入场所,二者在生理状态下相须为用,在病理状态下又常交相影响,互为因果。

往来于三焦的气,是五脏功能活动的动力,也有温煦皮毛,固护体表,固摄津血不使外泄之功。此气最宜运行无阻,反之则病。中气下陷,是升降出入于少阳三焦的阳气内郁而不外达,下陷而不上升之象。由于中焦是四运之轴,此证又系中气不足引起,虽属三焦阳气下陷,却与中焦升降失调的关系至切。

中气下陷,多由脾气虚弱,少阳三焦卫气失充发展而来。凡能引起脾气虚弱的原因,都可能导致中气下陷。如坐车颠簸,努力负重,妇女生育用力,或因久泻久痢,损伤中气,导致脾虚下陷,尤属多见。

中气下陷的基本病理集中反映在气虚不荣,气虚不固,气虚不摄,气虚不举,气陷不升,气郁不达六个方面。气虚不荣:脾失健运则生化不足,生化不足则气虚不荣,从而可见饮食减少,面色萎黄,精神倦怠,动则心悸,舌质淡嫩,脉象缓弱,寸脉尤甚等证;脾为肺母,脾气虚损,进而引起肺气不足,可见少气懒言,语声低微等证。气虚不固:《素问·生气通天论》说:"阳气者,卫外而为固也。"肺脾气虚,循于分肉之间以温毛腠而成卫外之用的卫气亦弱,可见形寒怯冷,体常自汗,易感外邪等证。气虚不摄:气有统摄营血阴精之功,中气虚陷,不能摄血，血不循经，溢于脉外，即呈肌衄、尿血、便血、血崩；不能摄津，阴津下流，可致久泻、久痢、尿频、失禁；不能摄精，可呈乳汁自出，溺后精出等证。气虚不举：气虚不能升举，脏器失固，可见脘腹坠胀、阴挺、脱肛等证。气陷不升：清阳下陷，常见气不接续，或气往下坠；清阳不升，清窍失养，可致眩晕、头昏、耳失聪、目欠明。气郁不达：脾气虚弱，清阳下陷，致使阳气内郁而不外达，下陷而不上升，遂呈发热、汗出、口渴等假热证象。其实，上述证象多数都是气虚下陷的综合反映，不可截然划分，将其分成六个方面，便于学者理解而已。

短气是诊断中气下陷的要点之一。但是，寒饮结胸也有短气的自觉证象，临证应予辨别，寒饮结胸的短气，胸间似觉有物相压，兼见痰多、苔腻、舌胖；中气下陷的短气，则常觉上气与下气不相接续，兼见其他气虚证象为其不同点。此外，患者常觉有下坠感也是中气下陷的主要证象之一。

【立法组方】 治疗气虚下陷证候，当一面选用甘温药物补中益气，一面选用升提之品举陷升阳，使脾气充而清阳复位，清阳复位则阳气不郁而诸证愈，方如补中益气汤、升陷汤、举元煎等。

人参、黄芪、白术是治中气不足的主要药物。人参一物，《神农本草经》谓其能补五脏，说明本品既能补益下焦元气，又能补益肺脾之气。内外的阳气，肇始于下焦，取资于中焦，宣发于上焦。得人参补益元气则生机旺盛，补益中焦则谷气充盈，补益肺气则宣发有权，所以益气诸药首推人参效力最强。治疗气虚下陷，黄芪是必用之品，因为黄芪既能补气，又能升举阳气，固密腠理，气虚且陷，表虚不固证候，投此则气虚得补，气陷得升，表卫得固，可以一举三得。白术是健脾运湿良药，气虚因于脾失健运，得此健脾除湿之品，则谷气充盈而不匮乏。人参、黄芪、白术三药又各有侧重，人参补下焦元气，白术健中焦谷气，黄芪固上焦表卫，三药同用，有开源节流，相辅相成，相得益彰之妙。

气虚下陷不能单纯补气，更应举陷升阳，才能使下陷之清阳复位，内郁之阳气外达，所以本法常用升麻、柴胡、桔梗等升提药物协助黄芪，共呈益气升陷功效。其中升麻、柴胡常常同用，因升麻善于升发脾阳，脾气升举，则下陷之阳可升；柴胡长于疏达肝气（实指行于少阳三焦之气），肝气条达则有助于中气复位，两药同用，也有相辅相成之妙。由于肺脾肝三脏都与卫气升降有关，选用柴胡从下焦升发肝气，升麻从中焦升发脾气，桔梗从上焦开提肺气，自然符合此证机理。

【例方】

补中益气汤（《脾胃论》）

[组成]　黄芪 24g　人参 15g　白术 10g　炙甘草 6g　陈皮 9g　当归 10g　升麻 6g　柴胡 6g

[用法]　水煎服。若作蜜丸，宜加大剂量。

[主治]

1. 气虚不荣　饮食减少，面色萎黄，精神倦怠，动则心悸，少气懒言，语声低微，舌质淡嫩，脉象缓弱，寸脉尤甚。

2. 气虚不固　形寒怯冷，体常自汗，易感外邪。

3. 气虚不摄　肌衄，尿血，便血，血崩；久泻，久痢，尿频，尿失禁；乳汁自出，溺后精出。

4. 气虚不举　脘腹坠胀，阴挺，脱肛。

5. 气陷不升 常觉气往下坠或气不接续;眩晕,头昏,耳鸣,目黯。

6. 气郁不达 发热,汗出,口渴。

[证析] 此方所治一切证候,均属中气不足,少阳三焦卫气失充,清阳下陷机理。反映了气虚不荣、气虚不固、气虚不摄、气虚不举、气陷不升、气郁不达六类证象。脾胃为后天之本,气血生化之源,阴阳升降之轴。饮食劳倦,脾胃受伤,生化不及,谷气有亏,于是声低息短,少气懒言,无气以动,动则心悸气喘诸证见矣。中气不足,卫气随之亦虚,表卫不固,于是畏寒怯冷,自汗头痛诸证见矣。气有统摄津血作用,中气不足,气不摄血,血从窍隧而出,则便血、崩漏;气不摄津,阴津下溜,则久泻、久痢、尿频、尿失禁;气不摄精,精华外泄,则乳汁自出,溺后精出等证见矣。中气不足,清阳下陷,无力升举,则脏器下垂而阴挺、脱肛等证见矣。清阳下陷,阳气不能上头,血不上濡,清空失养,则目眩、耳鸣诸证见矣。阳气内郁而不外达,下陷而不上升,于是身热、自汗、口渴等假热证象见矣。上述六类见证,前三类是中气不足病理改变,后三类侧重于清阳下陷。

[病机] 中气不足,清阳下陷。

[治法] 补中益气,升阳举陷法。

[方义] 《素问·至真要大论》说:“劳者温之⋯⋯损者益之”;“下者举之”。病由脾虚气弱,当以甘温药物温养脾胃,补益中气;此证不仅气虚,且呈清阳下陷,治宜双管齐下,一面补中益气,一面升阳举陷,使脾胃健运则卫气有源,清阳复位则诸证自愈。方中黄芪补肺气,实皮毛,益中气,升清阳,对于气虚不足,表卫不固,清阳下陷诸证,可以全面兼顾,故是主药。人参能补下焦元气,壮脾胃谷气,益上焦肺气,得健脾益气之白术、甘草相助,则脾肾生机旺盛,卫气有源,与黄芪共呈开源节流,补中益气之功。升麻升发中焦脾阳,柴胡升发下焦肝气,协助黄芪共呈升阳举陷之效。佐陈皮醒脾利气,使补气而无气滞之弊;当归养血调肝,温煦少阳春升之气,亦各有所取。

学习此方应该注意以下几点:

1. 此方所治一切病证均属气虚下陷机理,涉及内外上下各个部位和气血津精各个方面,证象虽然不同,本质完全一致,充分反映了治病求本和异病同治精神。

2. 此证虽因中气不足引起,却应联系少阳三焦才能阐明所有机理。如果仅从脾胃解释,终因不能联系内外上下而使学者难明其理。

3. 此方能治气虚下陷,阳郁不达的假热证象。有热象而用甘温之品,故称甘温除热。临床所见假热的机理不一,有因营卫不和而发热,调其营卫,令卫气与营气和谐,则热象自除,如桂枝汤证与小建中汤证即是。有因大量失血,血虚气无所依,浮越于外而发热,实卫固表,兼以养营,阳气内归,则热象自除,如当归补血汤证即是。有因肝失疏泄,阳气内郁而长期低热,疏达气机,阳气不郁,则热象自除,如逍遥散证、柴芍六君子汤证即是。此因阳气下陷而不上升,内郁而不能外达,形成假热,用此方益气升阳,使清阳复位则假热自除。由此观之,甘温除热一法,是为卫气不和、外浮、内郁、下陷者设。若阴盛格阳而呈真寒假热,宜投辛热的干姜、附子以益火消阴;阴津亏损,阴不制阳而发热,宜投咸寒清润的玄参、地黄以养阴配阳;三焦湿郁,阳为湿遏而发热,宜投芳化淡渗之品以通调津液,虽皆呈热象而治法悬殊,不得称为甘温除热。这是应该注意的第三点。

4. 此方出自东垣,东垣临床经验丰富,所制当归补血汤、滋肾通关汤、补中益气汤诸方,常为后人称道,但其说理欠通,令人难解,此方即是一例。所谓发热系因“元气不足而心火独盛"、"脾胃气虚则下流于肾,阴火得以上乘土位"等,不仅令人费解,且易混淆发热概念。果如所言,此证是因"心火独盛"、"阴火上乘土位",又用升阳的升麻、柴胡助其上升,有悖于理矣!

5. 或谓此证的发热,是"湿浊下流,郁遏下焦阳气"所致。果如所言,无湿则不发热。而临证使用此方的指征却恰好相反,只有纯虚无滞,才可放胆而投,若夹湿邪,服后反增胀满。由此观之,湿浊下流郁遏下焦阳气之说亦殊不可从。本方虽亦能治湿浊下流的久泻、久痢,水道失调的小便不通、淋沥、失禁等证,却是气不升举才致水液失调,本质并非气为湿遏,学者留意。

6. 柯韵伯云:"是方也,用以补脾,使地道卑而上行;亦可以补心肺,损其肺者益其气,损其心者调其营卫也;亦可以补肝,木郁达之。惟不宜于肾,阴虚于下者不宜升,阳虚于下者,更不宜升也。"柯氏之说亦不尽然,小便淋沥、尿失禁、尿血、崩漏、子宫脱垂,都是肾系病变,却有宜于此者。

[应用] 中气下陷常表现在外、在内、在上、在下四个方面的气虚下陷、津液不固、营血外溢、阴精失守证象,兹分气分病变、血分病变、津液病变、精液病变、脏器下垂、禁忌六个方面叙述于下。

1. 气分病变 是气虚下陷本身反映出来的证象。

气虚生热:中气下陷,阳气内郁,可以呈现身热、自汗、渴喜热饮、脉大而虚等假热证,用此法升举下陷之阳,使清阳上升,阳气外达,则热象可除,此即甘温除热的道理之一。

反复感冒:卫气有固护体表,防御邪侵的功能。卫阳既虚且陷,不能卫外,所以常患感冒。通过益气升阳,可使阳气外达,表卫得固,自无反复感冒之忧。

眩晕、耳鸣:气虚下陷,清阳不能上头,津血也就不能濡养清空(实际是因心气不足,无力输送阴血上头,西医称为低血压),空窍失其温煦和濡养,所以出现耳鸣。故《灵枢·口问》说:"人之耳鸣者,何气使然?耳者,宗脉之所聚也,故胃中空则宗脉虚,虚则下溜,脉有所竭者,故耳鸣"。如果测其血压低下,可用此方。

便秘、腹胀:中气下陷,胃肠传导乏力而致便秘;或因无力推动气行,因虚而滞,因滞而呈腹胀,用此方可使脾气健运,传导正常。此种阻塞不通证候而用补法治疗,体现塞因塞用的治疗方法。

四肢不用或十指与面部麻木:有脾虚证象的,可用本方补中益气,气充则四肢得荣,面部得养。但应与湿浊鉴别,无湿方可投之。

2. 血分病变 气能摄血,气虚且陷,血失气摄,可见便血、尿血、血崩、肌衄。此方因有益气升陷,实卫固表之功,所以易于下窍及体表出血。

3. 津液病变 津随气行,气充则津液内守,气虚则津液外泄;气升则津随气升,气陷则津液下流。设若气虚下陷,可呈津液外泄和下流证象。

自汗:《张氏医通》谓:脾虚而自汗者,壮其中气,可以使用本方。俾卫气充盛则津为气固而不外泄。

小便不通、淋涩:是气虚下陷,湿浊随气下流,引起水液失调的病理改变。可在此法的基础上加茯苓、泽泻、木通、车前之类成为升清降浊双管齐下、升降并调的配伍形式。

小便频数、失禁:是气虚不能摄水与阳虚不能化气所致。可用本方加温阳化气的附子,固精敛气的山药、五味子,或与缩泉丸同用。

久泻:《张氏医通》谓:"久泻谷道不合,或脱肛,乃元气下陷,大肠不行收令而然,补中益气加诃子、肉果、五味、乌梅肉为丸。"是益气升陷法与收涩止泻法合用的化裁。

4. 精液病变　包括溺后常有精出、乳汁自出等证,用此方益气摄精,可以获效。溺后精出,是前列腺炎,可加黄柏、萆薢;乳汁自出,可加山药。

5. 脏器下垂　包括子宫脱垂、脱肛、肾下垂、胃下垂、胞睑下垂等病证。气虚不举仅是引起脏器下垂的原因之一,联系内脏的系膜或管道因受湿而松弛才是引起脏器下垂的重要原因,所以治疗脏器下垂,可用本方加燥湿化浊的苍术、半夏、砂仁、枳壳,或收涩的白矾之类提高疗效。

6. 禁忌　张景岳云:"表不固而汗不敛者不可用;外无表邪而阴虚发热者不可用;阳气无根而格阳戴阳者不可用;脾肺虚甚而气促似喘者不可用;命门火衰而虚寒泄泻者不可用;水亏火亢而衄血吐血者不可用;四肢厥而阳虚欲脱者不可用。总之,元气虚极者不可泄,阴阳下竭者不可升。"最后两句是禁用本方的总纲。

[歌括]　补中益气术芪陈,升柴参草当归身,
　　　　气虚下陷成诸疾,益气升陷法宜遵。

升陷汤(《医学衷中参西录》)

[组成]　黄芪20g　知母10g　柴胡5g　升麻3g　桔梗5g
气分虚极下陷者,加人参、山萸肉以收敛肺气之耗散,使升者不至复陷更佳。若大气下陷过甚,至少腹下坠,或更作疼者,宜将升麻改作5g或倍作6g。

[用法]　水煎服。

[主治]　胸中大气下陷,气短不足以息,或努力呼吸有似乎喘。或寒热往来,或咽干作渴,或满闷怔忡,或神昏健忘。其脉沉迟微弱,关前尤甚;其剧者,或六脉不全,或参伍不调。

[证析]　气短不足以息,或努力呼吸有似乎喘,是本方主证;胸中大气下陷,是此证病机。升降出入于少阳三焦的卫气,即所谓大气。胸中大气陷而不升,遂见气短不足以息,或须努力呼吸,有似乎喘。

[病机]　胸中大气下陷。

[治法]　益气升陷法。

[方义]　此证治宜举陷升阳,令阳气上升,气短才能消失。黄芪有益气升阳之功,气虚得此可补,气陷得此可升,故是本方主药。配伍桔梗、升麻、柴胡三药为辅,构思尤为缜密。盖大气行于三焦,其升降出入均唯肺脾肝肾四脏是赖。气能上升,有赖肝为升发,脾为升举,肺为升提。而升提肺气莫如桔梗,升举脾气莫如升麻,升发肝气莫如柴胡。本方三药同用,从上中下三焦助其升发之机,举其下陷之阳,使气复归于正而短气之证可愈。方中桔梗升提肺气,是取桔梗祛痰泄浊、泄肺利咽之功,宣通肺脾两系卫气上升之路,达到升阳举陷目的。咽喉为肺脾两系津气升降出入之关,关门得开,则气不陷矣! 佐滋阴清热的知母,是制黄芪之温燥,无热亦可不用。若气分虚极加人参、山萸肉以助元气生发,敛肺气耗散,补心气虚损;少腹下坠、作痛,加重升麻用量,不过根据偏虚、偏陷予以化裁而已。

学习此方应该注意以下三点。

1. 注意气机升降与五脏的关系,内容见前。

2. 注意与降气法对比。通过比较分析,明白降上焦之气宜用麻黄、杏仁,降中焦之气宜

用陈皮、厚朴,纳气归肾宜用沉香,潜镇肝阳宜用赭石,恰与本方用药相反,才能深入理解气机升降的道理。

3. 注意本方证与补中益气的异同点,二方均为气陷不升而设,均属升阳举陷法则,但在证象、病机、立法、组方上都有差异。本方以气短为主证,病在上焦胸中,属于胸中大气下陷,气虚不是主要矛盾,治法偏于升阳;由于胸中气陷关乎上焦,故配升提肺气的桔梗,与升麻、柴胡共同升举三焦之气,反映了以升陷为主、补气为辅的配伍形式。补中益气汤则不然,其证象表现在表、里、上、下、气、血、津、精各个方面,属于中气不足、清阳下陷机理;气虚是其主要方面,故治法偏于补气;所用人参、黄芪、白术、甘草全是补气药物,兼配升麻、柴胡升举中下二焦阳气,是因所治诸证均以下部证象最多的原因,反映了以补气为主,升陷为辅的配伍形式。

[应用] 以短气不足以息,或努力呼吸有似乎喘,其脉沉迟微弱,关前尤甚为其辨证要点,当与痰饮结胸鉴别。

[歌括] 升陷汤中用黄芪,知桔升柴五药齐,
　　　　大气下陷呈气短,升举三焦莫迟疑。

益气升压汤（自制方）

[组成] 人参 15g　黄芪 30g　白术 20g　炙甘草 10g　升麻 10g　柴胡 10g　当归 6g　陈皮 10g　麦冬 10g　五味子 10g

[用法] 水煎服。

[主治] 血压偏低,头目眩晕,起坐、睡卧动作稍快即感昏眩,困倦无力,少气赖言,舌淡,脉弱。

[证析] 头晕目眩,是本方主证;气虚下陷,是此证病机;其余脉证,是气虚下陷辨证依据。脾肾生化的元气,运行三焦,输布五脏,成为五脏功能活动的动力。心赖此气以推动血行,肺赖此气以司呼吸,脾赖此气而能传化。今因气虚下陷,心气不足则搏动无力,搏动无力则输出血量减少,上行于脑血量亦就不足,脑络因失血充而呈短暂挛急,牵引脑膜,于是头晕目眩证象见矣!其病理转归是:中气虚损导致卫气虚损→卫气虚损导致心气不足→心气不足导致搏动无力→搏动无力导致脉中血量减少→脉中血少导致上行脑络血量不足,膜络常因体位改变出现短暂挛急→成为眩晕。

[病机] 中气不足,气虚下陷。

[治法] 补中益气,升阳举陷法。

[方义] 治疗此证,法当补中益气,升阳举陷。使中气旺则卫不虚,卫不虚则心气旺;心气旺盛,搏出血量充足,上行于脑之血不虚,则膜络不挛,眩晕可止。本方是由补中益气汤与参麦散两方相合而成。方中人参有益气强心作用,更以黄芪、白术、炙甘草补中益气,升麻、柴胡升举清阳,从而体现益气升陷之法;陈皮芳香,醒脾利气,既助脾运,也防气滞;当归辛温,既可补血行血,畅旺血行,又可激发少阳春生之气,助卫气上升;加入麦冬养阴生津,使血中液充则脉络充盈;五味子经药理实验证明"对中枢神经系统有兴奋作用","对不正常的血压有调整作用;对循环衰竭者,升高血压颇为显著"(《中药大辞典》),配此可为人参他山之助,合而成方,能奏益气升压之效。

[应用] 此方升压效果甚佳,一般服 3~8 剂即趋正常,曾用此方治疗低血压患者数十

例,均获效。将此方命名为益气升压汤者,目的使学者知其方名即可知其效用也。

[歌括]　新制益气升压汤,归陈参芪术草良,

　　　　　升柴麦味共十味,血压偏低此堪尝。

益气通便汤(宋兴方)

[组成]　人参10g　黄芪30g　白术20g　炙甘草5g　升麻10g　柴胡10g　当归10g
陈皮10g　益母草20～30g

[用法]　水煎服。

[主治]　脾虚气弱,传导无力,便秘,兼见心悸少气,肢软无力,舌淡不胖,脉缓而弱。

[证析]　便秘一证,初学者只知泻下、润肠,其实形成便秘机理有四:一是热病伤阴,或
素体阳旺,水津亏损;二是肾阳不足,气化失常,水津不布;三是肺失宣降,脾失升降,肝失疏
调,三焦气滞,水津不能随气敷布于肠;四是中气虚损,无力促进胃肠传导。泻下、润肠二法
仅为水津亏损者设,施于其他机理的便秘,不仅无效,并将愈泻愈虚,愈润愈壅,医理不明,诚
可悲也。此方所治,属于中气虚损,传导无力机理,年老之人最为常见。年老气衰,气虚无力
促进胃肠传导,以致便秘。辨证要点有三:年逾花甲而见便秘,此是其一;兼见心悸气短,四
肢无力,此是其二;舌质偏淡而瘦,不是阳不化气,水津不布,当属中气虚损,此是其三。有此
三点为其辨证依据,即属中气虚损,传导无力使然。

[病机]　中气虚损,传导无力。

[治法]　益气通便法。

[方义]　此证是因气虚传导无力,法当补中益气,气旺则传导复常。此方是由补中益气
汤加益母草而成。补中益气汤方义已在原方论述,本方加入擅长促进平滑肌蠕动的益母草,
遂一变而成双管齐下的配方法度,构思巧妙。

余姐继美,年过七旬,便秘不通,书补中益气汤付之,初有效,不久又见便秘。适值因事
返里,因嘱学术继承人代诊,他只在原方加入益母草一味即从此大便通调。其后临证遇此,
投此皆效。

[应用]　便秘属于气虚传导无力机理,可用此方。

[歌括]　益气通便谱新方,气虚便秘此堪尝,

　　　　　补中益气原方内,加入益母效更彰。

加减补中益气汤(《中医妇科治疗学》)

[组成]　黄芪10g　人参10g　白术6g　陈皮6g　甘草3g　升麻3g　柴胡3g　阿胶
(化、冲服)6g　焦艾叶6g

[用法]　水煎,分3次,温服。

[主治]　体质素虚,妊娠四五个月,腰酸腹胀,或有下坠感,精神疲乏,胎动不安,阴道有
少许出血,脉滑无力。

[证析]　胎动不安,阴道出血,是本方主证;气虚下陷,不能束胎,是此证病机;腰酸腹
胀,有下坠感,是气虚下陷不能束胎的辨证依据。妊娠四、五月,需要大量营养供给胎儿发育
成长。若孕妇体质素虚,最易气虚下陷,不能束胎而有腰酸腹胀,气往下坠,胎动不安,阴道
出血等证象。

[病机]　气虚下陷，不能束胎。

[治法]　补气安胎，升阳举陷法。

[方义]　气虚下陷，不能束胎，法当补气安胎，升阳举陷。方用黄芪、人参、白术、甘草补气健脾，使气足自能束胎，脾健自能养胎。佐陈皮芳香行气，补而不滞，并有增强食欲作用。升麻、柴胡协助人参、黄芪升举中气，气不下陷，则腰酸、腹胀、下坠可愈。复用阿胶、艾叶止血、安胎，共呈补气安胎、升阳举陷之效。若兼肾虚，可加续断、乌贼骨补肾止血。

此方选自卓雨农的《中医妇科治疗学》，即补中益气汤去当归，加阿胶、艾叶。卓氏认为当归动血，凡见月经量多即去之不用，此证妊娠阴道出血，故去收缩子宫而动血的当归，加入止血的胶艾叶，一加一减，无不切中病情。此方是益气摄血与止血法合用的结构。

[应用]　可用于妊娠胎动不安，阴道出血；或月经量多，属于气虚下陷机理者。

[歌括]　加减补中益气汤，参芪术草升柴芪，
　　　　胶艾止血陈理气，补血安胎止血良。

加味补中益气汤（《中医妇科治疗学》）

[组成]　人参10g　白术10g　黄芪30g　甘草3g　陈皮3g　当归3g　升麻6g　柴胡6g　枳壳15g　益母草30g

腰痛甚，加菟丝子、炒杜仲各30g。

[用法]　水煎，空腹服。

[主治]　阴挺，小便频数而清，身体怕冷，精力疲乏，少腹空坠，腰酸痛，舌苔薄白，脉象虚弱。

[证析]　妇女阴中有物下坠，挺出阴道口外，名叫阴挺，今人称为子宫脱垂。多因分娩时用力太过，产后劳力过度，以致胞络损伤，气虚下陷，或湿浊下趋引起。此证兼见尿频而清，少腹空坠，属于气虚下陷证型。其基本病理是：气虚下陷，统摄无权，津液下流，影响胞络松弛，以致子宫脱垂。

[病机]　气虚下陷，子宫下垂。

[治法]　益气升陷，收缩子宫法。

[方义]　此证根据陷者举之的治疗原则，宜用益气升陷药物，复气机的健运，举子宫之下垂。人参、黄芪、甘草补中益气，黄芪、升麻、柴胡升达气机，即为气虚且陷者设。阴挺虽因气虚不举，而津液下流影响胞络松弛也为下垂的病理之一。方中陈皮醒脾化湿，白术健脾运湿，使脾气健运则湿不下趋，湿不下趋则受湿而弛的胞络可以逐渐复原。当归能够促使子宫收缩，对阴挺复原起着直接作用，加入长于收缩子宫的枳壳、益母草，自能增强疗效。本方所用药物照顾到了津、气、组织结构三个方面，颇有巧思。腰痛甚者，可加菟丝子、杜仲补肾强腰；若欲增强燥湿之功，可加苍术之类。

[应用]　子宫脱垂可用此方，上述证象不必悉俱。方中配伍枳壳和益母草，是一大特色。

[歌括]　加味补中益气汤，子宫脱垂此堪尝，
　　　　重加枳壳益母草，收缩子宫效力强。

举元煎（《景岳全书》）

[组成]　黄芪24g　人参9g　炙甘草3g　白术9g　升麻6g

[用法]　水煎服。

[主治]　气不摄血，月经量多，过期不止，色淡清稀如水，面色苍白，气短懒言，怔忡怯冷，小腹空坠，肢软无力，舌淡脉弱。亦治气虚崩漏，骤然下血甚多，或淋漓不绝，色淡质清，精神疲倦，气短懒言，舌淡脉虚。

[证析]　月经量多或崩漏下血，是本方主证；气虚下陷，不能摄血，是此证病机；其余脉证是气不摄血辨证依据。脾统血，气摄血，气虚下陷，统摄无权，所以月经量多，甚至崩中漏下。

[病机]　气虚下陷，不能摄血。

[治法]　益气摄血，升阳举陷法。

[方义]　本方与补中益气汤相同。用人参、黄芪、白术、甘草补中益气，升麻助黄芪升阳举陷，对脾阳下陷，气不摄血，以致月经量多色淡者，可收益气摄血，升阳举陷功效。亦可加入乌贼骨、茜草根、乌梅、阿胶等止血药，体现塞流与澄源二法合用的配伍形式。并可根据病性寒热加味。偏寒加炮姜、艾叶，是理中汤与本方合用，体现益气、温阳、摄血法则。兼肝热加黄芩尤妙，照顾到了肝经有热肝不藏血和脾阳下陷气不摄血两种机理。

[应用]　月经量多或崩漏下血，审其色淡而清，面色无华，即可使用。

[歌括]　举元参芪术草麻，升阳举陷效堪夸，
　　　　气不摄血呈崩漏，益气摄血即能瘥。

　　本法共选方7首，均为气陷不升而设。由于病性有虚实，主治有差异，所以组方选药略有不同。补中益气汤是益气升陷的代表方，所治范围广泛，涉及表里上下、气血津精各个方面，后世举陷之方均师宗本方。升陷汤以短气为主证，属胸中大气下陷，而虚象并不明显者，故以升陷为主，益气为辅。配伍升麻、柴胡、桔梗升发三焦之气，是与众不同处。益气升压汤以眩晕为其主证，是因心气不足，无力鼓动血流，头脑供血不足，膜络挛急所致。故在补中益气汤中重用人参，并加麦冬滋阴，五味子益气。益气通便汤治年老气虚，传导无力的便秘，于补中益气汤中加入益母草促进肠道传导，构思可谓巧妙。加减补中益气汤治妊娠而见腰酸、下坠、阴道下血、胎动不安，是气虚下陷不能束胎，除用原方益气升陷以外，加入胶艾叶止血安胎是其特点。加味补中益气汤以子宫脱垂为主证，原方加入促进子宫收缩的枳壳、益母草，是针对组织结构施治的一种配伍形式。举元煎以月经量多，过期不止，或骤然下血，或淋漓不绝为主证，是用本法益气摄血的典型。上述七方展示了益气升陷法的多种用途和配伍形式，若能举一反三，气陷之理，思过半矣。

二、清阳不升—升阳举陷

清阳不升，是指脾运障碍，卫气下陷，湿浊下趋的病理改变。

升阳举陷，是据清阳不升病机拟定的治法。

【适应证候】　以小便不通，或阴囊潮湿，或妇女带下，或男女泄泻为其主证；以兼见发热、舌红、少苔、脉数为病性属热；舌淡、少苔、脉虚无力为病性属虚的辨证依据。

【病理分析】　清阳下陷的证象有二：一则见于前阴，湿浊下注成为小便不通，阴囊潮湿，

妇女带下;一则见于后窍,成为传导失常而呈泄泻。

泄泻原因约有以下几种:①外感风寒,表闭不开,津气不能宣发于表,由少阳三焦内归胃肠,脾运障碍,导致泄泻。《伤寒论》所说:"太阳与阳明合病,必自下利",即属此种机理。②饮食过量,宿食停滞;或恣食肥甘,窒碍胃肠;或多食生冷,伤脾害胃;或不洁之物,侵淫肠道,以致脾运障碍,不能泌别清浊,呈为泄泻。③脾胃功能减退,脾虚不能运湿,呈为泄泻。④肾阳衰微,火不生土,以致土不制水而水湿下趋。⑤情志失调,肝郁气滞,乘袭脾土;或脾土本虚,肝气乘虚克贼。综合上述,引起泄泻的原因虽然不一,总属脾不运化水湿,湿浊下流现象。究其湿浊不能上升之理,则因气机陷而不举使然。所以本病的基本病理是:脾胃功能失调,导致少阳三焦津气升降失常;或少阳三焦津气运行障碍,导致脾胃功能失调。

小便不通,阴囊潮湿,妇女带下,属于三焦湿浊下溜前阴者亦较多见。少阳三焦为津气升降出入之区。一旦表气内陷,中气不举,肝气不疏,三焦卫气下陷,湿浊随气下溜,堵塞窍隧,可呈小便不通;渗出前阴,遂呈阴囊潮湿,妇女带下。

【立法组方】 此种气机下陷,脾不运湿,湿浊下趋之证,应当根据寒热虚实,辨证论治。外感风寒,津气随少阳三焦内归胃肠而泻,当用升浮药物组合成方,使内陷的津气仍然出表,如《伤寒论》用葛根汤治疗太阳与阳明合病的下利,即是应用麻黄、葛根升发内陷的风寒,使内入之邪外达,下陷之气上升,津气升降出入正常,虽不治利其利自止,成为逆流挽舟法的先河。他如三物香薷饮、藿香正气散等方治表证兼见下利,亦具此义。以上属于肺卫气陷。

若表邪内陷阳明,郁结化热,于下利主证以外,兼见身热汗出,苔黄脉数,即为实热下利机理,仲景葛根芩连汤即为此证而设。方中葛根即体现陷者举之法则。以上属于阳明气陷。

若风寒客于肝胆,肝气升发受阻,肝木克贼脾土,多呈腹痛即泻,泻后痛止现象。选用柴胡、防风、僵蚕、蝉蜕、升麻、葛根之属升发肝脾气机;白芍、木瓜、甘草柔肝缓急,陈皮、白术之类芳香健脾,成为肝脾同治之法,每获良效。如痛泻要方之治腹痛即泻,四逆散之治腹痛下利,均属肝木乘脾病机。以上属于胆胃气陷。

若中气下陷而呈久利不止,或下利(痢)兼见虚坐努责,又当于补中益气方中加升麻、柴胡、粉葛之属举陷升阳,共呈益气升陷法则。如前法所列补中益气即属此种配方法度,钱仲阳白术散亦为气虚下陷,湿浊下流而设。

综合上述,风寒自表卫内陷者,升发其内陷的卫气;中气不足而气虚下陷者,升举其下陷的中气;肝胆升发之机被郁,疏达其下焦的气机,由是观之,从表到里,则太阳、少阳、阳明之气都不宜内郁;从上到下,则肺、脾、肝三焦之气都不宜下陷。所以,升阳举陷一法涉及到了表里内外和三焦上下。

以上仅就气机下陷而言。若脾运障碍或功能减退引起的泄泻,又当视其情况,或消积导滞,复胃肠传导之常;或燥湿芳化,复脾胃纳运之职;或温中健脾,恢复中焦之健运;或温补下元,恢复肾阳的气化;或利小便以实大便,使小肠能够泌别清浊,总宜谨察病机,辨证论治。这些治法各有专题论述,在此不再赘述。

若气机下陷,湿注前阴,出现小便癃闭,前阴潮湿,妇女带下,其治法与治泄泻如出一辙。如升麻黄芪汤治小便淋沥不通之用黄芪、升麻、柴胡;完带汤治白带绵绵不绝之用柴胡、荆芥穗;龙胆泻肝汤治阴囊潮湿、带下稠黏之用柴胡,皆具陷者举之之意。

此一机理与中气下陷机理相较,有以下异同。相同点是:病位都在中焦。不同点是:彼因同一病机而证象可见于表里上下;此属同一证象而由不同病机引起。何以同一病机会见不同证象？盖气虚且陷，则气虚不荣而心悸气短，表卫不充而恶寒自汗，气不摄血而血溢脉外，气不固津而二便失禁，气虚不举而脏器下垂，气陷不升而眩晕耳鸣，气郁不达而生假热，凡此种种，要皆气虚且陷使然。何以同一证象会有不同病机？盖泄泻属于津随气陷，脾运失常，肺气不宣，脾阳不升，肝气不疏，肾阳衰微，皆能影响脾运呈为水液失调。此外，彼以气的升降失常为主，此以津的升降为主，亦为其不同点。

【例方】

葛根黄芩黄连汤《伤寒论》

[组成]　葛根 30g　黄芩 10g　黄连 10g　炙甘草 6g

[用法]　水煎，分 3 次，温服。

[主治]

1. 阳邪内陷，湿热下注，身热下利，口渴饮，舌红苔黄，脉数。

2. 湿热下注，下痢赤白，里急后重，肛门灼热，舌红苔黄，脉数。

[证析]　此方常用于两类证候：①表证未解，医者误下，阳气内陷，郁结化热；脾运障碍，湿自内生，导致湿热下注而呈泄泻。②饮食不洁，感受疫毒，邪从热化，影响脾运，湿浊停留，酿成湿热下注，热蒸肠腐而呈痢疾。如果兼见身热口渴，肛门灼热，舌红、苔黄、脉数，即属于热。故此方所治病位在肠，病性属热，病机为湿热下注，主证为泄泻、痢疾。

[病机]　阳气内陷，湿热下注。

[治法]　升阳解肌，清热止利法。

[方义]　此证既因表证误下，导致阳气内陷，自应内清胃肠之热，升举下陷之阳，外解肌表之邪，散其郁结之热，通过表里同治，使其下陷阳气上升，内郁热邪外达，已化热邪得清，则脾运恢复而诸证可解。此方重用葛根，解肌升阳，两擅其功，故为主药。阳气内陷，郁结化热，脾运障碍，湿热下注，故用芩连清热燥湿辅之，甘草和中缓急佐之，共成升阳解肌，清热止利之效。

以上是从阳气内陷，郁结化热解释。若系疫从口入，侵犯肠道而呈痢疾，则应以黄芩、黄连清热燥湿、解毒止痢为主，消除致病根源。辅以葛根升举阳气，逆流挽舟；佐以甘草调中缓急。由此可见，所谓君臣佐使，每随证候而异，绝非一成不变。

泄泻而呈大便次数增多，多因肠道蠕动增强；痢疾而呈腹痛，下痢脓血，里急后重，是因肠壁已遭腐蚀，肠膜受到刺激。方中葛根有解痉之功，甘草有缓急作用，治疗泄泻，可以减少肠道蠕动，治疗痢疾，可以缓解里急后重，葛根与甘草乃是针对组织结构挛急施治，绝非可有可无。

[应用]　泄泻、痢疾而兼发热、舌红、苔黄、脉数，可用此方。用治痢疾，可随证加入木香调气，山楂、白芍和血，炒地榆、马齿苋、金银花之类解毒，增强疗效。

现代用治急性肠炎、细菌性痢疾、阿米巴痢疾、中毒性消化不良，辨证属热泻、热痢者。

[歌括]　葛根黄芩黄连汤，甘草四味共煎尝，

　　　　湿热下利热渴汗，热清毒解自然康。

白术散《小儿药证直诀》

[组成]　人参 10g　白术 12g　茯苓 12g　炙甘草 3g　木香 6g　藿香 10g　葛根 20g

[用法]　水煎，分 3 次，温服。1 日量。

[主治] 脾虚肌热，泄泻。

[证析] 泄泻属于肠道病变，此方所治泄泻，是由表邪内陷而成。多因脾胃功能不足，一旦感受外寒，毛窍凝闭，津气不能达表，即从少阳三焦内归胃肠，呈为泄泻。何以知之？从泄泻兼见肌肤发热知之。若无热，便非阳气下陷，学者留意。

[病机] 脾虚气陷，湿浊下溜。

[治法] 益气健脾，升阳举陷法。

[方义] 脾胃本虚而表邪内陷，法宜补气健脾，升阳举陷，令津气升降出入正常，脾胃纳运功能恢复，其泻自愈。故方用人参、甘草补气，白术、茯苓健脾，藿香升发肺卫之阳而开毛窍之闭，葛根解阳明肌热而举下陷之阳，木香疏畅三焦而行气机之滞，合而用之，能呈益气健脾，升阳举陷功效。

[应用] 《张氏医通》说："三消久而不愈，反作甜气，此脾气下脱，为病最重，七味白术散。"使用此方补气健脾，升阳举陷，有益气固精，不使外溢，升阳举陷，不使下溜之意。

[歌括] 钱氏七味白术散，参苓术草藿葛香，
　　　　脾虚气陷成泄泻，健脾升陷法宜扬。

升麻黄芪汤（《医学衷中参西录》）

[组成] 黄芪 15g　当归 12g　升麻 6g　柴胡 6g

[用法] 水煎服。

[主治] 气机下陷，小便滴沥不通，偶因呕吐咳嗽或侧卧欠伸，可通少许。

[证析] 小便不通，是其主证。小便之所以不通，是因行于三焦之卫气下陷，郁于下焦，妨碍升降运行之机，阻其水液下行之路，气津不升则不降，故小便不通。偶因呕吐咳嗽其气可以暂时上行，故小便可通少许。所以，偶因呕吐、咳嗽、侧卧、欠伸小便可通少许，也就成为气机下陷的辨证依据。

[病机] 气机下陷。

[治法] 益气升陷法。

[方义] 气机下陷而小便不通，法当升阳举陷，疏达肝气，使下陷之气机复位，肝系疏泄复常，小便庶可通畅。此方从升达肝脾气机着手。黄芪有升阳举陷之功，用为主药，托举其气，令其上升。配升麻升举脾气，柴胡疏达肝气，肝脾气机升举，下窍阻塞得通，则小便自调。何况气机下陷亦将妨碍血运，佐以活血补血之当归，使血运流通而无阻滞，亦有可取。本方药物虽少，却兼顾到了肝脾两脏，一面升阳举陷，一面调理肝的疏泄，是较典型的升阳举陷方剂。

学习此方，应着重思考前人如何根据某些特殊见证作为辨证依据。此证以偶因呕吐、咳嗽、侧卧、欠伸、小便可通少许为依据。确诊此系气机下陷，可以说是善于辨证的典范。

[应用] 小便不通并非只此一种机理，尚有湿浊下趋，阻塞窍隧；下焦湿热，呈为癃闭；肺气不开，水道失调等证型，临证应予鉴别。

[歌括] 张氏升麻黄芪汤，归芪升柴共煎尝，
　　　　小便不通因气陷，气机升达自然康。

完带汤（《傅青主女科》）

[组成] 人参 6g　山药(炒)30g　白术(土炒)30g　甘草 3g　陈皮 6g　苍术 12g　车

前子(酒炒)10g　白芍(酒炒)15g　黑芥炭 2g　柴胡 3g

　　[用法]　水煎服。

　　[主治]　脾虚湿盛,带下色白量多,如涕如唾,甚则绵绵不绝,无臭秽气,面色苍白,身体肥胖,大便溏薄,或两足浮肿。

　　[证析]　带下色白,是本方主证;脾虚肝郁,湿浊下注,是此证病机;其余证象,是脾虚湿盛的辨证依据。脾主运化水湿。脾虚不运,湿浊停滞,随气下溜,注于前阴,遂呈白带。何以知属脾虚不能运湿,从体胖、便溏、面色苍白等证知之。此证并无肝郁证象,有何依据分析兼有肝郁? 是从津气升降与脏腑功能关系知之。盖津气升降,有赖肝气疏达,令其上升,肺气宣降,令其下行,并以脾胃为升降之轴,三焦为升降之路。此证既属脾湿下注,自是湿随气陷;既属气陷下焦,自是肝气不疏,升发不及使然。所以脾虚肝郁,湿浊下注,是其基本病理。

　　[病机]　脾虚肝郁,湿浊下注。

　　[治法]　健脾胜湿,柔肝疏郁法。

　　[方义]　脾虚肝郁,湿浊下注而呈白带,治宜健脾燥湿,稍佐舒肝之品,使脾健湿消,不随气陷,自无白带之患。本方重用白术健脾除湿,山药补脾固精,得人参、甘草相助,补脾益气力量为之增强;得陈皮、苍术相助,燥湿芳化功效亦较显著,六药在于恢复脾运而令湿不再停。已陷湿浊宜去,故用车前子淡渗利湿,因势利导,使湿浊从小便而去。佐白芍、荆芥穗、柴胡柔肝疏郁,调理肝之疏泄,升发少阳阳机,令气不下陷则湿不下注,湿不下注则白带自愈。即原著所谓"风木不闭塞于地中,则地气自升腾于天上"之意。

　　此方白术、山药用 30g,理气药仅用 2～3g,自以健脾除湿为主。原著谓宜"大补脾胃之气,稍佐以舒肝之品,使风木不闭塞于地中,则地气自升于天上",早已阐明制方宗旨。又谓此方"寓补于散之中,寄消于升之内,开提肝木之气",意在阐明配伍意义。唯寓补于散等语,似有本末倒置嫌疑,此方结构,当是寓散于补,寄升于消。白带多而血压低,用此最宜,屡试不爽,但应增加人参剂量。

　　[应用]　以脾虚证象与白带同见为其辨证要点,审其无热,即可使用。临床报道,以本方加减治疗白带 100 例,均获良效。

　　[歌括]　完带二术淮药参,陈草柴芍芥前仁,
　　　　　　脾虚湿盛呈带下,培中胜湿此方寻。

　　　　升阳举陷法共选 4 方,所治都是前后二阴水液失调,都用升阳举陷之品,这是相同点。前二方是治泄泻之方,后二方是治小便不通或妇女带下,这是不同点之一。葛根芩连汤治湿热下注成泻,因其舌红苔黄脉数,故用芩连清热燥湿,葛根解肌升阳;白术散治脾虚气陷成泻,因其泄泻而兼肌热,故用四君子方药补气健脾,藿香、葛根升阳开表,使卫气上升外达。升麻黄芪汤治气虚下陷引起小便不通,故用黄芪益气升陷,升麻、柴胡升发肝脾;完带汤治脾虚肝郁,湿浊下注成带,故用二术健脾燥湿,柴胡、荆芥疏肝升阳,展示了宣发卫阳、升发脾阳、疏达肝气各种配伍形式,也说明了三焦气陷都会致泻。

三、浊阴不降—调中降逆

浊阴不降,是指中焦升降失调,胃气上逆的病变。

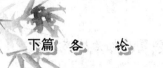

调中降逆,是据浊阴不降病机拟定的治法。

【适应证候】 以呕吐为其主证;再用八纲辨证确定病性寒热虚实。呕吐清冷、舌淡、苔白、脉缓属寒;吐酸苦水、舌红、苔黄、脉数属热;久病、舌淡、脉弱属虚;新病脉弦属实。他如呃逆、嗳气、反胃亦属胃气上逆范畴。

【病理分析】 此证的基本病理是:饮食痰浊阻碍中焦,胃气逆而不降,或因五脏功能失调,津气运行障碍,水液谷精停滞入于胃,胃气上逆,呈为呕吐。所以,呕吐是脏腑功能失调,津气互为因果的病理反应,病位虽在中焦,病机却与五脏六腑都有关系。浊阴不降机理,归纳起来,约有下述八种:①中焦虚寒,胃失和降。②温热疫毒,侵犯胃肠。③食积阻滞,胃失和降。④浊饮停聚,逆而不降。⑤肠道壅滞,浊阴上逆。⑥风寒之邪,内侵胃腑。⑦气化不行,水逆犯胃。⑧肝胆有病,横逆犯胃。临证之际,应当谨察上下内外,分析升降出入失调原因,才能揭示致呕机理,据以施治,方能获得良效。

【立法组方】 浊阴不降而呕,法当调中降逆,复其生理之常。故常选用半夏、生姜、砂仁、陈皮、竹茹、苏叶、藿香、吴茱萸、代赭石等药为主,组成调中降逆之方,调其气机,祛其湿浊。方如橘皮竹茹汤、小半夏汤、大半夏汤、旋覆代赭汤、半夏茯苓汤、旋覆花汤等都体现这一法则。

胃气上逆证候,有寒有热,有虚有实,临证组方,不可不审。寒证呕吐,常兼脘腹疼痛,喜热恶凉,四肢逆冷,舌淡苔白,脉象沉紧。宜选吴茱萸、丁香、砂仁、半夏等温性降逆药与干姜、桂枝、附子同用以温中降逆,方如砂半理中汤。热证呕吐以食入即吐,烦躁口苦,舌红苔黄、脉象弦数为主证,当用竹茹、赭石、半夏等降逆药与黄芩、黄连、石膏、芦根等药配伍以清热降逆,方如黄连温胆汤。虚证呕吐尤为多见,应当选用人参、白术、茯苓、甘草之属补气健脾,如治虚寒呕吐的砂半理中汤,虚热呕吐的竹叶石膏汤,纯属脾虚呕吐的香砂六君子汤,均配补虚之品即是。

呕吐由于胃气上逆,自然当以调气为先,治呕诸方常用陈皮、苏叶、藿香、砂仁之属,既寓治呕当先调气之意,也具芳香化湿之功,对于气机阻滞、湿浊内停、浊阴上逆之呕,可以用此化其湿浊,畅其气机。由于引起胃气上逆的原因很多,有因肺气失宣,津气出入受阻而致者;有因肝胆气郁,横逆犯胃而致者;所以本类方剂又常配伍苏叶、枇杷叶、桔梗、杏仁之属宣降肺气,肺气宣发则升降自调;疏达肝胆气机的柴胡、枳壳、木香之属,令木气不郁则胆胃自和。究其调气目的,总在恢复五脏气机升降出入之常。

呕吐属于痰饮水湿上逆者常居十之七八,浊阴上逆而呕,若不祛其痰饮,化其湿浊,唯以调气降逆是务,将会徒劳无功。观调中降逆之方每配半夏、茯苓、砂仁之属,盖欲藉助茯苓、半夏、砂仁燥湿、化浊、淡渗之功,去其潴留湿浊,恢复脾胃健运,使中焦健运,湿浊下行,呕吐可止。再从气与津的关系分析,三焦是津气升降出入的共同通道,气调津自畅,津畅气自调,呕是津气上逆之象,自当两调津气。

治疗呕吐,尤须考虑下部是否有所阻滞。因为胃气不得下行,也有因下有所阻而致者。故仲景提出了"视其前后,知何部不利,利之则愈"的治疗原则。仲景用大柴胡汤、大黄甘草汤通大便以治呕吐,即体现了病在上而求之于下的治疗方法。亦即欲求南熏,先开北牖之意。

他脏病变波及中焦而呕,常见下述三种:

肺胃不和:此证既有风寒束表证象,也有胃气上逆之呕,显然是因卫气出入受阻,内归胃肠,妨碍脾运,水湿内停,以致逆而上行。这种病变,自当选用疏风、散寒、宣肺药物疏解在表风寒,宣降闭郁肺气,在解表基础之上和其肠胃,才是两全之策。所以本类方剂常选具备解表和里两种作用的苏叶、藿香、生姜之属与砂仁、半夏、茯苓等药组合成方,如不换金正气散即为肺胃不和的呕吐而设。

胆胃不和:此证既有口苦、胁痛等肝胆证象,又有呕吐、恶心、脘闷食少等脾胃证象。呕吐仅是现象,引起呕吐原因,则因肝胆有病影响脾胃。所以应把治疗重点放在肝胆,在疏肝与柔肝的前提下配伍降逆药物,如大柴胡汤、小柴胡汤、蒿芩清胆汤就属此种配伍形式。根据"胃本不呕,胆木克之则呕"的理论,一般呕吐亦可配伍适量柔肝的白芍,缓肝的甘草、大枣,镇肝的代赭石,增强止呕效果。这种用法是针对胃部痉挛所致的呕吐施治,很有实用价值。

气化失司,水邪上逆:肾阳虚衰,气化不行,水邪从少阳三焦上逆犯胃,常以小便不利或不通与呕吐同时并见为特征,但须兼见舌体淡胖才是阳虚水泛机理。亦有表证初起,即影响肾的气化功能障碍而致水邪上逆者,如《伤寒论》所谓"中风发热,六七日不解而烦,有表里证,渴欲饮水,水入则吐,名曰水逆"即是。此种机理,当用桂枝、附子温阳化气,恢复肾脏生理之常,再用茯苓、泽泻淡渗利尿,祛除已停之水,俾气化正常则不治吐而吐自愈。方如五苓散、真武汤。

综上,呕吐病机,涉及五脏,可谓五脏六腑皆能令人呕,非独胃也。此外,呃逆虽属膈肌痉挛,亦有因中焦气机上逆而致者。

【例方】

橘皮竹茹汤(《金匮要略》)

[组成] 橘皮 30g　竹茹 30g　生姜 30g　大枣 30 枚　甘草 10g　人参 3g

[用法] 水煎,分 3 次,温服。

[主治] 哕逆。

[证析] 《正字通》谓:"方书有物无声曰吐,有声无物曰哕,有声有物曰呕"。此方所治,是由中焦失运,气结津凝,阻滞少阳三焦,肝系筋膜收引所致,病理涉及肝脾两系。

[病机] 中焦不运,津随气逆。

[治法] 调中降逆法。

[方义] 中焦失运,气结津凝而呈哕逆,法当输运中焦,开其窒塞,调其逆气,缓其急迫。使中焦健运,津气通畅,逆气下行,筋膜舒缓,而哕逆可止。橘皮芳香而温,用量独重,擅长疏理滞气,醒脾化湿,下气止哕;与生姜同用,能呈醒脾化湿,调气行津,温胃降逆功效。此证寒热证象并不明显而哕逆之势又颇为急迫,橘皮轻用则药不胜病,重用又恐过于温燥,故用寒凉的竹茹为其辅佐。此药不仅能够增强祛痰泄浊,降逆止哕功力,且能制约陈皮、生姜过于温燥,有相反相成之妙。哕属肝系筋膜挛急,用甘草、大枣有"肝苦急,急食甘以缓之"之意,观仲景诸方,一般仅用大枣 12 枚,而此方用至 30 枚;甘草一般仅用二至四两,而此方有五两之多,推求重用之意,盖不全为健中而设也。人参用量独轻,其意不在补气而在防止陈皮耗气,盖陈皮用量独大,用此以防气耗。综上观之,竹茹、人参之用,皆在驾驭陈皮,使其独擅其功,有制之师,此之谓也。

《金匮要略》注家一致认为此系胃虚有热,今从不偏寒热分析是否符合事实。

正因力求符合事实,才从不偏寒热分析。其理有三:①仲景原著只有"哕逆"二字,未曾指出偏热。②所用橘皮重达一斤,生姜亦达一斤,皆属辛温之品,虽有二升竹茹之凉,亦仅不偏寒热,不会变温为凉。③《三因极一病证方论》谓此方治"咳逆呕哕,胃中虚冷,每一哕八九声相连,收气不回,至于惊人者。"明确指出属寒而非属热。注家均谓胃虚偏热,是因方中竹茹寒凉,以药测证似应偏热,未从剂量权衡轻重故也。如果将橘皮、生姜剂量减轻,用于胃虚有热,亦无不可。

学习本方应该注意三点:①气郁津凝,引起膈膜痉挛,才是呃逆基本病理,不能单纯归咎于脾胃。②陈皮、生姜、竹茹之量何以独重? 人参之量何以独轻? 甘草、大枣之量重于一般方,除和中之外,还有何种作用? ③剂量的大小可以左右本方证病性的寒热。

[应用]

1. 近世均将陈皮、生姜之量改轻,用于胃虚有热的哕逆、呕吐。

2. 《方函口诀》云:"此方主橘皮之下气,兼竹茹之润降,故气逆发哕者主之,又用大量甘草,妙法也,用少则不效……杂病之哕,虽经月余者,必效。若渴饮上逆而哕者,在阳(属热)则半夏泻心汤,在阴(属寒)则吴茱萸汤所主也,若胃气衰脱,奔腾而哕者,不在此数,死证也。"用大量甘草有甘以缓急之意。只赞其妙,未明其理,学者仍然莫明其妙。

[化裁]

1. 竹茹汤(《千金翼方》)　竹茹、橘皮、半夏、生姜、紫苏、甘草。水煎服。治哕。本方有祛痰降逆的小半夏汤,治一般呕吐亦效。加入宣降气机的紫苏,能使内郁之气外达,上逆之气下行,配伍更趋完善。

2. 大橘皮汤(《外台秘要》引《深师方》)　橘皮、生姜、人参、甘草。水煎服。治伤寒呕多,胸满虚烦不安。呕偏寒而兼气滞胸满,去竹茹、大枣较为适宜。盖偏寒无须寒凉的竹茹,胸满而用大枣,将会更增其壅故也。

3. 橘皮汤(《金匮要略》)　橘皮、生姜。水煎服。治干呕哕,偏寒者。

4. 橘皮竹茹汤(《三因极一病证方论》)　橘皮、竹茹、生姜、人参、甘草、大枣、茯苓、半夏、麦冬、枇杷叶。水煎服。治胃热多渴,呕哕不食。此方降气祛痰,宣降肺胃,配伍更臻完善。

5. 人参橘皮竹茹汤(《伤寒大白》)　人参、橘皮、竹茹、生姜、半夏、厚朴、藿香、甘草。水煎服。治胃虚呕逆。

6. 橘皮竹茹汤(《伤寒蕴要》)　橘皮、竹茹、甘草、半夏、茯苓、黄连、葛根。治胃中壅热,哕呕者。有清热降逆之功,是偏热加法。葛根有解痉作用,配此治疗呕吐、哕逆皆宜。

[歌括]　橘皮竹茹治哕良,人参草枣共生姜,
　　　　气滞津凝呈呕哕,调中降逆即能康。

加味黄连苏叶汤(《厦门医学》杂志)

[组成]　黄连 2g　苏叶 3g　半夏 9g　茯苓 9g　竹茹 9g　枇杷叶 9g　柿蒂 9g

[用法]　水煎,频频冷服。

[主治]　肺胃不和,呕吐,稍偏热。

[证析]　《温热经纬》说:"湿热证,呕恶不止、昼夜不差、欲死者,肺胃不和,胃热移肺,肺不受邪也,宜用川连三、四分,苏叶二、三分,两味煎汤,呷下即止。"本方由此加味而成,故名

加味黄连苏叶汤。其机理是：外邪相侵，卫气内陷，郁结化热，津随气升，上逆作呕。所谓肺胃不和云云，实指肺气不宣，津气内归，导致胃失和降。

[病机]　肺胃不和，胃热气逆。

[治法]　宣肺清热，降逆止呕法。

[方义]　肺胃不和，上逆作呕，法宜宣通肺胃，令内陷卫气出表而上逆胃气自降。此方用黄连清其胃热，苏叶宣通肺胃。所谓宣通肺胃，是指苏叶既能开宣肺气，疏达表邪，又能芳香化浊，和胃降逆，宣肺疏表是恢复卫气正常出入，芳化和中是恢复脾胃正常升降，与黄连共呈宣肺清热，降逆止呕功效。加祛痰降逆之半夏，清热涤痰之竹茹，淡渗利湿之茯苓，开宣肺气之枇杷叶，降气止呃之柿蒂，无非增强调气行津作用，津气升降出入有序，肺胃自和，呕逆自止。此方展示了肺胃不和致呕之病机，津气升降出入异常之基本病理，宣通肺胃之治疗方法。由于津气异常与肺气不宣直接有关，故方中的苏叶、枇杷叶着眼于开宣肺卫，调理津气的出入，其余药物立足于降泄，调理津气的升降。

此方黄连、苏叶用量很轻的道理何在？

王孟英云："此方药仅二味，分不及钱，不但治上焦宜小剂，而轻药竟可以愈重病，所谓轻可以去实也。盖气贵流通而邪气挠之，则周行窒滞，失其清虚灵活之机，反觉实矣。惟剂以轻清，则正气宣布，邪气潜消，而窒滞者自通。设投重药，不但已过病所，病不能去，而无病之地，反先遭其克伐。……川连不但治湿热，乃苦以降胃火之上冲，苏叶味甘辛而气芳香，通降顺气，独擅其长。然性温散，故虽与黄连并驾，尚减用分许而节制之，可谓方成知约矣。世人不知诸逆冲上皆属于火之理，治呕辄以姜萸丁桂从事者，皆粗工也。余用以治胎前恶阻甚妙。"王氏阐述二药用量宜轻之理可通，唯谓呕逆皆属于热，直斥使用干姜、吴茱萸、丁香、肉桂即为粗工，未免欠当。盖呕逆属热者固多，因寒者亦复不少，指出不能一律使用热药则可，斥为粗工则期期以为不可。

此方证多见湿热初起，与藿香正气散证致呕的机理相同，仅有一寒一热之异。

[应用]　以呕吐不止兼见舌红苔黄为其辨证依据。

[歌括]　加味黄连苏叶汤，苓夏柿茹杷叶匡，
　　　　肺胃不和呈呕逆，清热止呕效果良。

半夏茯苓汤（《备急千金要方》）

[组成]　半夏 12g　茯苓 12g　陈皮 9g　甘草 3g　生姜 6g　旋覆花（布包煎）10g　细辛 3g　桔梗 6g　人参 6g　地黄 12g　白芍 18g　川芎 6g

[用法]　水煎服。

[主治]　体虚湿胜，妊娠恶阻，烦闷呕吐，恶闻食气，头眩体重，肢节重疼，多卧少起。

[证析]　妊娠恶阻，多因平素体弱，脾运不健，痰湿较盛，一遇怀孕，肝的疏泄失常，乘虚横逆犯胃，痰浊上逆而呕，此方所治即属上述机理。其头眩体重，肢节重疼，多卧少起，则是体虚湿盛辨证依据。

[病机]　体虚湿盛，妊娠恶阻。

[治法]　养血柔肝，祛痰降逆法。

[方义]　体虚湿盛而妊娠恶阻，法当养血柔肝，祛痰降逆。故方用地黄、川芎、白芍养血柔肝，肝血得充则胎元得养，肝木和柔则不横逆犯胃。半夏、陈皮、茯苓、甘草为著名的二陈

汤,本方用此利气、调中、祛湿、降逆,再加生姜温中降逆、旋覆花降逆祛痰,则祛痰降逆作用大为增强。至于用桔梗、细辛宣降肺气,使肺气宣降则胃气亦随之而降;人参益气扶正,兼顾体虚,亦各有用意。

此方配伍反映两大特点:①妊娠恶阻,是由胎元乍结,引起肝的疏泄失常,医者不能专治呕吐,而应考虑和血养胎,调理肝的疏泄。此方配伍地黄、白芍、川芎意即在此。白芍柔肝而令肝木和柔,即在调理肝的疏泄。②呕吐虽系胃气上逆,亦应考虑肺失宣降,此方用旋覆花、细辛、桔梗宣降肺气,不仅能助胃气下行,亦使卫气出表而不内郁,使其津气宣降正常。

[应用] 偏热烦渴,口生疮者,去橘皮、细辛,加前胡、知母;偏寒下利者,去地黄、加桂心;若食少,胃中生虚热,大便闭塞,小便亦少者,去地黄,加大黄、黄芩。(加大黄当审慎)

[歌括] 半夏茯苓草陈皮,旋覆姜辛桔梗齐,

地芍芎参益气血,妊娠恶阻此能医。

旋覆代赭石汤(《伤寒论》)

[组成] 旋覆花15g 代赭石25g 半夏10g 生姜25g 人参10g 炙甘草15g 大枣12枚

[用法] 水煎,分3次,温服。1日量。

[主治]

1. 中虚浊阻,气逆不降,胃脘痞硬,噫气、呕恶、反胃,苔白腻,脉弦者。

2. 便秘属于浊阴不降者。

3. 眩晕,属痰浊上逆者。

[证析] 脾胃主运化水湿,升清降浊。若中气虚弱,不能运化水湿,阳应升而不升,阴宜降而不降,浊邪留滞,阻于胃脘,遂呈脘部痞硬;胃气上逆而呈噫气呕吐、反胃。设使胃浊不降,传导失职,可呈上有涎液停留,下有便结不通的矛盾现象。何以知道此证属于中虚浊结?从苔白腻而脉弦知之。综上,此证病位在中焦,病性属虚中夹实,有脾运不健的一面,亦有津气阻滞,升降失司的另一面。其机理是:脾运不健,湿聚成涎,涎液中阻,影响气机升降失常,以致噫气、呕恶、反胃、便结、眩晕。

[病机] 中虚浊阻,气逆不降。

[治法] 调中降逆法。

[方义] 中虚浊阻,气逆不降,法当祛涎降逆,益气和中。方中旋覆花宣降肺胃之气,消痰行水,王好古谓此药能治噫气,是治胃而兼治肺;代赭石甘寒质重,能镇冲气之上逆,平肝气之横强,是治胃而兼治肝。半夏、生姜促进脾运,涤饮止呕,专为浊阴凝聚,心下痞硬,噫气、呕恶而设。佐人参、甘草、大枣益气和中,甘草、大枣甘以缓急,使中焦健运,涎饮涤除,则清升浊降而诸证可愈。

学习此方要注意一点。上述方理是根据传统解释,其实噫气、呕吐、反胃都是胃气上逆,胃气所以上逆,则因肝系筋膜(此处指胃壁)收缩痉挛所致。所以本方配伍赭石镇肝,甘草、大枣缓急,针对胃的痉急施治,正合"肝苦急,急食甘以缓之"之意。

唐容川云:"此方治哕逆,人皆知之,而不知呃有数端,胃绝而呃不与焉。一火呃,宜用承气汤;一寒呃,宜用理中汤加丁香、柿蒂;一瘀血滞呃,宜大柴胡汤加桃仁、丹皮。此方乃治痰

饮作呃之剂,与诸呃有异,不得见呃即用此汤也。"唐氏历数呃逆病机,均非本方所宜,用时当细为辨别。

[应用]　举凡胃虚气逆,肝胃不和所致的痞满、嗳气、呕吐、呃逆等证,都可应用本方。方中代赭石、旋覆花、半夏剂量宜重。

胡汝定用此方治疗各种眩晕150例,均取得良好效果,扩大了本方用途。眩晕多由痰浊随少阳三焦上蒙清窍,干犯膜原引起。此方有旋覆花、生姜、半夏降其浊阴,代赭石平肝镇静,甘草、大枣缓其急迫,再用人参益气,气旺则清气自升,浊阴自降,故有良效。

[歌括]　　旋覆代赭用人参,半夏生姜草枣群,

　　　　　　噫气不除心下痞,虚中实证此方寻。

小半夏汤《金匮要略》

[组成]　半夏15g　生姜24g

[用法]　水煎,分2次,温服。

[主治]　痰饮,呕吐,胸痞痰多,苔腻不渴。

[证析]　《金匮要略》用此方治"诸呕吐,谷不得下。"可见本方是以呕吐为其主证。呕吐原因甚多,此方所治,属于痰饮停聚于胃,上逆作呕。故原书谓"呕家本渴……今反不渴,心下有饮邪故也。"何以知为饮邪内停?从胸痞痰多,苔腻不渴知之。

[病机]　痰饮内停,浊阴上逆。

[治法]　祛痰降逆法。

[方义]　方中半夏祛痰降逆作用较强,用治痰饮呕吐,效果颇佳。佐生姜温胃涤饮,降逆止呕,不仅能够增强祛痰降逆之功,又能制半夏毒性,是一结构简单而又有效的古方。

本方生姜改为干姜,即半夏干姜散。《金匮要略》用治"干呕、吐逆、吐涎沫。"温中散寒力量较小半夏汤强。若将生姜改为生姜汁,即《金匮要略》生姜半夏汤。治"病人胸中似喘不喘,似呕不呕,似哕不哕,彻心中愦愦然无奈者。"长于涤饮散结,降逆作用不及小半夏汤。

[应用]

1.《杨氏家藏方》玉液汤(即本方),"治眉棱骨痛不可忍者,此痰也。"是湿聚成涎,随少阳三焦上逆,阻于眉棱所致。用此方祛痰降逆,其痛自消。

2.《方函口诀》云:"此方为呕家之圣药,就中最宜水饮之呕。水饮之证,背七八椎处如手掌大冷者是也。眩晕证用此方百发百中。"指出所治之呕,是因水饮引起,所治眩晕亦然。

[化裁]

1. 小半夏加茯苓汤(《金匮要略》)　即本方加茯苓。治呕吐,膈间有水,眩悸者。呕吐、眩晕、心悸都是膈间有水所致。

2. 干姜人参半夏丸(《金匮要略》)　药从方见。治妊娠呕吐不止。

[歌括]　　小半夏汤用夏姜,药虽两味效佳良,

　　　　　　呕吐痰多因浊逆,祛痰降逆即能康。

大半夏汤《金匮要略》

[组成]　半夏15～30g　人参10g　白蜜30g

[用法]　前2味水煎,汤成去滓,入白蜜和服。

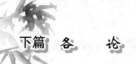

[主治] 胃反呕吐,心下痞硬,神倦体弱。

[证析] 本方出自《金匮要略》,治疗"胃反呕吐"证候。胃反,是指"朝食暮吐,暮食朝吐"而言。此证与一般呕吐不同。一般呕吐,虽不饮食亦呕吐不止;本方证以食入则吐,不食即不吐为其特征。由此可知,此证是因食管或幽门阻塞,食物不能正常下行所致。脾以升为健,胃以降为和。胃反呕吐是胃气上逆现象,胃气之所以上逆,则因痰浊凝结,阻滞食道或幽门使然。由于此证病程较长,加之食入即吐,缺乏营养,所以体质极度衰弱,属于本虚标实。

[病机] 痰浊凝结,阻滞中焦。

[治法] 祛痰降逆,补虚缓急法。

[方义] 痰浊凝结,阻塞食道夹层,妨碍食物下行而呈朝食暮吐,法当祛痰散结,开其滞塞。故本方重用半夏燥湿祛痰,开其"坚痞"。半夏之量原书用至二升,四倍于一般剂量,推求其意,盖欲令其力起沉疴,独建奇功。复配人参、白蜜两补气阴,对于正气极度衰弱者,得此可以鼓舞正气,增强抗病能力。白蜜又制半夏之毒,防半夏伤阴,缓幽门痉挛,又一举而三得焉。

[应用] 本方亦可用于一般呕吐而心下痞硬者。如有气滞证象,可加枳壳、陈皮行气导滞。

[歌括] 大半夏汤半夏多,人参白蜜三味和,

朝食暮吐名胃反,调中降逆庶能瘥。

本法选方7首,虽同属胃气上逆病机,同属调中降逆治法,却有不同特点。橘皮竹茹汤呕哕均可使用,此方除人参以外其余药量特重,可据病性寒热调整药量。丁香柿蒂汤有温中止呃之功,唯胃寒呃逆宜之。加味黄连苏叶汤证属肺胃不和,病性偏热,方中黄连苏叶之量最轻,需要留意。半夏茯苓汤为妊娠呕吐而设,除用降逆止呕药外,并配养血调肝之品。旋覆代赭汤为中虚浊阻,气逆不降而设,能治噫气、呕恶、反胃、眩晕,虽以治胃为主,却又不忘肝肺两脏,盖气的升降与肝肺有关故也。小半夏汤以治痰饮呕吐见长。大半夏汤以胃反呕吐为主证。上述特点,应予留意。

四、升降失调—升清降浊

升降失调,是指中焦津气升降异常的病变。

升清降浊,是据升降失调病机拟定的治法。

【适应证候】 以吐、泻、痞为主证;再据舌质、舌苔、脉象辨其寒热。吐泻之物热臭、舌尖红、苔薄黄、脉象数者,属热;吐泻之物清冷、舌质淡、苔薄白、脉象缓者,属寒。

【病理分析】 吐泻是指上吐下泻,吐泻交作而言。在正常情况下,五脏六腑升降协调,气血津液运行有序,则健康无病。设若外邪相加,内犯胃肠,脾运障碍,升降失调,清阳不升,浊阴不降,遂呈上吐下泻。即《灵枢·五乱》所谓"清气在阴,浊气在阳,营气顺脉,卫气逆行,清浊相干,乱于肠胃,则为霍乱"的病理改变。

痞与否同,不通泰也。与胀满的机理略同而部位有别。胀在腹中,痞在心下;胀有形,痞则无形。痞是胃脘似觉有物阻塞,以手按之则濡而不硬的自觉证象。脾胃位居中焦而为阴阳升降之轴。若外邪相侵,表卫闭郁,津气不能正常宣发于表,从少阳三焦内归胃肠,阻塞中

焦则成痞。亦有因脾胃素虚,运化不及,湿浊阻于胃脘夹层而成痞者。

【立法组方】 吐、泻、痞皆因津气升降逆乱,法当升清降浊,恢复津气升降出入之常。所以本法常用藿香、紫苏、白芷等升清之品和茯苓、通草、半夏、厚朴等降逆药和利湿药组成。分析其理,在于通过健脾、燥湿、芳化、淡渗达到恢复脾胃升降功能。如藿香正气散、六和汤、蚕矢汤、连朴饮等,就体现此种配伍形式。

本法的大部分方剂,单从结构分析,并无升清降浊作用,而是通过消除致病原因,调理脾胃功能,达到升清降浊目的。如理中汤是治寒证吐泻的方剂,但所用的人参、白术、干姜、甘草却都不是治疗吐泻的专药,全是通过恢复脾运达到清升浊降目的。又如半夏泻心汤是治热证吐泻之方,方中只有半夏有降浊功能,且无升阳举陷之品,而是通过黄芩、黄连清热解毒,消除致病原因;干姜、半夏恢复中焦运化,达到止泻目的。方中干姜、半夏虽然本身并无升清作用,但是通过温运脾阳之功,促进胃肠吸收水湿就能达到升清目的。这类方剂结合脏腑功能考虑用药,体现了更高一层的配方法度,应当注意。

前面已经讲过,产生痞结的病机是脾的清气不升,胃的浊阴不降,湿浊阻滞中焦,影响气机流通,郁结化热,以致本寒标热,本虚标实,升降失调。所以治宜寒热共用和其阴阳,苦辛并进复其升降,补泻同施调其虚实,才能使其本寒标热、本虚标实、升降失调病变恢复正常。这类方常用苦寒降泄的黄芩、黄连,辛温燥热的干姜、半夏,甘平补虚的人参、甘草组合成方,意即在此。这种既用凉药也用热药的组合形式,也符合胃喜清凉脾喜温的生理特点。代表方如半夏泻心汤、生姜泻心汤、甘草泻心汤。

病性偏热的痞、吐、泻,为什么要以清热解毒的黄芩、黄连与辛温燥热的干姜、半夏同用?这是值得深入探讨的问题。由于引起痞、吐、泻的原因,一是外邪由表入里,气郁化热,一是饮食不洁,疫毒直侵胃肠,两种情况均宜选用清热解毒药物消除病因或清其郁热,故使用清热药是必要的。此证除有热象以外,常以痞、吐、泻为主证,这是脾运障碍的反映,只有使用干姜、半夏之属才能振奋脾阳,化其湿浊,恢复中焦升降,所以用温药无疑也是正确的。这种寒热共用的配伍形式,体现了相反相成、并行不悖的治疗方法,值得深思。

本类方在配伍上还有一个特点,就是少用行气药而多用甘味药。吐泻本来就是津气升降失调引起胃肠剧烈蠕动所致,行气药有增强胃肠蠕动之功,用之无异助桀为虐,唯有配伍甘以缓急的甘草、大枣才符此证机理。但吐泻而兼腹胀则又当别论。

升降失调虽然属于脾胃病变,但其他脏腑功能失常波及中焦者间亦有之。表邪内陷而致升降升调,宜以疏表为先,从肺施治;肾命气化不利而致升降失调,法当温阳化气,从肾论治,只有全面了解升降失调机理,才能认证无差。

【例方】

半夏泻心汤《伤寒论》

[组成] 半夏 12g 干姜 9g 黄芩 9g 黄连 3g 人参 9g 炙甘草 9g 大枣 12 枚

[用法] 水煎,分 3 次,温服。

[主治] 脾不运湿,湿热中阻,升降失调,心下痞,呕吐,下利,舌尖红,苔薄黄而腻,脉弦数。

[证析] 痞、呕、泻是本方主证,据此而知病在中焦;舌尖红,苔薄黄,脉弦数,是其佐证,按八纲辨证,病性属热;痞、吐、泻三证都是津病,按气血津液辨证,属津气升降失调。少阳居

331

表里之间，为津气流通之所；脾胃位居中焦，为津气(阴阳)升降之轴。外感风寒，表卫闭郁，津气不能出表，由少阳三焦内归脾胃，津气升降出入紊乱；或饮食不洁，由食管直侵胃肠，脾的运化功能障碍，致使湿滞胃脘而成痞；升降失调而呈吐泻；气郁化热而呈舌红、苔黄、脉数。故脾运障碍，升降失调，气郁化热，津凝为湿，是本方证的基本病理。

[病机] 脾不运湿，湿热中阻，升降失常。

[治法] 清化湿热，调理脾胃法。

[方义] 治疗此证，应当注意三点：①此证有气郁化热和津凝为湿的证象同时存在。热为阳邪，宜用寒凉，湿为阴邪，非温不化，寒温共用，才能和其阴阳。②此证有清阳不升而利，浊阴不降而吐的证象同时存在，其升降失调之机就是脾运障碍。施治之际，应该振奋脾阳，恢复脾运，苦辛并进，才合治病求本之理。③吐、泻、痞是津凝为湿的实证，津液之所以凝聚为湿，却因脾虚不运引起。这种虚实夹杂的矛盾同时存在，治宜化其湿浊，补其虚损，才能兼顾，这是其三。综合上述，此证宜寒热共用以和其阴阳，苦辛并进以复其升降，补泻同施以调其虚实。方用黄芩、黄连之苦寒，清中焦之热；半夏、干姜之辛温，化中焦之湿；人参、甘草、大枣之甘，补中焦之虚，缓胃肠之急，使热清、湿去，胃肠功能复常，则升降调而吐泻止。

学习此方须要弄清四个疑点：

1. 此方反映了寒热共用的配伍形式，两种属性相反的药物配在一起，作用是否已被抵消？此证有气郁化热的阳证存在，亦有津凝为湿的阴证存在，有热当用苦寒的黄芩、黄连，有湿当用温化的干姜、半夏，将两类属性相反的药物配于一方，是仲景示人要从病变本质施治。何况每药都分性、用两个方面，相反的属性能够抵消，达到中和，难道黄芩、黄连清热解毒，干姜、半夏燥湿运脾的功效也被抵消？所以，寒热两组药物能够各行其是而并行不悖。此方一出，遂开治疗湿热先河，后世不过多去甘药而加芳化药、淡渗药罢了。

2. 此方所治证象，反映了升降失调的病理改变，何以不用升清降浊药物？须知形成吐泻的基本病理是脾运障碍。用干姜、半夏恢复脾运，正是从本治疗，不是见证治证。若系饮食不洁，病邪直接进入胃肠，引起升降失调，方中黄芩、黄连又能直接消除病因，也是从本治疗，不是见证治证。所以，此方能止吐泻，完全得力于消除病因和恢复脾运两个方面。

3. 此方所用黄芩、黄连，原著明是用来解其气郁所化之热，今谓可以直接消除病因，是否符合临床？本方证的吐、泻、痞因外感风寒随少阳三焦内侵胃肠者居多，因饮食不洁病邪直侵胃肠者亦不少。前者用黄芩、黄连在于解其郁热，后者却有直接清热解毒，消除病因的效果。只有全面理解黄芩、黄连的作用，才与临床吻合。

4. 痞为阻塞不通，脘痞而用人参、甘草、大枣等药滋补，是否更增其痞？本方原为误下损伤脾胃功能，邪气乘虚内陷胃脘而成痞结者设。系脾虚不能运湿酿成的痞、呕、利。用此补气健脾之品合半夏、干姜恢复脾运是完全必要的。何况此方配伍甘草、大枣亦不限于补虚，尚有缓其急迫之功。盖吐泻是胃肠蠕动增强的反应，胃肠之所以急剧蠕动，是肝系的膜络挛急使然。用甘草、大枣有"肝苦急，急食甘以缓之"之意。

[应用]

1. 以吐、泻、痞为主证，兼见舌红、苔黄、脉数即可使用。一个主证即可，不必悉俱。

2.《类聚方广义》云："痢疾腹痛，呕而心下痞硬，或便脓血者；及饮食汤药下腹，每漉漉有声而转泄者，可选用以下三方(指半夏泻心汤、生姜泻心汤、甘草泻心汤)。"这里说明了两点：①痢疾是疫毒直侵肠道，不是邪从表入，黄芩、黄连在此是直接消除病因，不是仅清郁热。

②饮食汤药下腹，漉漉有声而转泄，是胃肠功能障碍，蠕动亢进的现象。故用干姜、半夏恢复功能，甘草、大枣缓其急迫，这些用法，将本方各药的作用发挥得淋漓尽致，很能启人思维。

3.《芳翁医谈》云："休息痢，世医以为难治，盖亦秽物不尽耳。宜服笃落丸（大黄一味为丸）兼用半夏泻心汤之类。""下利如休息而无脓血，唯水泻，时或自止而腹胀，泻则爽然，……与半夏泻心汤兼用笃落丸为佳，且宜长服。"休息痢与水泻时泻时止，都是余邪未尽而正气已虚现象。此方有补虚扶正的干姜、半夏、人参、甘草，解毒的黄芩、黄连，加入导滞祛邪的大黄，颇为对证。

4.《方函口诀》云："因饮邪并结，致呕吐，或哕逆，或下利者，皆运用之，有特效。"指出凡属中焦水液失调引起的吐、泻、哕逆，都可应用，但须偏于热者。

综上，凡痞、呕、利，或腹泻与腹胀交替出现，或下痢，或休息痢，或哕逆，皆可应用此方。

5. 慢性胃炎、急性胃肠炎，痢疾，审其病机相符，均可应用。

[化裁]

1. 半夏泻心汤去干姜甘草加枳实杏仁方（《温病条辨》）　半夏、人参、大枣、黄芩、黄连、枳实、杏仁。水煎服。治阳明暑温，脉滑数，不食不饥不便，浊痰凝聚，心下痞者。热较盛，故去辛热的干姜；不食不饥便是胃肠传导麻痹，故去甘缓的甘草而加宣降肺气的杏仁，下气消痰的枳实，遂由治利之方变为行滞之法，与仲景原方有相同处，亦有相异处。不饥不食也与胆流不畅有关。枳实可以增强胆管蠕动，畅通胆道，加入本品，可一箭双雕，胆胃兼顾。

2. 人参泻心汤（《温病条辨》）　人参、干姜、黄连、黄芩、枳实、白芍。水煎服。治湿热，上焦未清，里虚内陷，神识如蒙，舌滑脉缓。吴氏谓："湿在上焦，若中阳不虚者，必始终在上焦，断不内陷。或因中阳本虚，或因误伤于药，其势必致内陷。湿之中人也，首如裹，目如蒙；热能令人昏，故神如蒙，此与热邪直入包络，谵语神昏有间。里虚故用人参以护里阳，白芍以护真阴；湿陷于里，故用干姜、枳实之辛通；湿中兼热，故用黄芩、黄连之苦降。此邪已内陷，其势不能还表；法当通降，从里治也。"

3. 加减泻心汤（《温病条辨》）　川黄连、黄芩、干姜、金银花、山楂炭、白芍、木香汁。水煎服。治噤口痢，干呕，腹痛，里急后重。此证偏于湿热。以泻心去守中之品，加金银花解毒，山楂炭活血，木香行气，白芍益阴柔肝，缓其腹痛里急，有解毒止痢之功。

[歌括]　半夏泻心用芩连，干姜草枣人参添，
　　　　中虚湿滞痞吐利，和中降逆自然安。

生姜泻心汤（《伤寒论》）

[组成]　生姜 15g　干姜 3g　半夏 12g　黄芩 9g　黄连 3g　人参 9g　炙甘草 9g　大枣 12 枚

[用法]　水煎、去渣，分 3 次，温服。

[主治]　胃中不和，心下痞硬，干噫食臭，腹中雷鸣下利，脘中烦热，口苦、舌红，苔水滑，脉数。

[证析]　此属中焦不运水谷，升降失调机理。《素问·阴阳应象大论》说："清气在下，则生飧泄，浊气在上，则生膜胀。"今因中焦不运，水谷停滞于胃，导致升降异常，脾运障碍，清阳陷而不升，故利；胃与食管挛急，故干噫；水湿停滞胃脘，故心下痞硬；谷不磨则食臭；水气相搏，肠道挛急，蠕动增强，故腹中雷鸣下利。

[病机]　中焦不运,升降失调。

[治法]　和胃散水,调济阴阳法。

[方义]　本方以生姜为主药,宣发胃阳,恢复胃腑消磨水谷功能,辛散水邪,降泄上逆浊阴,本品作用偏于胃脘,着重治疗干噫食臭;干姜温运脾阳,恢复脾的运化功能,本品作用偏于肠道,着重治疗下利;半夏助干姜运脾,使清阳上升,助生姜和胃,降泄浊阴,三药同用,上下兼顾而中焦得和。黄芩、黄连清解郁热,与干姜、半夏同用,能开寒热之互结;人参、甘草、大枣补虚培土,与芩连姜夏同用,能呈补虚泻实之妙用,成为寒热共用,补泻同施的配方法度。甘草、大枣之甘,又可缓解胃肠挛急,腹中雷鸣下利,即是肠道蠕动之征,不可不知。

此方用黄芩、黄连清解气郁所化之热,干姜、半夏温开津液凝滞之湿,是调理津气;干姜、半夏温运中焦,恢复脾运,是调理功能;甘草、大枣甘能缓急,是解除肠道挛急,一方同时兼顾组织挛急、功能障碍、津气阻滞三个方面,配伍颇为完善。

本方与半夏泻心汤相较,仅少干姜用量而多一味生姜,推求师意,此证因有胃脘停滞水谷而呈干噫食臭,仅用干姜振奋肠道功能有顾此失彼之嫌,故加生姜温胃散水,上下兼顾。

[应用]　干噫食臭,腹中雷鸣下利,是使用本方指征。

[歌括]　生姜泻心半干姜,芩连参草枣生姜,

　　　　干噫食臭痞吐利,寒热共用济阴阳。

甘草泻心汤(《伤寒论》)

[组成]　炙甘草12g　大枣12枚　半夏12g　干姜9g　黄芩9g　黄连3g

[用法]　水煎,去渣,分3次,温服。

[主治]　中焦不运,湿热阻滞,心下痞硬,干呕心烦,腹中雷鸣,日下利数十行,舌尖红,苔黄腻,脉滑数。

[证析]　表证未解,医不解表而用下法,致使少阳三焦津气内陷胃肠,阻塞中脘,遂呈心下痞硬、干呕、心烦;脾功障碍,肠道蠕动增强,遂呈腹中雷鸣下利,日数十行。

[病机]　中焦不运,湿热阻滞,升降失调。

[治法]　和中缓急,清化湿热法。

[方义]　中焦不运,湿热阻滞,升降失调,法当和中缓急,清化湿热。故方用甘草、大枣缓解胃肠挛急;半夏、干姜温运中阳,化其湿浊;黄芩、黄连燥湿和脾,清其郁热,使中焦运而湿自去,肠胃和而升降调。

方名甘草泻心,有两层意义:一因下利日数十行,是肠道传导(蠕动)亢进,重用甘草可达甘以缓急目的。一因下利而致日数十行,中气必虚,重用甘草可达培中目的。

本方重用甘草,前人多认为是补中气之虚,提出此药合大枣配入本方主要在于缓急,是否符合仲景原意与此证病理?细检《伤寒论》、《金匮要略》诸方,凡欲缓其急迫,仲景每多重用甘草。如治筋脉挛急的芍药甘草汤,治心动悸的炙甘草汤,甘草均用四两(60g左右);治哕的橘皮竹茹汤,甘草竟用至五两(75g左右),而人参用量并未增重甚至不用人参,可见重用甘草并非因虚之故。再从此证病理分析,联接脏腑经隧均由肝系之膜构成。筋膜发生病变,不外四端:①松弛;②挛急;③破损;④增生。此证下利日数十行,虽属脾胃功能失调,然其肠膜挛急病理更为突出。基于上述,才提出甘草配入本方主要目的在于甘以缓急。若谓

此药主要作用在于补虚,何以本方反无补气的人参就很难理解了。

《类聚方广义》云:"此方不过于半夏泻心汤方内更加甘草一两,而其所主治大不相同。曰下利日数十行、谷不化,曰干呕心烦不得安,曰默默欲眠、目不得闭、卧起不安,此皆急迫所使然,故以甘草为君药。"此说道出了重用甘草的真谛。

五泻心汤所治的痞是津液阻于胃脘所致。津液究竟停在胃中还是胃壁夹层?应该深入研究。痞是湿停胃的夹层,亦即少阳三焦的半表半里。少阳三焦包括膜原和腠理两个部分。脏腑形骸都与三焦通联,是津气运行之路。五脏六腑能够得到阳气温煦,阴津濡润,端赖少阳三焦这条通道才能四通八达。如果表卫闭郁,津气出入受阻,从少阳三焦内陷胃肠,阻于胃的夹层,即可成痞。西医泛指局部炎证为充血、水肿,理与此同。如果不从少阳三焦去理解形成痞的基本病理,那么《金匮要略》用本方治疗狐惑就很难理解了。《金匮要略》说:"狐惑之为病,状如伤寒,默默欲眠,目不得闭,卧起不安,蚀于喉为惑,蚀于阴为狐,恶闻食臭,其面目乍赤乍黑乍白,蚀于上部则声嘎,甘草泻心汤主之。"狐惑以咽喉或前后二阴糜烂为主证,显因少阳三焦津气阻滞才能涉及上下窍隧,如说此证之痞是津液停于胃中,则不可解。

[应用]

1. 以下利不止,干呕心烦;或默默欲眠,目不得闭,起卧不安,不欲饮食,恶闻食臭为使用本方指征。

2.《方函口诀》云:"用于产后之口糜腹泻,有奇效。"

3.《金匮要略》甘草泻心汤有人参。

[歌括]　甘草泻心用亦奇,痞利狐惑此能医,
　　　　姜夏芩连甘草枣,中焦不运是病机。

连朴饮(《霍乱论》)

[组成]　黄连 12g　山栀 9g　厚朴 15g　制半夏 12g　石菖蒲 6g　豆豉 9g　芦根 20g

[用法]　水煎服。1日1剂;重证1日2剂。

[主治]　湿热内蕴,升降失常,霍乱吐利,胸闷脘痞,舌苔黄腻,小便短赤。

[证析]　霍乱吐泻是本方主证,湿热内蕴是本证病机,其余诸证是湿热辨证依据。其机理是:疫从口入,直侵胃肠,脾运障碍,气郁化热,津凝为湿,湿热内蕴,升降失调,遂致湿浊上逆作呕,下行作泻。

[病机]　疫侵胃肠,湿热内蕴。

[治法]　清热解毒,运脾化湿法。

[方义]　疫毒侵入胃肠,引起脾功障碍,升降失调,治宜清热解毒,消除致病原因;运脾除湿,调理中焦功能,恢复中焦升降。方用黄连、山栀清热解毒,芦根清热止呕,是消除病因的主药。厚朴、半夏燥湿醒脾,石菖蒲、香豉芳化湿浊,是调理脾胃功能,恢复津气升降辅药。两组药物合用,使湿热两清,脾功恢复,升降正常,诸证自解。

方中消除病因药物并不限于黄连、山栀,根据药理实验,厚朴也是广谱抗菌药物。原意是用黄连清热,厚朴利气醒脾化湿,故以二药名方。但以今日眼光观之,不宜忽略厚朴消除病因这一作用。

此方结构,充分说明治疗中焦之湿,重在燥湿芳化,即使不用利湿之品,亦能收效,颇似仲景半夏泻心汤的配方法度。二方相较:此方多芳化之品,泻心汤多甘缓药物,以此异趣。

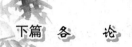

[应用]　可用于伤寒、副伤寒、细菌性痢疾等病,见证如上述者。

[歌括]　连朴饮中用芦根,栀豉菖蒲半夏寻,

　　　　湿热内蕴成吐利,清热除湿自然平。

蚕矢汤《《霍乱论》》

[组成]　晚蚕砂(布包煎)24g　醋炒半夏12g　薏苡仁24g　大黄豆卷12g　通草3g
黄连9g　黄芩12g　山栀6g　木瓜12g　吴茱萸2g

[用法]　水煎服。

[主治]　湿热内蕴,升降失调,霍乱吐泻,腹痛转筋,口渴烦躁,舌苔黄厚而燥,脉沉或
细数。

[证析]　吐泻、腹痛、转筋为本方主证;湿热内蕴,升降失调,肝脾不和是此证病机;口渴
烦躁,舌苔黄厚,是湿热的辨证依据。由于饮食不洁,疫邪直侵胃肠,蕴伏中焦,郁结化热,影
响脾运障碍,升降失常而呈上吐下泻;吐泻交作,津液受伤,筋脉失养则转筋,肝木乘脾则
腹痛。

[病机]　湿热内蕴,升降失调。

[治法]　清热除湿,升清降浊法。

[方义]　方中黄芩、黄连、山栀是强有力的清热解毒药,用此消除致病原因;蚕砂祛风除
湿,半夏辛温燥湿,薏苡仁、豆卷、通草淡渗利湿,八药合用,能呈清热除湿之效。使湿去热
清,升降有权,则吐泻自止。木瓜入肝舒筋,反佐少许辛热的吴茱萸以条达肝郁,与木瓜治疗
转筋腹痛。吴茱萸虽属热药,但与大队清热药配伍,则热性去而条达肝郁作用仍存,不仅无
害,且有止痛作用,亦有从治之义。

学习本方,应该注意配伍上的两个特点:一是使用清热解毒药物,目的在于消除病因。
没有这组药物消除致病之因,其他药物也就不能发挥作用。二是配入吴茱萸、木瓜。此证因
有转筋腹痛,已非单纯湿热中阻,升降失调,已经影响肝筋失濡,挛急而痛,二药专门为此而
设,亦即所谓土中泻木之义。

[应用]　一般吐泻,审属热证,亦可应用。

[歌括]　蚕矢汤中半连萸,薏苡通草木瓜齐,

　　　　栀芩豆卷清湿热,吐利腹痛转筋医。

藿香正气散《《太平惠民和剂局方》》

[组成]　藿香10g　紫苏10g　白芷10g　桔梗10g　陈皮10g　厚朴12g　大腹皮15g
半夏12g　白术10g　茯苓15g　甘草3g

[用法]　作丸剂、散剂、汤剂均可。

[主治]　外感风寒,内伤湿滞,恶寒发热,头重胀痛,胸膈痞闷,呕吐泄泻,苔腻脉濡。

[证析]　此为风寒外感,湿滞内停机理。见于两种情况:①平素脾胃虚弱,一遇外感风
寒,阻碍津气运行,从脾胃输出水津之路受阻,遂致脾不运湿,湿浊内停,或清浊相干而吐泻
交作,成为表里同病。②并无表证,纯由饮食不慎引起脾运障碍,津气升降失常而呈痞胀呕
泻。所有证象都是脾胃纳运升降失常,湿凝气阻的客观反映,前者先有津气出入受阻而后引
起升降失调,后者纯属升降失常机理。

[病机] 外感风寒，内伤湿滞。

[治法] 芳香化湿，升清降浊法。

[方义] 此证无论外感内伤，最终都是中焦运化失职，湿凝气阻，升降失调。治宜醒脾化湿，恢复脾运，疏畅气机，利其升降，开泄腠理，通其出入，使脾运健而津气行，升降复而吐泻止，表里和而诸证愈。本方是芳香化湿，利气行津，升清降浊，扶正祛邪，表里同治数法的合用。藿香辛温，理气和中，辟秽止呕，外散表邪，内化湿浊，表里同治且兼调气行津，作用最为全面，故是方中主药。紫苏、白芷、桔梗开宣肺气，散寒利膈，有表证则助藿香疏解表邪，无表证则助藿香宣化湿浊；厚朴、大腹皮、陈皮、半夏燥湿运脾，利气行水，助之以疏里滞；紫苏、白芷、陈皮、厚朴的芳香性味，亦有助于芳化湿浊，醒脾利气，以上八药共呈醒脾化湿，调气行津之效。湿浊与不正之气伤人，皆由中气不足，故以茯苓、白术、甘草健脾去湿，扶助正气为佐。方中有藿香、紫苏、白芷等药解表，亦有半夏、厚朴、大腹皮等药疏里，体现了表里两解法。有紫苏、白芷、桔梗等药升发清阳，亦有茯苓、半夏、大腹皮等药降泄浊阴，体现了升清降浊法。有紫苏、白芷、桔梗等药辛开肺气于上焦，厚朴、陈皮、半夏等药燥湿芳化于中焦，亦有茯苓、大腹皮淡渗利湿于下焦，体现了三焦同治法。有藿香、紫苏、白芷等药芳香化湿，消除病因，恢复功能，疏通津气以祛邪，复用茯苓、白术、甘草等药健运脾胃以扶正，又体现了扶正祛邪法。如此配伍，面面俱到，使表里同治则寒热胀满可除；脾功恢复，升降复常，则呕吐泄泻可止；邪气去则正自安，正气复则邪自却，故对上述证候颇为适宜。

[应用] 本方功专宣化湿浊，疏畅气机，调理胃肠功能，是治寒湿困脾，湿凝气阻的有效名方。兼表证者可用，不兼表证者亦常用。

本方选药兼顾表里上下，有芳化、燥湿、淡渗之功，根据表里寒热化裁，可以用于三焦津凝气阻各种证候。

[化裁]

1. 一加减正气散（《温病条辨》） 藿香梗 6g，厚朴 9g，茯苓 6g，陈皮 3g，杏仁 6g，神曲 5g，麦芽 5g，绵茵陈 6g，大腹皮 3g。水煎服。治三焦湿郁，升降失司，脘连腹胀，大便不爽。体现宣化中焦湿浊，疏利三焦气机之法。治疗三焦气滞的大便不爽有效。

2. 二加减正气散（《温病条辨》） 藿香梗 9g，厚朴 6g，广陈皮 6g，茯苓皮 9g，防己 9g，大黄豆卷 6g，通草 5g，薏苡仁 9g。水煎服。治湿郁三焦，脘闷便溏，身痛舌白等证。为化湿理气，宣通腠理之法。

3. 三加减正气散（《温病条辨》） 藿香 9g，厚朴 9g，广陈皮 5g，茯苓皮 9g，杏仁 9g，滑石 15g。水煎服。治秽湿着里，舌黄脘闷，气机不宣，久则酿热之证，为理气化湿，兼以泄热之法。

4. 四加减正气散（《温病条辨》） 藿香 8g，厚朴 6g，广陈皮 5g，茯苓 9g，草果 3g，山楂 15g，神曲 6g。水煎服。治秽湿着里，邪阻气分，舌白滑，脉右缓之证。体现温化寒湿法则。

5. 五加减正气散（《温病条辨》） 藿香 6g，厚朴 6g，陈皮 5g，茯苓 9g，苍术 6g，大腹皮 5g，谷芽 3g。治秽湿着里，脘闷便泄之证。体现运脾燥湿法则。

上述五个加减正气散均有脘闷或脘胀的湿凝气阻证象，故五方均以藿香、厚朴、陈皮、茯苓为基础，畅气醒脾，芳化淡渗。然 5 方亦有独特见证，故在藿香、厚朴、陈皮、茯苓之外，根据不同的见证，选用了不同的药物。一加减正气散方以脘连腹胀，大便不爽为主证，知为三焦湿郁，影响气机升降失调，故加杏仁宣降上焦，神曲、麦芽疏导中焦，茵陈、大腹皮通调下焦,俾气机通畅,升降复常,则脘连腹胀与大便不爽之证自除。二加减正气散方以脘闷便溏、身痛舌白为主证,为湿郁三焦,痹阻腠理之象,故配防己、薏苡仁通痹,治疗身痛,大豆黄卷、通草利小便以实大便。三加减正气散方以舌黄脘闷为主证,知为秽湿着里,影响气机不宣,日久化热,故加杏仁开宣肺气,滑石清利湿热。四加减正气散方以舌苔白滑为主证,为秽湿阻于气分的寒湿,故加辛热的草果,芳香化湿,温运脾阳;山楂、神曲消积导滞,促进运化。五加减正气散方以脘闷便泄为主证,由于便泄,知其秽浊较甚,故加苍术燥湿,大腹皮宽胀,谷芽升发胃气。以上五方说明处方用药需药随证而变化,方随证而加减。

[歌括] 藿香正气大腹苏,甘桔陈苓术朴俱,
　　　　夏芷同施十一味,寒湿中阻此能除。

六和汤(《医方考》)

[组成] 人参 6g　白术 9g　茯苓 9g　甘草 2g　扁豆 9g　藿香 9g　砂仁 6g　杏仁 6g　半夏 12g　厚朴 12g　木瓜 10g

[用法] 水煎,分 3 次,温服。

[主治] 中焦湿滞,升降失常,霍乱吐泻,倦怠嗜卧,胸膈痞满,舌苔白滑等证。

[证析] 吐泻是本方主证,由此而知病在中焦;兼见倦怠嗜卧,胸膈痞满,舌苔白滑,知其津液失调,病性属寒。长夏易受湿邪,若饮食不调,湿滞脾胃,升降失司,则清气不升而泻,浊阴不降而吐,脾虚湿困而倦怠嗜卧,湿蔽清阳而胸膈满闷,舌苔白滑,成为湿盛辨证依据。

[病机] 湿滞中焦,升降失常。

[治法] 和中祛湿,升清降浊法。

[方义] 本方用四君子汤益气健脾,扶助正气。扁豆不仅健脾,且能化清降浊;藿香、砂仁芳香化湿,醒脾利气;半夏、厚朴辛开苦降,燥湿运脾,与香砂合用燥湿化浊,振奋已困脾阳,脾阳振奋,则清升浊降而吐泻可止。佐杏仁开肺气以启上闸,肺气肃降则水道通调。木瓜入肝舒筋,不仅为转筋而设,且有"土中泻木"(缓解肠道痉挛)之功。全方体现和中祛湿,升清降浊法则,用于湿滞中焦的吐泻有效。

[应用] 用于一般腹泻,审属脾虚湿盛,亦有一定效果。

[歌括] 六和汤内四君全,藿朴砂半木瓜添,
　　　　扁豆杏仁十一味,和中祛湿吐泻安。

本法所列各方,都以中焦升降失调的吐泻为主,都体现升清降浊法则,这是相同点。虽然各方都有升清降浊功效,却是通过不同作用达到目的。藿香正气散、六和汤突出了燥湿芳化药在方中的主导作用,通过恢复脾胃功能,使其清升浊降。蚕矢汤、连朴饮突出了清热解毒药在方中的主导作用,通过消除致病原因以求恢复中焦升降。三泻心汤突出了清热解毒的黄芩、黄连和温运脾阳的干姜、半夏并用,既消除了致病之因,又恢复了脾胃功能,照顾到了矛盾的两个侧面,体现了相反相成的配方法度。这是各方不同点之一。藿香正气散可用于表里同病证型,三泻心汤可用于寒热错杂机理,蚕矢汤、连朴饮专用于急性热病,这是各方不同点之二。各方的基本病理都是脾胃功能

障碍,津气升降失调,但受邪途径却有不同。藿香正气散、六和汤、三泻心汤可见于外感风寒,津气宣发受阻,由少阳三焦内归胃肠,或饮食不洁,疫从口入,直侵胃肠两种致病原因;连朴饮、蚕矢汤则纯属疫从口入引起,这是各方不同点之三。

五、脾胃气滞—行气宽中

脾胃气滞,是指中焦气机升降出入失常,滞而不畅的病理改变。

行气宽中,是据脾胃气滞病机拟定的治法。

【适应证候】　以脘腹胀满为其主证。

【病理分析】　脘腹胀满,病在中焦,究其胀满之机,则与卫气运行受阻有关。卫气行于膜腠之间,升降出入,不失其度。如果卫气运行受阻,即可呈为胀满。故《灵枢·卫气失常》说:"卫气之留于腹中,搐积不行,苑蕴不得常所,使人支胁胃中满,喘呼逆息。"

引起卫气运行失常的原因,《内经》虽谓"诸胀腹大,皆属于热。"其实因寒者多,因热者少。寒邪相侵,腠理凝闭,影响卫气升降出入,阻于半表半里之间,遂呈胀满。故《灵枢·胀论》说:"营卫留止,寒气逆上,真邪相攻,两气相搏,乃合为胀。"除受风寒可以引起胀满以外,内伤食积呈胀亦较多见。此种机理恰与上述相反,又是先因积滞内停引起脾胃功能障碍,继因脾胃纳运失常而致气机受阻的病理转归。

由于卫气肇始于肾,取资于脾,宣发于肺,调节于肝,升降出入于三焦,一旦发生病理改变,自然就与上述脏腑功能失调有关。所以气滞而胀,不能单纯责之于脾胃,亦当考虑肺气是否能够正常宣降,肝气是否能够正常疏调,只有联系五脏分析,才能揭示气滞与脏腑功能失调,卫气升降出入异常的内在联系。

脘腹胀满不能单纯着眼于气,还要注意气血津液间的相互关系和相互影响。临床所见,津液凝聚的痰饮水湿均可影响卫气流畅。因为,膜腠三焦是津气升降出入共同通道,津液凝聚,势必有碍卫气的疏畅;卫气滞涩亦将有碍津液流通,二者常常互为因果。《素问·阴阳应象大论》所谓"寒气生浊……浊气在上,则生䐜胀",即阐述了因寒引起津液凝聚,因津液停滞妨碍卫气运行,以致湿凝气阻而生胀满的病理过程。《温病条辨》所谓"三焦湿郁,升降失司,脘连腹胀,大便不爽",自然也是指的津气受阻病机。

【立法组方】　气滞而胀,法当行气导滞,开其滞塞,令气机调畅则胀满可消。这类方剂常选用擅长行气的厚朴、陈皮、枳壳、木香、豆蔻、砂仁、高良姜、苏叶、大腹皮等药为主,再据寒热虚实配伍其他药物而成。如半夏厚朴汤、厚朴温中汤、宽中八宝散、撞关饮子、草豆蔻饮、三脘痞气丸等都体现行气宽中法则。

行气导滞的苏叶、藿香、砂仁、白豆蔻、陈皮、木香之属,均具芳香特点,对于气郁湿阻病变,用之既可辛通气机,又可醒脾化湿。某些方配燥湿的苍术、白术,祛痰的半夏、皂荚,淡渗的二苓、泽泻,是针对气与湿浊共存且相互影响的立法组方。

气滞之证,有时也要配伍活血之品,盖气为血帅,气行则血行,气滞则血滞,配伍活血之品,不仅可以照顾气病及血的血运不利,亦有利于气机调畅,两者是互为因果的。

脾胃气滞虽然病在中焦,亦当注意脏腑间的协同关系。这类方剂每配苏叶、杏仁、桔梗宣降肺气;柴胡、香附、青皮之属疏肝解郁,意即在此。这些药物看似与主证无关,仔细琢磨,方知绝非可有可无,盖因卫气升降出入有赖肺脾肝三脏协调故尔。

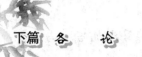

本法约有以下几种常见配伍形式：

温中行气：气因寒凝，较为多见，常配干姜、高良姜之属温运中阳，使寒凝散则气机通，脾运复则升降调，如半夏厚朴汤、厚朴温中汤等即是。这类方剂也可配伍桂枝、附子，用此意在温通开闭，辛散凝结之寒，温阳化气，补火以暖脾土，如强中汤之用附子，人参汤之用肉桂即是。

清热行气：气滞偏热，每多见于夏季，必夹湿浊为殃。三焦湿郁，升降失司，湿凝气阻，郁结化热，可呈脘连腹胀等证。治疗这类见证，可于理气化湿方中加入清热药物，升清降浊法中的一加减正气散、二加减正气散、三加减正气散即属此种结构。

健脾行气：气滞偏虚则补气健脾之人参、白术较为常用。气滞而用补气健脾之品，颇有实实之嫌，似乎不合法度。其实，使用健脾之品在于恢复脾胃功能，功能恢复，气机才能畅通无阻。这种通中寓补的组合形式，是治脾虚与气滞两种证象同时存在的结构。这种结构也有"塞因塞用"之义，如强中汤与人参汤即是。

消积导滞：气滞实证，多属食积阻滞胃肠，此时正气未虚，贵在速去其积，使用牵牛、槟榔之属不仅无害，且能使其速愈。若系食积，尤须使用消食的山楂、神曲、麦芽或导积的大黄、槟榔之属，消除气滞原因，令胃肠传导正常则胀闷自消。如保和丸、木香槟榔丸即是。

气滞腹胀应与腹水鉴别。气胀者，以手扣腹，中空如鼓；腹水者，侧卧扣之，卧侧呈重浊音。若系水停作胀，当于治水诸法求之。

【例方】

半夏厚朴汤（《金匮要略》）

[组成] 半夏 15g 厚朴 15g 茯苓 20g 生姜 25g 苏叶 10g

[用法] 水煎，去渣，分 4 次服，1 日量。

[主治] 气结津凝，阻于三焦，咽中如有物阻，吐之不出，咽之不下；或胸满喘急；或咳；或呕；或胸胁攻撑作痛，苔白腻，脉弦缓，或弦滑。

[证析] 此方所治诸证，属于肺脾肝三脏功能失调，气郁津凝，阻于少阳三焦病变。咽中如有物阻，吐之不出，吞之不下，说明此物阻于咽部膜膜之间而不在食道与气道之内。形成上述证象原因，不外气滞、血瘀、痰凝、湿阻，此证是由气郁津凝而成。盖津气运行于少阳三焦，全凭肺气宣降，脾气转输，肝气疏调，肾阳气化。今因情志不畅，肝气郁结，肺脾气滞，不能输布津液，于是津液凝聚，随卫气从少阳三焦半表半里逆于咽喉，遂呈咽中如有物阻。三焦津气每随阻滞部位不同而有不同证象。胸满、喘急、咳嗽，是壅于上焦肺系；恶心呕吐，是壅于中焦脾胃；胸胁攻撑作痛，是壅于肝经经隧。由此观之，上述种种见证，均因三焦气郁津凝，阻滞不通使然。津气之所以郁结，则与肺脾肝三脏功能失调有关。

[病机] 气郁津凝，阻于三焦。

[治法] 调气行津，祛痰降逆法。

[方义] 气郁津凝，阻于三焦，法当调气行津，开其窒塞，祛痰降逆，令其下行。故本方用半夏为主药，运脾输津，降逆行涎；辅以生姜温胃行津，茯苓淡渗利湿，三味专为津液凝聚阻于三焦所设。然而，水液壅滞三焦，实因津随气郁使然，若只行津而不调气，滞气何由得通？故以厚朴下气宽中，治其逆满；苏叶芳香开郁，兼理肺肝，两组药物相辅相成，相得益彰，促使气机调畅，逆降津行而诸证庶几可解。

此方配伍反映了以下几个特点：

1. 以通调津液为主，疏畅气机为辅。此方既以除湿为主，列入理气法中似乎欠当。综观全方五药，半夏、生姜、茯苓均系运脾输津之品，而调气的厚朴、苏叶二药也有醒脾化湿作用，可见除湿是其主要目的。列入理气法中作为说明津气间的因果关系，很有启发作用。若欲列入除湿祛痰法中亦无可厚非。

2. 以治中为主，兼顾上下。此方无论调气、行津都反映了以治中焦脾胃为主，兼顾上下的结构。厚朴、苏叶均能畅气醒脾，一升一降，能令中焦气机舒畅；苏叶又能宣发肺气于上焦，疏达肝气于下焦，令卫气宣发于表，不致内郁，从而反映了三焦并治的结构。半夏、生姜、茯苓散水和脾，能令脾运恢复，重用生姜，又能合苏叶宣发肺卫，令水津外布；合茯苓开源截流，令湿浊下行，也反映了三焦并治的结构。此方药仅5味而调气照顾到了肺、脾、肝，行津照顾到了肺、脾，构思如此缜密，堪为学习楷模。

3. 调气以降为主，降中有宣；行津以燥湿、芳化为主，兼用辛淡。三焦气滞而证象见于上部，显系气机郁而不宣，逆而不降。此方厚朴、苏叶都能降气而令逆气下行；苏叶又能宣畅气机而令卫气出表，虽然药仅二味，却能恢复气机升降出入之常。半夏燥湿运脾，生姜温胃散水，苏叶、厚朴芳香化湿，一切为了恢复脾运；苏叶、生姜之辛，可以宣发肺气，开泄腠理，布津于表；茯苓之淡，可以渗利水湿，导湿下行，将宣肺、燥湿、芳化、淡渗合为一体，发汗、利水融于一方，治湿诸方至今仍未脱其窠臼，令人叹为观止。

［应用］《金匮要略》此方原治："妇人咽中如有炙脔。"后世医家则多用于气郁津凝，阻于三焦的各种病变。如《三因极一病证方论》大七气汤（即本方）"治心腹胀满，傍冲两胁，上塞咽喉，如有炙脔，口咽不下。"说明本方可治肝脾的气郁痰滞。《易简方》四七汤（即本方）治"中脘痞满，气不舒快；或痰涎壅盛，上气喘急；或呕吐恶心；妇人恶阻，尤宜服之。"《医方口诀集》谓本方治"诸气不调而作痛，或手足疼痛，或腹膈掣痛不可忍，或小便短涩如淋者。"《幼科心法要诀》谓本方谓治"癫疾。"综合上述，此方所治，部位涉及上中下三焦，基本病理都是气郁湿滞，如果不从三焦分析，显然不能灵活运用此方。若与麻黄附子细辛汤合用，疗效更佳。

［化裁］

1. 紫苏散（《太平圣惠方》）　本方加枳壳、柴胡、槟榔、桂心。水煎服。治气郁不舒，胸膈烦闷，痰壅不下食。是偏于气滞的加法。

2. 四七汤（《瑞竹堂经验方》）　本方加香附、甘草、琥珀末。水煎服。治妇女小便不顺，甚者阴户疼痛。说明肝气郁结，疏泄失常，可以出现小便不利，加入甘草，可以缓解肾系经隧挛急，不可不知。

3. 加味四七汤（《中医妇科治疗学》）　本方去生姜，加白芷、木香、建菖蒲。水煎服。治白带稠黏，中脘闷，平日痰多，或有气喘，呕吐恶心。加强了行气和芳香化湿作用。

［歌括］　半夏厚朴紫姜苓，气郁津凝是病根，

　　　　　咽中物阻难速愈，调气行津庶可宁。

厚朴温中汤（《内外伤辨惑论》）

［组成］　厚朴12g　陈皮15g　草豆蔻9g　木香9g　干姜2g　茯苓9g　炙甘草10g

［用法］　水煎，分3次，温服。

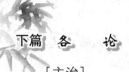

[主治]

1. 中焦寒湿,阻滞气机,脘腹胀满。

2. 外寒犯胃,时作疼痛。

[证析] 本方以脘腹胀痛或时作疼痛为主证。脘腹胀满,有寒热之分,虚实之辨,气郁、湿阻、食停之不同,本方所治,属于中焦寒湿阻滞气机,与卫气运行逆乱有关。卫气升降出入于三焦,运行有序。卫气能在三焦升降出入,与肺脾肝三脏都有关系,与脾胃关系尤为密切。因为脾胃位居中州,为四运之轴,升降之枢。今因中焦阳虚,不能运化水湿,湿邪腻滞,阻碍气机,以致脘腹胀满。此即《素问·阴阳应象大论》所谓“寒气生浊,浊气在上,则生膜胀”的病理转归。属于内伤引起,反映了湿是引起胀满的主要原因。

若外感寒邪,由少阳三焦直犯脾胃,寒邪与运行出入的卫气相搏,寒凝气阻,气滞其津,阻于腠理三焦,故呈胀满。此即《灵枢·胀论》所谓:“寒气逆上,真邪相攻,两气相搏,乃合为胀”的病理改变。至于外寒相侵引起胃痛,亦与寒凝气阻有关。即《素问·举痛论》所谓:“经脉流行不止,环周不休,寒气入经而稽迟,泣而不行,客于脉外则血少,客于脉中则气不通,故卒然而痛”的机理。综上,寒凝气滞是引起胀满、疼痛的主要原因。

[病机] 中焦寒湿,阻滞气机。

[治法] 温运中阳,理气化湿法。

[方义] 脾胃虚寒,湿浊凝滞,影响气机不畅而呈脘腹胀满,法当温运中阳以消除病因,恢复功能;理气化湿以流通津气,疏畅三焦。使寒邪得去,中阳振奋,津气流通,三焦无阻,则胀满可消而疼痛可止。方用厚朴为主药,温中行气,燥湿宽中;干姜、炙甘草助其温运中阳;陈皮、木香、草豆蔻助其行气宽胀,诸药均有燥湿化湿作用,再佐茯苓渗利,则除湿功效更为显著。对因寒生湿,湿困脾阳,阻滞气机而生胀满疼痛之证,可收温中行气,除湿宽胀功效。

此方陈皮、厚朴用量独重,而干姜用量最轻,侧重于行气导滞和芳化燥湿,若寒甚者当加重干姜剂量,或再加桂枝、吴茱萸之属,才能胜任。

治疗湿凝气阻于三焦的胀满,宜肺脾肝三脏同治。此方着重治中焦之气阻,若加开宣肺气的麻黄、杏仁之属,疏达肝气的青皮、香附之流,则三焦同治矣。余治一例脘腹胀痛,单用本方多剂无效,加入麻黄而愈。

[应用] 以脘腹胀满而兼舌淡、苔白、脉缓为用方指征;腹痛亦然。

[歌括] 厚朴温中蔻木香,陈苓甘草配干姜,

脾胃寒湿脘腹胀,温中行气力能康。

流气饮子(《杨氏家藏方》)

[组成] 紫苏 500g 藿香 180g 白芷 120g 菖蒲 120g 陈橘皮 1000g 丁香 180g 半夏 60g 白术 120g 制香附 500g 青橘皮 500g 莪术(煨切)180g 木香 180g 厚朴(姜汁浸一宿炒)500g 草果仁 180g 槟榔 180g 大腹皮 180g 木通 250g 茯苓 120g 肉桂 180g 麦门冬(去心)120g 木瓜 120g 人参 120g 炙甘草 500g

[用法] 为粗末,每服 15g,水 1 大盏,生姜 3 片,枣 1 枚劈破,同煎去渣,热服不拘时候。

[主治] 五脏不调,三焦气壅。

1. 心胸痞满,噎塞不通,腹胁膨胀,呕吐不食。

2. 上气喘急，咳嗽涎壅。

3. 面目四肢浮肿。

4. 大便秘滞，小便不通。

5. 忧思太过，气郁津凝，壅滞成痰。

[证析]　人以气为根本，五脏得其温煦，才能进行功能活动，而气之生化运行，又赖五脏协同合作。若五脏不调，影响气运，三焦气壅，逆于上焦，则心胸痞满，噎塞不通，上气喘急；阻于中焦，则腹胁膨胀，呕吐不食；滞于下焦，则大便秘滞，小便不通；壅于腠理，水道不利，则面目四肢浮肿，反映了三焦气郁津凝的系列证象。

[病机]　五脏不调，三焦气壅。

[治法]　辛香流气，芳香化湿法。

[方义]　气滞一证与其他证候不同，食、痰、血积，皆属有形可征，着于一处，偏于一隅，用药可以单刀直入，毋庸他顾。气病则不然，无形之气，流走不定，上下左右，聚散无常，用药每多三焦兼理，令其无所遁形。本方汇集众多辛香之品流动气机，通其壅阻，故以流气名之。方用紫苏、藿香、白芷走上焦以宣降肺气，疏通腠理，能使肺气下降，卫气外达；菖蒲、陈皮、丁香合紫苏、白芷、藿香利气调中，芳香醒脾，同半夏、白术燥湿化浊，能使中焦健运；香附、青皮、莪术疏肝理气，能使肝胆疏泄正常；木香、厚朴、草果、槟榔宣泄膜原，大腹皮、木通、茯苓导湿下行，能使三焦通畅，气行无阻；肉桂之温，能助行气药物和调五脏，宣畅三焦，助除湿药物化气行水，通调水道，使三焦津气流畅，五脏功能和调而诸证可愈；诸药皆燥，独用一味滋液的麦冬，是燥中有润；诸药皆散，独用一味酸敛的木瓜，是散中寓收；诸药皆通，独用益气的人参、甘草，是通中寓塞，有制之师，此之谓也。

少阳三焦是津气共同运行之所，未有气滞而津不受阻之理，此方虽名流气，所选药物其实双关。芳香药物不但疏畅气机，且可醒脾化湿；配入渗湿药物，更是不忘津液，学者留意。

《太平惠民和剂局方》名木香流气饮。《集验》二十四味流气饮无菖蒲、藿香，有枳壳、沉香、大黄，结构更为完美。盖沉香可兼及肾，大黄可导积行血，五脏兼顾，气血并调，药味虽多，却能各尽其责。

[应用]　审属三焦气壅即可使用，但见一证即用，不必悉俱。

[歌括]　木香流气芷陈苏，青槟朴果藿夏蒲，

　　　　四君瓜麦桂香附，丁莪通腹气滞疏。

宽中八宝散(《赤水玄珠》)

[组成]　紫苏子5g　砂仁5g　沉香3g　木香5g　槟榔5g　莱菔子5g　归尾5g　牙皂3g

[用法]　共为末，每服3～6g，黄酒调下。

[主治]　七情郁结，胀满痞塞。

[证析]　忧愁思虑，气郁不舒，肺气宣降失常，脾气转输失职，肝气郁而不疏，少阳枢机不利，是以三焦之气当升不升，应降不降而呈胀满。

[病机]　三焦气郁。

[治法]　行气导滞法。

[方义]　此证治宜兼顾三焦，一面恢复各脏功能，一面通其窒塞，功能一复，气行无阻，

而胀满可消。方中苏子走上焦以降肺气，使上焦痰气下行；砂仁芳香醒脾，复脾胃升降之旧；沉香直达下焦，开其郁结；木香疏肝利胆，调理肝的疏泄；槟榔、莱菔子疏畅三焦，泄其壅阻，使气郁得疏，升降之道无阻，则升者自升，降者自降，气行无阻而痞满自开，功能恢复而气不再滞。尤妙在配伍活血的当归，行其血滞；豁痰的牙皂，涤其痰浊，照顾到了气血津液的相互影响，与一般行气之方有所不同。《医碥》说："气本清，滞而痰凝血瘀，则浊矣。不治其痰血，则气不行。"《医学六要》说："一切气病，用气药不效，少佐芎归血药，血气流通而愈，乃屡验者。"此方之用当归，正合此义。

此方配伍当归、牙皂体现了以治气为主，兼顾津血的配伍形式，是配伍上的第一个特点。方中苏子入肺，砂仁入脾，沉香达肾，木香达肝，照顾到了上中下三焦，是配伍的第二个特点。紫苏子、牙皂、莱菔子都能治痰，对痰浊阻于三焦引起的气滞作胀，较为适宜，是配伍上的第三个特点。

[应用] 根据临床证象，可以灵活变通。若欲宣散，可加苏叶、柴胡、生姜；若欲温通，可加桂枝、附片、吴茱萸；血结者，加川芎、三棱、莪术；湿重者，加陈皮、半夏、茯苓、泽泻。

[歌括] 宽中八宝莱菔子，香砂苏沉配槟榔，
牙皂泄浊归活血，三焦气滞服之康。

撞关饮子《奇效良方》

[组成] 白豆蔻(去壳)6g 砂仁(去壳)6g 丁香(不见火)6g 沉香(不见火)6g 三棱(去毛炮)6g 香附6g 乌药6g 炙甘草2g

[用法] 水煎，空腹，温服。

[主治] 关格不通，气不升降，胀满。

[证析] 《沈氏尊生书》说："关格，即《内经》三焦约病也。约者不行之谓。谓三焦之气不得通行也。惟三焦之气不行，故上而吐逆曰格，下而不得大小便曰关。"此方证象系指三焦隔塞，气不升降的腹胀而言，与一般吐不能食或二便不通的关格不同。

[病机] 三焦隔塞，气不升降。

[治法] 行气导滞法。

[方义] 三焦隔塞，气不升降而生胀满，法当行气导滞，复其升降。故方以丁香温运中阳，砂仁芳化湿浊，二药醒脾利气，合甘草以复中焦健运。脾胃虽为四运之轴，升降之枢，若无肺的宣降、肾的摄纳、肝的疏调与其配合，卫气仍然不能升降自如。故又辅以白豆蔻宣上，开肺气之痹；沉香达下，纳肾气归元；乌药、香附解其肝郁，调理肝的疏泄；三棱行气破结，破其凝聚之气，俾五脏功能协调而气之升降自复。方名撞关，实撞五脏功能失调之关以开隔塞之意。

[应用] 一般腹胀即可使用本方。

[歌括] 气不升降宜撞关，丁沉砂蔻乌附添，
三棱甘草共八味，行气导滞效非凡。

匀气散《太平惠民和剂局方》

[组成] 白豆蔻60g 檀香60g 丁香60g 缩砂仁20g 藿香叶240g 甘草240g

[用法] 上为细末，每服3g，入盐少许，沸水送服。

[主治] 气滞不匀,胸膈虚痞;宿冷不消,心腹刺痛;胀满噎塞,呕吐恶心,舌淡苔白。

[证析] 三焦气滞,每随部位不同而见证不一。窒塞胸腹,轻则痞胀不适,重则刺痛难忍;攻于上则咽喉噎塞,气逆不降则呕吐恶心。虽云三焦气滞,所见证象仅及中上二焦,与肺脾两脏功能失调有关。

[病机] 气滞三焦。

[治法] 宣畅三焦法。

[方义] 张石顽说:"砂仁醒脾气而能上升,然后滞气得以下通。白豆蔻能温肺气而使下行,然后阳气得以上达。丁沉檀麝俱辛热,能散郁气,暴郁者宜用,稍久成火者忌之。禀壮气实,气不顺而刺痛,当用枳壳、乌药,不已加木香。"此方用藿香叶宣通肺脾,能使三焦气机疏畅,寒邪外散,卫气出表;白豆蔻宣降肺气,能使气降浊化,而后清阳得以上达;砂仁芳香醒脾,能使脾气健运,清阳一升,浊阴自降;丁香、檀香、木香辛热散郁,使寒散郁舒,升降复常,诸证即愈。

此方重用藿香叶宣肺散寒,于温通之中寓有宣发之意,使其结构臻于完善。因暴受寒侵或宿冷不消而呈胀痛,均可藉此消散。甘草用量亦重,是欲借此甘以缓其胃肠挛急,治其呕吐、噎塞、刺痛。

[应用] 本方又名调气散,加下行之沉香,可治寒疝作痛。

[歌括] 匀气砂蔻藿丁檀,木香甘草七味研,

三焦气郁宜疏散,气机宣畅胀痛蠲。

三脘痞气丸(《卫生宝鉴》)

[组成] 沉香 大腹皮 槟榔 缩砂各15g 青皮 陈皮 木香 白豆蔻 三棱各30g 半夏60g

[用法] 半夏用半夏曲,共细末,丸如梧子大,每服3g,1日2次。

[主治] 三焦痞滞,气不升降,水饮停积,不得流行,胁下虚满,或有时刺痛,舌体淡,苔白滑,脉缓。

[证析] 胁下胀满或时有刺痛为本方主证,由此可知病在肝脾;兼见舌淡、苔滑、脉缓,说明此证病性属寒;胀痛兼见苔滑,又系气郁津凝辨证依据,所以此证病机当是寒湿困脾,气机阻滞。少阳三焦,内联五脏,外通肌表,是津气升降出入之区。三焦阻滞,气不升降,水湿停积,不得流行,气结津凝,壅滞不通,遂呈胁下虚满或有时刺痛。

[病机] 寒湿困脾,气机阻滞。

[治法] 燥湿运脾,行气导滞法。

[方义] 肝脾肺功能障碍,气郁津凝而呈胀痛,法当燥湿运脾,行气导滞。方用砂仁、陈皮芳香化浊,醒脾利气,半夏辛温燥湿,复中焦之运化;白豆蔻宣上焦肺痹,沉香纳气归肾,青皮、三棱破肝气之结,木香、槟榔、大腹皮决三焦之壅,五脏功能恢复,三焦津气升降有序,则胀痛可愈。此证虽谓津气同病,实以气滞为主;虽谓病在脾胃,治疗兼顾上下,学者留意。

[应用] 胁下胀痛而兼舌淡脉缓,可用此方。

[歌括] 三脘痞气夏三棱,砂蔻青槟陈皮寻。

木香沉香腹皮入,行气导滞此方斟。

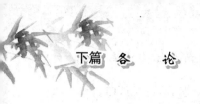
草豆蔻饮（《太平圣惠方》）

[组成] 草豆蔻 30g 丁香 缩砂仁 桃仁 青皮 橘皮 白术 莱菔子 桂心 木瓜 木香 枳壳 槟榔各 10g

[用法] 为散,每服 10g,以水一中盏,加姜煎服。

[主治] 脘腹气机壅滞,猝胀不能食。

[证析] 脘腹卒胀,不能饮食,病在中焦。平时未见异常,突然胀不能食,显非宿疾而是新病,亦非器质病变而是功能障碍;病由卒起,显然病性偏寒,寒性凝敛才能骤使气滞不畅,呈为胀不能食。若再参以舌脉,审其舌淡、脉缓,即属寒凝气结无疑。

[病机] 寒凝气结。

[治法] 温阳散寒,行气导滞法。

[方义] 寒凝气结而呈胀不能食,法当温阳散寒,消除致胀原因。草豆蔻、丁香、砂仁、肉桂均系温中散寒之品,能使凝结的寒邪得散。气因寒凝,窒塞不通而胀,法当行气宽胀,治其主证。草豆蔻、丁香、砂仁、青皮、木香、枳壳、槟榔均系行气药物,能使已滞之气宽舒。脾胃功能障碍而呈胀不能食,不能单纯归咎于气,津亦随气而凝;不能只调津气,更当恢复脾胃功能。草豆蔻、砂仁有醒脾化湿作用,白术有运脾除湿功效,莱菔子有消积宽胀效应,能使脾运复而升降调,升降调而津气通,津气通而胀满除。此证虽然病在气分而配一味行血的桃仁,虽宜疏理中焦而配伍一味柔肝的木瓜,虽然寒在中焦而配一味温肾的肉桂,从而说明气血与五脏间的有机联系,亦有可取。

此方在辨证上着眼于卒胀,在治疗上立足于温通,并从消除病因、恢复功能、流通津气三个方面组合方剂,结构较为合理。

[应用] 以脘腹卒胀为用方指征。亦可用于一般胀满偏于寒者。此方缺乏宣肺开膝药物,若于方中加入苏叶、藿香或小量麻黄,更符配方法度。

[歌括] 草豆蔻饮桂缩砂,青槟枳壳木香加,
白术运脾丁温胃,桃仁萝卜配木瓜。

金陵酒丸（《古今医鉴》）

[组成] 真沉香 30g 牙皂 30g 广木香 75g 槟榔 30g

[用法] 上为末,用白酒浸 10 次,晒干,酒为丸,每服 10g,黎明前白酒送下。水臌则水自小便而出。气臌则放屁。水臌,加苦葶苈(炒),酒送下。

[主治] 臌胀。

[证析] 臌胀以腹部胀满为特征,因水停腹腔而胀者,称为水臌;因三焦气滞而胀者,称为气臌。二者鉴别如下:令病人侧卧,以手扣腹,卧侧声音重浊者为水臌,声音如鼓者为气臌,此方所治以气臌为主。

[病机] 气滞臌胀。

[治法] 行气消胀法。

[方义] 气机不畅而成臌胀,法当行气宽胀。此方用木香、槟榔、沉香疏畅气机,而以牙皂涤痰泄浊,宣畅三焦,使卫气升降之路无阻,对痰浊壅阻气机,或气滞湿浊不化的臌胀,投以此方,可望获效。四药用酒浸制,是欲借酒畅旺血行以行药力。水臌加葶苈子可以增加行

水力量。若与己椒苈黄丸合用,治疗水臌亦当有效。

[应用] 此方治疗气臌,以指扣腹,其声如鼓,可用此方。

[歌括] 《古今医鉴》金陵酒,擅治气臌在肠间,

木香槟榔沉香皂,行气导滞病可瘥。

沉香四磨饮(《卫生家宝》)

[组成] 沉香 木香 槟榔 乌药

[用法] 用水适量,分别磨之,磨得水浓为度,然后合在一处,再用慢火微煎,1 次服完。

[主治] 冷气攻心,心腹胀痛;脾胃素弱,食饮易伤,呕逆冷痰,精神不清。

[证析] 气血运行,温则流畅,寒则凝滞,此常理也。今因寒滞其气,气不流畅,寒凝气结,结于心区,即呈心区绞痛,结于腹部,即呈腹中绞痛。若脾胃素弱,食饮易伤,呕逆冷痰,是脾阳不振现象。精神不清一证,气郁、血瘀、痰蒙、湿阻皆能致之。此证兼吐冷痰,自是气郁痰凝,蒙蔽清窍所致。

[病机] 寒凝气结。

[治法] 散寒行气法。

[方义] 因寒而致气结,气结而呈疼痛,法当温散寒邪,破其结气,寒散气通,疼痛才可缓解。此方用辛温的乌药以散肝经凝结之寒,疏畅郁结之气,木香疏畅三焦,槟榔破其结滞,三药同用,能呈散寒行气功效。气滞之证,恒多气逆,配沉降的沉香可使逆气下行,气机升降复常而喘胀可消,疼痛可愈。槟榔有行水作用,故可兼治津凝之痰;四药磨后合煎,意在取其气全,能收速效。

《济生方》四磨汤于本方去木香,加人参。治七情所伤,上气喘急,胸膈不快,烦闷不食,是三焦气滞,逆而上攻证象。方用乌药、沉香、槟榔破气降气,配伍人参补气,气虚而兼气滞,得此可以扶正祛邪,并行不悖;一般气滞,得此亦可预防破气之品损伤元气。即《赤水玄珠》所说:"治气之法,惟在适中,气积于中,固宜疏顺,疏导过剂,则反耗元气,元气走泄,则下虚中满之证生焉。故曰疏启于中,峻补于下,中满即除,下虚斯实,此之谓也。"话虽如此,若系实证,仍以沉香四磨饮为优。这是用于喘证的方剂。

[应用] 对于气逆作喘,气滞作胀,气结为痛,均可以此方为基础加减治疗。用于神志不清,似宜加入半夏、远志、菖蒲之类,才合法度。

[化裁]

1. 四磨饮(《济生方》) 人参、乌药、槟榔、沉香。磨汁服。治七情所伤,上气喘急,胸膈不快,烦闷不食。

2. 六磨汤(《世医得效方》) 乌药、沉香、木香、槟榔、枳壳、大黄。治四磨汤证具备而有热者,或虽无热象而气逆喘急,急待降泄者。

[歌括] 《家宝》沉香四磨汤,木香乌沉合槟榔,

冷气攻心心腹痛,散寒行滞庶能康。

分消汤(《万病回春》)

[组成] 苍术(米泔浸炒)6g 白术 6g 陈皮 6g 厚朴(姜汁制)6g 枳实(炒)6g 砂仁 5g 木香 2g 香附 5g 大腹皮 5g 猪苓 5g 泽泻 5g 茯苓 6g

[用法] 加生姜 1 片,灯草 1 团,水煎服。气急加沉香;肿胀加莱菔子;胁痛面黑是气膨,去白术,加青皮。

[主治] 中满臌胀,兼治脾虚发肿。

[证析] 肿胀是本方主证,湿凝气阻是本证病机。脾主运化水湿,是津气升降之轴。脾不运湿,水湿停滞,蔽其往来之气,由是气因湿阻而生胀满,湿因气滞而愈益壅滞,水气互为因果,恶性循环,终成臌胀。

[病机] 脾不运湿,湿凝气阻。

[治法] 运脾除湿,行气宽胀法。

[方义] 湿凝气阻,两者相互影响,单行气,则水湿不去而行气无功,单除湿,则气机不运亦徒劳无益,唯宜双管齐下,分消水气,使气畅则水行,水行则气畅,相辅相成,相得益彰。方用苍术、白术、砂仁、陈皮燥湿醒脾,复中焦健运;茯苓、猪苓、泽泻、大腹皮淡渗利湿,去已停积水;枳实、厚朴、木香、大腹皮、陈皮行气导滞,畅其气机;香附疏肝,理其疏泄。使水湿去则气无壅阻之患,脾运健则湿无再积之虞,气机畅则水液流通,疏泄调则气不再郁,气水分消而臌胀庶可渐愈。

此方不是典型的行气导滞方剂,列于此法,意在说明气滞原因甚多,不能单纯用行气药以治气滞,应该注意津气在正常情况下共同运行,在病理情况下互为因果的关系。

[应用] 气急者,加沉香纳气归元;肿胀者,加莱菔子宽肠理气;胁痛者,去白术加青皮疏肝理气。加莱菔子(炒为末)、槟榔,导滞力量更强。

[歌括] 分消二术与二苓,木香香附枳朴群,
泽泻腹皮陈砂伍,行气除湿可回春。

强中汤(《济生方》)

[组成] 人参 6g 白术 12g 炮干姜 12g 炙甘草 6g 制附子 6g 青皮 6g 橘皮 6g 厚朴 6g 草果仁 15g 丁香 15g

[用法] 加生姜、大枣,水煎服。呕者,加半夏 10g,或食面而致胀满者,加莱菔子 10g

[主治] 过食生冷,脾胃不和,痞满腹胀,有妨饮食;甚则腹痛。

[证析] 痞满腹胀,是本方主证;中寒气滞,是本证病机。过食生冷,是引起中焦虚寒,气滞不运原因。中焦为四运之轴,气机升降之枢。今因过食生冷,损伤脾阳,脾失健运,遂致气机不畅而脘痞腹胀,甚至腹痛。

[病机] 中寒气滞。

[治法] 温中行气法。

[方义] 此证有中焦虚寒,正虚的一面,亦有脘痞腹胀,气滞的一面。因虚寒引起气滞,说明正虚是本,气滞是标。仅投行气之品,气愈行而愈耗,很难获得巩固的疗效。唯温中健脾与行气导滞并举,才是两全之策。本方用附子理中汤温中健脾,恢复脾胃健运,重用丁香、草果温运中阳,专治生冷瓜果之伤;青皮、陈皮、厚朴、草果醒脾行气,共呈温中行气功效。故用于虚中夹滞之证较为适宜。

脾阳受损,因于"食啖生冷,过饮寒浆"。所以丁香、草果用至 15g,重于方中所有药物。这一用法提示过食生冷瓜果应以二药为主,这是本方配伍上的第一个特点。方中有补气健脾药物,亦有醒脾行气药物,是补中有泻,泻中有补的结构,这是本方配伍上的第二个特点。

方中有温脾的干姜,亦有温肾的附子,提示中焦虚寒亦可使用附子补火以生脾土,是本方配伍上的第三个特点。

[应用]　因食生冷瓜果引起脘胀,可用本方。观其结构,亦可治疗胃寒呕吐。

[歌括]　强中汤内用理中,丁香草果附子从,

二皮厚朴擅行气,中寒气滞此方谋。

人参汤《圣济总录》

[组成]　人参10g　白术10g　茯苓15g　甘草3g　半夏20g　陈橘皮12g　厚朴20g
肉桂6g

[用法]　加生姜5片,水煎,空腹,温服。

[主治]　中焦虚寒,腹部作胀,或呕吐不能食,面色萎黄,舌淡苔白,脉弱。

[证析]　胃司纳谷,脾司运化。中焦虚寒,运化失司,浊阴凝聚,阻碍气机,于是产生脘腹胀满。其余呕不能食也是浊阴不降的病理现象。

[病机]　中虚气滞。

[治法]　健脾行气法。

[方义]　脾虚不运,浊阴凝聚,阻碍气机而生胀满。法当健脾行气,标本兼顾。故方以人参、白术、茯苓、甘草补中焦之虚,复配肉桂温阳暖土,治其本虚;半夏燥湿运脾,陈皮、厚朴醒脾利气,通中焦之滞,治其标实。俾脾气健运,气机升降之路无阻,则胀满可消。参术健脾汤于本方去肉桂,加砂仁,温阳功力不足而芳化利气作用较强,对湿浊甚而寒象不显著者较为适宜。如果气滞较甚,木香、槟榔亦可酌情加入。

[应用]　以脾胃虚弱,腹胀而兼食少、便溏、舌淡、脉弱为用方指征。加入苍术、枳实行气燥湿,结构更为完整。

[歌括]　人参汤内用四君,肉桂陈朴半夏群,

脾虚气滞成腹胀,健脾行气法宜遵。

八厘散《医汇》

[组成]　广木香　丁香　沉香　当归　大黄　硼砂　巴豆等分

[用法]　前六味日中曝干,或以微火烘干(沉香不宜见火),研成细末;巴豆连大壳微炒焦色,去壳,将子仁再炒黄色,研细,用纸吸去油。与上药和匀,贮瓷罐内,每服八厘(0.3g),用烧酒热服。行二三次,用冷粥补住,必须察秽物净否,方可用补。如补之过早,恐秽物不净,难取捷效。如补之过迟,恐便数太多,有伤元气。

[主治]　噎膈,饮食不能下行入胃。

[证析]　噎膈与反胃稍有不同,反胃食犹能入,入而反出;噎膈系指膈塞不通,食不能下。就其病变部位言之,亦有上下之别。噎膈系食道至贲门有所阻隔;反胃是幽门窒塞不通。形成噎膈的基本病理与气血津液流通不利有关,故《证治汇补》谓此证"有气滞者,有血瘀者,有火炎者,有痰凝者。"明·邵达《订补明医指掌》亦谓"噎膈多起于忧郁,忧郁则气结于胸臆而生痰。久者痰结成块,胶于上焦,道路窄狭,不能宽畅,饮或可下,食则难下而成病矣"。若好饮热酒或用力过甚,血郁食道,即成血膈。此方所治,是瘀血积聚成癥,阻于食道,以致食难下咽,属于气滞血瘀机理。

[病机] 气滞血瘀,阻于食道。

[治法] 行气活血,消癥化积法。

[方义] 此证法当行气活血,消癥化积。气机得畅,瘀血得去,癥积得消,饮食始能下行。方用擅治噎膈反胃的硼砂软坚散结;下瘀血血闭的大黄推陈致新,消癥破积;破癥积、去恶肉、消痰癖的巴豆荡涤五脏六腑,开通闭塞。三药消癥力量较强,期在背水一战。配补血活血的当归,是于攻积之中寓有补虚之义。辅以木香疏畅三焦滞气,丁香温暖脾胃,合沉香复胃气顺降之常,七药协同,能呈行气活血,消癥化积之效。体现以祛瘀消癥为主,调气行津为辅的配方法度。

古人所谓噎膈,包括食道癌一类病变。此方一脱前人治噎侧重调气行津窠臼,选用硼砂、大黄、巴豆作为主药,是值得称许的。李时珍谓:"硼砂能柔五金而去垢腻,故治噎膈积聚、骨哽结核,恶肉阴㿀用之者,取其柔物也。""大黄乃足太阳、手足阳明、手足厥阴五经血分之药,凡病在五经血分者,宜用之。""巴豆气热味辛,生猛熟缓,能吐能下,能止能行,是可升可降药也。以沉香水浸则能升能降,与大黄同用泻人反缓,为其性相畏也。"此方巴豆炒熟与大黄相配,可缓泻下之势,与沉香相伍,能升降气机,与大黄、硼砂同用,能消坚积,都是可取之处。

[应用]

1. 日本丹波元坚尝云:"余平生于此证无能治愈,未审何说何方能中其綮。"可见噎膈确系难治证候,原著称此为"治膈噎神方,不问老幼,并皆治之,其效如响",未免夸大。选入此方意在希望中医同道试用,寻求治疗此证途径,若能获效,将会为患者带来福音。

2. 治噎膈古方多用大黄、巴豆、硇砂、丹砂,或单用生韭汁,或单用生鹅血治之。附识于此,以供参考。

[歌括] 八厘散治噎膈方,硼砂巴豆合大黄,

当归丁沉木香配,食难下咽此堪尝。

本法共选方13首,均以脾胃气滞的脘痞腹胀为主证,均配醒脾利气药物体现温通的治疗原则,是相同点。但亦各有特点。①气滞并非单纯脾胃功能失调,用药常兼顾三焦。如半夏厚朴汤、流气饮子、宽中八宝散、撞关饮子、三脘痞气丸等方均反映了治中焦为主,兼顾上下的配伍形式。这些范例提示学者,治疗中焦气滞要密切注视上下二焦。②气郁每与津凝同见,调气之方,多与芳化、燥湿、行津之品同用。如半夏厚朴汤、厚朴温中汤、流气饮子、宽中八宝散、三脘痞气丸、金陵酒、分消汤等皆是。这些方剂或配芳化的豆蔻、砂仁、陈皮、藿香理气化湿,一箭双雕;或配祛痰的半夏、紫苏子、皂荚,或配渗利的茯苓、泽泻、槟榔、牵牛导湿下行。提示学者注意胀满不能只归咎于气滞,亦当责之于津壅。③功能低下,气滞不疏而呈本虚标实,应当通中寓补,标本兼顾,如强中汤、人参汤即是。这些范例又给学者提示治疗气滞不通证候亦当注意虚实。

第四节 传导失职

《素问·灵兰秘典论》说:"小肠者,受盛之官,化物出焉;大肠者,传导之官,变化出焉。"

小肠主泌别,大肠司传导,共同体现消化、吸收、传导等功能。其生理特点是动而不静,降而不升,实而不能满,以通降下行为顺。如果泌别与传导功能异常,即呈泻痢与便秘两类病变,呈现太通与不通的相反证象。泄泻属于运化失司,升降失调,前已详述,此处限于湿热下痢、虚寒失禁及便结不通机理。

便秘一证,是大肠传导异常成为不通的病变。仅从表面来看,只需投以泻下之方,即可达到通便目的。但临证却又不然,每见庸医今日下之而通,明日又秘,实因不明其理使然。须知大肠传导全凭津气不虚、不滞才能保持正常。津气能够升降出入,有赖肺脾肝肾功能正常,才能升降不失其度,出入不停其机。水津亏损引起便秘,易为庸医理解,若因水津出入异常,不能反渗入肠,成为便秘,则不明其理,故唯施泻下而不计其他。综合便秘机理,不外水津亏损、水津不布、三焦气郁、传导无力四种。

水津亏损:水津亏损,其理不外两端。一是外邪相侵,气郁化热,热盛伤津,肠失津濡;二是禀赋阳旺,阴津暗耗,肠乏津濡。

水津不布:是指水津不能反渗入肠,全身均无津虚证象,唯独肠燥而呈便秘。导致水津不布机理,肺脾失其宣降者,有之;肾阳失其气化者,有之;肝气失其疏调者,亦有之。故肺脾肝肾功能失调都能令人便秘,非独肠也。若因肺脾之宣降失常而使水津不能下输大肠,当宣降其气而使津随气降,此即所谓肺与大肠为表里,肺气得开则腑气通调,胃气和降,则肠道通调之义。如一加减正气散治"三焦湿郁,升降失司,脘连腹胀,大便不爽",方中配伍杏仁宣肺、陈皮、厚朴畅中,即是此意。若因肾阳不足而气化不及,水津不布而呈便秘,是水湿停滞三焦唯独不能反渗入肠使然。观其阳虚水肿也兼便秘不通,就是明显的佐证;用五苓散或真武汤化气行水而反大便调通,也是水津不布的有力佐证。

三焦气郁:三焦气郁也属水津不布范畴,常呈大便不爽或秘结两种证象,是因气滞其津所致。此证只需疏畅三焦气机,使津随气布则大便自调。仲景用小柴胡汤治疗舌上苔白而大便不通,即属此种机理;余用调肝散去牛膝、酸枣仁加柴胡、白芍、枳壳、台乌药、厚朴、槟榔治疗便秘或大便不爽兼见胁、腹、腰、骶胀痛,投之彻效,即属三焦气郁机理。

传导无力:是因三焦元气亏损,无力促进大肠蠕动所致,益气通便汤、补中益气汤即为此而设。上述四种便秘机理,若再追本溯源,皆因津气虚、滞使然。

上述三焦气郁、水津不布、传导无力三种机理不属下法范畴,所以本节只列寒下、温下、润下三法。寒下是针对热盛津伤,润下是针对津枯肠燥,温下是针对水津不布而兼用泻下之法。此外,肠道虫证,亦于此节讨论。

一、湿热成痢—清热止痢

湿热成痢,是指疫毒侵入肠道,气郁化热,津凝成湿,传导失常,成为痢疾的病变。

清热止痢,是据湿热成痢病机拟定的治法。

【适应证候】 以里急后重,大便脓血为主证;兼见腹部疼痛,肛门灼热,口渴心烦,舌红苔黄,脉象濡数为病性属热辨证依据。

【病理分析】 此证是由饮食不洁,疫毒侵入大肠,运化失司,生湿蕴热,湿郁热蒸,肠道传导失常,腐烂化为脓血,遂呈腹痛难忍,下痢脓血。伤于气分,则为白痢而下黏液;伤于血分,则为赤痢而下血水;气血俱伤;则为赤白痢疾而下脓血;热入营血,还可兼见神志异常证象;病程日久又可由实转虚,成为余邪未尽而正气已虚机理。

【立法组方】 湿热下注成痢,治宜清热解毒,消除致病之因;因势利导,邪有外出之路;调气活血,令其气血和调;柔肝缓急,使其肠膜舒缓。通过上述措施,使病因消除,气血和调,膜络舒缓,则下痢脓血与里急后重可愈。所以常常选用清热解毒的黄连、黄芩、黄柏、地榆、苦参、秦皮、辣蓼、白头翁、铁苋菜、地锦草、马齿苋等为其主药,适当配伍调畅三焦的木香、槟榔;活血、凉血、止血的白芍、牡丹皮、当归、阿胶;消积导滞的山楂、槟榔、大黄等药而成。葛根芩连汤、加味葛根芩连汤、白头翁汤、变通白头翁汤、芍药汤、驻车丸、地榆丸等,即体现这一法则。

里急后重是病人急欲入厕而又欲便不能的窘迫证象,此种现象的机理与肠膜感受刺激,肝失疏泄调节有关。肠道夹层是少阳三焦膜腠的组成部分。膜原分布至广,上下内外,无处不有,五脏经隧,都由筋膜构成。某部感受刺激,某部即呈病态。脑膜感受刺激,即呈抽搐;气道痉挛,即呈喘逆;心脉挛急,即呈掣痛心悸;少阳感受刺激,即呈寒战;尿路感受刺激,即呈小便淋涩;胃与小肠痉急,即呈呕吐腹痛;大肠感受刺激,即呈里急后重。虽然证象不同,其实都是膜的病变。肝主身之筋膜,肠膜感受刺激而见里急后重,自与肝的疏泄失常有关。配伍白芍、甘草柔肝缓急,里急后重现象可以逐渐消失。内科医籍所谓调气则后重自除,其实并未揭示病变本质。某些治痢之方虽然配伍木香、槟榔之属,那是疏畅少阳三焦气机,令其气能通调,不是治疗里急后重之药。

下痢脓血,必然耗血伤阴,若欲止痢止血,切记勿忘瘀血停留为患。本类方常配凉血的牡丹皮,止血的地榆,活血的山楂、大黄,养血的阿胶、当归,盖欲凉血而达止血目的,止血而无瘀留之弊,养血而补受损之阴。所谓调血则脓血自止,义理似亦不够确切。只有通过清热解毒,消除病因,病因消除,脓血证象才能消失。

治痢之方,也常配伍泻下导滞的大黄、槟榔之属。下痢使用大黄有其多种用途:①清热解毒,消除致病之因。②因势利导,排除肠中毒素。③凉血止血,治疗下血证象。④活血祛瘀,痢止而无瘀阻肠络。下痢而用大黄通泻,亦有"通因通用"之义。

所举药物都是古人从实践中总结出来的宝贵结晶,药理实验证实上述药物对于痢疾杆菌均有较强的抑菌作用,用治细菌性痢疾,疗效较为可靠。如果用治阿米巴痢疾,可加白头翁、椿根皮、石榴皮,或兼服鸦胆子仁增强疗效。现代药理实验证实,厚朴对阿米巴痢疾有很好疗效。

本类方剂自以祛邪为主,但也应该注意正气盛衰。若痢久不愈邪犹盛而营血已虚,宜随证配入当归、白芍、阿胶照顾营阴。若热邪犹盛而脾阳已伤,可师泻心汤、乌梅丸法,寒热共用,如驻车丸干姜与黄连同用,即照顾到了邪与正的两个侧面。此外还有解毒止痢与收涩止痢合用的配伍形式,适用于久痢而邪气犹盛证型,如地榆丸即是。这些方剂展示了临证复杂多变的配方法度,可以借鉴。

痢疾应与泄泻鉴别:泄泻以排便次数增多,粪便稀薄,甚至泻如水样为特征;痢疾以腹痛,里急后重,便脓血为特征。泄泻以小肠功能失调为主要矛盾;痢疾以疫毒侵犯肠道为主要矛盾。前者应着眼于燥湿运脾,调理脏腑功能;后者应着眼于清热解毒,消除致病因素,二者不能混淆,可与清阳不升病机合参。

【例方】

白头翁汤(《伤寒论》)

[组成] 白头翁 15g 黄连 12g 黄柏 12g 秦皮 12g

[用法] 水煎服。

[主治] 湿热疫毒,下注大肠,下痢脓血,赤多白少,腹痛,里急后重,肛门灼热,舌红苔黄,脉象弦数。

[证析] 下痢脓血,里急后重,是本方主证,由此可知病位在肠;舌红苔黄,脉数均属热象,由此可知病性属热;审证求因,此证是因饮食不洁,感受疫毒引起。疫毒侵入肠道,影响脾运,气郁化热,津凝为湿,下注于肠,热蒸肠腐,以致下痢脓血。

[病机] 湿热疫毒,下注于肠。

[治法] 清热解毒,凉血止痢法。

[方义] 疫毒侵入肠道成为痢疾,当务之急,急宜清热解毒,消除致病原因;病因一除,诸证自然消失。白头翁有清热解毒,凉血止痢功效,本品治疗阿米巴痢疾及细菌性痢疾均有一定疗效,故是本方主药。黄连、黄柏清热燥湿,泻火解毒力量颇强,黄连尤为治疗细菌性痢疾的要药,两药是本方辅药。秦皮配入方中,一则取其清热燥湿,增强黄连、黄柏功效,再则取其收涩止痢,故为佐药。全方四药均为消除病因而设,未惶他顾,是其组方特点。

[应用] 以下痢脓血,赤多白少,腹痛、里急为辨证要点。可随证加地榆、焦山楂凉血活血。阿米巴痢疾用本方煎汤送服鸦胆子仁。鸦胆子仁须用龙眼肉包裹,以免腐蚀胃壁。

[化裁]

1. 白头翁加甘草阿胶汤(《金匮要略》) 即本方加甘草、阿胶。治产后下痢;久痢伤阴,亦可使用。有清热解毒,补虚缓急之功。

2. 加减白头翁汤(经验方) 白头翁 30g,黄芩 12g,秦皮 12g,黄连 30g,金银花 20g,地榆 30g,白芍 12g,广木香 10g,甘草 10g。水煎服。治急性细菌性痢疾,大便脓血,里急后重,苔黄脉数,有清热止痢之功。此方加入黄芩、金银花、地榆,解毒力量大为增强;加入白芍、甘草,可以缓解里急后重和腹痛;加入木香,可以疏畅气机,结构臻于完善。

[歌括] 白头翁汤治热痢,黄连黄柏及秦皮,

若加阿胶与甘草,产后下痢服之宜。

芍药汤(《素问病机气宜保命集》)

[组成] 芍药 30g 炒甘草 6g 黄连 15g 黄芩 10g 木香 6g 槟榔 6g 当归 10g 官桂 3g 大黄 9g

[用法] 水煎服。1 日 1 剂,连服数剂。

[主治] 痢疾,大肠湿热,下痢脓血,赤白相兼,腹痛,里急后重,肛门灼热,苔黄脉数。

[证析] 下痢赤白,腹痛后重,是本方主证,病变部位在肠;兼见肛门灼热,苔黄脉数,病性自然属热。此证是由饮食不洁,感受疫毒,下迫大肠,壅滞气机,伤及血络,以致下痢腹痛,里急后重。

[病机] 湿热下注,成为痢疾。

[治法] 清热解毒,调和气血法。

[方义] 感受疫毒成痢,消除病因是当务之急,黄连、黄芩清热解毒作用甚强,实为澄本清源要药,病因消除,则脓血止矣!腹痛后重与下痢脓血同时并见,自是热蒸肠腐使然,但是也与气血不和,肝失疏调,肝木乘脾有关。宜在消除病因同时,调和气血以恢复功能,柔肝缓急以消除窘迫。故用白芍、甘草柔肝缓急以调和肝脾,肝脾得和,则腹痛后重止矣!木香、槟

榔疏畅气机,当归补血活血,气血和调,疏泄复常,则无气滞血瘀之后患矣。大黄在本方的作用有四:①消除病因,增强黄芩、黄连的解毒力量;②泻下涤垢,因势利导;③凉血止血,治疗下血证象;④增强当归活血力量,使痢止之后不致有瘀血停留肠壁,留下后患。下痢而用通利的大黄,又体现"通因通用"的治疗法则。热病反佐辛热的肉桂,一则协助当归、大黄行血,再则制约黄芩、黄连、大黄之偏,三则温化湿浊,是一举而三得焉。但宜少用,多用则有动血之虞,若赤多白少则减去为佳。此方结构,照顾到了消除病因、调和气血、恢复功能三个方面,配伍颇为完善,痢疾投此疗效卓著。

[应用] 以下痢赤白,腹痛里急为其辨证要点,兼见苔黄、脉数,即可使用。白多赤少,偏于气分,加厚朴、车前仁芳化渗湿;赤多白少,偏于血分,减去官桂、当归,加牡丹皮、炒地榆凉血止血;热重者,加苦参、地榆、金银花。

[歌括] 芍药汤内桂将军,芩香连草配当槟,
　　　　里急后重便脓血,清热止痢自安宁。

加味葛根芩连汤(新方)

[组成] 葛根 15g 黄芩 10g 黄连 10g 金银花 30g 牡丹皮 12g 白芍 12g 芒硝 10g 马齿苋汁 3 匙

[用法] 前 6 味水煎,汤成去滓,纳芒硝、马齿苋汁,分三次服,1 日量。兼见惊厥神昏者,加安宫牛黄丸半粒和服。

[主治] 小儿中毒性细菌性痢疾。壮热神烦,呕吐腹胀,大便频下少量脓血,甚至惊厥,神昏尿少,面赤唇紫,舌绛苔燥,脉疾者。

[证析] 下痢兼见一派热象,甚至惊厥,病情急重,所以称为中毒性菌痢。热毒充斥肠道,热蒸肠腐,遂呈大便频下脓血,这是主证。热毒极盛,上蒸心包,内陷营血,元神为其所扰,筋脉为其所激,遂呈神昏抽搐。何以知为热入心包,内陷营血?从下痢兼见神昏、抽搐、舌绛等证知之。

[病机] 湿热疫毒,蕴结于肠。

[治法] 清热止痢法。

[方义] 疫毒侵入肠道而成痢疾,热毒上攻以致神烦惊厥,施治之要,唯宜清热解毒,消除致病之因,病因一除,诸证亦就随之而解。方中黄芩、黄连、金银花、马齿苋均为大清气热之佳品,解毒止痢之良药,自是消除病因之主将。热毒炽盛,故用芒硝咸寒泻下,导热下行。热入营血,故用牡丹皮辛寒凉血,泻其营热。腹痛里急,故用白芍酸苦柔肝,解其挛急。用葛根者,合白芍解痉而兼顾腹痛抽搐也。惊厥而加安宫牛黄丸者,欲藉此药解毒开窍安神也。此方药味不多却能全面兼顾,是以方制甚佳。

[应用] 细菌性痢疾而兼壮热神烦舌绛脉数,急用此方,连服数剂,可以获效。

[歌括] 加味葛根芩连汤,丹皮白芍芒硝匡,
　　　　金银花配马齿苋,菌痢热盛服之良。

黄芩汤(《伤寒论》)

[组成] 黄芩 30g 芍药 20g 炙甘草 20g 大枣 12 枚

[用法] 水煎,去渣,分 3 次服。

[主治]　肝脾不和,下利腹痛,身热口苦,舌质红,脉弦数。

[证析]　下利腹痛是本方主证,用脏腑辨证定位,病位在脾。兼见身热口苦,舌红脉数,用八纲辨证定性,病性属热。下利而兼腹痛,是因肠道挛急,肠道之所以挛急,是因膜络痉挛,肝主周身筋膜,所以下利与腹痛并见是肝木乘脾所致。综上,此证的基本病理是外邪相侵,津气宣发之机被阻,内归肠道,气郁化热,津凝为湿,肠道挛急,湿热下注,成为下利腹痛。

[病机]　肝脾不和,湿热下注。

[治法]　清热止利,柔肝缓急法。

[方义]　下利而兼腹痛,显然是因肠道挛急,致使饮食所化之糜不待肠道吸收,立即被迫下行。所以,欲达止利目的,必须缓其肠道急迫,欲缓肠道急迫,必须柔肝缓急。此证病性属热,又当清热,柔肝清热并举,才能全面兼顾。故本方以黄芩为主药,清肠胃肝胆之热。胃肠邪热得清,身热下利等证可愈;肝胆之热去,口苦等证亦可随之而解。白芍为柔肝佳品,甘草、大枣为缓急要药,通过柔肝缓急,可解肠道挛急而止腹痛,可缓肠道急迫而止泻利。四药合用,共呈清热止利,柔肝缓急功效。

学习此方,应该注意三点:①病机:此证病位虽在肠道而病机牵涉到肝,盖腹痛下利皆因肠膜挛急而肝主筋膜故也。②治法:清热是解其气郁所化之热,柔肝缓急是解其肠道之急,一是针对流动的基础物质施治,一是针对固定的组织结构施治,这种双管齐下的治疗措施,为学者提供了良好的思维范例。③黄芩与芍药间的配伍关系:此方除治泄泻以外,又能治疗下痢。邹润安说:"仲景用黄芩有三偶焉。气分热结者,与柴胡为偶;血分热结者,与芍药为偶;湿热阻中者,与黄连为偶。以柴胡能开气分之结,不能泄气分之热;芍药能开血分之结,不能清迫血之热;黄连能清湿生之热,不能治热生之湿。譬之械斗,但去其斗者,未平其致斗之怒,斗终未已也。故黄芩协柴胡能清气分之热;协芍药能泄迫血之热;协黄连能解热生之湿也。"此证的下痢,由于热邪迫血下泄所致。故黄芩与芍药同用,一"开血分之结",一"泄迫血之热"。

[应用]　本方既可治疗热泻腹痛,又可治疗痢疾。治痢可随证加入清热解毒的黄连、苦参、地榆;凉血的地榆、牡丹皮之类,疗效始著。

[化裁]

1. 黄芩加半夏生姜汤(《伤寒论》)　即本方加半夏、生姜。治黄芩汤证兼呕逆者。可用于热性胃肠呕泻病变。

2. 黄芩芍药汤(验方)　即本方去大枣。治热泻腹痛及火升鼻衄。治鼻衄加青蒿、青黛、栀子、牡丹皮,疗效更好。

[歌括]　黄芩汤用芍草枣,清热止利止痛好,
　　　　肝木乘脾痛泻痢,柔肝缓急建功劳。

变通白头翁汤(《医学衷中参西录》)

[组成]　生山药30g　白头翁20g　秦皮10g　生地榆20g　白芍20g　甘草10g　三七(研)10g　鸦胆子(去皮)60粒

[用法]　先将三七、鸦胆子用白糖水送服一半,所余一半和药煎汤服。

[主治]　热痢下重腹痛。

[证析]　饮食不洁,疫从口入,侵犯肠道,生湿蕴热,热蒸肠腐,以致下痢、腹痛、后重。

[病机] 湿热疫毒,下注大肠。

[治法] 解毒止痢法。

[方义] 此方所治,以下痢色如豆瓣酱色为其用方依据。疫毒侵入肠道而成血痢,治宜清热解毒,消除致病原因,凉血止血,制止继续下血,柔肝缓急,治其腹痛里急。方中白头翁、鸦胆子、秦皮、地榆皆为治痢要药,自然是为消除病因而设。地榆、三七都是止血佳品,显然是为下血而施。白芍、甘草柔肝缓急,显然是为腹痛里急而投。配入山药健脾,是虑久痢伤正,虽然用量最重,其实无足轻重,偏角而已。

学习此方,应该注意所选药物具有一定特点。白头翁与鸦胆子都是治疗阿米巴痢疾的有效药物,所以此方亦能治疗阿米巴痢疾。地榆、三七都能止血,显然是以血痢为主。

[应用] 无论细菌性痢疾、阿米巴痢疾都可选用此方。细菌性痢疾可加黄连、黄芩;血痢可加苦参。

[歌括] 锡纯变通白头翁,血痢菌痢此方宗,

地榆秦皮鸦胆子,三七山药芍草从。

驻车丸(《备急千金要方》)

[组成] 黄连 180g 干姜 60g 当归 90g 阿胶 90g

[用法] 前3味细末,阿胶烊化,和醋为丸,每服6g,1日2次。

[主治] 久痢不愈,伤及阴血,下痢赤白,虚坐努责,腹痛绵绵,舌红少苔。

[证析] 本证是湿热羁留,日久伤阴所致。下痢赤白为湿热下注现象,但时日一久,久必伤阴。况且虚坐努责,腹痛绵绵,舌红少苔,均为虚象。故本证标虽仍热而本已寒,邪犹未尽而正已虚,是虚中夹实证候。

[病机] 湿热羁留,日久伤阴。

[治法] 清热止痢,养血调营法。

[方义] 本方为祛邪扶正,寒热并调的配伍形式。黄连清热燥湿,解毒止痢,用为主药,治下痢的标热;干姜温运脾阳,恢复功能,治脾脏的本寒,二味一祛其邪,一扶其正;当归、阿胶滋阴养血,恢复受伤之阴,共呈清热止痢,养血滋阴法则。对痢疾余邪未尽,阴血已伤,脏寒已现者较宜。

此证有余邪未尽,脾功受损、营血已亏三种矛盾同时存在,所以此方虽仅四药却能展现解毒止痢、振奋脾阳、补充阴血三种作用,类似仲景乌梅丸与半夏泻心汤的结构,而又多配一组养血药物,是师古而不泥古的范例。

[应用] 久痢不愈,证如上述,可用此方扶正祛邪,双管齐下。

[歌括] 驻车丸内用当归,干姜黄连阿胶随,

干姜温脾连清热,寒热共用合病机。

地榆丸(《普济方》)

[组成] 地榆 当归 阿胶珠 黄连 诃子肉 木香 乌梅肉各15g

[用法] 为丸,每次服6g,空腹服。

[主治] 血痢日久未愈,或下血水,营血大伤,肠中有湿热者。

[证析] 痢疾属湿热下注而成。湿胜于热,病在气分,则为白痢;热胜于湿,病在血分,

则为赤痢;气血同病,则为赤白痢。所谓血痢,即指病入血分的赤痢而言。但下痢日久,营血必伤,所以此证属于血痢日久伤营机理。

[病机]　久痢伤营。

[治法]　清热止痢,固涩调营法。

[方义]　痢疾因于疫毒,当先清热解毒,消除致病原因;下痢日久不愈,已成滑脱之势,又宜收敛固涩;久痢伤营,尤应补充耗损之阴。本方结构即体现了上述三法的合用。地榆有凉血止血,解毒止痢之功;黄连清热解毒,治痢尤是所长,二药一清血分之热,一清气分之热,一兼收敛止血,一兼燥湿止痢,对血分热盛,微兼湿邪的血痢,颇为对证。阿胶既能滋阴补血,又能收敛止血,三药为主,能呈凉血解毒,固涩养营功效。配当归助阿胶补血,乌梅、诃子助地榆、阿胶止血止痢,功效可以大为增强。佐以木香调畅气机,使气调则血调。此方解毒之中兼用固涩,用治痢久不愈,较为对证。

[应用]　赤痢日久不愈,营阴已伤,可用此方。

[歌括]　地榆丸用连香归,阿胶诃子合乌梅,
　　　　清热解毒兼固涩,血痢日久听指挥。

清热止痢法共选 7 方,同属湿热下注机理,同以清热解毒药物为其基础,体现强弱不同的清热止痢法则。其不同点有:白头翁汤、芍药汤治疗细菌性痢疾见长,但是二方用药则各有千秋。白头翁汤纯用解毒止痢药物,不计其余,提示学者,治疗急性热病,消除病因才是澄本清源之法。芍药汤则不然,除用清热解毒药物以外,又配调气、调血、缓急、泻下之品,是将消除病因、调理功能、流通气血、因势利导溶于一方,并又体现通因通用之法。白头翁汤能治疗阿米巴痢疾,但疗效不如变通白头翁汤,因为张氏此方配伍鸦胆子,杀虫止痢作用已经大为增强。加味葛根芩连汤治细菌性痢疾兼见壮热神烦、热陷心包,故配金银花清宣气分,牡丹皮凉血活血,此方是为危急重证而设。黄芩汤既治痢疾,亦可治疗泄泻,除用黄芩清热以外,又配白芍柔肝,甘草、大枣缓急,是治热泻而兼腹痛的祖方。驻车丸与地榆丸是治痢疾日久,邪未尽而正已虚的方剂。前方以清热的黄连配温中的干姜,寒热共用;后方以解毒的地榆、黄连,配固涩的诃子、乌梅,清涩兼施,这些配伍形式,都可借鉴。

二、虚寒失禁—温中固涩

虚寒失禁,是指久泻不止,病性属虚属寒的病变。

温中固涩,是据虚寒失禁病机拟定的治法。

【适应证候】　以久泻不止为主证;以兼见食少神疲,四肢不温,腹痛喜温喜按,舌淡脉迟为其虚寒辨证依据。反映了虚、寒、泻三类证象。

【病理分析】　此证是因脾肾阳虚,肠失温煦,肠道松弛,失去控制;气化失常,津凝为湿,湿浊下注,成为久泻。

【立法组方】　治疗此证,应当针对阳气亏损、脾功低下、肠管松弛三个方面施治,才与病理相符。所以应当温中补虚,涩肠止泻。温中补虚是振奋阳气,恢复脾运,补其亏损;涩肠止泻是固涩肠道,恢复肠管控制能力。常选补气健脾的人参、白术、茯苓、炙甘草;温补阳气的

干姜、肉桂、附子、补骨脂、吴茱萸;固涩止利的诃黎勒、肉豆蔻、赤石脂、禹余粮、罂粟壳、五味子、乌梅、白矾等药组合成方,共呈温中固涩法则,方如养脏汤、八柱散、四神丸均属此法范畴。

此外,久痢余邪未尽而正气已虚亦可运用此法。这种痢疾,反复发作,腹痛连年,血色黯淡不鲜,或虚坐努责,又宜祛邪与扶正同时并举,才能兼顾邪正两个侧面。所以本类方剂常用温补药物扶其正,解毒药物祛其邪,在此基础上稍加乌梅、石榴皮等固涩药物组合而成,方如乌梅丸(方列肝脏胆道驱蛔法)。

泄泻或痢疾的机理颇多,本法要在滑脱不禁的情况下才能使用,若余邪未尽而误用本法有闭门留寇之患。

【例方】

真人养脏汤(《太平惠民和剂局方》)

[组成] 人参6g 白术6g 炙甘草8g 白芍药16g 当归6g 肉桂8g 木香14g 肉豆蔻(面裹煨)5g 诃子(去核)12g 罂粟壳(蜜炙)30g

[用法] 水煎,食前服。剂量酌情增减。

[主治] 久痢,后重腹痛,喜温喜按,胸闷食少,舌淡脉迟。亦治脱肛不收,久泻。

[证析] 此方原为久痢、脱肛而设,属于中焦虚寒,滑脱失禁机理。痢疾是邪从口入,侵犯肠道所致。初起病性属热属实,法当清热解毒,消除病因,调理气血,恢复功能。如果治疗不当,日久不愈,由实转虚,脾阳受损,途穷归肾,遂致脾肾阳虚,肠道松弛而滑脱失禁。何以知道此为虚寒?从病程较长,腹痛喜温喜按,舌淡脉迟知之。久泻、脱肛证象虽与久痢有异,其理则同。

[病机] 中焦虚寒,滑脱失禁。

[治法] 温中补虚,涩肠止痢法。

[方义] 病属中焦虚寒,法当温补,此方用人参、白术、健脾益气,当归、白芍养血调营,即补虚之法也;肉豆蔻温暖中焦,肉桂温肾命以助气化,即温阳之法也。滑脱失禁,宜施固涩,诃子、罂粟壳涩肠止利,即涩可固脱之法也。罂粟壳用量最重者,盖欲用本品止利、止痛,不重不能胜任故也。配木香调气,当归调营,白芍、甘草柔肝缓急,即缓急则后重自除之意也。至于白芍重用可增止痛力量,木香重用可防收涩太过,亦有可取。

或问:痢疾日久,虽然正气已虚,必有余邪,本方从虚寒着眼,能否消除病因,祛其余邪?现代药理试验证明,诃子、当归、白芍、肉桂等药,对于痢疾杆菌都有抑制作用,前人常配于治痢方中。本方虽以温补为主,亦有澄本清源作用,若嫌力量薄弱,可仿乌梅丸法加入乌梅、黄连之属,增强解毒力量。

久泻已成滑脱失禁,脏气虚寒可知,此方有人参、白术、甘草、当归、白芍补气益血,肉桂振奋阳气,诃子、肉豆蔻、罂粟壳涩肠止泻,木香行其滞气,合用能呈温补固涩之效,用于久泻,亦合法度。至于脱肛下坠,唯中焦虚寒,脏器不固,方可投此。若系气虚下陷,当用补中益气汤益气升提;若系大便燥结,便时用力以致肠脱肛外,当用麻子仁丸清热润肠,均非本方所宜。

[应用]

1. 以久泻、久痢,腹痛喜温喜按,舌淡脉迟为其辨证要点。

2.临床报道,用本方加减治疗久泻有效。

[歌括] 养脏温中固涩方,参术归芍桂草香,

　　　　诃子肉蔻罂粟壳,久痢脱肛此堪尝。

八柱散(《万病回春》)

[组成]　人参 10g　白术 10g　甘草 10g　干姜 10g　附子 10g　罂粟壳 15g　肉豆蔻(面裹煨)15g　诃子 15g

[用法]　为散,每次服 6g,温水送下。

[主治]　肠道虚寒,滑泄失禁,舌淡脉迟。

[证析]　此属脾肾阳虚,滑脱失禁的久泻。脾不运湿,湿浊下流,久久不止,遂呈滑脱失禁;久泻伤阳,途穷归肾,遂致脾肾阳虚。何以导致途穷归肾?盖脾阳根于肾阳故尔。何以知为脾肾阳虚?久泻之外,兼见舌淡脉迟,此非阳虚而何。

[病机]　脾肾阳虚,滑脱失禁。

[治法]　温中固涩法。

[方义]　脾肾阳衰,久泻不愈,法当温脾肾之阳,补中焦之虚,脾肾功能恢复,主水与制水有权,泄泻庶可向愈。此方用附子理中汤加味而成。方用人参、白术、甘草补中焦虚损,干姜、附子温脾肾阳气。附子补命火以助气化,温先天以生后天,干姜健中阳以复脾运,温后天以养先天,令脾能运化水湿,肾能气化蒸腾,则水能正常运行而不下溜成泻,此为治本而设。久泻不愈,已成失禁,又当固涩,罂粟壳、诃子、肉豆蔻配入方中,正为固涩肠道而设。合而成方,能呈温中补虚,涩肠止泻功效。

[应用]　以久泻不愈而兼舌淡脉迟为其辨证要点。

[歌括] 八柱参术姜草求,附诃肉蔻粟壳投,

　　　　温补固涩功偏擅,久泻伤阳服之瘳。

四神丸(《证治准绳》)

[组成]　补骨脂 120g　肉豆蔻 60g　五味子 60g　吴茱萸(浸炒)30g

[用法]　为细末,用生姜 250g,枣 100 枚,加水同煎,待枣熟时,去姜取枣肉和末为丸,每次服 3～10g,食前淡盐汤或温开水送下。若作汤剂,用量可按比例酌减。

[主治]　脾肾虚寒,黎明泄泻。

[证析]　黎明泄泻,为本方主证;脾肾虚寒,肝木侮土是此证病机;黎明泄泻又为上述机理的辨证依据。脾主运化水谷,脾的健运,有赖肾阳温煦,肾阳不虚,二便才能保持正常,此即肾司二便的道理。如果肾阳虚衰,不能上温脾胃,脾不运湿,水湿下注,遂成泄泻。此证黎明始泻,提示脾肾阳气还不太虚,平时尚能关闭,仅在阴气极盛时候才会出现脾虚不能制水,肾虚不能行水的泄泻。黎明正当阳气初生,木气萌动的时候,此时才泻,也提示有肝木侮土的病理存在。综合上述,此证病位虽然在脾,病机却与肝肾有关,属于脾肾虚寒,肝木侮土,三阴同病机理。

[病机]　脾肾虚寒,肝木侮土。

[治法]　温肾暖脾,调肝止泻法。

[方义]　治疗此证,当从三个方面思考,一是振奋阳气,二是条达肝木,三是固涩肠道,

三脏同治，才合此证机理。方中补骨脂温补肾阳，吴茱萸温中祛寒，二味温补脾肾阳气，意在恢复二脏功能；肉豆蔻温胃涩肠，五味子收敛精气，二味涩肠止泻，旨在针对主证；吴茱萸不仅温中祛寒，又能温肝散寒，条达肝气，五味子不仅固精敛气，又能敛肝，二味一散一收，意使肝木不乘脾土，抑制肠管蠕动，四药同用，能呈温肾暖脾，条达肝木，涩肠止泻功效，生姜有温中焦以散水湿之功，大枣有滋脾胃以补虚损之力，以此为丸，可为四药他山之助，增强温补功力，用治黎明泄泻，可谓合拍。

本方由《普济本事方》的二神丸与五味子散二方相合而成。二神丸由肉豆蔻与补骨脂二药组成，有温补脾肾，涩肠止泻之功；五味子散由五味子与吴茱萸二药组成，有温肝涩肠之效，两方合而为一，温补固涩之功更著，方名四神，意指四药同用，其效如神。

研究此方，应注意掌握其重点，澄清其疑点，剖析其难点。黎明泄的致病机理、治疗法则、配伍意义，应是研究重点；平时不泻，黎明始泻，是其疑点；由于证象特殊，自然有其特殊机理，如何分析这一特殊机理是其难点。《医方集解》谓此证属于脾肾虚寒，如果仅因脾肾虚寒，泄泻当无定时，何必黎明始泻！如果仅因脾肾虚寒，附子理中、四逆汤辈均为对证之方，又何必要用四神，联系肝木侮土予以分析，似乎更为全面。联系肝的疏泄分析，基于以下三点理由：①本方原治："脾胃虚弱，大便不实，饮食不思，或泄泻腹痛等证"，饮食不思是木不疏土之象，泄泻腹痛是肝木乘脾之征，方中吴茱萸显然是为疏肝止痛而设，今用此方治疗黎明泄泻，亦当有肝木侮土的机理存在。②柯韵伯、程郊倩早已指出此证与肝有关。柯氏所谓"少阳气虚无以发陈，佐吴茱萸之温，以顺肝木欲散之势"；程氏所谓"木气才萌，不疏泄而亦疏泄"，都是论述此证虽以脾肾虚寒为主，亦有肝木相乘的病机同时存在。③古人在治黎明泻时，所选之方，多与肝的疏泄有关。如景岳用胃关煎，有吴茱萸以温肝；石顽用八味丸，有山茱萸以敛肝即是。

此方在制作为丸时，肉豆蔻要用面裹煨，研末，用草纸吸去油脂，才有较好疗效。

[应用]

1. 本方证以黎明泄泻，饮食不思，舌淡苔白，脉沉迟无力为其辨证要点。

2. 原著治疗"泄泻腹痛"，说明平时泄泻而兼腹痛，亦可使用本方。偏虚，加山药、黄芪、人参之类益气健脾；偏寒，加肉桂、附子、干姜、蜀椒之类温助阳气；气滞作胀，可加木香、小茴香之类畅其气机。

3. 临床报道：四神丸加味治疗遗尿20例。方药：猪膀胱一具，洗净，补骨脂、煨肉豆蔻、吴茱萸、益智仁各5g，五味子4g。用法：将上药装入猪膀胱内，将口扎好，用针在其表面上刺数孔，加水煮1小时以上，去渣及汤液，取膀胱切片食之，成人一次服完，小孩分2～3次服完。10岁以下小儿服食困难者，可取汤服之。结果：全部治愈；服药最多者4剂，少者1剂。（《中医杂志》，1982年第2期）

[歌括] 四神丸用补骨脂，肉蔻吴萸五味子，
温中固涩功偏擅，黎明泄泻服可止。

温中固涩共选3方，均以虚寒失禁的久泻久痢为其治疗对象，是其相同点。但亦各具特色。真人养脏汤是治久痢之方，由于久痢导致气血亏损，所以除用涩肠止利药物以外，又配温补气血之品，体现补涩并行之法。八柱散是治久泻不止之方，由于久泻伤阳，途穷归肾导致脾肾阳虚，故用附子理中温补脾

肾阳气,罂粟壳、诃子、肉豆蔻涩肠止泻。四神丸以黎明泄泻为主证。脾肾虚寒,肝木侮土为病机,体现温肾暖脾,调肝止泻法则。一般方书仅谓此系脾肾虚寒,不提肝木侮土,将三阴同治之法视为脾肾同治之方,似乎不够全面。温阳不用干姜、附子而用吴茱萸、补骨脂,是其特点。掌握三方特点,才能运用自如。

三、阳明腑实—苦寒泻下

阳明腑实,是指寒从表入或温邪上受,气郁化热,热盛伤津,大便秘结的病变。

苦寒泻下,是据阳明腑实病机拟定的治法。

【适应证候】 以便秘为其主证;以兼见脘痞腹胀,腹痛拒按,潮热谵语,舌苔黄燥,脉滑数或沉弦有力为其病性属热、属实辨证依据。

【病理分析】 肠中津液,贵在适度,多则溏泄,少则便结。设若寒伤于表,由寒化热;或温病热入气分,热盛津伤,均可导致肠中燥结而呈痞、满、燥、实诸证。这些证象反映了因热盛而致津伤,因津伤而致燥结,因燥屎阻于肠道而致气行不畅,因气滞而呈脘腹痞满的病理转归,从而说明热结、津亏、气阻三类证象之间有其内在联系。

【立法组方】 此证根据《素问·阴阳应象大论》"其下者,引而竭之"的治疗原则,宜用大黄、芒硝、牵牛之属泻热荡结;枳实、厚朴之属行气宽满,共呈苦寒泻下之效。如大承气汤、小承气汤、调胃承气汤即是此法代表。根据不同兼证,此法常见以下几种结构。

1. 与清热解毒药合用 肺与大肠一脏一腑,互为表里,同属气分。设温邪上受,首先犯肺,肺部气热犹盛而肠中积滞已成,当于寒下方中配伍石膏、知母,一清无形之热,一泻有形之积,才是两全之法。如白虎承气汤即属此种配伍形式。若肺部热邪壅盛,虽无阳明腑实,亦可使用苦寒泻下之方荡涤无形郁热,加入清热解毒之品消除致病之因,疗效更为显著。如凉膈散之用连翘、栀子、黄芩,即体现苦寒泻下与清热解毒合用的组合形式。若气分热邪未去而营血热势已张,亦可配伍清营凉血之品,共呈气血两清之效,如犀连承气汤即属这一结构。如见窍闭而神昏谵语,可与安宫牛黄丸合用,体现泻热与开窍并举的用药方法。

2. 与祛痰逐水药合用 苦寒泻下一法,本为肠中燥结而设。但亦有肠道不通与水液潴留两种相反证象同时存在的机理,例如肠道突然梗阻,就有肠结不通和肠液潴留两种证象同时存在。此外,肠中虽有燥结而肺上痰热壅盛者有之;热邪内陷胸中,水热互结心下而兼便结者有之;水停三焦,外泛作肿而兼便秘者亦有之。这种情况,只有将泻下药与逐水祛痰药同用,才能照顾到矛盾的两个侧面。如莱朴通结汤、大陷胸汤之用甘遂;宣白承气汤、陷胸承气汤之用瓜蒌,都属这一类型。

3. 与调气活血药同用:便结引起气机阻滞而生痞满,配伍枳壳、厚朴调气,已成人尽皆知配伍常规,使用活血药物则往往为人忽视。其实承气汤中的大黄就具活血作用,只是未被重视而已。天津南开医院治疗肠道梗阻诸方,多配活血的桃仁、赤芍之类畅旺血行,可谓深得气血最宜流通之旨。复方大承气汤即属此种配方法度。

4. 与扶正药物同用:热结便秘证候,若津亏证象显著而热势已减,是水不足以行舟之象,吴瑭谓之"无水舟停"。此证虽然仍可任用寒下,却应配入生地黄、玄参、麦冬之属补充受损之阴,俾阴津充足,肠道得濡而大便自调,这种方法称为"增水行舟"。如增液承气汤即属滋阴与寒下同用的配方法度。若阳明腑实没有及时治疗;或虽经治疗而不如法,正气已伤;

或素体虚弱而患阳明腑实,都有热结阳明和正气亏损两种证象同时存在。此种正虚邪实之证,单攻邪则正气不能支持,单顾正则实邪愈加壅滞,唯有攻补兼施,才是两全之策。所以本类方剂常用芒硝、大黄泻热荡积祛其邪,人参、当归补益气血扶其正。如新加黄龙汤即属此种配伍形式。

肺与大肠相表里,泻下通便方中,配伍桔梗、杏仁、瓜蒌等开降肺气药物,即所谓"提壶揭盖"之法,这种配伍形式的确能够增强效力。盖肺气得开于上,其气能从食道间隙下行肠道,则腑气得通于下故也。

综合上述,单纯的热结便秘,用单纯的苦寒泻下法,如调胃承气汤;兼见胸痞腹胀,气机阻滞的,与行气消痞的枳壳、厚朴配伍,如大承气汤、小承气汤;兼见血行不畅而胀、呕、痛、闭的,与活血的桃仁、赤芍配伍,如复方大承气汤;兼水液潴留的,与逐水的甘遂、祛痰的瓜蒌之类配伍,如大陷胸汤;兼热毒壅肺的,与清热解毒的栀子、黄芩、连翘之类配伍,如凉膈散;兼见高热、烦渴、神昏、发斑等气血两燔之证的,与清营凉血之品配伍,如犀连承气汤;兼见肠燥津枯的,与养阴增液的生地黄、玄参之类配伍,如增液承气汤;兼见正气亏损的,与补益气血的人参、当归之类配伍,如新加黄龙汤。虽然同属苦寒泻下一法,配伍却又因证而异。观其配伍,反映了联系五脏以流通气血津液或补充气血津液这一组方规律。

苦寒泻下一法并不限于便秘一证。肠道梗阻、食积停胃、下利因积、肝胆实热、热壅上焦等证,都可使用苦寒泻下法则,外科疮疡,亦有宜于此者。

【例方】

大承气汤 (《伤寒论》)

[组成]　大黄 12g　芒硝 12g　枳实 9g　厚朴 15g

[用法]　先煮枳朴,后下大黄,汤成去滓,纳芒硝,溶化服。

[主治]

1. 阳明腑实,胸痞腹满,大便秘结,腹痛拒按,潮热谵语,舌苔黄燥或焦黑起刺,脉滑数或沉实有力。

2. 突然肠结不通,腹痛、腹胀、呕吐、便秘,有痛、呕、胀、闭特征者。

[证析]　此属阳明腑实机理。以大便不通为主证,按脏腑辨证,病位在肠。胸痞腹满是气滞现象,便秘舌燥是津伤现象,按气血津液辨证,属气滞津伤。兼见潮热谵语,舌焦起刺,脉实有力,按八纲辨证,病性属于实热。综上,此方所治是以痞、满、燥、实为其特征的实热便秘,是因伤寒邪传阳明之腑,由寒化热,或温病热入中焦,热灼津伤,引起传导失常,燥屎不行,气机阻滞的病理改变。

[病机]　阳明腑实。

[治法]　苦寒峻下法。

[方义]　根据"其下者,引而竭之"的治则,便秘当用下法,病性属热属实,又当苦寒峻下,才与病机相符。本方即体现这一治法。方中大黄味苦性寒,功能泻下,用为主药,能挫其热势,消除致病原因;泻下通便,治疗主要证象。然而,大黄主要是增强肠道蠕动而促进排便,软坚效果欠佳,只用大黄推荡,仍然不能速下,故辅芒硝咸寒软坚,使坚结粪便变软,大黄才能起到泻热荡积、推陈致新作用。二药相须为用,泻下热结效力大为增强。再佐枳实泄痞,厚朴宽满,不仅能治兼证,通过调畅气机,又能促进肠道蠕动,增强大黄力量。原方厚朴

用至八两,殆即此意。全方用药四味,虽然厚朴偏温,仍不失为寒下峻剂。

肠结不通如果不因热盛伤津,是因气机突然被阻,传导失常而呈腹痛便秘,则以痛、呕、胀、闭为其特征。气机阻滞,传导失常,津血流通受阻,诸证由是而生。根据五脏六腑宜通与气血津液宜通之理,此证急宜泻下通肠,流通气血。方中大黄、芒硝能促进肠道蠕动,泻下通肠;枳实、厚朴宽肠理气,协助芒硝、大黄开其闭结;疏畅气机的枳实、厚朴与活血的大黄相伍,又能流通气血,令腑气得通,胃气顺降,气血调和,诸证自解。

现代药理研究证实,大黄的成分有大黄酸和鞣酸等。具有泻下作用的大黄酸不耐高温,煎煮时间过长,泻下成分即遭破坏。证实了仲景于方后注明枳实、厚朴先煮,大黄后下的煎煮法是非常可贵的用药经验。

[应用]　仲景《伤寒论》和《金匮要略》用此方共二十九条,再经历代医家不断补充,展示了本方在不同疾病中的多种用途,五彩纷呈,令人目眩。今择古今几种不同用法以飨读者,学者若能细为揣摩,将会从中获益,开拓视野。

1.《伤寒论》说:"腹满不减,减不足言,当下之,宜大承气汤。"腹满一证,有气滞、血瘀、水停、食积之分,此证只言腹满而未及其他,当是气滞使然,按照常法,行气可愈。但从病人自觉"腹满不减,减不足言",或因医者已用理气之方而满仍不减观之,此证当是肠道传导阻滞而生胀满,一般理气之方不能胜任,故将苦寒泻下之方变为导滞宽胀之法。方中厚朴用量最重,配以枳实,有较强的行气宽胀功效;再得增强肠道蠕动的大黄、芒硝,宽胀之功自非一般方可比。展示了大承气汤的另一用途。

2.《金匮要略》说:"痉为病,胸满口噤,卧不著席,脚挛急,必龂齿,可与大承气汤。"挛急兼见胸满口噤,显系阳明实热导致热盛伤津,筋脉失养,用此方泻下荡热,令热去津回,挛急现象庶几可解。这种治法,属于急下存阴。

3. 又说:"人病有宿食,何以别之? 师曰:寸口脉浮而大,按之反涩,尺中亦微而涩,故知有宿食,大承气汤主之。""脉滑而数,实也。此有宿食,下之愈,宜大承气汤"。宿食停留,若用消食化积之方不能收效,即可根据"中满者,泻之于内"的治疗原则,用此方下其宿食,荡其积滞。暴饮暴食而呈胃脘急痛,尤宜投此。这种用法,体现了导积下行的导法。

4. 又说:"下利不欲食者,有宿食也,当下之,宜大承气汤。""下利,三部脉皆平,按之心下坚者,急下之,宜大承气汤。""下利,脉迟而滑者,实也,利未欲止,急下之,宜大承气汤。""下利,脉反滑者,当有所去,下乃愈,宜大承气汤。""下利差,至其年月日时复发者,以病未尽故也,当下之,宜大承气汤。"上述五条均以下利为主证。下利何以反用承气泻下? 因为此证是因胃肠积滞引起传导失常,只有使用下法去其积滞,恢复胃肠正常传导,利才能止。何以知道此下利是因积滞引起? 从下利而兼不欲饮食,或按之心下坚,或脉见滑象,或至次年同一季节复发知之。下利而用通下,体现了"通因通用"的治疗法则。

5. 又说:"产后七八日,无太阳证,少腹坚痛,此恶露不净,不大便,烦躁发热,切脉微实,……宜大承气汤主之。"此证前阴有恶露不净的少腹坚痛,后阴有地道不通的大便秘结,并且兼见烦躁发热,自非一般活血方法所能胜任。此方芒硝、大黄有泻热荡积与活血逐瘀之功,前后兼顾,可谓合拍,体现了泻下逐瘀法。

6. 此方又治热厥之偏于腑实者。《仁斋直指方》谓:"热厥者,初病身热,然后发厥,其人畏热,扬手掷足,烦躁饮水,头汗,大便秘,小便赤,怫郁昏愦,盖当下失下,气血不通,故四肢逆冷,所谓热深则厥深,所谓下证悉具见厥逆者,此也,与大承气汤。"展现了此方泻下荡热,

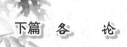

通调气血之功。

7. 此方亦可用于肠痈而兼便秘苔黄脉实之证。肠痈是由气血凝聚于阑尾部分,郁结化热的病变,以右下腹部疼痛为特征,当从泻热逐瘀论治,若苔黄有津,是血瘀津阻,当用大黄牡丹汤泻热通腑,活血行津;若苔黄而燥,是津伤之象,可用此方泻热通腑,行气活血,但应随证加减,疗效始著。

8. 胆腑热结亦可借用此方,盖芒硝、大黄能清热利胆,枳实、厚朴能疏利气机故也。虽可借用,终不若大小柴胡汤的结构完善。

9. 发狂、神昏、谵语而有阳明腑实证者,可用本方加减治疗。阳明热盛,热从少阳三焦攻冲于脑,以致神乱发狂或神昏谵语,用此方苦寒泻下,导热下行而神志可复,此即所谓釜底抽薪之法也。

10. 对于急性单纯性肠梗阻,急性阑尾炎,急性胆囊炎,胆石证,有便秘苔黄脉实者,可用本方加减。

综合上述,本方有行气宣痹,导滞逐瘀,泻下荡积,急下存阴,通因通用,泻下荡热,利胆通腑等多种用途。通过本方苦寒泻下,可收泻热、通肠、行气、活血、荡积、利胆之效。

[化裁]

1. 甘遂通结汤(经验方) 甘遂末 1g(冲),桃仁 10g,赤芍 15g,生牛膝 10g,川朴 15～30g,大黄 18～24g(后下),木香 10g,水煎服。适用于重型肠梗阻,肠腔积液较多者,有泻下、行气、活血、行津之功。体现通里攻下法则。

2. 十全苦寒救补汤(《广温热论》) 即本方加黄芩、黄连、黄柏、石膏、知母、犀角(现以水牛角代)。治温毒发斑重证,不省人事,口开气粗,舌现黑苔者。为泻火解毒,两清气血之法。是泻下法与清热解毒、气血两清法同用的配伍形式。

[歌括]　枳朴硝黄大承气,苦寒峻下效非凡,
　　　　阳明腑实痞满坚,燥结除时自然安。

小承气汤(《伤寒论》)

[组成]　大黄 12g　厚朴 9g　枳实 6g

[用法]　水煎服。

[主治]　阳明腑实,胸腹痞满,便硬,潮热,舌苔老黄,脉滑而疾。

[证析]　便硬是本方主证,按脏腑辨证定位,病在阳明大肠;兼见潮热、苔黄、脉数,按八纲辨证定性,属于实热;兼见胸腹痞满,按气血津液辨证审察基础物质盈虚,属于气滞津伤。其机理是:因热入阳明之腑以致伤津,因肠道津枯以致肠中燥结,因肠中燥结妨碍气机运行以致脘腹痞满,故是阳明腑实证候。

[病机]　阳明热结。

[治法]　苦寒泻下法。

[方义]　此证与大承气汤证机理相同唯轻重有别,仍宜苦寒泻下。方以大黄泻热通便为主,枳实、厚朴消除痞胀为辅。由于便虽结而未坚,无需芒硝软坚,故与大承气汤之芒硝、大黄并用有所不同。

仲景用大黄、枳实、厚朴三药组合成方,药味相同仅因剂量不同而异其方名者有三:①《伤寒论》的小承气汤,用大黄四两,枳实三枚,厚朴二两组成。治热入阳明之腑,见潮热、

痞满、便硬者。此为实热便秘,法当苦寒泻下,故重用大黄泻热荡积为主,枳实下气消痞为辅,厚朴行气宽胀为佐。病人所苦,苦在大便不通。②《金匮要略》的厚朴三物汤,用厚朴八两,枳实五枚,大黄四两。治"痛而闭者"。此为内实气滞,法当行气导滞。故以厚朴行气宽胀为主,枳实下气消痞为辅,大黄泻下通便为佐。病人所苦,苦在气滞而胀。③《金匮要略》的厚朴大黄汤。用厚朴一尺,大黄六两,枳实四枚。治"支饮胸满"者。支饮是指"咳逆倚息不得卧,其形如肿"等证。此处以胸满为着眼点。本草文献记载:方中大黄有治"留饮"和"除痰实"功效;枳实有"除胸胁痰癖,逐停水,破结实,消胀满"作用;厚朴有"消痰下气","去结水"之功,三药组合成方,是用枳实、厚朴调畅上焦气机,大黄引导水饮下行,饮邪一去则胸满等证可解。

由上述三方可知,一个方有多种用途,剂量每随主治重点而变。小承气汤证侧重于津伤而呈肠燥,厚朴大黄汤证侧重于津凝而呈水饮,厚朴三物汤证侧重于气滞而生胀痛,津气盈虚是决定此方剂量变化的关键,学者识之。

[应用]

1.《伤寒论》用此方计有 6 条,论述了以下六个方面。其一,表证未解,不可攻下。其二,虽已数日不便,亦当先服此方少量,服后矢气,才可再用。其三,汗吐下后,证见微烦,小便数,大便干,乃因肠道泌别清浊功能亢进,可以投此。其四,"渴欲饮水,与水则哕,其后发热者,必大便复硬而少也,以小承气汤和之"。其五,"下利,谵语者,有燥屎也,宜小承气汤"。其六,"得病二三日后,脉弱,无太阳、柴胡证,烦躁,心下硬,……以小承气汤少少与,微和之。"

2. 本方亦可治疗痢疾初起,腹痛难忍,或作胀闷,里急后重者。通过苦寒泻下,达到清热解毒,荡涤肠中积滞,排除肠中毒素,体现了"通因通用"的治则。加清热解毒的黄芩、黄连,柔肝止痛的白芍,疗效始佳。

3.《拔萃方》顺气散(即本方) 治中消,热在胃而能食,小便赤黄,用此方微下。至不欲食而愈。亦治宿食。是用本方泻热导积,达到愈病目的的。

4. 热邪传里,但脘痞、腹胀、便结者,宜小承气汤。

[歌括] 小承气汤治便秘,胸腹痞胀最适宜,

枳实泄痞朴宽胀,大黄泻下勿迟疑。

调胃承气汤(《伤寒论》)

[组成] 大黄 12g 芒硝 12g 炙甘草 6g

[用法] 先煮大黄、甘草,汤成去渣,入芒硝再煮一沸,少少温服,或 1 次服完。

[主治]

1. 阳明燥热,大便秘结,舌苔黄燥,脉象滑数。

2. 热结阳明,蒸蒸发热,或谵语,或心烦,或胸中痛,苔黄而燥,脉滑而数。

[证析] 大便秘结是本方主证,由此而知病位在肠;兼见舌苔黄燥,脉象滑数,病性属于实热;再察津气盈虚,苔燥便结都是津伤现象,所以此证属于热结阳明的津虚肠燥。邪传阳明,化热伤津,燥屎结于肠中,故便秘。若主证不是便秘,而是蒸蒸发热、谵语、心烦、胸中疼痛,则是气郁化热结于肌腠所致。蒸蒸发热,愈按愈盛,是阳明发热特征;热郁胸中,无从发泄,壅滞不通,故心烦、疼痛;热从三焦上攻于脑,神失清明之常,故谵语。

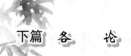

[病机]　热结阳明。

[治法]　清热泻结法。

[方义]　有形之积或无形之热结于阳明，均宜清热泻结，通其窒塞，导热下行。燥屎坚结，非芒硝、大黄不足以软其坚、泄其热，故用二药以清之泻之；恐芒硝、大黄过于猛峻，故佐甘草之甘以缓之。对肠中燥结而无痞满之证，投此最为合拍。若用此方清泻无形之热，即《内经》"热淫于内，治以咸寒，佐以苦甘"之义。方用芒硝咸寒除热，大黄苦寒荡实，甘草之甘以缓芒硝、大黄之势，勿使速下而收留中泄热之功，方名调胃，殆即此意。

此方与大承气汤、小承气汤虽然同治便秘，但在应用时略有区别。痞满而燥实不甚，用小承气汤；燥实而不痞满，用谓胃承气汤；痞、满、燥、实全具，用大承气汤。

《伤寒论》用此方共八条，或治发热，或治谵语，或治心烦，或治胸中痛，并无一条言及便秘，可见便秘是后世医家的发展应用。本方以原著为依据另立一条主治，意在说明此方所治并不限于便秘，学者识之。

[应用]

1.《东垣试效方》云："调胃承气汤治消中，渴而饮食多。"消中是三消之一，以消谷善饥、食量倍增为特征，是肝胆疏泄太过的病理改变。用此方清热利胆，恢复肝胆疏泄之常，是其宗旨。或问：历代医家从未言及此方能够清热利胆，在此提出有何根据？根据有二：①大陷胸汤能治肝胆系统病变的急性胰腺炎，已为临床证实，而大陷胸汤即芒硝、大黄与甘遂同用，彼能治疗胆胰疾病，此当亦能治。②大柴胡汤是治胆经实热的主方，方中有大黄；小柴胡加芒硝汤亦是治疗胆经热证的主方。方中即有芒硝，可见芒硝、大黄并非专走胃肠，仲景亦尝用来治疗肝胆疾病。消谷善饥是胆胃郁热，且胰分泌过旺使然。以此泻热通肠，使其下出，正合此证机理。

2.《口齿类要》云："调胃承气汤治中热，大便不通，咽喉肿痛，或口舌生疮。"热壅上焦而兼便秘，正宜用此釜底抽薪，导热下行。

3.《玉机微义》调胃丸治齿痛出血不止，也是上病下取，釜底抽薪之法。

4.《外科枢要》破棺丹（即本方为末，炼蜜为丸）治疮疡热极汗多，大渴便秘，谵语发狂。体现清热解毒，内疏壅滞法则。

5.此方亦治阳明腑实不通，导致太阴肺气不降的气喘，这一用法既是脏病治腑的实例，也是上病下取的治法。方名调胃承气，是言通过调胃能够承顺肺气下行。

[化裁]

1.大黄甘草汤（《金匮要略》）　即本方去芒硝。治食已即吐。用本方导肠中壅闭以止上逆的呕吐，即欲求南熏，先开北牖之意。

2.桃仁承气汤（《通俗伤寒论》）　即本方加桃仁、五灵脂、生蒲黄、鲜生地黄、犀角汁（现水牛角汁代）。治蓄血发狂，小便利，大便黑。体现急下肝胃瘀热法，也与桃核承气汤治下焦蓄血同理。

[歌括]　调胃承气硝黄草，阳明燥热此方珍，

上部实热若投此，釜底抽薪义蕴深。

复方大承气汤（《中西医结合治疗急腹证》）

[组成]　炒莱菔子30g　厚朴15g　枳实9g　桃仁9g　赤芍15g　大黄（后下）15g

芒硝(冲服)5～15g

[用法]　水煎成200ml药汁,分2次服。

[主治]　急性肠梗阻,突然脘腹胀痛,并有阵发性绞痛,呕吐不能食,大便秘结。

[证析]　此方是治疗急性肠梗阻的方剂。病位在肠,病性属实。若从气血津液辨证,此证是因肠结不通引起气滞血瘀。肠道为传化之府,司饮食的传送、消化、转输。其生理特点是:泻而不藏,动而不静,降而不升,实而不能满,以通降下行顺。如果突然肠结不通,通降之机受阻,气血瘀滞,即呈痛、呕、胀、闭。

[病机]　肠结不通,气血受阻。

[治法]　攻下通肠,行气活血法。

[方义]　五脏六腑宜通,肠道阻塞,法宜攻下,恢复通降之常;气血不通,又宜行气活血,使其通畅。方用芒硝、大黄攻下通肠;枳实、厚朴、莱菔子泄痞宽胀,降气行津;桃仁、赤芍、大黄活血行瘀,共呈攻下通肠,行气活血功效。使腑气得通,气血流畅,则痛、呕、胀、闭等证可解。

此方要旨在于通其肠道,开其窒塞,肠道得通,诸证才能缓解。虽然展现了气血津肠齐通的配方法度,通肠才是最终目的。

[应用]　本方只适用于一般肠梗阻,气胀较重者。

[歌括]　新订复方大承气,肠道梗阻病情急,

　　　　桃仁赤芍莱菔子,枳朴硝黄通肠结。

一捻金(《医宗金鉴》)

[组成]　生大黄　黑丑　白丑　槟榔　人参各等分

[用法]　五药共为细末,每次用少许,蜜水调服。

[主治]　初生小儿,热壅胃肠,传导失职,大便不通,腹部胀满,烦躁多啼,或不吮乳,面赤唇红,口舌干燥,指纹青紫。

[证析]　此属热壅胃肠,传导失职所致。胎中受热,热壅胃肠,传导失职,故大便不通;腑气不通,气滞不行,故腹部胀满;肠中壅滞,胃气不能下行而上逆,故吐乳;余证均属热象,可为病性属热诊断依据。

[病机]　热壅胃肠,传导失职。

[治法]　通便逐瘀法。

[方义]　热壅胃肠,传导失职,法宜通便逐瘀,使其通畅。方用大黄、二丑、槟榔泻下通肠,利气逐水,使肠中秽浊尽去,则大便通而腹满除,胃气顺而吐乳愈。四药猛峻,不用则秽恶不去,用又恐损正气,故以人参益气,驾驭诸药,成为有制之师,所以配伍较为完善。

此方选药精当,思维缜密。大黄、二丑、槟榔均有通便作用,反映了集中优势兵力解决主要矛盾的组方特点。槟榔有利气之功,二丑有逐水之力,大黄有行血之效,又分别顾及气血津液三个方面,既反映了气血津液宜通的生理特点,又反映了一药多用的选药特点。加入一味人参顾护正气,又体现了祛邪护正的配伍形式。学古方当于此等处细为揣摩,才能从中获益,做到用药少而作用全的制方要领。

[应用]　可以用于两个方面,一是吐乳,一是大便不通。但须注意,小儿大便不通,有因

先天畸形,肛门内合者,应手术治疗;吐乳有因寒而致者,当用理中之法,均非本方所宜。

[歌括] 一捻金是通便方,牵牛人参与大黄,

　　　　热壅胃肠呈吐乳,逐瘀通便即能康。

宣白承气汤(《温病条辨》)

[组成] 生石膏15g　生大黄10g　杏仁粉6g　瓜蒌皮6g

[用法] 水煎,分2次服。

[主治] 肺与大肠俱热,喘促不宁,痰涎壅滞,大便秘结,右寸实大者。

[证析] 此为温邪上受,由上焦顺传中焦,肺与大肠同病而设。肺与大肠为表里。温邪犯肺,气失宣降,肺津不布则痰涎壅滞,痰壅气逆则喘促不宁;脏病及腑,阳明热结则大便秘结;肺有痰热,故右脉实大。

[病机] 热邪壅滞,脏腑同病。

[治法] 宣肺通腑,脏腑同治法。

[方义] 此证虽以便秘为主,因其兼见痰喘,说明并非单纯腑实而是肺失宣降引起腑气不通,投以一般寒下方药显与病机不符。唯宜上宣肺气,下通地道,脏腑并调,于证始惬。本方以石膏清泄肺热,瓜蒌壳降火涤痰,二药去热痰壅滞。杏仁宣降肺气,气得宣降则津随气布而不凝聚为痰,津随气下则肠道不燥肺气不逆而喘促可平,腑气顺降而大便自通。复用大黄泻热通便,共呈宣肺通腑之法。此方瓜蒌壳、杏仁虽然重在宣降肺气,但因通过宣降肺气有助于腑气通调,治上即可治下;大黄虽然重在泻热通便,但因通过泻下亦有助于肺气下行,治下即可治上,反映了脏腑合治的配方法度。

[应用] 以痰喘而兼便秘为其辨证要点。痰多可加葶苈增强泻肺行痰功效。

[歌括] 《条辨》宣白承气汤,瓜蒌膏杏与大黄,

　　　　痰涎壅肺肠燥结,宣肺通腑即能康。

凉膈散(《太平惠民和剂局方》)

[组成] 大黄　朴硝　甘草各600g　山栀仁　黄芩　薄荷叶各300g　连翘1200g

[用法] 上为粗末,每服9g,入竹叶7片,蜜少许,水煎,食后温服。若作汤剂,按比例减其量。

[主治] 脏腑积热。发热口渴,面热头昏,唇焦咽燥,烦躁不宁,谵语狂妄;口舌生疮,舌肿;颔颊结硬;鼻衄;咽痛;目赤;兼见便秘溺赤,舌质红,苔干黄,脉滑数。

[证析] 五官为五脏门户,证象见于眼、鼻、口、舌,说明此证涉及肺、脾、肝、心各经,原著称为脏腑积热,绝非夸大其词。其余发热、口渴、唇焦、咽燥、便秘、溺赤、舌赤、苔黄、脉数,都是热盛津伤现象,说明此证病性属热。所治证候涉及所有脏腑,只有病在气分范围才有如是之广。气分是指热在三焦,三焦内联五脏六腑,外通肢体毛窍,是津气运行之道。温邪上受或寒自表入,客于气分,气郁化火,灼伤津液,遂呈一派热盛津伤证象;热从三焦上攻头脑,攻于某经,即见某经窍隧证象;气病及血,干及心肝两经血分,迫血上溢,遂呈鼻衄。其基本病理是:外邪相侵→气郁化热,弥漫三焦→出现诸证。

[病机] 脏腑积热。

[治法] 清热解毒,上清下泄。

[方义]　气分热炽,毒火鸱张,若不使用清热解毒之品,不能消除致病原因;热邪壅盛,又宜因势利导,为热寻求出路,此证阴津已亏,唯宜散热于外,泻热于内,故宜上清下泄,挫其热势。方中栀子、黄芩、连翘、大黄泻火解毒力量甚强,可以消除致病原因,病因消除,热势亦就随之缓解。重用轻清的连翘、薄荷与竹叶疏散风热,可使热从表散;大黄、芒硝泻热通腑,得甘草、白蜜甘以缓之则留中泻热,体现上病下取,釜底抽薪之法。李濂所著《医史》曾谓:"血隧热重,须用硝黄"。热邪波及心肝血分,迫血上溢而呈鼻衄,壅滞头面而呈面红、目赤诸证,得泻热通腑的芒硝、大黄,又能使血分之热经胆道下行,可见芒硝、大黄能够两清气血。诸药合用,能呈清热解毒,上清下泄之效。

[应用]

1. 此方治疗脏腑积热,任何一经都可应用,尤以上中二焦热证为宜。芒硝、大黄之用,在于上病下取,釜底抽薪,并非专为便结而设,故大便不实而胸膈灼热如焚者,亦宜用之。

2. 《河间六书》谓"嗽而呕者,加半夏半两,每服生姜三片同煎;淋者加滑石四两,茯苓一两去皮;风眩加川芎半两,石膏三两,防风半两,桔梗半两;表里热加益元散(滑石、甘草、辰砂)效速"。以上加法说明此方亦能治疗肝肾热证,风眩、淋证即其证象。

3. 临床报道以此方加味,治疗喉痹 58 例、支气管扩张咯血 30 例,有较好疗效。

4. 大叶肺炎,可用本方清热,解毒,釜底抽薪。

[歌括]　凉膈散中硝黄草,栀芩翘薄竹叶齐,
　　　　脏腑积热须凉泻,釜底抽薪病可愈。

加味凉膈煎(《通俗伤寒论》)

[组成]　焦栀子18g　黄芩10g　连翘10g　薄荷10g　大黄6g　芒硝6g　枳实10g
甘遂(煨)2g　葶苈子10g　白芥子6g　鲜竹沥2瓢　生姜汁2滴

[用法]　水煎去渣,加入竹沥、姜汁和服。

[主治]　痰火壅肺,发热,鼻煽气热,咳嗽痰多,喉中痰鸣,胸腹胀满,便秘,甚则喘胀闷乱,苔黄腻,脉滑实。

[证析]　咳嗽痰多,喉中痰鸣,胸膈胀闷,病位在上,是肺失宣降,痰水壅滞之象;腹满便秘,病位在下,是肠中燥结,传导失常之征,两组证象同时出现,当是肺与大肠同病。兼见发热、鼻煽气热、便秘,病性当然属热。综上,此证属于痰火壅肺,肺失宣降机理。多因温邪受自上焦,肺气宣降失调,以致气郁津凝而生痰嗽,津不下行而呈便结。

[病机]　痰火壅肺。

[治法]　清热解毒,下痰通便法。

[方义]　此方由凉膈散加味而成。山栀、黄芩、连翘、薄荷清宣风热于上,大黄、芒硝荡热去积于下,上清下泄,旨在解毒祛邪;配伍枳实下气消痞,甘遂、葶苈子、白芥子、竹沥、姜汁涤痰逐饮,旨在利气行津,决其壅滞。俾病因消除,津气流通,庶可转危为安。此证病情危急,利在峻攻,"若畏其峻险而不用,仍以疲药塞责,则百不一救一矣。"

[应用]　痰火壅肺可用此方。

[歌括]　加味凉膈大黄硝,栀芩枳实薄荷翘,
　　　　甘遂葶苈白芥子,竹沥姜汁力偏骁。

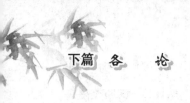

陷胸承气汤 (《通俗伤寒论》)

[组成]　瓜蒌仁(杵)20g　半夏 10g　黄连 3g　枳实 5g　生大黄 10g　风化硝 5g

[用法]　水煎服。

[主治]　痰热结胸,阳明实热,胸膈满痛,甚则神昏谵语,腹痛便秘,舌苔黄,脉滑数。

[证析]　胸膈满痛是津液凝结,痰热互结之象;腹满便秘是津液亏损,肠道失濡之征。痰热结于胸中则呈胸膈胀闷而痛,甚则上蒙清窍而呈神昏谵语;上焦不通,津液不下,大肠失濡,则腹满便秘;何以知为痰热互结,从苔黄脉滑知之。

[病机]　痰热互结肺与阳明。

[治法]　涤痰宽胸,泻热通便法。

[方义]　上有痰热互结,下有肠燥便秘,只开痰热互结则燥结不行,单泻阳明腑实则痰热不去,唯有上开痰火,下通壅闭,上下兼顾,才能两全。故方用瓜蒌仁、半夏之辛滑开降,宽胸涤痰;枳实、黄连之苦辛通降,消痞泄满;大黄、芒硝之咸寒沉降,泻热通肠,体现涤痰宽胸、泄热通便之法,使痰火一齐通解而诸证可愈。

此方瓜蒌仁清热涤痰,亦可滑肠通便;芒硝、大黄泻下通便,亦开痰火下行之路,分看各有所主,合看又上下兼顾,选药较为恰当。若从津气盈虚观之,有行气的枳实,燥湿的半夏,化痰的瓜蒌仁,寒泻的芒硝、大黄,是侧重涤除胸中痰热之方。

[应用]

1. 痰热壅肺,咳嗽有痰,兼见便秘,可用此方加杏仁、黄芩、连翘、鱼腥草。

2. 痰热结胸,胸痛不甚,兼见便秘,可用此方加柴胡、黄芩。

3. 痰热互结,心下急痛(急性胰腺炎),可用此方加柴胡、黄芩、木香、桃仁、赤芍。

[歌括]　陷胸承气用瓜蒌,开胸散结涤痰优,

夏枳硝黄黄连配,痰热互结此方求。

犀连承气汤 (《通俗伤寒论》)

[组成]　水牛角(磨汁)20g　金汁 30g　生地黄 18g　黄连 3g　枳实 5g　生大黄 10g

[用法]　先煮生地黄、枳实、黄连,后下大黄,汤成去渣,与牛角汁、金汁和匀,分 3 次,微温服。

[主治]　热结阳明,上蒸心包,神昏谵语,甚则不语如尸,大便秘结,舌质绛,苔黄燥,脉数有力。

[证析]　大便秘结,病在阳明,昏谵不语,病在心包,两组证象并见,当是阳明厥阴同病;便秘而见昏谵,病性自然属热;舌绛为营阴被劫,便秘是津液受伤,若从气血津液辨证,当是阴津亏损。综合上述,此证属于热结阳明,上蒸心包,内陷营血机理。温邪上受,首先犯肺,气分热盛津伤,肠中为之燥结;邪热上蒸于脑,内陷心营,神失清明之常,遂见神昏谵语,甚至不语如尸。

[病机]　热结阳明,上蒸心包。

[治法]　清营解毒,泄热通腑法。

[方义]　神昏谵语,本应芳香开窍,启其蒙蔽,此证因有便秘,却非所宜。因为热毒炽盛,上蒸心包,才是导致昏谵的根源,只有通过清营解毒,泄热通腑,使热去毒解,头脑才得清

灵。此方以大黄、黄连凉泻气分邪热,加入金汁,清热解毒功力为之增强。大黄泻下之功不是单纯针对阳明腑实,得降气的枳实相助,可使热随气降,又有釜底抽薪之义。邪热由气入营,故用水牛角清营解毒;营阴为热所灼,故用地黄凉血救阴,六药同用,能呈清营解毒,泻热通腑功效。

此方重在通过泻热治疗神昏谵语。设昏谵甚者,也可清热开窍为主,泻下为辅,绝非一成不变。如《温病条辨》所谓"邪闭心包,神昏舌短,内窍不通,饮不解渴者,牛黄承气汤主之",即以大黄煎汤送服安宫牛黄丸。这种用法即以开窍为主,兼通其便。

[应用]　神昏谵语而又便秘,可用此方。但又必须灵活,不可墨守成规。或用本方单纯泻热,或用牛黄承气汤开窍与泻下同施,才能收到效果。

[歌括]　犀连承气枳大黄,生地金汁合成方,
　　　　　昏谵便秘同时见,泄热通腑庶能康。

增液承气汤(《温病条辨》)

[组成]　玄参 30g　生地黄 25g　麦冬 25g　大黄 10g　芒硝 5g

[用法]　水煎,分 3 次,先服 1 杯,不知,再服。

[主治]　温病,热结阴亏,燥屎不行,下之不通者。

[证析]　此属津虚燥结机理。温病最易伤阴,热入中焦,伤阴耗液,水不足以行舟,故结粪不下。何以知是水不足以行舟?从热性病程之中出现便秘而又"下之不通"知之。

[病机]　津虚燥结。

[治法]　增水行舟法。

[方义]　此证已用下法不能奏效,显然不能再用单纯泻下之方,唯宜滋阴增液,补充受损阴津,稍佐泻下药物,通其燥结,滋阴与通便双管齐下,始合此证机理。本方体现以增液为主,泻下为辅的配伍形式。是由生地黄、玄参、麦冬组成的增液汤加芒硝、大黄而成。增液汤滋阴增液,芒硝、大黄泄热通便,合而用之,能呈"增水行舟"之效。对于热结阴亏的阴虚便秘,投此可谓合拍。

本方生地黄、玄参、麦冬均为滋阴增液之品,并非泻下药物,用此方治燥结不通证候,是"以补药之体,作泻下之用",观吴鞠通单用增液汤通便,自知其义。加入芒硝、大黄,是寓泻于补,补泻兼行的配伍形式。

[应用]

1. 本方主要用于热结阴亏的便秘。若偏于阴亏液竭,燥屎虽然不行而中无所苦,宜用增液汤增水行舟;如热象显著而未大亏,宜用调胃承气汤泻热存阴,三方各有侧重,用时宜审。

2. 痔疮日久,大便燥结不通,属热结津亏者,亦可使用。

[歌括]　增液承气用地黄,玄麦硝黄合成方,
　　　　　热盛津伤肠燥结,增水行舟效力强。

新加黄龙汤(《温病条辨》)

[组成]　生地黄 15g　玄参 15g　麦冬 15g　海参(洗)2 条　生大黄 10g　芒硝 3g　生甘草 6g　人参(另煎)5g　当归 5g　姜汁 6 匙

[用法]　水煎,和人参汁、姜汁,分3次温服。

[主治]

1. 热实正虚,津枯便秘,下之不通者。

2. 阴枯津乏而有结实当去者。

[证析]　温病热传阳明之腑,致成内实,于法当下,如果下之不通,究其原因有二:一是正气已虚,肠道鼓运无力;二是津液虚乏,"无水行舟"。

[病机]　正虚邪实,腑气不通。

[治法]　扶正祛邪,滋阴通便法。

[方义]　此证已施攻下而下之不通,自然不宜再用一般下法,应当针对正虚不能鼓运和阴亏液竭这一基本病理,配伍补气养血,滋阴增液之品,才是正确的治疗方法。也只有通过补虚增液等治疗措施,才能协助芒硝、大黄达到通便目的。此方即为上述机理而设,体现扶正祛邪,攻补兼施法则。热积当攻,故以芒硝、大黄、甘草泻热导积,荡涤肠中积滞;热盛津伤,阴亏液涸,故配生地黄、玄参、麦冬养阴滋液,增水行舟;邪气虽实,正气已虚,若单攻邪,不仅无效,反而更伤正气,故配人参益气,当归、海参养血滋阴,与前药共呈攻补兼施之效;佐姜汁宣通胃气,有枳实、厚朴降泄之功而无苦燥之嫌,深合本病机理。

[应用]

1. 温病热入中焦,阳明腑实而津气大虚,虽然未经攻下,亦当邪正兼顾者。

2. 已投攻下而下之不通者。若无海参,可以减去不用,气虚较甚,人参剂量可以增加。

[歌括]　新加黄龙用海参,玄麦生地硝黄呈,

　　　　参归姜草扶正气,攻补兼施法可循。

苦寒泻下法共选11方。三承气汤是下法之祖。大承气汤以痞、满、燥、实为主证,是阳明燥结,阻滞气机,故于芒硝、大黄之外配伍枳实、厚朴行气。此方又能治疗"腹满不减",热病致痉,宿食停胃,下利,恶露停留,热厥,胆腑热结,火热上攻等证,展示了本方有泻热、通腑、行气、活血、荡积、利胆等多种功能。小承气汤仍以痞、满、燥、实为主证,但因燥结不甚,故去软坚的芒硝。如果改变药量,又可变成治气滞胀痛的厚朴三物汤,治"支饮胸满"的厚朴大黄汤。调胃承气汤以热结阳明的便秘,或发热,或谵语,或心烦,或胸中痛为主证,可通有形积滞,可泻无形实热,故对热壅上焦之证亦可用此釜底抽薪。复方大承气汤由大承气汤加味而成,以痛、闭、呕、胀为特征,是治急性肠梗阻的新方;由于不是热入阳明而是突然梗阻,气血津液不通,故加活血行津之品。一捻金为治初生儿便结、吐乳之方;配伍二丑、槟榔兼行津气,人参防其正虚,是其特点。

五脏功能失调都可引起便秘,不能专责一脏;便秘又可兼见五脏病变,不能单施攻下,应该兼顾他脏;或以治疗他脏为主,仅以肠道为其邪热外出通路。宣白承气汤治肺气不降而喘,腑气不通而便秘;加味凉膈煎治证相同,更增涤痰逐饮药物,二方是肺与大肠合治法。陷胸承气汤治痰热互结于胸,故以小陷胸汤治上,芒硝、大黄治下,展示了阳明与少阳同治的配方法度。犀连承气汤治热结阳明,上蒸心包,神昏谵语。故用牛角凉血解毒,生地黄凉血救阴,体现

清营解毒,泄热通腑之法,也是通腑兼治心营的实例。增液承气汤以津虚肠燥作为施治对象,故配增液汤体现增水行舟之法,也是通腑兼滋肾水的结构。新加黄龙汤更于上方加海参滋阴,当归养血,人参益气,自然是为正虚邪实而设。综上可见,泻下一法不能单纯视为通便之方,更不能限定便秘不兼见他脏证象,明白这点,才知下法有其广泛用途。

四、寒凝积滞—温阳导滞

寒凝积滞,是指脾肾阳虚,肠失温煦,肠道麻痹,或津凝不布的病变。

温阳导滞,是据寒凝积滞病机拟定的治法。

【适应证候】　以便秘为其主证;以兼见喜暖畏寒,面色无华,舌淡脉迟,为其病性属寒辨证依据。

【病理分析】　此证多因阳气不足,温煦无权,寒从内生,凝滞肠道而传导无力;或阳虚不能化气,水津不布而肠道燥涩。阳气不足虽然泛指三阴,肾阳虚衰才是引起虚寒便秘的主要原因。肾命为阳气根本,命门火衰,不能温煦肠道,可以引起肠道麻痹,传导无力;若肾阳虚损,气化失司,水精不能四布,五经不能并行,其他部分出现水湿停留,肠中反见大便燥结,此即阳虚便秘的基本病理。

【立法组方】　阳虚寒凝,治宜振奋阳气,散其凝结之寒;导滞通肠,行其已停之积。是以本法常以干姜、细辛、肉桂、附子为主,适当配伍泻下药物而成。如大黄附子汤、温脾汤等即属此种配伍形式。

本法常以芒硝、大黄与干姜、附子同用。芒硝、大黄是寒性泻下药,用于热结便秘自然适宜,用治寒冷积滞,是以寒投寒,而与病性相反。若与辛热的干姜、附子同用,则芒硝、大黄苦寒之性去而泻下的作用仍存,虽用寒药治疗寒证也无妨碍,此即方剂配伍中"去性取用"的配伍形式。不过,在配伍本类方剂时,要注意辛热药与寒凉药间的比例,辛热药的剂量和数量应多于寒凉药,才能达到"去性取用"目的。这种配伍法则,颇有实用意义。

上述配伍仅就一般常规而言,若不用泻下药,纯用温阳化气之方治疗便秘,才是真正治病求本的用药法则。余曾用真武汤、五苓散治疗大便秘结取得效果,表面看来似乎不可思议,其实就是肾失气化引起的水津不布机理。

本法亦可治疗久痢。与苦寒泻下法的治疗泻痢同属通因通用之法,仅有一寒一热之异。

【例方】

大黄附子汤《金匮要略》

[组成]　大黄 10g　制附子 30g　细辛 6g

[用法]　水煎,分 3 次服,1 日量。

[主治]

1. 寒实积聚,胁下偏痛,恶寒肢冷,脉沉弦而紧。

2. 寒积便秘。

[证析]　胁下偏痛是本方主证,究其致痛之机,是由寒邪凝结使然。寒主收引,其性凝敛,外寒相侵,经隧遇寒而挛急,气血遇寒而凝涩,聚于厥阴部位,阻滞不通,故胁下偏痛。其余脉证是为寒的辨证依据。综上,此证病在厥阴,病因属寒,病性属实,属于寒实积聚机理。

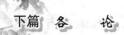

[病机] 寒实积聚。

[治法] 温通破结法。

[方义] 寒邪凝聚，非温不能散其寒；因寒成聚，气血不通，非通不能破其结，故宜温通破结，缓其挛急，通其气血。方用大黄入厥阴血分破其凝结，通其瘀阳；但大黄之性寒凉，显与病性不符，故用大辛大热的附子以温散寒邪，振奋心阳。通过温阳散寒之功，使寒邪散则经脉舒，虽本身并无直接解痉作用，却可达到缓解经脉挛急目的；通过振奋心阳之功能够增强血运，虽然本身并无活血作用，却可增强大黄行血力量。佐辛温而散的细辛，不仅协助附子温阳散寒，透邪达表，又能舒缓经脉而令阳气运行无阻，三药合用，能呈温散寒邪，解除挛急，疏通气血功效，俾寒邪散、经脉舒、气血通而疼痛止。

仲景诸方所用附子多为一枚，唯此方用至三枚，两倍于一般剂量。推求师意，一则用此温散凝结之寒邪，一则与大黄合用去大黄苦寒之性而存大黄行滞破结之用，一药身兼两职，故非重用不为功。若系寒热错杂，可减附子剂量，令其各自为政，并行不悖。

本方后世医家借治寒积便秘，亦有一定疗效。此证或因外寒入里，或因素体阳虚，阳气不运，肠道传导无力，故便秘。方用附子散其寒邪，振奋阳气；大黄去其积滞，通其壅阻，二药合用，是取附子温热之性以治寒，大黄泻下之用以去积。佐细辛温散寒邪，辛通气机，药仅3味而温通破结之法已备，故对上述寒结便秘有效。

[应用]

1. 本方用途有二：①治寒积便秘。②治痛证，疼痛以胁下、胸、腹偏于一侧为主，但亦不必拘泥。其他部位疼痛亦有宜于此者。究其疼痛原因，不外因寒而致经脉拘挛，同时引起气郁、湿痹、血瘀。此方大黄能够"破癥痕"，"调血脉，利关节"；附子长于温经散寒，除湿宣痹；细辛长于辛通气机，搜剔寒邪，故对寒邪凝结而致经脉挛急，气血津液运行障碍的疼痛，均投之有效。

2. 《方函口诀》说"此方主偏痛，不拘左右，凡胸下自胸胁至腰痛者宜之。凡顽固偏僻难拔之积，皆阴阳错杂，非常例所拘。"这里说明两点：①本方以治疼痛见长；②大黄与附子配伍能治顽固偏僻难拔之积。

3. 《类聚方广义》说"此方实能治偏痛，然不特偏痛而已，亦治寒疝胸腹绞痛，延及心胸腰痛，阴囊㿗肿，腹中时时有水声，恶寒甚者，若拘挛剧者，合芍药甘草汤。"进一步说明本方所治痛证，一是拘挛性疼痛，二是气血津液不通。

4. 《蕉窗杂话》治外伤会阴疼痛，"常致小便涓滴不通，只出少许血，先用桃核承气汤佳，若不效，可用大黄附子汤。此证用附子，通利极速。"这里说明了三点：①疼痛不发于胸、胁、腹部，而是外伤会阴。②方中大黄的作用是活血。③大黄得振奋心阳的附子推动血行，能够增强活血效力，故通利极速。

5. 《橘窗书影》说"一病人，腰脚拘急，痛甚，两脚挛急不能起，昼夜呻吟，余与芍药甘草辛附汤(本方合芍药甘草汤)，经二三日，痛全安。盖此证属寒疝，而寻常疝剂缓慢难奏效。余平日治寒疝，用此方及附子理中汤；治热疝，用四逆散加茴香、茯苓；及大柴胡汤加茴香、甘草，皆咄嗟奏效，古方之妙如此。"又云："一男子，左脚肿痛挛急，难以屈伸，数月不愈。医多以为风湿，余诊之曰：非热非痹，病偏在筋脉，乃合芍药甘草汤大黄附子汤服之，以当归蒸荷叶矾石为熨剂，数旬而愈。"说明此方长于治疗筋脉拘挛疼痛，与芍药甘草汤合用，尤有效验。

[歌括]　大黄附子细辛汤，筋脉挛痛效佳良，

气血因寒呈瘀滞，温通破结即能康。

温脾汤（《备急千金要方》）

[组成]　大黄 12g　附子 15g　干姜 10g　甘草 6g　人参 6g

[用法]　水煎服。大黄后下。

[主治]

1. 痼冷积滞，便秘，腹痛得温则快。

2. 下痢连年不止，腹痛属虚寒者。

[证析]　便秘而腹部喜温，腹痛而得温则快，自然属于寒积便秘。下痢连年，必然正气已虚；兼见腹痛，是因肠中积滞，传导失常。所以便秘与下痢的证象虽然不同，病机则同属痼冷积滞。

[病机]　痼冷积滞。

[治法]　温阳导滞法。

[方义]　此证虚寒是本，积滞是标，须以振奋阳气恢复肠道传导功能为主，稍佐泻下之品，去其已停之积，始与病机吻合。此方用四逆汤为基础，加人参、大黄而成。取附子、干姜温热之性以温中散寒，大黄泻下之用以攻积通滞，并配益气补虚的人参、甘草协助干姜、附子振衰起废，使寒邪去，积滞行，脾阳复，正气充，则诸证可愈。本方治久痢为通因通用法，可和寒下法的通因通用对勘。或从大黄清热解毒、消除病因及人参四逆益气温阳、补虚扶正去理解本方用药，也合久痢余邪未尽、正气已虚的机理。

[应用]　本方用于两个方面，一是阳虚便秘，腹痛喜温；一是下痢经年，余邪未尽，正气已虚。用于久痢尚可加入黄连、马齿苋、石榴皮等解毒止痢药物，增强疗效。

[化裁]

1. 温脾汤（《备急千金要方·十五卷》）　即本方减甘草，加桂心。治"积久冷热赤白痢"。较上方温阳散寒力量尤强，寒甚者可用本方。

2. 温脾汤（《备急千金要方·十三卷》）　即本方加芒硝、当归。治腹痛，脐下绞结，绕脐不止。与上两方相较，泻下补虚力量均有增强，温阳散寒力量则逊于以上二方。

3. 温脾汤（《普济本事方》）　即本方去人参，加桂心、厚朴。治"痼冷在肠胃间，连年腹痛，泄泻，休作无时"，此方重在温通。

[歌括]　温脾附子与干姜，人参甘草及大黄，

寒热并行兼补泻，温通冷积是良方。

温阳导滞法共选 2 方。都以治疗痛证为主，都具温通这一特点，都由大黄配伍干姜或附子而成，都有导滞通肠作用，是相同处。但因两方所治各有不同，使用大黄目的亦就随证异趣。大黄附子细辛汤原治寒实积聚的胁下偏痛。是因寒邪凝结引起血行不畅，配伍大黄，目的在于活血以通瘀阻。温脾汤本为下痢连年不止而设。是余邪未尽，正气已虚，方中大黄是用其解毒之功以祛余邪，泻下作用导邪外出。由此可见，两方配伍大黄都不是作通便之用，今将两方列于温下法中，只是扩大其应用罢了。

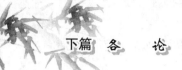

五、津枯肠燥—润肠通便

津枯肠燥，是指肠道津虚成为干涩的病变。

润肠通便，是据津枯肠燥病机拟定的治法。

【适应证候】 以平素大便干燥为主证；以兼舌干乏津，脉微呈细数为其津虚辨证依据。

【病理分析】 素体阴虚，或产后失血，或热病后期，热退身凉，津液虚乏，肠道失濡，成为大便干涩。

【立法组方】 此种阴津亏损之证，不可猛攻，唯宜缓图，施以润肠通便之法，庶可见效。常用麻子仁、柏子仁、桃仁、杏仁、肉苁蓉、生首乌等润肠药物组合成方，对因津虚而致便秘者，颇为合拍。方如润肠丸、五仁丸。若素体阴虚火盛，肠道干燥，以致肠中燥结，秘塞不通，则宜润燥与泻热兼顾，如麻子仁丸就是这种配伍形式。

若热病后期，阴津亏损，热退身凉以后，唯存大便秘结，又宜用生地黄、玄参、麦冬之属养阴滋液，以补药之体，作泻下之用。如《温病条辨》用增液汤治疗便秘，就是此义。吴氏指出："温病之不大便，不出热结液干"，此方是为液干之不大便立法，学者识之。（方见肾脏）

【例方】

麻子仁丸（《伤寒论》）

[组成] 麻子仁 30g 杏仁 15g 芍药 15g 枳实(炙)10g 厚朴(炙)15g 大黄 20g

[用法] 六味为末，炼蜜为丸，每服 10g，每日一、二次。若作汤剂，酌减其量。

[主治] 胃肠燥热，大便秘结，小便数多，或痔疮便秘，或习惯性便秘。

[证析] 本方证以大便秘结与小便数多同见为特征，反映了燥热与津虚同时存在的病变本质。胃肠的消化吸收功能，古籍归属于脾，所谓脾主运化即系指此。今因阳明燥热，运化水湿功能亢进，过于分利，于是肠中燥结与小便数多两种证象同时并见，此即《伤寒论》所谓"趺阳脉浮而涩，浮则胃气强，涩则小便数，浮涩相搏，大便则硬，其脾为约"的脾约便秘机理。

[病机] 肠热津虚，大便秘结。

[治法] 润肠通便法。

[方义] 燥热有余，法当泻其燥热；阴津不足，理应滋液润肠。补其不足，泻其有余，是组合本方宗旨。本方由小承气汤加火麻仁、杏仁、芍药、白蜜组成。小承气汤有苦寒泻下之功，在于泻肠中有余的燥热；火麻仁、杏仁、芍药、白蜜有滋液润肠之功，在于补肠中不足的阴津，通过泻热通便与润燥滑肠并举的治疗措施，使热去阴滋而大便自调。

此方是苦寒泻下与滋液润肠两组药同用的结构，首开润肠通便先河。润肠药中，既有富含油脂的麻子仁、杏仁，也有滋阴养液的芍药、白蜜，后世医家从中受到启迪，衍变成为润肠通便和增水行舟两类方剂。如以种仁为主组成的五仁丸和以滋阴为主组成的增液汤即是。此方将泻下与润肠两法融为一体，也是增液承气汤所师法的模式，由于增液承气汤证属于热盛津伤，所以枳实、厚朴不宜再用而应增强滋液之功，鞠通师古而不泥古，堪称善用古方楷模，学者若能细为揣摩，对古方变化蕴奥自然心领神会。

[应用]

1. 本方用于下述三个方面有效：①老人、虚人、产妇患阳明腑实当下而又不宜单纯泻下者。②痔疮患者需要保持大便滋润,不致擦伤痔疮者。③一般脑力劳动的人很少运动,常因肠道蠕动缓慢而呈便秘者,投此可以增强肠道蠕动,泻其燥热,增其津液,改善功能。

2.《济生方》用本方为丸,临卧温水送服,治疗"肾病水肿,光亮不能行,三服神验。"此方用杏仁开宣肺气,肺气得开则水道通调;枳实、厚朴疏畅气机,气机流畅则水随气行;白芍能缓肾系经隧挛急,挛急缓解则水道通而血行畅;大黄活血行瘀,改善肾的血液循环,尤具妙用。全方着眼于流通气血,恢复肾功,不用一味利水药而谓三服神验,此严氏匠心独运而远非一般医工所及。

[歌括] 麻仁丸是仲景方,麻杏枳朴芍大黄,

　　　　肠中燥热呈阴损,润肠通便效力强。

润肠丸(《沈氏尊生书》)

[组成] 当归10g　生地黄30g　桃仁10g　火麻仁15g　枳壳10g

[用法] 水煎服。或炼蜜为丸,每次服15g。

[主治] 虚人、老人、产后血虚阴亏,大便秘结。

[证析] 虚人、老人津血亏损,肠液枯少,传导艰难,故大便燥结难解。产后失血伤阴,每致液亏肠燥,大便秘结。两者发病机理均为阴虚津乏所致。

[病机] 血虚阴亏,大便秘结。

[治法] 润肠通便法。

[方义] 血虚阴亏,肠燥便秘,治宜滋阴养血,润肠通便。方中麻子仁、桃仁富含油脂,功能润滑肠道;生地黄、当归滋阴养血,润燥通便,尤为血虚阴亏所宜;配入枳壳行气,促进肠道蠕动,合而用之,能呈润肠通便功效。

此方是养血滋阴与润肠通便的结合。生地黄、当归是治本,麻子仁、桃仁是治标,尤妙在配枳壳以增强肠道传导功能,深合治疗便秘要领。

[应用] 以大便燥结难下余无所苦,舌瘦苔少为其辨证要点。产妇便秘尤宜投此。随证加生首乌、玄参、麦冬之属,亦符配方法度。

[歌括] 润肠生地与当归,桃仁麻仁枳壳随,

　　　　津枯肠燥大便结,润肠通便法宜依。

五仁丸(《世医得效方》)

[组成] 桃仁　杏仁　松子仁　柏子仁　郁李仁　陈皮各等分

[用法] 蜜丸,每次15g。

[主治] 津枯肠燥,大便艰难,以及年老、产后血虚便秘。

[证析] 津枯肠燥,是导致大便秘结原因;大便秘结,是津枯肠燥结果。之所以津枯肠燥,则因年老、产后津枯血燥使然。

[病机] 津枯便秘。

[治法] 润肠通便法。

[方义] 本方所用五仁皆富含油脂,最能润滑肠道,通大便而不伤津液;佐陈皮降气,助其下行;制以蜜丸,更能增强润下之功,是典型的润下通便方。

本方所选五药均系种仁,是借助油脂润滑肠道才能起到通便作用,所以只宜作丸,若作

汤剂则疗效不佳。

[应用] 适用于肠燥便秘,以及年老、产后的血中津虚便秘。加入当归、生地黄养血滋阴,枳壳调气行津,能够增强润下效力。若去方中的陈皮、桃仁、松子仁,加瓜蒌仁、火麻仁,改丸为汤,即五仁汤,用治肠燥便秘,疗效亦佳。

[歌括] 五仁丸内用陈皮,桃杏松柏郁李齐,
 肠燥津枯大便难,润肠通便效可期。

> 润肠通便共选 3 方。麻子仁丸是润下法的祖方,也是润下与泻下结合的配伍形式。通便力量强于其他二方。严氏用此方治疗肾病水肿,独具匠心。润肠丸开养血润肠之端,五仁丸纯用油脂润滑肠道,均有特色,宜留意。

六、肠道虫证——驱除肠虫

肠道虫证,是指各种肠虫引起的不同疾病。

驱除肠虫,是据肠道多种虫证拟定的治法。

【适应证候】 以蛔虫、钩虫、绦虫、蛲虫为其驱杀对象。

【病理分析】 所有证象均因虫生肠道所致,除钩虫可以引起津血发生病变以外,其余虫证都未出现气血异常。

【立法组方】 各种肠道寄生虫是疾病的根源,只须消除病源,一切证象即可消失,所以本法是专门针对病因施治的一种治法。现据不同虫证,分述如下:

蛔虫:寄生于小肠,常呈腹中嘈杂,脐周腹痛,时作时止,有索状包块,常吐清水,流涎,面黄肌瘦,或鼻孔作痒,睡中磨牙,面部有白色虫斑,唇内有粟状小点隆起,镜检粪便有蛔虫卵则是最确切的诊断依据。治疗蛔虫常以苦楝根皮、雷丸、鹤虱、川椒、乌梅、使君子、槟榔片等驱虫药为基础,适当配伍牵牛、大黄、芒硝等泻下药物以利排出虫体。代表方如化虫丸、槟榔散、万应丸。

钩虫:寄生于十二指肠及小肠上段,有上腹不适或隐隐作痛,面色萎黄,四肢无力,心悸气短,耳鸣眼花;甚至好食生米、泥土等异物;面部、手掌和全身皮肤呈蜡黄色,有轻度或重度凹陷性水肿。治此宜用青矾、白矾、苍术、厚朴等药组成燥湿杀虫方剂,如钩虫丸便是疗效十分可靠的方剂。

绦虫:古籍谓之寸白虫,以患者的粪便中常排出白色节片为特征。用南瓜子粉槟榔煎治疗有较好疗效。

使用驱虫、杀虫药物驱杀寄生虫,是完全针对病因施治的一种治法,病因一除,所有证象也就随之消失,既不需要调理脏腑功能,也不需要调理气血津液。所以本类方的结构较为简单。但不尽如此,也有最为复杂的结构,如乌梅丸即是(方见肝脏胆道驱蛔法)。

使用这类方剂应该注意两点:必须熟悉各类虫证的证象,才能施治无误,这是其一。严格控制药量,是其施治关键。少则无济于事,不能达到治疗目的;多则谨防中毒,人随虫亡,这是其二。

【例方】

钩虫丸(陈彰维方)

[组成] 栀子 10g 黄柏 10g 甘松 10g 甘草 10g 茅苍术 20g 茵陈 30g 青矾

（煅）20g　白矾（煅）10g

[用法]　共研细末，红糖为丸，早晚用白开水或米汤、油汤送服，七日服完。重患者可连服 4～5 剂。改为汤剂则效果欠佳。

[主治]　钩虫病，心悸，气短，面色肢体萎黄，或黄肿；或好食生米，泥土。亦治黄疸。

[证析]　本方以治钩虫病见长。心悸、气短、面色萎黄是血虚之象，导致血虚的原因，则因钩虫寄生于小肠，消耗大量阴血所致。此证应与黄疸鉴别：黄疸遍身眼目俱黄而无浮肿现象，此病黄色带白而眼目不黄，重者可呈全身浮肿。若欲诊断准确，可作粪便镜检，如有钩虫卵，即可确诊。

[病机]　钩虫病。

[治法]　燥湿杀虫，利胆退黄法。

[方义]　一切证象都是血虚表现，究其原因，则由钩虫引起。根据治病求本原则，只须杀虫拔其病根，一切证象也就随之消失。此方既可杀虫拔其病根，又可燥湿治其湿滞，体现标本兼顾的配伍形式。方中青矾（又名绿矾、皂矾）有燥湿杀虫止血作用，因其主要成分是硫酸亚铁，故又可治疗缺铁性贫血；白矾亦具燥湿杀虫止血作用，所差只是不能补血，二矾同用，不仅可以杀灭钩虫，制止肠壁出血，亦可燥湿醒脾，治其湿滞。辅以苍术燥脾除湿，甘松醒脾化湿，茵陈淡渗利湿，除湿力量为之增强。复佐栀子、黄柏清其肝胆郁热，甘草、红糖和中健脾，合而成方，能呈燥湿杀虫功效。因其肝胆并调，故亦可治湿热黄疸及胆经湿热。

此方为家严彰维公所制。过去当地患此病者极多，俗呼之为懒黄病，用此方治疗不下千百，少则二剂，多则四五剂即愈。用时须要注意两点：①必须制成丸剂才有效果，汤剂则不见效。②此药味道极怪，难于下咽，以米汤或油汤送服虽可减少怪味，仍然难吃，应嘱咐病人做成小丸吞服，不要多嚼。

[应用]　本方对钩虫病有特效。蛔虫、蛲虫投之亦效。亦可治疗肝胆湿热为患。黄疸型肝炎、湿疹瘙痒。

[歌括]　钩虫丸内用甘松，二矾苍术甘草同，
　　　　栀子黄柏茵陈入，红糖为丸建奇功。

化虫丸（《太平惠民和剂局方》）

[组成]　鹤虱 50g　胡粉（炒）50g　苦楝皮 50g　槟榔 50g　枯矾 12g

[用法]　共为细末，面糊为丸，每次 2～4g，温米饮下。

[主治]　肠道诸虫。蛔虫、钩虫、绦虫等。

[证析]　从略。

[病机]　肠道诸虫。

[治法]　驱杀肠虫法。

[方义]　此方所用诸药都有杀虫作用，鹤虱早在《唐本草》中即谓此物能治蛔虫、蛲虫，《日华子本草》更谓本品能杀五脏之虫而止疟疾，说明不仅肠道虫证可用，即五脏之虫亦可用之。胡粉又名铅粉，《神农本草经》谓其能"杀三虫"。苦楝皮所含苦楝素有驱虫作用，用于蛔虫、绦虫、蛲虫都有良效，对蛔虫的疗效尤为可靠，与山道年相比，则驱虫作用缓慢而持久。槟榔能杀绦虫、钩虫、姜片虫；枯矾也有杀虫作用。集五药于一

方,能呈很强的驱杀肠虫功效。唯前三药的毒性很大,应严格控制剂量,谨防中毒,慎之。

[应用] 用于蛔虫有较好疗效,其他虫证亦可应用。只宜作丸,以便控制剂量。

[歌括] 化虫丸可治诸虫,鹤虱铅粉白矾从,

苦楝皮与槟榔子,每服三克即见功。

苦楝杀虫丸(《药物图考》)

[组成] 苦楝皮 6g　苦参 6g　蛇床子 3g　皂角 2g

[用法] 共为末,炼蜜成丸,如枣大,纳入肛门或阴道。

[主治] 蛲虫。

[证析] 从略。

[病机] 蛲虫为患。

[治法] 杀灭蛲虫法。

[方义] 此方所用苦楝皮有很强的杀虫作用,苦参、蛇床子、皂角也有杀虫效果,制成蜜丸纳入肛门可以直接杀灭蛲虫。所用苦参有杀阴道滴虫之功,也有用蛇床子治阴道滴虫的报道,所以此方用于阴道滴虫亦当有效。若将苦楝皮的剂量增大成 15g,作成汤剂内服,单用即可驱除蛔虫。

方中苦楝皮的驱虫效果甚佳,据报道用本品治疗 20000 余例及川(苦)楝素片治疗约 5000 例肠蛔虫病,一般都在服药数小时或 2～3 天内排出蛔虫,以 24～48 小时排出者居多,排虫率 20%～100% 不等,大便转阴率 5.5%～92.8% 不等。

[应用] 蛲虫可用此方,蛔虫、滴虫也可使用。

[歌括] 苦楝杀虫用楝皮,苦参蛇床皂角齐,

蜜丸纳入肛门内,蛲虫为患此能医。

南瓜子粉槟榔煎(经验方)

[组成] 南瓜子(研粉)60～120g　槟榔 60～100g

[用法] 槟榔煎液,送服南瓜子粉,1 次服完,半小时后,继服泻剂。

[主治] 绦虫。

[证析] 从略。

[病机] 绦虫为患。

[治法] 驱除绦虫法。

[方义] 本方由南瓜子和槟榔两味组成。现代药理研究,南瓜子对绦虫有瘫痪作用,主要作用在绦虫的中段和后段;槟榔所含槟榔碱可麻痹绦虫神经系统,为驱虫佳品。由于两味药对绦虫都有麻痹作用,且一药作用于绦虫神经系统,一药作用于绦虫中后两段,故有满意疗效。

本方两药性味和平,剂量宜大,少则效果欠佳。服后宜继服泻剂,使虫体排出体外。

[应用] 应注意几点。新鲜槟榔较放置已久的效力大;槟榔煮前用水浸泡数小时,较即时煎者疗效高;服用泻剂较不服泻剂效果佳;槟榔与南瓜子合用不但对牛肉绦虫效果显著,而且对短小绦虫亦可提高疗效。

[歌括]　南瓜子粉槟榔煎，专治绦虫效不凡，

　　　　清晨空腹一次用，继服泻剂报平安。

仙鹤草根芽粉(《中华医学杂志》)

[组成]　仙鹤草根芽 250g

[用法]　将干燥根芽研成粉末，成人每次服 30～50g；小儿 0.7～0.8g/kg，晨空腹 1 次顿服，无需另服泻药。

[主治]　绦虫病。

[证析]　从略。

[病机]　绦虫为患。

[治法]　驱除绦虫法。

[方义]　此方首先发表于《中华医学杂志》，是驱除绦虫的有效新方。所用仙鹤草根芽为蔷薇科植物龙芽草的根芽，新苗萌发以前挖取，洗净晒干，研成粉末即得。仙鹤草的地下部分冬芽有驱除绦虫作用，体外实验发现其主要作用在于绦虫头节，4～7 分钟内即能抑制头节上的吸盘和顶突运动，使之很快失去活动能力；10～12 分钟后，颈节及体节亦停止活动。临床使用，其疗效与体外实验的结果相符。冬芽粉有导泻作用，用时不必另服泻药。

[应用]　用仙鹤草根全粉、浸膏及其提取物、仙鹤草酚结晶和粗晶片治疗 275 例绦虫，效果显著。

[歌括]　仙鹤根芽驱绦虫，研成粉末温水冲，

　　　　清晨空腹一次服，无需泻药即成功。

　　　驱杀肠虫共选 5 方，各有各的用途。钩虫丸以青矾、白矾为主药，对钩虫病有特效。此方不仅能治虫证，对胆经湿热亦有一定效果。化虫丸所用五药驱虫效力都强，除常用于蛔虫以外，钩虫、绦虫亦可使用。苦楝杀虫丸以苦楝皮为主药，除治蛲虫以外，也能驱除蛔虫。南瓜子粉槟榔煎与仙鹤草根芽粉则专驱绦虫，不作他用。

第五节　脾窍病变

　　口为脾系上窍，由口唇、口腔、牙龈、牙齿、舌体组成。舌属心系，将在心系讨论，本节只论口唇、口腔、牙龈、牙齿的发病机理及其治法。

　　口是脾系上端，故《素问·阴阳应象大论》说"脾主口"。《灵枢·经脉》指出，手足阳明经脉夹口环唇，分别络于上下牙龈。故唇口、牙龈归属脾系。肾主骨，齿为骨之余，牙齿则应归属肾系。唇口牙龈发生病变，当从脾系论治；牙齿发生病变，当从肾系论治。

　　少阳三焦位居半表半里，无处不有。机体内外有赖此条通道输送津气；心系血络，遍布全身，机体内外有赖此一网络输送营血。一切疾病，都是致病因素引起气血阴阳消长的病理改变。故应谨察气血津液盈虚通滞，据以施治，脾窍病变自亦不能例外。脾窍致病机理，以热郁阳明经脉最为多见，阴虚火炎次之，脾肾阳虚，气不摄血，血不归经，则间亦有之。本节

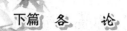

只列热郁经脉，阴虚火炎，脾肾两虚三种致病机理。

一、热郁经脉——清宣郁热

热郁经脉，是指阳明经脉气血郁结化热的病理改变。

清宣郁热，是根据热郁阳明经脉拟定的治法。

【适应证候】 以唇口牙龈红肿、溃烂、出血为主证，兼见舌红、苔黄、脉数，为其病性属热辨证依据。

【病理分析】 阳明经脉夹口环唇，络于上下牙龈。若因外感风寒或过食辛热，行于经脉的气血津液为其所郁，气郁化热，津凝成湿，血充于络，壅于唇口牙龈，即呈红肿热痛。西医常将局部肿痛称为充血、水肿，实与中医气郁、津凝、血滞之说不谋而合。若湿热郁结腠理，黏膜因受湿郁热蒸，即呈唇口、牙龈溃烂。若血分之热偏盛，血郁血溢，即呈牙宣出血。由此可见上述证象是气郁、津凝、血郁的综合反映。

【立法组方】 治疗此证，法宜气血两清，挫其气郁所化之热；淡渗利水，通其羁留之湿；活血散血，行其营血之滞。故常选用黄连、黄芩之属，清热燥湿；生地黄、牡丹皮之流，凉血散血；茵陈、木通之类，利水行津，升麻、麻黄之类，发散郁阳，共奏气血两清，通调津血之效。方如分消湿热汤、凉血泻火汤；

【例方】

分消湿热汤（江泳方）

［组成］ 黄连 5～10g 生地黄 30g 牡丹皮 10g 当归 5g 升麻 10g 麻黄 10g 茵陈蒿 15g 木通 10g

［用法］ 水煎，去滓，分 3 次，温服。

［主治］ 唇口牙龈红肿、溃烂，舌边红，苔薄黄，脉微数。

［证析］ 唇口牙龈红肿溃烂，用脏腑辨证定位，病在阳明经脉；舌红苔黄，用八纲辨证定性，病性属热；红肿是充血水肿征象，用气血津液辨证定量，病性属实。风寒外袭或过食辛热，导致气郁化热，津凝成湿，血行不畅，郁于唇口牙龈，即呈唇口牙龈红肿、溃烂。

［病机］ 阳明经脉，湿热郁结。

［治法］ 气血两清，上下分消法。

［方义］ 红肿是因湿热郁结，内侵营血，治宜气血两清，分消湿热。方中黄连可清气分之热，生地黄、牡丹皮可清血分之热，三药相伍，气血两清之法备矣！红肿是因气血津液郁滞，又宜通其津血，才与机理相符。麻黄、升麻擅长宣发卫气从肌腠出表，既散已郁邪热，又杜阳气再郁。麻黄又有利水作用，得茵陈、木通渗湿行津，体现上宣郁热，下利水湿之法；再配当归行血通滞，则气血津液通矣！诸药协同，令其气血两清，津血通调，自然红肿可消，溃烂可愈，真良方也。

此方是由清胃散加味而成。加入麻黄宣发卫阳，既疏已郁之热，又免阳气再郁，其利水作用，又可祛其湿滞。余每遇湿热阻滞的口腔、牙龈、舌体糜烂，常加少量麻黄宣发郁结之阳气，利其停滞之水湿，往往应手而效。清胃散对热入血分及血郁成肿较为适合，对水肿则疗效欠佳，加入茵陈、木通补其缺欠，则其结构更臻完善。

［应用］ 宜于唇口牙龈红肿而苔微黄者。若苔腻口臭，还应加入白豆蔻、藿香、香薷之

属芳化湿浊,于证始惬。

[歌括] 分消湿热气血清,丹地连通合茵陈,

麻黄升麻疏气郁,佐以当归导血行。

凉血泻火汤(陈建杉方)

[组成] 升麻10g 黄连5～10g 生地黄30g 牡丹皮10g 青黛10g 大黄5～10g

[用法] 水煎,去渣,分3次,温服。

[主治] 牙龈红肿、疼痛、出血,或口唇红肿,大便秘结,舌红少苔,脉数。

[证析] 牙龈红肿出血,兼见便秘、舌红、苔少、脉数,是热郁阳明经脉,由气入血之象。气热伤津则便秘,血热郁结则龈肿,迫血妄行则出血,营阴受损则舌红。此证机理,属于热入血分,血郁血溢。

[病机] 热入血分,血郁血溢。

[治法] 凉血散血,釜底抽薪法。

[方义] 此方由清胃散加减而成。方中生地黄、青黛清营凉血,牡丹皮凉血散血,血因热迫而外溢,络因血充而红肿,得此可收止血消肿功效。热郁阳明经脉,故配升麻疏散郁热;热邪由气入血,故配黄连清泻胃火;热盛宜决其壅,故配大黄导热下行,六药同用,共奏凉血散血,釜底抽薪之效。

[应用] 以牙龈红肿出血为其用方指征。薛立斋谓:"湿热甚而痛者,承气汤下之;上下牙痛不可忍,牵引入脑,或喜寒恶热,脉洪数有力者,凉膈散倍酒蒸大黄泻之;大肠热而齿龈肿痛,清胃散。"本方以清胃散为其基础,由于是以出血为主;故去辛温活血的当归,加入青黛凉其血热,制止热迫血溢;再加大黄是仿承气汤、凉膈散二方导热下行,并兼活血消肿。

[歌括] 凉血泻火是新方,生地丹黛止血良,

黄连升麻清气热,釜底抽薪用大黄。

所列两方都为口唇牙龈肿痛出血而设,却有湿热郁结与纯热无湿之分。分消湿热汤证属湿热郁结,充血与水肿并存,故活血行津同时并举;凉血泻火汤证属纯热无湿,故单凉血消肿。前方配伍麻黄,于宣发阳气同时又有利水行津之功;后方配伍大黄,不仅导热下行,也有活血、止血作用,选药应当注意一药两用,于此可见一斑。

二、阴虚火炎—滋阴清热

阴虚火炎,是指肾阴亏损,阴不制阳,虚火上炎的病理改变。

滋阴清热,是据阴虚火炎机理拟定的治法。

【适应证候】 以牙齿松动疼痛为主证,兼见舌红少苔,脉象细数。

【病理分析】 津气共同运行于少阳三焦,分别温煦和濡润脏腑形骸,两者之间存在相须相制关系。津得阳温,才无凝滞之患;气得阴濡,才无化热之虞。如果阴阳一方有所亏损,失去平衡,即呈病态。阴虚不能济阳,则阳气化热;阳虚不能化津为气,则津凝变生痰饮水湿。此因阴津亏损,阳失阴济,化热上炎,致使牙齿为之松痛。阴津亏损与肺脾肾三脏有关,此证

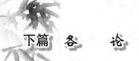
见于肾系所属牙齿,当是肾阴不足使然。

【立法组方】　此证有阴津不足病理存在,也有阳气化热病理存在,治宜滋其不足之阴,泻其有余之阳,才能使其阴阳平衡。故常选用生地黄、玄参之属滋其阴津,知母、黄柏之类清其虚热,方如滋阴潜阳汤、知柏地黄汤、变通玉女煎等。

【例方】

滋阴潜阳汤(自制方)

[组成]　生地黄 30g　山药 20g　麦冬 15g　山茱萸 10g　牡丹皮 10g　茯苓 15g　泽泻 15g　骨碎补 15g　牡蛎 30g

[用法]　水煎服。

[主治]　牙齿松动疼痛,舌红少苔,脉象细数。

[证析]　肾主骨,齿为骨之余。牙中髓质是由肾精化生,固于牙周肌肉有赖阴津充盈,牙齿是否坚固,与肾水阴精的盈虚休戚相关。是以齿牙松痛一证,用脏腑辨证定位,病在肾系;兼见舌红少苔,脉细微数,用八纲辨证审其寒热,病性属热;用气血津液辨证察其虚实,属阴津亏损。其机理是:肾阴亏损→阳失阴济,化热上炎;肌失津充,牙龈萎缩→牙齿松痛。

[病机]　肾阴亏损,虚阳上浮。

[治法]　壮水制火,镇敛浮阳法。

[方义]　齿牙松痛,是因虚阳上浮;虚阳上浮,是因阴津亏损。是故治宜壮水之主,始合治病求本原则。方用生地黄滋其肾阴,干山药滋其脾阴,麦冬滋其肺胃之阴,三焦阴津充盈,自可充实牙周之肌,并制偏亢之阳。虚阳上浮,单滋其阴,治法仍然未臻完善。故配牡丹皮之凉,清其虚热;山茱萸之酸,收敛浮火;生牡蛎之重,潜镇浮阳;茯苓、泽泻之降,引热下行,虚热下行则牙齿松痛之证可愈。《本草纲目》谓骨碎补能"入骨治牙";张锡纯谓"能引肾阳归肾",共奏壮水之主,镇敛浮阳功效。

薛立斋云:"肾经虚而(牙)痛者,六味丸加骨碎补。"《本草汇言》谓六味地黄丸加骨碎补能"治肾虚耳鸣、耳聋,并齿牙浮动,疼痛难忍。"本方加麦冬,既可滋其水源而令肾水充盛,又可清金润肺而令肺气肃降。再加牡蛎,介类潜阳,复有山茱萸收敛浮火,茯苓、泽泻引阳下行,骨碎补引阳藏肾,故较原方滋阴潜阳之力更强。

[应用]　齿牙松痛兼见微热者,可用本方。《雷公炮炙论》谓:骨碎补去毛用蜜拌蒸 12 小时,晒干捣末,猪肾为引空心吃,"治耳鸣"。可见本方对肾阴虚损的耳鸣也有疗效。若再加入磁石,可能更为理想。

[歌括]　滋阴潜阳地麦冬,山萸山药碎补同,
　　　　牡丹苓泽合牡蛎,牙齿松痛此方宗。

知柏地黄汤(《医宗金鉴》)

[组成]　生地黄 30g　干山药 20g　山茱萸 10g　牡丹皮 10g　茯苓 15g　泽泻 10g　知母 10g　黄柏 10g

[用法]　水煎服。

[主治]　齿牙不固,目赤肿痛,遗精梦泄,阳强易举,舌红少苔,脉象细数。

[证析]　本方所治诸证,属于肾阴亏损,阴虚阳亢机理。肾主水液,脏腑形骸都需阴津

濡润,才能进行功能活动;气血精液亦需阴津濡润,才能各成其用。少阳三焦,下联肾系,是津气共行之道。阴津要经这条通道才能到达全身;与阴津并行于三焦的阳气需要阴津滋润,才温而不热,阴阳相济。今因肾阴亏损,气失水濡而虚热内生,脏失水泽而诸证蜂起。

肾主骨,齿为骨之余。肾阴亏损,虚火上炎,故齿牙不固;水不涵木,热壅肝窍,故目赤肿痛;水不涵木,精隧紧张,肝之疏泄甚于肾主闭藏,故遗精梦交;肝系失水之濡,宗筋亢奋,故阳强易举。如何知道此证属于阴虚? 从舌红少苔知之。

[病机] 阴虚阳亢。

[治法] 滋阴清热法。

[方义] 肾阴不足,首当滋其不足之阴。故用生地黄补肾滋阴,怀山药、山茱萸固精敛气。虚火内生,又宜泻其有余之阳。故用知母、黄柏泻其相火,牡丹皮凉其血热。滋阴清热,双管齐下,正合《灵枢·终始》所说"阴虚而阳盛,先补其阴后泻其阳而和之"的治则。至于茯苓、泽泻之用,非为利水,实欲借其降泄作用引导虚热下行而已。

[应用] 以牙齿松痛,热象明显,为其用方指征。治疗目赤红肿,当察是否感受外邪。若系外感风热,宜用银翘散加千里光、大青叶;若系湿热,当用龙胆泻肝汤加少量大黄,均非本方所宜。治疗遗精梦交,阳强易举,应见舌红少苔,才可使用。

[歌括] 知柏地黄山茱萸,薯丹苓泽八味齐,

滋阴降火功兼备,阴虚阳亢是病机。

变通玉女煎(自制方)

[组成] 生地黄 30g 玄参 20g 麦门冬 20g 石膏 30g 知母 10g 牛膝 15g 骨碎补 15g

[用法] 水煎服。

[主治] 牙龈红肿,牙齿松痛,发热口渴,舌红少苔,脉大而数。

[证析] 牙龈红肿,热在阳明;牙齿松痛,病在少阴;发热口渴,是气分热盛津伤;舌红少苔,是血分营阴受损。综上,此证属于少阴不足,阳明有余。

[病机] 少阴不足,阳明有余。

[治法] 气血两清,胃肾同治法。

[方义] 少阴不足,阳明有余,法当滋其不足之阴,泻其有余之阳。方用石膏、知母清其气热,生地黄、玄参、麦冬凉血滋阴,五药既是胃肾同治,也是气血两清。牙龈红肿是因充血,故配牛膝引血下行;牙齿松痛,是因肾虚火炎,故配骨碎补引其浮阳下归于肾。二药虽非滋阴清热之品,却可令其肿消痛止。

[应用] 以牙齿松痛与牙龈红肿同见为使用此方指征。

[歌括] 变通玉女治牙疼,气血两燔是病因,

膏知地黄玄麦配,碎补牛膝八味呈。

本法所列 3 方,都为阴虚火炎的牙齿松痛而设。但因病位有胃肾之分,热势有轻重之别,配伍也就因证而异。滋阴潜阳汤证偏于阴虚而热象不显,故以滋阴为主,清热为佐。知柏地黄汤证是阴虚与阳盛并存,故宜滋阴降火,双管齐下。变通玉女煎以牙齿松痛与牙龈肿痛并见为其特征,故用石膏、知母清其

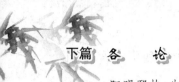

阳明邪热,生地黄、玄参、麦冬补充少阴阴津,同而不同,以此异趣。

三、脾肾两虚—脾肾双补

脾肾两虚,是指脾失健运,生化气血来源不足,肾阴肾阳亏损,生化气血功能减退的病理改变。

脾肾双补,是根据脾肾两虚拟定的治法。

【适应证候】 以牙龈萎缩,牙齿松痛,牙龈出血为主证,兼见头晕眼花,体倦乏力,面白舌淡,脉象沉弱。

【病理分析】 牙齿坚固,有赖牙床丰满;牙床丰满,有赖气血充盈。脾为气血生化之源,肾为气血生化之所。若脾失健运,则气血生化无源;肾功衰退,则气血生化不足,气血阴阳虚损,牙龈失阳气之温,阴血之濡,逐渐萎缩,遂致牙根宣露;齿牙失固,遂致松动而痛。牙龈渗血,是气不摄血或虚阳上浮所致。何以知为脾肾两虚?从头晕眼花,困倦无力,面白舌淡,脉象细弱知之。盖上述见证均属气血阴阳不足故也。

【立法组方】 气血阴阳不足,治宜补其气血阴阳,欲补气血阴阳,当从脾肾着手。脾为后天之本,是营卫气血生化之源;肾为先天之本,是气血阴阳生化之所。只有脾功健运,化生气血来源才不匮乏;肾功强健,生化气血功能才不衰惫。所以此法常常选用人参、白术、茯苓、甘草、山药、黄芪、大枣之类补气健脾,熟地黄、当归、芍药、川芎、山茱萸、枸杞子之流补血滋阴,并配肉桂、附子温补肾阳,助其气化。统编《中医耳鼻喉科学》治牙龈萎缩,用八珍汤、十全大补汤气血双补,行血通络,促进牙龈血行旺盛,牙龈气血充沛,可称精当。但因气血生化之机在肾而齿为骨之余,牙龈牙齿同病,若兼治肾,便更符合此证机理。盖牙齿松动出血,固然是因牙床萎缩和气不摄血所致,但其松痛亦有因肾阴虚损,虚火上炎;肾阳虚损,虚阳上浮而致者。薛立斋谓:"凡齿痛遇劳即发或午后甚者,皆脾胃虚热,补中益气(汤)下六味丸",即是从脾肾气阴虚损论治。"肾经虚寒而痛者,八味丸加细辛",即是从肾阳虚损论治。故从脾肾入手,古人早有先例。牙龈渗血,若是气阴两虚,气不摄血与阴虚火炎的迫血妄行同时存在,可用六味地黄丸加人参、黄芪、大枣。脾肾阳虚,牙龈萎缩,可用四君子汤合肾气丸。脾肾阳虚而见牙龈出血,可用黄土汤。上述诸方列入脾、肾两系和两脏同治三章,本法不再列方。

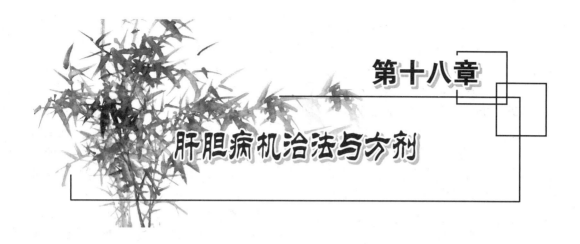

第十八章

肝胆病机治法与方剂

组织结构 肝胆系统是由肝、胆、筋膜、目窍以及所属经络五个部分组成。

肝胆位于右胁膈肌之下,左右两叶,右大于左。有贮藏血液、调节血量、分泌胆汁等功能。胆附于肝,与胆管、胰体、胰腺管等都是胆道系统组成部分。胆汁分泌于肝,输贮于胆,再经胆管输入小肠;胰液由胰体分泌,经过胰腺管输入胆道,再由胆总管注于小肠。胆属六腑之一,内贮精汁,与其他五腑传化糟粕有所不同,故又属于奇恒之腑。肝属厥阴,胆属少阳,少阳与厥阴为表里,是这一系统主体。

筋膜乃是人体重要组织,筋是膜之束聚,膜是筋之延展。由于它是肝胆系统组成部分,所以《素问·痿论》说:"肝主身之筋膜。"《素问·五脏生成》则说:"肝之合,筋也;其荣爪也。"然而必须明白肝系筋膜是由手厥阴心包延展而来,筋膜弛张运动,是由心包主宰。古人将其六脏六腑分成十二经脉,手足各有六经,为了便于叙述,遂以足经概括手经。由于代远年湮,今人逐渐淡忘,知足而不知手矣!

厥阴与少阳相表里,少阳包括手少阳三焦和足少阳胆经。手少阳三焦组织结构又包括膜原和腠理两个部分。膜原是筋延展部分,腠理是膜外组织间隙,《内经》称为"分肉"。膜腠无处不有,无所不包,外则布于皮里肉外,内则布于五脏六腑,上至巅顶,下至于足,随处异形,所在皆是,不似其他脏腑有其一定形态,所以《难经》谓其有名无形。由于三焦联系非常广泛,所以《灵枢·本输》称为"孤府",是"六腑之所与合者。"三焦是卫气升降出入之路,故《素问·痹论》说:"卫者,水谷之悍气也,其气慓疾滑利,不能入于脉也,故循皮肤之中,分肉之间,熏于肓膜,散于胸腹。"所谓分肉、肓膜,就是膜腠。由于三焦也是津液运行出入之道,故《素问·灵兰秘典论》说:"三焦者,决渎之官,水道出焉。"

《灵枢·五阅五使》说:"目者,肝之官也。"《素问·阴阳应象大论》又说:"肝主目,在窍为目。"肝与目存在两方面联系。从其组织结构言之,肝主筋而目为筋之窠;从其基础物质言之,目能睹物,全凭精血充盈,肝为藏血之脏,五脏六腑精气都要依靠血液营运才能上注于目。所以《素问·五脏生成》说:"肝受血而能视。"《灵枢·脉度》说:"肝气通于目,肝和则能辨五色矣。"

足厥阴肝经之脉起于足大趾丛毛处,沿下肢内侧上行,经腹股沟,入毛中,过阴器,抵少腹,上行挟胃,布于胁肋,再上额与督脉会于巅顶。足少阳胆经属胆络肝,眼外角、耳前后、颈侧、颌部、缺盆、腋窝、胁、肋、腹、膝、小腿外侧都是胆经循行部位。手少阳三焦经脉,起于小指与次指之端,沿上肢外侧上行,"上肩而支出足少阳之后,入缺盆,布膻中,散络心包,下膈,循属三焦,……其支者从耳后入耳中,出走耳前,过客主人前,交颊,至目锐眦。"肝胆系统发生病变,其经脉循行部位常出现相应证象,针灸上述经脉循行穴位,又可治疗肝系病变,所以肝、胆、三焦三经是本系统的组成部分。

生理功能 肝系生理功能较多,举凡卫气升发,血量调节,水津升降出入,胆汁分泌贮运,阴精生化藏泄,筋膜张弛运动,都与肝系紧密相关。换言之,精、气、血、津、液五类基础物质,能够正常营运于五脏六腑与四肢百骸,均赖肝系为其疏泄调节。由此看来,肝系生理功能所涉精、气、血、津、液各个方面,都与肝之疏泄功能有关,故以疏调为其机括。若再深入研究,肝之疏泄功能何以涉及精、气、血、津、液各个方面,却与肝主筋膜休戚相关。因为五脏六腑均由大小不同管道构成各个系统,这些管道是由肝系筋膜构成,乃是精、气、血、津、液五类基础物质升降出入通道。筋膜稍有改变(紧张、痉挛、松弛、破损、增生、硬化)即会影响气血正常流通,所以,肝之疏泄功能与其肝系筋膜有关。由于全身筋膜是由心包筋膜延展而来,所以心神之筋才是经脉弛张运动主宰。

发病原因 引起肝胆病变原因,既有外邪相侵,也有情志怫郁;既有本脏自病,也有他脏累及。外邪相侵途径有二:①寒邪从表入里,传入少阳、厥阴;或寒邪直中,厥阴受邪。②温邪自上而下,从上焦传入下焦,由气分传入血分。内伤致病也有两种情况:①本脏自病。肝司疏泄,性喜条达,最恶郁结,若情志怫郁或恼怒伤肝,经脉弛张异常,可由正常生理变成病理状态。②他脏累及。脏腑之间有相互协调和相互制约关系。如果某一脏腑功能失调,协调和制约关系遭致破坏,都可累及他脏发生病理改变。因此他脏有病累及肝脏较为常见。如肺失肃降,不能制约肝阳过亢,即呈金不制木;肾阴亏损,不能濡润筋膜,即呈水不涵木;脾胃虚弱,不能营养肝系,即呈土不荣木;心阳虚衰,血运不利,即呈肝血瘀阻等。

基本病理 由于肝有司疏泄、升阳气、藏血液、行水津、泌胆汁、主筋膜等功能,一旦发生病变,也就表现为肝气升发,血液贮运,胆液通调,水津敷布,筋膜和柔反常,从而反映出了气血津液盈、虚、通、滞,筋膜挛急、痿废、破损众多证象。

治法指要 治疗肝胆病变,①针对气血津液亏损、不通、太通三种基本病理改变施治。益气、温阳、养血、滋阴是补充气血津液,使其不亏;调气、活血、利胆、行津是疏通气血津液,使其不滞;敛气、止血、敛汗、涩精是固涩气血津精,使不外泄,反映了通、涩、补三大治法。②针对气机升降出入施治。肝气内郁而不外达,下陷而不上升,根据木郁达之治疗原则,使用疏肝药物,复其升发之常;肝阳上亢,升发太过,根据高者抑之治则,又宜平肝潜阳,抑其上升太过,反映了升降两大治法。③针对筋脉弛张施治。筋膜挛急而呈痉挛、抽搐、疼痛,宜柔肝以解其痉挛;筋膜松弛而呈瘫痪,宜泄浊以复其活力。肝脏治法虽然很多,总以疏调为其机括。

肝脏病变不能单纯使用肝脏治法和方剂治疗,审其确属他脏累及肝脏,当从他脏施治,这种治法是从脏腑间之整体联系考虑。同理,本脏治法和方剂亦不限于治疗肝胆病变。由肝系病变波及他脏者,证象虽见于他脏,病本仍然在肝,选用这些方剂从本施治,可以收到满意效果。只有从其整体出发思考问题,才能真正把握病情,胸有成竹,据以施治,才能获得较好效果。

第一节 寒 热 病 变

一、肝经虚寒—温肝祛寒

肝经虚寒，是指寒邪直中或自身阳虚引起肝系功能障碍或衰退病变。

温肝祛寒，是据肝经虚寒病机所拟的治法。

【适应证候】 常以胸胁胀痛，疝气，腹痛，月经不调，转筋，拘急，囊蜷阴缩，四末不温，指甲青紫；肢体倦怠，不耐疲劳，郁郁胆怯，干呕、头痛、眩晕为主证。这些证象涉及肝系各个部分和各种功能，但应兼见舌淡、苔白及脉象沉、迟、弦、细，才可确定为寒。

【病理分析】 引起肝寒原因有二：一是寒邪直中；二是自身阳虚。先就寒邪直中而言，肝经之脉循少腹，络阴器，布胁肋。寒邪直中，肝经受寒，影响气血流通，筋脉和柔，将会发生以下病变：①寒滞肝脉，气结不通而呈胸胁胀痛，疝气，腹痛。②影响肝系疏泄功能，不能正常调节血量，血脉凝涩，阳气不能随血达于四末而呈四肢寒冷，指甲青紫；妇女经期受寒，寒凝血滞，气血不通而呈腹痛、经闭，或成癥块。③引起筋脉挛急，产生疼痛。肝主筋膜，寒主收引，寒邪伤筋，筋脉挛急而呈头身掣痛，转筋腹痛，囊蜷阴缩。上述证候虽然涉及气血筋膜各个方面，但皆寒邪凝结使然。故《素问·举痛论》说："寒气客于厥阴之脉，厥阴之脉者，络阴器，系于肝，寒气客于脉中则血涩，脉急，故少腹相引而痛矣。"次就肝脏自身阳虚而言：肝系功能衰弱，阳气虚损，常表现为肢体懈怠，不耐疲劳，郁郁胆怯，四末不温，或津液凝聚影响筋膜而呈干呕、吐涎、头痛、眩晕，这类证候，发病较缓，多由逐渐形成。

根据寒则凝涩，热则流通，寒则收引，热则松弛物理特性，无论外寒相加还是自身阳虚，都要反映两个方面基本病理：①因寒引起筋脉收引，因筋脉收引而呈拘挛，以致转筋、囊缩、疼痛，这是结构系统病变。②因寒而引起基础物质运行不利，因气血津液阻滞而呈疼痛、经闭、干呕、眩晕，这是基础物质发生病变。两者之间又有不可分割的关系。结构系统发生病变，必然影响气血津液通调；气血津液虚滞，又必然影响结构系统发生病变，两者之间，互为因果。上述干呕、眩晕、疼痛都是两者发生病变的综合反映，是明显例证。

【立法组方】 治疗肝寒证候，宜选用川椒、细辛、桂枝、附子、吴茱萸等药为主，再配乌药、小茴香、木香、香附等药疏肝理气，人参、当归等药益气养血，共同温散凝结之寒，振奋肝脏功能。俾寒邪散则气血宣流，阳气复则筋脉舒缓，如当归四逆汤、当归四逆加吴茱萸生姜汤、吴茱萸汤、天台乌药散、暖肝煎等均属本法范畴。

《金匮翼》谓："温法有二，外入之寒，温必兼散；内生之寒，温必兼补。"寒邪伤肝，当用温药辛散；自身阳虚，当兼配伍补药，虽然同属温肝一法，遣药却有不同。当归四逆汤用桂枝、细辛等辛散药物，即为外寒伤肝而设；吴茱萸汤用吴茱萸与人参配伍，暖肝煎用肉桂、小茴香与当归、枸杞子配伍，即为肝脏本身精气虚损而设，二者在选药及配伍上有所不同，所以方义略有差异。

选择温肝药物，还要根据病位浅深而定。病在气分，宜选川椒、细辛、乌药、小茴香；而吴茱萸、桂枝、附子温阳散寒力量尤强，可视寒象微甚随证加入。故《医史》指出："气隧寒塞，须用桂附。"病在血分，又宜选用肉桂、当归温通血脉。故《仁斋直指方》谓："官桂、当归，温血之上药也。"

肝寒所致主要病变是筋脉挛急而呈转筋、胁痛、腹痛、疝气、痛经。因此,缓解挛急也就成为当务之急。通过温肝固然可以消除引起挛急原因,体现治病求本精神,如果再配柔肝缓急药物,将会获得更好效果。所以这类方在温肝基础之上配伍白芍、木瓜、甘草、大枣,自然符合病情。配伍甘草、大枣,有"肝苦急,急食甘以缓之"之义。由于肝寒引起气血津液郁结不通是其疼痛另一原因,所以这类方剂又常配伍乌药、小茴香、木香、香附、槟榔之属行气破结;桂枝、当归、川芎、红花、桃仁之属通利血脉;枳壳、木香、郁金之属利胆,茯苓、泽泻之属行津。这些药物与温肝散寒,柔肝舒筋之品合用,能呈温通之效,完全符合肝寒引起气血津液流通不利病变,不能视为可有可无。

综上,因寒引起筋脉收引、气血凝滞是这一病机基本病理,散寒通滞是这一治法基本特征。

由于肝系各种功能失调都有虚寒证型,所以温肝一法必然贯穿肝脏各种功能失调治法之中,成为许多治法基础。

【例方】

当归四逆汤(《伤寒论》)

[组成] 当归10g 桂枝10g 细辛3～10g 通草6g 芍药10g 炙甘草6g 大枣25枚

[用法] 水煎,分3次,温服。

[主治] 寒伤厥阴,血脉凝滞,手足寒冷,脉细欲绝。

[证析] 肝主身之筋膜,筋脉遇寒则收引,遇热则松弛;肝为藏血之脏,血遇寒则凝涩,遇热则沸溢。今因寒伤厥阴,血脉受病,血因寒而凝涩,脉因寒而收引,凝涩则血行不利,收引亦有碍血运,阳气不能与营血达于四肢末端,遂呈手足寒冷,脉细欲绝。故本证病在厥阴,病因为寒,主证为手足寒冷。其机理是:因寒伤厥阴而引起脉络收引,血液凝涩,因血脉收引、凝涩而产生诸证。

[病机] 寒伤厥阴,脉急血滞。

[治法] 温经舒脉,调营通滞法。

[方义] 外入之寒,温必兼散,故方用当归、桂枝、细辛温经散寒,祛邪出表。此证不仅血因寒凝,津气亦因寒滞,故用当归、桂枝畅旺血行,温通血脉;细辛行散滞气,宣通腠理;通草渗湿行津,利其水道,使脉内之血与脉外之津气齐通,则阳气能达于四末而手足温矣!芍药味酸,能使挛急筋脉和柔,重用甘草、大枣有甘以缓急之意,白芍、甘草相伍,则挛急舒矣!综上可知,此方有温经散寒,通利气血津液,柔和筋脉之功,既能消除致病原因,又能调理脏腑功能,也能流通气血津液,所以配伍颇为完善。

《仁斋直指方》谓:"官桂、当归,温血之上药也。"此方以当归、桂枝为主药,是为温通血脉而设。方书咸谓当归、白芍是治血虚,而临床用于血虚者少,用于血寒而凝者多,谓为血虚,义似未允。

[应用]

1. 此方能够温经散寒,通调气血津液,舒缓筋脉挛急,凡属经脉因寒而引收,气血因寒而凝涩不通的痛证,皆可使用,故以冷痛为其使用本方指征,不必拘于手足寒冷一证。

2. 钱天来云:"当归四逆汤是从桂枝汤发展而成,用于寒凝血脉,血行不畅的脉细欲绝,四肢厥冷,以及经期腹痛等证,确有疗效。"钱氏指出痛经因于外寒相侵亦可使用本方。

3.《治疗杂话》谓:"病人自觉腹中或左或右有冷处;或自腰至股,或一体一足觉冷者,用此方之标准也。此等病有历五年十年之久而不愈者。"指出寒邪凝于任何一处,自觉其冷,宜用此方温通血气,使阳气宣行,血脉通畅,其冷自消。

4.《类聚方广义》谓:"治妇人血气痛,腰腹拘挛者。""经水不调,腹中挛急,四肢酸痛,或一身习习如虫行,每日头痛者。"痛经和经水不调都以腰腹挛急为其辨证要点;头痛而兼身如虫行,亦系筋脉挛急现象。可见方中芍药、甘草、大枣主要是为柔肝缓急而设。

5. 治寒湿在表,肢体酸痛者,应稍加祛风胜湿或淡渗利湿之品,疗效始著。

综上,凡属寒邪凝滞而呈寒冷、疼痛之证,均可用此方温通之。

[化裁]

1. 当归四逆加吴茱萸生姜汤(《伤寒论》)　即本方加吴茱萸 12g,生姜 24g。水煎服。原著谓:"手足厥冷,脉细欲绝者,当归四逆汤主之;若其人内有久寒者,宜当归四逆加吴茱萸生姜汤。"亦治冻疮;缩阴腹痛,手足寒冷者;月经不调,小腹冷痛者;头痛、干呕、脘腹痛者。本方吴茱萸用至二升,比吴茱萸汤尚多一倍;生姜用至半斤,比吴茱萸汤尚多二两,盖欲借助二药温散寒邪,宣通津气,故非重用不为功。凡寒甚者,均宜投此。

2. 通脉四逆汤(《济生方》)　即本方加附子。水煎服。治霍乱多寒,肉冷脉绝。加入附子温阳化气,振奋心阳,用于脉微欲绝之证颇为合拍。

病案:1971 年元月 4 日,时余带公社医生到温江羊马公社实习,一农民在元旦一天维修水渠,终日浸在水中,当晚下肢强直,疼痛难忍,服药无效,前来就诊。因思时值严寒,冷水刺骨,泡水终日,自属寒邪侵入,经脉收引,气血津液凝涩不通,以致强直剧痛,遂书当归四逆汤加附子、白术、茯苓、生姜付之,一剂而愈。以本方与真武汤合用,实与《济生方》加附子同功。附识于此,印证可加附子。

[歌括]　当归四逆桂枝芍,通草辛甘大枣和,
　　　　　寒伤厥阴脉凝滞,温经通滞病能瘥。

吴茱萸汤(《伤寒论》)

[组成]　吴茱萸 10g　生姜 18g　人参 10g　大枣 12 枚
[用法]　水煎,分 3 次服。
[主治]　肝胃虚寒,干呕吐涎沫,巅顶头痛,脘腹痛,舌质淡,苔白滑,脉弦迟。
[证析]　巅顶痛,脘腹痛,呕吐是本方主证;肝胃虚寒,浊阴上逆,是此证病机;舌淡、苔白、脉迟,是虚寒辨证依据。足厥阴经脉与督脉会于巅顶,巅顶疼痛,病在厥阴肝经;脘腹疼痛,恶心呕吐,病在阳明胃腑,故按脏腑经络辨证,可以确定病在肝胃二经。巅顶疼痛,干呕、吐涎,均系津液凝聚,浊阴上逆之象,若从气血津液辨证,此证病在气分。舌淡、苔白、脉迟均属虚寒证象,故按八纲辨证,病性属于虚寒。综上可知,所治诸证都是肝胃虚寒,浊阴上逆使然。

[病机]　肝胃虚寒,浊阴上逆。
[治法]　温肝降逆法。
[方义]　治疗此证,当补肝胃之虚以恢复功能,温肝胃之寒以振奋阳气,令阳气振奋,功能恢复,则清气得升,浊阴自降。方中吴茱萸苦辛大热,既长于温肝行气,又是温胃散寒和降逆止呕要药,对于厥阴头痛,阳明呕吐之属于虚寒者,有止呕止痛功效。生姜助茱萸温胃降

逆,人参、大枣补虚安中,四药同用,能呈温肝降逆功效。

《金匮翼》谓:"内生之寒,温必兼补。"此方所治的肝胃虚寒是自身阳虚,与当归四逆汤证之由外寒内犯者有所不同。故前方着眼于温散,此方侧重于温补,意趣不同,学者留意。

[应用]

1. 本方治疗干呕吐涎,巅顶疼痛,脘腹疼痛,每获良效,以兼见舌淡、苔白、脉迟为其辨证要点。

2. 此方3次见于《伤寒论》。阳明篇用治"食谷欲呕",少阴篇用治"少阴病,吐利,手足厥冷,烦躁欲死",厥阴篇则用于"干呕吐涎沫,头痛者"。《金匮要略》用本方有两条:一治"呕而胸满者";一条与前厥阴篇同。综合上述五条,凡病在阳明、少阴、厥阴都可应用本方。所治四肢逆冷,以兼见呕吐、烦躁为特征,属于"阴盛郁阳"机理。

3. 《圣济总录》人参汤(即本方),"治心痛"。古人所谓心痛,包括部分胃痛在内,今用本方治疗十二指肠溃疡病有效,可见这里所指心痛,是指胃脘疼痛。

4. 《方函口诀》谓:"此方下降浊饮,故治吐涎沫,治头痛,治食谷欲呕,治烦躁吐逆,《肘后》治吐酸嘈杂,后世治呃逆,凡危笃之证,审系浊饮上逆,处此方时,其效不可枚举……腹痛,吐水谷者,此方加沉香,有效;霍乱之后转筋,加木瓜尤效。"

5. 雉贤焕:"治小儿平时频吐白沫者。"

综上,凡属肝胃虚寒,浊阴上逆,或筋膜挛急疾患,均可应用本方。说明本方确系温肝方剂,统编教材纯从中焦虚寒解释,与临证不符。

[歌括] 吴茱萸汤人参枣,重用生姜温胃好,
阳明呕吐胃脘痛,厥阴头痛亦可疗。

暖肝煎(《景岳全书》)

[组成] 小茴香6g 肉桂6g 乌药10g 沉香3g 当归10g 茯苓10g 生姜10g 枸杞子12g

[用法] 沉香研末,余药水煎,汤成冲服沉香末。

[主治] 肝寒气滞,小腹疼痛,疝气等证。

[证析] 本方所治证候,属于肝寒气滞机理。肝经经脉络阴器而"诸疝皆归肝经",故小腹痛或疝气疼痛均与肝经有关。肝寒则筋脉收引,肝寒则气郁、血滞、津凝,所以小腹疼痛和疝气疼痛是经脉收引和气血凝涩的综合反映。

[病机] 肝寒气滞。

[治法] 温肝解郁,行气养血法。

[方义] 寒凝气滞而呈疝气,法当温散寒凝,宣通滞塞。故方用肉桂、小茴香温阳散寒以暖肝,使肝之寒凝得散;乌药、沉香调气降逆以疏肝,使肝之气机疏畅;生姜、茯苓辛淡行水以泄湿,使三焦津液流通;当归、枸杞子补血以养肝,使肝之筋脉柔和,如此配伍,则肝经寒滞之疝痛可以缓解。原著谓"寒甚者加吴萸、干姜,再甚者加附子。"说明寒有轻重,临证时当据证情增损,收效始捷。

本方所治,属于虚中夹滞机理。具有温肝、补肝、行气、活血、泄湿功效,但以寒凝气滞为主,就其结构观之,反映了温中寓补、补中寓通的组方特点。

[应用] 亦可用于妇女痛经,见证如上述者。

[歌括] 暖肝煎用杞茴沉,乌药姜归桂茯苓,

肝寒气滞小腹痛,温肝行气法堪珍。

天台乌药散《《医学发明》》

[组成] 天台乌药 木香 青皮 炒茴香 炒高良姜 槟榔 川楝子各15g 巴豆70个

[用法] 上8味,先以巴豆微打破,同川楝子麸炒,候黑色,去巴豆及麸不用,再研为细末,每服3g,温酒送下。

[主治] 寒疝,小腹痛引睾丸,舌质淡,苔薄白,脉沉迟或弦。亦治寒气凝结,腹痛、痛经。

[证析] 《说文解字》谓:"疝,腹痛也。"观仲景《金匮要略》所论寒疝,确系泛指腹痛。金、元以降,才将少腹与睾丸相引而痛的前阴疾患,称为疝气。故《金匮翼》谓:"此皆痛在睾丸之疝也。"此证病标在肾病本属肝,因肝主筋膜,疝由筋急,故属于肝。引起本病主要原因是寒,故《素问次注》说:"疝者,寒气结积之所为也。"其基本病理是:寒伤厥阴,引起筋脉挛急,气血津液流通不利,从而出现组织结构与基础物质两个方面病理改变。筋急而挛,气滞不通,血络瘀阻,津液凝聚,遂成此病。由于疝病涉及气血津筋各个方面,临证即应审察以何为主,才能有的放矢。其鉴别要点是:疼痛部位不定,聚散无常,时而左侧睾丸偏胀,时而右侧睾丸偏胀,属于气结不通,称为气疝。若痛处固定不移,积年痛发,不胀大而不移动,多因久病失治,血络瘀阻,病在血分,称为血疝。若患处肿胀累垂,虽肿极而不甚痛,皮色光亮无热,是由脾虚不能运湿,湿浊下趋;肾命气化不及,水液停聚,以致阴囊肿大,称为水疝;若睾丸肿大而痛,是精隧痉挛,精阻睾内,称为卵胀。若屡发屡更其处,绞痛难忍,是筋急而挛所致,称为筋疝。若小肠下坠阴囊,多属中气下陷,称为肠疝。以上是据气血津精筋辨证分型,除此以外,还要辨别寒热。热则痛处热而不欲人按,缓纵不收;寒则痛处冷而喜温,牵引作痛。本方所治,属于肝经气实寒疝。寒凝气结,不通则痛;寒性收引,筋挛则痛,所以小腹痛引睾丸。何以知其为寒?从舌淡苔白,脉象沉弦知之。

[病机] 肝经气实,寒凝气结。

[治法] 温肝散寒,行气破结法。

[方义] 《奇效良方》谓:"疝气作痛,宜通不宜塞,宜温不宜寒。"《金匮翼》谓:"气聚则塞,气散则通,是痛之休作由气之聚散也,故治疝必先治气。"此证是因寒凝气结,自当温散肝经寒邪,疏通肝经气滞,使寒散气通,疼痛自然缓解。方中乌药疏肝理气,散寒止痛作用甚强,其行气通滞之功强于香附,故为主药。木香、青皮调气疏肝,小茴香、高良姜暖下散寒,槟榔直达下焦破其坚结,金铃子疏肝止痛,巴豆温通破结,协助乌药共呈温通破结之效。

学习此方应该注意研究理、法、方、药各个环节的特点,以便更好地了解和应用此方。

1. 辨证 本方以行气为目的,自以气疝为其适应范围。古籍所载疝病虽然名目繁多,若依病变本质分类,只有气、血、水、精、筋、肠疝六类。本方是为气疝而设,故以变动不居,聚散无常为其证象特征。

2. 治法 人体组织结构有寒即收引特性;体内运行基础物质也有寒即凝滞不通特点。此证病机是因寒凝气结,自宜温以散寒,通以破结,因此本方治法可以温通二字概之。

3. 组方 《苏沈良方》川楝散,用川楝子30g,巴豆30g并壳捣令碎,二药和匀同炒去巴

豆,只取川楝子为末,每服3g,用炒茴香3g,酒一杯和水煎去滓,调川楝子末服。治小肠气(即疝气),下元闭塞不通,连服二服,得下立瘥。亦治㿗疝。《本事方续集》名金铃散,声称"古今一切名方,无如此方奇特有效"。由此可知,天台乌药散内巴豆、金铃子是其主要组成部分,如果畏惧巴豆峻下而减去不用,则效果欠佳。

4. 炮制 此方巴豆与金铃子同炒,去巴豆而用金铃子,是利用两药之长,克服两药之短的一种炮制法。金铃子性味苦寒,用治寒凝气结的寒疝显然与病性不符;巴豆系峻泻药物,迳用又恐伤损肠胃。以二药同炒而只用金铃子,则金铃子苦寒之性去而疏肝止痛作用仍在;巴豆散寒破结性存而峻下弊病又可得以避免。二者同炒,是一取其性、一用其用的用药方法。这种方法可以扩大用药范围,不可等闲视之。

[应用]

1. 本方宜于病在下焦肝肾的寒疝,以小腹痛引睾丸,舌淡脉弦为其辨证依据。此方亦可治疗肠疝,通过小茴香、槟榔之属,促进小肠蠕动,达到收缩入腹目的。

2.《温病条辨》:"寒疝,少腹或脐旁痛,下引睾丸,或掣胁下、掣腰痛不可忍者,天台乌药散主之。"说明此证亦可兼见腰、胁掣痛。

3. 亦治寒凝气结的胃痛、腹痛、痛经。

4. 病案:1964年春带我校64级学生到宜宾市中医院毕业实习。其时医院无妇科医生带习,安排我带,男性患者一律不看,以免引起其他医生非议。8月上旬一张姓男子前来求治,再三婉言谢绝。患者反复说明所患之疾特殊,一年多来遍求本市名医均无寸效,只有勉为其难,问其特殊是指何病? 张某才说一年以前开始得一怪病,每日早晨6时听到广播"东方红,太阳升,中国出了个毛泽东"时,即腹痛难忍,广播之后,腹痛即止,每日如此,从不间断。因思此证平时如常,绝非器质病变。早晨6时,气温较低,此时腹痛当是经脉因寒而挛使然。每听"东方红"即痛,并非厌恶此曲,而是心神长期感受刺激,已呈条件反射。肝主身之筋膜,全身经脉均由肝系筋膜组成,经脉因寒而挛,当从肝治。然而此证亦因心神之筋感受刺激才痛,也与心包有关。手厥阴心包与足厥阴肝经,《内经》伊始,就将心包之筋与三焦之膜归属肝系,从此中医辨证都以足厥阴肝代替手厥阴心神之筋。此证每日听到广播此曲即痛,是因心神感受刺激,才会应时而痛。治疗此证,法当散寒舒筋,使其寒散筋舒,庶几可以获效,遂书天台乌药散3剂付之,服后痊愈。方中乌药、木香功能疏肝理气,所谓疏肝,是言二药可以舒缓经脉而使三焦气畅;其余诸药均为散寒而设,投之有效,理在此焉。

[歌括] 天台乌药木茴香,青槟楝实与良姜,
　　　　温肝解郁功偏擅,疝气因寒服之康。

温肝散寒法共选4方,各方都有特点。

当归四逆汤所治手足不温,脉细欲绝,是因寒伤厥阴,血脉凝滞,故宜温经散寒,调营通滞。因系外寒相侵,所以温必兼散。一切在于温通,是此方一个特点;利用芍药、甘草、大枣柔和经脉,是此方另一特点。吴茱萸汤所治干呕吐涎,巅顶疼痛,脘腹疼痛,是因肝胃虚寒,浊阴上逆,故宜温肝降逆。因系自身阳气不足,是以温必兼补。此方于温补阳气之中寓有通调津气之法,是一特点。暖肝煎所治小腹疼痛等证,是因肝寒气滞引起,故宜温肝解郁,行气养血。此方虽然也是温补并用,但非补气而是滋补精血,与吴茱萸汤之从补气着手有

着本质区别。天台乌药散所治小腹痛引睾丸，是因肝经气实，寒凝气结，故宜温肝散寒，行气破结。因其筋急气结都是因寒引起，故以温散寒邪为其施治之纲；因其实而不虚，故只行气而不补气，展示了实证的配伍特点。

二、肝经湿热—清泻肝热

肝经湿热，是指外感内伤导致肝经气郁化火病变。

清泻肝热，是据肝经湿热病机所拟的治法。

【适应证候】　肝经实热常以热盛发狂、头痛昏眩、目赤、耳鸣、耳聋、胁痛、发黄、小便黄赤涩痛，带下稠黏臭秽，阴囊潮湿，阴痒阴肿为主证；口苦，舌红，苔黄，脉象弦数为病性属热的辨证依据。

【病理分析】　此证或因邪传少阳、厥阴，气郁化热；或因大怒气逆，气郁化火，火随气升，上冲巅顶而发狂神乱，头痛昏眩，面红目赤，耳鸣耳聋；壅滞经脉而胁痛，口苦；肝胆火郁，胆液随津运行，不得通泄，阻于少阳三焦，湿热郁蒸，以致发黄；若肝胆湿热随少阳三焦下注前阴，即呈小便黄赤涩痛，带下稠黏臭秽，阴囊潮湿，阴痒阴肿等证。上述见证，偏于少阳三焦气分，津液未伤，常呈湿热；若阴津受损，筋脉失濡，即呈肝风内动；若热在血分，又常迫血妄行。由此看来，肝热证候也会反映气、血、津、液、筋各方面的病理改变。

【立法组方】　肝热为患，自当清泻，但应注意导邪外出，才能事半功倍，不致过用寒凉，克伐生机。是故本法常用龙胆草、栀子、黄芩、青黛、牡丹皮之属为主苦寒直折；或佐柴胡、青蒿、紫苏、薄荷等品，从其少阳透热达表；或佐茯苓、泽泻、茵陈、滑石、木通、车前之流，淡渗利湿，从其三焦导热下行，从前阴而出；或佐芦荟、大黄、芒硝利胆通腑之品，从胆道导热下行，从后窍而出。由于肝司升发疏泄，性喜条达，最易郁结而失升发疏泄之常；肝为藏血之脏，肝系筋膜又须阴津濡润，肝热容易耗血伤阴，所以本法亦常配伍柴胡、香附、枳壳、木香、郁金疏肝理气；生地黄、芍药、当归之属养血调肝，共呈清肝泻火之效。上述配伍形式反映了两个基本特点：一是根据热邪深浅部位配伍因势利导之品；二是兼顾肝脏各种生理功能。代表方如茵陈蒿汤、龙胆泻肝汤、左金丸、石决明散。

本法限于探求肝经气分热盛配方法度，余未涉及，若欲窥其全豹，可与后面凉肝止血、凉肝息风、清热利胆诸法合参。

肝热是据病性而言。肝脏各种功能失调都有肝热一型，所以清肝一法也就贯穿肝脏各种功能失调治法之中，成为众多治法的基础。

【例方】

茵陈蒿汤（《伤寒论》）

[组成]　茵陈蒿 60g　栀子 9g　大黄 9g

[用法]　水煎服，1 日 1 剂，连服数剂。

[主治]　湿热黄疸，黄色鲜明如橘子色，腹微满，小便不利，苔黄，脉象沉实或滑数。

[证析]　黄疸有阴黄阳黄之分，阳黄属热，阴黄属寒。阴黄之证，黄色晦黯不鲜，唇淡口和，大便不实，脉迟微细；阳黄之证，黄色鲜明如橘子色，腹微满，二便不利，舌苔黄腻，脉象沉实或滑数。此方所治属于阳黄热重于湿，是因饮食不洁，病毒从其肠道侵入肝脏，导致胆液从其经脉渗入少阳三焦，伴随津气浸渍全身所致。

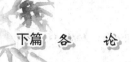

[病机] 湿热黄疸。

[治法] 清热除湿,利胆退黄法。

[方义] 此方是治黄疸有效名方。茵陈是治黄疸要药,能够消除病因,能解肝胆之郁,利胆退黄;伍用栀子,清热利胆退黄作用为之增强;佐大黄泻热通腑,使腑气畅通,湿去热消,则黄疸自退。药仅3味而力专效宏,确能起到清热除湿,利胆退黄作用。

方中大黄有苦寒清热,利胆通腑,活血行瘀之功。通过清热作用,可以增强茵陈、栀子清热解毒力量;通过利胆通腑作用,可使胆管、肠道畅通,胆汁能够正常下输于肠,有助退黄;通过活血行瘀作用,照顾到了肝脏藏血功能,使其血流畅通,肝脏才能较快恢复正常,不致黄退之后仍然肝大,所以大黄作用不容忽视。

[应用] 以黄色鲜明如橘子色,舌红苔黄为用方指征。

[歌括] 茵陈蒿汤用大黄,栀子茵陈共煎汤,
　　　　身目黄如橘子色,清热利胆效非常。

龙胆泻肝汤(《医方集解》)

[组成] 龙胆草(酒炒)10g 黄芩(酒炒)12g 栀子10g 木通10g 泽泻15g 车前子12g 生地黄(酒炒)15g 当归(酒炒)10g 柴胡10g 甘草5g

[用法] 水煎服。

[主治]

1. 肝胆湿热上壅,头痛昏胀,目赤肿痛,耳聋耳肿。

2. 肝胆湿热下注,小便淋涩,阴囊潮湿,阴痒阴肿,带下臭秽稠黏,口苦,急躁易怒,舌红苔黄,脉象弦数或濡数。

[证析] 此方以头痛昏胀、目赤肿痛、耳聋耳肿、小便淋涩、阴痒带下为主证,属于肝胆湿热上壅,或肝经湿热下注所致。所有证象均见于肝胆经脉循行部位,故病位在肝;口苦、易怒、舌红、苔黄、脉数都是热象,故病性属热;再从气血津液辨证察其盈虚通滞,此证偏于少阳三焦气分;头胀、耳肿、目肿及前阴诸疾都是少阳三焦水湿阻滞现象,故属肝胆湿热。湿热上壅于头,则头胀、头痛、昏眩、目赤肿痛,耳肿耳聋等证见矣!湿热从少阳三焦下注前阴,则小便淋涩,带下稠黏,阴囊潮湿,阴痒阴肿等证见矣。

[病机] 肝经湿热。

[治法] 清肝泻火,利水渗湿法。

[方义] 湿热见于肝经,自宜清肝泻火,利水渗湿,湿热一去则诸证自除。龙胆草能清肝胆实火而除下焦湿热,泻火除湿,两擅其功,故是本方主药。黄芩、栀子协助主药清泻肝火;木通、泽泻、车前子协助龙胆草利水渗湿,使湿热从前阴而出,五药为辅,与主药共呈清热除湿之效。"木郁达之,火郁发之",气郁化火,故用柴胡达之发之。肝为藏血之脏,火郁须防损伤肝血,故佐生地黄、当归养血顾护其虚。诸药苦难下咽,寒凉害胃,故用甘草调中和药。药味多用酒炒,又于清泻之中寓有疏散之意。此方清中寓疏,降中寓升,泻中寓补,清气为主,兼凉其血,符合肝胆生理特点,允称治肝良方。

学习此方,应该注意两点:①此方所治诸证属于肝经湿热为患,病位偏于少阳三焦气分。正因病在少阳三焦气分,证象才可见于上下不同部分。②配伍柴胡有透热出表之功,木通、泽泻有导热下出之意,展示了为热寻求出路配方法度。配伍生地黄不仅是防热邪伤阴,也有

兼清血热之意,何以知之,从兼见舌红知之。

[应用]

1. 上述诸证,审属肝经湿热为患,但见一证即可使用,不必悉俱。但须兼见口苦、舌红、苔黄、脉象弦数,否则不能使用。

2. 头痛昏胀,加钩藤、牡蛎平肝潜阳,或牛膝引血下行。目赤肿痛,加桑叶、菊花疏散风热,千里光、连翘清热解毒;热盛者,加大黄釜底抽薪。耳聋是湿热闭阻清窍,可加石菖蒲芳化湿浊,细辛辛通气机,开其壅闭。耳肿化脓,加金银花、连翘、蒲公英之类增强解毒之功。胁痛、口苦,加枳壳、半夏、茵陈之属利胆除湿。小便淋涩,重用柴胡,并加解毒药物;兼见食欲不振,加枳壳、木香行气利胆,砂仁、半夏、白豆蔻等药燥湿运脾。阴痒阴肿,加地肤子、白鲜皮祛风除湿。带下稠黏臭秽,加椿根皮、木槿皮、乌梅、白矾之属解毒、收敛止带;若系赤带,加莲须、牡丹皮以凉血、收敛;遗精,可加牡蛎平肝固涩。带状疱疹,可加茵陈、贯众、重楼。

3. 现代用治顽固性偏头痛、头部湿疹、高血压、急性结膜炎、虹膜睫状体炎、前房积脓、外耳道疖肿、鼻炎、急性胆囊炎、急性肾盂肾炎、膀胱炎、尿道炎、外阴炎、睾丸炎、腹股沟淋巴腺炎、急性盆腔炎、带状疱疹等病属肝经湿热者。

[歌括] 龙胆泻肝栀芩柴,木通泽泻车前偕,
生地当归甘草配,肝经湿热力能排。

左金丸(《丹溪心法》)

[组成] 黄连(姜汁炒)180g 吴茱萸(盐水泡)30g

[用法] 共研细末,水泛为丸,每次服3g,开水送下。若作汤剂,用量酌减。

[主治] 肝经火郁,肝胃不和,胁痛胃痛,呕吐吞酸,口苦、舌红、苔黄、脉象弦数。

[证析] 此证属于肝经火郁,肝胃不和。胁肋为肝所主,痛在胁肋,病位自当在肝;肝气犯胃而呈胃痛,气机上逆而呈呕吐,病位亦关乎胃;其余舌脉证象,则为病性属热辨证依据。所以,此证属于肝胃不和热证。

[病机] 肝经火郁,肝胃不和。

[治法] 清热疏肝,和胃降逆法。

[方义] 肝失疏泄,气郁化火,肝胃不和,胃气上逆,法当清热疏肝,和胃降逆。此方重用黄连清泄肝火,使肝火得清,则不横逆犯胃,肝胃得和,则气不上逆;黄连亦擅清泻胃热,一味黄连,两清肝胃,故为主药。气郁化火之证,法当疏达气机,使其调畅。吴茱萸行气解郁,正为肝气郁结而设。热证本当选用凉药,此方一反其常而用辛热之吴茱萸,是因吴茱萸擅长疏肝降逆,肝胃兼顾,功能消除呕吐和疼痛证象。黄连用量较吴茱萸多出六倍,可使吴茱萸热性受到制约,体现寒热相伍,去性存用配方法度。两药相配,扬长避短,一药多用,所以药味虽少而疗效较佳。

学习此方,应当注意两个疑点:①此证病性属热,何以要用吴茱萸?须知此证既有气滞作痛见证,亦有肝气犯胃,浊阴上逆呕吐,一般疏肝药物不能兼顾。吴茱萸不仅是治气滞疼痛理想药物,尤擅降逆止呕,用治肝气犯胃而呈胃痛,浊阴上逆而呈呕吐,可以一举两得。②此方黄连用量等于吴茱萸6倍,用量如此悬殊,道理何在?此证病性属热,法当清热,加之吴茱萸又是辛热药物,必须去性取用,才与病性相符。黄连既要清其肝胃之热,又要制吴茱

萸之温,身兼两职,重用方可胜任。相反,吴茱萸用量若重,即有以热助热之嫌。二药一轻一重,可以扬长避短,各尽其用,所以用量如此悬殊。如果热势较轻,用量可以改变;若病性属寒而舌尖微红,亦可重用吴茱萸,只有知常达变,才能灵活应用古方。

[应用]

1. 胁痛、胃痛、呕吐吞酸,兼见口苦、舌红、苔黄、脉象弦数,为其使用本方指征。

2. 胃痛泛酸,可加入乌贼骨、煅瓦楞平肝和胃,制酸止痛。亦可与四逆散合用,增强疏肝柔肝效力。

[化裁]

1. 戊己丸(《太平惠民和剂局方》) 即本方加白芍。治泄利腹痛,有清热疏肝,柔肝止痛功效。方名"戊己",是言病位在脾,机理在肝。

2. 香连丸(《兵部手集》) 即黄连、吴茱萸二药同炒,去吴茱萸,加木香而成。有清热止痢之功。治热痢,下痢赤白、腹痛、里急后重。方中黄连可以消除致痢病因;吴茱萸、木香,行气解痉,可以消除腹痛、里急后重证象。

3. 连附六一汤(《医学正传》) 即本方去吴茱萸,加附子、生姜、大枣而成。有清热止痛之功。治胃脘痛甚,日久不效者。

4. 佐金丸(《证治准绳》) 即本方去黄连,加黄芩而成。治证与功效均同。由此可见,方中黄连亦可改用清肝的黄芩、山栀之类。

[歌括] 《丹溪心法》左金丸,一份吴萸六份连,

胁胃疼痛吐酸水,清肝和胃病可痊。

石决明散(陈达夫《眼科六经法要》)

[组成] 石决明 30g 草决明 30g 青葙子 15g 木贼 15g 山栀子 15g 赤芍 15g 大黄 6g 羌活 3g 荆芥 6g

[用法] 为末,每次服 6g,麦冬煎汤送下。

[主治] 聚星障,黑睛现小星点,胞肿,头痛,赤涩流泪者。

[证析] 眼科疾患辨证,常将眼睛部位分属五脏。眼睑属脾,目眦属心,白睛属肺,黑睛属肝,瞳仁属肾。本方所治外障,是以黑睛现细小星点为主证,病变部位在肝。主证以外兼见胞肿、头痛、赤涩流泪,是因肝火内炽,兼夹风邪,风火相搏,上攻于目所致。

[病机] 肝经风热,上攻于目。

[治法] 祛风清热,明目退翳法。

[方义] 肝火内炽,兼夹风邪,风热相搏,上攻于目成为角膜生翳,法当祛风清热,消除病因,明目退翳,治疗主证。本方重用石决明、草决明为主药,清热平肝,明目退翳;青葙子、木贼助其明目退翳;山栀、赤芍、大黄助其清泻肝火,通过大黄泻下作用,更能导热下行,为热邪寻求去路;佐少量荆芥、羌活疏风散邪,舒展黑睛表面之膜,数药合用,能呈祛风清热,明目退翳之效。

[应用] 本方对角膜生翳有较好疗效。

[歌括] 石决明散用草决,栀芍青葙木贼和,

荆羌祛风黄泻热,角膜生翳服之瘥。

清泻肝热一法所选 4 方,都以擅长清泻肝火的栀子、黄芩、黄连、龙胆草等药为主组合成方,都以肝经实热为其治疗对象,是其相同点。但因所治证象不同,病因各异,部位有别,所以用药各有特点。茵陈蒿汤是治湿热黄疸的有效名方,但因方中配有泻下的大黄,医者每多畏而不敢使用。其实大黄虽号将军,威而不猛,配入此方,既可协助茵陈清热解毒,利胆退黄;又可导热下行,为热寻求出路;更赖此物活血,以免黄退以后肝大难复,一举三得,何惧之有。龙胆泻肝汤所治证候甚广,上治头部诸疾,中治肝区疼痛,下治前阴诸疾,凡属肝经湿热,投之均可获效。配伍柴胡有疏热于外之功,木通、泽泻有导热下行之意,学者识之。左金丸是治胁痛胃痛之方,药味虽少而配伍颇具特色,热证而用辛热的吴茱萸,这是反佐法的配伍形式,可以扩大药物使用范围,黄连之量大于吴茱萸六倍,是因此药担负着清热和制约吴茱萸热性的双重任务,故非重用不为功。此方可以根据病情变更药量,从而启示学者重视药物剂量,是可取之处。石决明散是眼科之方,所治属于肝经风热上攻所致,所选药物多具清肝明目作用,与其他清肝之方有所不同。兼配疏散风邪药物,亦具特色。

第二节　疏泄失常

人体卫气升发,血量调节,水津敷布,胆液通调,阴精藏泄,都与肝系疏泄功能紧密相关。如因情志怫郁,肝系疏泄功能失调,就会导致气血津液贮运失度。《素问·大奇》所说:"肝雍,两胠满,卧则惊,不得小便"即指出肝系疏泄失调涉及气血津液。气壅肝经,则两胠满;血壅肝脏,故卧则惊;津壅少阳三焦,遂不得小便。若再深究疏泄失调根源,则与肝主身之筋膜有直接联系。

或问:肝的疏泄功能何以涉及气血津液各个方面? 它与筋膜有何直接联系?

肝为藏血之脏,也主胆汁生化输泄,肝系疏泄功能包括调节血量、输泄胆汁已成常识。属于肝系的少阳三焦,是津气升降出入之路,肝系疏泄功能包括疏调津气亦能令人理解。唯对气血津液精疏泄调节都与肝系筋膜有关,未被医者重视。须知供气出入的气管,供血环流的脉管,输送胆汁的胆管,输送尿液的尿管,输送精液的输精管与输卵管,均是肝系筋膜构成;三焦也是肝系筋膜组成部分。三焦膜腠是卫气升降出入之所,水液运行出入之道。一旦气管、血管、胆管、胃肠、输尿管、输精管、输卵管、膜腠稍有改变,出现痉挛、松弛、破损,都要影响气血津液通调失度;气血津液盈虚通滞,又会直接影响筋膜发生病变,盖筋膜和柔活利,有赖阳气温煦,血液滋荣,阴津濡润故尔。如果神志异常,就会出现肝脏疏泄功能失调,气机不畅,藏血功能紊乱,三焦水道失调,肾脏封藏不密,脾胃消化不良等病变。此种病理改变,称为肝气郁结,属于疏泄不及。与此相反,即呈疏泄太过。针对上述病机,疏肝与敛肝遂为调理疏泄失常两大治法。二法既可单独使用,也可同时并举,盖两种对立的病机有时亦可同时出现故也。

或问:神志异常,为何就会导致疏泄异常? 其间关系,不妨再为剖析,以明心神与其肝系筋膜间的关系。须知手厥阴心包之筋,是五脏经隧弛张运动发号施令中枢。一旦感受刺激,情志异常,就会引起气血津精疏泄失常。肝主疏泄,为何牵涉心系心包? 因为周身筋膜皆由脑外筋膜延续而来故也。这一问题,古人早已言之。《灵枢·经脉》云:"人始生,先成精,精成而(后)脑髓生。骨为干,脉为营,筋为刚,肉为墙,皮肤坚而毛发长,谷入于胃,脉道以通,血气乃行。"说明人的生长过程,先后有序。是由肾精先生脑髓,脑外筋膜逐渐延展,遍布全身,然后骨骼、血脉、肌肉、皮肤相继生成,才成形体。古人将其脑筋归属肝系,才谓肝主身之筋膜。所以经脉弛张运动,仍由脑外神筋主宰;发生病变,弛张失度,则从肝治。西医所谓神经,是据中医名称翻译而来,不是中医学步,人云亦云。

一、疏泄太过——收涩敛肝

疏泄太过,是指多种因素导致肝系疏泄功能亢进或衰退,成为精血津液外泄病变。

收涩敛肝,是据疏泄太过病机所拟的治法。

【适应证候】 以出血、善饥、自汗、盗汗、泄泻、遗尿、带下、遗精为主证。热证常兼舌红、苔黄、脉象弦数;虚证寒证常兼舌淡、脉弱。

【病理分析】 此证多因大怒气逆、或肝火暴盛,或兼夹风邪,或阴虚阳亢,以致疏泄太过而烦躁易怒,胸满胁痛,耳暴聋,目暴盲;或热盛动血则暴崩、吐衄;或肝胆有热,胆胰分泌过多,邪热杀谷而消谷善饥;或相火亢盛,疏泄甚于闭藏而遗精梦泄;或阴虚火旺,津为热迫,外泄而为盗汗。上述机理属于实证,根据治病求本原则,只需消除致病原因,使其疏泄功能恢复正常,即可痊愈。与此相反,肝系功能虚损,某部筋膜松弛或破损,失去调节和控制能力,也会呈现上述证象。

【立法组方】 这类证候每多虚实兼见,应当标本兼顾,才较惬当。所以凡属疏泄太过而呈失血、自汗、盗汗、遗尿、带下、泄泻、失精,都可使用敛肝一法理其疏泄。不过仍然应该注意消除引起疏泄失常原因,才不落入头痛医头俗套。根据标本兼顾治疗原则,此法常用乌梅、五味子、白及、白矾、乌贼骨、龙骨、牡蛎之类为主收敛固涩,镇静安神,随证配伍清肝凉血、疏风泄邪、养血柔肝之品组合成方,体现收涩敛肝治法;或于凉肝、疏风、滋阴、补肾方中配伍上述药物,作为辅助疗法。如止血散、乌及散、治崩极验方、牡蛎散、菟丝子丸、固精丸、鹿角菟丝丸、救逆汤、一甲煎等方,都反映了此种配方法度。

治疗疏泄太过属实治法,散见于其他治法之中,此处专论敛肝一法,余未涉及。可与实卫固表、涩肠止泻、补肾固堤、补肾固精、敛肝止血诸法合参,才可窥其全豹。

【例方】

救逆汤(《温病条辨》)

[组成] 炙甘草 20g 干地黄 20g 生白芍 20g 麦门冬 10g 阿胶 10g 生龙骨 12g 生牡蛎 24g

[用法] 水煎,分3次服。剧者,加甘草 30g,地黄 24g,白芍 24g,麦门冬 21g;脉虚大欲散者,加人参 6g,日3服,夜1服。

[主治] 温病误表,津液被劫,心动悸,舌本强,汗自出,中无所主者。

[证析] 温病易于伤津,治宜撤热保津,医者不明此理而用汗法,遂致津液被劫而气随津泄,成为心气与心阴两伤。心气伤则心动悸,心液伤则心脉挛急而呈舌本强。此时宜用复脉汤法复其津液,令舌上津回则生。如见汗自出而中无所主,是气阴伤耗太甚,阳随阴泄而有阴阳脱离现象,则病势已危。

[病机] 阴亏液竭,阳随阴脱。

[治法] 甘润存津,固涩潜阳法。

[方义] 阴津枯竭,病势垂危,急投甘润存津,庶可转危为安。阳随阴泄而有虚脱征兆,又宜益心气以复心阳,固气阴以防虚脱。此方是从仲景炙甘草汤变化而成。甘草味甘,可以补气治疗心气之虚,可以守津治疗心阴之损,重用为主坐镇中军,实有气阴兼顾之意。阴液亏损是其基本病理,自宜侧重滋阴,故用生地黄、白芍、阿胶补其阴血,麦冬补其阴液,配合甘草,能呈甘润存津之效。汗自出而中无所主,既是阴津外泄现象,也有阳随津脱之势。故用龙骨、牡蛎固涩潜阳。七药同用,能呈滋阴潜阳之效。阴津得补,津气得固,阴阳脱离现象庶可逐渐消失。若病情甚剧而恐病重药轻,鞭长莫及,可以加重剂量以求药能胜病。若脉呈虚大欲散,是元气虚损引起心功衰竭现象,故加人参大补元气以治心气之虚。

学习此方应该注意两点:此方是治心阴与心气亏损证候,本应列入心脏,今列于此,不过是想借此说明任何一脏的基础物质外泄,都要使用收敛固涩之品而从肝治。因为专供气血津液升降出入经隧都是肝系筋膜组成部分。经隧(包括毛窍)松弛或破损,都要使用固涩药物才能恢复正常。古人所谓汗为心液,出入关乎肺肝,即道出了个中秘密,只是未曾明确指出汗与经隧间的关系罢了。以此类推,敛肺、缩便、固精、止崩、涩肠都可使用龙骨、牡蛎的道理也就迎刃而解。本方实以育阴为主,潜阳为辅,兼顾气虚,又可称为育阴潜阳法。原著虽谓心气虚则心中震,其实只有一味甘草补气,力量微薄,用时加入人参,才能力挽狂澜,脉见虚大欲脱,更不可少。这种结构也体现滋阴救脱法则。

[应用] 以热病后期,阴津被劫,心悸舌干,汗出脉虚为其辨证要点。因其体现育阴潜阳法则,故可借治热病后期,阴虚阳亢,头目眩晕;因其方中阿胶有止血之功,龙骨、牡蛎有固涩之效,亦可借治妇女阴虚血崩;若加人参,亦可借治阴竭阳脱的虚脱,治疗心悸、汗出、虚脱病位在心;治疗眩晕、血崩病位在肝。

[歌括] 温病条辨救逆汤,炙草白芍干地黄,
麦冬阿胶滋阴血,龙牡之功在潜阳。

一甲煎(《温病条辨》)

[组成] 生牡蛎60g(研细)

[用法] 水8杯,煮取2杯,分3次,温服。

[主治] 温病下后,大便溏甚,1日夜3～4次,脉仍数者。

[证析] 温病热传中焦,法当泻下,下后大便溏甚,1日夜3～4次,是因肝的疏泄太过,肠道蠕动亢进所致。

[病机] 肝阳偏亢,疏泄太过。

[治法] 敛肝潜阳法。

[方义] 原著云:"下后法当数日不大便,今反溏而频数,非其人真阳素虚即下之不得其道,有亡阴之虑。若以复脉滑浊,是以存阴之品反为泻阴之用。故以牡蛎一味单用则力大,既能存阴,又涩大便,且清在里之余热,一物而三用之",成为敛肝潜阳之法,为治泻另开法门。

学习此方,应当参考三泻心汤。三泻心汤治疗下利配伍甘草、大枣,有"肝苦急,急食甘以缓之"之义;此方不用甘缓而用镇敛,其实也在治肝,虽然治法不同,却有异曲同工,殊途同

归效果。也要参考其他固涩诸法，才能领会所有固涩方剂，都是通过镇敛作用以缓解经隧挛急或免经隧松弛，从而达到固涩气血津精不致外泄的目的。

[应用] 温病下后便溏，可用本方。

[歌括] 一甲煎方用牡蛎，治疗泄泻巧亦奇，

敛肝潜阳功兼擅，疏泄太过是病机。

本法只选2方，一治心液外泄自汗，一治肠液下流泄泻，余如收敛肺气，敛肝止血，固肾缩便，固肾涩精诸方，均未涉及，学者只有参阅各脏有关治法，才对疏泄太过这一病机有一全面、深入理解，这是其一。通过本法学习，应该明白所治诸证虽然都是气血津液精外泄证象，导致这些物质外泄基本病变，则因专供气血津精运行经隧松弛、紧张所致。由于经隧属于肝系筋膜构成，故应从肝治疗，这是其二。

二、肝气郁结—调气疏肝

肝气郁结，是指情志不舒，肝系经隧挛急，导致少阳三焦卫气升发受阻病变。

调气疏肝，是据肝气郁结病机所拟的治法。

【适应证候】 以胸、胁、腰、骶、少腹部位胀痛、月经不调、痛经、经行乳房胀痛为其主证；并以胀而兼痛为其辨证依据。若因他脏经隧挛急病变，可以不必备胀痛这一特征。

【病理分析】 此证是因其人多愁善感，抑郁寡欢，情志不舒，或暴怒伤肝，木失条达，经隧挛急，导致少阳三焦卫气升降出入之机受阻，气阻一隅，成为胀痛。肝主身之筋膜，五脏经隧都由肝系膜腠组成，是供气血津液精五类基础物质升降出入的网络系统。此证既然是因情志不舒、经隧挛急，从而导致卫气运行不利，根源在肝，所以才将这类证候称为肝气郁结。其基本病理是：情志不舒→经隧挛急→少阳三焦卫气运行不利→阻滞一隅→成为胀痛。由于经隧并非仅供卫气升降出入一端，肝系之胆液，胰液，肺系之气，心系之血，肾系之水、精，亦唯此是赖。是故经隧挛急不仅卫气运行不畅而成胀痛。血、津、液、精亦可受其影响而呈病态。具体言之：经脉挛急，则头身疼痛犹如针刺、胸痹、胁痛，经行腹痛，胆气犯胃而呕，肝木乘脾而腹痛等证见矣！气机不畅，阻于少阳三焦半表半里，则胸、胁、腰、骶胀痛或用手按全身任何部位立即嗳气等证见矣！肝病及肺，气管挛急，肺气宣降之机受阻，则咳喘等证见矣！肝病及心，心脉挛急，不仅可呈头身掣痛，也将影响血行不利，而心悸不宁，脉律不匀，四肢欠温等证见矣！气病及津，影响少阳三焦水津正常输泄，而呈自汗、盗汗；肝病及肾，肾系输尿管道挛急，而呈小便不利、不通、淋涩作痛等证见矣！肾系输精管或输卵管挛急，疏泄甚于闭藏，则男子遗精梦泄，妇女带下赤白，月经不调，崩中漏下等证见矣！肝胆经隧挛急，胆胰二液不能正常疏泄，木不疏土，脾胃运化失调，胁肋胃脘疼痛，不思饮食，或大便时硬时溏等证亦见矣！由此看来，所有证象都由经隧挛急引起，经隧挛急又因情志不舒使然。明白这一因果关系，则肝主疏泄涉及气血津液精五种基础物质之理，了然于胸矣。

【立法组方】 根据《素问·六元正纪大论》"木郁达之"治疗原则，常常选用柴胡、香附、香橼、佛手、青皮、枳壳、木香、乌药、槟榔等疏达肝气药物为主，配入当归、川芎活血，白芍、木瓜、甘草、大枣等药缓急，组成调气疏肝方剂。代表方有四逆散、逍遥散、柴胡疏肝散、加味乌药汤等。

调气疏肝方剂,常因寒热异性,气血异质,部位异区而有以下几种配伍形式。

温肝解郁:肝郁偏寒,常见疝气疼痛,或小腹冷痛,或月经后期,经色晦黯,胸胁少腹腰部胀痛等证。除冷痛、月经后期、经色晦黯本身即属寒象之外,还应具备舌淡苔白,脉迟而涩,才可确诊为寒。多因寒邪伤肝或功能衰退,以致筋脉拘急,气血不能正常宣流而成此证。此类肝郁偏寒机理,常用吴茱萸、台乌药、广木香、小茴香等温性疏肝理气药为主;或用一般调气疏肝药与干姜、肉桂、附子等温阳散寒之品组成解郁温肝方剂治疗。代表方如木香蜈蚣散、橘核丸。此种结构可与温肝一法合参。

清热疏肝:肝郁偏热,除胁肋胀满、脘腹胀痛、食欲不振等肝气郁结证象以外,多兼口苦吞酸,舌红苔黄,心烦易怒,月经先期,脉象弦数之热象。多因外邪化热,或气郁化火,影响气机条达,血液流通,阻滞经隧使然。此种气郁偏热病机,又宜选用金铃子、青蒿、茵陈、木贼之属为其清热疏肝主药,或用调气疏肝之品配伍山栀、黄芩、黄连等药组成清热疏肝方剂治疗。代表方如金铃子散、丹栀逍遥散、清肝达郁汤等。也有用清热药配伍温肝解郁药组成清热疏肝之方。如左金丸用少量吴茱萸与大量黄连配伍,是去吴茱萸辛热之性而取调肝止痛作用。这种配方法度能够扩大药物应用范围,很能启人思维,开拓眼界。此种结构可与清肝一法合参。

调气活血:临床所见,不仅只有单纯气郁、血滞两类证型,两者同时并见证型亦属常见。既有气滞不舒,胁肋胸腹胀满疼痛;也有血行不畅,月经不调,量少、有块、腹痛拒按证象。常因先有气滞,影响血液正常流通,或因先有血瘀,影响气行不利,气血之间互为因果,致成此证。治宜调气与活血同时并举,才能顾及气滞血瘀两个方面。如疏肝解郁汤、加减牛膝汤即体现此种配伍形式。至于调气与活血两组药物比例,应视气滞与血瘀偏胜而定。气滞较甚,以疏肝理气为主,活血行瘀为辅;血瘀较甚,以活血行瘀为主,疏肝理气为辅。此种结构,可与活血一法合参。

疏肝通络:胸胁乳房为肝经循行区域,肝藏血而血络分布全身。病入肝经之络,郁在少阳三焦气分,常会出现胁痛或咳唾不得。此证唯宜选用旋覆花、瓜蒌壳、丝瓜络、白芥子、橘核、橘络、麝香、穿山甲、皂角刺、刺蒺藜等药疏肝通络,与调气活血、软坚散结药配伍,才能收到疏肝通络效果。常用方如香附旋覆花汤。此外,乳中坚硬如石;新产妇女乳汁不通而呈乳房肿痛,均宜使用本法。如通乳散结汤、软坚散结汤即为上述证候而设。

配伍调气疏肝方剂,要注意气滞微甚。气滞轻证,只需选用一般疏肝药物即可达到治疗目的;气结较甚,则非行气破结力量很强的三棱、莪术、槟榔不能为功。也要注意部位上下。一般而言,胸胁部位胀痛喜用柴胡、香附、枳壳、木香、青皮、佛手、乌药;乳房胀痛喜用橘络、丝瓜络、瓜蒌壳;前阴部位喜用乌药、小茴香、槟榔、荔枝核、橘核。前人这些用药经验,可以作为选药参考。

配伍调气疏肝方剂,还应注意以下四层关系:①气与血的关系:气为血帅,气行则血行,气滞则血滞,肝气失疏,每因气郁影响血行不畅。所以一般调气疏肝方内,多配少量养血活血药物。这种配伍形式,既照顾到了气血都宜流通生理特点,也照顾到了肝为藏血之脏生理功能。如柴胡疏肝散的结构就较为典型。②气与津的关系:不仅气为血帅,津亦随气而行。是以气滞其津而呈气郁湿滞恒多,津阻其气而呈湿碍气阻亦复不少。调气疏肝一法,不仅通过畅气可以行津,也常配伍少量半夏、生姜、白术、茯苓之类运脾除湿,如逍遥散就是这种结构。若肝失疏泄之常,引起胆流不畅,尤应配伍枳壳、木香、郁金、茵陈行气利胆,才能使其胆道畅通,胆液、胰液无阻。③肝与脾的关系:肝司卫气升发,脾为四运之轴。肝气郁结,亦常兼见脾气不运,所以疏肝方内常配陈皮、厚朴、砂仁之类醒脾利气,体现两脏同治,如加味乌药汤即是。④肝与肺的关系:肺主卫气宣降,肝司卫气升发。有时肝气郁结亦与肺失宣降同时存在。这种情况自然就要肝肺同治才能两全。如三香汤用宣肺之香豉、桔梗与疏肝之枳壳、郁金同用即是。

通过上述四层关系分析,可以得出下述结论:所谓气滞,实际是指运行表里上下卫气而言。所谓肝气郁结,只不过是肝之升发疏泄失调,引起卫气运行不利。通过上述四层关系分析,也可得出另一结论:即气滞部位在于少阳三焦。三焦是津气运行出入通道。如果病位不在少阳三焦,不会影响津液流通。三焦是联系五脏结构,如果病位不在少阳三焦,就不可能涉及上焦肺气,中焦脾胃。总之,皮里膜外与胸腹肓膜都是三焦所属,只有少阳三焦气郁,涉及范围才会如此广泛。

肝气郁结临床表现虽然复杂,却以胀痛为其特征,肝气郁结,疏泄失常,气机阻滞,故胀;气滞不通,经脉挛急,故痛。肝气郁结影响经络则胸胁胀痛,犯及脾胃则胃脘胀痛,妇女则呈月经不调、经行腹痛,掌握这一辨证要点予以治疗,多能收到较好效果。

前已述及,肝气郁结病变,涉及精、气、血、津、液五种基础物质,与其筋膜关系尤为密切,是以疏肝一法并不限于治疗气滞一类证象,凡因肝气郁结引起血行不畅,月经不调;水液失调,自汗盗汗,小便不利,大便时硬时溏;肾精不藏,遗精,带下;胆液受阻,胁下疼痛,以及筋脉痉挛多种痛证,都可使用本法。

肝气郁结证象并不限于本脏所属系统,调气疏肝一法也不限于治疗肝脏系统证象,凡因肝气郁结引起筋脉痉挛或津气阻滞证候,无论见于何部,都可应用。举凡肺系喘咳,心系动悸,肾系小便不利,脾胃腹痛与下利,都可通过疏肝柔肝取得疗效。如四逆散是疏肝柔肝祖方,仲景用此治疗"其人或咳、或悸、或小便不利、或腹中痛,或泄利下重"五脏证象,就是有力佐证。

情志异常,易致肝气郁结、经脉痉挛、气血郁滞,通过疏肝使其功能恢复常态,情志也就趋于正常。

【例方】

四逆散(《伤寒论》)

[组成] 柴胡 枳实 芍药 炙甘草各等分

[用法] 上4味,各10份,捣筛,白饮和服方寸匕,日3服。咳者,加五味子、干姜各5份,并主下利;悸者,加桂枝5份;小便不利者,加茯苓5份;腹中痛者,加附子1枚,炮令拆;泄利下重者,先以水5升,煮薤白3升,煮取3升,去渣,以散方寸匕内汤中,煮取1.5升,温分再服。近作汤剂,水煎服。

[主治] 肝气郁结,四肢逆冷,或咳,或悸,或小便不利,或腹中痛,或泄利下重者。

[证析] 此方《伤寒论》虽然用治少阴四肢逆冷证候,实属肝气郁结,经隧挛急病变。病本虽在肝经,证象可以见于五脏,究其证象能够见于五脏之理,则与肝系筋膜挛急引起气血津液流通不利有关。

五脏六腑及躯体上下,均由大小不同经隧联成一体。经隧是由肝系筋膜构成。心系血管,肺系气管,脾胃肠管,肝系胆管,肾系输尿管、输精管、输卵管等皆是。这些经隧,是摄取能量,排泄废料,流通气血通道。不止于此,肝系还包括少阳三焦膜腠在内,膜腠也是津气升降出入通道。故《素问·调经论》说:"五脏之道,皆出于经隧,以行血气,血气不和,百病乃变化而生,是故守经隧焉。"如果发生病变,经隧弛张异常,必然影响气血津液升降出入;气血津液运行失度,势必影响经隧和柔,组织结构和基础物质之间,常常相互影响,互为因果,同时出现经隧、气血津液病变证象。此证属于肝气郁结,经隧挛急,影响血液流通,阳气不能随血达于四末,成为四肢逆冷;脉络紧张,血运不利,遂致心悸不宁,这是肝病及心见证。肝病及肺,肺系挛急,肺气不利,则咳嗽气急;肝病及肾,肾系挛急,水道失修,则小便不利;肝胆自病,胆道痉挛,胆液壅阻,则腹中急痛;肝木克土,传导失常,则下利后重。由此可见,肝气郁结,疏泄失常,可以影响五大系统气血津液不能正常流通;气血津液流通不利,则因经隧挛急所致。

[病机] 肝气郁结,经脉挛急。

[治法] 调气疏肝,柔和经脉法。

[方义] 肝气郁结,疏泄失常,引起气血津液流通不利,治宜调气疏肝,恢复肝胆疏泄之常;气血津液流通不利,又与经隧挛急有关,单纯调气,难免顾此失彼,配伍柔肝缓急之品,解其痉挛,才是两全之策。由于此一病机涉及组织结构和基础物质两个方面,所以柔和经脉与调畅气机两组药物也就成为治疗此证的基本结构。方以柴胡之辛,疏畅气机,宣通腠理;枳实之苦,行气消痞,泄其壅滞,使气液运行正常;芍药之酸,益阴柔肝,缓解痉挛;甘草之甘,缓其急迫,使经脉复归和柔,四药共用,能呈疏肝解郁,柔肝缓急功效。四药之间配合亦很严密,柴胡、枳实疏畅气机,使其气液流通有利于经隧和柔,芍药、甘草柔肝缓急,使经隧和柔又有利于气津流畅,充分反映了药物间之协同作用,是治肝气郁结之祖方。

咳加干姜、五味子温肺止咳,下利用此二味有温中止利之功;心悸加桂枝温通血脉,可畅旺血行;小便不利加茯苓渗湿,可通调水道;腹痛加附子,旨在温散凝结之寒;泄利下重加薤白,重在化浊通阳。

研究此方需要深入思考以下几个问题:

1. 此方所治四肢逆冷是否属于急证?属于何种病理?

四肢逆冷并非全是急证,本方证与当归四逆汤证均以平时手足欠温为其特点。手足逆冷基本病理都与阳气有关。举凡阳气衰竭(四逆汤证)、阳气耗散(桂枝加附子汤证)、阳气内郁(白虎汤证、承气汤证)、阳为阴遏(瓜蒂散证、吴茱萸汤证)、阳为血阻(当归四逆汤证)、阳因脉挛(乌梅丸证)都可出现阳气不能达于四肢末端,形成四肢逆冷。此证是经隧挛急与气血运行不利的综合反映,称为阳郁不伸。

2. 此证病机何以不循《伤寒论》注家贯例只从气郁分析?谓其五脏经隧都与肝系筋膜有关是否符合临床?

《伤寒论》是以六经为纲进行辨证论治。然而很多《伤寒论》注家不遵脏腑经脉辨证古训,重视六经气化作用,忽视六经经脉研究,因此经脉病变所致证象也就避而不谈,某些方用药原理也就含糊其辞。此方所治或然五证代表五脏证象,说明此方用途非常广泛。如果单从气郁分析此方能治五脏病变,其理很难令人理解。所以有些医家只好略去,即使予以分析亦每语焉不详,未能揭示病变本质。今从组织结构与基础物质两个方面予以剖析,才能揭示病变本质。至于五脏经隧都要联系肝主筋膜分析,是以《内经》为其理论根据。经谓肝主身之筋膜,凡由筋膜组成经隧,均应归属肝系;凡属经隧挛急病变,均可通过柔肝缓急达到治疗目的。此方配伍芍药、甘草，实为经隧挛急而设，纵观治疗五脏挛急之方每多配伍白芍、甘草，说明联系肝主筋膜解释，全与临床符合。

3. 此方单从所用药物来看，并无治疗咳、悸、小便不利等证功效，此证若不联系病机予以阐述方义，根本不能理解何以可治咳、悸、小便不利之理。只有依理释方，才能揭示组方奥秘。

[应用]

1. 此方主治，原书举出或然五证，每证反映一脏病变，用以说明可治因肝郁所致五脏经隧挛急，气血津液失调。经过历代医家临床实践，证实本方用途广泛，从部位而言，无论见于何脏，皆可应用；从基础物质而言，无论气血津筋发生病变，皆可应用。

2. 和田东郭谓"疫病兼痫，甚则谵语烦躁，发呃等证……用本方即验，固不必用呃逆之药也，唯心下、胁下、胸中拘急者。除上述诸证外，有发种种异证者，切勿眩惑，余用此药于疫证及杂病多年，治种种异证不可胜计，真希世之灵方也"。这里说明拘急是使用本方依据；也说明拘急、发痫、发呃等证是筋膜挛急现象，方中芍药、甘草，就是针对筋膜挛急而设。

3. 痢疾　本方加黄芩、黄连、地榆、大黄之类消除致病原因，疏畅气机，柔肝缓急。治疗里急后重，腹痛难忍。

4. 鼻渊　《蕉窗杂话》用本方加吴茱萸、牡蛎以降浊阴，使三焦津液下行则鼻渊可愈。这是根据"胆移热于脑，则辛颏鼻渊"理论用方。这里所说的胆，实指手少阳三焦而言。

5. 疝气　睾丸坠胀、疼痛、肿大，或兼见少腹、胁肋胀痛，可用本方加橘核、荔枝核、台乌药增强行气止痛效力；若睾丸红肿，兼有热象，去乌药之温，加金铃子、栀子疏肝清热；或于本方加木香、蜈蚣二味，尤有效验。

6. 妇女痛经　不偏寒热，加当归、乌药、香附子、延胡索；寒盛，加小茴香、桂枝、吴茱萸；有热，加栀子、牡丹皮；偏虚，与六君子汤合用。

7. 黄疸　与茵陈蒿汤合用，可以增强疏肝利胆疗效。

8. 胆道蛔虫病　胆蛔初期，剑突下呈钻顶样疼痛，间歇期疼痛消失如常人，用本方加金铃子、乌梅可以缓解胆道痉挛，使蛔虫退回肠道。

9. 胁肋痛　本方加茵陈、郁金、山楂、金钱草、延胡索。偏热盛者，再加丹参、大黄、芒硝；偏寒者，加川芎、香附、青皮。

10. 肠痈　初起上腹部或腹中部剧烈疼痛，继则转移至右下腹疼痛，本方芍药用量加重至80g以上，有热加牡丹皮、大黄、红藤；若反复发作，已呈寒象，则加当归、附子温通血脉。

11. 凡慢性肝炎、肋间神经痛、胆囊炎、胆道蛔虫病、胰腺炎，急性胃肠炎，急性阑尾炎等，属肝气郁结病机者，可用此方加减。

[歌括]　四逆散柴枳芍草，肝郁气滞痛证好，
　　　　　或然五证兼五脏，病机一致即能疗。

逍遥散（《太平惠民和剂局方》）

[组成]　柴胡 10g　当归 10g　白芍 30g　白术 10g　茯苓 15g　甘草 10g
[用法]　加生姜、薄荷少许，和水煎服。
[主治]　肝脾郁结。头晕目眩，乳胀胁痛，月经不调，食少神疲；或寒热往来，脉象弦大而虚。

［证析］　此方证属于情志怫郁,肝气郁结,虚中夹滞机理。肝喜条达,职司疏泄,气机升降出入受阻,结聚不得升发则郁,肝气郁结,清阳不升,清窍失养,膜络痉挛,脑遂为之疼晕,目遂为之苦眩;气郁不达,结而不行,壅滞经脉,经气不舒,故见胸胁乳房胀痛不适,寒热往来。肝藏血,司疏泄,妇女月经应时而至,须赖肝气疏泄。今因肝气郁结,疏泄失常,脉为之挛,故尔经期参伍不调,经量时多时少。至于食少神疲,亦由肝气郁结,木不疏土所致。综上,此证病位在肝,病性偏虚,其基本病理是脾虚肝郁,经脉挛急。

［病机］　脾虚肝郁,经脉挛急。

［治法］　疏肝理脾,柔肝缓急法。

［方义］　气郁脉急而兼肝脾两虚,法当疏肝理气,解其郁结;柔肝缓急,解其痉挛;健脾养血,补其亏损。此证如果单纯疏肝解郁,柔肝缓急,而不兼补肝脾,不仅气血不能恢复,肝气亦难疏调,经脉亦难和柔。唯于疏肝柔肝之中兼补肝脾,令土能荣木,血能养肝,肝用才能正常。本方由《伤寒论》四逆散和《金匮要略》当归芍药散两方变化而成,专为肝郁脾虚立法。方用柴胡疏肝解郁,畅其气机,当归养血和肝,补其亏损,二药补肝体而和肝用,令气机调畅则肝郁得疏,阴血得补则肝体得养。白芍擅长柔肝,甘草擅长缓急,二药缓解经脉挛急,令经脉和柔则疼眩等证可解。白术健脾除湿,茯苓甘淡渗湿,二药健脾益气,培土荣木,令中焦健运,土旺木荣,则气虚可复。佐少许薄荷、生姜,可以增强升发疏泄和疏肝理脾作用。此方补中寓疏,补则弱于柴芍六君子汤,疏则缓于四逆散,药性和平,不偏寒热,是调气疏肝的代表方。

学习本方应该注意三点:①此方基本病理所有方书都从肝郁脾虚分析,未曾指出疼痛是因经脉挛急所致。仅注意到了气血虚滞变化,忽视了组织结构病理改变,所以未能揭示白芍、甘草配入本方的真正用途。②柴胡、薄荷二药重用则发散解表,轻用则疏肝理气,故本方柴胡、薄荷用量一般较轻。若欲增强外发力量,则宜重用。③此方常用于头痛、胁痛、腹痛、痛经等痛证。常呈掣痛,绞痛,按之稍缓,是经脉挛急所致,白芍、甘草相伍是为柔肝缓急良药,但需重用始能建功。

［应用］

1. 是治肝郁偏虚的常用方,以两胁作痛,或腹痛,痛经,神疲食少,舌淡苔薄,脉弦而虚为其辨证要点。

2.《张氏医通》谓"自汗由于肝虚者,理其疏泄,宜用本方"。以此方加减,治疗乳核,腹部包块,亦可获效。

3. 临床报道,以本方为基础加减变化,可治无黄疸型肝炎、胆石证、妇女月经不调、带下、乳房肿块等证。

病案　1964年春带65级学生赴宜宾市中医院毕业实习。吴某,女,32岁,4月上旬来诊。自述停经6个月,腹大如胎,却无胎动感觉。经宜宾专区第一医院妇科医生佘某检查,确定为葡萄胎,前来求治。因思此证属于子宫内膜病变,膜囊之中必有血水贮存于内,才能形成状如葡萄。遂书逍遥散加益母草、晚蚕砂各30g付之,嘱其试服。4天以后来诊,谓服此方以后小腹微痛,阴道流出大量咖啡色样血水,到一院要求止血,再次检查,葡萄胎已完全消失,今来意欲调理。仍以原方减去益母草、晚蚕砂二药,再服而愈。处此方时加入益母草在于增强子宫收缩,试图经过收缩,达到挤破葡萄状囊;加入蚕砂意在祛除水湿。

［化裁］

1. 逍遥散(《外科正宗》)　柴胡、当归、白芍、白术、茯苓各3g,香附2.5g,牡丹皮2g,甘草 1.8g，薄荷、黄芩各 1.5g。水煎，空腹服。治妇人血虚，五心烦热，肢体疼痛，头目昏重，心忡颊赤，口燥咽干，发热盗汗，食少嗜卧；血热相搏，月水不调，脐腹作痛，寒热如疟；室女血弱，荣卫不调，痰嗽潮热，形体消瘦，渐成骨蒸。此方较原方多香附、牡丹皮、黄芩，有疏肝清热之功，唯剂量太轻，可酌情加重。

2. 加减逍遥散（《中医妇科治疗学》） 即本方加牡丹皮、栀子、香附、泽兰。水煎服。治月经不调、经行先期、量多、色红、两胁痛、心烦梦多者，亦治头晕发热者，体现清热疏肝法。

3. 舒郁清肝汤（《中医妇科治疗学》） 即本方去茯苓，加香附、郁金、黄芩、山栀仁、牡丹皮。治肝郁兼热，经前胁腹胀痛，性急易怒，头晕，口苦而干，月经色红量多，或有块状，苔黄舌质红，脉弦数。有清热疏肝之功。

4. 扶脾舒肝汤（《中医妇科治疗学》） 即本方去当归、甘草，加人参、炒蒲黄、血余炭、焦艾叶。治郁怒伤肝，暴崩下血，或淋漓不止，色紫兼有血块，少腹满连及胸胁，气短神疲，食少消化不良。体现疏肝止血与益气摄血二法合用的配方法度。

5. 舒郁清肝饮（《中医妇科治疗学》） 即本方去当归、甘草，加生地黄、山栀、黄芩。水煎温服。治妊娠经血时下，口苦咽干胸胀，心烦不寐，手足心发热，舌红苔微黄，脉弦数而滑。体现清热疏肝，止血安胎法则。去当归者，因其动血故也。

6. 加味逍遥散（《中医妇科治疗学》） 即本方加牡丹皮、栀子、地榆炭、侧柏叶、樗根皮。治赤带、黑带属于肝经郁热者。有清热疏肝，收敛止血，清热止带功效。

7. 加味丹栀逍遥散（《中医妇科治疗学》） 即本方加牡丹皮、栀子、车前子。治肝脾血虚有热，小便淋涩疼痛等证。此属肝的疏泄失调，以致小便淋涩，故疏肝清热与利水渗湿同时并举。

8. 治乳房胀痛经验方（验方） 即本方去甘草，加王不留行、鸡血藤、丹参、香附。治乳腺管囊性扩张的乳房胀痛。

逍遥散及其加减方，有治头痛、眩晕的；有治乳房、胸、胁、脘腹胀痛的；有治月经不调的；有治临经腰、骶、小腹胀痛的；有治血崩或妊娠下血的；有治小便失调的；有治自汗、盗汗的。通过此方的学习，对肝主疏泄涉及气血津液能够加深理解，学者留意。

[歌括] 逍遥散用芍当归，术草柴苓六药齐，
疏肝理脾功独擅，肝脾郁结是病机。

柴胡疏肝散（《景岳全书》）

[组成] 柴胡 10g 枳壳 10g 白芍 30g 川芎 10g 甘草 10g 香附 12g

[用法] 水煎，分 3 次，温服。

[主治] 肝气郁结之胁肋胀痛、胃痛、腹痛、痛经等证。亦治天将明而腰痛者。

[证析] 此方以治痛证见长，无论何处疼痛，皆有兼胀特征。究其胀痛之机，则因肝气郁结使然。胁肋为肝经分野，妇女月经亦与肝司疏泄有关，以胁痛、痛经为其辨证依据，可以确定病位在肝；痛而且胀，属肝气郁结现象；时痛时止，当是经脉挛急。所以，此证的基本病理是肝气郁结与经脉挛急的综合反映。

[病机] 肝气郁结，经脉挛急。

[治法] 疏肝理气，柔肝缓急法。

[方义] 本方是首疏肝解郁方剂。方中柴胡、枳壳、香附解肝经气郁，川芎开肝经血郁，

白芍、甘草柔肝缓急,共呈调气疏肝,柔和经脉之效。使气机畅则胀满消,经脉柔而痛可解。

此是四逆散的变方,配入香附调气,川芎调血,行气活血力量为之增强,从而成为疏达肝气,通调肝血,柔和经脉三者兼顾之方剂结构。

[应用]

1. 脘腹痛 此方除治胁肋胀痛,经行胀痛以外,亦治肝木克土,脘腹胀痛。此证以时痛时止为特征,说明既非外邪入里化热,又非器质受损引起,仅因气机不畅、胃肠挛急所致(所谓肝木克土,系专指胃肠挛急而呈吐、泻、腹痛者言,乃是肝系经脉挛急所致)。投以此方,可收疏达气机,柔肝缓急功效。

2. 腰痛 腰痛一证,有风湿、湿热、肾虚、瘀血、脊椎受损、腰椎间盘突出之分,本方所治以平时不痛,天将明时才痛为其辨证要点。说明既非外感实邪,又非内伤虚损,是由肝气郁结,气血运行不利所致。由于白天经常活动,气血流通,通则不痛,夜间睡眠影响气血运行,故天将明时始觉腰痛明显。这种腰痛也与腰肌紧张有关,此方结构恰能兼顾上述三个方面,投之若合符节。使用时可以略加行气、活血之品,夹湿尤宜加入除湿行津药物,才能获效。余用此方合调肝散去牛膝、酸枣仁,加台乌药、木香治疗此证,效果显著。

[歌括] 柴胡疏肝香附草,枳壳白芍与川芎,

　　　　气郁胁腹诸胀痛,疏肝理气可为功。

加味乌药汤《济阴纲目》

[组成] 乌药 15g 香附 12g 木香 10g 缩砂仁 10g 元胡 10g 甘草 3g

[用法] 水煎服。

[主治] 肝郁气滞,经行不畅,经前或月经初行时少腹胀痛,胀甚于痛,或连胸胁、乳房胀痛,精神抑郁,胸闷泛恶,嗳气时作,腰酸作胀,舌质淡,苔薄白,脉弦涩。

[证析] 经行不畅,少腹胀痛是本方主证;肝郁气滞是本证病机;胀甚于痛,是气郁的客观反映;舌淡苔白是病性偏寒辨证依据。《素问·上古天真论》谓:"女子二七而天癸至,任脉通。太冲脉盛,月事以时下。"冲为奇经八脉之一,八脉系于肝肾。肝藏血,主疏泄,故月事能以时下,与肝疏泄有关。此证经前少腹胀痛,是经欲行而肝不应时疏泄,以致气郁作痛,经前胀痛,胀甚于痛,也是气滞特征。

[病机] 肝郁气滞。

[治法] 调气疏肝法。

[方义] 肝郁气滞,疏泄失调,以致经前胀痛,法当疏肝理气,使气行则血行,血行则壅滞去而疼痛止。方以乌药、元胡调气止痛为主药,辅以香附、木香疏肝理气,使肝气条达,疏泄有权,则月经可以恢复正常。砂仁芳香醒脾,甘草甘缓和中,是以治肝为主、理脾为辅的配方法度。

[应用]

1. 本方不仅用于经前腹胀痛,胀甚于痛;亦可用于肝郁气滞胸胁胀痛等证。加入吴茱萸、小茴香之属,对寒疝亦有疗效。

2. 本方去缩砂仁、元胡,加当归。水煎服,名乌药汤。治血海疼痛。冲为血海,起于女子胞,所谓血海疼痛,即指痛经而言。加入当归活血调经,遂呈疏肝理气,调经止痛之法。

[歌括] 加味乌药用缩砂,木香元胡甘草加,

疏肝理气须香附,经前腹痛服之佳。

木香蜈蚣散(陈继戎方)

[组成] 广木香 10g 蜈蚣 3 条

[用法] 共研细末,分 3 次服,大人白酒冲服,小儿煮甜酒服。可连服数十剂。

[主治] 睾丸一侧或两侧肿大而痛者。

[证析] 睾丸虽属肾系而与肝经有关。肝经输经脉、络阴器,肝郁气滞则气机不通,气机不通则肿大疼痛。即《圣济总录》所谓"寒气客于经筋,足厥阴经脉受邪,脉胀不通,邪结于睾卵",即呈"卵胀。"

[病机] 寒凝气滞,脉络不通。

[治法] 行气疏肝,解毒通络法。

[方义] 寒凝气滞,脉络不通,法当温散寒凝,宣通脉络。方中木香辛温无毒,"乃三焦气分之药,能升降诸气,气滞者宜之,乃塞者通之也(时珍)"。蜈蚣辛温有毒,专走肝经血分,《名医别录》谓能"去恶血",《日华子本草》谓能治"癥癖",时珍则谓能治"小儿惊痫,风搐脐风,口噤丹毒,秃疮瘰疬",可见本品有以毒攻毒、祛风解痉、活血通络之功。此方用木香入三焦气分,疏畅气机,开其窒塞;蜈蚣入血分,解毒止痉,活血通络;用酒以行药力,共呈行气通络,解毒消肿之效。俾气血流通而无壅滞之患,则卵肿之疾自愈。

[应用] 此方用治睾丸肿大,药味虽简而疗效卓著,无需辨别寒热虚实亦无需加减。本方和四逆散同用亦可。

余用此方治疗睾丸肿痛,数以十计。今附病案之一于下:

1976 年夏,带学生到宜宾县、高场区实习。应区卫生所所长江林禄之邀,看一住院病人。患者在 1 个月前作过输精管结扎手术。术后睾丸肿痛,使用消炎抗菌药物,治疗月余,依然如故,肿痛不消。遂以此方研末,用酒冲服,1 日 1 剂,五天之后肿痛全消,出院。

[歌括] 验方木香蜈蚣散,药味虽少疗效优,

蜈蚣解毒香行气,睾丸肿大此方求。

橘核丸(《济生方》)

[组成] 炒橘核 30g 炒枳实 30g 姜厚朴 30g 炒川楝子 30g 炒延胡索 30g 炒桃仁 30g 桂心 30g 木通 30g 海藻(洗)30g 昆布(洗)30g 木香 15g

[用法] 为细末,酒糊为丸如梧桐子大,每服 70 丸,空心、温酒、盐汤送下。若作汤剂,当减其量。

[主治] 气郁、血滞、痰凝之睾丸肿大,或坚硬如石,或引脐腹绞痛,甚则阴囊肿胀,或成疮毒,轻则时出黄水,甚则成痈溃烂。

[证析] 本方所治之疝,以睾丸肿胀或坚硬如石为主证。睾丸之所以肿胀,坚硬,是由气血痰湿瘀结睾卵而成。肝脉络于前阴,湿浊下行,阻滞经脉,初起睾丸肿大,湿郁日久,渐至痰浊凝结,气滞血瘀,则呈坚硬如石,引脐绞痛。

[病机] 气滞血瘀,痰湿凝结。

[治法] 行气活血,消痰软坚法。

[方义] 气滞、血瘀、痰阻以致阴囊肿大坚硬,治宜调气活血,消痰软坚,始与此证机理相符。方用橘核、木香、川楝子、枳实、厚朴疏肝理气,行气分之滞;桂心、桃仁、延胡索温通活血,行血分之瘀;昆布、海藻、海带咸润软坚,消痰散结,治痰湿之结;再用木通导湿下行,开痰湿下行之路,俾气血流畅,痰湿得消,肿胀坚硬等证可望缓解,但须长服始能见功。

研究此方,可以从中得到启迪,即气血津液运行受阻,结于前阴,成为疝疾,既有单一证型,亦有复杂证型。初起以气滞或湿阻较为多见,日久即可出现气滞、血瘀、湿阻的综合病变,此方所用三组药物,各自针对气血津液一类病理改变,与天台乌药散纯从疏通气机入手有所不同。不过,此方只用木通一味通利水湿,行津力量颇有不足,临证增入茯苓、猪苓、泽泻之类,才较完善。

[应用]

1. 本方以阴囊持续肿胀偏坠、坚硬,痛引脐腹为其辨证要点。寒象显著,加重桂心、木香,或加乌药、小茴香、吴茱萸疏肝理气,温散寒邪;瘀滞较甚,加三棱、莪术破血行瘀;湿浊较甚,仿《普济本事方》用五苓散加连须、葱白、小茴香治疝之法,加入茯苓、猪苓、泽泻,增强利湿之功;若寒湿化热,阴囊红肿湿痒,或流黄水,小便短赤者,加土茯苓、泽泻清热利湿,栀子、黄柏之属清热燥湿。

2. 睾丸鞘膜积液、睾丸炎、副睾炎等病,属寒湿侵犯厥阴,肝经气滞血瘀者,可用本方加减。

[歌括] 橘核丸是《济生》方,木通楝桂桃木香,

枳朴元胡昆藻带,颓疝顽痛正堪尝。

金铃子散《太平圣惠方》

[组成] 金铃子 延胡索各30g

[用法] 为末,每服10g,酒调下。

[主治] 肝郁化热,气血郁滞,心腹胁肋诸痛,时发时止,烦躁不安,舌红苔黄,脉象弦数。

[证析] 本方所治痛证,乃由肝气郁滞,气郁化火所致。肝藏血,主疏泄,其经脉布两胁,抵少腹,络阴器。肝的疏泄功能失常,气机郁滞,血行不畅,故见胸腹胁肋疼痛、痛经、疝痛。肝郁化火,热邪内扰,故烦躁不安。何以知其为热?从舌红、苔黄、脉数知之。

[病机] 肝郁化热,气血郁滞。

[治法] 清热疏肝法。

[方义] 肝郁化热,气滞作痛,法当清热疏肝,行气止痛。方中金铃子苦寒清热,长于疏肝止痛,本品非但疏肝,且可引导心包相火下行,是以张元素盛赞本品有治热厥心痛之功;延胡索善行血中气滞,气中血滞,专治一身上下身痛,《雷公炮炙论》尝谓"心痛欲死,速觅延胡。"可见本品亦能治疗心痛。两药相伍,一泄气分之热,一行血分之滞,共呈清热疏肝,行气止痛功效。时珍尝谓本方"用之中的,妙不可言,方虽小制,配合存神,却有应手取效之功,勿以淡而忽之。"

以上纯从调理气血释方,虽属正论,但却意犹未尽。盖方中延胡索尚有麻醉镇痛作用,本方能治各种痛证,不能不与此种作用有关。

[应用]

1. 本方加当归、白芍、川芎、柴胡行气活血之属,治妇女月经不调、痛经等证,亦有效。

2. 本方加荔枝核、广木香、台乌药等行气止痛,可治疝气疼痛;偏寒者,加吴茱萸、小茴香、乌药、桂枝温肝散寒,行气止痛。

3. 治胸、腹、胁、肋诸痛,可同四逆散、疏肝散等合用,增强疏肝止痛功效。

4.《小儿药证直诀》捻头散,用延胡索与苦楝子等分为末,每服 3g,白汤滴油数点调下。治小儿小便不通,即此方也。

[歌括] 金铃子散配延胡,肝经郁热气不舒,
　　　　心腹胁肋诸般痛,疏肝清热病能除。

丹栀逍遥散《内科摘要》

[组成] 柴胡 10g　当归 12g　白芍 30g　白术 12g　茯苓 15g　甘草 6g　牡丹皮 12g　焦栀 10g

[用法] 加薄荷、生姜,水煎服。

[主治] 肝脾血虚发热,或潮热晡热,或自汗盗汗,或头痛目涩,或怔忡不宁,或舌赤口干,或月经不调,肚腹作胀,或小腹重坠,水道涩痛,或白带时多时少等证。

[证析] 本方所治诸证,属于肝郁化热,耗损阴血,肝阳偏亢,疏泄失调病变,证象可从气血津液各个方面反映出来。气郁化热,阳气不能正常出入少阳三焦,遂呈潮热、晡热。时日稍久,热耗阴津,遂呈舌赤口干。目为肝窍,肝阳偏亢,虚火上炎,遂呈头痛目赤。肝郁血虚,影响心体失养,心神不宁,遂呈怔忡、不寐。肝失疏泄,气郁不舒,壅于腠理三焦,则胁肋胸腹作胀等证见矣! 气病及津,阴津不能正常升降出入,则自汗盗汗,小腹重坠,水道涩痛,白带时多时少等证见矣! 所述经行参伍不调,带下多少不定,是其肝气郁结,经脉时挛时舒表现,可以作为辨证依据。

[病机] 肝郁化热。

[治法] 清热疏肝法。

[方义] 肝气郁结,疏泄失调,是诸证病机。治宜调气疏肝;病性属热,法当清其郁热,只有清热与疏肝并举,才合此证机理。本方体现清热疏肝法则,正是针对此种病机而设。方中柴胡长于疏肝理气,舒展少阳三焦气机,得薄荷辛凉宣发相助,畅气作用为之增强;焦栀清肝经气分之热,牡丹皮清肝经血分之热,与柴胡、薄荷相伍,能呈清热疏肝功效;配当归养血活血者,补肝之体,行血之滞也;配白术健脾者,补脾之虚,防肝之侮也;配茯苓渗湿者,气郁其津,乃借此导湿下行也;配芍药、甘草柔肝缓急者,借此舒缓经隧,协助柴胡、薄荷调理肝之疏泄也。肝郁得疏,肝热得解,营卫理而疏泄调,则诸证瘳矣!

本方是由逍遥散加牡丹皮、栀子而成,古今方书均将本方附于逍遥散下一带而过,不作正方。本书列为正方,是因所治证候展示了肝系疏泄失调可以涉及气血津液各个方面;在方剂结构上展示了疏肝药与清肝药合用配伍形式,可以开人眼界,启人思维,仅作附方,易为学者忽视。

[应用] 本方可以用于下述几个方面:

1. 头痛、目涩,兼见性急易怒、舌红苔少、脉象弦数。此为肝郁化火,阴虚阳亢。可于本方减去白术,加入生地黄、玄参、牡蛎、钩藤、桑叶、菊花、大黄之属,增强清热平肝之效。

2. 胸胁、脘腹、腰骶胀痛、痛经,兼见心烦易怒、舌红脉数者,可于本方加入枳壳、木香、郁金、槟榔片之属,或与金铃子散合用,增强疏肝理气之功。

3. 自汗、盗汗。审其确属肝郁化火,疏泄失调,可用本方加牡蛎、黄芪敛汗固表,茵陈、

滑石导湿下行。

4. 小腹坠胀，小便涩痛，兼见心烦口苦者，可用本方加木通、车前、黄芩、银花藤。增强清热利湿功效。

5. 带下赤白，兼见稠黏臭秽、性情急躁者，可用本方加樗根皮、车前仁、黄柏以清热疏肝、除湿止带。

6. 月经不调。可单独使用本方，亦可随证加减。气郁较甚加香附以疏肝，经量甚少加生地黄、玄参以养营；月经量多加地榆、黄芩、牡蛎、乌贼骨以清热止血。

7. 眼科用此方治青盲、暴盲、目涩、头痛。

[歌括]　丹栀逍遥芍当归，柴苓术草姜薄随，

　　　　肝失疏泄呈郁热，清热疏肝莫失机。

清肝达郁汤(《医醇賸义》)

[组成]　银柴胡 12g　当归 10g　赤芍 12g　赤茯苓 15g　牡丹皮 10g　焦栀 10g　橘叶 10 张　菊花 12g　橘白 6g　薄荷叶 10g　炙甘草 3g

[用法]　水煎，微温服。汗多者去薄荷，加人参 10g、鳖甲 10g。

[主治]　肝郁血热，经行先期，乳胀胁痛，量少色红，潮热自汗，头晕心烦，舌质红，脉弦细者。

[证析]　经行先期，是本方主证；肝郁血热，是此证病机；乳胀胁痛，经少色红，潮热自汗等证，是肝郁血热辨证依据。月经一月一行才是正常生理现象。若连续几月二十余日即至，称为月经先期。月经先期病机，约有气虚不能摄血、肝郁疏泄失调、瘀阻血不循、肝热迫血妄行几种。此证属于肝郁血热所致。肝郁不舒，气机阻滞，则乳胀胁痛；血热蒸腾，阴津外泄，则潮热自汗；阴津外泄，营阴不足，则经少色红；虚热内扰，上干，则头晕心烦，其余舌脉，亦可作为阴虚血热佐证。

[病机]　肝郁偏热。

[治法]　清热疏肝法。

[方义]　肝郁偏热，法当清热、疏肝，双管齐下。方用银柴胡清解肝经虚热，得橘叶芳香理气，橘白行气通络为助，使气机宣畅，肝气条达，乳胀胁痛之证可愈。焦栀清气分之热，赤芍、牡丹皮凉血清肝，佐菊花、薄荷辛凉宣发，令热从表出，茯苓淡渗利水，导热下行，使热有外出去路，能收事半功倍之效。至于当归调经，甘草护胃，亦有可取。

此为逍遥散之变方。血分有热，故去温燥之白术，加入清热之牡丹皮、栀子、滁菊；气滞较甚，故加畅气之橘白、橘叶；以银柴胡易柴胡，是因本品更擅清解虚热；茯苓改用赤茯苓，是因色赤可入血分。通过此方可以看到古人师古而不泥古的变化方法。

[应用]　此方仅为肝郁而兼血热者设。若系单纯血热，当用清经汤、两地汤等方，非本方所宜，若欲增强滋阴凉血力量，可加生地黄、玄参、麦冬。

[歌括]　清肝达郁本逍遥，归芍苓草银胡僚，

　　　　丹栀菊薄清肝热，橘白橘叶滞气消。

疏肝解郁汤(《妇科治疗学》)

[组成]　香附 9g　青皮 9g　柴胡 9g　川楝子炭 6g　郁金 9g　丹参 12g　川芎 9g　红

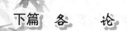

泽兰12g 延胡索6g

[用法] 水煎服。

[主治] 气郁血滞,经行不畅,量少,间有血块,胸、胁、腰、腹胀痛,有时嗳气,脉弦。

[证析] 经行不畅,胸、胁、腰、腹胀痛是本方主证;肝郁血滞是本证病机;胀痛是气郁辨证依据;经行不畅,间有血块是血滞辨证依据。妇女月经一月一行,本属正常现象。今因肝郁血滞,经应行而肝不应,抑郁其气而胀痛遂见。气郁而血亦郁,血郁则经行不畅,量少而有血块。

[病机] 肝郁血滞。

[治法] 疏肝解郁,活血行瘀法。

[方义] 本方用香附、青皮、柴胡、川楝子调气疏肝,解肝气之郁结;郁金、丹参、川芎、泽兰、延胡索活血行瘀,行血分之郁滞,共呈疏肝理气,活血行瘀功效。使肝气条达,则胀痛等证可除;血脉通调,则经行不畅等证可解。用于气血俱郁痛经,较为适宜。

[应用] 此方不偏寒热,药性平和,临证可随寒热进退。原著云:"如色淡量少无块者,加当归9克。"

[歌括] 　疏肝解郁附柴胡,郁楝青皮气滞疏,
　　　　丹参芎泽行血滞,止痛尤须用延胡。

通乳散结汤《妇科治疗学》

[组成] 全瓜蒌一个 青皮9g 丝瓜络9g 橘络6g 橘叶3片 通草6g 郁金6g 刺蒺藜12g 蒲公英15g

[用法] 水煎服。

[主治] 乳结,肝郁气滞,乳汁停滞不畅,乳房硬满胀痛,甚至红肿,时有恶寒发热,舌淡苔白,脉弦数者。

[证析] 乳房为阳明厥阴二经所主,故乳部诸疾与二经密切相关。此证肝郁气滞是其病机;乳汁不畅,乳房硬满胀痛是其主证。由于肝郁气滞,经络不通,乳汁不畅,以致乳房硬满胀痛,甚至红肿。

[病机] 肝郁气滞,经络不通。

[治法] 疏肝清热,通乳散结法。

[方义] 肝气郁结,经络不通,法当疏肝通络。故方用青皮、橘叶、橘络、郁金疏肝气,解郁结,通经络,散结滞。刺蒺藜疏肝散结,《神农本草经》谓本品能治"乳难";丝瓜络行血通络,《简便方》曾单用本品治疗"乳汁不通",可见二药治乳汁不通有一定疗效。通草下气通乳,蒲公英、全瓜蒌清热散结,解毒消肿。诸药共用,能呈疏肝解郁,通络散结之效。

[应用] 此方可用于产后乳汁不畅,乳房胀硬作痛。

[化裁]

1. 通经活络汤《妇科治疗学》 瓜蒌12g,橘络、青皮各6g,丝瓜络12g,生香附6g,通草9g,扁豆15g,当归身5g。加减法:恶露已尽,少腹微胀者,加王不留行、漏芦各9g;胁肋胀甚者,加柴胡、厚朴花各6g。水煎,温服。治肝郁气滞,产后乳汁不行,乳房胀痛,胸胁胀满,有时两胁作痛,或腹部胀痛,食量减少,大便不畅,舌淡苔白腻,脉沉迟而涩。体现疏肝活络之法。所治证象乃是肝脾津气阻滞,经脉挛急偏寒,与四逆散、胃苓汤合用,才

与病理相符。

2. 攻消和解软坚汤(经验方)　炮穿山甲 9g,当归 9g,赤芍 9g,青皮 9g,陈皮 9g,乳香 9g,没药 9g,连翘 9g,僵蚕 9g,瓜蒌 18g,天花粉 12g,牡蛎 15g,夏枯草 15g,金银花 15g,蒲公英 30g,生甘草 3g,橘叶 10 片。服 5～10 剂。不效,加制马钱子 1.5g,守宫 9g。治乳核。本方清热疏肝,通络散结作用较强。

3. 软坚散结汤(经验方)　柴胡 15g,枳壳 12g,青皮 9g,赤芍 15g,川芎 6g,红花 6g,穿山甲珠 6g,通草 6g,浙贝母 15g,牡蛎 24g,夏枯草 30g,瓜蒌壳 24g,天葵子 24g,重楼 12g,连翘 15g,甘草 6g。水煎服。连服 20～30 剂。治乳中有块,坚硬如石。去甘草,加鳖甲 20g,昆布 20g,海藻 20g,软坚力量更强。

[歌括]　　通乳散结蒌通草,青皮橘叶橘络好,
　　　　　公英瓜络郁蒺藜,乳汁行时肿痛消。

本法共选 10 方,虽然同属疏肝理气之法,治病原理立足于通,却有寒热虚实之分,血瘀津凝之异,用药兼及肺脾者亦较常见,从而展示了不同的配伍形式,加之所治证象不同,选药也有差别。

四逆散是疏肝理气祖方,适应范围最广,尤以治疗痛证见长,只要审其确属肝气郁结、经脉挛急病机,无论证象见于何部皆可选用。其结构包括疏肝与柔肝两个组成部分,反映了疏肝理气的组方常规。性质和平,不偏寒热,可以根据寒热虚实加减。

逍遥散与柴胡疏肝散均系四逆散的变方,长于治疗胁痛、胃痛、腰痛、痛经各种痛证。亦可用于部分肿块。其结构虽仍承袭四逆散疏肝与柔肝之旧,却有虚实之异。偏虚宜用逍遥散,偏实宜用疏肝散。也是肝脾同治,兼配补血、活血的配伍形式。

加味乌药汤是典型的调气疏肝方,本为经行胀痛而设,亦可用于胁胃胀痛。配伍砂仁,展示了疏肝兼理脾胃滞气的结构。

天台乌药散(方见温肝散寒法)与橘核丸长于治疗疝气,前方用辛热气雄的巴豆,立足于温散凝结之寒,后方配桂枝、桃仁、昆布、海藻,立足于祛瘀消痰软坚,也体现气血津三者并治的配方法度。木香蜈蚣散专治睾丸红肿胀痛的卵胀,药味虽少,疗效甚佳,是用虫类药物通络的范例。

金铃子散、丹栀逍遥散、清肝达郁汤、疏肝解郁汤、通乳散结汤五方都是清热疏肝方。前两方适用于各种痛证偏热;清肝达郁汤、疏肝解郁汤只用于调经;通乳散结汤却以治疗乳痈见长,配伍瓜蒌、橘络、橘叶、丝瓜络等通络药物,是与众不同处。

第三节　血分病变

肝脏有贮藏血液,调节血量功能,与血关系非常密切。血液生成、运行,均赖五脏协同合作。就其血液生成言之:化生为血的肾精是由后天谷精所化,故其生血之源在脾;阴精转化为血,却赖肾阳生化,故其生化之本在肾;阴血生成以后贮藏于肝,故其贮血之库在肝。由此

可知,血的生化贮调均赖五脏协同合作。再就血液运行言之:血液循行脉中,环周不休,须赖心气推动,肺气宣降,肾气温煦,脾气统摄。脉中血量多少,却赖肝脏进行调节,说明血液能在脉中正常营运,也与五脏协同合作有关;从而说明肝有贮藏血液,调节血量作用。血贵流通而恶凝涩,贵行经脉而恶外溢,贵充盈而恶不足,一旦异常,常见血虚、血瘀、血溢三种基本病变。

《仁斋直指方》说:"人皆知百病生于气,又孰知血为百病之胎乎,血犹水也,水行乎地中,百川理而无壅遏之患。人之血脉一或凝滞于经络肠胃之间,百病由此而根矣。"所谓血为百病之胎,一旦凝滞,则百病由此而根,指出营血病变与卫气、水津病变不相上下,涉及脏腑形骸各个部分,范围非常广泛。深入研究血分病变致病机理,对于提高血病治疗效果,至关紧要。今据血液有关生理探讨病机治法如后。

一、肝血亏损—养血调肝

肝血亏损,是指失血以后,肝脏所贮血液呈现亏损病变。

养血调肝,是据肝血亏损病机所拟的治法。

【适应证候】　以头晕眼花,经少经闭为其主证;以兼见爪甲无华,面色萎黄,眼睑、唇、舌、指甲淡白,脉象虚弱为其辨证依据。

【病理分析】　形成血虚机理有二:一是血液生化不足,一是贮藏之亏已甚。血须五脏协同合作,才能正常生成、贮运。《张氏医通》说:"水谷精微……得脾之鼓运,如雾之上蒸于肺而为气。气不耗,归精于肾而为精;精不泄,归精于肝而化清血。"故阴血生成,取资于脾,生化于肾;阴血生成以后,贮藏于肝脏,运行于心脉。若脾虚气弱,则化源不足;肾中精气亏损,生化血液功能衰退或障碍,则不能将阴精生化为血。脾肾所致血虚,即属阴血生化不足。若因创伤、吐衄、崩漏、产后等大量失血,阴血受损而致血虚,则属已生之血受损,肝血亏损即系指此而言。《素问·五脏生成》说:"肝受血而能视,足受血而能步,掌受血而能握,指受血而能摄。"血虚则目失血养,筋失血濡,以致头昏眼花,唇舌淡白,面色、爪甲无华。

【立法组方】　血虚机理不同,宜用不同治法。脾虚气弱而生血之源不足,法当健脾益气,补气生血;肾系阴阳亏损而血之生化衰退,可用补阴补阳之品,以期恢复生化之常。一般失血的血虚,则用四物汤、当归生姜羊肉汤之类滋阴补血。其方常用地黄、当归、阿胶等药为主组成。

本法是治肝病基本方法之一。临证之际,还需根据病情与疏肝、清肝、息风、潜阳等法合用,才能适应肝脏多种病变。

【例方】

四物汤(《太平惠民和剂局方》)

[组成]　熟地黄　白芍药　当归　川芎等分

[用法]　水煎服。

[主治]　冲任虚损,月水不调,脐腹作痛,崩中漏下等证。

[证析]　冲为血海,任主胞胎。妇女月经与冲任二经有关。"八脉系于肝肾",冲任是否正常,决定于肝肾精血是否充足。肝藏血,司疏泄,月经能够应时而至,有赖肝能应时疏泄。由此看来,这里实指肝血不足而言。血虚血滞,月经不能应时而至,于是或前或后,参伍不

调。脐腹作痛有两种可能,一是血虚引起脉络挛急,一是血滞以致脉络不通。漏下崩中,则因血滞胞宫,血不循经使然。

[病机] 肝血虚滞。

[治法] 养血调肝法。

[方义] 本方是由《金匮要略》胶艾汤化裁而成,是补血调经方之基础。方中熟地黄滋阴养血,填精补髓;白芍养血和营,补益阴津,二药滋阴养血,调补肝肾,是为血虚而设。白芍不仅益阴,并具柔肝解痉作用,经脉挛急而痛,得此可以消除。此证血虚与血滞同时存在,若无行血药物,显然与其病机不符。故用当归、川芎助其行血。川芎为血中气药,可行气活血;当归既可增强熟地黄、白芍补血功效,也可增强川芎活血力量,二药是为血滞而设。四药用量相等,补血而不滞血,活血而不伤血,成为至平至稳养血调肝之方。临证之际,可视病情调整剂量。若欲补血,重用熟地黄;若欲调经,重用当归;若欲柔肝止痛,重用白芍;若欲增强活血力量,重用川芎。如将熟地黄换成生地黄,即变补血而为凉血;如将白芍换成赤芍,即变滋阴柔肝而为凉血行瘀,因证而施才能取得预期效果,一成不变必将影响疗效。

学习此方须弄清以下三点:①使用此方补血,有其一定标准。脾虚则血的化源不足,应当着重补气健脾;生血功能障碍,应当恢复造血功能(可用党参 30g,晒参 10g,黄芪 50g,白术 20g,茯苓 15g,炙甘草 5g,砂仁 15g,炒麦芽 20g,阿胶 20g,巴戟天 20g,肉苁蓉 20g,杜仲 15g,山茱萸 15g,菟丝子 20g,南山楂 20g。水煎服),均非本方所宜。此方只能用于失血性血虚。吴崑尝谓:"草木无情,何以便能生血? 所以谓其生血者,以当归、芍药、地黄能养五脏之阴,川芎能调营中之气,五脏和而血生耳。若曰四物便能生血,则未也。师云:血不足者以此方调之则可,若上下失血太多,气息几微之际,则四物禁勿与之"。指出失血太多也非本方所宜。②用于调经应该结合气滞、血瘀、偏寒、偏热予以加减,注意不可滥用。张石顽谓:"四物为阴血受病之专剂,非调补真阴之的方。专事女科者则以此汤随证漫加风食痰气药,所以近代诸汤,祖四物者纷然杂出,欲求足法后世者,究竟不可多得"。③用于崩漏更应慎重,瘀血引起血不循经,才可使用此方加阿胶、艾叶等止血药,否则不可妄投。

[应用]

1. 此方以调经止漏较为多用,经水过多或胎漏下血,减川芎、当归之量,加阿胶、艾叶止血,或加人参、黄芪益气摄血;产后下血淋漓不止,再加炮姜炭。经行腹痛,气滞者,加乌药、香附、青皮;血瘀者,加红花、桃仁、延胡索;气滞血瘀并存者,则并加之。

2. 临床报道:谢晶辉用此方治荨麻疹 42 例,证状消失者 23 人。用法:每日 1 剂,连服 3～10 剂,10 剂以后仍无效果改用他法。(《上海中医杂志》)

王有奎用此方加味治疗神经性头痛 44 例,近期控制 23 人。加减法:肝郁气滞者,加菊花、柴胡、生牡蛎;血瘀头痛者,加桃仁、红花;血虚头痛者,加枸杞子、何首乌、黄芪;肾阴虚者,加川续断、山药;肾阳虚者,加桂枝、附子等。(《山西医药杂志》)

《新中医》报道本方合理中丸加杜仲、续断,治妇人虚性腰痛 135 例,治愈 37 例,有效 82 例,无效 16 例,治疗时间平均为 6 天。临床表现腰痛屡发不已,酸软乏力,喜按喜揉,遇劳遇寒更甚,得卧缓解,或小腹胀满挛急,或小腹气逆上冲,舌白,脉弦紧或沉细,即可使用。此方缺乏除湿之品,如与胃苓汤合用,则对夹湿之证,可以兼顾。

[化裁]

1. 圣愈汤(《兰室秘藏》) 即本方加人参、黄芪。水煎服。治疮疡出血过多,心烦不眠;

亦治气血虚弱,月经先期,量多色淡,四肢无力,体倦神疲者,有补血调经,益气摄血功效。

2. 桃红四物汤(《医宗金鉴》) 即本方加红花、桃仁。水煎服。治经行腹痛,血下有块,色紫黯者;跌打损伤,血瘀青紫肿痛者;眼科用本方治血灌瞳神,暴盲等证。

[歌括] 四物归地芍川芎,补血调经此方宗,

　　　　若与四君诸品合,双疗气血八珍崇。

当归生姜羊肉汤(《金匮要略》)

[组成] 当归 30g 生姜 50g 羊肉 500g

[用法] 炖服。寒多者加生姜成 250g,痛多而呕者,加橘皮 20g、白术 10g。

[主治]

1. 寒疝,腹中痛,及胁痛里急者。

2. 产后腹中绵绵拘急而痛,喜得温按者。

3. 妇女虚寒痛经,月经后期,量少色黑如水,拘急而痛,喜温、舌淡苔白,脉沉弦而涩者。

[证析] 《金匮要略》用此方有两条:①治"寒疝,腹中痛,及胁痛里急。"②治"产后腹中绞痛。"据此,胁痛、腹痛、小腹疼痛,审是血虚寒凝,不问男女,均可使用此方。是因营血虚弱,风寒相侵,直入脏腑,脉因寒而挛急,血因寒而凝涩,成为挛急不通病变,故以疼痛为特征。寒结于胁则胁痛,结于肠道则腹痛,结于胞宫则呈痛经或产后腹痛。其基本病理是:营血虚弱,感受寒邪→脉络挛急,血行不畅→疼痛。何以知其属寒?从兼有腹中拘急,阵阵作痛,得温痛减,舌淡苔白,脉象沉迟弦涩知之。

[病机] 血虚寒凝,虚寒相搏。

[治法] 温经养血,散寒止痛法。

[方义] 此证疼痛病理,是脉络挛急,血行不畅,引起这一病变外因是寒,内因是血虚,施治要领,在于温散寒凝,通利血脉,补其虚损。本方用当归活血补血,畅旺血行,补其营血;生姜擅去腹中寒气,宣散寒邪,通其凝结;羊肉性热,可为当归补血、生姜散寒他山之助。三药同用,外散寒邪,内和营血,营血流通,脉络舒缓,疼痛亦就随之缓解,所以本方作用全在温通。

学习此方应该注意引起疼痛原因。若无寒邪相侵,脉络不会挛急,营血不会凝滞,所以温经散寒也就成为治疗关键;虽有脉络挛急却不配伍解痉药的道理也在于此。原方方后谓"若寒多者加生姜一斤",又足以说明本方是用生姜温散寒邪。痛多而呕是气机上逆,浊阴不降,故加橘皮调气降逆,白术输转脾津。

[应用] 此方治妇女虚寒性痛经有效。1964 年带毕业生到宜宾实习,遇寒性痛经常用温经汤或本方,每次都是当归 60g,生姜 120g,羊肉 250g,炖服。因其有效,相互传颂,一时炖服此方成风。

[歌括] 当归生姜羊肉汤,血虚寒证腹痛良,

　　　　妇女痛经喜温按,投之亦可保安康。

当归羊肉汤(《济生方》)

[组成] 当归(酒浸)20g 人参 20g 黄芪 30g 生姜 15g 羊肉 500g

[用法] 先将羊肉炖汤,去肉,将药纳入同煮,汤成去滓,作 6～7 次服。

[主治]　产后发热,自汗,肢体痛,舌淡、脉缓。

[证析]　产后发热自汗,是血虚气无所依,阳气外浮征兆;兼见肢体疼痛,则是外感风寒,营卫不和征象。此证机理,当是血虚阳浮,营卫不和。

[病机]　营卫不和,表虚不固。

[治法]　益气实卫,补血和营法。

[方义]　血虚应当补血,方以当归羊肉命名,自是用此补血和营,令气有所依。阳气外浮,又宜益气实卫,配伍人参、黄芪是令气不外浮。兼见感寒体痛,故配生姜辛散寒邪。五药合用,能呈补血和营,益气实卫功效。使用温药治疗发热汗出证象,体现甘温除热之法。

此方所治,似桂枝汤证而证情偏虚,故用药偏于温补。桂枝汤用桂枝、生姜解表和卫,本方则用人参、黄芪益气实卫;桂枝汤用芍药、大枣益阴和营,本方则用当归、羊肉补益营血,桂枝汤着眼于解表和卫,令卫不强则营卫和,此方着眼于益气实卫,令气不浮则营卫和,都治营卫不和而虚实异趣,学者识之。

[应用]　产后身热、汗出、体痛、舌淡、脉缓,始可投此。

[歌括]　济生当归羊肉汤,人参黄芪配生姜,

产后血虚阳气浮,补益气血庶能康。

首乌养血汤（验方）

[组成]　当归 12g　熟地黄 15g　制首乌 15g　黄精 15g　山药 10g　生地黄 10g　天冬 10g　麦冬 10g　蝉衣 6g　防风 10g　炙甘草 6g

冬加桂枝 10g,夏加黄芩、玄参各 10g,顽固者加全蝎 6g,气虚加人参、黄芪各 15g。

[用法]　水煎服。

[主治]　老年性瘙痒。

[证析]　痒证原因不一,有因外感菌毒,皮肤生长疥癣而痒;有因外感风邪,郁于腠理三焦,成为风丹瘾疹而痒;此证见于暮年,是因血虚生风所致。脏腑形骸均赖气以煦之,血以养之,津以濡之。老年阴血枯竭,无以濡养经脉,风邪乘虚客之,遂呈瘙痒难禁。

[病机]　血虚生风。

[治法]　养血祛风法。

[方义]　内有津血干枯,治宜滋阴养血;外有风邪侵袭,治宜祛风散邪。当归、熟地黄、何首乌、黄精都是补血药,配此旨在养血,生地黄、天冬、麦冬、山药都是补阴药,配此旨在滋阴,阴血得充则燥涩得濡,这组药是在治本;蝉衣、防风有疏散风邪作用,风邪得疏则血无风搏,这组药在于治标。两类药物标本兼顾,能呈养血祛风功效。配伍甘草有甘守津还之意,亦有可取。

[应用]　此方纯为血燥身痒而设。《证治要诀》谓:"血虚皮肤痒者,宜四物汤加防风七钱半;如以四物半贴,水二盏,调消风散一钱亦可。妇人血气,或通身痒,或头面痒,如虫行皮中,缘月水来时为风所吹,不然则是产褥中食动风物致之,亦宜如前四物汤调消风散。有脾虚身痒,本无疥癣,素非产褥,洁然一身,痒不可住,此乃脾虚所因。"看来用养血药合祛风药治疗身痒已早为古人使用,此方不过是在上述基础之上有所加减而已。若加川芎通其血络之滞,则配伍更趋完善,盖痒由血络不通故也。

用此方治疗 31 例老年性瘙痒,痊愈 28 例,好转 2 例。

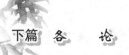

[歌括]　首乌养血用黄精,山药当归二地呈,

　　　　二冬蝉蜕防风草,血虚身痒服之宁。

————————————————————————

　　补血调肝法共选 4 方,都可治疗肝血虚损,都有一定补血作用。四物汤治肝血虚滞,月经不调,脐腹作痛,展示了补血与活血同用配伍形式。当归生姜羊肉汤治胁痛、腹痛、痛经,究其疼痛之机,则因血虚寒凝。故用当归补营血之虚,行营血之滞;生姜温散寒邪,消除病因,要旨全在温通。当归羊肉汤所治产后发热、自汗、体痛,是因产育失血导致血虚阳浮,机理与当归补血汤证相似;兼见体痛,又似营卫不和。此方用当归补血,参芪益气实卫,与当归补血汤同功;用当归养血和营,生姜宣发肺卫,又有桂枝汤之韵味,古人组方,果然奇妙。首乌养血汤所治老年瘙痒是因血虚风邪乘虚而袭所致,故以二冬、二地配合首乌、黄精养血滋阴,蝉蜕、防风疏散风邪,虽无深意,亦有可取。

二、瘀血阻滞—活血化瘀

　　瘀血阻滞,是指血液运行不利或瘀阻不通病变。

　　活血化瘀,是据瘀血阻滞病机所拟的治法。

　　【适应证候】　以各种良性包块,头身各部疼痛;妇女经闭、痛经、产后恶露不断;跌仆损伤,筋断骨折为主证。以面色晦黯,舌呈紫黯颜色,仪器检查有包块;头身胸胁腹腰骶疼痛日久,固定不移,有外伤史;妇女痛经,小腹拒按,血下有块;经闭之后,小腹时痛,为其辨证依据。

　　【病理分析】　血行脉中,运行不息,环周不休,借此和调五脏,洒陈六腑,营养百骸。血液能够正常运行脉内,有赖五脏协同合作,凭借心气推动,肺气宣降,肝气疏调,脾能统摄,肾阳温煦,才能正常运行,不滞不溢。如果血行不利,瘀血为患,却与心肝两脏关系至切。心主全身血脉,肝为藏血之脏,瘀血为患,自与心肝两系相关。由于心主之脉是由肝系筋膜组成,血行不利与脉络弛张异常休戚相关,所以瘀血阻滞当从肝治。

　　瘀血形成机理,大要有六:一是寒邪相侵,血因寒凝。就血的生理特性而言,血贵流通,遇寒则凝,故《素问·调经论》说:“血气者,喜温而恶寒,寒则泣而不流,温则消而去之。”《素问·离合真邪论》又说:“夫邪出入于脉也,寒则血凝泣。”若寒邪相侵,血因寒而凝涩,脉因寒而收引,凝涩则运行不利,收引亦有碍血行,于是形成瘀血阻滞。二是邪从热化,血因热结。就其血液自身成分而言,包括营气和津液。血能正常运行于脉,有赖阴津充足,才不黏滞。故周学海说:“夫血犹舟也,津液水也。”水盛,则舟行无阻,津足,则血行无碍;无水,则舟不能行,津少,则血行受限。若热入营血,热盛伤阴,汗出耗液,营阴大伤,血变浓稠,运行不利,可致血瘀管壁。故叶天士说:“凡大寒大热病后,脉络之中必有推荡不尽之瘀血”。因热致瘀机理,还有下述三种情况:①热证出血过用凉药,虽已热退身凉,血运却因之不利,以致瘀血阻于脉络。②外寒相侵,局部血络挛急,气郁化热,妨碍局部血运,热与血结而呈局部肿痛,即《素问·举痛论》所说:“寒气客于经脉之中,与炅气相搏,则脉满,满则痛而不可按也。”③寒邪化热而呈蓄血之证。常以善忘或如狂为主证。故《素问·玉机真脏论》说:肝病“太过,则令人善忘。”《素问·调经论》又说:“血并于下,气并于上。乱而善忘。”仲景《伤寒论》则说:“其人喜忘者,必蓄血。”“热结膀胱,其人如狂。”三是心气虚衰,血运无力。就其血液运行动力而言,全凭心气推动,肺气宣降,肾阳温煦。若心气虚衰,推动乏力;肺气虚损,宣降无权;肾气不足,动力告匮,血液运行乏力,瘀血阻滞,即呈口唇发绀、心悸、气短、肝脏肿大等证。四是肝失疏泄,气滞血瘀。就其血量调节和气血相依关系言之,肝司疏泄,有调节血量之功,而血量调节却赖肝气条达,气机疏畅。气血之间,有气为血帅,气行则血行,气滞则血滞密切关系。若肝气郁结,脉因气郁而呈肿胀、收引,疏泄失其常度,血随气滞,运行不利,遂呈气滞血瘀之证。五是血隧变态,影响血行。就其血与脉之关系言之,血液运行,有赖血隧约束。故《灵枢·决气》说:"壅遏营气,令无所避,是谓脉。"无论血管痉挛、狭窄、增生、破损,都可影响血运,形成瘀血。若跌仆损伤,血络破损,局部血运障碍,即成瘀血阻滞。六是血溢脉外,出血致瘀。就血溢与血瘀相互转化关系言之,血溢与血瘀本属两种截然相反病理反映。但出血之证可以导致血瘀,血瘀之证又可导致出血,两者可以相互转化,互为因果。例如肝阳暴张,疏泄太过,血与气并走于上,血溢脉外,阻于颅内,遂由出血病机转为瘀血阻滞脑外间隙,形成半身不遂。又如热证出血,本应凉血止血,如果过用寒凉,血因寒凝,离经之血,瘀而不行,亦可形成瘀血为患。上述几种病机,就病性而言,有寒热虚实之不同;就病位而言,又有停滞内脏与经隧之各异,既常单独为患,又常错综出现,形成复杂病变机理。究其形成瘀阻实质。多与血隧发生病理改变有关。须知血管虽然通联心脏,实由肝系筋膜构成,瘀血为患从肝论治之理即在于此。综合上述,其瘀血阻滞基本病理是:外因、内因、不内外因→引起脉络变态,血行不利→瘀血阻滞→形成诸证。而以疼痛、包块为其主要证象。

【立法组方】　多种原因,可以形成瘀血,瘀血形成以后,又可呈现多种证象。瘀血引起之证,总属不通机理。常以疼痛、包块为其主要见证。所谓通则不痛,痛则不通,除了结石阻塞经隧之外,主要是指血瘀而言。《素问·举痛论》说:"经脉流行不止,环周不休,寒气入经而稽迟,泣而不行,客于脉外则血少,客于脉中则气不通,故卒然而痛。"即是论述因寒而致血脉凝泣,从而引起疼痛致病机理。又说:"寒气客于膜原之间,络血之中,血泣不得注于大经,血气稽留不得行,故宿昔而成积矣!"又是论述因寒而致血脉凝泣,形成包块致病机理。瘀血阻滞,根据《素问·至真要大论》"结者散之,留者攻之"治疗原则,当用桃仁、红花、当归、川芎、牡丹皮、赤芍、乳香、没药、牛膝、泽兰、延胡索、丹参、土鳖、大黄之类活血化瘀药物为主组合成方,使结者散而留者行,才是正确治疗方法,如血府逐瘀汤等即体现此一法则。

活血化瘀一法,常据不同致病机理组合成方,从而体现各种不同祛瘀法则。常见配伍形式约有以下九种:

调气活血:是为气滞血瘀而设。气滞血瘀,常以胁痛胸痛,月经不调,临经腹痛为主证,同时兼见胀闷不适,急躁易怒,抑郁寡欢等气郁证象。血随气行,亦随气滞。肝气疏泄失调,以致血行不畅,或因瘀血阻滞,影响气机不利,临证较为常见。此种气滞血瘀之证,自须行气、活血并举,才与病情相符。所以本法常用红花、桃仁、当归、川芎、牡丹皮、赤芍之类活血药物为主,随证配入柴胡、枳壳、香附、木香、青皮、乌药之流疏肝理气。常用方如血府逐瘀汤,膈下逐瘀汤,丹参饮等即体现这一配伍形式。

活血调津:是为血瘀津阻而设。血行脉中,津行脉外。水津阻滞可以影响血液运行,血运不利亦可影响津液流畅。设若瘀血阻滞兼见痰凝湿阻,应在活血方中配伍祛痰、燥湿、芳化、淡渗药物,组成活血调津之法治疗。如加减瓜蒌薤白汤配伍瓜蒌薤白祛痰泄浊。手拈散配草果温中化湿,调肝散配石菖蒲、半夏燥湿芳化,桂枝茯苓丸配茯苓淡渗利湿,当归芍药散(方见第六章调和肝脾法)配白术、茯苓、泽泻,即属活血调津并用配伍形式。这种结构存在众多方剂之中，如津凝为痰，风湿在表，水气内停，水泛为肿，都可见到，不过常以祛湿为主，祛瘀活血为辅而已。

一般方书未从这一方面进行归类，容易被人忽视。今与调气活血法并列，意在提示气与血、血与津均常同病，临证组方，应该时刻注意几种基础物质盈虚通滞及其相互关系，才无顾此失彼之忧。

温经祛瘀：是为血瘀偏寒而设。瘀血阻滞属寒，于血瘀、血滞之证以外，应当兼见月经后期，色黑夹块，小腹冷痛，畏寒喜暖，脉迟而涩证象。常因外寒相侵或自身阳虚，以致血液运行不利，成为此证。故宜选用桂枝、干姜温通血脉，或用吴茱萸温肝行气与活血药组成温经祛瘀方剂进行治疗，才能兼顾血因寒凝证象。如过期饮、脱花煎、生化汤、温经汤等就体现此种配伍形式。至于温经与祛瘀两组药在一个处方中之比例。一般是以祛瘀为主，温通为辅，如果寒凝太甚，应以温通为主，祛瘀为辅，才较恰当。

温经与祛瘀两组药物相互为用，相得益彰。盖血因寒凝，只有温药才能消除病因，振奋功能而使血流通畅；瘀血形成以后，唯有祛瘀药才能使其瘀去络通，血行无阻，两者作用虽然不同，却有异曲同工，殊途同归之妙。

《仁斋直指方》说："官桂、当归，温血之上药也。"二味都是温性活血药物，既可温散寒邪，又可通利血脉，一举两得，故对血因寒凝，较为理想。

泻热逐瘀：是为瘀阻偏热而设。瘀热互结多属急证。形成瘀热互结之机，或因寒滞经络，血瘀一隅，妨碍气行，郁结化热；或因跌仆损伤，气血运行受阻，郁结化热，这类证候不具一般瘀血特征，只有损伤病史，或痛点固定，或局部硬结，可为辨证依据。主证以外，兼见发热、口苦、神志异常，舌红、苔黄、脉数等证，便是瘀热互结。此种血因寒结而热因血郁证候，常选既能泻下荡热，又能活血通瘀之大黄、芒硝为主，与虻虫、水蛭、桃仁、牡丹皮等药组成泻热逐瘀方剂，才与病机相符。如桃核承气汤、大黄牡丹汤、代抵当丸等。亦可用栀子、黄芩、天花粉、生地黄、青黛之类清肝凉血药物与活血药组成泻热逐瘀方剂，如复元活血汤即属此种配伍形式。

明·李濂所著《医史》指出："血隧热重，须用硝黄"；《神农本草经》谓大黄有"下瘀血血闭，破癥瘕积聚"之功；《名医别录》谓芒硝有"破留血、通经脉"之效。血热致瘀，选用二药，既能泻热，又可逐瘀，可谓一箭双雕，一举两得。所以芒硝、大黄是本类方的首选药。

活血通络：是为瘀血阻络而设。瘀血阻络，常以血栓阻于血管之半身不遂；血络不通之眼、耳、鼻窍病变或圆形脱发等证为主；仪器检查颅内、眼底等部确有脉络瘀阻为其辨证依据。瘀血阻络之证，使用一般活血方剂效果欠佳，又宜与其能通血络药物合用，才较恰当。因此常与麝香、冰片、粉葛、地龙、白芍、穿山甲等配伍，共呈化瘀通络之效。如通窍活血汤即可为其代表。

此法常配麝香，是欲借其辛香走窜以通血脉之瘀阻。李时珍说："盖麝香走窜能通诸窍之不利，开经络之壅遏。若诸风、诸气、诸血、诸痛、惊痫、癥瘕诸病，经络壅闭，孔窍不利者，安得不用为引导以开之通之！"配伍麝香、冰片，引导活血药物达于病所，使其更好地发挥祛瘀作用，是本类方配伍上的第一个特点；再配葛根扩张血管，地龙、白芍、甘草、大枣缓解血管痉挛，使其瘀行无阻，是本类方配伍上的第二个特点。在治疗措施上，考虑到了气与血、血与脉三者之间相互关系，构思较为缜密。

化瘀消癥：是为血瘀成癥而设。以良性肿块为其主证；以用手触按患部，硬积成块，或仪器检查,确有包块形成,为其辨证依据。癥指有形可征,积于一处,偏于一隅,按之不移,推之不动;瘕指假聚成形,聚散无常,居无定处,按之可散。癥积为有形津血凝结,病态组织增生。究其津血之所以凝结,组织之所以增生,则每因气滞使然。是以消癥之方,常由行气活血、祛痰行水、软坚散结三类药物组合而成,通过协同作用,达到化癥目的。这类方常用桃仁、大黄、土鳖、蛴螬、虻虫、水蛭、三棱、莪术、干漆、赤硝等药活血化瘀,茯苓、猪苓、泽泻、半夏、射干、葶苈、防己等药祛痰利水;枳壳、木香、厚朴、槟榔、麝香、杏仁等药疏畅气机;鳖甲、龙葵、白英、核桃枝等软坚散结。几类药物虽然各有所主,活血药却是主要组成部分。此外,血瘀成癥,病程较久,多是正虚邪实,若只一味攻邪而不注意扶正,正气不能支持。是以又常配伍人参、黄芪益气实卫,当归、白芍养血和营,成为攻补兼施配伍形式。如桂枝茯苓丸、大黄䗪虫丸、宫外孕方等都是为此而设。

活血理损:是为跌仆损伤而设。此法为伤科常用,凡因跌仆损伤而致肿痛难忍,投此每获捷效。伤处肿痛是因跌打损伤血络,形成闭合性出血,瘀血阻于伤处所致。当用乳香、没药、红花、桃仁、苏木、土鳖、马钱子类活血行瘀,消肿定痛;麝香、冰片走窜通络组合成方,使其伤处瘀血消散,才会肿消痛止。若损伤严重,已成筋断骨折。尤须配伍自然铜、骨碎补、续断、苎麻根等擅长接骨续筋之品,体现接骨续筋法则。如七厘散、跌打丸、接骨神方即属此种方剂结构。

活血理损方剂结构与一般活血方相较,有以下三点不同:①跌仆损伤以肿痛为主证,肿痛是因伤处出血瘀阻而成,趁其瘀血凝结未久,及时使用麝香、冰片等辛香走窜之品,不仅有气行则血行之功,更能引导活血药物到达伤处,促使瘀血消散。②卒然受伤,筋断骨折,疼痛难忍,减轻痛苦是当务之急,镇痛也就成为必要措施。所以本类方常配镇痛力量较强的乳香、没药、马钱子之类。③筋断骨折,常常兼配自然铜、接骨木、川续断、苎麻根、红螃蟹等药促进愈合。根据血不活则瘀不能去,瘀不去则骨不能接之理。必须伤处肿消,复位良好,温度正常,才可使用,以免产生对位不良等后遗证象。

接骨理损之方常用酒服以助药力,也与其他活血之法有所不同。

补虚祛瘀:是为正虚邪实而设。瘀血为患,本属实证,但血瘀日久,气血日亏,亦可转化成为正虚邪实。血液运行于脉,全凭心气推动。心气虚损,推动乏力,将会影响血行不畅而成正虚邪实。肝血瘀阻,木不疏土,脾失健运而呈气虚血瘀则更属常见。瘀血阻滞又常兼见血虚,因瘀血不去则新血不生,新血不生则血虚自见,时日稍久,即可形成血虚兼见血瘀。此外,禀赋不足而患血瘀亦常见之。正虚当补,邪实宜攻。此证若只补虚而不祛瘀,则瘀血不去;若只祛瘀而不扶正,则正气不支。所以本法常用人参、黄芪、当归、白芍补气补血,而与活血药物配伍成方,共呈攻补兼施之效。补虚意在扶正,祛瘀旨在祛邪,瘀去正复而病庶可愈。此种攻补兼施结构,古方不乏实例,如荡胞汤、调肝理脾汤、补阳还五汤、温经汤即体现此种配方法度。若虚证与实证都较突出,不能单纯使用一方治疗,可与独参汤、六君子汤、十全大补汤、人参养营汤之类交替使用,成为攻补兼施另一应用形式。

活血止血:是为瘀血阻滞,血不循经而设。心主身之血脉,脉道畅通则血行无阻,血行无阻则不外流。如果某一部分脉络瘀阻,甚至形成癥积,血液运行之路受阻,不循常道而横流,即呈瘀血阻滞,血不循经。此种瘀血引起出血机理,根据治病求本原则,法当活血行瘀,通其窒塞,消除出血原因。只有窒塞得通,血液才能循行常道,体现推陈致新,以通为塞治疗法则,亦即不塞不流,不行不止之意。如果医者不明此理,只看表面现象,不去消除出血原因,徒恃止血药物,将使瘀阻日甚而血愈流,长期不愈,终致不救。常用方如桂枝茯苓丸,温经汤等。

上述病机是因瘀血引起出血。与此相反,因出血引起血瘀尤为常见,虽然同时存在血瘀、血溢两种证象,却有互为因果互为标本关系。前一种其来也渐,瘀血是本,出血是标,可以单纯使用祛瘀之方,令瘀去而血流可止。后一种多属新病,出血是本,瘀血是标,应止血与活血同用,才能兼顾。止血目的在于制止继续出血,活血目的在于祛除已瘀之血。如颅内出血,眼底出血,产后出血,外伤瘀血,均应双管齐下,才能两全。如治漏下之芎归胶艾汤、温经汤,治眼底出血之生蒲黄汤,治产后恶露不行之失笑散,治外伤出血之七厘散皆是。这类方展示了两种相反治法在一定条件下的统一,值得深思。

【例方】

血府逐瘀汤(《医林改错》)

[组成] 牛膝 12g 桃仁 10g 红花 10g 当归 12g 川芎 10g 白芍 10g 生地黄 12g 枳壳 10g 柴胡 10g 桔梗 6g 甘草 3g

[用法] 水煎,分 3 次,温服。

[主治] 瘀血内阻,头痛、胸痛或心区憋闷,失眠多梦,心悸怔忡,急躁易怒;胁痛日久不愈;妇女月经不调;眼科血灌瞳神,暴盲,血瘀日久者。

[证析] 心主身之血脉,肝为藏血之脏。血液需要心气推动,肝气疏调,肺气宣降,才能在其脉内运行不息,环周不休。本方所治诸证,均是瘀血为患。瘀血内阻,血运障碍,故成头痛、胸痛、胁痛、月经不调等证。

[病机] 瘀血为患。

[治法] 调气活血法。

[方义] 瘀血阻滞,变生诸证,法当活血化瘀,恢复血运正常。方用桃仁、红花、川芎、牛膝活血化瘀,治疗血分瘀滞。营血运行,除赖心气推动以外,亦赖肺气宣降,肝气疏调。故配桔梗开宣肺气,枳壳、柴胡调气疏肝,治疗气分郁结。活血之品恐有耗血之虞,用当归、地黄补血滋阴,期其活血而无耗血之虑,理气而无伤阴之弊。疼痛虽因瘀阻不通,脉络挛急也是原因之一,配伍芍药、甘草,有柔和经脉,缓其挛急之意。方中有活血药行脉内瘀血,有行气药疏脉外滞气,有柔肝缓急药解脉络挛急,体现脉管与脉内脉外同治之法;有牛膝、枳壳之降,桔梗、柴胡之升,体现调理气血升降之法;有补血药之补虚,活血药之泻实,体现补泻同施之法。由于此方寓行气于活血之中,寓补血于活血之内,加之解痉与活血并用,注意到了气与血、血与脉、升与降、补与泻等诸多关系,故是一个结构较好方剂。

《素问·脉要精微论》说:"夫脉者,血之府也。"方名血府逐瘀,当谓此方能逐脉中瘀滞。原著却谓"血府即胸下膈膜,低处如池,池中存血,名曰血府。"如果本方仅为膈膜瘀血而设,原著谓本方能治头痛,又当作何解释?余曾以本方加升麻、苍术、荷叶治疗下肢静脉曲张不能行步,兼见脑中鸣响而效;加玄参、麦冬治疗手掌燥裂而愈;妇科以此治疗痛经;眼科以此治疗眼底出血,难道这些疾病也是血瘀膈膜所致?只有脉络才能遍布全身,谓本方主治脉中瘀血才合生理病理与临床实际。

[应用] 原著曾用本方治疗一十九种证象,后世更有发挥,今择其要,剖析如下。

1. 头痛 引起头痛机理甚多,有寒热之分,气血津液盈虚之别。审其既无恶寒发热之表寒,也无口渴舌干之里热;既非清阳不升,似痛非痛之气虚,也非浊阴不降,重痛如蒙之痰湿;而有外伤病史,病程较长,疼痛部位固定者,即属瘀血为患,可以使用本方。肝阴亏损,阴虚阳亢而呈头昏胀痛;营血不足,经脉挛急而呈痛如鸡啄,掣痛难忍,亦可使用本方。瘀血头痛,重用桃仁、红花、川芎、当归,增强活血力量;阴虚阳亢之肝阳头痛,重用生地黄滋不足之阴,牛膝引血下行;经脉挛急之掣痛,重用白芍、甘草柔肝缓急。

2. 胸痛 以心区疼痛为其特征,是瘀血阻于心之包络,用本方随证加入郁金、降香、丹参之类,能呈行气活血功效。如果舌胖苔腻,便是痰浊痹阻胸阳,绝非本方所宜。

3. 失眠 血行不畅,营阴不能正常上濡元神;阴血不足,阴虚不能函阳,所以失眠。此方能补营血不足,通血脉瘀阻,故对失眠有效。

4. 噩梦 噩梦多见于心肝两脏瘀血患者。心主血脉,血脉瘀阻,常呈噩梦纷纭;肝为藏血之藏,肝血瘀阻,亦可呈现噩梦,冠心病与肝硬化病人每多见此。用此方活血化瘀,庶几有效。

5. 急躁易怒 肝为将军之官,体阴而用阳,所谓体阴用阳,实指手厥阴心主之筋,是其脏腑经脉弛张运动主宰,不死不休。今谓肝脏体阴用阳,是古人早将心包之筋归属肝系之故。设若气郁血滞,心神不宁,每见急躁易怒,应用本方行气活血,可望获效。

6. 胁痛 胁下胀痛,非胆经疾患即肝经气血郁结,审其营阴不足,舌质偏红,即可投以此方。

7. 月经先期 妇女月经能否应时而至,与肝疏泄功能正常与否休戚相关。此方有轻微凉血作用,经期提前而量少有块,可以应用。

8. 血灌瞳神 患者突然感觉眼前黯红,随即视力模糊,不能睹物,此为眼底出血之象,经过检查确诊以后,用本方使瘀血吸收而视力庶几可复。但应加入止血药物制止继续出血,才是两全之策。

9. 其他 临床报道,用此方治疗失血、精神病、性功能低下、阴茎萎缩、不孕、血栓性静脉炎、色素沉着、低热不退、脑震荡后遗证、瘀血型头痛、三叉神经痛、神经官能证、更年期综合征、冠心病、肺心病、过敏性紫癜等50余种疾病,均有报告以本方治疗获效者。观其诸证,心神、心血病变居多,盖与心神神经,心脏血络有关故也。

[歌括] 血府逐瘀疗效好,牛膝柴胡枳桔草,
　　　　桃红四物共煎汤,祛瘀疏肝痛自消。

膈下逐瘀汤《医林改错》

[组成] 红花6g 桃仁9g 五灵脂9g 延胡索9g 牡丹皮6g 赤芍9g 川芎9g 乌药12g 香附12g 枳壳9g 当归9g 甘草3g

[用法] 水煎服

[主治] 血瘀气滞,经闭腹痛及癥块作痛。

[证析] 本方可治两类证候:①血瘀气滞引起经闭腹痛;②血瘀成癥坚积作痛。病在肝肾,病性属实。妇女月经正常与否,全凭肝系疏泄是否正常,气血和调,则月经一月一行,应时而至。若因经期淋雨涉水,不忌生冷,遂致血瘀气滞,经闭不行,瘀停腹痛,甚至血积成癥,阻于前阴,常呈腹痛。

[病机] 血瘀气滞。

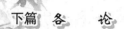

[治法] 活血化瘀，调气疏肝法。

[方义] 气滞血瘀以致经闭腹痛，甚至积成癥块，法当活血化瘀，攻其停积，调气疏肝，理其疏泄。方用红花、桃仁、五灵脂、延胡索、牡丹皮、赤芍药、当归、川芎等药活血通经，化癥止痛；香附、乌药、枳壳调气疏肝；甘草调和诸药，可呈活血调气功效。

此方活血药物用至8味，纯攻无补，《内经》所谓"坚者削之，留者攻之"治疗法则，可从本方反映出来。

[应用]

1. 闭经确属瘀血停滞，可用本方。

2. 癥积之成，不能单纯归咎血瘀，津液亦常随血而阻，故治癥当从流通津血两个方面着手，才是两全之策。此方单纯攻逐瘀血，结构未臻完善。临证可以加入茯苓、葶苈子、射干、白前根之属，兼顾津液。

[歌括] 膈下逐瘀枳丹皮，桃红芎芍元胡归，
灵脂乌药香附草，血滞经闭腹痛医。

通窍活血汤（《医林改错》）

[组成] 赤芍5g 川芎5g 桃仁（研泥）15g 红花15g 老葱（切碎）3根 鲜姜（砌碎）15g 红枣（去核）30g 麝香0.3g

[用法] 用黄酒250g，同前7味煎15～30分钟，去渣，然后调入麝香再煎2沸，临卧时服。大人连服3晚，吃3剂；隔1日再服3剂。若7～8岁小儿，两晚服1剂；3～4岁小儿，3晚服1剂。

[主治] 血络瘀阻，头痛、脱发、眼疼白珠红、糟鼻子，耳聋年久等证。

[证析] 血在脉中，运行不息，畅通无阻，假设一有所阻，即成瘀血阻络。此方所治头痛，是因血络瘀阻不通，不通则痛。多有外伤史、病史长、痛点固定、呈刺痛等特征。若瘀血阻于头部皮里膜外，阻塞血路，新血不能养发，可呈圆形脱发。阻于五官七窍，则耳、目、鼻窍之证见矣。

[病机] 瘀血阻络。

[治法] 活血通络法。

[方义] 瘀血阻络，法宜活血通络。方中红花、桃仁、赤芍、川芎均有活血祛瘀功效，专为瘀血而设。瘀阻于络，须令药力到达脉络末端，始能发挥治疗作用。四药虽有活血之功，走窜通络作用却嫌薄弱。故重用鲜姜、老葱散达升腾，通调血络夹层津气，而使行血之品能够上达巅顶，外出皮肤；麝香芳香走窜，尤无所不到，配入祛瘀方中，是欲借其走窜之功，引导行血药物直达病所以祛络中之瘀。重用大枣之甘，可缓脉络之急以利血行，虽无活血作用却可成为他山之助。用酒煎者，盖酒能加速血运，畅旺血行，借此以行药势故也；临卧服者，盖卧则头与身平，药力易于到达巅顶故也。本方用药及其煎服方法无不思虑周详，用之得当，可望获效。

研究此方，不能单从使用活血药上着眼，还须研究何以要配鲜姜、老葱辛散通达？何以要用麝香芳香走窜？何以又要重用大枣？何以要用黄酒半斤煎服？何以又要临卧时服？只有联系配伍特点和煎服特点进行思考，才能体会得到不同部位瘀阻，应用不同配伍形式和使用方法。

[应用]

1. 本方可用于脑震荡后遗证,用酒泡服,效果亦佳。

2. 可用于瘀血所致圆形脱发。多因头皮以下局部瘀血阻络,新血不能养发,以致脱落。但应与痰浊阻络和癣疾鉴别。若系痰浊阻滞,其人多痰或苔腻;若系癣疾,患处必然痒痛,均非本方所宜。

3. 耳聋或鼻窍不通,不闻香臭,若因瘀阻于络,亦可使用本方,令瘀去络通,才能耳聪鼻灵。

4. 酒糟鼻子,有从瘀血治,火热治者。若用本方无效,应当考虑是否有螨虫。可于方中加入贯众、川椒、苦楝、槟榔之属,通络杀虫。

5. 白睛红丝密布,当是血络瘀阻,血行不利,投以此方,可望获效。但风热不宜投此。

[歌括]　通窍全凭好麝香,桃红芎芍枣葱姜,

　　　　瘀血阻络头身痛,活血通络第一方。

丹参饮(《时方歌括》)

[组成]　丹参 30g　檀香　砂仁各 3g

[用法]　水煎服。

[主治]　心胃诸痛。

[证析]　心胃疼痛是本方主证,根据脏腑辨证,病在心经包络或在中焦胃腑。究其疼痛之机,则因血郁气滞湿阻使然。血行脉内,最忌郁阻,何处脉络不通,何处即呈疼痛。如果血运不利,心经包络受阻,即呈心痛难忍;阻于胃腑,即呈胃痛不适。此证除应归咎血郁以外,气郁湿阻亦是引起疼痛原因之一,血络挛急,亦难辞其咎。

[病机]　血郁气滞湿阻。

[治法]　活血调气行津法。

[方义]　因郁致痛,法当活血行滞,本方重用丹参,直走血分,活血行滞,通其脉络。查自《吴普本草》以降,即将本品治疗脘腹疼痛,尤擅治疗心包疾病,故《本草求真》谓:"书载能入心包络破瘀一语,已尽丹参功效矣。"此证尚有气郁津凝的病理存在,所以方中配伍擅散冷气而降结滞的檀香,擅醒脾气而能化湿的砂仁,三药同用,体现以行血为主,理气化湿为辅的配方法度。

[应用]　此方药仅三味却能行气、活血、行津,符合气血津液宜通与通则不痛之理,构思较为细密。用治心胃疼痛,可以随证加减。如果气滞证象显著,檀香之量可以增大;如果湿浊较甚,可以增大砂仁用量。丹参有舒张血管作用,证明也有解痉功能,前人言其一味丹参,功兼四物,即是据此言也。

[歌括]　心腹诸痛有妙方,丹参十份作提纲,

　　　　檀砂一份聊为佐,入咽咸知效验彰。

加减瓜蒌薤白汤(中医研究院方)

[组成]　瓜蒌壳 24g　薤白 15g　香附 12g　郁金　桂枝　红花　桃仁各 9g

[用法]　加白酒适量,和水煎服。

[主治]　胸阳不通,心前区或胸骨后刺痛、闷痛,心悸不宁;甚至面青、唇口爪甲青紫,四

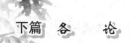

肢发凉,舌质紫黯,脉细。

　　[证析]　心前区或胸骨后刺痛、闷痛,是本方主证;气滞血郁,痰浊阻滞,是此证病机;主证兼见唇口爪甲青紫,舌质紫黯,是其辨证依据。形成胸痹的原因与气血津液流通受阻有关。任何一种物质痹阻包络,都可产生疼痛,此方所治,属于气滞、血郁、痰阻的综合反映。

　　[病机]　气郁、血滞、痰凝致胸阳不通。

　　[治法]　行气涤痰,活血通络法。

　　[方义]　本方由《金匮要略》栝蒌薤白白酒汤加味而成。瓜蒌、薤白有涤痰泄浊、开胸散结之功,是本方主药;配桂枝、白酒振奋心阳,桃仁、红花活血行瘀,宣通脉络;郁金、香附调畅气机,共呈通阳宣痹,活血通络功效。气血得行,痰浊得祛,则脉络通而疼痛止。

　　本方并非所有胸痹疼痛都能见效,但此方结构可给学者提示:胸痹疼痛的机理不单纯是血阻脉络,还有气滞和痰浊痹阻原因。继承了《金匮要略》对胸痹的认识,能够启发学者思维,值得注意。

　　[应用]　可用于心绞痛,但应根据寒热虚实辨证进行加减。

　　[歌括]　加减瓜蒌薤白汤,香附郁金桃红匡,

　　　　　　再加桂枝治胸痹,通阳宣痹是良方。

手拈散(《奇效良方》)

　　[组成]　延胡索　五灵脂　没药　草果等分

　　[用法]　研末,每服6g,开水送服。

　　[主治]　中焦寒凝,血瘀湿阻,脘腹疼痛,反复发作,喜食热物,舌淡苔腻。

　　[证析]　脘腹疼痛是本方主证,根据脏腑辨证,病在中焦;喜食热物,舌质偏淡,根据八纲辨证,病性属寒;久痛必有瘀阻,加之兼见苔腻,根据气血津液辨证察其虚实,此证属于血瘀湿阻。由此可知,疼痛是因寒凝、湿阻、血瘀而呈综合反映。

　　[病机]　中焦寒凝,血瘀湿阻。

　　[治法]　温中燥湿,活血行瘀法。

　　[方义]　中焦寒湿阻滞,法当温中燥湿,草果辛温燥烈,善治太阴独胜之寒,善化中焦凝结之湿,脘腹冷痛而兼苔腻,投此可谓适宜。久痛入络,又宜活血化瘀,延胡索、五灵脂、没药即为血滞而设,合而用之,能呈温中化湿,行瘀止痛功效。本方体现以活血止痛为主,温中燥湿为辅的配伍形式。

　　[应用]　以病史较长,反复发作,脘腹冷痛,舌淡苔腻为其辨证要点。寒胜加干姜,增强温中效力;湿胜加砂仁、茯苓,增强芳化淡渗作用;气滞而胀加陈皮、乌药,增强行气力量。

　　[歌括]　手拈散治脘腹疼,脏寒宜用草果温,

　　　　　　灵脂延胡没药配,化瘀止痛痛可宁。

调肝散(《仁斋直指方》)

　　[组成]　制半夏15g　辣桂　当归　川芎　牛膝　细辛　木瓜各10g　炙甘草　石菖蒲　酸枣仁(荡去皮、微炒)各5g

　　[用法]　为粗末,每次10g,姜5g,枣2枚,水煎服。

　　[主治]　寒邪凝结,血郁湿滞,腰常酸痛,或日轻夜重,或睡醒以后腰痛难忍,小便自调,

舌淡苔白,脉象濡缓。

[证析]　腰痛是本方主证;血郁湿滞是此证病机;酸痛、夜重、醒后腰痛,舌淡苔白,是使用本方依据;小便自调则为鉴别诊断要点。形成此证原因,或因厥阴受寒,营卫运行之机受阻,或因郁怒伤肝,失去正常疏泄,以致血运不利,湿浊停留,著于腰部而成。何以知之?因其小便自调,知其不属肾系病变而属肌肉血脉为病;因其日轻夜重,舌淡苔白,知其病性属寒;因其酸软或醒后始痛,知其血郁湿阻。

[病机]　寒邪凝结,血郁湿滞。

[治法]　温肝活血,宣化湿浊法。

[方义]　寒邪凝结,筋脉挛急,津血郁滞,留著于腰,呈为疼痛,应从四个方面施治。一是温经散寒,二是畅旺血行,三是宣化湿浊,四是舒缓筋脉,令寒邪外散,阳气振奋,津血运行无阻,筋脉恢复和柔,疼痛才可向愈。方用当归、川芎、牛膝活血行滞,牛膝擅补肝肾而强腰膝,选入方中,又有引导血药直达病所之意。杨仁斋谓:“官桂、当归,温血之上药也。”此方为杨氏所制,配伍辣桂是要借此增强温通活血力量,并散凝结之寒。半夏燥湿祛痰,石菖蒲芳香化湿,专为湿浊羁留而设。除湿药味虽少而半夏用量较重,可以达到除湿目的。细辛祛寒湿而荡浊阴,不仅能够增强除湿力量,与辣桂同用,又能祛散凝结之寒,使其达表。细辛、木瓜擅长舒筋,得甘可缓急之甘草相助,腰痛因于经脉挛急而致,得此可以缓解。酸枣仁一物古方多作安眠敛汗之用,唯此方脱其窠臼,而宗《神农本草经》用治酸痛湿痹,较为特殊。《本经逢原》谓:“酸枣本酸而性收,其仁则甘润而性温,能散肝胆二经之滞,故《本经》治心腹寒热,邪气结聚,酸痛血痹等证,皆生用以疏利肝脾之血脉也。”十药合用,能收温肝活血,宣化湿浊功效。

[应用]　腰痛因于血郁湿阻,投此可以获效。唯缺行气药物,若兼气郁而见腰骶胀痛,即宜加入台乌药、木香、香附、枳壳、柴胡之流,收效始捷。

1988年秋,余患天将明而腰痛,3个月不愈,后以此方去酸枣仁,加台乌药、香附、枳壳、柴胡、白芍,4剂而愈。此即柴胡疏肝散与调肝散的合方。是将行气、活血、除湿、舒筋四法融为一体实例。

余用此方较多,与四逆散合用加乌药、木香治胃脘、胁肋胀痛,兼见腰痛者;大便不通或不爽而兼腰骶胀者;与四逆散合用再加麻黄、杏仁、薏苡仁、厚朴、草果、槟榔治下肢胀痛,兼腰骶胀痛者,多获良效。也是行气、活血、除湿、舒筋同用,体现气血津液齐通的治法。若嫌药味太多,可将牛膝、酸枣仁减去。若嫌缺少利湿之品,可加白术、茯苓、泽泻。

[歌括]　调肝散内用细辛,芎归牛膝草枣仁,

　　　　　菖蒲木瓜夏与桂,血郁腰痛此方寻。

神芎丸(《世医得效方》)

[组成]　大黄　黄芩各60g　黑牵牛(炒)　白滑石各120g　黄连　川芎　薄荷叶各15g

[用法]　上为末,水丸如小豆大,温水下3～5g。日服3次。或炼蜜丸亦可。

[主治]　一切头痛昏眩,咽部不适,胸膈胀闷,舌红、苔黄、脉数。

[证析]　头痛、头昏、眩晕、咽喉不利,胸膈胀闷,是本方主证;湿热壅滞,气血郁阻,是此证病机;舌红苔黄脉数,是病性属热辨证依据。气血津液,周流全身,循环不息,一有所阻,百

病丛生。此证是因肺气宣降异常,导致三焦湿郁,升降失司;气病及血,血行不畅;气郁化热,湿热互结,滞留巅顶,即呈头痛、头昏、眩晕;阻于咽膈,即呈咽喉不利,胸膈胀闷。

[病机] 湿热阻滞,气血郁结。

[治法] 清热利湿,行气活血法。

[方义] 气血水湿同时壅滞,法当疏其气血,利其水湿;病在上焦,首当宣降肺气,恢复肺卫宣降津气功能。《本草纲目》谓牵牛子"治水气在肺,喘满肿胀,下焦郁遏,腰背肿胀,及大肠风秘气秘,卓有殊功。"本品有下气行滞与清利湿热作用,复配薄荷宣散风热,可使热从表散,肺卫和调,三焦气畅,无所阻碍;得滑石清热利水为助,疏导三焦,令气分湿热从其前阴下行;再配黄芩、黄连清热,共呈清热除湿功效。川芎、大黄活血行瘀,通利血脉,并以大黄引导血分邪热从后窍下行。如此配伍,令其气血邪热同清,脉内脉外津血流畅,头痛昏眩,咽膈不利等证自然可以缓解,原著谓此方"能令遍身结滞畅通,除痰饮,解诸热",指出此方作用在于清热利湿,活血调气,展示了气血水津兼顾配伍形式。

此方是以泻心汤变化而成,不仅所治证候相去甚远,治法也截然不同。泻心汤是用其清热泻火与引热下行之功治疗上部出血,此方增配牵牛、滑石行气利水,薄荷宣散风热,川芎行气活血,遂变清热止血之方而为清利湿热治疗头痛昏眩之法,充分说明随其药味增减,即可变其法而异其治的中医用药特点。

[应用] 此方可以用于四个方面:①气血俱热而呈湿热头痛;②湿热上攻而呈头昏;③湿热上攻而呈眩晕;④气滞、血郁、津凝而呈咽膈不利。观其配伍,用于二便不利,亦当有效。

[歌括] 神芎丸内用川芎,牵牛滑石薄荷从,

　　　　大黄芩连清邪热,湿热头痛此方宗。

过期饮(《证治准绳》)

[组成] 熟地黄　当归　白芍各6g　川芎3g　红花2g　桃仁2g　莪术6g　木通6g　香附6g　肉桂3g　甘草3g

[用法] 水煎,食前温服。

[主治] 瘀血阻滞,月经后期,量少有块,少腹疼痛,脉沉有力。

[证析] 月经后期,是指月经过期七日以上始来,并有全身不适或其他证象。引起月经后期原因有气郁、痰阻、血寒、血虚、血瘀之别,本方所治,属于血瘀偏寒机理。《医宗金鉴·妇科心法要诀》说:"经来往后退,日过三旬后者,属血滞。"此证量少有块,是虚中夹滞证象。少腹疼痛,经中有块,脉沉有力,是血行不畅,属实;量少是营血亏损,属虚;月经后期,是阳气不足,属寒。

[病机] 血瘀偏寒。

[治法] 温经祛瘀法。

[方义] 此种虚中夹实之证,法当补其不足,行其瘀滞,才是两全之策。方用熟地黄滋阴补血,填精补髓;当归养血活血,温经止痛,二药补其营血不足。川芎、红花、桃仁、莪术活血行瘀,木通流通津液,香附疏畅气机,七药兼顾气郁、血滞、津液三个方面而以活血为主。与当归、熟地黄同用,成为通中寓补,补而不滞,通而不猛配伍形式。病性偏寒,故用肉桂温其凝结之寒;少腹疼痛,故用芍药、甘草柔肝缓急治其拘挛之痛。少腹疼痛虽然瘀血可以致此,但血因寒而凝泣,脉因寒而收引,亦是引起疼痛原因之一,配伍肉桂、白芍、甘草便能兼

顾,从而成为调经止痛方剂。

此方反映了寓补于通,寓温于通,以温通血脉为主,流通津气补其营血为辅配伍特点,提示临证组方需要思考病性寒热虚实各个方面。

[应用]　此方用量太轻,有鞭长莫及之虑,临证可以加大剂量,使能胜任。偏虚重用当归、熟地黄;偏实重用桃仁、川芎;寒甚加入干姜、吴茱萸;气滞加入乌药、小茴香;夹湿加入茯苓、苍术,必须灵活变通,才能获得较好疗效。

[歌括]　过期饮治经行晚,桃红四物莪术添,

　　　　肉桂香附木通草,温经祛瘀病可瘥。

温经定痛汤《妇科治疗学》

[组成]　当归 6g　川芎 5g　延胡索 6g　红花 3g　桂枝 5g　莪术　台乌药各 6g

[用法]　水煎,温服。

[主治]　痛经,瘀血阻滞,经前或经行时少腹冷痛,喜得热熨,拒按,经色乌黑,量少不畅,时有血块,舌淡苔白,脉象沉紧。

[证析]　妇女经行腹痛,甚至不能忍受,或在经前,或在经后,伴随月经周期发作,称为痛经。疼痛性质,有掣痛、绞痛、胀痛、坠痛等不同感觉。疼痛部位,有在小腹正中,有在少腹两侧,甚至疼痛连及胁、背、腰、腿诸部。疼痛病机,有风冷所伤、寒湿凝结、气郁血滞、瘀血内阻、肾虚肝郁、气血两虚等不同证型。本方所治属于血因寒凝机理。何以知为血瘀? 从腹痛拒按、经行不畅,时夹血块知之。何以知其偏寒? 从冷痛喜温,经色乌黑,舌淡苔白,脉象沉紧知之。寒是导致血瘀之因,瘀是胞宫受寒之果。

[病机]　瘀滞偏寒。

[治法]　温经活血,理气定痛法。

[方义]　血瘀偏寒,法当温经活血,若于温经活血之外佐以理气定痛之品,将更符合病情。本方用当归、川芎、延胡索、红花、莪术活血行瘀,因瘀致痛,得此可令瘀去痛消。瘀滞因寒,当投温药,上述诸药均偏于温,再配长于温阳散寒,通利血脉之桂枝;温暖下焦,理气止痛之台乌药,则温通之法备矣。台乌药擅长行气止痛,得兼能行气之川芎、延胡索、莪术,能呈行气止痛功效。此方是以温经活血为主,理气定痛为辅。

[应用]　本方用量太轻,可以随证加大剂量。寒甚者可加吴茱萸、小茴香;胀痛者可加木香、香附,增强温通效力。

[歌括]　温经定痛用归芎,红花延胡莪术从,

　　　　乌药温气桂温血,痛经偏寒此方宗。

脱花煎《景岳全书》

[组成]　当归 3g　肉桂　川芎　牛膝各 6g　红花 3g　车前子 6g

[用法]　水 2 盅,煎,温服。如能饮酒,服后饮酒 1 杯更佳。

[主治]　难产。血滞兼寒,胎久不下,面色青紫,腰腹胀痛难忍,舌质淡,脉沉紧。

[证析]　难产是孕妇分娩困难的总称。怀孕足月(280 天左右),胎位下移,腰腹阵阵作胀,小腹重坠,胞水与血俱下而胎儿久不娩出,称为难产。《胎产心法》指出难产原因有五:"一因久坐久卧,气不运行,血不流顺;二因产母平时恣食厚味,不知节减,多致胎肥衣厚而难

产；三因房室不节，欲火动中，气血消耗；四因心怀忧惧，护痛辗转，以致精神困乏；五因素常虚弱，正气不足。"本方所治胎久不下，兼见面青舌淡，当属寒凝血滞使然。

　　[病机]　寒凝血滞。

　　[治法]　温经活血，催生下胎法。

　　[方义]　此方是用当归、川芎、牛膝、红花活血之品为主，现代药理研究证实上述诸品均能增强子宫收缩，用于难产，能呈催生下胎功效。再配肉桂温阳散寒，车前滑利降泄，功力随之增强。

　　《胎产心法》谓："夫产育一门，全仗气血用事。""治者滋其荣，益其气，使子母精神接续，运行得力；温其经，开其瘀，使道路通畅，子易转舒。"此方使用温经行血药物，有使道路通畅，子易转舒之意。用量很轻，是恐重用反伤血气。

　　[应用]　此方亦可用于死胎不下，证见妊娠胎动忽然停止，或临产时子死腹中，腰腹酸痛，阴道流紫黑血，口出臭气，脉沉而涩。

　　[化裁]　加味催生芎归汤（《胎产心法》）：当归6g，川芎9g，益母草30g。水酒各半煎，温服。不能饮酒者酌量少加。治胎久不下，腰腹胀痛剧烈，舌红略黯，脉沉实。此方有活血行滞之功，益母草亦有收缩子宫作用，重用可以使其速生。不偏寒热者宜用本方。

　　[歌括]　　脱花煎内芎桂归，牛膝红花车前随，
　　　　　　　血滞因寒成难产，温经活血莫迟疑。

生化汤（《傅青主女科》）

　　[组成]　当归24g　川芎9g　桃仁（去皮尖，研）6g　黑姜2g　炙甘草2g

　　[用法]　用黄酒、童便各半，煎服。

　　[主治]　产后恶露不行或行而不畅，小腹疼痛，属瘀血阻滞者。

　　[证析]　产后阴道流出败血秽浊，始夹瘀血小块，颜色紫红，继呈黯红颜色，旬余始净，称为恶露。如果产后受寒，恶露因寒而凝，瘀阻子宫，即呈恶露不行，小腹疼痛。腹痛虽是主证，瘀血阻滞才是病变本质。恶露不行也就成为瘀血辨证依据。但须兼见舌淡脉缓而涩，才能确定为寒。其机理是：产后受寒→血因寒凝→瘀阻子宫→小腹疼痛。

　　[病机]　血因寒凝。

　　[治法]　温经逐瘀法。

　　[方义]　本方体现温经补虚，化瘀生新之法。重用当归，补血活血而补中有行，正合产后血虚兼瘀机理；本品又能增强子宫收缩力量，促使早日恢复正常。川芎、桃仁协助当归活血行瘀，炮姜协助川芎、桃仁温化瘀血，并和甘草温中止痛。但宜少用，多则反有动血之虑。用黄酒、童便煎服，不仅有活血之功，并藉童便止血。产后有出血和瘀血两种证象同时存在，理应活血与止血并用，才能兼顾出血与血瘀相反两个侧面。《傅青主女科》说："因寒冷食物，结块痛甚者，加肉桂八分于生化汤内；如血块未消，不可加参、芪，用之则痛不止。"

　　产后恶露不行，反映两个特点：①产后失血，多呈血虚；②恶露不行与宫内出血并存。此方重用当归补血活血，一药之量重于其他四药之和，实寓补血于行血之中；加入祛瘀生新、擅长止血之童便，又寓止血于活血之内。所以，此方虽然着重温通，却有温中寓补，补中寓通，通中寓塞之意。炮姜与甘草、当归同用，是温中寓补；当归与川芎、桃仁同用，是补中寓通；川芎、桃仁与童便合用，是通中寓止，兼顾产后同时存在体虚、受寒、瘀阻、出血四种矛盾，构思

可谓缜密。

[应用]

1. 此方并不限于因寒而瘀,因瘀而痛证候。一般产后腹痛,审无热象即宜服此以免瘀停,酿成后患,故是产后常用之方,血热则非本方所宜。

2. 妇产科手术后,腹部疼痛,或伤口疼痛者,投以本方,亦可获效。

[歌括]　　生化汤宜产后尝,芎归桃草与炮姜,

　　　　　　消瘀活血功偏擅,止痛温经效亦强。

桃核承气汤(《伤寒论》)

[组成]　桃仁 15g　大黄 12g　桂枝 6g　甘草 6g　芒硝 6g

[用法]　前 4 味水煎,汤成去滓,内芒硝再煮一沸,分 3 次温服。服后当微利。

[主治]　下焦蓄血,少腹急结,小便不利,其人如狂,脉沉实。

[证析]　少腹急结,小便不利,其人如狂,是本方主证;下焦蓄血,是此证病机;少腹急结,小便不利,是下焦蓄血辨证依据。少腹是指前阴部位,此处急结,涉及肝肾两系。今见少腹急结而小便不利,但却不是膀胱蓄水而是血瘀丹田病变。肝藏血,按气血津液辨证,病在血分。血瘀一隅,方能有形可征。其人如狂,是瘀热壅滞,无从发泄,烦躁不宁之象,故按八纲辨证,病性属热。

[病机]　瘀热互结,血蓄下焦(前列腺)。

[治法]　泻热逐瘀法。

[方义]　瘀热蓄于下焦,法当泻热逐瘀。方以调胃承气汤为基础加桃仁、桂枝组成,故以桃核承气名之。桃仁有破瘀之功,大黄有下瘀之效,芒硝能破留血,甘草可舒经脉,数味为伍,不仅能散蓄血,祛瘀滞,并可藉其芒硝、大黄泻热荡积作用而开邪热下行之路。反佐桂枝温通血脉,可以增强行血散血效力,五药同用,泻热逐瘀之法已备,俾热去瘀祛而诸证可愈。

《医史》说:“血隧热重,须用硝黄;气隧寒塞,须用桂附。”此方用芒硝、大黄泻血分瘀热,虽然桂枝性温,仍不失为泻热逐瘀之代表。

或谓原著明明说是“热结膀胱,其人如狂”,今谓属于肝经血分病变,是否有悖原意? 此证虽是热邪结于膀胱部位,却不在膀胱以内而在膀胱以外,是血热互结下焦之丹田(前列腺)而非水蓄膀胱,故应归属肝经血分。纵观历代医家临证应用,自会同意此证病在肝经血分。

[应用]

1. 内科用于火热上攻而呈目赤、齿痛、头痛,或血热妄行,吐血而呈紫色;或衄血;或少腹急结,其人如狂等疾病,推求上述证候运用此方治疗之理,是欲藉此釜底抽薪,引热下行,从而体现上病下求之法。

2. 伤科常用于跌打损伤,瘀血停留,疼痛不能转侧。腰部损伤,二便失调,疗效尤佳。《证治大还》说:“打仆内损,有瘀血者,必用本方”。说明此方治疗外伤瘀血,非自今始,古人早已用之。

3. 妇科疾病亦可选用本方。如女子月事不调,先期作痛者宜之;血瘀经闭,月水不来者宜之;产后恶露不下,脐腹大痛者亦宜之。但须掌握辨证要点,病性属热属实始可应用,否则不可妄投,恐犯虚虚之诫。用于调经,尤须谨慎。

综合上述,内科用此以泻热为主,外、妇两科用此以逐瘀为主,同是使用一方,重点却有

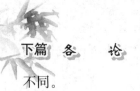

不同。

4. 原著谓"太阳病不解,热结膀胱。其人如狂,血自下,下者愈。其外不解者,尚未可攻,当先解其外。外解已,但少腹急结者,乃可攻之,宜桃核承气汤。""血自下,下者愈"是指血从精隧而下,非指血从尿路膀胱而下。

病案:李某,男,49 岁。2002 年 4 月 3 日就诊。自述二便不通,一周有余,经某省级医院检查,诊断是因前列腺肿大压迫前后二阴管道,以致二便不通。因思前列腺肿大之证以水湿阻滞最为常见。每因肾阳虚损,气化失司,积渐而成,不会数日之内即呈肿大,压迫前后二阴而呈二便不通,患者舌红、苔黄、脉数,显非水湿停滞。遂书桃核承气汤 3 剂付之。5 天以后前来再诊,自述二便已通,唯小便稍感不畅,以四逆散加虎杖、木通而愈。

余在第 3 版撰写此方时为了说明此证并非水蓄膀胱而属血蓄膀胱之证,遂引《仁斋直指方》、《伤寒六书》之说加入"小便自利"一语以兹鉴别。有此一案始知与其临证不符,列此证明今是昨非,以免流毒后世。

[歌括]　桃核承气用桂枝,硝黄甘草五般施,

　　　　　下焦蓄血瘀热结,泻热逐瘀莫迟迟。

大黄牡丹汤(《金匮要略》)

[组成]　大黄 12g　牡丹皮 9g　桃仁 12g　瓜子 15g　芒硝 9g

[用法]　前 4 味用水先煮,汤成去渣,内芒硝,再煎沸,1 次服完,有脓当下,如无脓,当下血。

[主治]　肠痈初起,右下腹疼痛拒按,按之其痛如淋而小便自调,腹皮微急,或喜曲右足,牵引则疼痛加剧,苔薄黄,脉滑数。

[证析]　本方以右下腹痛为其主证,古籍称为肠痈,实即阑尾部分气血津液壅滞不通而成痈肿,病位虽在肠道,病机却与厥阴、少阳功能失调有关。因肝主身之筋膜,主司卫气升发、血量调节;手少阳三焦包括膜腠两种组织,肠道膜络间隙亦其组成部分,是津气运行之所,血络分布之区。若外寒相侵,由三焦内归肠道,初期多呈恶寒发热腹痛,继因气血郁积,津液壅阻于阑尾,气郁化热,遂呈右下腹痛,灼热拒按,此即《灵枢·痈疽》所谓:"夫血脉营卫,周流不休,寒气客于经脉之中则血泣,血涩则不通,不通则卫气归之,不得复反,故痈肿"的致病机理。腹皮微急即今所谓腹肌紧张,以手按其疼痛部位,肠膜因受压迫牵引前阴而呈其痛如淋,因其小便自调而又确知并非淋证。所以此证既是肠痈之证象,也是淋证与肠痈之鉴别要点,绝非可有可无之词。若患者阑尾偏于后位,距离腰肌很近,为免痛处受压,常屈右足以求暂缓,牵引时患处受到压迫,故尔疼痛加剧。其余苔薄黄,脉滑数,为其病性属热辨证依据。

[病机]　热毒蕴结,气血壅滞。

[治法]　泻热逐瘀,散结消肿法。

[方义]　此证初起未成脓时,根据通则不痛理论,治宜泻热逐瘀,活血行津,促其消散,血畅津行,疼痛自愈。方用大黄、牡丹皮为其主药,大黄泻热逐瘀,牡丹皮凉血散血,二药能呈泻热逐瘀功效。再配芒硝破留血而散恶血,桃仁活血行瘀,泻热逐瘀力量可以大为增强。血瘀热炽之候,得擅长荡涤实热之大黄、芒硝,又能使其壅滞热邪从肠道而泄,体现因势利导用药法则。冬瓜仁初期得此清利之品可使津液流通,极期化腐成脓,亦可以此排脓散结。合

而用之,使炽盛热邪从肠道而去,壅滞津血得以流通,则热结通而痈自散,血行畅而肿痛消,故有良效。

综上可知,此证病机应着眼于血瘀热壅,治疗方法应立足于通。

瓜子以用冬瓜仁为是。盖欲藉其清热利湿作用流通津液。《刘涓子鬼遗方》治肠痈之大黄汤,瓜子改用白芥子,《圣济总录》及《外科正宗》亦然。此物能祛皮里膜外之痰,流通津液,药性虽温,却与冬瓜子异曲同工,均着眼于流通津液,若已化脓,则非其宜。

[应用]

1. 原著谓"肠痈者,少腹肿痞,按之即痛如淋,小便自调,时时发热,自汗出,复恶寒。其脉迟紧者,脓未成,可下之,当有血;脉洪数者,脓已成,不可下也,大黄牡丹汤主之。"意指此方仅可用于肠痈初起,脓已成即不宜本方。然而临床报道,阑尾脓肿、阑尾穿孔合并腹膜炎等重证,亦有用本方加减治愈病例,可见脓成亦可应用。但宜减去芒硝,加入清热解毒之品。因为芒硝能够稀释粪便,脓成穿孔,稀便若从穿孔处漏入腹腔,将会导致腹膜病变,使其病情更趋严重,故宜减去,当今所创新方均去芒硝,殆用此意。

2. 使用本方时可以根据病情加减,湿胜加苍术、薏苡仁之属;热盛加金银花、连翘、蒲公英、紫花地丁之流;气滞加广木香、川楝子;血瘀甚者加当归、赤芍、乳香、没药、红藤,观其加减,总以气血津液瘀滞微甚及热象盛衰为其根据。

3. 雉间焕云"此方不独治肠痈而已,专能治无名恶疮,痈疔肿块,瘰疬流注,及淋病带下,痔漏痢疾等,虽及数年者,皆有奇功。"这就由治肠痈之方,扩大应用到治全身肿毒。

4. 《类聚方广义》云:"治产后恶露不下,小便不利,血水壅遏,少腹满痛,通身浮肿,大便难者。又产后恶露不尽,过数日,寒热交作,脉数急;或少腹腰髀痛者,发痈之兆也,当审病情病机,早以此方下之,虽已脓溃者,亦宜此方。"又云:"经水不调,赤白带下,赤白痢疾,小腹凝结,小便赤涩,或有水气者。"说明本方不仅全身痈疮可用,凡属血瘀、湿阻、热毒壅滞之疾,无论内外妇儿,都可应用。由此可见,如果不从血瘀津壅分析此方证病机、方义,很难令人理解。

[化裁]

1. 复方大黄牡丹汤(验方) 大黄6g,薏苡仁6g,冬瓜子15g,牡丹皮9g,金银花15g,黄芩21g,紫花地丁15g,连翘30g,桃仁6g,当归9g,陈皮3g。水煎服,治急性阑尾炎。

2. 复方红藤煎(验方) 大黄5g,牡丹皮9g,金银花12g,红藤60g,紫花地丁30g,连翘12g,乳香9g,没药9g,延胡索6g,甘草3g。水煎服。治肠痈。

[歌括] 《金匮》大黄牡丹汤,桃仁瓜子合硝黄,

　　　　肠痈初起少腹痛,泻热逐瘀效果良。

复元活血汤(《医学发明》)

[组成] 柴胡15g 天花粉12g 当归9g 红花9g 甘草9g 穿山甲(炮)9g 大黄(酒浸)30g 桃仁(酒浸,去皮,研如泥)50个

[用法] 除桃仁外,共为细末,每服30g,水一盏半,酒半盏,同煎,食前温服,以利为度,得利痛减,不尽剂。

[主治] 跌打损伤,恶血留于胁下,痛不可忍者。

[证析] 本方所治是以跌打损伤,瘀停胁下,痛不可忍为主证。胁为肝脏所在部位,亦

为肝经经脉循行之所,此处疼痛,按脏腑经络辨证,病位在肝。肝为藏血之脏。此证是因从高坠下或跌打损伤引起,按气血津液辨证,自然病在血分。由于跌打损伤肝脏,恶血留于胁下,遂致痛不可忍。其病理转归是:高处坠下,跌打损伤→恶血留于胁下→痛不可忍。

[病机]　瘀血停滞。

[治法]　活血祛瘀,疏肝通络法。

[方义]　瘀滞作痛,法当活血祛瘀;病位在肝,又宜疏肝通络。方用大黄、桃仁、红花、当归活血行瘀,天花粉消仆损瘀血,五药共用,能呈活血消瘀之效。大黄用酒浸制,意在借助酒力直走血分,并藉本品通腑之功引导瘀血下行,服后以利为度,得利痛减,正指大黄作用而言。再配柴胡疏达肝气,穿山甲疏通肝络,甘草甘缓止痛,对于瘀滞疼痛有较好疗效。

方中柴胡原著谓是引经之品,此说似不可从。因此方除天花粉外,所有药物都能直走肝经,不待引而可至又何须柴胡为其引导!又说此方是以柴胡为君,也很牵强。试问:从高坠下,损伤肝脏,恶血停留,逐瘀已成当务之急,不以活血药物为主而以柴胡为君,有是理么?柴胡之用,不过兼顾气郁而已。《医碥》谓:"凡血妄行瘀蓄,必用桃仁、大黄行血破瘀之剂。盖瘀败之血,势无复返于经之理,不去则留蓄为患,故不问人之虚实强弱,必去无疑,虚弱者,加入补血可也。"此方任用大黄、桃仁驱逐瘀血,谓为主药才当之无愧。

用水酒同煎,乃是借酒行散之力以行药势,增强祛瘀效力。

《医方论》说:"治跌打损伤之法,破瘀第一,行气次之,活血生新又次之,此方再加一二味行气之药更佳。"此方行气力量单薄,加入枳壳、木香、香附之属可以增强疗效。

[应用]

1. 本方主要用于跌打损伤,胸胁瘀肿疼痛,如果化裁得当,亦可广泛用于跌仆损伤,并不限于胸胁。

外伤性血肿:损伤后局部肤色及温度正常,伴有跳痛,面积广泛而无定处,肿胀,肿处按之如绵,脉浮大稍迟者,属气滞性血肿,治宜行气活血,本方加香附、川芎、青皮、枳壳之类。若损伤初期,局部红肿热痛,甚至全身发热,烦躁不安、口渴、便秘、脉浮而数者,属充血性血肿,治宜泻热散瘀,本方重用生大黄,加生地黄、牡丹皮、赤芍、地龙、栀子、黄芩。若损伤后局部肿痛,痛如针刺,肌表青紫,甚至肿块坚硬,温度如常,无灼热感,脉洪大或芤者,属血瘀性血肿,治宜祛瘀生新,活血定痛,本方重用当归,加苏木、血竭、乳香、没药、续断、儿茶等。若伤在上肢,酌加桑枝、桂枝、姜黄以引药达于肢臂。若伤在下肢,酌加牛膝、木瓜引药下行。

骨折:骨折初期,局部肿胀偏甚,功能受碍,皮肤微热,瘀积较重者,酌加牡丹皮、陈皮、苏木、延胡索、三七等以活血化瘀,行气止痛。根据血不活则瘀不能去,瘀不去则骨不能接的道理,暂时不宜使用接骨之品,重在祛瘀生新。骨折中期,局部肿胀消减,瘀积不甚,疼痛减轻,断端已经复位,皮肤温度正常,脉浮而涩者,酌加续断、土鳖、骨碎补、自然铜、补骨脂、乳香、没药、三七等药接骨续筋。四肢骨折,加牛膝、桑枝、鸡血藤、木瓜之类以助药力透达四肢。脊椎骨折,加杜仲、狗脊、菟丝子等补肾之品促进骨折愈合。肋骨骨折,加苏木、郁金、旋覆花、香附子、佛手片等疏肝理气。

2. 肋软骨炎、腰扭伤、肝脓肿　据临床报道,用本方治疗肋软骨炎、腰部扭伤属于血瘀气滞者,有效。本方与仙方活命饮加减治疗肝脓肿亦有效。

[化裁]

1. 鸡鸣散(《三因极一病证方论》)　大黄(酒蒸)30g,杏仁(去皮尖)3~7粒。上研细，酒一碗，煎，鸡鸣时服。治从高坠下，及木石所压，凡是伤损，瘀血凝结，气绝欲死；并久积瘀血烦躁疼痛，叫呼不得，以此药利去瘀血即愈。《本草纲目》引作桃仁，祛瘀力量更强。

2. 当归须散（《杂病广要》）　当归须 8g，红花 4g，桃仁 3g，炙甘草 2g，赤芍、乌药、香附子、苏木各 5g，官桂 3g。水煎，空心服。治闪坠瘀血，留在腰胁，疼痛不能转侧。活血力量稍逊，行气力量有所增强。偏寒者宜。

[歌括]　复元活血桃红归，花粉山甲黄草随，
　　　　柴胡疏肝治胁痛，损伤瘀血服之宜。

代抵当丸（《证治准绳》）

[组成]　桃仁 120g　大黄（酒浸）120g　芒硝 30g　莪术 30g　穿山甲（炮）30g　归尾 30g　生地黄 30g　肉桂 10g

[用法]　为末，蜜丸，丸如芥子。蓄血在上部者，黄昏去枕仰卧，以津咽之，令停喉以搜逐瘀积。在中部食远，下部空心。俱丸如梧子，水煎汤下之。

[主治]　失血之后，瘀血未尽，或跌仆闪挫，瘀血留滞，以致头痛经久不愈、心悸健忘、如狂，或心胸憋闷，或胁下刺痛，或噎膈，舌质紫黯，或有瘀点。

[证析]　血行脉中，环流不息，一有所阻，即呈病态。此方所治诸证因有跌挫病史以及舌质紫黯作为辨证依据，始知都是瘀血阻络所致。因其所阻部位不同，才会出现不同证象。阻于头部，即呈头痛经久不愈，或记忆减退，或烦躁如狂；阻于心包之络（冠状动脉），即呈心胸憋痛；阻于肝脏，即呈胁下刺痛；阻于食道，即呈食难下咽。

[病机]　瘀血内阻。

[治法]　破积行瘀法。

[方义]　此方是由桃核承气汤加味而成。大黄、芒硝、桃仁、莪术均以消癥化积见长，四药集于一方，化瘀力量较为显著。辅以归尾活血，穿山甲通络。肉桂温通，力能祛除络中瘀阻而复血脉通利之旧。佐以生地黄滋阴，既有补其血液而使瘀血变稀，又有预防祛瘀诸药损耗阴血之意。瘀久不宜猛攻，贵在徐图，操之过急，反易伤正，是以作丸而服，用量甚轻，以期久服见功，不望立竿见影。大黄之量大于肉桂 10 倍以上，施于瘀阻偏热者宜。

[应用]　头痛日久、心区憋痛、胁下刺痛、食难下咽四证，如有跌仆闪挫病史或舌质紫黯，证明确是瘀血为患，即可使用此方。

[歌括]　代抵当丸用桃仁，硝黄蓬术善消癥，
　　　　归地肉桂穿山甲，破积行瘀法可遵。

桂枝茯苓丸（《金匮要略》）

[组成]　桂枝　茯苓　芍药　牡丹皮　桃仁各等分

[用法]　研末，蜜丸。每次服 10g，白开水送下。

[主治]　妇人小腹有癥块，下血淋漓不断；或经闭腹痛；或产后恶露不尽，腹痛拒按等。

[证析]　下血淋漓不断，是本方主证；血瘀成癥，血不循经是此证病机；妇科检查，确有癥块，是使用本方依据。癥积形成，与气、血、痰、湿密切相关。由于各种原因影响气、血、津液运行，气机不利，则呈气滞；血运不利，则呈血瘀；津液凝滞，则呈痰湿。气滞、血瘀、痰凝、

湿阻是其形成癥块的基本病理之一。本方所治,属于血瘀痰阻。

[病机] 血瘀痰阻,成为癥积。

[治法] 活血祛瘀,化气行水法。

[方义] 此方功专活血祛瘀,化气行水。方用桂枝通血脉而消瘀血,温阳气而助气化;芍药缓解经脉挛急,有助津血流通;桃仁、牡丹皮破血祛瘀,消癥散结;妙在配伍茯苓渗湿,合桂枝能呈化气行水功效,兼顾癥积形成另一原因。五药合用,成为津血同治,缓消癥积之法。以桂枝茯苓名方,意指此方所治之癥,是因瘀血与痰湿为患,大能启人思维。

此方本是活血消癥之法,治疗一般瘀血为患,易为学者理解,用治癥积引起经血淋漓不断,则据原著而来。《金匮要略》谓:“妇人宿有癥积,经断未及三月而得漏下不止,胎动在脐上者,此为癥痼害。妊娠六月动者,前三月经水利时,胎也;下血者,后断三月,衃也。所以下血不止者,其癥不去故也。当下其癥,桂枝茯苓丸主之。”此条是言经断不到三月,而呈下血淋漓不止,自觉脐上在动,疑是妊娠下血,但这绝不是胎,而是癥痼为害。因为停经不到三月,即使是胎亦仅略具雏形,绝对不能动在脐上。胎儿生长要到六月才能平脐,如果经停已达六月,停经以前三月月经又很正常,动在肚脐以上,才是真胎。目前所下之血,是经断三月以来瘀血;所以下血不止,是因癥积不去所致。当用桂枝茯苓丸消其癥积,拔其病根,使其癥块渐消,漏下才能停止。此证如果不予消癥而唯止血是务,不仅徒劳无益,更要延误病情。只有通因通用,才是正确治法。

[应用]

1. 此方用途甚广,如月经不通,月经量少,月经量多,淋漓不断,难产,死胎不下,产后阴户不闭,产后恶露不行,腹中胀痛,产后败血上攻,气喘等,审属瘀血为患,均可应用本方。临证或加大黄,或与当归芍药散合用,可以增强逐瘀效力。

2. 对于子宫肌瘤,子宫息肉,卵巢囊肿,慢性输卵管炎,慢性盆腔炎等,酸胀疼痛,或有癥块而不甚痛,或有癥块而难触知,均可应用。临床曾用此方治疗几例子宫肌瘤下血淋漓不断,均获效。如治子宫息肉,可加三棱、莪术。

3. 此方所治,亦不限于生殖系统疾病,用于多囊肾、多囊肝以及其他脏器癥块,亦有一定效果。

[化裁] 桂甲片(罗兰方):桂枝、牡丹皮、桃仁、赤芍、当归、川芎、甲珠各10g,川楝子、白术、茯苓各15g,泽泻10g,金银花10g,紫花地丁20g,蒲公英30g。研末压成片剂,每次服10g,每日服2次。治慢性盆腔炎继发不孕(输卵管阻塞、粘连)或痛经;或性交以后下腹、腰骶疼痛;或白带甚多;或经期延长。有活血通络,除湿泄浊,理气解毒功效。妇女不孕,有因发育不良,有因阴阳虚损,有因瘀血阻于胞宫,有因痰浊滞于胞系,就其性质划分,大体可分虚实两型。治疗不孕,虚证宜补气血阴阳之虚,实证宜祛瘀血痰浊之滞。此方之制,是为实证立法,对瘀血阻于胞宫,痰浊滞于胞系而呈不孕,有较好疗效。方中桂枝、牡丹皮、桃仁、赤芍、当归、川芎活血行瘀。白术、茯苓、泽泻运脾除湿,与桂枝相伍,功专化气行水,擅除胞系之湿。复配金铃子疏肝止痛,理其气滞;金银花、紫花地丁、蒲公英,解其毒邪,合而用之,能呈活血通络,除湿祛痰,理气解毒功效。此方是由桂枝茯苓丸、当归芍药散二方加味而成。

[歌括] 桂枝茯苓牡丹皮,桃仁芍药等分宜,
　　　　活血行津消癥块,经闭腹痛亦能医。

大黄䗪虫丸(《金匮要略》)

[组成] 大黄(蒸)75g 黄芩60g 甘草90g 桃仁60g 杏仁60g 芍药120g 干地黄300g 干漆30g 虻虫60g 水蛭100枚 蛴螬60g 䗪虫(土鳖虫)30g

[用法] 上药细末,炼蜜为丸如小豆大,每次用酒送服5丸,日3次。

[主治] 瘀血内积,干血成劳,消瘦,腹满,不能饮食,肌肤甲错,两目黯黑。

[证析] 身体消瘦、腹满、不能饮食,是本方主证;瘀血内积,干血成劳,是此证病机;肌肤粗糙,两目黯黑,是其瘀血内积辨证依据。多由外邪相侵,久治不愈;或饮食不节,忧思郁结,导致瘀血内积,干血成劳。血积于肝,不能濡泽肌肤,故肌肤为之甲错;不能上荣于目,故两目为之黯黑;肝失疏泄之常,不能疏土,故腹满不能饮食;身体消瘦是因不能饮食,营养匮乏所致。综上所述,此证按脏腑经络辨证,病位在肝;按八纲辨证,病性属于实中夹虚,按气血津液辨证,属于瘀血内积。其中腹满一证,是因血病及津,水液蓄积腹腔使然。

[病机] 瘀血内积,干血成劳。

[治法] 祛瘀消癥法。

[方义] 此方长于祛瘀消癥。方中大黄擅破癥积,推陈致新,用为主药活血行瘀、消癥破积。配入虻虫、水蛭、蛴螬、土鳖虫、桃仁消癥破积,干漆破其日久凝结瘀血,祛瘀消癥功力大为增强。黄芩清泄肝热,杏仁宣肺利气,大黄开其瘀血下行之路,可为消癥化积他山之助。再用地黄、芍药补充营阴,使其干血得濡而大黄、土鳖虫等药才能发挥化瘀消癥作用。甘草之甘可以调和诸药,并合干地黄、芍药补虚生血,共呈攻补兼施之效。此方消中有补,每次服用不过3g,药虽猛而不峻,是其特点。

方中干漆辛温有毒,张元素谓本品能"削年深坚结之积滞,破日久凝结之瘀血",用治血积日久成劳,堪称对证。对干漆过敏患者忌用,并须经过炮制,才可入药。取干漆砸成小块,置锅内炒至烟尽,焦黑存性即可。

张石顽说:"举世皆以参、芪、归、地等为补虚,仲景独以大黄、土鳖虫等补虚,苟非神圣不能行其法也。"此证虚象皆由干血内积使然,如果仅用补药而不根据治病求本原则使用祛瘀消癥之品拔其病根,是徒劳也。

[应用]

1. 以消瘦、腹满、不能饮食、皮肤干涩、两目黯黑为其辨证要点。

2. 可用于肝硬化。若有腹水,可兼服已椒苈黄丸合麻附五皮饮。

[歌括] 大黄䗪虫仲景方,干漆蛴螬水蛭虻,
　　　　芩地芍草配桃杏,祛瘀消癥效力强。

三棱丸(《医学切问》)

[组成] 大黄(煨) 硼砂 三棱(煨熟,切) 干漆(炒烟尽) 巴豆(去皮、油)各30g

[用法] 上为末,醋煮糊为丸,如绿豆大,每服三丸,或五丸、七丸(0.3~1g),量人虚实加减服,空心米汤下。

[主治] 胸腹腔内一切包块。

[证析] 原著谓此方治疗"五积六聚,七癥八瘕,破一切血,下切一气。"说明此方能治五脏六腑一切包块,究其形成原因,则由气滞血瘀所致,故谓能破一切血,下一切气。包块是由

有形津血凝结、变态组织增生而成。但因血随气行,津随气运,津血凝结,亦与气滞有关。此方所治,属血瘀成癥。

[病机] 血瘀成癥。

[治法] 化瘀消癥法。

[方义] 血瘀成癥,自宜化瘀消癥。三棱有破血行气功效,其化癥力量虽较他药稍缓,却可兼治气滞;干漆能削年深坚结积滞,破日久凝结瘀血;硼砂破癥作用,《日华子本草》早有记述;大黄又号将军,推陈致新,能荡陈垢而安五脏,戡祸乱以致太平,其破癥作用早已见诸《神农本草经》;巴豆亦擅破癥而去恶肉,五药集于一方,能呈消癥化积功效。冰冻三尺,绝非一日之寒,血瘀成癥病程较为长久。治此唯宜缓图,故宜作丸以便长服。各药作用强烈,作丸方便控制其量,不使过剂。

配制此方时要注意干漆、大黄、巴豆三药炮制方法。干漆应置锅内炒至烟尽,才可入药,否则损人肠胃。大黄煨熟后用,泻下成分大大减少,以免服后大泻。巴豆应去皮膜,研细,用多层吸油纸包裹,压榨去油,每隔两天取出复研和换纸一次,如上法压榨六至七次,至油尽为度。如果油未去尽,会引起峻泻;不去膜则伤胃。去其泻下成分,存其破癥作用,是其炮制巴豆、大黄之宗旨。

[应用] 此方就其药物分析,有消癥化积作用。因系古方,未经验证,未期必效,不妨试用以观后果。

[歌括] 三棱丸内用大黄,硼砂干漆巴豆霜,
破积消癥功力峻,严控用量慎勿忘。

宫外孕方（山西医学院附属一院方）

[组成] 丹参 15g　赤芍 15g　桃仁 9g

[用法] 水煎服。

[主治] 宫外孕破裂,下腹一侧突然发生剧烈绞痛,阴道出血,开始时量少色紫黯,继则大量出血。

[证析] 宫外孕破裂,是妇科一种急重病。本病诊断依据有:妇女停经后,有妊娠体征,经妇科检查,证明是妊娠。但孕妇下腹一侧突然剧烈疼痛拒按,呈绞痛或撕裂痛;阴道有少量出血。内诊见阴道穹隆部饱满有触痛,宫颈有举痛或摇摆痛,宫体有漂浮感,或因被血液包围而触诊不清,附件有或无包块。

[病机] 血瘀成癥。

[治法] 化瘀消癥法。

[方义] 本方证以下腹一侧突然绞痛,阴道下血为主证。在剧痛和出血主证之外,并可摸到包块。据此可以确定此疼痛与出血之因,是因瘀血阻滞。治疗此证,瘀血不去则血不循经,如果徒恃止血药物而不活血行瘀,虽日用止血之品亦无济于事。故宜活血祛瘀,"通因通用",令其瘀血得下,血循常道而血可止,此即不塞不流,不行不止之意。方中丹参、赤芍、桃仁活血行瘀,若加三棱、莪术即宫外孕二号方,五药同用,能呈化瘀消癥功效。

[应用] 若大量出血,面色苍白,四肢厥逆,甚则冷汗淋漓,脉微欲绝,是气随血脱之候,宜用独参汤益气固脱,或参附汤回阳救逆,绝非此方所宜,不可妄用。

[歌括]　宫外孕方是新方,丹参赤芍桃仁匡,

化瘀消癥能止痛,若加莪棱力更强。

小金丹（《外科全生集》）

[组成]　制草乌　五灵脂　地龙　木鳖子(去壳、去油)　白胶香各 150g　当归　乳香没药各 75g　麝香 30g　香墨 12g

[用法]　以上 10 味,除麝香外,其余碎成细粉,再将麝香与粉末和匀,每 100g 粉末加淀粉 25g,混匀,另用淀粉 5g 制稀糊,泛丸如芡实大,阴干。每次服 2～5g,每日 2 次,小儿酌减。

[主治]　阴疽初起,皮色不变,肿硬作痛,流注,痰核,瘰疬,乳岩,乳癖,骨肿瘤等。

[证析]　本方所治各病属于阴疽一类。以皮色不变而肿硬作痛为其特征。多因阴寒凝结,津血运行障碍,积于某一局部所致。其基本病理是血瘀津阻,凝结成癥。

[病机]　血瘀津阻,凝结成癥。

[治法]　散结消肿,化瘀止痛法。

[方义]　此方体现散结消肿,化瘀止痛法则。方中草乌有大毒,"其气锋锐,通经络,利关节、寻蹊达径而直抵病所"(《药性论》),木鳖子能"消结肿恶疮"(《开宝本草》),二药能散寒邪之凝闭,宣湿浊之壅阻。当归、乳香、没药、五灵脂专祛瘀阻,地龙专通脉络;麝香芳香走窜,脏腑经络,无处不到,不仅可以疏利气机,散结开壅,亦可引导诸药直达病所,充分发挥疗效。白胶香与香墨功在活血止血,生肌止痛,诸药合用,温通活血,消肿散结力量较强,使寒散络通,瘀化痰消,诸证庶几可愈。

[应用]

1. 流痰、瘰疬、贴骨疽等见局部皮色不变,肿硬作痛,可与阳和汤交替使用。孕妇忌用。

2. 现代用本方治骨肿瘤、乳癌、骨结核属阴疽者。

[歌括]　小金丹内用地龙,草乌灵脂木鳖从,

胶香乳没墨归麝,阴疽为患可温通。

舒肝溃坚汤（《医宗金鉴》）

[组成]　夏枯草　僵蚕各 6g　香附　石决明各 5g　柴胡　陈皮　当归　白芍　川芎穿山甲各 3g　红花　姜黄　生甘草各 2g　灯心草 3g

[用法]　水煎,饭前温服。

[主治]　瘰疬、上石疽、乳癖、乳岩、失荣等证,颈项、两乳肿块疼痛,坚硬如石,皮色不变,难溃难消。

[证析]　此方所治诸病都是气郁血瘀所致。肝经经脉布于两胁,胆经经脉循行颈侧,按脏腑经络辨证定位,病在肝系。肿块是由津血凝结而成,按气血津液辨证,是血瘀气郁,病性属实。肝藏血而司疏泄,肝气不舒,气为之郁,血运不利,血为之结。气郁血结于颈,形成肿块,坚硬疼痛,即呈上石疽;结于颈侧,形如串珠,即呈瘰疬;结于乳房,肿胀每随喜怒消长或逢经行变软,则为乳癖;血结日深,经络变形,核坚不平,状如石榴,则为乳岩;乳岩溃后,血水淋漓,荣血亏损,形如枯木,称为失荣。

[病机]　肝郁血瘀。

[治法]　舒肝解郁,化瘀溃坚法。

[方义] 肝郁血瘀,形成肿块,治宜舒肝解郁,化瘀散结。是故方用柴胡、香附、陈皮疏肝理气,当归、川芎、红花、姜黄养血活血,疏通气血之滞;夏枯草善治瘰疬、鼠瘘、瘿瘤、癥积、乳痈、乳岩,用此旨在解毒散结,疏通窒滞;穿山甲善治恶疮,并善通络消肿;僵蚕能治瘰疬结核,石决明有咸寒软坚作用;芍药、甘草能够舒缓经脉挛急,合而用之,能呈行气、活血、软坚、散结功效。

肿块多由津血凝结而成,此方只有活血作用,化痰力量甚微,如果痰浊较盛,宜加瓜蒌、贝母之属始与机理相符。

[应用]

1. 颈项、两乳肿核坚硬,疼痛拒按,皮色不变,可用此方加减。偏于气滞、乳胁胀痛,加郁金、青皮、橘核疏肝理气;偏于血瘀,核坚痛剧,加乳香、没药、三棱、莪术破瘀止痛;偏于痰滞,舌苔厚腻,加半夏、胆南星、贝母、瓜蒌化痰散结;已成乳岩,加山慈菇、露蜂房、半枝莲、核桃枝解毒抗癌;瘀毒伤络,血水淋漓,加丹参、紫草、蒲公英,并吞服醒消丸;溃后气血两虚,形体消瘦,气短心悸,合八珍汤加减。

2. 现代用治颈淋巴结核、甲状腺肿瘤、乳房结核、乳腺增生、乳癌、颈淋巴结恶性肿瘤等属肝郁气滞,瘀血阻滞者。

[歌括]　舒肝溃坚石决明,红花姜黄夏枯陈,

芍草芎归穿山甲,香附柴蚕配灯心。

七厘散 (《良方集腋》)

[组成]　血竭30g　乳香5g　没药5g　红花5g　麝香0.4g　冰片0.4g　朱砂4g　儿茶8g

[用法]　为末,密闭贮藏备用。每服2g,酒调服。伤处用酒调适量药末外敷。

[主治]　跌打损伤,瘀肿作痛,甚至筋断骨折,亦治刀伤出血。

[证析]　跌打损伤血络,若无伤口,血溢脉外,壅滞皮下组织,即呈肿痛;若有伤口,即呈血流不止;损伤过甚,可呈筋断骨折。瘀血壅滞,筋断骨折,都是外伤所致。

[病机]　瘀血壅滞。

[治法]　活血散瘀,止血定痛法。

[方义]　肿痛,是因瘀血壅滞;瘀血,是因血溢脉外;血溢,是因外伤血络。所以肿痛是出血与瘀血两种相反证象的综合反映。治疗此证,宜活血与止血同时并举,才能兼顾矛盾对立的两个方面。活血目的在于消散已瘀之血;止血目的在于制止继续出血。方中血竭、红花、乳香、没药均有活血散瘀、消肿定痛作用,配伍行气通络之麝香、冰片,不仅有气行则血行之义,且活血药得走窜通络无所不到的麝香引导,可以到达任何部位,发挥活血散瘀力量。血竭又有止血生肌作用,和功效相同的儿茶为伍,可以制止继续出血,促使伤口愈合,照顾到了矛盾的另一侧面。佐朱砂宁神、解毒,有使病人保持安静,防御外邪侵入伤口之功。八药同用,反映了行气与活血并行、活血与止血兼顾的配伍形式。方内诸药不宜多用,故有"七厘"之名;其性走窜,孕妇亦当忌服。

本方展示了活血与止血同用的配方法度,提供了出血与瘀血并存的治疗范例,体现了两种对立矛盾在一定条件下的统一。举一反三,凡脑出血、眼底出血、产后恶露不行等证,都可仿此配伍。

［应用］

1. 此系伤科名方,既可内服,亦可外敷,对外伤瘀滞作痛有其较好疗效。如果自己配制,可以加入三七、海马、土鳖、自然铜、制马钱子等,增强活血、止血、接骨、止痛作用。

2. 藉其活血通络作用,以本方加减治疗瘀血阻滞的冠心病亦有一定效果。

［化裁］

1. 八厘散(《医宗金鉴》)　血竭9g,乳香9g,没药9g,半两钱3g,苏木3g,自然铜(火煅,醋淬7次)9g,红花6g,番木鳖(去毛)3g,丁香2g,麝香0.3g。研末,每次服0.5g,温酒或童便送下。治跌打损伤,骨折瘀血作痛。本方较七厘散多一组接骨理损的自然铜、半两钱,又多镇痛的番木鳖,故对筋断骨折,疼痛较甚者尤宜。番木鳖有剧毒,必须去毛、沙炒以后才可应用。

2. 沉麝丸(《苏沈良方》)　没药、辰砂、血竭各30g,木香15g,麝香3g,沉香30g。上皆生用,银器或瓷器熬生甘草膏为丸,皂荚子大,姜盐汤送下一丸;血气醋汤下。治一切气痛不可忍。有行气活血之功。

［歌括］　七厘血竭与儿茶,脑麝乳没红朱砂,

　　　　　跌打损伤瘀作痛,活血止血止痛佳。

跌打丸(《全国中成药处方集》)

［组成］　当归30g　川芎30g　乳香60g　没药30g　血竭30g　土鳖30g　自然铜30g
麻黄60g

［用法］　共研末,蜜丸,每丸重3g,每次服1~2丸。

［主治］　跌打损伤或扭挫之后,肿胀疼痛,痛有定处。

［证析］　跌打扭挫,瘀血阻于受伤部位,成为肿胀疼痛,痛有定处。因伤而致局部肿痛,自应首先考虑血瘀,但亦应该考虑气郁津凝,这是因为气血津液均喜通调而恶郁滞,一有所阻,均可呈为肿痛。

［病机］　跌打损伤,瘀滞作痛。

［治法］　活血定痛,接骨理损法。

［方义］　跌打之后,瘀血壅阻而呈肿痛,法当活血行瘀,消肿定痛。故方用当归、川芎、乳香、没药、血竭、土鳖行血祛瘀,并借麻黄宣通腠理毛窍,引导活血之品达于肌表,发挥消肿定痛效力。肿痛不能单纯责之血滞,气郁津凝也是形成肿痛原因。所用川芎、乳香亦能疏畅气机,麻黄又擅利水行湿,可以兼顾津气郁滞。《本草经疏》谓土鳖治跌打损伤,续筋骨有奇效";《本草求真》言本品接骨"多合自然铜、龙骨、血竭、乳香、没药、五铢钱、黄荆子、麻皮灰、狗头骨"相配,本品正好配伍上述诸品,所以理损功效较为可靠。自然铜接骨理损功效早为历代医家肯定。《本草纲目》尝谓:"自然铜接骨之功与铜屑同,不可诬也。但接骨之后不可常服,即便理气活血可尔。"此方体现了活血行瘀、调气行津、接骨理损的配伍形式。若欲增强镇痛力量,可配制马钱子;若欲增强行气力量,可配麝香;若欲增强除湿力量,可加苍术。

［应用］　用治跌打损伤或扭挫之后肿胀疼痛较为适宜。用治骨折,须待对位良好以后才能应用。

［歌括］　跌打血竭与归芎,乳没土鳖自然铜,

　　　　　重用麻黄开腠理,麝钱加入效力宏。

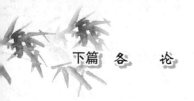

接骨神方（邹仲彝方）

[组成] 土巴戟 苦参 兔耳风 苎麻根 大泽兰 凤尾草 见肿消 水案板 鱼鳅串各等分

[用法] 水煎，白酒为引温服。服后即将药渣捣烂，加白酒炒热，贴患处，用布扎紧，三日后再将药渣取下，复加酒炒热再贴患处，仍旧扎紧，不日而愈，伤重各用15g，伤轻酌减，3日服1剂。

[主治] 骨折。

[证析] 跌打损伤，伤筋断骨，经过手术复位，对位良好以后，即可使用此方。

[病机] 跌打损伤，筋断骨折。

[治法] 接骨理损法。

[方义] 此方有活血散瘀、止血消肿、接骨续筋之功，方中所用土巴戟，《中药大辞典》无此药名，余意是指虎杖（邹老家乡多生此物，草药都是就地取材）。本品为蓼科植物的根茎，《医林纂要》记载此药"敷跌伤折损处，可续筋接骨"。苎麻根为荨麻科植物苎麻的根，《本草纲目拾遗》谓治"跌仆损伤"；《分类草药性》谓"疗砍伤、跌仆，敷续筋骨。"兔耳风为菊科植物光叶兔耳风的全草。《峨嵋药植》谓"治跌打损伤"。大泽兰即华泽兰，为菊科植物全草，《生草药性备要》谓"治跌打损伤。"凤尾草是指凤冠草，为凤尾蕨科植物剑叶凤尾蕨全草。《生草药性备要》谓"治跌打折伤"。见肿消即三七草，为菊科植物三七草全草。《百草镜》谓治"金疮止血"；《中药大辞典》谓"治跌打损伤"。今集六种擅治跌打损伤、接骨续筋之品，能呈接骨理损之效。鱼鳅串为菊科植物马兰全草，《中药大辞典》谓本品有凉血、清热、利湿、解毒之功，"创伤出血"亦可应用；水案板为眼子菜科浮叶眼子菜全草，《中药大辞典》谓有"解热、利水、止血之功"；苦参有清热解毒燥湿作用，配此三药，可以预防伤口感染，制止出血，燥湿行津，兼顾各个方面，故方投之有效。

[应用] 邹老云："此方乃余曾祖父总结一生之临床经验而成。遗传至祖父、父亲到余，已及四代。累代用之，无不应手如神。本方专治跌打堕仆，闪挫损伤。骨折筋断。历代用此方专治骨折而告愈者，数以千计，真神方也。"

[歌括] 接骨神方泽兰疗，虎杖麻根凤尾草，
苦参马兰水案板，兔耳风配见肿消。

接骨丹（验方）

[组成] 螃蟹1000g 脆蛇30g 自然铜（醋煅）30g 血竭20g 三七30g 土鳖虫30g 乳香12g 没药12g 麝香0.15g 海马15g 人参15g 白术15g 茯苓15g

[用法] 共研细末，成人早晚服3g，儿童减半。

[主治] 骨折中后期，无骨痂或骨痂稀少者。

[证析] 跌打损伤，筋断骨折，初期治宜活血止血，消肿定痛，待其瘀散肿消，才宜使用本方接骨续筋。

[病机] 骨折筋伤。

[治法] 接骨理损法。

[方义] 此方以接骨续筋为主，止血散瘀为辅，固本培元为佐，是为骨折中后两期而设。

方中螃蟹清热散血,善续绝伤,《泉州本草》合骨散,单用本品焙干研末,用酒送服,即治跌打骨折筋伤。脆蛇有散瘀消肿之功,《滇黔记游》记载此物善"接断骨";《四川中药志》谓此物能治跌伤骨折。自然铜有散瘀止痛,接骨续筋功效。上述三药都是接骨之品,当是主药。骨折中期仍须防止出血,故配善治跌打损伤而又擅长止血活血、消肿定痛的血竭、三七辅之;骨折中期仍有瘀血停留,瘀不去则新不生,血不活则骨不接,故配善治跌打损伤,而又擅长活血散瘀的土鳖、乳香、没药辅之。骨折中期仍无骨痂或骨痂稀少,是元气不足,肾气虚损,以致骨质再生困难。脾为气血生化之源,肾主骨髓,若欲促其生长,当兼补其脾肾。故以海马补肾壮阳,人参、白术、茯苓益气健脾佐之,四药本身虽无接骨作用,实能促进骨痂生长,增强接骨效果。复配麝香辛香走窜,无所不到,实有借重此药引领诸药直达病所而兼行气之意。

此方使用螃蟹、脆蛇接骨,与一般接骨方剂不同,复配补药促进骨痂生长,亦较一般接骨之方技高一筹,一方兼具接骨续筋、止血散瘀、培元固本三法,构思较为严密。

[应用] 骨折后期可用。

[歌括] 接骨丹用自然铜,螃蟹脆蛇配鳖虫,
乳没血竭三七麝,参苓白术海马从。

活血散(验方)

[组成] 雪上一支蒿 500g 土鳖 250g 乳香 500g 没药 500g 三棱 1000g 莪术 1000g 川芎 500g 赤芍 500g 红花 1000g 紫荆皮 1000g 五灵脂 500g 血藤 500g 血竭 500g 三七 500g 川乌 500g 草乌 500g 羌活 500g 独活 500g 松节 500g 木瓜 500g 五加皮 500g 木香 500g 厚朴 500g 香附 1000g 小茴香 500g

[用法] 共研为末,视伤情大小每次外敷 30～60g。

[主治] 骨折脱位伤筋初期、中期,肿痛难忍。

[证析] 骨折初期,伤处肿痛,是因血管破损导致出血,出血导致血瘀,血瘀导致气郁湿滞,所以肿痛是其骨折、筋伤、出血、血瘀、气郁、湿滞的综合反映。

[病机] 血瘀、气郁、湿滞。

[治法] 活血、行气、除湿法。

[方义] 骨折初期不宜急于接骨,手术复位以后,当以化瘀为主,行气、除湿、止痛为辅,才是正确治法。方用雪上一支蒿、土鳖、乳香、没药、三棱、莪术、川芎、赤芍、红花、血藤、紫荆皮、五灵脂、三七、血竭等药活血行瘀。其中土鳖、五灵脂又能接骨,三七、血竭又能止血,雪上一支蒿、乳香、没药又能止痛,这一类药针对主证,故是主药。乳香、没药、三棱、莪术、川芎兼有行气之功,复配厚朴宽中理气,香附子、小茴香疏肝理气,木香疏畅三焦,这一类药是治血瘀所致气滞。川乌、草乌除湿止痛,羌活、独活、松节、五加皮祛风除湿,木瓜除湿舒筋,这一类药是治血瘀所致湿滞。三类药物合用,使血止、瘀消、气通、湿去而肿痛渐消。此方以活血为主,药虽多而不杂,用于骨折初期肿痛,可收消肿定痛功效。

[应用] 脱位、伤筋肿痛亦可使用。

[歌括] 活血散用一支蒿,芎芍棱莪乳没傗,
鳖红灵脂紫荆皮,血藤血竭三七妙,
二乌二活五加皮,松节木瓜除湿好,
香附木香朴小茴,疏畅气机为先导。

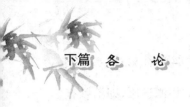
补阳还五汤（《医林改错》）

[组成]　生黄芪 120g　归尾 9g　赤芍 9g　川芎 9g　桃仁 9g　红花 9g　地龙 9g

[用法]　水煎服。

[主治]　中风之后，半身不遂，口眼㖞斜，语言謇涩，口角流涎，小便频数，或二便失禁。

[证析]　半身不遂，是本方主证；瘀阻脑络，是此证病机。引起半身不遂的机理有五：①感受风寒或急怒伤肝，脑中脉络痉挛；②血凝成瘀，阻塞脑络；③脉络破裂，血溢于脑；④颅内肿瘤，经脉受压；⑤颅内痰滞，间隙梗塞。前四种机理出现同一转归，形成瘀阻脑络，以致气不能行，血不能荣，成为半身不遂。四种病理虽然均可出现同一证象，却有轻重之别。脑血管痉挛最轻，预后良好；脑血栓稍重，预后较差；脑出血与颅内肿瘤最重，预后每多不良。至于痰浊阻滞颅内，颅腔梗塞，而成半身不遂，则病情稍轻，可望复原。此方是为瘀血阻络而设。

[病机]　瘀阻脑络。

[治法]　益气活血，舒经通络法。

[方义]　瘀阻脑络成为半身不遂，应当采取下述治疗措施：①活血化瘀，消除已瘀之血；②柔肝缓急，缓解脉络之挛；③舒张脉络，使其血行流畅。从血、脉两个方面综合治疗，庶几可以获效。方中桃仁、红花、赤芍、川芎、归尾五药擅长活血化瘀，专为瘀血阻络而设。原著认为"半身不遂，亏损是其本源。"所以重用黄芪益气，补其亏损。现代药理研究证明本品之功不专补气，可以协助赤芍、桃仁之属舒张血络，使其血行无碍。再配地龙缓解经脉挛急，共奏益气活血，舒经通络功效。此方专从气虚血瘀立论，黄芪用量最重，自以补气为主，活血化瘀为辅，审其脉虚无力，可以使用本方加减。此病堪称重证，自非几剂所能见功，须连服数十剂始可见效。张锡纯谓："若其脉象实而有力其人脑中多患充血"，不宜投此，当先投以他药，然后酌用此方。

[应用]

1. 使用本方，可以随证加减。金文华谓："一般以原方加蜈蚣、全蝎、白附子为主。心下痞而气息不利者，加台乌药、青皮；纳少胸闷者，加炒枳壳、陈皮、白芷；心下痞而善太息者，加人参；口噤或唇缓涎出者，加钩藤、僵蚕；头眩晕者，加菊花、蔓荆子；脉虚弦数而心烦失眠者，加山栀、炒枣仁；脉弦数而口苦者，加黄芩；舌苔黄燥，口苦或舌苔厚腻者，选加生石膏、滑石；关节疼痛而脉促者，选加没药、乳香；肢体痿软较重者，可加虎骨、熟地；自汗多而气短，脉虚缓者，倍黄芪或加人参。"此外，若欲增强化瘀作用，可加水蛭；若欲增强解痉作用，可加葛根。

2. 本方对小儿麻痹后遗证，审属瘀血阻络，亦可酌情使用。

3. 用本方加减治疗坐骨神经痛亦有疗效。

4. 脑震荡后遗证，外科手术后，瘀血阻滞的腹痛，亦可使用本方。

5. 以本方为基础，加羌活、独活、秦艽、防己、桂枝等药，可治风湿身痛。

6. 以本方加防己，或与真武汤合用，治疗水肿亦有一定效果。

7. 病案　王某，女，52 岁，1985 年 4 月 3 日因急怒猝然倒仆，不省人事。送某医科大学住院抢救，醒后右侧半身不遂，头昏重痛，检查诊断为脑血管痉挛，住院 2 周无效；转住入空军医院治疗 2 周亦无效果。5 月初求治于余，为书补阳还五汤合真武汤加味。处方：黄芪120g，当归 10g，川芎 10g，白芍 60g，红花 10g，桃仁 12g，地龙 30g，附片 30g，干姜 10g，白术

12g,茯苓 15g,牛膝 30g,粉葛根 40g,全蝎 10g。水煎服,1 日 1 剂。服用 10 剂以后,头不重痛而呈颈痛难忍;继服 10 剂,颈部不痛而腰痛甚剧,再服 6 剂腰痛突然如失,一切恢复正常,计服此方 26 剂而愈。本方重用白芍、地龙,意在缓其痉挛;加粉葛根舒张经脉,牛膝引血下行;因其舌体偏于淡胖,故配真武振奋阳气,化气行水。

[歌括]　补阳还五用芪芎,桃仁归芍与地龙,

　　　　半身不遂言謇涩,活血通络此方宗。

调肝理脾汤(陈幼之方)

[组成]　川芎 10g　当归 15g　白芍 30g　白术 15g　茯苓 20g　泽泻 15g　木香 10g 枳壳 12g　郁金 15g　山楂 15g

偏热,加牡丹皮 12g,大黄(酒炒)10g;偏寒,加桂枝 15g,吴茱萸 10g;偏虚,加人参 10g。

[用法]　水煎服。1 日 1 剂,连服数十剂。

[主治]

1. 肝脏肿大或一般肝病,胁下疼痛。

2. 肝脾不和而呈胁腹疼痛,舌体淡胖,脉濡缓。

[证析]　肝脏肿大,胁腹疼痛,是本方主证;肝虚血滞,脾虚湿滞,是此证病机;肝大是血郁现象,舌胖是湿阻证象,肝大、舌胖是血瘀湿阻的辨证依据。多因外感六淫之邪,内伤七情之变,以致肝系疏泄失职,气血郁滞呈为胁痛,肝木侮土呈为腹痛。若肝气郁结不舒,营血运行不畅,水津凝聚为湿,胆液流通受阻,郁积于肝,即呈肿大。

[病机]　肝虚血滞,脾虚湿滞。

[治法]　调肝活血,理脾渗湿法。

[方义]　肝脏肿大与气血津液流通受阻有关,治宜疏其气机,畅其血行,利其水湿,通其胆液,使气血津液通利,肿大可以渐消。此方由《金匮要略》当归芍药散加行气药而成。所加枳壳、木香、郁金擅长调畅气机,疏利胆道,三药兼顾气液流通;山楂、川芎、当归、白芍养血柔肝,祛瘀行血;白术、茯苓、泽泻健运脾胃,除湿行津,七药兼顾津血流通。诸药合用,能呈行气、活血、行津、补虚功效。

此方山楂、川芎与当归、白芍同用,是活血之中寓有补血之法;茯苓、泽泻与白术同用,是渗湿之中寓有健脾之意,成为活血而不伤血,补血而不滞血,健脾而不碍湿,渗湿而不伤脾,补泻兼行结构。该方性和平,可以久服,是其优点。若见舌质微红,病性偏热,加入牡丹皮、大黄,逐瘀力量可以大为增强,但久服恐损阳气,只可间断加入。若见舌质淡胖,病性偏寒,加入吴茱萸、桂枝一走气分,一走血分,可以温阳散寒,通调气血;若加附子、生姜即成当归芍药散与真武汤合用的配伍形式。若舌淡偏虚,加入人参尤其对证。

[应用]

1. 此方乃余伯父遗方,治疗肝脏肿大,余曾用过几例,一般须服三四十剂,才能恢复正常。

2. 早期肝硬化,可于本方加入水蛭、桃仁、红花增强活血力量;并配鳖甲、牡蛎之属软坚散结。

3. 胁下胀痛使用此方调气活血,疗效亦佳。加柴胡、甘草即四逆散与本方合用,疗效尤佳。

4.腹痛喜按,属肠道挛急而痛,审其苔腻湿重,建中不可妄投者,投此可谓对证。

本方与当归芍药散相较,仅多一组理气药物,兼气滞者宜此方。

[歌括] 调肝理脾归芍芎,白术苓泽山楂从,

郁金香枳疏肝胆,气血津液一齐通。

艾附暖宫丸(《仁斋直指方》)

[组成] 艾叶90g 香附(醋煮1夜,捣烂为饼,慢火焙干)180g 吴茱萸90g 官桂15g 川芎90g 当归(酒洗)90g 白芍药(酒炒)90g 生地黄(酒洗、焙干)30g 黄芪90g 续断45g

[用法] 为细末,米醋打糊为丸,每服6g,淡醋汤送下,忌恼怒、生冷。

[主治] 妇人子宫虚冷,带下白淫,面色萎黄,倦怠无力,饮食减少,经水不调,肚腹时痛,久无子息。

[证析] 本方可治三类证候:①带下白淫;②经行腹痛;③久不受孕。带下一证,有寒、有热、有虚、有实。此证兼见面色萎黄,倦怠无力,饮食减少,审其带下清稀,即属胞宫虚冷。经行腹痛者,胞寒、气滞、血瘀均能致之,证属几种机理并存;久不受孕,亦因子宫虚冷使然。所以此证机理可用虚、寒、滞三字赅之。

[病机] 子宫虚寒,气滞血瘀。

[治法] 温经补虚,调气活血法。

[方义] 子宫虚冷而兼气滞血瘀,法当温暖胞宫,补其虚损,疏通气血。艾叶性味辛温,时珍曾誉本品"服之则走三阴而逐一切寒湿,转肃杀之气为融和;灸之则透诸经而治百种病邪,起沉疴之人为康泰。"《本草正》亦谓本品"善于温中、逐冷、除湿,行血中之气,气中之滞。凡妇人血气寒滞者,最宜用之。"本方选为主药以暖其子脏,理其滞气,逐其湿浊。吴茱萸长于温散下焦之寒,合香附开气分之郁;官桂长于温命门之火,协同艾叶、吴茱萸驱逐寒邪,振奋阳气,并助川芎、当归温通血脉而行血分之滞。白芍、地黄补血和营,黄芪益气实卫,续断滋补肝肾,又为气血虚损而设,合而用之,令阳气盛而胞冷除,营血充而虚损复,气血调而滞塞通,则带下可止,腹痛自愈,妊娠有期。方中香附含有微量雌激素,对于久不受孕者尤宜。

此方展示以温补为主,调畅气血为辅的配伍形式。方中有温暖下焦药,亦有补充虚损药;有行气药,亦有活血药。提示学者要时刻注意虚与实、气与血的关系,才不至于顾此失彼。

[应用] 上述三类证候,审其确属虚寒夹滞,可以选用。偏寒加附子助其阳气;偏虚加人参助其元气;偏气滞加乌药、小茴香助其行气;偏血滞加桃仁助其活血。

[歌括] 艾附暖宫桂萸良,芎归地芍芪断匡,

子宫虚冷宜温补,通补并行效果彰。

荡胞汤(《备急千金要方》)

[组成] 朴硝 大黄 牡丹皮 桃仁 当归各9g 赤芍 牛膝 甘草 茯苓 橘皮厚朴 桔梗 人参 桂心各6g 附子18g 虻虫 水蛭各10g

[用法] 水酒合煎,分4次服,白天3次,夜晚1次,每服相隔6小时,服后盖被取微汗。

[主治] 妇人无子。

［证析］　五脏能够正常进行功能活动,有赖气血津液作为动力源泉,只有气血津液运行无阻,五脏才得安和,其中任何一种物质运行不利,阻于某部,即呈病态。胞宫职司生殖,最宜畅通。倘使摄生不慎,血凝津壅,堵塞胞系输卵管道,男女阴精交会通道为其所阻,自然不能受孕。

［病机］　血瘀气滞,津阻胞宫。

［治法］　活血逐瘀,温通津气法。

［方义］　不孕是因瘀阻,理宜活血化瘀,通其窒塞。故方用大黄、朴硝、虻虫、水蛭、当归、赤芍、牡丹皮、桃仁、牛膝活血化瘀,其中大黄逐瘀力量最强,朴硝擅长软坚散结,方名荡胞,意指二药能合诸药荡涤胞内瘀滞。胞有所阻,不能单纯活血,津液凝结亦是原因之一。配伍陈皮、厚朴芳化中焦湿浊,可使湿浊不致下趋;茯苓、淡渗利湿,祛除已停之滞,从而体现活血兼顾行津的配方法度。陈皮、厚朴又能疏畅气机,得开提肺气之桔梗相助,不仅有行气导滞作用,亦有气行则血行,气化则湿化之意。桂心、附子是温补阳气药物,气药得此,可以增强行气力量;血药得此,可以增强祛瘀之功;利湿药得此,能呈化气行水功效;与芒硝、大黄配伍,又能制其苦寒,使其逐瘀而不伤正;与人参配伍,又能温补元气,促使妇女子宫发育,故于祛邪之中寓有扶正之意。纵观全方,有活血药物,亦有调气、行津药物,是气、血、津三者并行;有寒凉之芒硝、大黄,亦有温热之桂心、附子,是寒温共用,去性存用;有芒硝、大黄、茯苓、厚朴等通利药,亦有桂心、附子、人参等温补药,是补泻同施。合而用之,俾气畅、瘀祛、津行,则胞无所阻;阳气旺盛,代谢健全,则孕育之机可复。

因此方结构复杂,学者必须仔细揣摩,才能领会个中奥秘。

［应用］　余曾用温经汤治疗不孕而效,该方结构亦是补泻兼行,唯祛瘀力量不及本方,补虚力量稍强,临证可视虚实选用。若嫌祛瘀药物太多,虻虫、水蛭亦可减去;若虑除湿力量不足,半夏、泽泻之类亦可加入。

［歌括］　荡胞汤内配硝黄,归芍桃丹水蛭虻,

　　　　　牛膝桂附人参草,橘朴苓桔合成方。

温经汤（《金匮要略》）

［组成］　吴茱萸15g　桂枝10g　当归10g　川芎10g　牡丹皮10g　半夏10g　生姜10g　阿胶10g　麦门冬15g　芍药10g　甘草10g　人参10g

［用法］　水煎,去渣,分3次,温服。阿胶烊化,分3次冲服。

［主治］

1. 月经淋漓不断,漏下不止,唇口干燥,手心烦热。

2. 月经不调,逾期不至,或时前时后参伍不调。

3. 经行腹痛,得温稍减,舌淡脉涩。

4. 久不受孕。

［证析］　此为调经之祖方。所治漏下不止、月经不调、经行腹痛、久不受孕四证,均属冲任虚寒,瘀血阻滞所致。冲任为奇经八脉之二,起于女子胞中。《素问·上古天真论》说:"女子二七而天癸至,任脉通,太冲脉盛,月事以时下,故有子。"可见冲任二脉与妇女发育、月经、生育都有关系。八脉系于肝肾,所谓冲任虚寒,归属脏腑就是肝肾虚寒。因为上述诸证纯属生殖系统病变,中医归属肾系;而月经能够正常来潮,则赖肝系疏泄调节。

《金匮要略》妇人杂病篇说:"妇人年五十所,病下利数十日不止,暮即发热,少腹里急,腹

满,手掌烦热,唇口干燥,何也？师曰：此属带下病。何以故？曾经半产,瘀血在少腹不去。何以知之？其证唇口干燥,故知之。当以温经汤主之。"下利数十日不止是指下血而言。推求下血不止原因,是因曾经半产,留下瘀血阻于少腹,血不循经。何以知为瘀血阻滞？因有少腹急满(胀痛),入暮发热,唇口干燥知之。若血无阻碍,何来腹满,今见少腹胀痛,显系瘀阻胞系;入暮发热,病在阴分,是瘀血内阻,阳气不能入阴而浮于外之象;手掌烦热是血阻其气,化热之征;唇口干燥者,血内瘀而不能外荣也。

[病机] 冲任虚寒,瘀血阻滞。

[治法] 温经补虚,活血行瘀法。

[方义] 瘀血引起出血,法当活血行瘀,令瘀去络通,血液才能循行常道;下血日久,阴血必虚,兼见舌淡,确系寒象,病性属于虚寒,又宜温经补虚,治法始趋完善。此证本寒而标热,本虚而标实,寒热虚实夹杂,用药理应寒热攻补共投,才能兼顾。方用吴茱萸、桂枝温经散寒,寒凝腹痛之证,用之效果颇佳。当归、川芎、牡丹皮配合桂枝活血,令瘀去络通,血行常道而下血之证自愈,体现通因通用之法。寒证反用牡丹皮凉血清热,是因此证兼见入暮发热,手掌烦热,配此可以清其内郁之阳,外浮之热。瘀血阻滞,津气亦受其累,吴茱萸擅长理气,专行气分之郁;半夏、生姜擅长燥湿和脾,专开津液之壅,观其用治卵巢积液而效,自知少腹胀痛亦与津气凝滞有关。这一组药立足于通。血行脉内而不外流,除需经隧畅通无阻,尤赖气为统摄。配伍人参、甘草大补元气,元气一充则卫气有源,卫气旺盛则摄血有权。对瘀血阻滞与统摄无权两种机理同时存在的出血,此方可以兼顾,较从一种病机施治之方更为完善。下血日久,阴血已亏,配阿胶合当归补益营血,麦冬合白芍补充营阴。这一组药立足于补。此方不仅虑及气血津液盈虚通滞,其中芍药、甘草长于柔肝缓急,又为经脉挛急而设。方中有桂枝、川芎、当归活血行瘀,亦有吴茱萸、半夏、生姜调气行津;有吴茱萸、生姜、桂枝、当归温其本寒,亦有牡丹皮清其标热;有活血、调气、行律之品通其滞塞,亦有益气、补血、养阴之品补其虚损;有通调基础物质之品,亦有柔和组织结构药物。展示了以活血为主,兼行津气,以温燥为主,兼寓凉润;以通滞为主,兼补虚损;以调理基础物质为主,兼顾组织结构的配伍形式。且行气之中有补气之品,行血之中有补血之品,行津之中有滋阴之品,一方兼顾气、血、津、液、盈、虚、通、滞,粗看似乎杂乱无章,其实有理可循;粗看似乎相互牵制,其实并行不悖。

月经一月一行,全凭肝经应时疏泄。无论经行先期,经行后期,经行先后无定期,审其经色淡黑,微有瘀块,舌质偏淡,即属冲任虚寒,血瘀气滞,疏泄失调。此方吴茱萸、桂枝温经散寒,当归、白芍、阿胶、麦冬补血滋阴,人参、甘草、半夏、生姜益气和胃,桂枝、当归、川芎、牡丹皮活血调营。吴茱萸用量最重,盖欲借此兼疏肝气,配合白芍、甘草柔肝缓急,调理肝经疏泄功能,合而用之,能呈温经补虚,祛瘀调经功效,尤以经行后期最为适宜。若无入暮发热,唇口干燥,手掌烦热,牡丹皮可以不用;若白带较多,舌苔较腻,阿胶、麦冬嫌其滋腻,可以减去;气滞较甚,可加香附、乌药。

此方治疗痛经,尤具卓效。经前或经行腹痛,得热稍减,多属寒凝、气滞、血瘀。常因经期不忌生冷,导致肝经受寒,经脉因寒而收引,气血因寒而凝涩,遂呈挛急不通而痛。方中吴茱萸、桂枝、生姜温经散寒,消除引起经脉挛急原因;配伍白芍、甘草柔肝缓急,专解痉挛,痛而喜得温按,用此若合符节。吴茱萸可以疏肝解郁,川芎、当归、牡丹皮可以活血行瘀,腹痛因于血瘀气滞,胀痛不适,块下痛减者,用此可谓对证。由于此方兼顾气血郁结和经脉挛急两个方面,所以疗效显著,应用机会也较其他几证为多。寒甚者,重用吴茱萸、桂枝、当归;气滞甚者,更加乌药、小茴香、香附、木香;瘀滞甚者,重用川芎、当归;挛急甚者,重用芍药、甘草,更加细辛散寒解痉。

妇人久不受孕,原因很多。有因禀赋不足,发育不良而致者;有因失血过多,劳伤亏损而致者;有因气滞血瘀,痰湿凝结,阻于胞系而致者。此方吴茱萸、桂枝可以温经散寒,疏通气血,当归、川芎、牡丹皮可以活血祛瘀,半夏、生姜可以祛除痰湿,凡因冲任有寒,气血壅滞不通而不受孕,投此可谓适宜。人参、甘草大补元气,阿胶、当归、白芍、麦冬滋补阴血,凡因虚损而不受孕,投此亦可增强体质,促进发育。一方兼顾虚、滞两个方面,用于不孕,曾用 4 例获效。

此方体现温经祛瘀、补虚祛瘀、活血止血三种治法。温经祛瘀与补虚祛瘀二法易于理解,着重研究此方治疗漏下之理,也就成为学习此方重点、疑点。只有对于瘀不去则血不循经机理有了透彻认识,才能明白出血证候何以还要使用活血药物之理。其次应该注意气、血、津三者之间的关系,也应注意虚与实间的关系,只有深入理解相互间的联系,才对此方何以需要兼顾气、血、津、液、盈、虚、通、滞之理,有深刻认识。

[应用]　使用本方,应当谨守冲任虚寒,瘀血阻滞病机。以经行后期和痛经最为常用,疗效亦佳。凡见月经 30～40 天以上才来,经色淡黑,即可投此。痛经以小腹觉冷,或得热痛减为其辨证要点。如小腹冷痛甚者,可加小茴香、艾叶、细辛,增强温经散寒之功;经行或经前小腹胀痛,可加香附、乌药行气止痛;漏下色淡不止者,去牡丹皮,加炮姜、艾叶、熟地黄温经补血止血;气虚甚者,加黄芪益气。余曾用此方治疗产后瘀血阻滞,色素沉着之蝴蝶斑及 1 例女子唇口生须获效。

[歌括]　温经归芍桂萸芎,姜夏丹皮与麦冬,
　　　　　参草益气胶益血,温经止痛有奇功。

失笑散《太平惠民和剂局方》

[组成]　五灵脂(酒研,淘去沙土)　蒲黄(炒香)各等分

[用法]　共为细末,每服 6g,用黄酒或醋冲服。若作汤剂,剂量酌定。

[主治]

1. 产后恶露不行,小腹疼痛。

2. 产后血晕。

3. 心区绞痛。

[证析]　本方原治产后腹痛。产后离经之血当去,若恶露不行,瘀血停留腹内,阻滞不通,不通则痛。产后血晕,是指产妇分娩以后,突然发生头晕,目眩眼花,不能起坐;或心下满闷,恶心呕吐;或痰涌气急,甚至神昏口噤,不省人事。其发病机理可以概括为虚实两类:虚因失血过多,气无所依;实因恶露不下,血瘀气逆,迫乱心神。此方所治自属瘀血引起。心区绞痛,多由气滞、血瘀、痰凝、湿阻。此方所治,属于瘀血阻滞。

[病机]　瘀血阻滞。

[治法]　活血止血法。

[方义]　产后恶露不行,瘀血阻滞,法当活血行瘀。然而,此证见于产后,不仅有瘀血见证,也有出血证象,若只活血而不止血,将会导致大量出血。施治应当顾及两个侧面,才可立

于不败之地。此方用五灵脂通利血脉,散瘀止痛,目的在于祛瘀;蒲黄性味甘平,入手足厥阴血分,生用性凉,血之滞者可行,炒用味涩,血之行者可止,配入本品不仅可以增强五灵脂的行瘀力量,又照顾到了出血的问题。这种活血药与止血药同用的配伍形式,是祛瘀与止血两个完全对立治法在一定条件下的统一,这种组合形式,值得深思,临床实践也证明有效。用黄酒冲服,是欲借酒以畅血行,增强活血力量;用醋冲服,是欲借酸敛之醋,增强止血之功,唯产后可以用之。此方每于不觉之中除病愈疾,可以一笑置之,故名失笑。

[应用] 本方亦可用于瘀血阻滞,月经欲行而少腹急痛的证候。以本方为基础加行气活血的川芎、桃仁、红花、郁金、赤芍,治心绞痛亦有一定效果。

[歌括] 失笑灵脂与蒲黄,散瘀止痛效果良,
活血行瘀除恶露,产后腹痛是良方。

加味麦门冬汤(《医学衷中参西录》)

[组成] 麦门冬 15g 半夏 9g 人参 12g 山药 12g 甘草 6g 大枣 3 枚 白芍 9g 丹参 9g 桃仁(带皮尖,捣)6g

[用法] 水煎服。

[主治] 妇女倒经,每至经期即吐血、衄血。

[证析] 妇女经期吐衄,是因经血不循常道,从其冲脉上逆,出于口鼻所致。这种倒行逆施现象,称为倒经或逆经。导致月经上行病机,与肺、胃、肝三脏气机升多于降及胞宫脉络瘀阻不通有关,也与奇经八脉中的冲脉相涉。冲脉起于胞宫,上隶阳明,下连少阴,月经盛衰顺逆都与冲脉有关。今因胞宫脉络瘀阻不通,肝失疏泄之常,肺胃气逆不降,血从冲脉逆行,上出口鼻,呈为吐衄。

[病机] 血随气逆。

[治法] 降逆安冲,导血下行法。

[方义] 此方由麦门冬汤加味而成。方用麦冬清润肺金,是令肺气清肃,制节有权;半夏降其胃气,人参、甘草、大枣、山药健其中气,是令胃气和降,冲气不逆;白芍柔肝,是使肝木柔顺,疏泄正常;丹参、桃仁活血行瘀,通其地道,是使经血下行有路。俾肺胃气降,疏泄正常,地道得通,则血循常道而不上逆,一切均从通降气血着眼,可谓别出心裁。

学习此方应该注意血病治气的道理。血液运行与气机升降有关。气为血帅,血随气行,气升则升,气降则降。此证是因气机升多于降,血随气逆,故以降气为主,兼通其瘀。虽宗陈修园用麦门冬汤治疗倒经而有发展,构思缜密。

[应用] 妇女倒经,审其舌苔不厚不腻,即可使用此方引导经血下行,令人佩服。

[歌括] 加味麦冬治倒经,山药参草半夏群,
大枣丹参桃芍配,降逆平冲法可循。

生蒲黄汤(《眼科六经法要》)

[组成] 生蒲黄 24g 旱莲草 24g 丹参 15g 牡丹皮 12g 荆芥炭 12g 郁金 15g 生地黄 12g 川芎 6g

[用法] 水煎服。

[主治] 血分有热,眼底出血,眼前觉有红色或黯红色,视力随之模糊,甚至失明。

[证析]　血分有热，眼底出血，为本证病机；视力模糊，甚至失明，为本方主证；眼前觉有红色和黯红色，视力随之模糊，或眼底检查出血，为诊断眼底出血依据。视力之所以模糊甚至失明，是因出血。若视力模糊不是骤然出现，而是逐渐形成，当考虑属于肾精亏损或水湿阻滞，此证于视力模糊之前，眼前觉有红色，自是眼底出血所致。

[病机]　血分有热，眼底出血。

[治法]　凉血散瘀，活血止血法。

[方义]　血分有热，导致眼底出血，自然应当凉血止血，故本方以旱莲草、生地黄、荆芥炭凉血止血。然而此证由于眼底出血导致视力模糊，若只止血而不散血，瘀留眼底将使患者失明。故在凉血止血基础之上配伍生蒲黄、丹参、牡丹皮、郁金、川芎五味行血散瘀之品，共呈止血散瘀功效。体现活血与止血相反相成的治法。

[应用]　以眼前觉有红色，视力随即模糊为其辨证要点。余曾用之，疗效卓著。

[歌括]　生蒲黄汤旱莲草，丹参丹皮与郁金，

芥炭生地川芎配，眼底出血此方斟。

活血祛瘀法展示了九种不同配伍形式，从而体现了九种不同活血祛瘀法则。九种治法涉及了病性的寒热，气、血、津三者的相互关系，瘀血阻滞有阻络、成癥之分，病因有外伤、内伤之异，邪正之间反映了正虚邪实，以及出血与血瘀两者之间存在着互为因果等九个方面。学者若能全面理解，融会贯通，则祛瘀一法可以运用自如。

1. 治血瘀气滞的行气活血法共选四方。均以活血为主，行气为辅。但亦同中有异，各具特点。从所治证候言之：血府逐瘀汤所治较广，内外妇儿各科均可应用；膈下逐瘀汤所治较窄，仅用于妇科的经闭或月经不调，内科的癥积；通窍活血汤以治头部瘀阻诸疾见长；丹参饮以治心胃疼痛为优。从方剂结构言之：血府逐瘀汤配伍当归、地黄，于活血方中寓有补血之意，与其余诸方纯从活血着眼有所不同。四方均配调气之品，选药却各有特点。血府逐瘀汤用柴胡、桔梗之升，枳壳、牛膝之降，有调理气血升降之意，此方所治病位可上可下，与此大有关系。膈下逐瘀汤纯从下焦肝肾着眼，故尔配伍乌药。通窍活血汤所治诸疾多在头部，非一般理气药所能胜任，故用走窜通络无所不达的麝香。丹参饮选用檀香、砂仁，是因中焦气滞多夹湿浊，选用砂仁可以兼顾。明白四方所治主证，将有助于临证选择。掌握不同部位使用不同理气药，才能提高疗效。就活血力量言之，膈下逐瘀汤力量最强；血府逐瘀汤、通窍活血汤二方次之；丹参饮最弱。

2. 治血瘀津阻的活血调津法共选四方，虽然同属津血同病，同样体现活血调津治法，却各有特点。其一，加减瓜蒌薤白汤以治胸痹疼痛为主证，疼痛之机与气滞、血瘀、痰凝有关。除用桂枝、红花、桃仁活血以外，兼配调气的香附、郁金，涤痰泄浊的瓜蒌、薤白，反映了气血津三者兼顾的配伍形式。手拈散以治脘腹疼痛为主，其疼痛之机与中焦寒凝、血瘀、湿阻有关。除用五灵脂、延胡索、没药活血止痛以外，特配擅长温中化湿的草果。调肝散以治腰骶疼痛见长，其证是因寒邪凝结，血郁湿滞，病在肌肉、经脉。除用肉桂、当归、川芎、牛

膝温通血脉，木瓜、甘草舒缓经脉以外，特配半夏、石菖蒲燥湿芳化，合细辛除肌腠之湿，体现了温经、活血、化湿、舒筋四法合用。神芎丸以治头痛昏眩见长，其证是因湿热阻滞，气血郁结，除用大黄、川芎活血以外，更配牵牛、滑石行气利水，是气、血、水同治的配伍形式。其二，加减瓜蒌薤白汤用瓜蒌、薤白涤上焦冠状动脉之痰，手拈散用草果化中焦之湿，调肝散用石菖蒲、半夏治腰骶之湿，神芎丸用牵牛、滑石利三焦之湿，若再参照治风湿痹阻经络的身痛逐瘀汤于活血方中配伍秦艽、羌活以祛风除湿；消癥化积的桂枝茯苓丸于活血方中配伍茯苓以淡渗利湿，即知血瘀津阻之证可以见于表里上下任何一部，应该根据不同部位使用除湿药物。上焦宜涤痰泄浊，中焦宜燥湿芳化，下焦宜淡渗利水，体表宜祛风除湿，掌握上述用药特点，有助于临证选药。

3. 治血瘀偏寒的温经祛瘀法共四方，所治证候各异。过期饮治妇女经期延后，温经定痛汤治妇女痛经，脱花煎治妇人难产，胎久不下，生化汤治产后恶露不行，四方涉及调经、痛经、胎前、产后诸疾。四方都用温药。过期饮仅用少量肉桂，温经力量不强；温经定痛汤用台乌药、桂枝两温气血，力量远胜前方，盖痛经因寒，力薄恐其药不胜病。脱花煎的肉桂用量亦少，是恐多用反伤产妇血气。生化汤炮姜之量甚微，是因产后尚有出血证象，多用恐其动血。由此看来，除痛经温药用量可大以外，其余都宜少用。

4. 治瘀热互结的泻热逐瘀法共选四方。都选大黄、桃仁是相同点。桃核承气汤治下焦蓄血，少腹急结，其人如狂。亦可藉其釜底抽薪作用治疗热壅于上的吐血、衄血；藉其泻热、逐瘀之力治疗妇人经闭及外科损伤等证。大黄牡丹汤擅治肠痈，以右下腹痛为特征。因其功专清热解毒，活血行津，亦可借治妇科疾病。复元活血汤专为跌打损伤而设。桃核承气汤亦可治疗跌打损伤，但复元活血汤善治胸胁损伤，桃核承气汤善治腰部损伤，部位有所不同。大黄牡丹汤活血而兼行津，复元活血汤活血而兼调气，反映了活血应当兼顾津气。代抵当丸源于桃核承气汤而意趣大不相同，稍事加减，改汤为丸，遂变应急之方而为缓消之法。所治头痛经久不愈、心区憋闷绞痛、肝区刺痛、食难下咽都是积渐而成，难求速效，故宜缓消。

5. 治瘀血阻络的活血通络法共举两方，都可治疗脉络瘀阻，只是选药有所不同。通窍活血汤选用麝香，是借其走窜之功引导活血药物到达血络。补阳还五汤选用地龙，是借解痉作用以利血行。复元活血汤选用穿山甲片，是利用穿山甲善于破坚以通其络，其实各部血络不通皆可选用。如以桂枝茯苓丸加穿山甲治输卵管不通的桂甲片即是一例。

6. 治血瘀成癥的化瘀消癥法共选六方，都以治疗癥积为主，化瘀消癥为法，不同处有四：①大黄䗪虫丸、三棱丸用于瘀积肝脾，桂枝茯苓丸、宫外孕方用于妇女胞系成癥，小金丹用于血瘀津阻的外科阴疽，舒肝溃坚汤用于气滞血瘀的瘰疬、乳癖、乳岩，六方所治部位各有不同。但桂枝茯苓丸亦治胞系以外癥块，小金丹亦可用于内科癥积，说明这些方剂可以通用，不必限于一定部位。②就祛瘀力量而言，大黄䗪虫丸的活血力量最强，三棱丸与桂枝茯苓丸次之；宫外孕方、小金丹、舒肝溃坚汤三方最弱。③宫外孕方单纯使用活血药物，大黄䗪虫丸、舒肝溃坚汤兼用行气之品,桂枝茯苓丸、小金丹兼用除湿药物,三棱丸兼用硼砂、巴豆消癥化积,是配伍不同之处。④宫外孕方作用最缓而所治最急,大黄䗪虫丸作用最强而所治反缓,桂枝茯苓丸以祛瘀之方治疗出血,小金丹以祛瘀之方治疗阴疽,舒肝溃坚汤以行气活血药治疗瘰疬,都是独特处。

7. 治跌打损伤的接骨理损法共选六方,都可用于跌打闪挫、骨折筋伤;都体现活血散瘀,消肿定痛治法,是相同处。七厘散、活血散是活血药与止血药同用,兼顾出血与血瘀两种相反的证象同时存在,跌打损伤可用。八厘散、跌打丸配伍擅长接骨的土鳖、自然铜之类,骨折者宜。活血散与跌打丸均配行气除湿之品,是融活血、行气、除湿为一体。接骨神方纯由草药组成,居处乡村可以就地取材。接骨丹配伍补气之品促进骨折愈合是不相同处。

8. 治瘀阻偏虚的补虚祛瘀共选四方,均由补虚与祛瘀两组药物组成,是其相同点。不同点有二:①从四方所治言之,补阳还五汤以治瘀阻脑络的半身不遂见长;调肝理脾汤以治肝虚血滞、脾虚湿滞的肝脏肿大、疼痛,或肝木克土的腹痛为优;艾附暖宫丸治胞宫虚寒、气滞血瘀的带下、痛经、不孕;荡胞汤为血瘀、气滞、津凝阻于胞宫的妇人无子而设。②从方剂结构言之,艾附暖宫丸治不孕是以温补为主,活血为辅,偏于虚寒者宜;荡胞汤治不孕是以祛瘀为主,温补为佐,偏于实者宜;其余二方则虚实参半,性味和平,可以久服。艾附暖宫丸兼配行气的吴茱萸、香附,是气血并调;荡胞汤兼配行气的桔梗、陈皮、厚朴,行津的茯苓;调肝理脾汤兼配疏畅气机的枳壳、木香、郁金,渗湿的茯苓、泽泻,是气血津液三通的范例。

9. 治血不循经的活血止血法共选四方,都用于血瘀与血溢两种机理同时存在的证候;都以祛瘀为主达到止血目的,或活血与止血同施而全面兼顾,这是相同点。但应深入理解才能掌握同中之异。温经汤应用范围最广,凡因瘀血引起下血淋漓不止、月经不调、痛经、不孕,都可应用。失笑散可治产后恶露不行,亦治心痛;加味麦门冬汤专治倒经;生蒲黄汤为眼底出血而设。再从方剂结构分析,温经汤是温经、补虚、行气、活血、调津、缓急数法合用,配伍最佳,非上工不能配出如此复杂而又如丝入扣的方剂,非上工亦不敢用于出血。加味麦门冬汤以活血之品通其下,麦冬、半夏降其冲逆,用治倒经别开生面,亦非上工不能制出如此巧妙之方。其余二方是活血与止血同用的模式,虽一般医生都能掌握,亦可启人思维,开人眼界。特将此法分立的用意亦在于此,学者若能与前面的桂枝茯苓丸参照,对瘀血引起出血或出血引起血瘀,将会有一全面认识。

三、热迫血溢—清热止血

热迫血溢,是指血为热迫,溢出脉外病变。

清热止血,是据热迫血溢病机所拟的治法。

【适应证候】 以咳血、鼻衄、吐血、便血、尿血、血崩、发斑为主证;以血出势急,血量较多,血色鲜红,兼见发热、舌红、苔黄、脉数有力,为其热迫血溢辨证依据。

【病理分析】 血不循经,溢于脉外,即呈全身上下内外各部出血。究其出血机理,与脉管和脉内之血、脉外之气三者有关。脉是血液环流隧道，无处不有，属于心系网络系统；但全身经隧都由肝系之膜构成，脉管也是肝系组成部分。若因血管破损而使血溢脉外，应该责之于肝，这种机理古人称为肝的疏泄太过。观其五脏经隧松弛、破损病变，都用收涩敛肝之品，就明显佐证这是血脉病变。血行脉内，寒则凝滞，热则沸溢，血因热迫而妄行，称为热迫血溢。再究热迫血溢之理，则因肝热炽盛，输出血量过多使然。血瘀脉内，血液环流受阻，溢出脉外，称为血不循经，是血、脉同时发生病变。血液环流，不滞不溢，有赖脉外卫气固护，才不漏泄脉外。卫气生化于肾，却以脾胃水谷为其生化之源。若因气虚不能固摄营血，渗出脉外，称为气不摄血，脾不统血。除此以外，还有外伤使其血管破裂，血溢脉外，虽然不是脏腑功能失调引起气血盈虚失度，也是出血机理之一。综合上述，引起出血机理有六：一是肝经血热，迫血妄行；二是肝不藏血，疏泄太过；三是瘀血阻络，血不循经；四是跌打损伤，血络破裂；五是卫气虚损，气不摄血；六是脾肾阳虚，统摄无权。前四种病机责之于肝心，后两种病机归咎于脾肾。盖心主血脉，脉络瘀阻，则血不循经而横流；血管破裂，则血失约束而外溢；肝司疏泄，疏泄失常，则肝血不藏而妄行；肝经血热，则血为热迫而外溢；脾主统血而肾为阳气之根，气虚阳虚，则血失统摄而漏泄故也。

根据上述几种病机，因此产生不同治法。血为热迫而妄行，宜清热凉血，热清则血自宁；疏泄失常而失血，宜收敛固涩，疏泄正常则血自止；瘀血阻络而血不循经，宜活血祛瘀，瘀去络通则血行常道；气不摄血而失血，宜益气摄血，气能固摄则血不漏泄；脾不统血而失血，宜温阳健脾，阳气旺盛则统血有权。气不摄血与脾不统血两法已在脾系讨论；血不循经，外伤出血已在活血法内述及，此处仅论热迫血溢、疏泄太过、阴虚阳亢三种出血机理，其余未曾涉及。

热迫血溢，临证最为多见。在正常情况下，血液贮藏于肝脏，运行于心脉，疏泄有节，运行有度，温和流畅，不滞不溢。若因大寒大热，反其生理之常，必将引起病理改变。故《素问·离合真邪论》指出："天地温和，则经水安静；天寒地冻，则经水凝泣；天暑地热，则经水沸溢；卒风暴起，则经水波涌而陇起。"这里所说经水即指脉管和血液而言。由于血有遇热则沸特点，今因血热炽盛，血为热迫，遂不能安居于室运行于脉而外溢矣！其出血部位虽有表里上下之异，却应责之于肝心。因为肝为藏血之脏，心主身之血脉；尤应责之于肝，盖肝不仅藏血，心系之脉亦由肝系筋膜构成故也。肝经热盛，木火刑金，肺络破损，则咳血；肝火犯胃，胃脉破裂，则吐血；肝热下泄，胞冲受损，则血崩；夹风随湿，下迫二阴，则便血、溺血；血热走窜，脉络破裂，外溢肌表，则发斑、肌衄；上迫七窍，血从窍出，则为耳衄、眼衄、舌衄、鼻衄。其基本病理是：外感、内伤→气郁化热→热入血分→迫血外溢→出血。

诊断热证出血，应以以下几点为其依据：①血色鲜红。血来势急，未惶凝结即从各系窍隧而出，故色鲜红；不似虚寒出血，缓慢渗出，而在经隧停留稍久，血已晦黯不鲜。②血量较多。血为热迫，如波涛涌沸而不可遏，是以量多；若系虚寒出血，其量较少。③来势甚急。血为热迫，不能自止，是以来势甚急，崩泄如注；若系虚寒，血从脉内渗出，其势甚缓。④兼见热象。常兼发热、舌红、苔黄、脉数有力；若系虚寒出血，多呈舌淡、苔白、脉弱。

【立法组方】 治疗出血，不离塞流、澄源两法。塞流是指选用止血药物，制止出血。澄源是指在止血时要注意分析出血原因，着重澄本清源，消除出血之因。临证组方，每多两法合用，单用止血药物较少。只用止血药而不注意消除出血原因，很难收到止血效果，唯有标本并图，才能相辅相成，相得益彰。此证宜用生地黄、黄芩、槐角、地榆、大蓟、小蓟、侧柏叶、白茅根等清热止血药,或用大黄、黄连、黄柏、山栀、青黛等清热药和三七、花蕊石、阿胶、艾叶、藕节、蒲黄、血余炭、仙鹤草、棕皮炭、茜草根等止血药配伍,组成清热止血之方。清热目的,在于澄本清源,消除出血之因;止血目的,在于塞流止血,制止继续出血。代表方如泻心汤、十灰散、槐花散、咳血方、清肝止衄汤、小蓟饮子、清热止崩汤、治崩证极验方、固经丸、郁金散等。

配伍本类方剂,常据不同出血部位选择不同止血药物。吐血宜用生地黄、黄芩、花蕊石、三七、棕皮炭、乌贼骨、白及;衄血宜用青蒿、山栀、黄芩、青黛、白茅根、大蓟、小蓟;咳血宜用阿胶、白及、小蓟、黄芩、青黛、焦栀;尿血宜用大蓟、小蓟、白茅根;肠出血宜用槐角、地榆。选用适合出血脏腑的功能止血药物,期其双关。如治痔血常用槐角、地榆,是因二药又可润肠、缓泻而使大便不燥,可免擦伤疮面;小便下血常用小蓟、白茅根,是因二药又可利水,保持小便通调;胃部出血常用白及、乌贼骨,是用白及胶黏之质将乌贼骨的粉末直接黏附疮面,起到止血作用。但亦可以通用,因为这些药物都是通过清肝、敛肝(实即修复破损血络)达到止血目的。将清热止血和收敛止血二法列入肝系,依据也在于此。

止血防瘀,是使用清热止血法时必须注意的一个问题。血遇热则沸,遇寒则凝。当血为热迫溢于脉外而用清热止血法时,若治不如法,常致血滞脉中或滞留体内而成瘀血。在止血方中配伍适量郁金、牡丹皮、赤芍、大黄等药活血行瘀,则凉血止血而无瘀凝之弊。

《圣济总录》说:"血之行留,气为之本,犹海水潮汐,阴阳之气使然也。"吴球《诸证辨疑》亦说:"予思失血,外邪积热妄行者,多用凉剂。其间随情妄用,喜怒忧郁,劳倦内伤,误投前剂,且不郁而愈郁,以致积血于胸,满而膈痛,是知人身之血,赖气升降矣!气升则升,气降则降,气逆则逆,气和则和,气浊则乱,失血且不皆由气浊遇热妄行之所致。故治水者必以堤防,治血者莫先清气。气清则血和,气浊则血乱,斯言信矣。"吴氏之论,指出了血随气升亦随气降之间依存关系。由于肝气不疏,脾气下陷,肺气不降,都可导致出血,所以止血方中适当配伍调气药物,可使逆者下降,陷者上升,郁者得疏,散者得敛,脏腑功能和调,气血运行有序,血液才能循行常道,安居于室。一般而论,上部出血,是气血上逆现象,多配宣降气机之品,如沉香、降香、瓜蒌壳之类可使血随气下而不上溢;或用大黄釜底抽薪,导血下行。下部出血,是气机下陷现象,可配人参、黄芪等药益气升提,这种结构还体现了清热止血与益气摄血同用配方法度。

血热妄行仅是引起肝脏疏泄失常原因之一,除此以外,兼夹风邪者有之,阴虚阳亢者有之,肝气郁结者,亦有之。是故这类方剂兼配荆芥、防风、僵蚕等药疏风泄邪者有之,兼配龙骨、牡蛎、龟甲、白芍等药平肝潜阳者有之,兼配香附、柴胡等药疏肝理气者亦有之。究其配伍上述药物之理,在于恢复肝经正常疏泄,达到止血目的,体现了治病求本配伍法度,也照顾到了肝脏气机升降出入各个方面。

综合上述,治疗热证出血,应注意以下几点:①以清肝凉血药为基础,消除出血之因,体现澄本清源之法。②根据出血部位选择止血药物,治疗主证,体现塞流之法。③根据血遇寒则凝特点,在清热止血方中配伍少许活血药物,防止血瘀。④根据气血间之依存关系,配伍调气药以复气机升降之常。⑤根据肝的各种疏泄失常原因,酌伍疏风、平肝药物,调理肝脏功能,使其复归于正。⑥根据出血部位,配伍兼顾该脏生理功能药物,以利五脏协调,如肺主宣降津气,肺部出血与肺失宣降喘咳同时存在,应兼配宣降肺气与化痰、生津之品,恢复肺卫功能;肾为主水之脏,小便下血,多与水液失调,小便淋涩作痛同时出现,应兼配利尿药物等。

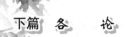

了解上述配伍常规,对一切清热止血方就了如指掌矣!

上述配方法度是从血热、出血不同部位考虑。对于单一血热妄行固可获效,若有两种以上出血机理同时存在,就有顾此失彼之失。这种情况要进一步考虑各种止血法的相互配合,才能应付复杂多变的出血证候,使治法更臻完善。例如:肝气失敛与血热并存,宜配乌梅、乌贼骨、龙骨、牡蛎固涩,如止血散即是。也有三种病机同时兼顾之方,如小柴胡汤加乌梅就是血为热迫、肝失疏泄、气不摄血三种机理并存,所以才用黄芩清热止血,乌梅敛肝止血,人参、甘草、大枣益气摄血。气虚不能摄血与血热妄行两种病理同时存在,宜配伍人参益气摄血,如人参犀角汤即是。阳虚与血热两种相反机理同时存在,则宜配伍干姜、附子振奋阳气,如附子泻心汤用于失血即体现此种配方法度。此方用附子鼓舞阳气,意在补正虚之不足,使其能够摄血;黄芩、黄连、大黄意在泻阳邪之有余,消除血热妄行原因,一个方同时配伍一寒一热两组药物,粗看似乎冰炭难容,其实却有相反相成之妙,反映了两种对立治法在一定条件下的统一。

此外,尚有滋阴一法。此法是在清热止血基础之上配伍滋阴药物而成,可与本法合参。

【例方】

泻心汤(《金匮要略》)

[组成] 大黄 12g 黄连 6g 黄芩 6g

[用法] 水煎,1 次服完,1 日 1 剂。

[主治] 心肝热炽,迫血妄行,吐血、衄血。

[证析] 本方所治吐血、衄血,病在肺胃两系。其出血机理则因心肝热炽,迫血妄行所致。血液贮藏于肝脏,运行于心脉。今因阳气内入于阴,心肝热炽,肝热则血不藏,心热则血横溢,热血沸腾,胃中络破,则为吐血,肺窍络损,则为衄血。

[病机] 心肝热炽,迫血妄行。

[治法] 清热止血,釜底抽薪法。

[方义] 火热炽盛,迫血妄行,当务之急,在于清热挫其鸱张之势,盖出血仅是现象,热迫血溢才是病变根源。本方重用大黄为主,凉泻血隧之热。《本草述》谓:"阳邪伏于阴中,留而不去,是即血分之结热,唯兹可以逐之。"辅以黄芩、黄连,清热效力大为增强,使伏于血分之热一去而血能贮藏于肝,循行于脉,虽不止血而血自止,此即热清血自宁之义也。大黄不仅能够澄本清源,其利胆通腑之功,又能开热邪下行之路;其祛瘀作用又能防患于未然,使其清热止血而无瘀滞弊病;本品亦能止血,从而体现标本同治配伍形式,所以方中大黄实具多种用途。

《伤寒论》大黄黄连泻心汤少黄芩一味,历代医家多谓应有黄芩,所以就是此方。《伤寒论》用治"心下痞,按之濡"的痞证。痞属脾胃病变,仲景立五泻心汤治疗而各有所主。半夏泻心汤、生姜泻心汤、甘草泻心汤三方所治,均属邪自少阳三焦内归脾胃,津气逆乱,升降失调,是湿热阻于中焦气分病变;此方与附子泻心汤则为阳邪内入血分,胃络血郁成痞,故用大黄泻血分邪热,行血络之郁。不仅说明治疗胃肠病变亦当考虑血分,也是区别五泻心汤用药截然不同的关键。

历代医家除用本方治疗吐衄以外,又用本方治疗三焦积热以及外科诸疾。推求能够广泛应用此方原理,实因本方所用三药都具较强泻火解毒作用。尤擅长于治疗上部热证,盖方中大黄有导热下行,釜底抽薪之功故也。

[应用]　此方可治下述各种疾病:

1. 热盛出血　《方舆輗》说:"此方不但治吐血衄血而已,下血、尿血、齿衄、舌衄、耳衄等一身孔窍出血者,无一而不治,真治血之玉液金丹也。"除对此方的止血作用给予充分肯定以外,并将止血范围予以扩大,使学者明白一个基本道理,即无论何部出血,只要病机属于血分热炽,迫血妄行,即可使用本方。

2. 黄疸　《备急千金要方》、《外台秘要》均谓本方能"疗黄疸,身体面目皆黄。"此方治黄,自是用其泻火解毒和导热下行之功,若再加入茵陈,疗效当更理想,盖茵陈蒿乃是消除甲肝病毒之特效药也。

3. 三焦积热　《太平惠民和剂局方》谓本方能治"丈夫妇人三焦积热。上焦有热,攻冲眼目赤肿,头项肿痛,口舌生疮;中焦有热,心膈烦躁,不美饮食;下焦有热,小便赤涩,大便秘结;五脏俱热,即生痈疖疮痍;及治五般痔疾,粪门肿痛,或下鲜血。"又将此方应用范围扩大到一切热证,是用本方清热解毒,导热下行之功。

4. 中风卒倒　《类聚方广义》谓:"中风卒倒,不省人事,身热,牙关紧急,脉洪大,鼾睡太息,频频欠伸者;及醒后偏枯,瘫痪不遂,缄默不语;或口眼㖞斜,言语蹇涩,流涎泣笑;或神思恍惚,机转如木偶者,宜此方。"是用此方釜底抽薪,导热下行,也是治疗脑出血的记录。

5. 狂痫　《芳翁医谈》说:"凡痫家,虽有数百千证,治之莫如三黄泻心汤。其眼胞惰而数瞬,呼吸促迫如唏之类,用之效最彰。"又说:"发狂,无如三黄泻心汤。"《方舆輗》谓:"子痫,孕妇卒发痫也,治方宜泻心汤。"此方能治痫证,当是利用大黄泻血热以解脑络痉挛;能治发狂则是利用大黄釜底抽薪,以免热蕴肝胆,上攻头脑。若论方剂结构,似不如大柴胡汤。盖大柴胡汤不仅有大黄、黄芩泻热,且有柴胡,枳实疏肝理气,半夏、生姜祛痰行津,芍药、大枣缓解痉挛故也。以上用于内科疾病,子痫不可使用,谨防堕胎。

6. 疮疡　《肘后备急方》谓:"治恶疮三十年不愈者。大黄、黄芩、黄连各三两为散,洗疮净,粉之,日三,无不瘥。"是本方治外科疮疡的最早记录;也是用本方解毒的最早记载。

7. 痈疔内攻　《类聚方广义》说:"痈疔内攻,胸膈冤热,……有心下痞,心中烦悸之证者,用泻心汤其效如响。"是用本方的清热解毒之功。

8. 跌打损伤　《方舆輗》谓:"坠打损伤,昏眩不省人事,及出血不已者,大宜此汤。金疮者,唯用此汤可也。"是用本方清热解毒,活血行瘀。(以上是外科疾病)。

此方之用,不止于此,无论内外妇儿,审其确属实热,皆可酌服。前人亦有用治妇女倒经,小儿惊搐,眼生云翳,并谓"此方能解宿醒",即可解酒。

[歌括]　《金匮》三黄号泻心,大黄黄连合黄芩,

　　　　火热炽盛呈吐衄,澄本清源血自宁。

十灰散(《十药神书》)

[组成]　大蓟　小蓟　荷叶　侧柏叶　白茅根　茜草根　棕榈皮　牡丹皮　山栀　大黄等分

[用法]　各药炒焦存性,研极细末,每次服10～15g,用藕汁或萝卜汁或温开水调服。

[主治]　吐血、咯血,来势暴急,舌红脉数。

[证析]　吐血、咯血等证,有阴虚阳虚之分,虚火实火之别。此证来势暴急,是肝火炽

盛,横逆犯胃,胃络破裂而为吐血;木火刑金,肺络破损而为咯血,何以知之?除血来势急之外,尚有舌红、苔黄、脉数可资佐证,是以知之。

[病机] 肝火炽盛,迫血妄行。

[治法] 清热止血法。

[方义] 血因热迫而妄行,法当清热凉肝,澄本清源;血来势急,又宜塞流止血。本方即据上述原则组成,体现清热止血,标本并图配方法度。方中大蓟、小蓟、荷叶、侧柏叶、白茅根、茜草均有清热、凉血、止血功效,既可澄本清源,又可塞流止血。配伍牡丹皮、栀子、大黄等药增强清热之功,血热妄行之证,得此可以挫其鸱张之势。复配棕榈皮收涩止血,止血效力更强。大黄导肝经血分之热下行,从大便而出;栀子导肝经气分之热下行,从小便而去;两味不仅增强凉血清热力量,并为热邪开辟下行之路,与纯从清热着眼者有所不同。大黄、牡丹皮二味又是活血之品,配入本方,使诸药清热止血而无凝滞之弊,亦应予以重视。用藕汁送服,取其止血散血;用萝卜汁取其降气,可以增强导热下行之功。

此方所选药物多具清热与止血两种功效,可以标本兼顾;栀子、大黄、牡丹皮三药,既可清热,又有导热外出和凉血散瘀效用,可以兼顾各个方面,使之臻于完善,是选药精当处。从方剂结构分析,是清止并行的配伍形式。清中有导,则事半功倍;止中有行,则凉而不郁。唐容川谓此方"得力全在山栀之清,大黄之降",说明此方重在澄本清源,有谓此系治标之剂,似欠公允。谓系清止并行则可,谓系单纯止血则期期以为不可。

本方10药皆制成炭,炮制时应注意存性,否则效力不确。陈修园谓:"今药肆中止知烧灰则色变为黑,而不知存性二字大有深义。盖各药有各药之性,若烧之太过则成灰,灰无用之物矣!若烧之初燃,即速放于地上以碗覆之,令减其火,俾各药一经火炼,色虽变易而本来之真性俱存,所以用之有效,人以为放地出火气,犹浅焉者也。"炮制时炒至微焦即可,过焦成灰则无效。

[应用]

1. 本方可用于肺胃出血,子宫出血属于血热炽盛亦可酌投。1964年秋,余带学生毕业实习于宜宾市人民医院,曾用此方治疗2例崩证皆效。

2. 本方原作内服,《血证论》说:"吹鼻止衄,刀伤止血,皆可用之。"说明亦可作外治之用。此方若作汤剂,不必炒焦亦效。

[歌括] 十灰散用十般灰,二根二叶与二皮,
　　　　二蓟大黄栀子共,热盛失血最相宜。

槐花散(《普济本事方》)

[组成] 槐花30g 侧柏叶15g 荆芥穗9g 枳壳9g

[用法] 研末,每次6g,开水送服。亦可作汤剂。

[主治] 肠风下血,血色鲜红,其来势急。

[证析] 大便下血有肠风与脏毒之分。如《证治要诀》说:"血清而色鲜者为肠风,浊而黯者为脏毒。"此方所治下血,色鲜势急,属于肠风,为肝经风热下泄所致。肝藏血,血之所以不藏,由于肝经疏泄太过,疏泄之所以太过,则因三焦清阳下陷肠道夹层,气郁化热,由气入血,热迫血溢使然。其基本病理是:风邪客于少阳三焦,内归肠道间隙→气郁化热,侵入血分→迫血外溢→大便下血。

[病机]　风热下泄。

[治法]　清热止血法。

[方义]　槐花以清肝凉血止血见长,辅以柏叶,共收凉血止血功效。《医学原理》说:"血热者,阳气陷入血中,血因而热,随气下流而为溺血、便血、崩血、肠风下血等证。"此方配伍荆芥穗,殆有疏风泄邪,令陷入血分之阳仍然外出,下陷之气仍然上升之意。枳壳理气,有气调则血调之意。

[应用]

1. 本方为治肠风下血之方,以血色鲜红,舌红脉弦数为辨证要点。热盛加地榆增强清热止血作用。若便血日久,兼见虚象,加入补血药物,或加人参、黄芪益气摄血。

2. 张秉成谓"肠风、脏毒之血出于肠脏之间,痔漏之血出于肛门蚀孔处。"这是肠风与痔血不同处。由于此方亦能治疗痔血,即使诊断有误亦无危害。

[歌括]　槐花散能治肠风,大便下血色鲜红,

　　　　　侧柏芥穗枳壳配,清热凉血法当从。

槐角丸(《太平惠民和剂局方》)

[组成]　槐角(炒)500g　地榆　当归(酒浸一宿,焙)　防风　黄芩　枳壳(炒)各250g

[用法]　上为末,酒糊丸,如梧桐子大,每服30g,米饮下,不拘时候。若作汤剂,可按比例减其量。

[主治]　五种肠风泻血,粪前有血名外痔,粪后有血名内痔,大肠不收名脱肛,谷道四面胬肉如奶名举痔,头上有孔名瘘,并皆治之。

[证析]　肠风泻血,内外痔血,本方都可应用。所谓肠风,是说此证病位虽在肛门,机理却与肝系有关。五气内应五脏,风即肝病代称。肝藏血,并司卫气升发疏泄。肝经血分有热,加之升发疏泄功能失常,气机陷而不升,血随气降,下注肛门,即呈痔血。

[病机]　肝经风热。

[治法]　清热凉肝,祛风止血法。

[方义]　治疗肝热下泄出血,自然应该凉肝止血。但在凉肝止血同时还应兼顾血随气陷这一机理,佐以升阳举陷药物,才使治法趋于完善。此方槐角用量最重,《本草经疏》曾谓此药"为苦寒纯阴之品,为凉血要品,故能除一切热,散一切结,清一切火。"首选此药清肝凉血,自是主药。地榆性味苦寒,药理实验证明本品能使凝血时间明显缩短,并有收缩血管作用。黄芩擅长清热止血,能够增强槐角清肝、凉血、止血力量,三药专为热破血行而设。下血虽因血为热迫,气机陷而不举亦难御其责。故佐升浮的防风升发清阳,枳壳疏畅气机,药理实验证实枳壳能使胃肠运行收缩有力,虽然本身并无止血作用,却可达到收缩肛门、压迫止血目的,可为槐角、地榆他山之助。用一味当归活血,可使血止而不停瘀,亦有可取。全方构思缜密,选药精当,用于痔血,效果显著。

痔血最忌大便干燥。因为便燥势必擦伤疮面,加剧出血;便时用力,亦要加剧出血之势。槐角质地阴柔,长于滋润肠道;地榆有微弱泻下作用,可使肠道保持畅通。痔血选用二药而不选用其他止血药物,就是因为二药可使大便通调。古人根据出血部位的选药经验,可以借鉴。

此方能治脱肛,也是同一道理,一面用槐角、地榆、当归滋润大便,使其畅通;一面用枳壳

收缩大肠,防风升举气机,使其复位。但仅宜于脱肛兼见大便燥结之证,若系气虚下陷,仍以补中益气汤加入枳壳、防风为宜。

[应用] 可以用于两个方面,一是痔血偏热,二是脱肛兼见大便干燥。

[歌括] 槐角丸中配地榆,归芩防枳六药齐,

疏风清热能止血,脱肛痔血此能医。

大黄散(《圣济总录》)

[组成] 大黄(略蒸熟)60g 血余炭 30g

[用法] 2味为散,每服 5g,温水调下,日 3 服。

[主治] 血淋,热痛不可忍。

[证析] 血淋是以血随尿下为其主证,病在肾系。究其尿血原因,则有寒热虚实之分,此方是为下焦实热损伤血络而设。《诸病源候论》说:"血淋者,是热淋之甚者则尿血,谓之血淋。心主血,血之行身,通遍经络,循环府脏。劳甚者则散失其常经,溢渗入胞而成血淋。"

[病机] 热盛成淋,损伤血络。

[治法] 清热解毒,活血止血法。

[方义] 血淋多兼水道不利,施治必以泻火通淋为主,兼用活血止血药物,使已离经隧之血能祛,未离经隧之血能止,所以一般多用四组药物:①泻火解毒药;②利水通淋药;③活血药;④止血药。前两组药在于消除出血原因,调理肾系功能;后两组药则专治尿血主证。此方稍有不同,全从尿血着眼,体现清热解毒,活血止血法则。方中大黄有清热解毒,活血止血功效。其清热解毒作用能够消除出血原因,使外感之邪得祛,郁积邪热得泻;其活血作用能祛离经之血,使其下行外出不致阻塞窍隧,水道无阻,疼痛亦就消失;其止血作用能够制止血溢脉外,得发灰为助,止血力量为之增强。此方药味虽少却能针对病机治疗主证,更能体现治病求本原则。

[应用] 此方治疗尿血却无肾系组方特点,用治吐血、衄血当亦有效。若再配伍滑石、木通,即与一般泻火通淋方剂无异。

[歌括] 《圣济总录》大黄散,大黄发灰二味研,

热盛血溢呈尿血,热去血止病可蠲。

小蓟饮子(《济生方》)

[组成] 生地黄 15g 小蓟 15g 藕节 15g 蒲黄 10g 山栀 10g 淡竹叶 10g 当归 5g 木通 10g 滑石 15g 甘草 5g

[用法] 水煎服。

[主治] 热结下焦,口渴心烦,小便淋涩热痛,尿血,舌尖红,苔薄黄,脉数有力。

[证析] 小便淋涩热痛,尿血,是本方主证;按脏腑辨证,病在下焦。口渴心烦,舌红苔黄,脉数有力,均属热象;按八纲辨证,病性属热。小便不利是水液失调,尿中有血是血渗脉外,按气血津液辨证,属津血同病。其基本病理是:邪侵肾系,郁结化热,热伤血络,血溢水道,呈为尿血。

[病机] 热结下焦,损伤血络。

[治法] 凉血止血,泻火通淋法。

［方义］　本方体现凉血止血与泻火通淋合用组合形式,对尿血有较好功效。方以生地黄、小蓟、藕节、蒲黄凉血止血,佐以当归活血祛瘀,则止血而无瘀滞之弊;木通、滑石、甘草泻火通淋,配以竹叶清心,山栀清肝,使心肝热去则血能循行于脉,贮藏于肝而不外溢;亦有消除病因,增强泻火通淋作用。从方剂结构来看,乃是凉血止血为主,泻火通淋为辅配伍形式。

［应用］　可用于肾盂肾炎,血尿明显者,可与八正散合用,增强泻火通淋功效。

［歌括］　小蓟饮子用蒲黄,滑石木通竹叶藏,

藕节栀归甘草地,泻火通淋是良方。

清经止崩汤(《妇科治疗学》)

［组成］　生地黄18g　牡丹皮6g　黄芩10g　黄柏12g　白茅根15g　地榆(炒)10g　炒蒲黄10g　益母草12g　棕榈炭6g

［用法］　水煎服。

［主治］　血热气实,经血暴下,烦热口渴,舌红,脉滑数有力。

［证析］　经血暴下是本方主证;血热妄行是本证病机;烦热口渴,舌红脉数是血热辨证依据。肝藏血,主疏泄。肝经有热,迫血妄行,以致经血暴下。何以知道此证属热?从主证以外,兼见烦热口渴,舌红脉数知之。综上,此证病位虽在肾系而致病之机在肝,是肝经有热,迫血妄行。

［病机］　血热妄行。

［治法］　清热止血法。

［方义］　肝经有热,迫血妄行,经血暴下,治宜清热止血。方中生地黄、牡丹皮清营凉血,生地黄清中有滋,令热去而阴不受损;牡丹皮清中有散,令血止而不留瘀。黄芩清肝止血,《普济本事方》曾单用本品治疗崩中下血,可见止血功效卓著。黄柏泻火坚阴,药理实验发现本品对血小板有保护作用,使其不易破碎,足见古人坚阴之说颇有见地。又配地榆、白茅根、棕榈炭、蒲黄等药止血,清热止血力量甚强。两类药亦有侧重,生地黄、牡丹皮、黄芩、黄柏等药重在澄本清源,使血不为热迫而妄行;地榆、白茅根、棕榈炭、蒲黄等药重在塞流,使血不继续外溢。佐以行血祛瘀的益母草,协助牡丹皮散血。本品能够收缩子宫,亦可达到压迫止血目的。

本方于清热止血以外配伍益母草收缩子宫,以期压迫止血,是配伍上的一个特点。

［应用］　审其确属血热妄行,可以使用本方。

［歌括］　清经止崩地栀丹,茅根地榆蒲黄炭,

黄芩益母棕皮入,血为热迫服之安。

治崩证极验方(《妇科辑要》)

［组成］　焦栀9g　黄芩12g　黄连9g　生地黄30g　牡丹皮9g　炒地榆24g　莲须9g　牡蛎15g　白芍24g　甘草6g

［用法］　水煎服,1日1剂,连服数剂。

［主治］　肝经有热,迫血妄行,妇女血崩,量多色红,口燥唇焦,舌红苔黄,脉数有力。

［证析］　肝经有热,疏泄太过,血不贮藏于肝而经血暴下,遂成崩证。何以知其为热?因其血来量多色红,兼见口燥唇焦,舌红脉数,是以知之。

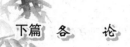

[病机] 血热妄行。

[治法] 清热止血,平肝潜阳法。

[方义] 此方结构与清经止崩汤略同。用焦栀、黄芩、黄连清肝热,地黄、牡丹皮凉肝血,这一组药在于泻有余之阳以消除出血之因;地榆、莲须收敛固涩,白芍、甘草柔肝缓急,牡蛎平肝潜阳,这一组药或养阴以配阳,或收敛以止血,或平肝以调肝经疏泄,亦各有取义。本方是以清热为主,止血为辅,止血力量逊于清经止崩汤,更能反映澄本清源法则。气虚加人参益气摄血;血不止加乌梅、墨旱莲、侧柏之类,增强止血力量。

[应用] 此方为血热而设。沈尧封说:"一妇日服人参、阿胶,血不止,投此即效。因伊带多,偶以苦参易芩,血复至,用芩即止。去连,血又至,加连即止。"此说可供参考。

[歌括] 崩证验方地榆多,地芍丹栀甘草和,

芩连牡蛎莲须配,清热止血出女科。

咳血方(《丹溪心法》)

[组成] 青黛 9g 山栀 9g 瓜蒌仁(去油)9g 海浮石(去砂)9g 诃子 9g

[用法] 共研细末,以蜜同姜汁为丸,噙化。亦可作汤剂,水煎服。

[主治] 肝火灼肺,咳痰带血,痰质浓稠,心烦易怒,颊赤便秘,舌红苔黄,脉象弦数。

[证析] 咳血是本方主证,病位自然在肺。但于主证以外兼见心烦易怒,颊赤便秘,舌红苔黄,脉象弦数等一系列肝热证象,则此出血之机,当是肝火灼肺,损伤肺络使然。其机理是:木火刑金→肺失宣降,逆而作咳→咳伤肺络,血溢脉外→咳痰带血。

[病机] 肝火犯肺。

[治法] 清肝宁肺法。

[方义] 此证其标在肺而其本在肝,治当清泻肝火,令肝火一清,血不妄行,肺得安宁,则咳嗽减而血自止,成为清肝宁肺,澄本清源之法。方中青黛泻肝凉血,得山栀为助,泻肝力量为之增强;辅以瓜蒌仁、海浮石清肺化痰,佐以诃子敛肺止咳,共呈清肝宁肺之效。

此方并无止血药而止血效果甚佳,堪称治病求本典范,与头痛医头之方相比不知高出几许。此方能有较好止血疗效,实得力于青黛、山栀清肝,其余 3 药仅为调理痰咳之用。故《医方考》谓:"青黛、山栀所以降火,瓜蒌、海粉所以行痰,诃子所以敛肺,然无止血之药者,火去而血自止也。"

[应用] 此方以痰中带血,并有热象为其辨证要点。痰多苔腻,可与蒿芩清胆汤合用。曾用蒿芩清胆汤加瓜蒌、山栀治愈 1 例肺结核大出血,仅用 4 剂即止;用蒿芩清胆汤合苇茎汤治愈 1 例支气管扩张咳血,亦仅 5 剂而安,可见青黛清肝凉血之功十分可靠。

[歌括] 咳血方中诃子收,蒌仁海石化痰优,

青黛山栀清肝火,肝火犯肺此方求。

刺蓟散(《太平圣惠方》)

[组成] 刺蓟 30g 侧柏叶 15g 青竹茹 15g 苦参 6g 黄连 10g 栀子 10g 大黄 10g 生地黄 15g

[用法] 水煎服。

[主治] 鼻衄出血,经日不止。

[证析]《诸病源候论》说:"凡血与气,内荣脏腑,外循经络,相随而行于身,周而复始。血性得寒则凝涩,热则流散,而气,肺之所生也,肺开窍于鼻。热乘于血,则气亦热也,血气俱热,血随气发于鼻,为鼻衄。"纵观前人论述鼻衄,除从血热施治以外,亦常从气分论治。古人用犀角地黄汤治鼻衄,是凉血救阴法;用三黄泻心汤治衄,是导热下行法;用童子小便滴鼻,是咸寒降泄法;用萝卜汁和酒饮服,或用苏合香丸治衄,是降气法;用冷水漱口、淋头、拊其颈后,是遏制血热上冲法;用龙骨末或栀子炭,或蒲黄、血竭末吹鼻,是外用止血法;用大蒜贴足,是上病下取法,总不离乎清其血热,降其气机,外用塞流三个方面。此方则为热迫血行而设。即巢氏所谓血气俱热,血随气发于鼻的鼻衄。

[病机] 肝火炽盛,迫血妄行。

[治法] 清热止血,导热下行法。

[方义] 此方功专清热止血,导热下行。方中小蓟、侧柏叶、竹茹清热止血,治疗主证。黄连、栀子清气分之热,生地黄凉血滋阴,大黄引导血分邪热从肠道下行,苦参清热利湿,引导气分邪热从前阴外出,共呈清热止血功效。本方配伍苦参、大黄导热下行,使气分与血分之热均有去路,是配伍上的一个特点。大黄引血下行,可以缓解上部出血之势,亦应注意。

[应用] 审其属热即可使用。《太平圣惠方》苦参散,即本方去刺蓟、竹茹、加桑耳。治大衄,口耳皆出血不止。桑耳是寄生于桑树上的木耳。有治肠风、痔血、衄血、崩漏之功,今不易得,可以减去。

[歌括] 刺蓟散内用苦参,侧柏竹茹连栀群,
　　　　生地大黄泻血热,鼻衄不止此方寻。

清肝止衄汤(陈潮祖方)

[组成] 青黛10g　焦栀10g　瓜蒌壳15g　黄芩10g　牡丹皮12g　青蒿20g

[用法] 水煎服。青蒿后下。

[主治] 鼻衄如注,舌红,脉象弦数。

[证析] 鼻衄当分寒热,此证兼见舌红、苔黄、脉象弦数,病性自然属热。是因肝火旺盛,木火刑金,肺窍络损,遂呈鼻衄如注。

[病机] 肝火犯肺。

[治法] 清肝止衄法。

[方义] 此种肝火犯肺之证,治宜清热凉肝,令火不刑金,血不为热所迫,则衄血自止,是为澄本清源之法。方中青黛凉血力量颇强,走肝以凉泻血分邪热,得善清肝经气分邪热之栀子、黄芩,凉血散血之牡丹皮为助,清热凉血作用大为增强。木火刑金,本是金不制木,火随气升,故用瓜蒌壳降泄肺气,恢复肺气肃降之权;鼻衄多由暑热内逼,青蒿清暑之功素著,故选此药清透血分邪热,合而用之,能呈较强清热凉肝功效。

[应用] 审其确属热证即可投此。或加大黄引血下行,或加牡蛎潜阳镇逆,或加生地黄、玄参凉血滋阴,或加小蓟、白茅根标本同治。唯湿热不宜投此,投此亦应加入芦根、滑石之流,才合法度。

病案:1976年夏天在温江和盛镇办学,一杨姓老妪年近八旬,鼻窍出血一月不止,邀余往诊。观其舌红、脉数,当是暑热侵入血分,热迫血溢使然,遂书此方付之,二剂即止。继呈心区绞痛难忍,因思失血日久,而呈心痛,当是失血过多,心包脉络挛急使然。改书一贯煎加

芍药、甘草付之，也是数剂痛止。从此每遇此证，纯热无湿即用此方，若系湿热，即用蒿芩清胆汤，投之即效。30年来使用此方治疗鼻衄，近100例矣！

[歌括]　清肝止衄青黛良，暑邪入血热势张，
　　　　栀芩牡丹瓜壳配，青蒿透热效非常。

生竹茹汤（《备急千金要方》无方名，今拟）

[组成]　生竹茹60g

[用法]　醋煮，含之。

[主治]　齿间出血不止。

[证析]　手足阳明经脉络于上下牙龈；肾主骨，齿为骨之余。牙齿与牙龈有病，从病位而言，与胃、肠、肾三经有关；出血是其主证，从其基础物质盈虚通滞而论，与肝有关。盖肝藏血而主疏泄故也。此方所治，属于肝经有热，疏泄太过机理。

[病机]　肝经有热，迫血妄行。

[治法]　清热、收敛、止血法。

[方义]　金元以前医家多用竹茹止血，施于血热妄行证候，能收清肝止血功效。醋以乌梅为其主要原料，长于敛肝止血，竹茹用醋煎煮成汤，含于口中，是在清肝同时佐以敛肝之法，体现清肝与敛肝同用的配伍形式。

[应用]　本方仅适用于肝热的齿间出血。若因其他脏腑发生病变，当从其他脏腑论治。《景岳全书》谓："阳明实热之证，大便秘结不通而齿衄不止者，宜调胃承气汤下之。肾水不足，口不臭，牙不痛，但齿摇不坚，或微痛不甚而牙缝时多出血者，此肾阴不固，虚火偶动而然，宜壮肾，以六味地黄丸之类主之。或其阳虚于下而虚火上浮者，宜八味丸之类主之。"《本草衍义》用盐汤漱口治疗齿缝出血，是盐能益齿走血之验。《本草纲目》用地骨皮为末煎汤，先漱后吃，是为肾虚火炎而设。程星海用乌梅肉煮捣为丸，含于患处，是收敛止血法，均非本方所宜。

[歌括]　生竹茹汤出《千金》，醋煮竹茹漱后吞，
　　　　肝经血热呈牙衄，清敛同施法可循。

郁金散（《圣济总录》）

[组成]　郁金15g　青黛15g　炙甘草15g

[用法]　共细末，每服6g，鸡蛋清调下。

[主治]　衄血，汗血，舌红苔黄，脉象弦数。

[证析]　汗孔出血及鼻衄是本方主证，汗孔之所以出血，则因肝经血热，迫血妄行所致。血热炽盛，肝不藏血，则百脉涌沸而血从汗孔外出。至于鼻衄，则属肝火犯肺使然。

[病机]　血热妄行。

[治法]　凉肝止血法。

[方义]　郁金有行气解郁，活血止血功效。《圣济总录》所载四个郁金散，有治呕血的，有治吐血的，有治舌上出血的，有治鼻衄及汗血的；丹溪亦用郁金与姜汁、童便合用，治吐血衄血，可见宋代多用本品治疗出血证候。青黛是效力很强的清热凉肝药，使热去而肝血得藏，充分体现澄本清源之法。本方郁金与青黛同用，则青黛虽凉而不遏郁，止血而不留瘀。

佐甘草有甘以缓之之意。用鸡蛋清调下,有养阴清热之功。

[应用]　此方有清肝凉血,活血止血功效,审属热证,可以投此。并针刺少商出血,疗效更佳。

[歌括]　《圣济总录》郁金散,青黛郁金甘草研,

汗孔出血因肝热,凉肝止血庶可瘥。

消斑青黛饮《伤寒六书》

[组成]　青黛15g　黄连15g　栀子9g　石膏30g　知母9g　犀角(现以水牛角代,磨汗冲服)9g　生地黄9g　玄参9g　柴胡9g　人参9g　甘草3g

[用法]　加生姜、大枣,水煎,入醋一匙和服。大便实者,去人参加大黄。

[主治]　阳毒发斑,大烦大热,舌质红,苔黄燥,脉洪大滑数。

[证析]　发斑是本方主证,气血两燔是此证病机,发斑、高热、舌红、苔燥、脉数,是气血两燔辨证依据。温热疫毒,首先犯肺,气热犹盛而热已入血,即呈气血两燔。大热,大烦,舌苔黄燥,是气分热盛之象;发斑是血热炽盛,血络充血或血溢脉外之征。

[病机]　阳毒发斑,气血两燔。

[治法]　泻火解毒,凉血化斑法。

[方义]　阳毒发斑,气血两燔,势若燎原,病情较重。治宜泻火解毒,消除致病原因;凉血化斑,治疗主要证象。青黛、黄连、栀子均为泻火解毒药物,是为消除病因而设。石膏、知母清气分邪热,青黛、水牛角、生地黄、玄参凉血化斑。大队清热凉血药中配伍一味柴胡疏泄郁火,正合"火郁发之"原理。佐人参、甘草补益元气,又有益气摄血之意。原方加入生姜、大枣煎服,殊无深意,可以不用。

此方由三组药物构成,与清瘟败毒饮属同一模式,因治疗发斑缺乏代表方,故列于此以便临证检索。

[应用]　阳毒发斑使用本方有较好疗效。亦可加入牡丹皮、赤芍,增强凉血散血力量。热毒盛者可加大黄、芒硝,成为透热于外,泻热于内的表里双解法。水牛角可以不用,加大生地之量即可。

[歌括]　消斑青黛用膏知,栀连柴草人参施,

犀地玄参清营热,凉血解毒莫迟迟。

清热止血法共选方12首,都以血热妄行为其病机,清热止血为其基本结构,塞流澄源为其基本治则。但应同中求异才能掌握各方个性。泻心汤的应用范围最广,除治吐衄以外,上部热盛,可用此方釜底抽薪,这是因为方中配有大黄;温热疫毒,可用此方泻火解毒,这是因为所用药物均有解毒作用,掌握清热解毒、导热下行特点,即可运用自如。十灰散亦是治疗肺胃出血主方,于大队清热止血药中复配清热的栀子、大黄,也有导热下行外出之意。虽然止血力量后者优于前者,但前者更能体现治病求本之法。槐花散与槐角丸为肠道出血、痔疮出血而设,结构基本相同。若论清热止血作用则后者优于前者。大黄散与小蓟饮子均为血淋而设。前方单纯清热止血,无治淋功效,后方兼用利水之品,配伍更趋完善。清经止崩汤与治崩证极验方都为血崩而设,清热力量高

下难分,止血力量前方较胜。咳血方是为肝火犯肺的咳血而设,此方不用止血药物,纯从澄本清源着手,是上工治病风格。刺蓟散与清肝止衄汤为治鼻衄之方,前者清热止血,双管齐下;后者功专澄源,热清血宁,并列于此,意使学者重视治病求本,切忌专以止血为务。生竹茹汤为齿间出血而设,并无深意。郁金散为汗血而设,选用郁金,寓有调气活血之意。消斑青黛饮为热盛发斑而设,于清热之中配伍柴胡疏泄郁火,有"火郁发之"之意。若能掌握各方配伍特点,血热妄行治法,大体备矣。

四、阴虚出血——滋阴止血

阴虚出血,是指阴虚阳亢,迫血外溢病变。

滋阴止血,是据阴虚出血病机所拟的治法。

【适应证候】　以吐血、咳血、血崩为主证;以兼见咽干口燥,舌红少苔,脉象细数为其辨证依据。

【病理分析】　形成此证原因有三:一是素体阴虚,阴不制阳,虚火亢盛,迫血妄行;或素体阴虚,复感阳邪,邪热入血,迫血妄行。二是某种疾病(如结核)引起长期低热盗汗,营阴暗耗。三是血热妄行,失血过多,成为出血致虚。其基本病理是:阴虚阳亢→迫血妄行→出血。

【立法组方】　阴虚而呈阳亢,法当滋其不足之阴,泻其亢盛之阳,从而体现《灵枢·终始》所说:"阴而阳盛者,先补其阴后泻其阳而和之"治疗原则。出血是其主证,自宜止血治标,将止血、滋阴、清热三类药物组合成方,则滋阴止血之法备矣;所以本法是在清热止血法基础之上,配伍阿胶、生地黄、玄参、麦冬、龟甲、白芍之属补充受损营阴。如白及枇杷丸、四生丸、生地黄散、清热止崩汤、固经丸等即属此种配伍形式。

【例方】

白及枇杷丸(《证治要诀》)

[组成]　白及 30g　枇杷叶 20g　阿胶 15g　藕节 15g　生地黄 30g

[用法]　研末,纳阿胶、地黄炼蜜为丸,每丸重 10g,每次服 1 丸,1 日 2～3 次。

[主治]　咳血,吐血,咽干舌燥,舌红少苔,脉象细数。

[证析]　咳血是本方主证,按脏腑辨证,病位在肺;咽干口燥,舌红少苔,脉象细数,是辨证依据,按八纲辨证定性,属阴虚有热。是由肝肾阴虚,阴不制阳,虚火刑金,损伤肺络所致。病标在肺,本在肝肾。

[病机]　肝肾阴虚,虚火犯肺。

[治法]　滋阴清热,收敛止血法。

[方义]　阴虚不能制阳,虚火犯肺,肺络受伤而呈咳血,法当滋阴清热治其本,收敛止血治其标,标本兼顾,于证始惬。方用生地黄、阿胶滋阴补血,养阴配阳,生地黄不仅滋阴,又能凉血,俾热清血自宁,阴滋火自熄。阿胶不仅补血,又能止血,配以白及、藕节功专敛肺止血,能呈较好止血功效。佐以枇杷叶止咳下气,使肺气肃降,则咳嗽得宁,更有助于止血,虽非主要药物,却是治疗兼证,调理肺脏功能不可缺少之品。本方制成丸剂,是因方中白及、阿胶、生地黄都要用其形质,生地黄、阿胶滋补阴血,白及修补肺络,若作汤剂,疗效欠佳。

[应用]　热象显著,加青黛、山栀等清肝凉血之品,增强清热作用。亦可加入百部、乌

梅,辅助白及消除病因,三药均抗结核杆菌故也。治胃出血减去枇杷叶。

[歌括] 白及枇杷用藕节,地黄阿胶合成丸,

肺部出血因阴损,滋阴止血庶能安。

四生丸(《校注妇人良方》)

[组成] 生荷叶　生艾叶　生侧柏叶　生地黄各等分

[用法] 水煎服,用量酌定。

[主治] 血热妄行,吐血、衄血,血色鲜红,口干咽燥,舌红或绛,脉弦数有力。

[证析] 此为吐衄而设。究其吐衄原因,实因热入营血,迫血妄行,肺胃络伤所致。即景岳所谓:"凡诸口鼻见血,多由阳盛阴虚,二火逼血而妄行诸窍"所致。二火者,君火相火是也。

[病机] 血热妄行。

[治法] 凉血止血法。

[方义] 此种阳盛动血之证,法宜补阴抑阳,使热去阴滋而血自宁静,成为治本良法。方中生地黄甘寒,善于凉血滋阴,热去阴滋,则心有主矣!荷叶清芬,擅清肝热而宣郁阳,火郁发之,则不郁矣!侧柏叶凉涩,善于敛肝以抑肝经疏泄,疏泄有节,则肝血藏矣!生艾叶微温,擅调脾胃,脾胃得调,则统血有权矣!四药既能调理脏腑功能,又都具有止血功效,用于热证出血,谁说不宜。且四药滋中有清,热去而无耗血之虞;清中有宣,虽凉而无郁遏之弊;宣中有敛,虽宣而无疏泄太过之失;凉中有温,虽凉而无害胃之忧,较之清热止血诸方,实属至平至淡之剂。此方散瘀力量薄弱,多用恐有瘀停弊病,是其唯一不足处。

《古今医方发微》谓:"四药生捣为丸,新鲜力专,汁液俱存,寒凉之性皆全,此固四生丸之得名也。"

[歌括] 四生丸剂亦平常,地荷艾柏合成方,

热迫血溢呈吐衄,热清血止自然康。

生地黄散(《备急千金要方》)

[组成] 生地黄60g　阿胶(炒)60g　甘草60g　黄芩30g　犀角屑(现以水牛角代)30g　侧柏叶30g　刺蓟30g

[用法] 碎,每服10g,水一中盏,入青竹茹15g,同煎至6分,去渣,不拘时,温服。

[主治] 血分有热,迫血妄行,吐血不止,舌红,脉数。

[证析] 心主血,肝藏血,血分病变与心肝两脏关系至切。此方所治属于血分有热,迫血妄行机理。何以知之?从其舌红、脉数知之。

[病机] 血热妄行。

[治法] 清热止血法。

[方义] 方以水牛角、生地黄清营凉血,合黄芩、竹茹清心肝之火,泻有余之阳;生地黄养阴,阿胶补血,补不足之阴,侧柏叶、刺蓟(大蓟、小蓟)、阿胶止血,对血热吐血,投此可获养阴清热,凉血止血功效。配伍甘草,有"肝苦急,急食甘以缓之"之意。此方除阿胶、甘草以外,都能清热,消除出血原因;除甘草以外,都能止血,治疗主证,选药较为精当。

此方由滋阴、清热、止血三组药配伍而成。用治阴虚火旺,迫血外溢,或血热妄行,阴血

已亏之证,较为合拍。由于配有水牛角清营凉血,黄芩擅清肝热,功力与犀角地黄汤相若而止血力量过之。但因犀角地黄汤配有牡丹皮、芍药,不仅可以止血,而且可以散血,故可用于下焦蓄血和热盛发斑。此方虽然止血力量甚强,只能用于吐血。盖开放性出血,不虞有瘀停体内故耳。

[应用] 使用此方,应以舌质红绛,脉象细数,或脉大而芤为其辨证依据。加入大黄尤妙。犀角现为国家保护的珍稀动物,可以水牛角代之。

[歌括] 生地黄散配甘草,阿胶止血又滋阴,
犀角芩茹清肝热,止血柏叶刺蓟寻。

清热止崩汤(《妇科治疗手册》)

[组成] 龟甲 15g 白芍 30g 生地黄 24g 牡丹皮 9g 栀子 9g 炒黄芩 15g 黄柏 9g 椿根白皮 30g 侧柏叶炭 30g 地榆 24g

[用法] 水煎服,1日1剂,连服数剂。

[主治] 肝经血热,迫血妄行,血崩,色红量多,口燥唇焦,脉数。

[证析]《医学入门》谓:"凡非时下血,淋漓不断,谓之漏下;突然暴下,如山崩然,谓之崩中。"发生崩漏机理,大致可以分为血热、血瘀、气郁、气虚、劳伤、虚寒六类。此证兼见色红量多,口燥唇焦,脉数,纯属肝经血热,迫血妄行所致。热是导致出血之因;出血是血为热迫之果。

[病机] 肝经有热,迫血妄行。

[治法] 清热止血,平肝固冲法。

[方义] 血热妄行而呈血崩,出血仅是现象,血热才是本质,治当塞流澄源,双管齐下,才是两全之策。方用栀子、黄芩、黄柏清肝热,生地黄、牡丹皮凉肝血,热清血自宁,五药在于消除出血之因,体现正本清源之法。地榆、侧柏叶、椿根皮都是止血药,黄芩亦为治疗热崩佳品,能呈较好止血功效,四药在于治疗主证,体现塞流止血之法。此方本已兼具塞流澄源之长,再配擅长补肾滋阴、养血潜阳之龟甲固其冲任,益阴柔肝之白芍制其肝急,调理疏泄,遂使治法更臻完善,成为清热、止血、平肝、固冲四法俱备之良方。

椿根白皮孟诜谓治"女子血崩及产后下血不止,月信来多,亦止赤带下。"《分类草药性》谓治"下血、吐血。"可见本品有止血功效。

[应用] 审属血热,可投此方。

[歌括] 清热止崩栀柏芩,龟芍滋阴固冲任,
丹地地榆凉血热,止血尤须侧柏椿。

固经丸(《医学入门》)

[组成] 龟甲 30g 白芍 30g 黄柏 9g 椿根皮 21g 香附子 6g

[用法] 水煎服。

[主治] 阴虚血热,经行不止,或崩中下血,血色深红,心胸烦热,腹痛溲赤,舌质红,脉弦数。

[证析] 经行不止或崩中下血,是本方主证;阴虚血热,是此证病机;血色深红,心胸烦热,舌质红绛,脉象弦数,是阴虚血热辨证依据。良由素体阴虚,复感阳邪,热入血分,与血相

搏;或肝郁化火,火盛伤阴,疏泄太过,导致经行不止或崩中下血。《素问·阴阳别论》所谓"阴虚阳搏谓之崩"即指此一机理言也。

[病机]　阴虚阳搏,崩中下血。

[治法]　滋阴清热,止血固经法。

[方义]　病属阴虚阳搏,法当滋阴清热,消除出血之因,调理脏腑功能;证见经行不止或崩中下血,又宜止血固经,治疗主证,本方即属此种标本兼顾结构,但以滋阴清热为主,止血固经仅居其次。方中龟甲、白芍既能滋阴养血,平肝潜阳,又能固冲任,敛阴气,止腹痛,调理肝之疏泄。黄芩清热止血,对因热所致之崩,有其较好疗效。复用黄柏清热坚阴,椿根皮清热止血,可与黄芩共呈清热止血功效。用香附在于理气解郁,有气调则血调之意。《易简方》云:"大抵血不能行,气之使然,若气得其平则血循故道;必无妄行之患矣,香附子善能导气,用之每得其宜。"此方于滋阴、清热、止血之中伍以香附,又给学者提示止血勿忘疏肝范例。

[应用]　此方可以用于两种见证,一是月经量多,一是崩中下血,但以阴虚血热为宜。

[歌括]　固经丸本治血崩,龟甲白芍在滋阴,

　　　　香附调气椿止血,清热尤须柏与芩。

　　本法选方5首,同属阴虚出血病机,同用阿胶、生地黄之属补血滋阴,体现滋阴止血治法,是其相同点。不同点是:白及枇杷丸为咳血而设,病位在肺。于滋阴止血以外,配枇杷叶宣降肺气,调理肺脏功能,反映了滋阴、止血、宣肺合用的配伍形式。四生丸为吐血而设,病位在胃。选用生地黄主要在于凉血,并非典型滋阴止血之法。生地黄散亦为吐血而设,生地黄以外复配阿胶,滋阴力量较四生丸为强;此方配伍水牛角清营凉血,黄芩、刺蓟、侧柏叶清热止血,清热力量亦较四生丸为优。用治阴虚火旺,迫血妄行,或血热妄行,营血受损之候,最为适宜。清热止崩汤与固经丸均治血崩,各有所长。清热力量以清热止崩汤为优,滋阴力量以固经丸为胜。

五、脉络破损—收敛止血

脉络破损,是指脉管破裂,血溢脉外病变。

收敛止血,是据脉络破裂所拟的治法。乃是修复组织结构的一种治疗措施。

【适应证候】　以肺胃出血为其主证,以久治不愈,检查出血部位是因溃疡引起血络破损,为其辨证依据。

【病理分析】　肝主身之筋膜,全身经隧都以筋膜为基墙构成。是其内联脏腑外络体表网络系统;是供气、血、津、液、精运行通道。血络属于网络系统组成部分,专供血液环流。血溢脉外病变,除应考虑血液自身发生病变和脉外阳气不能固护以外,亦应考虑脉络破损这一因素。此类出血病变即因脉络破损所致。

【立法组方】　出血是因血络破损,寒热证象并不明显,当选龙骨、牡蛎、白及、乌贼骨、明矾、乌梅等收敛固涩药物为主,再加止血之品组合成方。收涩药是补其破损,促使脉络愈合;止血药是针对血溢,制止出血,两类药物同用,共呈收敛止血之效。补络补管汤、溃疡丸、乌及散等即体现这一治法。

本法常与其他止血方法配合使用,如清热止血法、益气摄血法、温阳止血法,增强止血疗

效。治疗肺胃出血及子宫出血诸方，上述配伍方法尤为常用。

本法是为血管破损而设，其他固涩法是为五脏经隧松弛而设，可以合参。

【例方】

补络补管汤（《医学衷中参西录》）

[组成] 生龙骨30g 生牡蛎30g 山茱萸肉30g 三七6g

[用法] 前3味水煎，三七粉用药汁送服。服后血仍不止，可加代赭石细末18g与上药同煎。

[主治] 久病体虚，反复咯血，干咳短气，痰中带血，形体消瘦，腰膝酸软，舌质淡白，脉象沉细无力。亦治吐血。

[证析] 咳血为本方主证，是因久咳不止，肺中络破所致。其余证象，是久病虚弱体征。

[病机] 肺络破损，久病体虚。

[治法] 收涩止血，固本培元法。

[方义] 此证寒热证象并不明显，加之久病体虚，温清均非所宜，投以收敛止血与补虚扶正之品，差堪对证。方中龙骨有固涩、镇静两大作用，凡阴不制阳产生惊悸、狂痫、谵妄；阳不固阴产生自汗、久泻、便数、失禁、阴汗、带下、齿衄、吐血、便血、溺血、崩漏、泄精、白浊等证，均可投此。观其所治，不是阴精外泄，就是阳气外浮。深究阴不制阳和阳不固阴病变本质，实与经隧紧张、松弛、破损有关。此药质重可以镇静潜阳，性涩可以收敛固涩，经隧紧张可使平静，松弛可使正常，破损可使完好，牡蛎功效与龙骨相似，两药同用，可以补其管络破损，方名补络补管，殆即指此而言。三七止血活血，止血而不停瘀，与龙骨、牡蛎合用，能呈收敛止血功效。久病体虚，于法当补，配伍山茱萸补肝肾、涩精气、壮元气、固虚脱，有振衰起废，培元固本之功，四药同用，共呈标本同治配方法度。

[应用] 咯血审其体虚，确无外邪，始可投此。吐血确属正虚，亦可投此。

[歌括] 补络补管用龙牡，止血化瘀用三七，

正气不足须补益，山茱萸肉最相宜。

溃疡丸（天津南开医院方）

[组成] 花蕊石9g 龙骨9g 牡蛎9g 白及9g 地榆炭9g 乌贼骨15g

[用法] 共研细末，炼蜜为丸，每丸重10g，每日3次，每次1丸。

[主治] 胃及十二指肠溃疡出血。

[证析] 溃疡病以上腹部疼痛为主证，有长期疼痛病史，周期性发作和节律性疼痛等特点，即可考虑为溃疡病。若兼见黑色粪便，甚至呕血者，即可诊断为溃疡出血。溃疡出血有寒热虚实之分，此方适用于略偏于热之证。

[病机] 溃疡出血。

[治法] 收敛止血法。

[方义] 此方体现收敛止血法，方中白及止血作用较强而性最胶黏，乌贼骨、龙骨、牡蛎、花蕊石等研末与白及合用，可借白及胶质直接黏着于溃疡表面，发挥良好收敛止血作用。再配地榆清肝止血，龙骨、牡蛎固涩平肝，亦有调理肝经疏泄之意。

[应用] 胃及十二指肠出血，可用此方。

[化裁] 乌及散:乌贼骨、白及等份,研末,每次 10g,空腹,温水冲服,每日 3 次。治胃溃疡出血,有良效。

[歌括] 新方谱就溃疡丸,乌及龙牡蕊榆研,

溃疡出血宜急治,收敛止血病可蠲。

止血散(验方)

[组成] 花蕊石(烧、醋淬)30g　阿胶珠 30g　大蓟 18g　小蓟 18g　侧柏炭 9g　焦栀 15g　牡蛎 24g　龙骨 24g　代赭石 24g

[用法] 研成细末,每日 2 次,每次 3～6g,温开水送服。

[主治] 肝火犯胃,吐血,色乌红,或夹饮食残渣,量多,舌红,脉数。

[证析] 吐血是本方主证;肝火犯胃是此证病机;血色乌红或夹饮食残渣,舌红脉数,是肝火犯胃诊断依据。肺胃出血都可呈为吐血,肺出血色呈鲜红,多夹痰液;胃出血呈现乌红,多夹食物,是因肝火犯胃使然。何以知之? 从舌红脉数知之。

[病机] 肝火犯胃,胃络破损。

[治法] 清热止血,固涩敛肝法。

[方义] 血因热迫妄行,说明出血仅是现象,血热才是导致出血根源。治疗热盛出血,法宜清热止血并举,清热目的在于澄本清源,消除出血之因;止血目的在于治疗主证,制止继续出血。本方花蕊石、阿胶珠、侧柏叶、大蓟、小蓟均有止血作用;二蓟又是清热凉血之品,与山栀配伍,能呈清热止血功效。配龙骨、牡蛎、代赭石敛肝潜阳,使肝能藏血则止血功效更为显著。龙骨、牡蛎固涩作用能补脉络破损,又有助止血。所以本方体现止血为主,收敛为辅,清热为佐的配方法度。

[应用] 可用于溃疡出血偏于热者。

[歌括] 止血散用二蓟栀,龙牡代赭花蕊施,

侧柏阿胶同止血,胃部出血可服之。

收敛止血法共选 3 方。补络补管汤治肺中络破的咳血,溃疡丸与止血散二方可治胃络破损的吐血。三方虽然都用收敛固涩药物,却因具体病机不同,用药亦就稍异。补络补管汤用龙骨、牡蛎固涩,三七止血;因其久病体虚,故配山茱萸肉补其精气。溃疡丸集固涩止血药之大成,除用龙骨、牡蛎以外,更有白及、乌贼骨,且借白及胶黏之性将乌贼、龙骨、牡蛎粉末黏着于溃疡面,可谓别出心裁。止血散则由清热、止血、固涩三类药组成,固涩并非主体,选入以示收敛止血可与其他止血之法合用。

第四节　筋膜病变

《素问·痿论》说:"肝主身之筋膜。"《素问·诊要经终论》说:"少阳终者,百节皆纵。"说明厥阴、少阳与筋膜关系密切。筋是膜的主干,汇聚而成腱束,膜是筋的延展,分布而成原野。筋膜分布极为广泛,举凡筋膜、脉管、联系内脏的系膜、管道等等,都是筋膜组成部分。是其联络、维系五脏六腑,四肢百骸重要组织,有司运动、通气血、行津液等多种功能。筋膜

全赖阴津濡润、血液滋荣、阳气温煦才能维持正常功能。但是,濡润筋膜之津却既不能多,也不能少,否则即呈病态。故筋膜病变每与津液多少和流通与否相关。《素问·生气通天论》说:"湿热不攘,大筋缩短,小筋弛长,缩短为拘,弛长为痿"。指出湿与热是两种致病因素,如不予以攘除,将会发生两种不同病变。热盛津伤,则筋膜缩短而呈痉挛、抽搐、拘急;津液壅滞,则筋膜弛长而呈瘫痪、痿废、眩晕。故筋膜异常,燥则筋急而拘挛,湿则筋弛而痿废。筋膜既司运动,发生病理变化,自然就要反映动与不动证象。动是风的特征,故《素问·至真要大论》说:"诸暴强直,皆属于风。"由于是肝所主筋膜病变,故谓:"诸风掉眩,皆属于肝。"筋膜为病,约言之,有外风致痉、肝风内动、风痰阻滞、筋脉绌急、膈膜痉挛、肝阴亏损、湿阻三焦(见后少阳病变)七种。应该分别采用祛风止痉、平肝息风、补脾解痉、化痰息风、柔肝缓急、缓急解痉、滋养肝阴等法治之。

一、外风致痉—祛风解痉

外风致痉,是指风毒侵入皮肉引起筋脉挛急病变。

祛风解痉,是据外风致痉病机所拟的治法。

【适应证候】 破伤风。外伤之后七至九天,即见牙关紧急,口撮唇紧,身体强直,角弓反张,为其辨证依据。除此以外,尚有口眼㖞斜、四肢挛急证候在内。

【病理分析】 外风致痉包括真中风和破伤风在内。治疗真中之方其中有一部分是以疏泄风邪消除病因为主,已经列入肺系疏散外风法,这里仅对破伤风的致病机理进行探讨。破伤风以牙关紧急,口撮唇紧,身体强直,角弓反张为其主证。是风毒从伤口侵入体内,筋膜受病,出现筋脉拘急的反映。现代医学已经肯定此系破伤风杆菌侵入伤口,产生痉挛毒素引起的证象。其基本病理是:外伤皮肉破损→破伤风杆菌从伤口侵入体内→产生痉挛毒素→引起筋脉痉挛→产生上述证象。

【立法组方】 治疗此证,宜用解痉力量较强的全蝎、蜈蚣、天南星、白附子、僵蚕、蝉蜕等药为主,配入祛风解痉的羌活、防风、荆芥、白芷等药组合成方,体现祛风解痉法则。祛风目的在于消除病因,使外来风邪仍从外出;解痉目的在使口撮唇紧、角弓反张等证象缓解,如玉真散、五虎追风汤等方即体现这一法则。

古今治疗破伤风,都强调服药以得汗为度,或服药后须盖被发汗,由此可见,本类方配伍祛风药是为疏散风邪,排出毒素而设,得汗为度与治疗成败攸关。这类方与疏散外风法配方法度基本相同,都以祛邪出表为其主要目的。但因破伤风以筋脉挛急为主,解痉是其当务之急,多配一组解痉药物,而与疏散外风之方,纯从疏泄风邪着眼有所不同。

【例方】

玉真散(《外科正宗》)

[组成] 白附子 南星 天麻 羌活 防风 白芷各等分

[用法] 研为末,每次服6g,热酒一盏调服,并以药末调敷伤处。若牙关紧急,腰脊反张者,每次服9g,用热童便调敷。

[主治]

1. 破伤风,牙关紧急,口撮唇紧,身体强直,角弓反张。

2. 风痰阻滞,头痛、腰痛。

[证析]　破伤风是因皮肉破损,病邪从伤口侵入人体,引起局部或全身性经脉拘急为特征的急性病。现代医学已肯定本病是感染破伤风杆菌所致,古人却认为是风邪侵入破损伤口而成,故名破伤风。风性劲急,攻于太阳经脉则身体强直,角弓反张;攻于阳明经脉则牙关紧急,口撮唇紧。产生上述证象病因是外入风邪,病位是肝系筋膜受病。

[病机]　外风致痉。

[治法]　祛风解痉法。

[方义]　因风致痉,法当祛风与解痉并举。祛风目的是通过发汗作用使致痉因素从汗而去;解痉目的是治疗主要证象。方用白附子祛风解痉,再配天麻、南星、羌活、防风加强解痉作用。羌活、防风、白芷又是祛风散寒之品,使其致痉毒素从汗外泄。两组药物相互配合,共成祛风解痉之效。

原著谓:"破伤风……伤口反为平陷如故,其毒内攻矣!当用万灵丹发汗,令风邪反出;次以玉真散患上贴之,得脓为效。"强调破伤风宜发汗,要"令风邪反出"才有生机,故服本方之后要以汗出为佳,否则危亡立至。

《普济本事方》玉真散由天南星与防风二药组成。治破伤风及打仆伤损。张叔潜谓:"此方极奇,……天南星为防风所制,不麻口。"本方是在《普济本事方》玉真散基础之上加味而成。

本方可与桂枝汤同用,增强解痉之功;为了发汗排毒出表,再加蝉蜕 30g,麻黄 5～9g,增强发汗力量。

[应用]

1. 此为治疗破伤风方,以先有外伤,继见牙关紧急,项背强直为其辨证要点。

2. 治风痰上攻而呈头痛,风痰阻络而呈腰痛,亦有较好疗效。以兼见苔白而腻为使用指征。

3. 临床报道:玉真散治疗破伤风或跌仆损伤,尚未出现痉挛证象,效果甚佳,并谓汗出以后方能奏效。白芷剂量宜小,以免影响解痉疗效。

[歌括]　　玉真散治破伤风,紧闭牙关脊反弓,
　　　　　　白附星麻羌防芷,祛风解痉法宜从。

五虎追风汤(《晋南史全恩家传方》)

[组成]　蝉蜕 30g　天南星 6g　天麻 6g　全蝎(带尾)7 个　僵蚕 7 条　朱砂(冲服)1.5g

[用法]　水煎,去渣,加入黄酒 60g,服药前,先冲服朱砂。1 日 1 剂,连服 3 剂。

[方治]　破伤风。

[证析]　从略。

[病机]　外风致痉。

[治法]　祛风解痉法。

[方义]　本方蝉衣、天南星、全蝎、僵蚕都是祛风解痉药,天麻止痉息风,朱砂镇静解毒,合而成方,共成祛风解痉法则,加黄酒一则运行药力,使其速效;一则助其出汗排出毒素。如果加入蜈蚣,解痉力量更强。亦可加入荆芥、防风,助其出汗。服药后以遍身汗出为良好现象,否则预后不良。

方中蝉蜕用量最重,当是主药。临床报道,单用本品去头足,焙干研细,成人日服 3 次,每次 10～15g,用酒 60g 冲服,治疗破伤风,亦有较好疗效。服药后 24～48 小时,往往全身出汗逐渐痊愈。

[应用] 外伤以后数日,出现口撮唇紧,牙关紧急,项背强直,即破伤风,可用此方。朱砂有毒,应该严格控制剂量。

[歌括] 五虎追风用星麻,全蝎僵蚕蝉衣砂,
　　　　破伤风病牙关急,祛风解痉庶能瘳。

白附天麻汤(康成之方)

[组成] 白附子 6g　天麻 2.5g　全蝎 5 个　蜈蚣 1 条　僵蚕 1.5g　防风 6g　细辛 1g　猪牙皂 1g　生姜 3g　甘草 2.5g(1.3～3 岁量)

[用法] 水煎,汤成,分 8 次,微温服。1 日量。

[主治]

1. 风痰阻滞经络,惊风抽搐,口眼㖞斜,喉间痰鸣,面白睛青,唇舌淡白,苔白腻,指纹青。

2. 小儿腹泻,大便呈绿色风泡状,投此可获良效。

[证析] 惊风抽搐,口眼㖞斜,是本方主证;风痰阻络,经脉挛急,是此证病机;喉间痰鸣,面白睛青,唇舌淡白,苔白腻,指纹青,是风痰阻络辨证依据。若抽搐与高热昏谵,舌红唇焦等证并见,当是热盛生风;此证抽搐与喉间痰鸣同时出现,并有面白睛青,唇舌淡白等虚寒证象,自然属于风痰阻络机理。其基本病理是:外感风寒→液聚成痰→阻滞经脉→呈为抽搐。

[病机] 风痰阻络。

[治法] 祛风解痉,化痰通络法。

[方义] 风痰阻滞经络而呈抽搐,故用白附子祛风、化痰、解痉,全面兼顾。辅以天麻、僵蚕、全蝎、蜈蚣增强解痉力量,治疗主证。抽搐是因痰滞经脉所致,故用牙皂合生姜涤痰通络,化其痰滞;痰滞是因外感风寒导致津行不利,故用防风、细辛祛风散寒,消除病因;复佐甘草和药缓急,合而成方,能呈祛风解痉,化痰通络功效。

研究此方,应注意祛风、化痰、解痉三组药物环环相扣,缺一不可。如果只用解痉药物,不用祛风化痰之品,是治标而不治本,很难获效。

[应用]

1. 治疗惊风抽搐,应以面白睛青,唇淡舌白,为其辨证要点。若系热盛生风,慎不可投,投此无异抱薪救火,益张其焰。

2. 小儿腹泻,大便呈绿色风泡状,此为肝受风邪,下泄成泻。用此方祛风达表,使气机不陷,泄泻可愈。大便呈绿色风泡状是其辨证要点。

3. 小儿喘咳,审属虚寒,可用本方。

[歌括] 小白附子天麻剂,祛风化痰解痉宜,
　　　　风痰阻络呈抽搐,喘咳腹泻亦能医。

止痉散(经验方)

[组成] 全蝎 6g　蜈蚣 2 条

　　[用法]　全蝎用酒洗以后焙干,与蜈蚣研末,周岁小儿每次服 1.5g,成人每次服 6g,2 小时 1 服。

　　[主治]　脑炎、剧烈抽搐,持续不止。或脑炎后遗证,身体强直。

　　[证析]　脑炎属于风温、暑温范畴。温邪上受,首先犯肺,由手少阳三焦上侵于脑,搏击经脉,遂致经脉痉挛,抽搐不止。抽搐常与神志昏迷同时出现,即《温热经纬·湿热病篇》所说"火动则风生而筋挛脉急,风煽则火炽而识乱神迷……外窜经脉则成痉,内侵膻中则为厥"的致病机理。这里所谓膻中,实指大脑而言。主证以外,当见高热、舌绛、脉数,才是因热成痉确据。若系温病后期,热退身凉,唯存身体强直,则属热邪伤阴,筋脉失濡。

　　[病机]　筋脉痉挛。

　　[治法]　息风解痉法。

　　[方义]　热盛生风,肝风内动而抽搐不止,法当清热与息风同时并举。本方仅用全蝎、蜈蚣二药解痉,纯属解痉定搐之方,必须配合清热解毒方剂治疗,消除病因、热象,单独使用绝非所宜。若病至后期,热退身凉唯见身体强直,可与芍药甘草汤同用,一面柔肝一面解痉。

　　[应用]　高热期的抽搐,可与羚角钩藤汤等清热息风法同用;脑炎后遗证的身体强直,可与定风珠等滋阴息风法合用。加金钱蛇 6g,即金蛇止痉散,解痉力量有所增强。一方加入天麻、僵蚕,亦名止痉散,解痉力量更强。

　　[歌括]　止痉全蝎与蜈蚣,药味虽少效力宏,

　　　　　　剧烈抽搐或强直,息风解痉法可从。

牵正散(《杨氏家藏方》)

　　[组成]　白附子　僵蚕　全蝎(去毒)等分

　　[用法]　为细末,每服 3g,热酒调下。

　　[主治]　风中经络,口眼㖞斜。

　　[证析]　足太阳经脉起于目内眦,足阳明经脉夹口环唇。风中二经之络,受邪一侧湿浊凝滞,经脉因而松弛,受到正常一侧牵引,遂呈口眼㖞斜。此即尤怡所说"受邪之处,筋脉不用而缓,无邪之处正气独治而急"机理。

　　[病机]　风中经络。

　　[治法]　祛风解痉法。

　　[方义]　治此应予祛风解痉,白附子有较强祛风燥湿、缓解痉挛作用,既可治疗患侧因湿而弛,又可治疗健侧因急而挛,一箭双雕,故是方中主药。复用擅长息风通络的全蝎和祛风解痉的僵蚕为辅,能呈祛风解痉功效。吴崑《医方考》说:"中风口眼歪斜,无它证者,此方主之。芄防之属,可以驱外来之风,而内生之风,非其治也。星夏之辈,足以治湿土之痰,而虚风之痰,非其治也。斯三物者,疗内生之风,治虚热之痰,得酒引之,能入经而正口眼。"吴氏提出此疗内生之风,治虚热之痰,现代多从其说而谓此系风痰阻络,引起口眼㖞斜。其实三药全为解痉之用,非为痰浊而施,谓系湿滞脉弛于理较为切近,谓系风痰阻络似与实际不符。张秉成谓"三者皆治风之专药",堪称一语中的,要言不烦。

　　[应用]

　　1. 本方治疗面瘫,口眼㖞斜,既可用于感受外来风邪所致,亦可用于内风所致。以无明显热象为其用方指征。

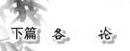

2. 可随证加入蜈蚣、钩藤等药,增强解痉效力。

[歌括]　口眼喎斜牵正散,白附全蝎与僵蚕,

服用少量热酒下,风邪中络庶能痊。

━━━❖◈◈❖━━━

祛风解痉共选5方,都治外风致痉,都用祛风解痉药物为主,是其相同处。其不同处有如下述:①玉真散与五虎追风汤都是治疗破伤风的成方,就其解痉力量而言,显以五虎追风汤为胜,但其祛风出表力量又不如玉真散。②白附天麻汤是为外感风寒、津凝为痰、阻滞经络的惊风抽搐而设,反映了因风生痰、因痰致搐、陈陈相因的基本病理。此方由祛风、涤痰、解痉三类药物组成,其结构反映了消除病因、通调津液、缓解痉挛、环环相扣的配方法度。③止痉散是为热盛生风剧烈抽搐而设,结构简单,纯属治标之法,并非拔病之药。④牵正散是为风中经络、口眼喎斜出其治法,能祛风解痉,且结构简单。

二、肝风内动—平肝息风

肝风内动,是指阴津不足,筋脉失濡而呈紧张或挛急病变。

平肝息风,是据肝风内动病机所拟的治法。

【适应证候】　以痉挛、抽搐、拘急、眩晕为主证;以兼见发热、舌红、少苔、脉弦数或细数为其辨证依据。

【病理分析】　肝风内动,病在肝系筋膜。筋膜何以发生病变?实由阴津亏损,筋脉失濡所致。津液亏损原因,有外感亦有内伤。病位虽在肝经而病机却与肺脾肾有直接联系,因水液运行出入与三脏息息相关。肝风内动常见下述三种情况:①温邪上受,首先犯肺,气分热炽,阴津亏损,由上焦病及下焦,由津虚导致筋脉失濡,成为肺病及肝,热盛生风,阴虚风动。②风寒之邪由表入里,或不洁之物自口而入,侵犯胃肠,脾胃升降失司而上吐下泻,阴津大耗而筋脉失濡,成为脾病及肝,土不荣木而呈虚风内动。③中年以后,肾阴日损,阴不制阳,遂致肝阳偏亢,肝风上翔,成为肾病及肝,水不涵木,肝风内动。综上可知,所谓肝风内动并非全是自身阴阳失调,也有外邪相加病变机理;并非全是热证,亦有因于寒者。其机理有肝阳化风、热盛生风、阴虚风动、土虚风动四型。

【立法组方】

1. 肝阳化风　常见脉弦长有力,或头目眩晕,或脑中作疼,或脑中发热,或目胀耳鸣,或头面如醉,或心中烦热,或时常噫气,甚至眩晕至于颠仆,昏不知人,部分患者虽然可以苏醒,但却不能复原而呈半身不遂。此证多因年事渐高,阴津日损,以致肾水亏虚,水不涵木,导致肝阴不足,风阳上翔,而见上述诸证。所谓肝阳偏亢,肝风上翔,实即脉管失濡。脉络紧张,血因脉紧如弦而上冲于脑。其猝然倒仆,昏不知人,或移时始醒,醒后不能复原而呈半身不遂,即《素问·调经论》所谓"血之与气,并走于上,则为大厥,厥则暴死,气复反则生,不反则死"病变,当今称为脑出血。上述证象反映了五脏气机升多于降病理改变。根据"高者抑之"的治疗原则,应该选用龙骨、牡蛎、石决明、代赭石、磁石、龟甲等金石重坠与介类潜阳药物为主,组成镇肝息风之方,使其风阳内潜而诸证可解。代表方如镇肝息风汤。

配伍本类方剂时要注意三个问题:①风阳之所以上翔,是因肾水亏虚,水不涵木,引起肝阴不足,肝阳上亢,血随气逆,升多于降。所以本类方常在镇肝息风基础之上,伍用生地黄、

玄参之属,凉血滋阴,滋水涵木,养阴配阳,使其阴津充足,风阳自潜。②肝为风木之脏,性喜条达疏泄;肝为将军之官,体阴用阳。治时不宜单纯镇肝,试图压服,还须顺其刚介之性,遂其条达之情。所以本类方剂常用青蒿、茵陈、金铃子、青藤香等药条达肝气;白芍、地龙等药柔肝缓急,使其疏泄正常,化刚为柔。③注意脏腑相生相制关系。此证既因五脏气机升腾莫制,就应配伍清金制木和平胃降冲之品,才较符合此证机理。

2. 热盛生风　见于急性热病热盛阶段,以高热与抽搐同时并见为特征。温热之邪传入厥阴,可见壮热神昏、手足抽搐等既有热病证象,又有风动见证。手足之所以抽搐,则有热邪上攻于脑,搏击其筋;热盛伤阴,筋脉失养;炼液为痰,痰滞脑膜三种因素。三种因素都是因热而起,所以热盛是风动之因,风动是热盛之果。治疗此证应把清热凉肝作为治疗重点;息风解痉作为辅助,才较惬当。本类方剂常用兼具清热凉肝、息风解痉两种功效之羚羊角、钩藤、桑叶、菊花为其主药,养阴增液之玄参、生地黄、白芍之类为辅药,共呈凉肝息风之效。清热凉肝之品在于消除致病之因,息风解痉与养血滋阴药是治疗因热盛产生证象。代表方如羚羊钩藤汤,清热息风汤。

温毒是引起此证的根本原因,故清热解毒是治疗此证关键。在配伍本类方剂时,可加入金银花、连翘、大青叶、板蓝根之类,提高疗效。

3. 阴虚风动　热病末期,阴津耗损,以致筋膜失濡,肝风内动。见脉象细数,舌绛少苔,口燥唇焦,筋脉拘急,手足颤动等证。治宜滋阴息风,育阴潜阳。本法常用阿胶、鸡子黄、地黄、白芍等滋阴养血药为主,配伍龟甲、鳖甲、牡蛎等潜阳息风药物组成,代表方如阿胶鸡子黄汤、大定风珠等。

阴虚风动是阴伤液耗所致,应着眼于滋阴养血。阴血充盈,筋脉得濡,风象自然消失,潜阳息风仅居次要地位。

阴虚风动与热盛生风虽然同属热病引起肝风内动,病机却有虚实之异。热盛动风多因邪热炽盛、风火相煽所致,属实,见于热盛时期。阴虚风动是因邪热久羁,津血受损,以致虚风内动,属虚,见于温病末期。两者临床证象也有差异。热盛动风之证,手足抽搐,其势急剧,兼见高热神昏等热盛证象;阴虚风动之证,手足挛急,必然伴见系列阴虚表现。

除肝阳化风病情稍缓外,其余两种病机都是重危证候,应配合清营凉血、清热开窍等法及时治疗,否则将会危及生命。

【例方】

镇肝熄风汤《医学衷中参西录》

[组成]　怀牛膝 30g　生赭石(扎细)15g　生龙骨(捣碎)15g　生牡蛎 15g　龟甲 15g生白芍 15g　玄参 15g　天冬 15g　川楝子(捣碎)6g　茵陈 15g　生麦芽 6g　甘草 4g

[用法]　水煎服。

[主治]　内中风证。其脉弦长有力,头目时常眩晕,或脑中时常作疼发热,或目胀耳鸣,或心中烦热,或时常噫气,或肢体渐觉不利,或口眼渐形㖞斜,或头面如醉,甚至眩晕至于颠仆,昏不知人,移时始醒,醒后不能复元,肢体痿废,成为偏枯,舌红少苔者。

[证析]　此方源出《医学衷中参西录》,为内中风证而设。其实此方所治多是中风先兆,并非已经中风,施于中风之前可以预为防范,施于中风以后可说毫无效果。所治诸证,都是血气上升太过所致。究其血液所以上升太过,是因脉管紧张,血压升高;再究脉管所以紧张,

则因肾水亏损,不能涵木,脉络失濡。何以知道血充于脑是因脉隧紧张?是从脉弦长有力知之。何以知道脉隧紧张是因阴津亏损?是从舌红少苔知之。诸证明明都是心系血脉为病,何以中医却从肝治?是因心系脉络实由肝系筋膜构成,所以应从肝治。综合上述,其基本病理是:阴津亏损→脉络失濡→经脉紧张→血压上升→出现诸证。若从传统理论言之,则是肾水亏虚→水不涵木→肝阳偏亢→肝风上翔→出现诸证。

[病机] 肝阳上亢。

[治法] 镇肝息风法。

[方义] 五脏之气上升太过,血随气逆,上充于脑,治宜调理升降,制其亢阳。此方试图通过镇肝达到息风目的。方中重用牛膝引血下行,其意在于使血不上充。龙骨、牡蛎、白芍平肝息风,合龟甲、赭石潜阳镇逆,其意在于制其肝阳上亢。龟甲、白芍滋阴养血,玄参、天冬滋水涵木,其意在于濡润筋脉,使其和柔。赭石不仅镇肝,亦能降胃气、平冲逆,其意在于使肝阳潜藏、肾气摄纳、胃气不逆。用药犹如用兵,不仅需要针锋相对,尤应投其所畏,才能战无不胜,攻无不克。肝阳上亢,虽与肾水不能涵木直接相关,肺金不能制木亦难逃其责。故用天冬、玄参滋肺阴而清治节,肺气清肃自能制约肝木。肝为风木之脏,将军之官。治肝不宜一味潜镇,还宜顺其刚介之性,遂其条达之情。故佐楝实、茵陈、麦芽、甘草清肝热、解肝郁、缓肝急,使其俯首归依,化刚为柔。纵观全方,有从正面而治之镇肝、柔肝药物,亦有从侧面疏导之清肝、疏肝药物,有从相生而治之滋水涵木药物,亦有从相克而治之清金制木药物,结构严密,面面俱到,是故方制较佳。

以上是据原著大意释方,改作如下解释,似乎更与病机切近。血压升高,故用牛膝引血下行。血压升高是因脉隧紧张,故用龙骨、牡蛎镇静,白芍柔肝,甘草缓急。脉隧紧张是因阴津亏损,故用龟甲、白芍滋阴补血,玄参、天冬增液生津。用赭石降胃气与冲气上逆,在于调理气机升降。用楝实、茵陈、麦芽清肝、疏肝,不仅可以顺其条达之性,亦可清肝而使血藏于肝,消除血压升高另一原因。若从这一角度衡量此方结构,滋阴、解痉、清肝三类药力均嫌不足。加入生地黄、知母滋阴;地龙、钩藤解痉;黄芩、牡丹皮清热,才更臻于完善。

[应用] 此方治疗高血压有一定疗效,但非所有血压升高都能使用此方,仍宜辨证施治。血压升高是血量与脉管病变。应从脉内、脉外、脉管三个方面思考。肝经有热,输出血量过多,以致血压升高,可用龙胆泻肝汤之类清其肝热,理其疏泄;血中水分太多,以致血压升高,可用真武汤、五苓散之类温阳化气,行其水湿;风寒外束,脉络收引,以致血压上升,可用解表之方疏散外邪,均非此方所宜,只有阴津亏损,导致脉络紧张而使血压升高,才可使用此方。

[歌括] 镇肝熄风龟牡龙,赭石玄麦芍天冬,

牛膝茵陈川楝草,肝阳上扰可为功。

羚角钩藤汤(《通俗伤寒论》)

[组成] 羚羊角粉(冲服)6g 钩藤12g 桑叶9g 菊花12g 生地黄24g 白芍药30~60g 甘草10g 贝母6g 竹茹12g 茯神15g

[用法] 水煎服。

[主治] 热盛生风,风阳上翔,头晕目眩,壮热神昏,烦闷躁扰,手足抽搐,舌质干绛,脉弦数有力。

[证析] 高热、神昏、抽搐、舌质干绛,是本方主证;热盛生风,是此证病机。因有高热、脉数而知病因为热;因见神昏、抽搐而知病位在于手厥阴心包和足厥阴肝经;因见舌质干绛而知病性为热盛阴伤。神昏是温邪上受,首先犯肺,逆传心包,热扰神明之象。抽搐是热侵筋脉,搏击其筋;阴津亏损,筋脉失濡;炼液为痰,痰滞筋脉三种病理综合反映。由于导致抽搐三种因素都因于热,所以此证属于热盛生风机理。其基本病理是:温邪上受,首先犯肺→逆传心包,搏击筋脉→神昏、抽搐。

[病机] 热盛生风。

[治法] 凉肝息风法。

[方义] 此证高热与抽搐并见,说明热盛是导致抽搐原因,抽搐是热盛产生后果。治宜凉肝息风,双管齐下,才能标本兼顾。羚羊角、钩藤均兼清热凉肝,息风解痉之长,作为主药可以全面兼顾。治病贵在因势利导而令邪有外出去路,才能收到事半功倍效果。桑叶、菊花均走肝肺二经,擅长疏风散热,配入方中,是使深入阴分之热透达于外,与清营汤之配伍银翘同一目的,体现透热转气配方法度。热伤阴血以致舌绛而干、阳亢而晕、筋急而挛,故配生地黄清热凉血、养阴配阳、润燥养筋。白芍、甘草为伍,长于柔肝缓急,可以增强止痉效力,由于原方分量太轻,不能显示这一作用,加重其量,其效始著。痰滞经络,故配贝母、竹茹化痰通络;心神不宁,故配茯神宁心安神,三味虽非清热止痉药物,却可协助主药治疗兼夹证象。十药同用,能呈凉肝息风功效。

此方能够全面考虑引起抽搐各种因素,并能抓住凉肝息风这一重点施治,是其所长;虽有清热药物清其已化之热,却无解毒药物消除致热之源,是其所短。加入金银花、连翘、大青叶、板蓝根等两清气血之品,消除病因,结构才较完善。若治功能失调,肝风上翔所致头晕胀痛,耳鸣心悸,不必加入清热解毒之品。

[应用]

1. 以高热与抽搐并见为其辨证要点。兼见神昏窍闭,可与安宫牛黄丸或紫雪丹、至宝丹合用。阴虚型高血压可用此方,钩藤可用30～50g,余曾用之,有效。

2. 由于此方是由清热、息风、养阴、化痰、宁神五类药物组成,所以根据证情可从五个方面加味。热盛可加石膏、知母、大青叶、板蓝根、金银花、连翘之类清热解毒。剧烈抽搐可加全蝎、蜈蚣之类息风止痉。阴伤较甚可加玄参、麦冬之类养阴生津。痰浊较甚可加天竺黄、瓜蒌壳、竹沥之类清热化痰。烦躁不宁可加石决明、珍珠母之类重镇安神。湿浊蒙蔽、神昏窍闭可加麝香、石菖蒲之类芳香开窍。肝阳上亢可加大黄导热下行。

[歌括] 　羚角钩藤菊与桑,芍甘贝茹茯地黄,
　　　　　抽搐不止因肝热,凉肝息风是妙方。

钩藤饮(《幼科心法》)

[组成] 钩藤9g　羚羊角3g　全蝎(去毒)6g　天麻6g　人参3g　甘草3g

[用法] 水煎服。

[主治] 小儿急惊,热盛生风,牙关紧闭,手足抽搐,惊悸壮热,眼目窜视。

[证析] 小儿热病,最易传入少阴、厥阴。心经热盛,则壮热惊悸;风动于肝,则牙关紧急,手足抽搐;肝开窍于目,目为筋之窠,筋膜挛急,遂见眼目窜视。综上,此证病因为热,病位在肝,病性属实。

[病机] 热盛生风。

[治法] 清热息风,祛邪扶正法。

[方义] 热盛动风而痉挛抽搐,故用羚羊角、钩藤清热息风为其主药;辅以天麻滋液息风,全蝎息风解痉,共呈清热凉肝,息风解痉功效。小儿易实易虚,本方使用大量凉肝息风之品,恐其热退正衰,转为虚证,故佐人参、甘草益气扶正,预为防护,使其邪去正复而无后患。若加大青叶、板蓝根清热解毒,消除病因,疗效更佳。

此方有可取处,亦有不足处。可取是解痉力量较强,且配人参强心以防心衰,照顾到了小儿易实易虚特点。但本方一无消除病因清热解毒药,二无补充阴津养阴药,病因不除,恐难获效;虑及心气衰竭而不虑及阴津亏损,亦千虑之一失,是不足处。

[应用] 以高热抽搐并见为使用本方指征。

[歌括] 钩藤饮中用羚羊,全蝎天麻参草匡,
　　　　热盛动风呈抽搐,息风清热效力强。

清热息风汤(验方)

[组成] 石膏60g 金银花30g 连翘30g 莲心36g 天竺黄5g 炒栀子6g 大青叶30g 钩藤9g 全蝎6g 蜈蚣3条 僵蚕6g 蝉衣6g 地龙9g 石菖蒲6g

[用法] 水煎服。

[主治] 热盛动风之高热、昏迷、谵语、抽搐、舌质绛、脉弦数。

[证析] 高热、昏谵、抽搐是本方主证;热盛动风是此证病机;上述见证亦为热盛辨证依据。温邪上受,首先犯肺,邪热炽盛,故高热;逆传心包,神机闭阻,故昏谵;深入厥阴,热盛动风,故抽搐。由此可见,热盛是引起昏谵抽搐之因;抽搐昏谵是热盛产生之果。抽搐昏谵仅是现象,热盛才是本质。其基本病理是:温邪犯肺→逆传心包,神机闭阻;搏激筋脉,引动肝风→昏谵、抽搐。

[病机] 热盛生风。

[治法] 清热解毒,息风解痉法。

[方义] 温热病毒,传入手足厥阴,法当清热解毒。故方用石膏清气分之热,莲心清心包之热,栀子、大青叶清肝热,合金银花、连翘清热解毒,消除致病之因。肝风内动而痉挛抽搐,当息风解痉。故用钩藤、全蝎、蜈蚣、僵蚕、蝉衣、地龙息风解痉,治疗主要证象。热入心包,神机闭阻而呈昏谵,又宜化痰开窍,故用天竺黄清热化痰,石菖蒲芳香开窍,兼顾窍闭证象。合而用之,能呈清热解毒、息风解痉、化痰开窍功效。

此方较羚角钩藤汤多一组解毒药,较清瘟败毒饮多一组息风解痉药,对于热盛动风之证,颇合病情。唯缺凉血养阴之品,似乎稍有不足。临证酌情加入生地黄、牡丹皮、白芍之属,配伍更臻完善。

[应用] 以高热、抽搐、神昏、谵语为使用此方指征。由于此方是以清热息风为主,开窍力量甚弱,可兼用安宫牛黄丸增强清热开窍力量。

[歌括] 清热息风钩地龙,蝉蚕竺蝎与蜈蚣,
　　　　膏栀银翘连蒲配,解毒大青力更宏。

阿胶鸡子黄汤(《通俗伤寒论》)

[组成] 阿胶9g 鸡子黄2枚 生地黄18g 白芍30g 石决明24g 生牡蛎15g

茯神 12g　钩藤 9g　络石藤 9g　甘草 6g

[用法]　除阿胶、鸡子黄二药外,水煎去渣,冲鸡子黄,阿胶烊化服。

[主治]　热病后期,阴津被劫,虚风内动,筋脉拘急,手足蠕动,头目眩晕,口燥唇焦,舌绛少苔,脉象细数。

[证析]　筋脉拘急,手足蠕动,是本方主证;热邪伤阴,肝风内动,是此证病机;其余脉证,是阴虚风动辨证依据。此证见于热病后期,自然病因为热;因见手足拘急,故知病位在肝;因见口燥唇焦,舌绛少苔,故知手足拘急是因营阴被劫,筋脉失濡。其基本病理是:温邪犯肺→内陷营血→营阴被劫→筋脉失濡→手足拘急。

[病机]　阴虚风动。

[治法]　滋阴息风法。

[方义]　热邪伤阴,阴虚不能制阳而呈阳亢眩晕,血虚不能养筋而呈虚风内动,应以滋阴为主,息风潜阳为辅,使阴血得充,阴能制阳,血能养筋而风阳潜息,故方用阿胶、鸡子黄为主药,滋阴息风,标本兼顾。辅以生地黄、白芍滋阴养血,石决明、牡蛎平肝潜阳,茯神、钩藤息风解痉,络石藤通络舒筋,诸品皆为阳亢眩晕,阴虚拘挛而设。甘草和中缓急,配白芍以解拘急,正合《素问·脏气法时论》"肝苦急,急食甘以缓之"治疗原则。十药共用,能呈滋阴息风,育阴潜阳功效。

此方所用诸药大致不差,唯络石藤有些碍眼。此物本系祛风通络之品,用治风湿阻络,拘急疼痛则可,用治热病后期,阴津亏损,筋脉拘急,有点文不对题,可以删去。

[应用]　此方可以用于两种情况:①热病后期而呈上述证象;②素体阴虚阳亢而头晕耳鸣。两种情况都以口燥唇干,舌绛少苔,脉象细数为其指征。

[歌括]　　阿胶鸡子黄汤好,地芍钩藤牡炙草,

　　　　　　石决茯神络石藤,阴虚风动此能疗。

大定风珠(《温病条辨》)

[组成]　鸡子黄 2枚　阿胶 9g　生地黄 18g　麦门冬 18g　麻子仁 6g　五味子 6g
炙甘草 12g　白芍 18g　生龟甲 12g　生牡蛎 12g　鳖甲 12g

[用法]　除阿胶、鸡子黄外,余药水煎去渣,冲鸡子黄,阿胶烊化服。

[主治]　温热久羁,灼烁真阴,肝风内动,神倦痉挛,舌绛少苔,脉象虚弱。

[证析]　此证见于温病末期,病情严重。神疲痉挛,是本方主证;阴虚风动,是此证病机;舌绛少苔,脉象虚弱,是阴虚辨证依据。温热久羁,吸烁真阴,阴津亏损而心神失养,水不涵木而筋脉失濡,由是神倦痉挛。综上,此证病因为温邪,病位在心肝,病性属阴虚。是热病后期→津血亏损→筋脉失濡→成为此证。

[病机]　阴虚风动。

[治法]　滋阴息风法。

[方义]　温热久羁,真阴欲竭,虚风内动,宜补耗损之阴,柔和痉挛之脉,潜镇浮亢之阳,从而体现滋阴息风,育阴潜阳法则。方用鸡子黄坐镇中焦,交济上下阴阳;阿胶养血滋阴,息风解痉;生地黄清血中余热,并合白芍、麻子仁、麦冬、五味子养血生津;白芍与甘草同用,一柔肝而一缓急,正合"燥者润之,急者缓之"治则,滋阴诸药与此为伍,能呈滋阴息风功效。龟甲、鳖甲、牡蛎均为介类药物,既可增强滋阴效力,又可潜其浮亢之阳,滋阴诸药与此为伍,能

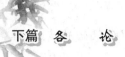

呈育阴潜阳功效。

学习此方,应该注意以下几点:①病理转归。热邪伤阴,既可成为阴不制阳,肝阳上亢,又可成为筋脉失濡,肝风内动,也可出现阴竭阳脱,心力衰竭。②治法特点。此方以滋阴药为基础,佐以解痉、潜阳药,既可滋阴息风,又可育阴潜阳,再加益气救脱之品以滋阴救脱,能够兼顾上述三种病理转归。③选药特点。此证"邪气已去八九,真阴仅存一二,故以大队浓浊填阴塞隙,介属潜阳镇定。"唯诸药过于浓浊,用于重危病人难于下咽,王孟英等指摘过于浓浊,有其一定道理。④谨防虚脱。观其方后气喘、自汗、心悸均加人参,自知此证时有虚脱危险。由于气喘、自汗、心悸都是心衰之象,故加人参益气救脱。仅加一味即可治疗阴竭阳脱之证,成为滋阴救脱之方,应予特别留意。

[应用] 以热病后期见手足拘挛、舌绛少苔、脉象虚弱为其用方指征。用治肝阳偏亢头晕、心体失养心悸,只要加减得宜亦有一定效果。如见阴竭阳脱可去鸡子黄、火麻仁等药,加人参。

[歌括] 大定风珠息风方,麦味麻草鸡子黄,

地芍阿胶滋阴血,龟鳖牡蛎可潜阳。

平肝息风共选6方。同用息风药物治疗筋脉挛急而又各具特点。

镇肝熄风汤纯为自身阴阳失调,阴不制阳,肝阳上亢而设。不是已成中风才用此方治疗,而是一见中风先兆即可使用此方预为防范。方用龙骨、牡蛎镇肝,并非对证之品,牛膝引血下行,玄参、天冬滋水涵木,芍药、甘草柔肝缓急,才是主要组成部分。

羚角钩藤汤、钩藤饮、清热熄风汤都是治疗外感温邪、热盛动风之方。比功较力,清热息风力量以清热息风汤为最,此方配伍解毒药物,着重消除病因;钩藤饮配伍人参,照顾到了小儿易实易虚特点;羚角钩藤汤配伍桑叶、菊花疏散风热,为热寻求出路,均值得称道。

阿胶鸡子黄汤与大定风珠是为热病后期阴虚风动而设。阴津亏损、筋脉失濡是导致手足挛急的唯一原因,配伍大量养阴药物,深得治病求本要领。两方都用潜阳药物,故又称为育阴潜阳法则。

三、风痰阻滞—化痰息风

风痰阻滞,是指痰滞腠理引起膜络紧张、松弛,或筋脉抽搐、瘀阻脑络引起津凝成痰病变。

化痰息风,是据风痰阻滞病机所拟的治法。

【**适应证候**】 以眩晕、风痱、癫痫、偏瘫为主证;以兼见胸闷吐痰或口吐涎沫、苔腻、脉濡或弦为其辨证依据。属于筋膜、津液同病。

【**病理分析**】 肝主身之筋膜,通联五脏六腑之经隧、表里上下之膜腠均属筋膜的组成部分。古人常将静脉曲张称为青筋暴露,可见心系脉络也属这一体系。筋膜发生病变,凡具紧张、痉挛、抽搐、松弛特征,古人均称为风。《素问·至真要大论》所说:"诸风掉眩皆属于肝"就是指此而言。如果肝风与痰湿并存,常以风眩、风痱、痫证、偏瘫为其主证。风痰眩晕,是因脾不运湿,液聚成痰,阻于少阳三焦之腠,影响少阳三焦之膜,膜络为之紧张,成为眩晕。若痰湿阻滞腠理,筋膜受湿而弛,即呈四肢不用之风痱。即《灵枢·热病》所说:"痱之为病

也,身无痛者,四肢不收"病变。痰湿是导致眩晕、风痱之因,眩晕、风痱是痰湿阻滞之果。其基本病理是:痰湿阻于腠理→引起筋膜紧张或松弛→成为筋津同病之眩晕、风痱。

痫证、偏瘫则恰好相反,是先因脑络发生病变,而后导致津行不利,变生痰湿。风是原发病变,痰是继发病变。痫证古称巅疾,巅指病位最高,是因颅内脑络突然痉挛,以致猝然倒仆,昏不知人,口吐涎沫,移时始醒,醒后其人如常,是指病在高巅;因其一年半载或三五日才发一次,有间断发作特征,才称为痫。巅指病变部位,痫指发病特征,所以称为巅痫。偏瘫古称偏枯,是因瘀血阻于脑络或痰浊阻于颅内腔隙,引起半侧手足不用。两种疾病都是先有脉络痉挛、瘀滞,继见痰浊证象,风是原发病变,痰是继发病变。其基本病理转归是:脑络突然痉挛→津液运行受阻,变生痰浊→阻于颅内间隙→成为筋津同病的痫证,偏瘫。

【立法组方】 上述证候,无论何者为因,何者为果,筋津同病本质完全一致,所以都宜息风化痰,双管齐下。息风目的在于恢复筋膜和柔,化痰目的在于恢复水液通调,息风当从肝治,化痰侧重治脾,肝脾同治也就成为这类方的配伍特征。本法常由息风之天南星、白附子、僵蚕、全蝎、蜈蚣、天麻、羚羊角等药和燥湿化痰药物组合而成。代表方如导痰汤、涤痰汤、半夏白术天麻汤、定痫丸等。

【例方】

半夏白术天麻汤(《医学心悟》)

[组成] 制半夏12g 陈皮10g 茯苓15g 甘草3g 白术12g 天麻12g

[用法] 生姜1片,大枣2枚,水煎服。

[主治] 风痰上逆,眩晕,头痛,头重如蒙,胸闷呕恶,痰多,舌苔白腻,脉象弦滑。

[证析] 此为风痰上逆成为眩晕、头痛而设。脾不运湿,湿聚为痰,阻滞腠理,随少阳三焦卫气上逆,蒙蔽清阳,则为眩晕、头痛。眩晕为风动之象,因痰而致,所以称为风痰眩晕。此证兼见胸闷呕恶,舌苔白腻等湿痰证候,自然属于风痰为患。

[病机] 脾不运湿,风痰为患。

[治法] 健脾除湿,化痰息风法。

[方义] 风痰为患,病根总由脾不运湿。治宜健脾燥湿治其本,化痰息风治其标,标本兼顾,病庶可除。本方以二陈汤为基础,利气调中,燥湿化痰,配白术健脾除湿,脾运健则湿痰去,湿痰去则眩晕除,再加天麻息风,对于风痰眩晕、头痛等证,可以获效。

《脾胃论》说:"足太阴痰厥头痛,非半夏不能疗;眼黑头眩,虚风内作,非天麻不得除。"半夏、天麻一祛其痰一息其风,是治痰厥头痛、眩晕要药。

《医学心悟》头痛条下另有一半夏白术天麻汤,较本方多一味蔓荆子。治痰厥头痛,是指此方而言,用时应当加入。

[应用]

1. 本方以眩晕而兼痰多、苔腻、脉弦滑为其辨证要点。

2. 风痰上扰,眩晕较甚者,加僵蚕、胆南星增强化痰息风作用。头痛,加蔓荆子祛风止痛。眩晕有痰浊上蒙与气虚清阳不升两种病机同时存在,可加人参、黄芪、升麻、荷叶。

[歌括] 半夏白术天麻汤,陈皮苓草六味匡,
风痰眩晕或头痛,化痰息风效果良。

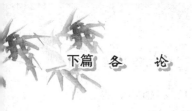
导痰汤（《济生方》）

［组成］ 陈皮 10g　半夏 15g　茯苓 15g　甘草 3g　枳壳 10g　南星 12g　生姜 10g

［用法］ 水煎服。

［主治］ 风痰眩晕，胸膈痞塞，胁肋胀满，痰多，苔腻，或头痛、呕吐、痰嗽等证。

［证析］ 眩晕、头痛、呕吐、喘急、痰嗽是本方主证；风痰为患，是此证病机；胸膈痞塞、胁肋胀满、痰多、苔腻等证，是风痰辨证依据。脾不运湿，湿聚成痰，痰随气逆，僭居巅顶，干犯心脑，遂致眩晕；蒙蔽清阳，则呈头昏重痛；痰浊随气上逆，则为呕吐；犯于肺系，则为痰嗽、喘急。何以知是痰浊为患？从痰多、苔腻知之。

［病机］ 风痰为患。

［治法］ 祛痰息风法。

［方义］ 此方用南星、半夏、生姜燥湿祛痰，陈皮醒脾化湿，茯苓淡渗利水，甘草和中缓急。不仅已成之痰可消，并可恢复脾运，杜绝痰浊再生。痰随气逆而呈呕吐、咳喘、眩晕、头痛，治宜降气，方中陈皮利气调中，枳壳降泄胆胃，其意欲使痰随气降。南星祛痰效力卓著，可与半夏一争雄长，因有解痉之功，其技更胜一筹，用于风痰眩晕，能够化痰息风，两相兼顾，故是方中主药。

［应用］ 上述五类见证，任何一证兼见痰多、苔腻，都可使用本方。

［化裁］ 加味导痰汤(验方)：本方加白术、黄芩、黄连、姜汁、竹沥。治痰迷心窍，舌瘖脉洪，口角流涎，喜笑不休，有清热化痰功效。

［歌括］ 导痰陈夏茯苓草，南星枳壳配生姜，

　　　　祛痰息风功兼擅，风痰眩晕此堪尝。

涤痰汤（《奇效良方》）

［组成］ 陈皮 7g　半夏 12g　茯苓 10g　甘草 3g　枳实(麸炒)10g　竹茹 15g　南星(姜制)12g　石菖蒲 5g　人参 5g

［用法］ 生姜 5 片，水煎，食后服。

［主治］ 中风。痰阻心窍，舌强不能言。

［证析］ 《灵枢·忧恚无言》说："舌者，音声之机也。"舌为心苗，言为心声，语言流利，端赖舌体柔和，舌体柔和，端赖气以煦之，血以荣之，津以濡之。只有气血和调，津行无碍，舌体和柔，语言才无障碍。如果起居不节，饮食无常，脾胃生化不足，腠理空疏，液聚为痰，痰随气升，阻于心窍，舌失和柔，于是舌强不能言语。此处所言痰阻心窍，是指心包而言，痰浊阻于颅内腔隙，脑外神经被阻，以致舌强不能言语。

［病机］ 痰阻窍隧。

［治法］ 涤痰开窍法。

［方义］ 治疗痰涎壅滞，舌强不能言，可从三个方面思考：一是消其痰滞；二是解其强直；三是助其正气。此方即据这一构思组成。方用南星息风化痰为其主药，既祛壅滞之痰，又解舌体之强；辅以半夏燥湿祛痰，竹茹化痰通络，消解痰涎功力为之增强。陈皮、石菖蒲醒脾化湿，茯苓淡渗利湿，协助南星、半夏恢复脾运，杜绝痰涎再生。痰随气升，阻于心窍，配枳实下气消痰，有令痰随气降之意。石菖蒲醒脾化湿之功尚属次要，主要在于通心气以开舌

窍,合诸药共呈涤痰开窍之功。复配人参、甘草鼓舞正气,助正祛邪,遂使此方成为通中寓补之法。

[应用] 此方以舌强不能言为主证,审其确属痰滞于络,可以使用。加入蝎尾、蜈蚣、羌活增强解痉之功,疗效更为显著;痰阻脑内间隙而呈半身不遂,疗效亦佳。

病案1 余之外侄女婿高闻喜,男,52岁。2004年8月上旬午后突然神志不清,当夜包船送至宜宾,途中受凉,微有低热,在某市级医院治疗,用药一周,不仅发热未退,反呈烦躁如狂,外侄女邀余往诊。观其微热无汗,面色黧黑,神志不清,语言謇涩,舌苔厚腻,舌体淡胖而有齿痕。细思此证中风于前,本不发热,当是外有风寒束表,内有痰浊阻滞心包使然。遂书涤痰汤改竹茹为竹沥,加姜汁、羌活、全蝎、当归、川芎、麻黄、桂枝、白术、泽泻一帖付之。服后夜间大汗淋漓,衣衫尽湿,热退身凉,神志已清,出院以后仍用原方减去麻黄,连服数剂而安。

此案用涤痰汤加入姜汁,竹茹改用竹沥,旨在增强半夏、南星、石菖蒲涤痰泄浊作用;加入桂枝、白术、泽泻意在增强茯苓利水作用,引导痰湿下行;加入麻黄,是合桂枝发汗解表;再加全蝎、羌活增强南星解其脑之筋脉痉挛,治其语言不利;而以当归、川芎配合桂枝温通血络之滞。方中有陈皮、枳实、石菖蒲通降三焦之气;半夏、南星、姜汁、竹沥、石菖蒲、白术、茯苓、泽泻通降三焦水津;川芎、当归、桂枝温通心系血络;南星、全蝎、羌活、石菖蒲解其经脉痉挛,使其经脉舒缓,气血津液齐通;复配人参助其心力,补泻同施,投之而效,因与病理相符故耳。此方配伍石菖蒲,可化心包蔽阻之湿,可通三焦津气,一举两得。

病案2 徐某,男,29岁,宜宾县高场镇人。2005年10月因乘摩托车在途中两车相撞,右侧头部破碎,脑髓外溢,昏迷不醒,急送宜宾某一市级医院手术抢救,切去右侧头骨三指左右,将其头皮缝合,住院月余出院。11月初前来我处就诊。观其头皮虽已愈合,神志仍然不清,不能言语,口角流涎,左侧手足痿废。属于痰瘀阻窍所致,治宜涤痰化瘀,兼解脑的筋脉痉挛。遂以涤痰汤加味:陈皮15g,法半夏15g,茯苓20g,甘草10g,枳壳15g,竹沥1瓶,姜汁2匙,制南星15g,石菖蒲30g,远志10g,人参15g,桂枝15g,白术20g,泽泻30g,全蝎10g,羌活10g,川芎10g,当归10g,嘱连服20剂。12月中旬复诊:神志已经清醒,语言仍然謇涩,右侧仍然不遂,效不更方,再服20剂。2006年1月中旬三诊:语言稍清,已能自述病情,微有謇涩,手足稍可活动,效不更方,续服20剂。2006年2月中旬四诊:语言已经清晰,足能行走,手虽能动,但觉乏力。原方再加菟丝子、枸杞子、巴戟天填精补髓,嘱服10剂。3月21日五诊:仅觉左手仍然乏力,仍用原方,嘱其长服。

[歌括] 涤痰苓草夏和陈,菖蒲茹枳制南星,

　　　　人参配入同煎服,舌强难言此方斟。

神仙解语丹(《管见大全良方》)

[组成] 胆南星 白附子(炮) 白僵蚕 全蝎(酒洗)天麻 远志(去心,甘草水煮)石菖蒲 羌活各30g 南木香15g 辰砂(研细)量用为衣。

[用法] 共研细末,面糊为丸,如梧桐子大,辰砂为衣,每次服20～30丸(6～10g),不拘时候,生姜、薄荷煎汤送服。

[主治] 风痰阻络,言语謇涩,舌强不转,涎唾溢盛;心脉闭滞,不能言。

[证析] 此方所治是以语言謇涩,舌强不转,或不能言为主证,是舌窍病变,是心包经脉

挛急与津气壅阻的综合反映。因其痰浊阻塞脑外腔隙,压迫神经,通于舌本经脉挛急,遂见语言蹇涩而舌体转动不灵;津行不利,壅滞为涩而口中涎溢。至于口不能言,是因津气不通;津气不通,是因经脉挛急;经脉挛急,是因风邪入中,理亦相同。

[病机] 风痰入络。

[治法] 祛风解痉,豁痰开窍法。

[方义] 风痰入络,治宜祛其外入风邪,解其经脉强急,化其壅滞之涩,通其脉络闭阻。故方用羌活祛风解痉,南星、白附子、僵蚕、全蝎、天麻息风解痉,这一组药能呈祛风解痉功效。南星、白附子擅长祛痰,远志、石菖蒲长于开窍,木香疏畅气机,辰砂宁其神志,这一组药旨在流通津气,开其闭塞,使风邪得祛,痉挛缓解,痰涩豁除,津气流通,诸证庶几可以缓解。用生姜、薄荷煎汤送服,一可增强羌活疏风功效,二可借助生姜制其南星、白附子毒性。诸药性温,是故南星制以牛胆,变温为寒,以免诸药助热,皆有所取。

研究此方应该注意三点:①病机。此证是因风致痉,因痉导致津气流通不利,脑外腔隙闭阻,反映了组织结构与基础物质同时发生病变。②治法。本方是祛风解痉、豁痰、开窍并举,照顾到了固定的组织结构和流通的基础物质两个方面,与单从气血津液盈虚通滞施治之方有所不同。③药物选择。方中羌活既能祛风,又能解痉;南星、白附子既可解痉,又可祛痰;远志、石菖蒲既可祛痰化湿,又可开窍,都是一药两用。

[应用] 语言蹇涩,不能言,舌强不能转动,流涎,是使用本方指征。但以无热象为宜。此证实属中风偏瘫兼见证象,所以可用此方治疗偏瘫。

[歌括] 神仙解语用天麻,远志菖蒲白附佳,

僵蚕全蝎南星配,羌活木香与辰砂。

定痫丸(《医学心悟》)

[组成] 明天麻 川贝母 姜半夏 茯苓 茯神各30g 胆南星 石菖蒲 全蝎(去尾) 僵蚕(去嘴,炒) 甘草 琥珀 灯草各15g 陈皮 远志各20g 丹参(酒蒸) 麦冬(去心)各60g 辰砂(研细、水飞)9g

[用法] 共为细末,用甘草120g熬膏,加竹沥一小碗,姜汁一杯和匀调药为小丸,每次服6g,早晚各1次,温开水送下。

[主治] 痰涎内结,成为痫证。忽然发作,眩仆不省人事,甚则手足抽搐,痰涎直流,口出异声。亦可用于癫狂。

[证析] 痫证以病间断而发,不若别证相连而病为其特征。初有间一年、半年、数月而发者,久则气虚,频频发作,发后神清,无异于常人,故名为痫。因其病在头巅,古籍亦称巅疾。楼英《医学纲目》云:"巅痫者,痰邪逆上也。邪气逆上则头中气乱,头中气乱则脉道闭塞,孔窍不通,故耳不闻声,目不识人而昏眩无知,仆倒于地也。"此证抽搐与痰浊证象并见,究其病变本质,当是经脉挛急与津气逆乱综合反映。其机理是:气候异常或情绪波动→脑络挛急,津气逆乱→发痫。

[病机] 痰阻机窍,脑络挛急。

[治法] 涤痰开窍,息风宁神法。

[方义] 治疗痫证,楼英提出"或吐痰而就高越之,或重镇坠痰而从高抑之,或内消痰邪使气不逆,或随风寒暑湿之法用轻剂发散上焦,或针灸头中脉络而导其气,皆可使头巅脉道

流通,孔窍开发而不致昏眩也。"本方属于内消痰涎之法,并于涤痰开窍以外使用息风止痉之品,当与病情更为切近。方中竹沥、姜汁擅消经络痰涎,与长于化痰的川贝母,燥湿祛痰的胆南星、姜半夏合用,意在内消凝聚之涎。痰随气升,故配陈皮醒脾下气;痰阻窍隧,故配远志、石菖蒲祛痰化湿以开窍阻,虽然各有所指,消除上阻窍隧痰涎目标则一。经隧挛急,故用僵蚕、全蝎、天麻息风止痉,甘草甘以缓急,痫发每与情绪攸关,故配琥珀、辰砂、茯神宁心安神;重用丹参扩张血管,麦冬滋阴,意在通其血脉,补益营阴。这一组药虽以止痉为主,或兼宁心安神,或兼养血通脉,各有所取,合而用之,共呈化痰开窍,息风宁神功效。

程钟龄谓:"痫者,忽然发作,眩仆倒地,不省高下,甚则痉挛抽掣,目斜、口歪,痰涎直流,叫喊作畜声。医家听其五声,分为五痫。犬吠者,肺也;羊嘶者,肝也;马鸣者,心也;牛吼者,脾也;猪叫者,肾也。虽有五脏之殊,而为痰涎则一,定痫丸主之。"程氏认为痰是发生诸痫根源,所以本方以化痰为主,解痉为辅,宁神为佐。

痫证发过之后即如常人,寒热证象并不明显。此方寒热共用,药性平和,利于久服。

[应用]　本方以突然倒仆,神志不清,抽搐吐涎,舌苔白腻,脉象弦滑为辨证要点。

[歌括]　定痫星夏贝苓草,陈志灯菖僵蝎天,

　　　　姜汁竹沥琥珀配,丹参辰砂麦冬全。

涤痰止痉散(验方)

[组成]　猪牙皂120g　硼砂30g　石菖蒲120g　全蝎30g　蜈蚣4条　僵蚕60g　白芍60g　牡蛎30g　磁石30g　石膏120g　柴胡10g　甘草30g

[用法]　研末,分成30份,每次服1份,温开水送服,早晚各1次。

[主治]　痫证。

[证析]　痫证以猝然倒仆,昏不知人,手足抽搐,口吐涎沫,醒后正常为其特征,手足抽搐是经脉痉挛之象,昏不知人是神机被阻之征,口吐涎沫是津凝成痰所致。其基本病理是:情志刺激或气候异常导致脑络痉挛,脑络痉挛导致脑失血濡而昏不知人,津液凝结而口吐涎沫。

[病机]　脑络痉挛,痰涎滞塞。

[治法]　息风止痉,涤痰开窍法。

[方义]　脑络痉挛,手足抽搐,法当息风止痉,全蝎、蜈蚣、僵蚕有息风止痉之功,白芍、甘草有柔肝缓急之力,牡蛎、磁石有镇静宁神之效,这一组药在于缓解经脉挛急,重镇以宁心神。痰涎滞塞而昏不知人,口吐涎沫,法当涤痰开窍,猪牙皂有涤痰开窍之功,硼砂有清热消痰之力,石菖蒲有芳化开窍之能,这一组药在于豁痰开窍。石膏辛甘而寒,《太平圣惠方》单用此药半斤煮粥空心食之即治"风邪巅痫",配入方中可为前两组药他山之助。用少量柴胡升发清阳,有清阳一升浊阴自降之意。

[应用]　痫证可用此方。

[歌括]　涤痰止痉用硼砂,柴皂菖蒲芍草加,

　　　　蚕蜈蝎牡膏磁石,痫证投之庶可瘥。

神授丹(《活法秘方》)

[组成]　龙脑1g　麝香1g　辰砂3g　全蝎(去毒)4个　巴豆(不去油)4粒　轻粉1g

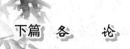

淡豆豉50粒(汤浸去皮)

[用法] 以豉膏为丸,如健人,酒1~2滴,丸如鸡头大,每服1丸,好酒送下,即时吐泻,再服1丸,泻后白粥补之,7日后再依上服,又7日再服3丸取效。

[主治] 痫证。

[证析] 《证治百问》谓:"痫字从病从间,以病间断而发不若别证相连而病也。初有间一年而发者,或有间半年而发者,或有间数月而发者,发久气虚,则月近日密,其有间一二时而即发者,发后神清气爽,与无病之人一般,故取义为痫也。"凡中风、中寒、中暑、气厥而呈猝倒无知,皆由邪气上逆,乱于头中,脉道闭塞,孔窍不通,故耳不闻声,目不识人,昏眩无知,倒仆于地。痫证则由痰气上逆,阻其窍隧,神经传导猝阻使然。

[病机] 痰浊阻滞。

[治法] 涤痰开窍法。

[方义] 痰浊阻滞而成痫证,法当逐其顽痰。轻粉走而不守,与芳香走窜之龙脑、麝香同用,无处不到,搜剔一切孔窍停滞之痰;巴豆攻关拔固之功胜于芒硝、大黄,推陈逐实之力强于甘遂、大戟,追逐留饮痰癖,下咽即行,绝无滞碍,配入方中,是借峻泻之功为痰开辟下行去路;复用全蝎息风解痉,朱砂镇心安神,能呈逐痰定痫之效。此药一服已挫其势,再服邪已无多,三服而顽痰尽去,病根已除,故痫证愈矣。

[应用] 痫证体质壮实者可以使用此方,虚弱者慎用。

[歌括] 神授丹方豉作丸,全蝎辰砂脑麝研,
　　　　巴豆轻粉泻痰浊,痫证投之病可蠲。

化痰息风法选入7方,都以风痰为其病机,都体现化痰息风两类药物同用配伍形式,有三方都是二陈汤加味而成,有三方都用南星祛痰解痉,这是相同点。

半夏白术天麻汤以眩晕、头痛为主证,是湿聚成痰、痰浊上逆而成,故用二陈加白术健脾气,天麻息肝风,体现以治本为主,兼治其标配伍形式。

导痰汤可治眩晕、头痛、气喘、痰嗽、呕吐等证,病位涉及肺脾肝三脏,是由痰随三焦气机滞于三脏使然。方以二陈汤利气调中去湿,杜其生痰之源,配伍枳壳降泄胆胃,南星祛痰解痉。通过南星缓解膜原紧张,治疗眩晕;缓解脉络挛急,治疗头痛;缓解肺系挛急,治疗喘咳;缓解胃腑挛急,治疗呕吐。示人治病不仅要思考气血津液盈虚通滞,也要思考组织结构紧张、松弛、破损,颇有启迪作用。

涤痰汤治痰阻心窍,舌强不能言,体现涤痰开窍之法。此方用二陈利气调中去湿,南星祛痰解痉,竹茹化痰通络,石菖蒲芳香开窍,人参扶助正气。由于病情危笃,虽然配伍无可指摘,疗效缓慢宜于久服。

神仙解语丹仍以风痰入络,舌强不能言为主证,却与涤痰汤之结构大异其趣。方中有胆南星、白附子2味,是以解痉为主,祛痰为辅。

定痫丸与涤痰止痉散、神授丹是治痫证方剂,是头脑经隧挛急与津气逆乱病理改变。前者用姜汁、竹沥、川贝母、南星、半夏消经络痰涎,远志、石菖蒲祛痰开窍,茯苓、灯心草渗湿下行,僵蚕、全蝎、天麻息风止痉,琥珀、辰砂清心安

神,再加陈皮理气、丹参活血、麦冬滋阴,一方之中竟有八类作用不同药物,照顾到了气血津筋神志各个方面,说明一个病机复杂疾病,就要涉及基础物质盈虚和组织结构变态,不是单纯使用某类药物就能见效。后方用涤痰开窍力量较强之牙皂、硼砂、石菖蒲,解痉力量较强之全蝎、蜈蚣、僵蚕、白芍、甘草,镇静宁神之牡蛎、磁石、石膏,仍未脱离治痫常见结构,只有石膏颇具特色。神授丹选用轻粉搜剔经络痰涎,已与一般方剂不同,再用巴豆峻泻逐痰,更是出人意料。因有抽搐证象,故配全蝎息风解痉。

四、土虚风动—补脾解痉

土虚风动,是指脾虚不能养肝,虚风内动病变。

补脾解痉,是据脾不养肝所拟的治法。

【适应证候】 以手足抽动,目睛上视为主证。以小儿久病或吐泻脾困,身冷肢逆,口鼻气冷,面色惨白,呼吸微弱,嗜睡无阳为其辨证依据。

【病理分析】 肝风内动之证:除上述肝阳上亢、热盛动风、阴虚风动之外,还有脾虚不能养肝、虚风内动机理。此一证型多见于吐泻之后,津液大伤,筋膜失养,以致虚风内动。故于手足抽动,目睛上视等风象外,常常兼见身凉肢冷、完谷不化、口鼻气凉、呼吸微弱、颜面苍白等阳气虚衰见证。由此可见,风动仅是现象,脾虚吐泻,大量失水,筋脉失濡,才是风动病变根源。其基本病理是:中焦虚寒→升降失调→吐泻交作→大量失水→筋膜失濡→虚风内动→手足抽动,目睛上视。

与上述机理相反,设若脾虚不能运湿,湿聚成痰,痰浊阻于膜腠之间,也可成为口眼㖞斜,语声不出,四肢不举等证。

【立法组方】 治疗此证,当一面选用人参、白术、茯苓、甘草、干姜之类补气健脾治其本,一面选用僵蚕、全蝎、蜈蚣之属息风解痉治其标,标本兼顾,庶几可以转危为安。如醒脾散、星附六君子汤即属此种配方法度。

综合治风方法,外风宜祛,内风宜息,这是应该注意的第一点。肝风内动有寒证亦有热证,土虚风动是因寒致痉典型,肝阳化风是因热而致佐证,这是应该注意的第二点。风动病变部位是在筋膜,引起筋膜病变发生原因是津液。阴津不足,则筋膜干燥而呈头目昏眩,痉挛抽搐,目睛上视;液结为痰,则阻滞经络而呈口眼㖞斜,口不能言;筋膜松弛而呈四肢不举,瘫痪痿废。可见津液盈虚都与筋膜休戚相关,这是应该注意的第三点。总之,风证当分内外、寒热、虚实,否则动手即错,学者识之。

本节所列风证,涉及四种证型,其中肝阳化风又包括了热盛生风与阴虚风动在内。虽然都以筋膜挛急为其基本病变,却又各有特点。第一,外中风邪之半身不遂,口眼㖞斜,有受寒病史为特征。第二,破伤风之口撮唇紧,牙关紧急,角弓反张,有外伤史为特征。第三,热盛生风,以手足抽搐,兼见高热为特征。第四,阴虚风动,以手足拘挛,兼见阴虚为特征。第五,风痰阻滞,以眩晕、风痱、偏瘫、痫证、舌强不语等兼见苔腻、吐涎为特征。第六,土虚风动,以手足抽动,目睛上视,见于吐泻之后为特征。第七,肝风上翔,以先有头目昏眩病史,继见猝然倒地,昏不知人,醒后半身不遂,肢体痿废为特征。第八,痫证以突然倒仆,手足抽搐,移时始醒,醒后如常,间断发作为特征。若能细心体察各种风动特征及其证象,有助于诊断和鉴别诊断。

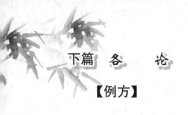

【例方】

醒脾散(《古今医统》)

[组成] 人参 白术 茯苓 木香 全蝎 僵蚕 天麻各等分

[用法] 水煎,分3次,温服。

[主治] 小儿吐泻脾困,脾不养肝,虚风内动,身冷肢逆,完谷不化,口鼻气冷,面色苍白,呼吸微弱,手足抽动,目睛上视,嗜卧,无阳者。

[证析] 目睛上视,手足抽动,是本方主证;脾不养肝,虚风内动,是此证病机;其余脉证是脾气虚衰辨证依据。脾胃同主中焦,职司升降。上吐下泻是因中焦升降失调,吐泻不止必致津液耗伤,津液耗伤以致筋膜失濡,于是手足抽动与目睛上视见矣! 其余脉证均为阳气虚衰之象,据此可以确定病性属于虚寒。综合上述,此证的基本病理是:吐泻伤津→肝木失濡→虚风内动→手足抽动。

[病机] 脾不养肝,虚风内动。

[治法] 补脾解痉法。

[方义] 脾虚气弱,肝风内动,治宜补气健脾,治其脾气之虚;息风止痉,治其肝风之动。由于手足抽动是因吐泻伤津所致,根据治病求本原则,应把脾虚作为治疗重点。方中人参大补元气,补其气虚,白术、茯苓健脾渗湿,恢复脾运,这一组药在于补脾治本。全蝎、僵蚕擅长息风止痉,天麻有滋液息风之功,这一组药在于解痉治标。两组药物合用,能呈补脾解痉功效,佐木香疏畅三焦气机,有防补气药物呆滞之意。

学习此方应该注意两点:①小儿为稚阳之体,易寒易热,易虚易实。此证虽见寒象,却不配伍干姜、附子,以防化热,只用补气健脾之品,恢复脾运。②手足抽动与目睛窜视是阴津亏损,筋膜失养,按照常理应该补充阴津。此方不补阴津而唯补气健脾,是因阳气已虚忌用滋阴重抑其阳,只宜补气健脾恢复脾运,脾运一复,津液自回。

[应用] 以吐泻以后出现抽搐为其用方指征。但须兼见虚寒证象,才可使用。

[歌括] 醒脾散内用木香,苓术人参脾气昌,
全蝎蚕麻息风痉,土虚风动服之康。

星附六君子汤(《温热经纬》)

[组成] 人参10g 白术12g 茯苓15g 甘草6g 陈皮10g 半夏15g 南星10g 白附子10g

[用法] 水煎服。

[主治] 风痰入络,头风。

[证析] 头风是指头内经脉挛急而痛,自觉其痛如掣或如鸡啄为其特征。风痰入络,则除掣痛以外,尚有头昏、头重、头胀现象。是因脾虚不运,湿聚成痰,痰随气逆,僭居巅顶,阻滞经脉使然。除昏重而胀可为痰湿阻滞依据以外,若见胸闷脘痞、舌苔微腻,便可确定其为风痰入络。

[病机] 风痰入络。

[治法] 补气健脾,祛痰解痉法。

[方义] 脾虚湿聚成痰,痰随气逆而呈头风,治宜补脾气之虚,祛凝聚之痰,降上逆之

气,解经脉之挛。方中人参、白术、茯苓、甘草擅长补气健脾,可补脾气之虚;半夏、南星、白附子擅长燥湿祛痰,可祛凝聚之痰;陈皮擅长醒脾利气,可令痰随气降;南星、白附子擅长息风解痉,可解经脉之挛。合而成方,能呈补气健脾、祛痰解痉功效。

[应用]　使用此方应该注意一点,经脉挛急而成头风,只用南星、附子解痉,难免药不胜病之嫌。加入全蝎、蜈蚣、僵蚕、天麻、白芍之属,疗效始佳。

[化裁]　头痛宁(验方):竹节三七225g,白芷75g,天麻75g,丹参225g,柴胡25g,黄芪225g,川芎75g,全蝎37g,蜈蚣15g,地龙75g,僵蚕37g。研末压成片剂1000片,每次3～6片。功效:调气活血,解痉止痛。治各种头痛。

[歌括]　星附六君治头风,参术苓草四般同,
　　　　　增来陈夏痰涎涤,解痉还须星附功。

　　　　补脾解痉只选2方,所治都是脾虚引起风动,都用健脾息风两类药物组成,是相同点。两方亦有差异,醒脾散治吐泻失水、筋膜失濡的抽搐,是阴津亏损导致筋膜失养;南星、附子六君子汤治脾虚湿聚、痰滞高巅、经脉挛急的头痛,是阴津阻滞导致经脉痉挛,说明津液盈虚都可导致筋膜挛急,这是其一。两方相较,补气健脾功力相若,解痉力量则前方优于后方,这是其二。

五、筋脉挛急—柔肝缓急

筋脉挛急,是指五脏经隧和肢体筋脉挛急病变。

柔肝缓急,是据筋脉挛急病机所拟的治法。

【适应证候】　以腹痛、四肢拘挛、转筋为其主证;以舌淡、苔少、脉弦为其辨证依据,偏热者例外。

【病理分析】　五脏是由大小管道构成五大网络系统,这些管道古人称为经隧,都由肝系筋膜构成,体表之筋也是筋膜组成部分。体内体外任何部位都有行血之脉遍布其中,所以筋脉异常涉及体内、体外两个部分。筋脉异常有痉挛、松弛、破损、硬化、变形等不同病变,此处专门探索筋脉痉挛机理。筋司运动而脉为血隧。筋脉得阳气温煦,津血濡养,则和柔无病。一旦发生病变,除前述痉挛抽搐、痿废不用等证以外,又常以挛急疼痛为主证。引起筋脉挛急原因,大要有三:①挛急因寒,此证最为多见。寒邪侵袭,筋因寒而收引,脉因寒而挛急,收引则牵引拘急,挛急则蜷缩而痛。故《灵枢·经筋》详述十二经筋发病,多以转筋拘急疼痛为主证。《素问·举痛论》从经脉病理改变论述痛证,亦系因寒所致。所谓"寒气客于脉外则脉寒,脉寒则缩蜷,缩蜷则脉绌急,绌急则外引小络,故卒然而痛。"即精辟地阐述了脉因寒而挛急,因挛急而疼痛的病理转归。筋与脉挛急疼痛的机理虽然同属于寒,却又同中有异。筋病与津液之盈亏有关,脉病与营血之虚滞相涉,在分析病理时应该结合津血进行思考。②挛急因热。热盛伤阴、筋脉失濡而呈拘急有之;霍乱吐泻、大量失水、筋脉失濡而转筋腹痛者,间亦有之。③挛急因虚。阴血亏损,则筋脉失养而拘挛;阳气不足,则筋脉失温而挛急。

【立法组方】　治疗此证关键在于柔和筋脉,缓其急迫。欲使筋脉柔和,首当消除挛急原因,然后再据《素问·脏气法时论》"肝苦急,急食甘以缓之"的治疗原则,选用柔肝缓急药物组合成方,才能收到满意效果。临证所见,约有以下几种配伍形式。

挛急因寒:常常突然起病,疼痛而兼寒象。此证法当散寒舒筋,常选用桂枝、附子、吴茱

黄、北细辛、蜀椒之类温散凝结之寒，芍药、木瓜、甘草、大枣之属柔肝缓急，治其绌急之痛，常用方如当归四逆汤加吴茱萸生姜汤（方见本章温肝散寒法）、吴茱萸木瓜汤等。

挛急因热：亦常突然发病，疼痛而兼热象。此证法当清热柔肝，常用栀子、牡丹皮、黄芩之属清肝经之热，白芍、甘草、大枣、葛根之属缓其筋脉挛急。常用方如大柴胡汤（方见后清热利胆法）、奔豚汤即属此种配伍形式。

阴虚而痛：常常兼见阴血亏损，宜用芍药、甘草之属组合成方以柔肝缓急，如芍药甘草汤却属此种配伍形式。此方治疗筋脉痉挛，范围极为广泛，涉及五脏六腑和四肢百骸。肺之气管痉挛而喘咳，肾经经脉痉挛而小便异常，膈膜痉挛而呃逆，胆道、胃肠痉挛而绞痛，肢体痉挛而拘急掣痛，都可使用本方从肝论治。但须重用，原书二药用到四两，约合今制120g，即可为其佐证。

阳虚而痛：常常兼见畏寒怯冷，当用干姜、生姜、桂枝、附子之属振奋脾肾阳气，芍药、甘草之属柔肝缓其拘挛之痛。常用方如小建中汤（方见脾系温中健脾法）、桂枝加桂汤、当归建中汤、黄芪建中汤等。

上述四种结构，都用白芍、木瓜柔肝，甘草、大枣缓急，成为本法组方特点，法名柔肝缓急，依据也在于此。

【例方】

芍药甘草汤（《伤寒论》）

[组成]　白芍药30～100g　炙甘草10～30g

[用法]　水煎服。

[主治]　肝阴不足，筋脉失养，手足拘挛；或肝木克土，腹中拘急而痛，按之其痛稍缓，苔少脉弦。

[证析]　手足拘挛，腹中疼痛，是本方主证；肝阴不足，筋脉痉挛，是此证病机；疼痛喜按，苔少脉弦，是肝阴不足，筋脉痉挛辨证依据。筋膜是联系脏腑形体一种组织，由筋膜构成之经隧是流通气血津液通路。经隧能够保持和柔，有赖阴津濡润，血液滋荣。此方所治手足拘急，属于筋脉挛急，筋脉之所以挛急，则由肝阴不足，筋脉失濡所致。腹痛喜按，也说明一非热邪壅滞，二非器质病变，而是经隧失去和柔，拘挛而痛。上述两组证象虽有在表在里之异，但筋脉失濡而挛机理则同。

[病机]　肝阴不足，筋脉挛急。

[治法]　柔肝缓急法。

[方义]　筋脉挛急是其上述诸证基本病理，柔和筋脉，缓其挛急，已成当务之急。本方由芍药、甘草两药组成。芍药微酸性平，是养血益阴，柔肝解痉良药；炙甘草味甘微温，功能益气缓急，酸甘化阴；两药相伍能呈较好柔肝缓急功效，用治上述机理之痉挛疼痛等证疗效甚佳。

本方芍药甘草原书各用四两（120g），说明甘草缓急作用可与芍药并驾齐驱，二药同用，有相须为用，相得益彰之妙。由于本品与大枣、饴糖等甘味药都有缓急作用，故《素问·脏气法时论》谓："肝苦急，急食甘以缓之。"若欲深究肝系何以苦急之理，则与肝主身之筋膜有关。若欲深究何以能治五脏经隧之急，则与五脏经隧都由肝系筋膜构成有关。

或谓：芍药能够柔和筋脉，向无异议，甘草能够缓解挛急，恐难令人信服。其实甘草用于缓解急迫之方不胜枚举,仅因历代医家解释古方,未曾突出甘草缓急作用而已。如治风寒束表,经脉收引而呈疼痛、气喘之小青龙汤,治哕逆之橘皮竹茹汤,治脉结代之炙甘草汤,治小便涩痛之导赤散等,都用甘草缓解经隧挛急,若谓上述诸方配伍本品仅为矫味和中之用,误矣。

综观历代医家应用本方经验,体表和内脏任何部分经脉拘挛疼痛以及肺系挛急而呈喘咳、肾系痉挛而呈小便不利等证,都可酌情使用。本方能够用于表里上下各部,功在芍药、甘草能够缓解一切痉挛。理解其治病原理,能够扩大本方应用范围。

[应用]

1. 使用本方,辨证要点有四:①治疗筋病,以手足挛急,难以屈伸为特征;②治疗脉管痉挛之头身四肢疼痛,以掣痛难忍为特征;③治疗腹痛,以局部紧张,按之痛减为特征;④治疗其他经隧挛急而呈喘急、咳嗽、呃逆、呕吐、泄泻等证,以患者自觉窘迫难忍为特征。

2. 《内科摘要》谓:"治小肠腑咳,发咳而失气。"失气可以佐证此咳是因脾系经隧痉挛引起肺气上逆而咳,所以才称小肠腑咳。

3. 《医学心悟》谓:"止腹痛如神,脉迟为寒,加干姜;脉洪为热,加黄连。"此为肠道膜络痉挛而痛。

4. 《古今医统》谓"治小儿热腹痛,小便不通。"腹痛与小便不通并见,可见小便不通是因肾系经隧挛急所致。

5. 《类聚方广义》谓:"小儿夜啼不止,腹中挛急甚者,亦奇效。"

6. 《方极》谓:"治拘挛急迫者。"指出无论表里上下,凡属经脉拘挛急迫,都可应用。

7. 《朱氏集验方》去杖汤(即本方),治脚弱无力,行步艰难。是用本方滋养肝阴,柔和筋脉作用,达到治疗脚弱目的,与上述各种用法虽有不同,其基本病理仍然一致。

[化裁]　本方是治痉挛疼痛的基础方,体现了柔肝缓急的治疗法则,凡属经脉失去和柔而呈各种见证,都可以此方为基础,根据病性寒热虚实予以变化。所以它是众多古方的基本结构。学者若能细心体察,将会加深理解本方治疗作用。

1. 芍药甘草附子汤(《伤寒论》)　本方加附子。治本方证而恶寒者。凡下部冷,专冷于腰者,宜肾著汤,专冷于脚者,宜此方。

2. 芍甘止痉汤(验方)　本方加全蝎、蜈蚣。治脑炎,热退身凉,手足拘急,项背强直者。余曾用此方治疗一例乙脑热退身凉,手足拘急而效。

3. 加味芍甘汤(《临证指南》)　本方加紫石英、南枣、炒小麦。水煎服。治背反张,发时背不能着席,发过如平时人。是以甘麦大枣汤合用,加紫石英镇心宁神。

[歌括]　　仲景芍药甘草汤,药味虽少效佳良,

手足拘急腹挛痛,柔肝缓急自然康。

吴茱木瓜汤(《验方新编》)

[组成]　吴茱萸 10g　木瓜 10～20g

[用法]　食盐 5～10g,和水煎服。

[主治]　肝寒凝滞,手足转筋。

[证析]《诸病源候论》谓:"冷入于足之三阴三阳,则脚转筋;入手之三阴三阳,则手转筋,随冷所入之筋,筋则转,转者,皆由邪冷之气击动其筋而转移也。"指出邪冷之气击动其筋

是引起转筋的原因。由于肝主筋膜,所以属于肝系病变。此证以睡中突然转筋,或遇冷水则突然挛急,余无他证为特征,当是寒滞肝经、筋脉收引使然。

[病机]　寒滞肝经,筋脉收引。

[治法]　温肝散寒,调气舒筋法。

[方义]　此方用药虽简而疗效甚佳。吴茱萸有温肝散寒、疏肝解郁功效,《甄权本草》谓本品能治"霍乱转筋";木瓜有舒筋作用,《名医别录》谓治"转筋不止",故本品尤擅长治转筋。此方用吴茱萸辛热,温肝解郁,并藉木瓜酸温"走筋以平肝",能呈散寒舒筋之效。此方是针对肝系筋膜病变施治,反映了消除原因、舒缓筋脉的组方特点。

此方与芍药甘草汤都是治疗肝系筋脉痉挛之方,都有缓解挛急作用,但有一虚一寒之异。芍药甘草汤所治筋脉挛急,为肝阴不足,经脉失濡,属虚,故用白芍益阴柔肝,合甘草缓其挛急。吴萸木瓜汤所治筋脉挛急则有两种情况:一是筋因寒而收引,一是中焦虚寒,升降失调,吐泻伤津,筋脉失养,属寒,故用吴茱萸散寒畅气,降泄浊阴,木瓜舒缓筋脉。二方病机虽有不同,舒缓筋脉之功则一。

[应用]

1.《备急千金要方》之吴茱萸汤即本方,治脚气入腹,困闷欲死,腹胀。为湿凝气滞之象。吴茱萸有降泄湿浊、温通气机之功,木瓜有除湿舒筋之效,故可用于上述证候。

2.《卫生家宝》四片金亦即本方。治霍乱吐泻,令人头旋眼晕,手足转筋,四肢逆冷,须臾不救,命在顷刻之间。此是津气逆乱,升降失调,引起吐泻;因吐泻伤津,筋膜失濡,引起头旋眼晕,手足转筋。此方能够散寒舒筋,升清降浊,故可用于上述证候。

3. 本方治疗腓肠肌痉挛有效。手足指遇冷即拘挛,或足心偶尔疼痛如锥刺,余曾用之,都有效。

[歌括]　验方吴萸木瓜汤,药味虽少效佳良,
　　　　食盐一摄同煎服,手足转筋服之康。

桂枝加桂汤(《伤寒论》)

[组成]　桂枝 25g　芍药 15g　生姜 15g　炙甘草 10g　大枣 12 枚

[用法]　水煎,分 3 次,温服。

[主治]　寒伤厥阴,发为奔豚,气上冲胸,腹痛欲死。

[证析]　此为治疗奔豚偏寒主方。以腹痛为主证,以病"从少腹起,上冲咽喉",发时腹痛欲死,不上冲时疼痛可以缓解其辨证要点。这一特征说明既不是器质性病变,也不是感染性疾病,属于痉挛性疼痛。其机理与筋膜挛急有关,筋膜之所以挛急,则因寒伤厥阴使然。

原著谓:"烧针令其汗,针处被寒,核起而赤者,必发奔豚。气从少腹上冲心者,灸其核上各一壮,与桂枝加桂汤,更加桂二两也。"寒伤于表,本宜发汗以祛其寒,医者不用辛温解表方法,却以烧针令其汗,寒从针孔侵入少阳三焦,膜络受寒,收引拘急,遂呈此证。

[病机]　寒伤厥阴,发为奔豚。

[治法]　温经散寒,柔肝缓急法。

[方义]　本方药物即桂枝汤加桂枝二两(15g)而成。加重桂枝分量,在于温散寒邪,得生姜辛温走散相助,温散力量为之增强;桂枝本有平降冲气上逆之功,得生姜下气降逆相助,平降冲气作用也为之增强。二药在于消除病因,降其冲逆。白芍是柔肝解痉良药,甘草、大

496

枣有缓急止痛作用,三药柔肝缓急,缓解肠道痉挛。五药合用,能呈温经散寒,降逆平冲,柔肝缓急功效。寒邪得散,冲气得平,膜络得舒,腹痛自可缓解。

此证机理,注家多宗《难经》之说,而以奔豚为肾之积气作解,此说殊不可从。陆渊雷谓:"惑于《难经》臆说者,以奔豚为肾之积气,遂谓加桂为泄肾气,伐肾邪;又以肾居下部而桂枝气薄上行,不若肉桂之气厚下行,遂谓此汤加桂,是肉桂而非桂枝,不从事实而凭臆说,何其诬也。……果尔,唯当称加,不可云更加也。"

此方所治腹痛与小建中汤、桂枝加芍药汤机理相同,都是肝木乘脾之象,所以柔肝缓急是其基本目的。所不同者,此证寒邪较盛,且有痛从少腹上冲特征,故不加重阴柔之白芍,而加温经散寒、降逆平冲之桂枝。上述三方剂量变化随证而异,细心体察将有所获。

[应用] 雉间焕谓:"奔豚主剂虽甚多,特加桂汤为最可也。"又说:"生平头痛有时发,苦之一二日或四五日,其甚则昏迷吐逆,绝饮食,恶药气者,每发服此则速起;或每天阴欲雨头痛者,亦当服之,能免其患也。"此方有缓解脉络挛急之功,头痛因寒引起脉络挛急,投此可以获效。

[歌括] 桂枝加桂治奔豚,寒伤厥阴是病因,
重用桂枝平冲逆,散寒缓急痛可宁。

奔豚汤《金匮要略》

[组成] 甘李根白皮 30～100g 黄芩 10g 生葛根 30～60g 当归 10g 川芎 10g 白芍 30g 甘草 10g 半夏 20g 生姜 20g

[用法] 水煎。分4次温服,白天3次,夜晚1次。

[主治] 奔豚,气上冲胸,腹痛难忍,往来寒热。

[证析] 此为治疗肝气上逆,发为奔豚主方。奔豚是以腹痛为其主证,此证以腹痛与自觉气从少腹上冲心胸为其辨证要点。如果没有气上冲胸见证,当属其他原因引起,不能诊断为奔豚病。肝主身之筋膜,其经脉过少腹,布胸胁。此证是因惊引起肝气上逆,从少腹循经上冲,发为奔豚而腹痛欲死。其基本病理是筋脉挛急。

[病机] 筋脉挛急,发如奔豚。

[治法] 清热降逆,柔肝缓急法。

[方义] 筋脉挛急,发如奔豚而腹痛欲死,法当平肝降逆,缓其急迫之势;证情偏热,又宜清肝,通过清热降逆,柔肝缓急,使肝木柔和,气不上逆而疼痛可解。方中李根白皮为治奔豚要药,古方每多用此清热降逆;黄芩、生葛根助主药清热;当归、川芎、白芍助主药养血柔肝;葛根、白芍、甘草尤为柔肝缓急良品,主要缓解经隧疼挛;再佐半夏、生姜降其上逆之气,共呈清热降逆,柔肝缓急功效。

李根白皮宜刮去皱皮,炙黄入药。《外台秘要》第十二卷载治奔豚方13首,用李根根皮者8首,可见本品是治奔豚主药。《长沙药解》谓本品能"下肝气之奔冲,清风木之郁热"故唯奔豚之属热者宜之。

此方与桂枝加桂汤、苓桂甘枣汤均为治奔豚的主方,但有一寒一热之异,可以合参。

[应用] 以腹痛欲死,从少腹上冲心胸为其用方指征。

[歌括] 气上冲胸号奔豚,四两夏姜五葛根,
归芍芎芩甘二两,李根须用一升云。

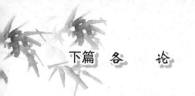

内补当归建中汤(《备急千金要方》)

[组成] 当归 20g 桂枝 15g 芍药 30g 生姜 15g 甘草 10g 大枣 12 枚
大虚加饴糖 30g,溶化服。若失血过多,出血不止,加地黄 30g、阿胶 10g。

[用法] 水煎,分 3 次温服,1 日量。

[主治] 产后腹中刺痛不止,虚弱少气;或少腹挛急而痛,痛引腰背,舌淡脉弦。

[证析] 营血运行,脉为其隧。产育失血导致营血亏损,营血亏损导致经隧失濡,以致挛急而痛,痛引腰背。若刺痛者,血瘀兼脉挛之特征也。其基本病理是:产后失血→营血亏损→经脉失濡→挛急而痛。

[病机] 营阴不足,肝木失濡。

[治法] 滋阴和阳,柔肝缓急法。

[方义] 产后失血,阴血亏损,经脉失濡,挛急而痛。故用当归、芍药养血滋阴,令营血不亏则经脉得濡,经脉得濡则肝木柔和。当归又能活血,如果血滞而呈刺痛,本品亦可兼顾。用甘草、大枣协助当归、芍药缓解经脉挛急,体现了"肝苦急,急食甘以缓之"治则。再佐桂枝、生姜通调营卫,燮理阴阳,合而成方,能呈滋阴和阳,柔肝缓急功效。加入饴糖,甘缓止痛效力更强;如果仍然出血不止,宜加地黄、阿胶滋阴止血。

研究此方,应该注意三点:

1. 病变部位 《金匮要略》将此方附于产后一篇,说明此方是为产后失血,少腹疼痛而设,病在肾系。但用此方治疗中焦虚寒引起肠道挛急而痛亦有良效。二者病因、病位迥然不同,却能收到同一效果,道理何在? 在于都是经隧挛急而痛。引起疼痛病因虽有失血与寒凝之异,产生疼痛部位虽有在上在下之别,经隧挛急病理则完全一致。此方用当归、桂枝、生姜温通血脉,散其寒凝,芍药、甘草、大枣养血柔肝,缓其挛急,恰与病理符合。

2. 方剂结构 此方由桂枝汤倍芍药加当归而成。桂枝汤是仲景群方之冠,外证得之可解肌和营卫,内证得之可化气调阴阳,以此方为基础加味治疗内证确有滋阴和阳效果。产后失血,阴血亏损,以致阴阳失调,故用桂枝、生姜合甘草、大枣辛甘化阳,当归、芍药合甘草、大枣养血滋阴;阴药分量重于阳药,正是针对阴弱而设。以上是从阴阳虚实剖析其理,若从另一角度分析,此方结构又可同时兼顾流动基础物质与固定组织结构两个方面。重用白芍、甘草、大枣、饴糖柔肝缓急,既可补营阴之损,又可缓经脉之急,一箭双雕,是本方一大特点。

3. 刺痛到底是瘀血疼痛特征还是经脉挛急特征? 历来公认刺痛是因瘀血阻滞,何以会呈刺痛殊不可解。若谓经脉掣痛犹如鸡啄、针刺,则可理解。

[应用] 产后腹痛,可以使用。以主证兼见舌淡少苔为用方指征。脘腹疼痛,喜温喜按,审属肝木克土,拘挛疼痛,可以投此。

[歌括] 内补当归建中汤,桂芍草枣配归姜,
肝木失濡腹挛痛,柔肝缓急病能康。

黄芪建中汤(《金匮要略》)

[组成] 桂枝 15g 生姜 15g 炙甘草 10g 芍药 30g 大枣 12 枚 黄芪 18g 胶饴 60g

[用法] 前 6 药水煮,汤成去渣,纳胶饴,火上加热,令消溶,分 3 次温服,1 日量。

　　[主治]　虚劳里急,诸不足。

　　[证析]　虚劳是指气血虚损;里急是指气血不足,经脉失濡,导致挛急。《素问·调经论》说:"五脏之道,皆出于经隧,以行血气,血气不和,百病乃变化而生,是故守经隧焉。"五脏经隧是流通气血津液精五种基础物质通道,经隧是由肝系筋膜构成。经隧与基础物质之间有其相互依存关系。如果发生病变,经隧挛急或松弛,会影响气血津液的通调,气血津液的盈虚,也会影响经隧呈为松弛或挛急,二者又常相互影响,互为因果。今因阴阳气血不足,阳气不能温煦经隧而收引,阴血不能濡养经隧而挛急,于是里急而呈腹痛。故里急乃是气、血、脉三者发生病变之综合反映。

　　[病机]　阴阳两虚,经脉失柔。

　　[治法]　调补阴阳,柔肝缓急法。

　　[方义]　阴阳气血不足,经脉失养而呈挛急,法当调补阴阳,治其根本。故方用辛温之桂枝、生姜合甘味之甘草、黄芪温补阳气;酸味之芍药合大枣、胶饴滋补阴血,合而用之,能呈平调阴阳气血功效。经脉挛急,亦宜兼治其标。方中芍药擅长柔和经脉,甘草、大枣、饴糖亦有缓急作用,使用甘味药物缓急,符合"肝苦急,急食甘以缓之"宗旨。

　　研究此方,应该注意以下三点:

　　1. 此方是由桂枝汤倍芍药加饴糖、黄芪而成。前人曾谓表证用桂枝汤可以解肌和营卫,里证用桂枝汤可以化气调阴阳,虚劳里急而用桂枝汤加味,显然旨在调理阴阳。

　　2. 腹痛是因经隧挛急,挛急是因阴阳气血虚损,使用此方温补阴阳,体现了治病求本原则;芍药剂量加倍,饴糖配入方中,实具柔肝缓急之功,又体现了急则治标原则。

　　3. 中医治病,重视调理阴阳,使其平衡。当归建中汤用桂枝汤倍芍药加饴糖、当归,是补脉内营血不足,令其阴阳平衡;此方倍芍药加饴糖、黄芪,是补脉外卫气亏损,令其阴阳平衡。既可示人以调理阴阳气血的配方法度,也反映了一方可以随其疾病阴阳偏胜而变化。

　　[应用]

　　1.《外台秘要》名古今录验黄芪汤。治"虚劳里急引少腹绞痛极挛,卵肿缩疼痛。"突出了本方缓挛急以治腹痛作用。又说:"必效疗虚劳下焦虚,不甚渴,小便数。"于本方加人参、当归。突出了本方温补气血,固摄津液的作用。《方极》谓此方"治小建中汤证而盗汗或自汗者。"也说明本方能益气实卫,养血调营,治疗阴津外泄之证。

　　2. 胃及十二指肠溃疡,饥则疼痛,食后缓解,审其舌淡苔少,可用此方温中健脾,柔肝缓急。

　　[歌括]　　黄芪建中用饴糖,桂芍草枣合生姜,

　　　　　　　调理阴阳缓肝急,虚寒腹痛是良方。

桂枝加龙骨牡蛎汤（《金匮要略》）

　　[组成]　桂枝　芍药　生姜各15g　炙甘草10g　大枣12枚　龙骨　牡蛎各15g

　　[用法]　水煎,分3次,温服。

　　[主治]　男子遗精,女子梦交,少腹弦急,阴头寒,目眩,发落,舌淡,脉芤动微紧。

　　[证析]　男子遗精,女子梦交,是本方主证;阴阳两虚,疏泄太过,是此证病机;其余脉证是其辨证依据。《医宗金鉴》谓:"少腹弦急,虚而寒也;阴头寒,阳气衰也;目眩,精气亏也;发落,血本竭也。"从气、血、精亏损剖析其理是其所有注家共同认识,谓属阴阳两虚已无争议。

唯谓疏泄太过有待再为探索。肾精不藏，有精隧松弛，精关不固；精隧挛急，疏泄太过；湿浊下注，逼精外出三种基本病理。此证未兼下阴潮湿，不是湿浊下注；也非无梦而遗，不是精关不固；梦与人交而泄，与其醒时交合并无区别，必须精隧疼挛才能射精，何况还有少腹弦急，脉象微紧为其佐证，说明全身经脉都有紧张之象，谓其属于疏泄太过，较为符合实际。

或问：男女交合，必须形随意动，阴茎勃起、精隧疼挛，精液才能泄出体外，阳施阴受，如此说来，与其心神激动有关。今谓是因肝经疏泄太过，似与病理不符，不知以何为据？

这一问题，前面导论所写"肝主疏泄溯源"一文即为学者释疑之用。为使读者明白五脏经隧弛张均可引起气血津精疏泄异常，证明肾系精隧弛张异常，也与肝经疏泄功能有关，在此不妨再为言之。所谓肝主疏泄，追本溯源，源于《黄帝内经》。《黄帝内经》在据脏腑组织结构和生理功能分类之际，是将心包（大脑之膜）归入心系，而将包裹脑外筋膜延展全身内外筋膜归入肝系。因此心包所主脏腑经脉弛张运动功能，顺理成章，亦由肝系主管，所谓肝主筋膜、肝主疏泄，实际是指心包功能而言。本方所治男子遗精，女子梦交，均因日有所思，夜有所梦，自然指其心神言也。若欲窥其全豹，可与导论"肝主疏泄溯源"一文合参。

［病机］ 阴阳两虚，疏泄太过。

［治法］ 调和阴阳，柔肝缓急法。

［方义］ 阴阳两虚，故用桂枝、生姜合甘草辛甘化阳，芍药合甘草、大枣酸甘化阴，体现调和阴阳法则。再从疏泄太过剖析方理，上述五药亦各有所主。下阴部冷，是阳气已虚，故用桂枝、生姜温通阳气；疏泄太过是因精隧疼挛，故用芍药、甘草、大枣柔肝缓急。龙骨、牡蛎配入方中，一可镇静安神，息其欲念；二可平肝潜阳，理其疏泄；三可固涩精关，令精封藏，诚一举而三得也。

［应用］ 以梦遗而兼少腹弦急，舌质偏淡，为使用本方指征。《小品》云："虚弱浮热汗出者，除桂，加白薇、附子各三分，故曰二加龙骨汤。"去桂是因表虚汗出，不宜辛散；复用附子温固表阳，白薇清其血热，是令热去表固而虚汗可止，一加一减，颇为得体。

［歌括］ 桂枝龙骨牡蛎汤，芍药草枣合生姜，
梦与人交精不固，柔肝固涩调阴阳。

甘麦大枣汤（《金匮要略》）

［组成］ 甘草 30g　小麦 30g　大枣 10 枚

［用法］ 水煎，分次，温服。连服数剂。

［主治］ 妇人脏躁，喜悲伤欲哭，像如神灵所作，数欠伸。

［证析］ 喜悲伤欲哭，像如神灵所作，是因精神异常；精神异常，是因神（脑）失血养；神失血养，是因血运不利；血运不利，是因血隧挛急；血隧挛急，是因阴津亏损。其基本病理是：阴津亏损→血隧挛急→血运不利→神失血养→精神异常。此证虽属心神异常，实应归咎于肝。因为肝主身之筋膜，血隧属于筋膜组成部分故尔。

［病机］ 阴虚血少，经脉挛急。

［治法］ 益阴缓急法。

［方义］ 经隧挛急，心神失养，宜用甘味药物缓解经隧之挛，使血流畅通，心神始得其养。此方用大枣滋润脾阴，合甘草之甘以缓其急，正合"肝苦急，急食甘以缓之"治则。小麦味甘而凉，功能消除烦热，三药同用，能呈益阴缓急功效。

研究此方,应该注意鉴别诊断,治疗原则,煎煮方法三个方面:①精神异常有气郁、血瘀、痰凝、湿阻多种机理。此证诊断为血隧挛急,神失血养,是以兼见欠伸为其依据。因为常作欠伸是经隧收引的反映,有此作为佐证,足以说明是因血隧挛急所致。②血隧挛急是其基本病理,应当缓解挛急,若欲缓解挛急,当从肝经论治,根据甘可缓急治则,所以都用甘味药物。③小麦不宜久煮。陶弘景谓:"小麦合汤,皆丸用之,热家疗也,作面则温。"《唐本草》亦谓:"小麦汤用,不许皮坼,云坼则温,明面不能消热止烦也。"此方配伍小麦,取其消热止烦,久煮皮破,将会变寒为温,宜留意。

[应用]　妇女月事不调或渐少,见有性情急躁而怒,或睡眠不好,或多愁善哭,可用此方。

《校注妇人良方》:"乡先生程虎卿内人,妊娠四、五月,遇昼则惨戚悲伤,泪下数次,如有所凭,医与巫兼治,皆无益。仆年十四,正在斋中习业,见说此证,记忆先人曾说此一证名曰脏躁悲伤,非甘麦大枣汤不愈,虎卿借方观之,甚喜对证,笑而制药,一投而愈矣。"

《方舆輗》:"某小儿昼夜啼哭不止,试与甘麦大枣汤一两日止,自后用此方治小儿啼哭甚多。此本疗妇人脏躁悲伤之证,然有利于婴儿如此。"

《德生堂治验录》:"某女,妊娠至五月,患水肿,及分娩尚甚。尔后发痫,狂呼妄骂,昼夜无常,将脉则张目举手,势不可近,因与甘麦大枣汤,服数百剂,渐渐得复故。"

《洛医汇讲》:"一妇人,年二十四、五,患一种奇证,请予诊之。诊脉候无大异,饮、啜、便、溲亦如常,但其月水时或愆期云。于是诊毕,俟少顷,病妇自告云:今病将发矣。趋就枕席,则其喉间有一种声响,非喘非哮,非呕非噎,不可名状,作甚痛苦烦扰之态。继而左手拇指自然回转旋矣,如木偶戏之机关,渐次遍及五指,互相迥转。次及腕、臂、肩,而右足跗、胫、腿,而右手,而右脚,以及眼珠鼻尖,两耳头颈,腰臗,皆顺次迥转振摇。予于是抚其掌曰:'有是哉;汝之病情,余今尽得之矣! 征之仲景所说妇人脏躁,若合符节'。即投以甘麦大枣汤,一、二日而神志条畅,不旬日即不复发。"

从上述四案看来,有几点启发:一是本方不仅用于妇女,即小儿、男子亦可应用。二是不仅悲伤啼哭等证可用,即痫证、失眠等亦可用。三是从本方可以看出古方的妙处,与头痛医头的时方有天壤之别。四是所举四案都是经脉挛急现象。

[歌括]《金匮》甘麦大枣汤,药仅三味效佳良,

　　　　妇人脏躁因挛急,和中缓急法可彰。

柔肝缓急共选8方,都有缓解经脉痉挛之功。其中多数方剂都以芍药甘草为基础,是相同处。但亦各有特点。芍药甘草汤展示了柔肝缓急的基本结构,是治木失和柔的基本法则。无论表里上下,五脏六腑,概莫能外。这一结构见于治疗各种痉挛性病变方中,痛证尤为常见,应用之广,罕有其匹。

桂枝加桂汤与奔豚汤都是治疗奔豚病的专方,都以腹痛时气从下腹上冲为其特征。不过桂枝加桂汤证的病性偏寒,故以桂枝温阳散寒,降其冲逆,芍药、甘草、大枣柔和经脉,治其挛急。奔豚汤证的病性偏热,故以李根白皮"下肝气之奔冲,清风木之郁热",而以葛根、芍药、甘草解痉缓急。

当归建中汤、黄芪建中汤都用芍药、甘草、大枣、饴糖柔肝缓急,解痉作用较为明显。当归建中汤本为产后腹中刺痛不止而设,是治子宫挛急而痛,但亦

可以治疗胃痛；黄芪建中汤本是治疗上腹疼痛之方，但《外台秘要》又以此方治疗少腹绞痛拘挛，由此可见，只要经隧挛急的病理一致，疼痛部位不必受到限制。至于黄芪建中汤用黄芪补卫外的阳气，当归建中汤用当归补内营的阴血，又在于调理阴阳气血，使趋平衡。

桂枝龙骨牡蛎汤治疗男子遗精，女子梦交，是因梦中精隧挛急。故以芍药、甘草、大枣缓急，龙骨、牡蛎宁神、涩精。甘麦大枣汤治疗妇人脏躁，精神异常，是因阴津不足，经隧失濡，导致血隧挛急，神失其养。所以此方用大枣滋阴，合甘草缓急，小麦除其烦热。吴茱木瓜汤治疗手足转筋，是筋脉受寒而收引所致。故此方用吴茱萸温散凝结之寒，木瓜舒缓筋脉之挛。柔和筋脉不用芍药而用木瓜是与众不同处。

所选八方就有四方是由桂枝汤加味而成，应该留意它的变化，从中受到启迪。桂枝加桂汤所治奔豚腹痛，是外寒相侵引起，故加桂枝之量以温散寒邪。黄芪建中汤证是因阴阳两虚引起经隧挛急，故倍芍药以调营，加黄芪以实卫。当归建中汤证虽然仍属阴阳两虚，营血不足却是主要矛盾，故倍芍药加当归以调营血。桂枝龙骨牡蛎汤所治不是痛证，故无需倍用芍药；以梦遗为其主证，故加龙骨、牡蛎宁心安神，息其欲念，固其精关，止其遗泄。一方加减，变化多端，于此可见一斑。

六、膈膜痉挛—解痉止呃

膈膜痉挛，是指各种致病因素引起膈膜痉挛的病变。

解痉止呃，是据膈膜痉挛病机所拟的治法。

【适应证候】 以呃逆为其主证。因有寒热虚实之分，所以兼证每随病性不同而异，很难确定。

【病理分析】 膈膜痉挛以呃逆为其主证，是筋膜发生病理改变的一种证象。人体表里上下，随处都有筋膜存在，膈膜自属筋膜组成部分。虽然膈膜痉挛是呃逆基本病理，引起膈膜痉挛原因，却与五脏功能失调和气血津液盈虚通滞有关。任何一脏变生寒热，引起功能失调，气血津液壅阻不通，均可导致膈膜痉挛，成为呃逆。相反，气虚、血虚、阴虚、阳虚又是引起呃逆另一原因。景岳尝说："呃之大要，亦惟三者而已，则一曰寒呃，二曰热呃，三曰虚脱之呃。"综合前贤论述呃逆之因，约有以下几种：

1. 上焦气痹 膜腠是其少阳三焦组成部分，下出肾系，上联于肺，是津气运行之区。设若外邪相侵，肺气失宣，湿凝气痹，引起膈膜痉挛，形成此证。《温病条辨》所说："太阴湿温，气分痹郁则哕"即指此种机理。宜用枇杷叶、射干、郁金、通草之属，宣通津气，俾肺气宣降复常则呃逆可止，方如上焦宣痹汤，即具此种作用。也可使用外治法以宣通气机。《医级》尝说："呃忒之候，经文谓之哕，其治以草刺鼻，得嚏则已，大惊之亦已。可见是病由上气郁闭不通，下气欲上而扞格，则发声为呃。由气之抑，激而成声，故一法以泄气而通之，一法以夺气而降之也。""若系气为寒闭，又可使用丁香、柿蒂煎汤送服苏合香丸"或用小青龙汤散寒解痉。

2. 少阳、阳明实热 寒邪由表入里，内归阳明，郁结化热；或温邪自上而受，传入少阳三焦，邪热内郁，清阳不得升降，气机不得宣通，亦可引起膈膜痉挛。即《张氏医通》所说："凡声之有力而连续者,虽有手足厥冷,大便必坚,定属火热。"此种热结阳明、地道不通之呃,当用芒硝、大黄泻下热结,芍药、甘草柔肝缓急,方如大柴胡汤。如大便不实,身热脉数而虚,可用人参三白汤。

3. 痰饮停滞　见于肥盛之人,以饮热则安,饮冷则呃,兼见心下坚痞悸眩为特征。盖痰饮得温则化,膈膜暂不受其牵制,故饮热则安;遇寒则凝,膈膜复受其扰,故饮冷则呃;心下痞悸,头目昏眩,正是膈间停饮象征。根据寒热异治原则,偏寒用丁柿二陈汤;偏热用丁柿蒿芩清胆汤;亦可使用人参芦头煎汤顿服,吐其顽痰。

4. 瘀血阻膈　其人常因饮热饮冷而呃,背微恶寒,目睛微黄,手足微冷,大便溏黑,此是瘀血阻于膈间之象,可用血府逐瘀汤或大柴胡汤逐其瘀血,缓其挛急。

5. 肝气郁结　肝司疏泄,体内运行气血津液皆赖肝系经隧予以疏泄调节。设若情志不舒,三焦气郁,掣其膈膜,引起痉挛而呈呃忒,宜用四逆散疏达气机,并藉白芍、甘草柔肝缓急,解其痉挛。

6. 中焦虚寒　多因吐利以后,中气大虚,再遇寒邪侵袭,虚寒相搏,气不得通,成为此证。可用丁香、柿蒂、干姜、人参之属补中焦之虚,散中焦之寒,方如丁香柿蒂汤。若属寒热错杂,宜用橘皮竹茹汤。

7. 真阴欲竭　筋膜须得阴津濡养,才能和柔。热病后期,阴为热灼,引起筋膜痉挛,亦可兼见呃逆。此证宜用大量育阴潜阳之品,补充受损之阴,潜镇脱竭之阳,庶可转危为安。如《温病条辨》用小定风珠治温热久羁下焦,劫灼阴津"既厥且哕",即属此种机理。

8. 肾阳衰微　病至末期,阳气欲脱,筋膜失其温煦,收引遂呈呃逆。此证至重至危,故《济生方》说:"大抵老人、虚人、久病人,及妇人产后有此证者,皆是病深之候,非佳兆也"。何氏《医碥》也说:"其呃自丹田而上,久久乃一声,通身振动,即是危候,恐难治矣"。此种证型,急用人参真武汤回阳救脱,使阳气振奋,呃逆才能逐渐缓解。

【立法组方】　综上可知,无病而暴呃者多实,病久而乍呃者多虚,前后不利者多实,二便自调者多虚;因寒而呃者必喜热,因热而呃者必喜凉;停痰多心下痞悸,气滞必兼见胀满。实证多因胃肠积滞及气血津液流通受阻,法当通其窒塞,故仲景指出:"哕而腹满,视其前后,知何部不利,利之则愈。"前述宣痹汤、丁柿蒿芩清胆汤之通利小便;大柴胡汤之通利大便,都是利之则愈的具体体现。四逆散、苏合香丸之疏畅气机;血府逐瘀汤之攻逐瘀血;丁柿二陈汤、宣痹汤之治痰饮水湿,总在流通气血津液,使其筋膜不受刺激而已。至于丁香柿蒂汤、人参真武汤则温中寓散,补中寓通,又是虚证治疗法则。除据虚实论治以外,此证还可应用芍药、甘草、柿蒂、刀豆之属柔肝缓急,解其痉挛,随证加入,可以增强疗效。

【例方】

人参三白汤（《原病集》）

[组成]　人参 6g　白茯苓 10g　白术 10g　白芍 30g　竹茹 15g

[用法]　水煎,食前服。

[主治]　呃逆,身热,脉大而虚者。

[证析]　呃逆是本方主证;脾不养肝,木失和柔是此证病机;脉大而虚,是其脾虚气弱辨证依据;身热,是病性属热之征。其基本病理是:脾虚气弱→木失和柔→膈膜痉挛→呃逆。

[病机]　脾不养肝,木失和柔。

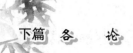

[治法]　益气补虚,柔肝缓急法。

[方义]　脾虚气弱,法当补气健脾。人参有大补元气之功,白术、茯苓有健脾除湿之效,此三药是补脾气之虚。膈膜痉挛,又宜解痉。白芍柔肝解痉作用早为历代医家充分肯定,配入方中,专为柔和肝木之用。此药分量独重,是欲借此一显身手,独建功勋。竹茹配入方中,一则借其清热作用可退身热,一则借其止呃作用止其呃逆,此二药是止痉急之呃。合而成方,能呈补虚清热,解痉止呃功效。

[应用]　呃逆而兼气虚有热,可以投此。

[歌括]　人参三白用人参,白术白芍白茯苓,

再入竹茹清虚热,气虚呃逆此方寻。

丁香柿蒂汤（《证因脉治》）

[组成]　丁香 10g　柿蒂 10g　生姜 12g　人参 10g

[用法]　水煎,分 3 次,温服。

[主治]　胃寒呃逆,胸闷脘痞,舌淡苔白,脉象沉迟。

[证析]　本方所治之呃,属于胃寒机理。其机理是因久病导致中寒,因中寒导致气郁不舒,膈膜挛急,以致呃逆。何以知其气郁? 从主证以外兼见胸闷脘痞知之。何以知其为寒? 从兼见舌淡脉迟知之。

[病机]　中寒气逆。

[治法]　温中降逆法。

[方义]　病由中焦虚寒引起,法当温中益气;证见膈膜挛急而呃,故宜降逆止呃。方中丁香温中、止呃,兼而有之,柿蒂涩平,专止呃逆,两药同用,即《简要济众方》的顺气汤,谓治"呃逆神验。"由此可见,本方是用二药温通气机以达止呃目的。生姜温胃散寒,能够增强散寒效力;人参益气扶正,又能兼顾其虚,四药同用,能呈温中补虚,降逆止呃功效。

费伯雄云:"呃逆之证非一端,若肾气不收,厥逆而上,头汗微喘,当用大剂参附以收摄真阳,此治连珠发呃之要法,非丁香柿蒂所能胜任也。若因寒犯胃,气郁而呃者,则进此方为宜。丹溪乃以相火上冲之呃为辞,岂呃逆之证,但有火呃,竟无寒呃乎,是又过当之谈矣。"费氏谓人参、附子为治连珠发呃之要法,亦欠妥当。久病呃逆,往往时呃一声,不会连珠发呃,若呃逆不断,有如珠连,则属实证而非虚脱之候。

[应用]　以呃逆兼见舌淡苔白,脉象沉迟为其辨证要点。

[歌括]　丁香柿蒂参与姜,呃逆因寒中气戕,

温中降逆兼益气,或加竹橘效亦良。

人参真武汤（陈述方）

[组成]　制附子 15～30g　干姜 15g　白术 15g　白芍 30g　茯苓 15g　人参 10g　甘草 10g

[用法]　附子先煮半小时,余药后下,汤成去滓,分 3 次,温服。

[主治]　呃逆,呃声低怯,精神倦怠,四肢不温,舌体淡胖。

[证析]　呃逆,是本方主证;少阴阳虚,膜失温煦,是此证病机;其余脉证是阳虚辨证依据。呃声低怯是气虚之象,四肢不温是阳虚表现,舌体淡胖是湿滞之征。所以此证病在少

阴,病性属于虚寒。其基本病理是:少阴阳虚→膜失温煦→呃逆。

[病机] 少阴阳虚,膜失温煦。

[治法] 温阳益气,柔肝缓急法。

[方义] 少阴阳虚,气化不行,膜失温煦,痉挛而呃,法当温阳化气回其式微之阳,柔肝缓急解其膈肌之痉。此方用附子温少阴之阳,肾阳旺则气化行而水湿消,心阳旺则血运利而四肢暖矣! 干姜、白术温运脾阳,中阳健运则湿不停而谷气充矣! 人参大补元气,能回阳气于垂绝,附子温补命火,能启生阳于几微,人参、附子同用,则阳气振而无虚脱之虞矣! 白芍、甘草柔肝缓急,令肝木和柔则呃逆止矣!

[应用] 以呃声低怯兼见神倦、舌淡、脉虚为其用方指征。曾用此方治三例,均效。

[歌括] 人参真武用人参,白术白芍白茯苓,

  附子干姜与甘草,阳虚呃逆此方寻。

本法只选2方,专为虚证呃逆而设。人参三白汤治呃逆兼见身热脉虚,是脾不养肝,木失和柔;人参真武汤治呃逆兼见舌淡身凉,是少阴阳虚,膜失温煦。故前者宜益气补虚、柔肝缓急,后者宜温阳益气、柔肝缓急,治标之法相同,治本之法各异。再从解痉力量来看,前方用白芍解痉而辅以竹茹,后方用白芍柔肝而助以甘草,功力大体相若而用药同中有异。本法所列之方仅仅举其一隅,参阅前后诸法始可窥其全豹,学者留意。

七、肝阴亏损—滋养肝阴

肝阴亏损,是指阴津不足,血中液竭,筋脉失濡病变。

滋养肝阴,是据肝阴亏损病机所拟的治法。

【适应证候】 肝阴亏损常以头痛、眩晕、抽搐、失血、经少、潮热盗汗、入暮发热为其主证。如果兼见舌红少苔,脉象弦细或弦数,即可确定属于肝阴亏损,乃是脉外之津与血中之液亏损病变。

【病理分析】 肝体阴而用阳,阴血充盈,水能涵木,则健康无病。若素体阴虚,阴不制阳,或五志化火,火劫阴津,或外感热病,肝阴被劫,均可形成肝阴亏损。外感所致肝阴亏损,常因温病自上焦传入下焦。其病变程序是:温邪上受,首先犯肺→深入下焦,肝阴被劫→肝阳偏亢,筋膜失濡。内伤所致肝阴亏损,常由肾阴不足,不能濡润肝系筋膜。其病理变化是:肾水亏虚→水不涵木→肝阳偏亢,筋膜失濡。所以不论外感还是内伤,病变本质都是热劫肝阴,导致筋膜失濡;一切征象都是气郁化热,阴津损伤,筋膜失濡的综合反映。

【立法组方】 治疗此证,法当滋水涵木,养阴配阳,使阴津充足,筋膜得濡,肝木才得和柔。故常选用生地黄、玄参、麦冬、天冬、白芍之属为主,组合成方,体现滋养肝阴法则,如两地汤即是。由于肝阴亏损常见不同征象,根据不同征象也就呈现以下几种不同配伍形式。

滋阴透热:温邪上受,从少阳三焦传入下焦肝肾,阴津受损,余热羁留阴分,出现暮热早凉;或气郁化热,暗劫肝阴,出现潮热盗汗,因其病变本质反映了邪热与阴伤同时存在,故宜选用生地黄、玄参、鳖甲之类滋其不足阴津,青蒿、柴胡之类透达蕴伏邪热,体现滋阴透热之法。如青蒿鳖甲汤即属这种配伍形式。

滋阴降火:五志化火,耗伤阴津,肝肾阴虚,虚火旺盛而见口燥咽干,两颧发赤,潮热盗

汗，小便黄少，经少经闭，舌红少苔，脉象细数等证。因其既有阴虚一面，也有火旺一面，如果只滋阴而不降火，则猖獗之势难于控制；若只降火而不滋阴，则阴液难于恢复。唯在滋阴同时使用降火之品，滋其不足，泻其有余，才能收到相得益彰效果。所以这类方常在滋补肝肾基础之上加入知母、黄柏、牡丹皮、地骨皮、银柴胡、胡黄连等药清虚热、退骨蒸，体现滋阴降火之法，反映了《灵枢·终始》所谓"阴虚而阳盛，先补其阴后泻其阳而和之"的配方法度。代表方如大补阴丸、加减清经汤之类。

柔肝疏郁：此证以阴虚与肝郁并见为其特征，是津、气两种基础物质发生变化后产生的病变。临床表现既有肝郁不舒，胁肋疼痛，胸腹胀满，又有肝阴不足，口燥咽干，舌赤乏津，脉象弦细等证。此种气郁津伤之证，宜在滋阴基础之上配伍金铃子、刺蒺藜、青蒿、木贼、柴胡等药疏肝解郁，共呈柔肝疏郁之效，才能与病理相符。代表方如一贯煎、滋水清肝饮。

滋阴止血：肝肾阴亏，虚火旺盛，迫血妄行而呈失血，反映了阴虚阳搏，疏泄太过机理。出血仅是现象，阴虚阳搏才是病变本质。治疗之际，当一面滋阴养血，使阴不虚；一面降火潜阳，使阳不搏，热清血宁，阴滋火熄，血液自然宁谧。这一治法常常加入止血药物澄其源而塞其流，所以称为滋阴止血法。如大补阴丸、固经丸即是。

育阴潜阳：肝肾阴虚、水不涵木、肝阳上亢而证见头晕目眩、耳鸣眼花，是阴虚筋膜失濡病变。宜在滋阴基础之上加入龟板、鳖甲、龙骨、牡蛎、石决明等介类潜阳之品滋其不足之阴，制其已亢之阳，阴不亏，阳不亢，阴阳才能相对平衡。这种治法称为滋阴潜阳或育阴潜阳法。如一甲复脉汤、二甲复脉汤、三甲复脉汤即体现此种配方法度。

滋阴息风：热病末期，阴津耗损，以致筋膜失养，肝风内动，证见脉象细数，舌绛少苔，口燥唇焦，筋脉拘急，手足颤动等，也是阴津亏损，筋膜失濡病变，所以组方用药与育阴潜阳基本一致。

综合上述六种配伍形式观之，这一治法反映了下述四个特点：①就病因而言：外感热病传入下焦，或内伤七情，五志化火，均可灼伤阴津，形成此证。②就临床征象而言：此证有口燥咽干，二便秘涩等阴津耗伤征象；有舌红少苔，脉象细数等阴津亏损的客观反映；有头晕头痛，目眩耳鸣等阴不制阳，降少于升，上盛下虚见证；有阴虚而兼气滞或血溢见证；亦有疼痛、挛急等筋膜失濡征象，可以影响肝经所有功能，出现气血筋膜各类病变。③就病机而言：上述一切征象，共同反映了肝阴亏损之病变本质。由于阴不制阳，从而又反映了阴虚伏热，阴虚火旺，阴虚阳搏，阴虚阳亢，阴虚肝郁等卫气升降出入异常之各种机理。④就治法而言：在滋水涵木基础之上，根据证情而有滋阴降火，滋阴透热，滋阴潜阳，滋阴止血，滋阴息风，柔肝疏郁等不同配伍形式，涉及气血津筋各个方面。

【例方】

青蒿鳖甲汤（《温病条辨》）

[组成] 青蒿 15g　鳖甲 15g　生地黄 12g　知母 9g　牡丹皮 9g

[用法] 水煎服。

[主治] 温病后期，热伏阴分，夜热早凉，热退无汗，舌红少苔，脉象细数。

[证析] 此为温病后期，热邪伤阴，余热未尽，邪伏下焦阴分，夜热早凉是本证特点。卫气昼行于阳，夜行于阴，入夜阳气内归阴分，与其阴分余热为伍，则发热；早晨卫气由阴出阳，不与余热为伍，则早凉。故《温病条辨》谓"夜行阴分而热，日行阳分而凉。"热退无汗，是邪不

出表,仍伏阴分之故。何以知为热邪伤阴? 从有热性病史与兼见舌红少苔,脉象细数知之。

[病机]　热病后期,余热未尽,阴血受伤。

[治法]　滋阴透热法。

[方义]　阴虚伏热,纯用咸寒养阴,则愈恋其邪,纯用苦寒清热,则愈伤阴血,唯有一面养阴,一面清热,才是两全之策。此证尤须清中寓透,使伏于阴分热邪有外出之路,治法始臻完善。本方用青蒿芳香透络,直走肝经,引厥阴之邪从少阳出表,清透阴分伏热;鳖甲入肝经至阴之分,滋阴养血,补充受损之阴,两药合用,能呈滋阴透热之效。生地黄助鳖甲滋血分之阴,知母助鳖甲滋气分之液;知母助青蒿清气分之热,牡丹皮助生地黄清血分之热,五药合用,滋阴清热之法备矣!

学习此方需要弄清两个疑点:

一是夜热早凉病机。原著所谓"夜行阴分而热,日行阳分而凉",无疑是在阐述夜热早凉这一特殊征象机理,可惜没有明确指出是邪热还是自身阳气,难免启人疑窦。若谓邪气夜行阴分而热,日行阳分而凉,似乎于理难通。因为邪气已经深伏阴分,哪能自由出入,任其所为,这是其一。邪气出于阳分也该发热,既谓日行阳分而凉,自然不是邪气,这是其二。所以,吴氏之论只能是指自身阳气。只有阳气才是日行阳分,夜行阴分。根据阳气运行出入分析其理,较为确切。

二是青蒿与鳖甲的配伍关系。原著谓"此方有先入后出之妙。青蒿不能直入阴分,有鳖甲领之入也;鳖甲不能独出阳分,有青蒿领之出也"。后世医家均宗其说,谓其能够阐明两药间的配伍关系。仔细推敲,此说不仅不能说明两药间的相辅相成关系,且有牵强附会之嫌。考之本草文献,早已肯定青蒿能入肝经阴分,不必非要鳖甲相领,才能入血。所谓"鳖甲不能独出阳分,有青蒿领之出也",不知吴氏据何所云然。鳖甲领青蒿入于阴分清透邪热,尚有明确目的,而青蒿领鳖甲出阳分之目的则不得而知,鳖甲出阳分后之目的都不明确,其说也就更难成立。青蒿清透阴分之邪热,鳖甲补充耗损之阴血,一祛其邪,一扶其正,二药各当一面,关系已很明确,鞠通之说,未免蛇足。

本方选药精当,配伍完善,滋中有清,清中寓透,用于热病伤阴而余热伏于下焦之证,可谓合拍。

此方与竹叶石膏汤均治热病后期,余热未尽而阴液已伤之证,但有在气在血之别。此方以夜热早凉为主证,是热入营血的发热特征,自与竹叶石膏汤证之发热无时有别。

[应用]

1. 夜热早凉,舌红少苔,脉象细数,可用此方。此方用途并不限于温病后期,审属阴虚血热,投之均可获效。阴虚为主,加玄参、麦冬之属;热势较盛,酌加白薇、地骨皮之属。

2. 临床报道:青蒿鳖甲汤治疗妇科术后低热 100 例。全部病例均为术后经过各种抗生素治疗,体温持续在 37.3~38℃ 左右不退,检查无感染阳性体征者。用本方加银柴胡、白薇、白芍、甘草,水煎服。服 1~5 剂体温恢复正常者共 94 例,无效者 6 例。(《浙江中医杂志》)。

3. 上海龙华医院陈湘君女士以本方加银柴胡、地骨皮,治疗红斑狼疮。

[化裁]　青蒿鳖甲汤(《温病条辨·中焦篇》):即本方去生地黄,加桑叶、天花粉。治暮热早凉,汗解渴饮,脉左弦,少阳疟偏于热重者。此方与下焦篇青蒿鳖甲汤相较,少入血分的生地黄,而多天花粉、桑叶。侧重于清宣气分之热而生津止渴,用于疟疾,青蒿仅用 9g 不能胜任,以用 30~100g 为宜,此药不耐久煮,宜于泡服。

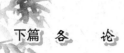

[歌括] 青蒿鳖甲地知丹，阴分伏热此为先，

　　　　夜热早凉身无汗，滋阴透热病可痊。

两地汤(《傅青主女科》)

[组成] 生地黄 30g　玄参 15g　麦冬 10g　白芍 12g　地骨皮 10g　阿胶(烊化服)12g

[用法] 水煎服。

[主治] 阴虚血热，月经先期，量少色红，潮热、头晕、心烦、舌质红，脉虚。

[证析] 月经先期，量少色红，是本方主证；阴虚血热，是此证病机；其余脉证是阴虚血热辨证依据。月经不调虽是肾系病变，但因月经应时来潮要赖于肝应时疏泄，所以应当责之于肝。月经先期、色红、潮热、心烦、舌质红为血热之象；月经量少、头晕、脉虚是阴虚之征，由此可知，血热是导致阴虚之因，阴虚是血热产生之果。此证按脏腑辨证定位，病在肝肾；按八纲辨证定性，属阴虚血热；按气血津液辨证，不在气分而在血分，不是津壅而是津亏。

[病机] 阴虚血热。

[治法] 养阴清热法。

[方义] 阴虚与血热同时存在，当一面养阴以配阳，一面清热以护阴。故方用生地黄、玄参、麦冬、白芍、阿胶，养血滋液，补不足之阴，阴平阳自秘；生地黄、玄参、地骨皮清肝肾虚热，热清阴自充，两组药物同用，相辅相成，相得益彰，展示了以养阴为主，清热为辅的配伍形式。

[应用] 月经先期量少，审属阴虚血热，即可投此。热象显著可加牡丹皮、知母。

[歌括] 两地地骨与地黄，玄麦胶芍六味尝，

　　　　先期色红经量少，养阴清热是良方。

加减清经汤(《妇科治疗学》)

[组成] 丹参 10g　地骨皮 15g　白芍 10g　生地黄 10g　玄参 12g　知母 12g　黄柏 6g

[用法] 水煎服。

[主治] 肝经血热，月经先期，经色紫而量多，时夹血块，面赤唇红，口渴喜凉，舌质红绛，脉象弦数。

[证析] 月经先期，色紫量多，是本方主证；肝经血热，是此证病机；面红唇赤，口渴喜凉，舌质红绛，脉象弦数，是血热辨证依据。肝藏血，主疏泄。妇女月经不调与肝的疏泄失常有关。月经先期、量多，兼见面赤唇红，舌红脉数，是血分有热之象，时夹血块，是微有瘀滞之征。

[病机] 肝经血热。

[治法] 滋阴降火法。

[方义] 肝经血热，月经先期，法当凉血清热，消除先期原因；月经量多，必损阴血，又宜滋阴养血，补充受损之阴。故方用玄参、地骨皮、知母、黄柏清其血热，退其虚火；生地黄、白芍养血滋阴，共呈滋阴降火功效。月经本已量多而用丹参活血，是因月经时夹血块，欲借本

品散瘀。此方于清热之中寓滋阴之法,养血之中寓散血之品,体现以清热为主,滋阴为辅,散瘀为佐的配伍形式。

[应用] 月经先期,量多,审属血热,即可使用。若欲增强滋阴力量,生地黄、玄参、白芍之量可以加重。血块若多可以再加牡丹皮。若无血块,丹参应当减去,并加墨旱莲等药凉血止血。

[歌括] 加减清经芍丹参,地玄凉血又滋阴,
    地骨知柏清虚热,经行先期此方寻。

大补阴丸(《丹溪心法》)

[组成] 黄柏(炒褐色)120g 知母(酒浸)120g 熟地黄(酒蒸)180g 龟板(酥炙)180g

[用法] 为末,猪脊髓蒸熟,炼蜜为小丸,早晚吞服6～12g。若作汤剂,剂量酌减。

[主治] 肝肾阴虚,潮热盗汗,足膝疼痛,咳嗽咯血,吐血,消谷善饥,舌红少苔,脉细微数。

[证析] 此方证属于阴虚火旺机理。病本在肾而征象却可涉及肝肾肺胃诸脏。肾主水液,五脏均需阴津濡润,阳气亦赖阴津相济。肾水一亏,阴不制阳,相火必旺,阴津枯竭,孤阳妄行,于是潮热盗汗、足膝疼痛;水不涵木,木火刑金,灼伤肺络,则咳嗽咯血;肝火犯胃,邪热杀谷,则消谷善饥;热伤胃络,则呈吐血;其余舌红少苔,脉数有力,是阴虚辨证依据。阴虚与火旺征象同见,自是本虚标实机理。

[病机] 肝肾阴虚火旺。

[治法] 滋阴降火法。

[方义] 诸证皆由火旺所致,故当降火以清其源;火旺是因阴虚所致,法宜滋阴以培其本;若只清热而不滋阴,即使热暂去仍要复来;若只滋阴而不降火,猖獗之势,难于控制。唯有滋阴与降火并举,才能兼顾阴虚火旺两个方面。方用熟地黄滋阴补血,龟板滋阴潜阳,猪脊髓以髓补髓,三药培其根本,俾阴盛阳自潜,水充火自熄。黄柏泻火坚阴,知母清滋肺肾,二药降火以清其源,俾火降而不耗阴,则滋阴效果更为显著。方名大补阴丸,可知重在补阴一面,其立方旨趣在于"阴常不足,阳常有余",故立此滋阴降火之法。

上述解释,是就自身功能失调的阴虚火旺而言,若用此方治疗结核,黄柏、知母才是消除病因之品,熟地黄、龟板仅能调理功能,药物间的主从关系也就随着病情而变。所谓方随法变,法随证变,于此可见一斑。

[应用]

1. 本方治疗虚劳证。以骨蒸潮热、咳嗽咯血、舌红少苔、脉象细数为其用方指征。咳加百部、夏枯草、鱼腥草;咯血加青黛、黄芩;盗汗加龙骨、牡蛎、浮小麦。

2. 脾胃虚弱,食少便溏,不宜使用此方。

3. 现代以本方加减治疗肺结核、肾结核、甲状腺功能亢进、糖尿病等属阴虚火旺者。

4. 临床报道用加味大补阴丸治疗肺结核大咯血10例,9例止血,1例无效。一般服1～2剂显效,再服即止。(《新中医》)

[歌括] 大补阴方是妙方,阴虚火旺服之良,
    地黄知柏滋兼降,龟板沉潜制元阳。

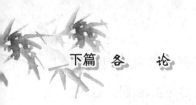

起痿丸（《丹溪心法》原名虎潜丸）

[组成] 黄柏(酒洗)250g 知母(炒)30g 龟板(酒炙)125g 熟地黄60g 陈皮60g
白芍60g 锁阳45g 豹骨(炙)30g 干姜15g

[用法] 为末，酒糊丸、或粥丸。每服10g，日服1~2次，空腹盐汤送服。

[主治] 肝肾阴虚，筋骨痿软，腿足瘦削，行步乏力，腰脚酸楚，骨蒸劳热，舌红少苔。

[证析] 腿足瘦削，行步乏力，是本方主证；肝肾阴虚，筋骨痿弱，是此证病机；骨蒸劳热，舌红少苔，是阴虚辨证依据。肝主筋膜，肾主骨髓，筋膜须得肾水滋润，才能和柔活利。热病末期，余热未尽而下焦阴损，或五志化火，深伏阴分而阴精暗耗，均可成为肝肾阴虚。肾水既亏，水不涵木，筋膜失濡，则发为筋痿；精不生髓，骨枯髓减，则发为骨痿。所以，腰脚无力是因筋骨痿弱，筋骨痿弱是因阴精亏损，阴精亏损是因为热耗。其病变顺序是：热在下焦→阴精亏损→筋膜失濡，骨枯髓减→腰脚无力。

[病机] 肝肾阴虚，筋骨痿弱。

[治法] 滋阴降火，强筋健骨法。

[方义] 治疗肝肾阴精亏损，筋骨痿弱证候，当滋阴清热，治其病源；强筋壮骨，治其主证。方用黄柏、知母清肝肾虚热，黄柏用量独重，是因本品能"清阴中之火，燥骨间之湿，且苦能坚阴，为治痿要药(王又原)。"知母擅滋肺肾阴津，清三焦邪热，用治下焦虚火，常与黄柏为伍，一坚其阴，一滋其阴，相须为用，相得益彰。熟地黄、龟板滋阴补血，锁阳补肾益精，豹骨追风壮骨，四药体现滋水涵木，强筋壮骨之法。白芍配入方中，自为益阴柔肝而设。反佐陈皮醒脾利气，干姜温运中焦，不仅可以制约黄柏苦寒与龟板呆滞，并有治痿独取阳明之意。干姜、陈皮性温，似于阴虚不宜，但其量仅为知母、黄柏的十分之一，用亦无碍。

研究此方，需要弄清一个疑点。此证属于阴虚，何以还要重用燥湿的黄柏、祛风的豹骨、温性的干姜、化湿的陈皮？

王又原谓："肾为作强之官，有精血以为之强也。若肾虚精枯而血必随之，精血交败，湿热风毒遂乘虚而袭焉。此不能步履，腰酸筋缩之证作矣。"王氏认为痿是先有精血不足，而后湿热风毒乘虚而袭。故用熟地黄、龟板、锁阳滋阴补肾，填精补髓，治其自身精血之虚；知母清下焦之热，黄柏燥骨间之湿，干姜除肌肉之湿，陈皮芳香化湿，豹骨追风健骨，治其外来湿热风毒。如此解释，似更切近本方用药原理。由于单纯阴虚或阴虚夹湿都可使用本方，两种意见并存，不仅无害，且可开拓思路，从阴虚剖析此方方理，学者留意。

[应用] 筋骨痿软，腿足瘦弱，步履艰难，舌红少苔，脉细，可以使用本方；湿浊侵淫的筋骨痿软，非本方所宜；阴虚夹湿，宜于方中加入草薢之类。

现代用本方治疗小儿麻痹后遗证、膝关节结核筋骨痿软属阴虚有热者。

[化裁] 起痿丸(《医方集解》原名虎潜丸)：即本方加当归、牛膝、羊肉。主治与治法均与原方相同，益精养血作用更为显著。

[歌括] 起痿丸是治痿方，豹骨陈皮共干姜，
　　　　知柏地芍锁阳配，龟板滋阴又潜阳。

三甲复脉汤（《温病条辨》）

[组成] 炙甘草18~30g 干地黄18~24g 生白芍18~24g 麦门冬15~21g 阿胶

9g　火麻仁 9g　生牡蛎 15g　生鳖甲 24g　生龟板 30g

[用法]　水煎服。

[主治]　下焦温病,热深厥甚,心悸不宁,甚则心痛,舌红少苔,脉细而促。

[证析]　热深厥甚,其中"厥"字,《尔雅·释言》:其也。是说其热已经深入下焦之意。其中心悸不宁,甚则心痛,是本方主证;阴亏液竭,是此证病机;舌红少苔,脉细而促,是其阴虚辨证依据。温病热入下焦,劫夺阴津,血中液少则脉为之细,脉失津濡则脉为之急,于是心中悸动不宁,甚则心痛。何以知为阴虚? 从其热病后期,兼见舌红少苔,脉细而促知之。其机理是:温病后期,肾水亏损→水不涵木,脉为之急;血中津少,不能养心→心悸不宁,甚至心络挛急而呈心痛。此证本属心脉病变,而谓水不涵木者,盖心脉是由肝系筋膜构成,因此脉络挛急,理当责之于肝。

[病机]　阴亏液竭。

[治法]　育阴潜阳法。

[方义]　水虚不能涵木,脉络促急,阴虚不能济阳,心动不宁,治宜育阴潜阳,双管齐下。方中配伍生地黄、麦冬、阿胶、麻子仁、鳖甲、龟板、牡蛎培育真阴,俾肝系得濡而血络不急,心系得养而动悸自宁;鳖甲、龟板、牡蛎不仅滋阴,又可潜阳,显然是为潜阳、宁神而设。复用白芍、甘草柔肝缓急,可以缓解心系挛急。甘草用量最重,是因此药可益心气之虚,可缓心脉之急,可解肝系之挛,并可甘守津回,有赖此物坐镇中军,用量自然宜重。

[应用]　热病后期,审其舌红少苔,脉细而促,虽无痉悸见证,亦可使用。可以此方治疗心房纤颤。

[化裁]

1. 一甲复脉汤(《温病条辨》)　炙甘草 18g,干地黄 18g,麦门冬 15g,生白芍 18g,阿胶 9g,牡蛎 30g。水煎服。治下焦温病,但大便溏者。此证是阴虚阳亢,肠道蠕动过快,饮食停留肠道时间短暂,未惶吸收,便即下行,所以便溏。故用生地黄、麦冬、阿胶滋其阴,白芍、甘草、牡蛎柔肝缓急,制止肠道蠕动过快,调理肝的疏泄太过。

2. 二甲复脉汤(《温病条辨》)　炙甘草 18～30g,干地黄 18～24g,生白芍 18～24g,麦门冬 15～21g,阿胶 9g,火麻仁 9g,生牡蛎 15g,生鳖甲 24g。水煎服。治热邪深入下焦,舌干齿黑,手指但觉蠕动,脉象沉数,此属阴虚而肝风内动,故以复脉育阴,介属潜阳。

[歌括]　三甲复脉麻芍草,麦地龟鳖牡阿胶,
　　　　　真阴枯竭虚风动,育阴潜阳法可疗。

一贯煎(《续名医类案》)

[组成]　北沙参 10g　麦门冬 10g　当归 10g　生地黄 18g　枸杞子 12g　川楝子 6g

[用法]　水煎服。

[主治]　肝肾阴虚,气滞不运,胁腹疼痛,咽干口燥,舌红少苔,脉细弱或弦数。

[证析]　胸腹胁肋疼痛是本方主证;肝肾阴虚,气滞不运,是此证病机;咽喉干燥,舌红少苔,脉象弦细,是阴虚辨证依据。因胁痛而知病位在肝,因胸腹胁肋胀痛而知气滞不运,因咽干口燥,舌红少苔而知其为阴虚,故属阴虚肝郁机理。肝主身之筋膜,筋膜有赖阴津濡养,血液滋荣。津液盈虚与肺脾肾都有关系,与肾水关系尤为密切。肾水不亏,则水能涵木;胃津不乏,则土能荣木,肺阴无损,则金能制木,五脏协调,相生相制,肝木和柔,何病之有! 今因肝血不足,

肾水亏虚,肺胃津乏,不仅筋膜失养,更兼气滞不舒,是以胁肋脘腹疼痛见矣! 何以知其为阴虚? 从兼见咽干口燥等证知之。何以知其为肝郁? 从兼见胸腹胀痛等证知之。

[病机] 阴虚肝郁。

[治法] 柔肝疏郁法。

[方义] 本方是柔肝疏郁名方,对于阴虚肝郁而呈胁痛,横逆犯胃而呈胃痛,疏泄失常而呈痛经,都有较好疗效。方用生地黄、当归、枸杞子滋养肝肾阴血,阴血得充,则肝木柔和;沙参、麦冬滋养肺胃阴津,阴津充足,则咽干口燥可愈;金铃子疏肝解郁,肝气得舒,则胀痛可消。诸药同用,使阴血充而肝木柔,肝气疏而疼痛解。

病位在肝而呈阴虚肝郁,用金铃子苦寒疏肝,当归温润养血,比较容易理解。唯用枸杞子、生地黄、沙参、麦冬之理何在? 尚须再为剖析。阴血亏损而筋膜失养,气机阻滞而胁肋疼痛,法当滋阴养血。血为肾精生化,欲补肝血,当先滋其肾阴,肾中阴精充足,才能转化为血,此方用生地黄补肾滋阴,枸杞子填精补髓,殆即补精生血,滋水涵木之意。筋膜除赖血养以外,尤须阴津濡润,肝木才得和柔。所谓阴虚,即指肺脾肾三脏阴津不足而言,盖肺为水之上源,脾主运化水湿,肾为主水之脏故也。此方用生地黄滋肾阴,沙参、麦冬滋肺胃之阴,能收滋水涵木,培土荣木,滋其水源之效。

本方配伍特点有二:①病位在肝,胸腹胁肋疼痛是本方主证;阴虚肝郁,是此证病机;舌红少苔,脉象弦细,是阴虚辨证依据。阴虚而治兼四脏,充分反映了五脏间的整体联系。通过养血滋阴、滋水涵木、培土荣木、滋其水源四种措施,使其肝能化刚为柔。②疏肝之剂多偏温燥,柳州此方,别开生面,为阴虚肝郁治疗开创了先河,发展了中医治法。

[应用] 运用此方时必须辨证清楚,属阴虚肝郁,见证如上所述始可用之。气郁湿滞所致胁痛脘胀不可误用本方。亦可用于肝肾阴虚的月经不调、经闭、痛经、疝气等证,可随证加入玄参、白芍、甘草等药,增强滋阴柔肝功效。

1976年春,在温江教学,一老人年逾七十,鼻衄一月不止,邀余往诊,观其舌红脉数,显是木火刑金,迫血妄行之象,遂为书清肝止衄汤二剂即止。止后心区绞痛难忍,显属长期失血引起心脉挛急而痛,遂用一贯煎加白芍、甘草以养血滋阴,柔肝缓急,一剂而愈。后以此方加白芍、甘草治疗一例胆绞痛,亦数剂而安。

临床报道:加味一贯煎治疗慢性肝病234例。以本方加郁金10g,白芍10g作为主方。迁延性肝炎见胁痛腹胀者,加柴胡、木香、山楂;口苦、舌赤苔黄,加牡丹皮、栀子;舌黯紫,脉弦涩,加丹参;运化不良,加山楂、鸡内金;黄疸加茵陈;谷丙转氨酶不降加五味子;乙型肝炎纳呆腹胀,加鸡内金、山楂;肢软无力加黄芪、山药;谷丙转氨酶升高,加五味子;肝硬化,脾大加柴胡、鳖甲;面色黧黑,舌质紫黯加丹参、桃仁;腹胀满,有腹水征,去生地黄,加鸡内金、白茅根、香橼片、沉香;脂肪肝,便结加熟大黄、川厚朴;胁痛甚加延胡索;腹胀加山楂、炒麦芽。治疗时间最长者为17个月,最短者为2个月。获显效46例,好转171例,无效17例。(《中医杂志》)

[歌括] 一贯柔肝疏郁方,参麦枸杞与地黄,
当归川楝水煎服,肝肾阴虚效果良。

滋水清肝饮(高鼓峰方)

[组成] 生地黄24g 山药18g 山茱萸12g 牡丹皮9g 茯苓12g 泽泻6g 当归

9g　白芍30g　大枣4枚　山栀9g　柴胡12g

[用法]　水煎服。

[主治]　阴虚肝郁,胁肋、胃脘疼痛,舌红少苔,脉弦或细。

[证析]　胁肋、胃脘疼痛,是本方主证;阴虚肝郁,是此证病机;舌红少苔,脉象弦细,是阴虚辨证依据。阴虚,是指水虚不能涵木,血虚不能养肝;肝郁,是指气行不畅。阴虚肝郁,故胁肋疼痛;肝气犯胃,故胃脘疼痛。

[病机]　阴虚肝郁。

[治法]　滋水涵木,清热疏肝法。

[方义]　此即丹栀逍遥散与六味地黄汤的合方。丹栀逍遥散为著名清热疏肝之方,对于肝郁所致胁痛、胃痛颇为对证。由于此证不仅有肝郁征象,且有阴虚表现,故去温性白术,加入滋阴之六味地黄丸,遂一变而为滋阴柔肝、清热疏肝之法,方名滋水清肝,可谓名实相符。

此方与一贯煎结构略同。彼用地黄、枸杞子滋补肾阴,此用地黄、山药、山茱萸滋补肾阴;彼用当归补血,此亦用当归补血;彼用金铃子疏肝,此用柴胡疏肝;彼用金铃子止痛,此用白芍、大枣柔肝缓急以止痛,药虽有异而理法相同。一贯煎配伍沙参、麦冬滋肺胃之阴,治兼四脏,唯单纯阴虚者宜之;此方配伍牡丹皮、栀子清肝热,茯苓、泽泻渗水湿,专从肝肾论治,唯热象显著而又微夹湿邪者宜之,不可不辨。

[应用]　胁痛,胃痛,舌质红,苔薄黄,脉弦数者,可用此方。

[歌括]　滋水清肝茱地黄,山药丹栀苓泽匡,
　　　　归芍柴枣疏肝郁,阴虚肝郁力能康。

滋养肝阴法共选8方,都以肝阴亏损为其施治对象。由于肝阴亏损有阴虚伏热、阴虚阳亢、阴虚失血、阴虚风动、阴虚肝郁等不同机理,所以配伍各不相同。

青蒿鳖甲汤以夜热早凉为主证,是热病末期,余热深伏下焦之象。故于滋阴之中配伍清热之品,于清热之中寓透热之法。此方选药精当,构思严密,值得注意。

两地汤与加减清经汤是为阴虚血热,月经先期而设。两地汤证见月经量少,偏于阴虚,故滋阴力量强于加减清经汤。加减清经汤证见月经量多色紫,偏于血热,故清热力量优于两地汤。

大补阴丸为治阴虚火旺而设,体现滋阴降火法则,四味药中,龟板、熟地黄之量大于知母、黄柏三分之一,故以滋阴为主。起痿丸由大补阴丸加味而成。是治肝肾阴虚、筋骨痿软之方。阴虚而用陈皮、干姜温脾燥湿,似与机理相悖,其实是为防其滋阴之品影响脾胃运化功能。若从精血不足、湿热风毒乘虚而袭解释其理,亦与药证相符。

三甲复脉汤以心悸为主证,是阴亏液竭,血脉失濡,故以育阴为法。育阴方中重用甘草作为主帅坐镇中军,是因此药有益心气、缓肝急、甘守津回等多种用途,故非重用不为功。

一贯煎与滋水清肝饮均为阴虚肝郁而设。一贯煎因有沙参、麦冬兼滋肺

胃阴津，是滋水涵木，培土荣木，滋其水源，养血调肝数法合用；滋水清肝饮则不然，仅从肝肾施治。二方相较，清热力量以滋水清肝饮为优；滋阴力量，以一贯煎为优，止痛力量则两方相若。

第五节 少阳病变

少阳是手少阳三焦和足少阳胆经的合称。三焦因无一定形态，故自《内经》、《难经》伊始，即开争论之端。持《难经》之论者，谓其有名而无形；宗《内经》之说者，谓其确有形质可征。兹引二经原文，以明分歧原始。

《难经》二十五难说："心主与三焦为表里，俱有名而无形。"三十八难又说："所谓腑有六者，谓三焦也，……有名而无形。"宗此说者，谓三焦仅指上焦心肺，中焦脾胃，下焦肝肾而言，自身并无形质可征。

《灵枢·本输》谓："少阳属肾，肾上连肺，故将两脏。三焦者，中渎之府也，水道出焉，属膀胱，是孤之府也。是六腑之所与合者。"指出了三焦是下出肾系，上连肺系的一种组织。三焦能够联系上下两脏，居于肺肾之间三脏，不言而喻，自与相连；不仅五脏是由三焦连为一体，六腑亦不例外，所以又说三焦"是六腑之所与合者"。由于《内经》所说三焦是指联系五脏五腑的一种组织，不同于其他脏腑，唯我独大，故有孤腑之称。宗此说者，代有其人，其中景岳力斥《难经》之非，并对三焦形质作了初步论述。在其所著《类经》中说："此三焦之所以际上极下，象同六合而无所不包也。观本篇六腑之别，极为明显，以其皆有盛贮，因名为府；而三焦者，曰中渎之府，是孤之府，分明确有一府。盖即脏腑之外，躯体之内，包罗诸脏，一腔之大府也。故有中渎，是孤之名，而亦有大府之形，《难经》谓其有名无形，诚一失也。"景岳虽对三焦作了脏腑之外、躯体之内、际上极下、象同六合、包罗诸脏的描述，仍然未指具体组织，三焦究指何物，仍然有待深入研究。纵观历代医家论述，三焦是指全身膜原和腠理而言。其中以唐容川、张锡纯、周学海三人论述较详，并由抽象趋于具体。唐容川《血证论》称三焦"即人身上下内外之油膜也"，张锡纯对此表示赞同。《医学衷中参西录》说："三焦为少阳之府。既名为府，则实有其物可知。乃自汉唐以还，若《伤寒》、《金匮》、《千金》、《外台》诸书，皆未明言三焦之形状，遂使后世数千年暗中摸索，莫衷一是。至唐容川独有会心，谓三焦即网油，其根蒂连于命门，诚为确当之论。"又云："独少阳主膜。人身之膜无不相通，膜有连于太阳者，皮肤下腠理之白膜也；膜有连于阳明者，肥肉瘦肉间之膜也……。三焦亦是膜，发源于命门，下焦为包肾络肠之膜，中焦为包脾连胃之膜，上焦为心下膈膜及心肺一系相连之膜。又两胁之下皆板油，包其外者亦膜也。"明确指出膜是三焦组成部分。腠是膜外组织间隙，《内经》称为分肉，《金匮要略》称之为腠，周学海《读医随笔》则称为原。他说："膜原者，夹缝之处也。人之一身，皮里肉外，皮与肉之交际，有隙焉，即原也；膜托腹里，膜与腹之交际，有隙焉，即原也；肠胃之体皆夹层，夹层之中，即原也；脏腑之系，形如脂膜，夹层中空，即原也；膈肓之体，横膈中焦，夹层中空，莫非原也。原者，平野广大之谓也。"余以为除上述以外，构成五脏五腑之经隧，分布全身之脉络，无一不是夹层中空，都是腠的组成部分。膜腠遍布全身，外通肌表，内连脏腑，上至巅顶，下至于足，五脏五腑，无处不有，表里上下，无所不包，随处异形，所在皆是。《难经》所谓有名无形，是说三焦并无一定形态，其实确有形质可征。

三焦是津液出入之所。水液从口摄入以后，经脾运化（肠道吸收），上输于肺；再经肺气宣降,使水津敷布于表,下行归肾;并经肾阳蒸化为气,使水精四布,五经并行,脏腑形骸才能得到濡润。水液能够敷布全身,除需五脏协同合作以外,唯此通道是赖。故《素问·灵兰秘典论》说:"三焦者,决渎之官,水道出焉。"

三焦也是卫气升降出入之所。《素问·痹论》谓:"卫气者,水谷之悍气也,其气慓急滑利,不能入于脉也,故循皮肤之中,分肉之间,熏于肓膜,散于胸腹。"所谓皮肤之中、分肉之间、肓膜、胸腹等等,都是三焦组成部分,卫气运行其间,始能温煦脏腑形骸。卫气生发于肾,取资于脾,摄取于肺,疏调于肝,是元气、谷气、清气三者的合称,后世亦称为阳气、真气、元气。故《难经》三十八难谓三焦"主持诸气";《金匮要略》谓腠"是三焦通会元真之处";《中藏经》谓"三焦者,人之三元之气,总领五脏六腑、营卫、经络、内外、左右、上下之气也。三焦通则内外左右上下皆通也。其余周身灌体,和内调外,营左养右,导上宣下,莫大于此者也。"这里所说的三元之气,是指肺之清气,脾之谷气,肾之精气,三者相合,成为卫气。卫气行于三焦,外则卫护体表,防御邪侵;内则固摄营阴,不使外泄;上则行于巅顶,温煦元神;内则充于五脏,不使衰竭;津得气温,才不凝泣,古人强调气为根本,实有其理在焉。以上论述,曾在上篇导论言之,在此重复,以示重要。

综上可知,脏腑形骸能够获得阳气温煦和阴津濡润,均须凭藉腠理三焦为其通道。它与吸清呼浊的气道,运行营血的脉络,输送胆液、胰液的管道,传导水谷的胃肠,流通精水的经隧,共同组成了气血津液运行出入的网络系统。不过,少阳三焦虽是津气运行的通道,津气的摄纳、生化、运行、排泄之权,却操于五脏之手,凭藉脏腑的协同合作,津气才能正常生化输泄,故津气的盈、虚、通、滞都与五脏功能息息相关。

三焦膜腠,既不属表,也不属里,位居表里之间,故属半表半里。表里津气从此出入,上下津气从此升降,既是邪气入里必由之路,也是祛邪出外途径之路,所以又称少阳为枢。

少阳三焦既与表里上下相连,邪气亦就可从体表和上下窍隧侵入,出现少阳病变。风寒之邪受自皮毛,由太阳传入少阳;疫毒随清气侵犯肺系,留恋少阳;从前阴侵入尿路,内传三焦,均可引起少阳三焦病变,一旦发病,自然就要反映出津、气、膜原三个方面病变。由于津气有盈有虚,有通有滞,有升有降,有出有入,膜原有张有弛,所以三焦病变可以分为以下四类。一是卫气病变:包括气郁化热而呈三焦实热,气滞不通而呈脘连腹胀,气逆不降而呈上气喘急,气陷不升而呈短气下坠,升降失调而呈胀满疼痛,卫气虚损而呈自汗失血。二是津水病变:包括痰湿阻滞而呈酸、软、胀、痛,水泛三焦而呈肿胀眩悸,阴津亏损而呈咽干肠燥。三是膜原病变:包括风客膜腠而呈风丹瘾疹,邪伏膜原而呈寒战热炽,痰浊蒙蔽而呈神昏窍闭,湿滞三焦而呈筋膜松弛,阴津亏损而呈筋膜挛急。究其因果关系,不是津气为病影响膜原,就是膜原发病影响津气。四是津气同病:包括气郁湿滞而呈痞满胀痛,气阴两虚而呈咽干心悸。由于津随气行亦随气滞,未有气机升降出入失调而津液不受其累,津气为病而筋膜不受其害,是故上述病机较少单独出现,多是互为因果,成为津气膜原同时受病,如邪踞少阳即是。三焦病变基本病理包括气郁津凝、气耗津伤、升降逆乱、膜失和柔四类病变。

胆汁宜流通而恶阻滞,阻滞不通则呈胀痛;宜清澈而恶混浊,结成砂石则呈胀痛。胆管若因气血郁滞则呈发热胀痛;寒侵胆经则呈痉挛绞痛。故胆经病变是以胀痛为主,究其胀痛之机,则因气郁、血滞、津凝、液结、脉挛使然。

三焦病变涉及津气膜原三类病变,约可分成以下几种证型,治法也就因证而异。邪踞少阳,治宜和解少阳;邪伏膜原,治宜宣透膜原;风客膜腠,治宜祛风开腠(见疏散外风法);湿阻三焦,治宜宣化湿浊(见各类除湿法);水停三焦,治宜泻下逐水;升降失调,治宜升降三焦;气机闭阻,治宜温通泄闭;气虚不固,治宜益气固表(见益气升陷法);反映了虚证宜补,实证宜通,太通宜塞的治则。胆经病变涉及气、血、津、液、胆管五类病变,约可分成以下几种证型。胆腑热结,治宜清热利胆;胆经虚寒,治宜利胆祛寒;肝胆结石,治宜利胆排石;蛔入胆道,治宜利胆驱蛔。反映了胆以通利为正常,不通为病态,所以治疗胆经病变,多用清、疏、通、利。

一、邪踞少阳—和解少阳

邪踞少阳,是指邪在少阳三焦半表半里,引起津气逆乱,筋膜失柔,胆流不畅的病理改变。

和解少阳,是根据邪在少阳病机拟定的治法。

【适应证候】 以寒热往来、胸胁苦满、口苦、咽干、目眩、心烦、喜呕、嘿嘿不欲饮食、或咳、或悸、或小便不利、或腹中痛为主证;常以寒热往来、胸胁苦满为其辨证依据。由于所治甚广,很多证候,均无寒热往来,胸胁苦满,亦可选用。

【病理分析】 上述众多征象,就其病变本质来讲,大约分为四类,反映了基础物质和组织结构同病征象。①卫气病变:或气郁化热,或升降失调,或气滞作胀。②水津病变:津凝为湿,阻于三焦,随气上下,侵犯五脏。③胆液病变:胆汁流通受阻,壅滞而呈胁下疼痛。④组织病变:膜络受其影响,失去和柔,出现疼痛、眩晕、干呕、项强等证。其基本病理,可用气郁津凝,筋膜失柔赅之。

【立法组方】 少阳病变,每因受邪途径不同和津气凝滞微甚而有不同治则。邪从表入,应和解表里之半;邪从上受,当分消上下之势。先就邪从表入言之,多因正气不足,邪气才得乘虚而入。此证有正邪相争征象,理应助正祛邪;有寒热往来等半表之邪,又有口苦心烦等半里之热,须表里同治;有阳气郁结化热之象,也有津凝为湿之征,应当寒温共用;有清阳不升,也有浊阴不降,又宜升降并调。根据这一治则,常常选用柴胡、青蒿、黄芩、青黛、半夏、生姜等药祛其外邪,清其郁热,畅其气机,通其津液;人参、甘草、大枣等药补益元气,柔肝缓急。只有扶正与祛邪共用,表证与里证同治,清宣与温化并行,升清与降浊同施,才能兼顾病变各个侧面。这种配方法度,不同于汗、下、温、清诸法,所以称为和解少阳。方如小柴胡汤。次就温邪上受言之,邪随呼吸之气而入,由肺传入少阳三焦,影响津液流通,阻碍卫阳外达,郁结化热,每呈湿热征象。湿为阴邪,治宜温化;热为阳邪,法当清透。温化湿浊是调理自身生理功能;清宣热邪是消除外来致病因素和发越自身阳气郁结所化之热。只有寒温共用才能兼顾湿、热两种性质不同病变。治疗少阳三焦之方,多呈寒温共用配方法度,这一治法有上清下渗之功,故又称为上下分消法。如蒿芩清胆汤既用青蒿、黄芩、青黛等药清透热邪,展其气机,又用半夏、陈皮、茯苓等药燥湿、芳化、渗利以祛其湿即是。

综合上述,邪从表入,则和解表里之半;湿阻三焦,则分消上下之势,一经一纬,反映了三焦病变的一般治疗规律。

小柴胡汤和蒿芩清胆汤二方,按照传统认识,都以为是治足少阳胆经主方。其实,两方均应着重联系手少阳三焦分析,才能扩大应用范围。由于两方所治征象涉及五脏六腑,只从胆经分析,有些征象的确很难理解。

【例方】

小柴胡汤《伤寒论》

[组成]　柴胡 24g　黄芩 9g　半夏 12g　生姜 9g　人参 9g　甘草 9g　大枣 12 枚

[用法]　水煎,分 3 次,温服,1 日量。

[主治]　邪踞少阳,往来寒热,胸胁苦满,口苦、咽干、目眩、心烦、喜呕,嘿嘿不欲饮食;或胸中烦而不呕;或渴;或腹中痛;或胁下痞硬;或心下悸,小便不利;或不渴,身有微热;或咳。亦治热入血室,黄疸,便秘,失血,项强、眩晕、妊娠恶阻,风丹,虚人感冒等证。

[证析]　此属邪在少阳半表半里机理。少阳包括手少阳三焦和足少阳胆经,此方所治,侧重于手少阳三焦经。三焦由膜原和腠理组成,是阳气升降出入之所,水液运行之区。设若平素正气不足,腠理不密,风寒由表入里,踞于少阳,必然影响卫气之升降出入,水液之运行敷布,胆汁之输泄流通,筋膜之和柔活利,呈为病态。邪犯少阳,运行于三焦之卫气欲祛邪出表,外入之风寒欲胜正入里,邪胜正负,阳气内郁则恶寒;正胜邪负,阳气外达则发热,正邪分争,相持不下,遂呈往来寒热。口苦、咽干、心烦、发热等证是阳气为邪所郁,不能疏达于外,气郁化热所致,这是卫气病变。邪踞少阳,津液流通受阻,三焦湿郁,升降失司,以致小便不利,凌心而悸,犯肺而咳,上干清阳而眩晕,内侵胃肠而食减、呕逆,这是水津病变。邪从三焦内归胆腑,胆经气郁,胆道不利,胆汁流通受阻,遂呈胁下痞硬、胀满、疼痛,这是胆系病变。膜原是三焦的组成部分,邪犯少阳,气郁津凝,亦将影响筋膜和柔而呈目眩、干呕、项强、疼痛等证,这是组织结构病变。综上,此证有基础物质发生病变之气郁津凝征象,亦有组织结构失去和柔之挛急、紧张征象;有手少阳三焦征象,亦有足少阳胆经征象;有少阳兼厥阴征象;亦有胆胃不和征象;有上焦心肺征象,亦有下焦肾系征象,病本虽在少阳,征象可以见于五脏。

[病机]　邪踞少阳。

[治法]　和解少阳法。

[方义]　此证有正气不足与邪气侵袭病理同时存在,治宜扶正祛邪;有半表之寒与半里之热病理同时存在,法当表里同治;有气郁化热与津凝为湿病理同时存在,理应寒温共用;有清阳不升与浊阴不降病理同时存在,又宜升降并调。采取上述治疗措施,使正气旺盛,邪气得除,表邪得解,里滞得疏,郁热得清,湿邪得化,清气得升,浊阴得降,而三焦和调。此种结构不同于汗、下、温、清诸法,能使表里寒热虚实升降和调,故以和解少阳名之。方中柴胡是治少阳要药,有疏畅气机、升发阳气、透邪达表、解除郁热之功,本方以此透达少阳半表之邪,发泄气郁所化之热,疏畅三焦气郁之胀,升发郁结不伸之阳,作用全面而用量独重,自是方中主药。黄芩有清肺胃肝胆之功,与柴胡为偶,则柴胡能舒展阳气而消除发热之源,黄芩能清泄肝胆而专清已郁之热;半夏燥湿运脾,生姜温散水津,三焦湿郁而独取中焦者,盖中焦为水液升降之轴故也。人参、甘草、大枣大补元气,配入方中,可以扶正祛邪而防范邪气入里,增强祛邪药效而为督阵之师。甘草、大枣之甘,又可缓肝之急而使膜络和柔,七药同用,能呈和解少阳之效。此方有柴胡疏散半表之邪,即有黄芩清泄里热,生姜、半夏燥湿行津,是表里同治法;有柴胡、黄芩之凉清解气郁所化之热,即有半夏、生姜之温辛燥津凝之湿,是寒温共用法;有柴胡、黄芩、生姜、半夏等药祛其邪,即有人参、甘草、大枣等药扶其正,是扶正祛邪法;有柴胡升发清阳,即有生姜、半夏降泄浊阴,是升清降浊法;有柴胡、黄芩、生姜、半夏调其津

气,即有甘草、大枣缓和膜络,是膜络津气同治法。将和解表里、平调寒热、升清降浊、通利三焦、扶正祛邪、膜络津气同治融为一体,其结构可以兼顾表、里、寒、热、虚、实、升、降、津、气、膜、络各个方面。由于少阳三焦是联系表里上下、五脏六腑之枢,津气升降出入之路,方剂结构又系寒热并用,补泻兼行,所以此方用于临床也就可表、可里、可温、可清、可升、可降、可补、可泻;若从三焦论治,可治气郁、津凝、液阻(黄疸等)、失血等证,用途之广,配伍之佳,古今名方,罕与其匹,故是和解少阳之总方。

章楠谓:"仲景分六经病证,各有主治之方。如桂枝汤、小柴胡同为和剂,而桂枝专和营卫,为太阳主方;柴胡专和表里,为少阳主方,以其各有部位深浅不同也"。小柴胡汤升清降浊,通调三焦,是和其表里以畅枢机,故为少阳之主方。

[应用] 《伤寒论》及《金匮要略》载此方共十九条,择要加以解释,可广其用;当前已将此方广泛用于内外妇儿五官各科,亦可借鉴,兹录数则,供学者参考。

1. "伤寒五、六日中风,往来寒热,胸胁苦满,嘿嘿不欲饮食,心烦喜呕,或胸中烦而不呕,或渴,或腹中痛,或胁下痞硬,或心下悸,小便不利,或不渴,身有微热,或咳者,小柴胡汤主之。"此条反映了五脏上下表里各部征象,若不联系手少阳三焦分析,势必很难令人理解。

2. "血弱气尽,腠理开,邪气因入,与正气相搏,结于胁下。正邪分争,往来寒热,休作有时,嘿嘿不欲饮食。脏腑相连,其痛必下,邪高痛下,故使呕也,小柴胡汤主之。"此条说明了几个问题:①平素气血不足,腠理不密,邪气才能乘虚而入。②寒热往来是邪气与正气相搏,正邪分争的病理反映。③"脏腑相连,其痛必下,邪高痛下,故使呕也。"此条是仲景论述本方证病机及胆胃不和的条文。

3. "伤寒四、五日,身热恶风,颈项强,胁下满,手足温而渴者,小柴胡汤主之。"颈项强而身热恶风,似桂枝汤证,胁下满则非桂枝汤证矣! 故用此方和解少阳,流通津气,柔和筋脉。方中甘草、大枣,当作缓急解释,始与此证病理相符。

4. "伤寒,阳脉涩,阴脉弦,法当腹中急痛,先与小建中汤,不差者,小柴胡汤主之。"本方所治腹痛,病在胆胃,疼痛部位当在剑突或胁缘下面。初起难分寒热,可先用温中补虚、柔肝缓急的小建中汤,从中焦虚寒,肝木克土论治;不效,再用本方清热利胆,开郁行津,缓急止痛,从胆经湿热论治;若寒热错杂,可用柴胡桂枝汤。

5. "妇人中风七八日,续得寒热,发作有时,经水适断者,此为热入血室,其血必结,故使如疟状,发作有时,小柴胡汤主之。"肝藏血,血室即指肝脏。肝胆同居,用此方疏利枢机,可使内陷之邪仍从表解,其血不结,寒热如疟之状可愈。此条示人以脏病治腑之法。

6. "阳明病,发潮热,大便溏,小便自可,胸胁满不去者,与小柴胡汤。"大便溏,小便自可,说明二便通利,二便通利而发潮热,胸胁满不去,自是气郁津凝胸胁使然,故用本方疏通少阳津气。

7. "阳明病,胁下硬满,不大便而呕,舌上白苔者,可与小柴胡汤。"便秘机理甚多,热盛伤津,肠中燥结,舌苔黄燥者,可用承气汤类寒下;寒冷积滞,肠失传导,舌质淡嫩者,可用温脾汤类温下;阴虚肠燥,燥结不通,舌红少苔者,可用增液汤类润下;此证便秘而见苔白,是津凝不布之象,既非寒下之所宜,又非温下之所对,润下更在禁例,投小柴胡汤疏畅三焦津气,使津气和调于五脏,洒陈于六腑,庶无燥结之忧。这种便秘以三、五日一行,经年如此,别无所苦为其特征。胁下硬满则是使用本方依据。

8. "本太阳病不解,转入少阳,胁下硬满,干呕不能食,往来寒热,尚未吐下,脉沉紧者,与小柴胡汤。"胁下是肝胆部位,胁下硬满而干呕不能食,往来寒热,自是少阳病无疑。

9. "诸黄,腹痛而呕者,宜柴胡汤。"无论何种黄疸,只要兼见腹痛、呕吐,均可暂用本方疏利三焦,通调胆经。

10. "伤寒中风,有柴胡证,但见一证便是,不必悉具。"此条说明只要病机属于邪在少阳,见到一证即可使用本方,不必悉具。

综合仲景使用小柴胡汤条文,有胸胁苦满者9条;呕或干呕者8条;腹痛或胁痛者7条;不欲食者6条;往来寒热者4条。可见往来寒热,胸胁苦满,胁痛或腹痛,呕或干呕,不欲饮食,是小柴胡汤之主证。此外,眩晕、项强、发热、潮热、发黄、头汗、咳嗽、心悸、小便不利、不大便诸证,偶亦有之。

11. 咳嗽　《苏沈良方》云:"元祐二年,时行无少长皆咳。本方去人参、大枣、生姜,加五味子、干姜各半两,服此皆愈,时常上壅痰实,只依本方,食后卧时服,甚妙。"此方治疗咳嗽,仲景原已提及,却未引起重视,能治咳嗽之理,注家亦每语焉不详。须知咳嗽虽然病标在肺,病机却不限于肺脏,故《素问·咳论》指出:"五脏六腑皆能令人咳,非独肺也。"引起咳嗽的基本病理与运行于三焦的津气有关,津气盈虚都能影响肺卫宣降功能,气郁津凝,尤为常见。一旦某一脏腑功能失调,引起运行于少阳三焦津气逆乱,壅滞于肺,肺失宣降,咳嗽作矣!此方有升清降浊、利气行津之功,使三焦津气和调、肺卫宣降功能恢复,则咳嗽瘳矣!余每用此方去人参、大枣、生姜,加干姜、细辛、五味子、茯苓,治疗久咳不愈每获良效,始信调气行津是治疗咳嗽关键。

12. 《张氏医通》说:"凡咳嗽,饮水一二口而暂止者,热嗽也;呷热汤而暂停者,冷嗽也。治热嗽以小柴胡加桔梗;冷嗽,理中汤加五味子。"

13. 失血　《仁斋直指方》于本方加乌梅,用"治男女诸热出血。"此方能治出血,绝非偶然,实有理论为其依据。出血原因虽多,却以肝经有热,迫血妄行;肝不藏血,疏泄太过;卫气虚损,血失统摄三种机理较为常见。血热妄行,宜清肝止血;疏泄太过,宜敛肝止血;气不摄血,宜益气摄血,此方恰好一箭三雕,面面俱到。方中黄芩为清肝要药,血因热迫而妄行,得此可收清热止血之功;人参、甘草、大枣能补元气,使元气充盛于脉外,阴血自能安守于脉中,气不摄血而血溢者,得此可收益气摄血功效。加酸敛之乌梅以调理肝之疏泄,又能体现敛肝止血之法。杨氏将治少阳气郁津凝之方变为止血之法,是善用古方实例。若欲增强清热力量,可加青黛、栀子、地榆、大黄之类;若欲增强收敛止血力量,可加龙骨、牡蛎、白及之类;若欲增强益气摄血力量,可加黄芪、白术;若系寒热错杂,附子亦可加入,灵活变化,存乎一心,唯有智者才可神乎其技。

14. 体虚感冒　外感风寒,加荆芥、防风、葛根,疏解三阳之表;外感风热,加金银花、连翘、板蓝根,则细菌感染与病毒感染皆宜。

15. 反复感冒　是由卫气虚损,腠理不密,以致今日治愈,明朝又患,用本方加黄芪益气实卫,防御外邪侵袭,附子温煦下焦阳气,令卫气生发有源,白术健脾益气,令卫气充盛有继,何患之有。

16. 发热　本方用于发热,柴胡剂量宜重,大于人参一倍始有退热作用。若与人参等量,退热疗效不显,可加入蒲公英、败酱草、金银花、板蓝根之类,增强清热解毒之功。

17. 乳房肿痛　兼见寒热呕恶,昏晕、口苦、咽干、两胁胀痛者,本方加蒲公英、青皮、白芷之类,清热解毒,疏肝理气,疏泄风热。

18. 乳癖 乳房胀痛,肿块每随喜怒消长,伴有面色无华,眩晕,舌淡、苔白,脉弦,可用本方加瓜蒌、当归、赤芍以涤痰、散结、活血。

19. 颈部包块 兼见红肿拒按,发热恶寒,苔黄微渴,食少、脉弦数者,本方去人参、大枣加栀子、胆草、生地黄、车前子、泽泻、木通、当归、夏枯草,甚者,大黄亦可加入。

20. 痫证 经脑电图检查,为"异常脑电图"。患者无规律地出现突然昏倒,不省人事,牙关紧闭,两眼上视,口吐涎沫,面色青紫,或头昏、困倦、嗜睡、记忆减退,神情呆钝,烦躁不安,失眠、善惊(上证不必悉具),即可诊断为痫证,宜本方与桂枝汤合用。偏热,本方去生姜、甘草、大枣,加丹参、龙骨、牡蛎、石菖蒲、钩藤、黄连、琥珀、蝉衣、羚羊角。此系筋膜发生病理改变,本方有调气行津之功,加入息风解痉、开窍安神之品,才与病机吻合。偏寒,则宜原方加龙骨、牡蛎、全蝎、蜈蚣之属。

21. 妊娠子痫 此为肝血不足,阴不济阳,少阳枢机不运,下虚上实,用本方加熟地黄、龟甲胶滋阴养血,柔和筋脉。

22. 肝气郁结,痰郁为癫 证见面色淡白,精神抑郁,表情淡漠,神志痴呆,时而喃喃独语,时而焦虑不安,时而哭笑无常,舌苔白腻,两边微黄,脉象弦滑。此属思虑太过,肝气郁结,少阳枢机不运,痰气互结,阻蔽神明,以致精神异常,发为癫病,可用本方加石菖蒲、远志开其蔽阻,启其神明。

23. 月经来潮,癫狂即作 此为热入血室,瘀热上犯神明,用本方加牡丹皮、赤芍、桃仁、焦栀子、焦山楂,清解郁热,凉血化瘀,或加大黄攻逐瘀血。

24. 胃脘胀痛,掣及两胁 此为少阳胆热内郁,胆气犯胃所致。用本方加青皮、枳壳、木香之属,行气破结,胀痛自消。

25. 目赤肿痛 此为邪热郁于少阳三焦,清窍壅阻,白睛赤脉多在外眦,可用本方加蒺藜子、荆芥、夏枯草疏散风热,或加车前、木通之属淡渗利湿。

26. 眼生翳膜 黑睛疾患多与肝胆有关,若因气虚胃弱,少阳升发无力,致生翳膜,可用本方加羌活、防风、川芎、白芷,疏泄风邪,升发阳气。

27. 目眩昏蒙 三焦为津气升降出入通道,如果少阳枢机不利,玄府闭塞,络间精液阻滞,清纯之气郁遏,则目眩昏蒙,可用本方加枸杞子、生地黄、女贞子、羌活、刺蒺藜等药运旋枢机,开通玄府,敷布精液而获验(以上三证系巴中县中医院张玉龙经验)。

28. 风丹 本方加僵蚕、蝉蜕、防风、茯苓。

29. 痄腮 本方加板蓝根、僵蚕、赤芍、牛蒡子、夏枯草。

30. 眩晕 以头晕眼花、如坐舟车、时欲呕吐、动则尤甚为主证,可用本方加龙骨、牡蛎,若因外邪相加,应加疏风散邪之品。眩晕一证,有因气虚清阳不升而致者,当用补中益气汤合生脉散益气升阳;有因痰饮水湿僭居阳位,蔽阻清窍而致者,当用真武汤、五苓散、吴茱萸汤、术附汤、泽泻汤、蒿芩清胆汤之类化痰浊以开壅蔽;若气虚清阳不升与浊阴僭居阳位两种病机同时存在,上述诸方有顾此失彼之嫌,选用本方,可谓恰到好处。盖此方人参、甘草、大枣益气补虚,柴胡升举清阳,气虚下陷,清阳不能上头之眩,得此益气升阳之品可以愈矣!半夏、生姜运脾除湿,降泄浊阴,湿浊蔽阻清窍之眩,得此祛除湿浊之品可以瘳矣(湿浊甚者重加白术、泽泻)!眩晕的基本病理是气血津液的盈虚变化影响肝系之膜,只用调气调津之品而不兼顾其膜,仍未尽善,加入镇静的龙骨、牡蛎,才能面面兼顾,提高疗效。对外感诱发的梅尼埃病疗效尤佳,往往一、二剂即可获效。

31. 头痛 每逢子午二时,头痛、眩晕不适,过则诸证若失,此为阴阳失调,升降逆乱,可用此方加川芎、白芍。

32. 妊娠恶阻 肝胃不和,本方加吴茱萸、黄连、白豆蔻;肝郁血虚,加当归、白芍、白豆蔻;肝热脾虚,加茯苓、白术、砂仁。

病案:陈行松,男,2004 年 8 月 3 日就诊。自述行房精中尽是鲜血,多方医治无效,前来求治。观其舌色淡,热不显,遂书小柴胡汤加味:柴胡 24g,黄芩 10g,法半夏 15g,生姜 10g,甘草 10g,大枣 10g,乌梅 10g,青黛 10g,炒蒲黄 10g,三七 10g,黄芪 30g,白术 15g,龙骨 30g,牡蛎 30g。服 6 剂后,精中无血,嘱其原方再服数剂,巩固疗效。

[化裁] 小柴胡汤的结构是扶正祛邪,表里同治,寒温共用,升降并调。以本方为基础的变化方,也就展示了侧重于表、里、寒、热、虚、实、升、降、上、中、下、气、血、津、液各方面的变化规律。

1. 柴胡桂枝汤(《伤寒论》) 柴胡 15g,黄芩 7g,半夏 12g,生姜 7g,炙甘草 5g,大枣 6枚,桂枝 7g,芍药 7g。水煎,温服。治小柴胡汤证具而兼见肢节烦疼者;加重芍药剂量,治肝胃不和,上腹部痛,疗效亦佳,是小柴胡汤与桂枝汤合方。体现了调和营卫与和解少阳合用配方法度,是少阳兼表的变方。日本汉医每用此方治疗痫证。此方与五苓散合用,再加牡丹皮、牡蛎,治疗妇女更年期头面时觉热气上冲,胸部以上出汗,曾用此方治疗此证,数以十计,均获良效。

2. 柴胡加芒硝汤(《伤寒论》) 柴胡 12g,黄芩 5g,半夏 4g,生姜 5g,人参 5g,炙甘草5g,大枣 4 枚,芒硝 10g。前七味水煮,汤成去渣,内芒硝,微煮一沸,分 2 次服。1 剂不愈,再服 1 剂。治小柴胡汤证而苦满难解者;或胁下有坚块者;或潮热不去,大便不通者。芒硝有软坚散结,泻热通便之功,故对上述证候有效。这是偏里的变方。

3. 柴胡桂枝干姜汤(《伤寒论》) 柴胡 24g,桂枝 9g,干姜 6g,天花粉 12g,黄芩 9g,牡蛎 6g,炙甘草 6g。水煎,分 3 次温服。治汗下以后,胸胁满,小便不利,口渴心烦,但头汗出,往来寒热者;《金匮要略》以此方治疟疾,其证寒多热少,或但寒不热。谓服 1 剂如神。此方治疟,若将桂枝改为肉桂,疗效更佳。1972 年我院科研处到乐山防治疟疾。一小学教师献一单方,即肉桂 30g,分 3～5 次,研末服。余曾用之,确有截疟功效。这是偏寒的变方。

4. 镇青丸(《素问病机气宜保命集》) 柴胡 15g,黄芩 15g,半夏 12g,生姜 12g,甘草 6g,人参 10g,青黛 10g。为细末,姜汁浸蒸饼为丸,每次服 20g。亦可作汤剂,分 3 次服。治呕吐、头痛,有汗,脉弦。此即小柴胡汤去大枣,加青黛清肝、凉血解毒。用治肝胆火旺、上攻头痛、犯胃呕吐之证,确有疗效。用治血热妄行出血亦佳,但大枣不宜减去,盖大枣能兼顾血小板减少之出血故也。是偏血分有热的变方。

5. 柴胡陷胸汤(《通俗伤寒论》) 柴胡 5g,黄芩 10g,半夏 15g,黄连 5g,瓜蒌仁 25g,枳实 10g,桔梗 5g,生姜汁 4 滴。水煎服。治少阳证具,胸膈痞闷,按之痛。此方有涤痰泄浊、开结宽胸之功,痰热结胸之证,投此有效。是偏痰热的变化方。

6. 柴胡芪附汤(陈沛祖方) 柴胡 12g,黄芩 9g,半夏 12g,生姜 9g,甘草 6g,大枣 9g,人参 9g,黄芪 30g,白术 12g,制附子 15g。水煎服。治反复感冒,经久不愈。是因腠理不密,藩篱不固。此方人参、甘草、大枣本就大补元气,能使表卫气充,加入黄芪益气实卫,能够防止卫气外泄;白术健脾运湿,附子温阳化气,能使谷气、元气化源旺盛,开源节流,双管齐下,用

521

治表虚不固,反复感冒,能收祛邪扶正,实卫固表之效。其作用较玉屏风散犹胜一筹。是偏气虚的变化方。

7. 柴胡四物汤(《素问病机气宜保命集》) 柴胡9g,黄芩9g,半夏9g,生姜9g,甘草6g,当归12g,生地黄15g,白芍24g,川芎9g。水煎服。治邪陷厥阴,寒热如疟,胸胁串痛,至夜尤甚。此证多见于妇女经期,故用四物汤养血调经,小柴胡汤和解少阳,体现脏腑同治法则,是偏血虚的变化方。

8. 参胡清热饮(《太平圣惠方》) 柴胡12g,黄芩12g,半夏12g,生姜9g,人参15g,甘草10g,大枣20g,麦门冬10g,五味子10g。水煎服。治脉虚弱,发热,口渴不饮水者。此是小柴胡汤与生脉散的合方,有清解邪热、益气生津之功,对热病津虚、心力衰竭之证,投此有效。脉虚是心气虚损的辨证依据。这是偏津气两虚的变方。

9. 加减小柴胡汤(《温热经纬·外感温热篇》) 柴胡10g,黄芩10g,半夏10g,生姜6g,甘草6g,桃仁12g,生地黄24g,犀角6g(现以水牛角代),牡丹皮12g,山楂肉12g。水煎服。治热入血室,经水适来,瘀热搏结,腰胁及少腹牵引作痛,拒按者。余用此方去水牛角,加青黛、芒硝、大黄,增强泻热逐瘀之功,治疗神志错乱的狂证有效。这是偏热、偏实、偏血分的变化方。

10. 柴胡加芦根汤(《张氏医通》) 即本方加芦根60g。水煎服。治胆咳,咳呕胆汁。咳是主证,咳而呕吐胆汁,说明病标在肺,病本在胆。根据治病求本原则,当从胆经论治,令胆经无病,津气和调,则咳嗽可止。故用本方和解少阳,加芦根清热渗湿,降逆止呕,兼和肺胃,成为肝胆肺胃同治之方。这是兼上焦的变化方。

11. 柴平汤(《医方考》) 柴胡12g,黄芩9g,半夏9g,生姜6g,甘草6g,苍术12g,厚朴12g,陈皮9g,茯苓15g。水煎服。治寒热往来,四肢倦怠,肌肉烦痛,或食欲不佳,脘痞腹胀,呕恶便溏,复往来寒热者。此方加入燥湿、芳化、淡渗药物,成为和解少阳阳明、湿重热轻之良剂,是偏津气壅滞中焦的变化方。

12. 清脾饮(《济生方》) 柴胡12g,黄芩9g,半夏12g,生姜9g,甘草6g,青皮9g,厚朴12g,草果仁6g,白术12g,茯苓15g。水煎服。治寒热往来,寒重热轻,胸膈满闷,不能饮食,苔白滑,或白腻,脉弦缓。此方运脾化湿力量很强,是兼湿浊阻于中焦的变化方。

13. 柴苓汤(《金镜内台方议》) 柴胡20g,黄芩12g,半夏12g,生姜9g,人参9g,甘草6g,大枣12g,白术15g,茯苓15g,桂枝15g,泽泻20g。水煎服。治发热烦渴,脉浮弦而数,小便不利,大便泄利者;偏于热的,名协热下利,加炒黄连、白芍。此方合五苓散而成,有疏畅三焦气机,通调水道之功,是偏下焦水湿壅滞的变化方(原方有赤茯苓,无桂枝)。

14. 柴胡枳桔汤(《通俗伤寒论》) 柴胡7g,黄芩7g,半夏7g,生姜5g,枳壳7g,桔梗5g,陈皮7g,雨前茶5g。水煎服。治邪在少阳,往来寒热,胸胁痞满,或痛、或呕、或哕。扶正力量不足,宣畅气机作用为之增强。是偏于气滞的变化方。

[歌括] 小柴胡汤用黄芩,夏姜草枣与人参,
口苦咽干胸胁痛,往来寒热此方寻。

蒿芩清胆汤(《通俗伤寒论》)

[组成] 青蒿15~30g 黄芩10~15g 青黛10g 竹茹10~15g 枳实10g 陈皮10g 半夏10~15g 茯苓15g 滑石20g 甘草5g

　　[用法]　水煎服。

　　[主治]　少阳三焦湿(痰)热,寒热如疟,热重寒轻,胸胁胀痛,口苦吐酸苦水,或呕吐黄涎而黏,或干呕、呃逆,舌红苔白或黄腻,脉弦数者。亦治眩晕、黄疸、湿热盗汗、神志不清、心悸、失眠、咳嗽、咳血、热淋、痔疮下血等证。

　　[证析]　此属少阳三焦湿热或痰热机理。形成此机理的原因不一,或因邪犯皮毛,由表及里;或因邪从口入,肠胃受病,由里达外;或因邪从上受,由上而下;或因邪从尿路侵入,由下而上,影响三焦水道失调,阳气为湿浊所遏,气郁化热,遂呈少阳三焦湿热或痰热为患。湿热阻于少阳三焦,则寒热如疟;热邪偏盛,故热重寒轻。肝胆经脉循胸胁,湿碍气阻,壅滞经隧,故胸胁胀痛。胃本不呕,胆木克之则呕。胆热乘胃,胃浊上逆,则呕吐酸苦水,甚至胆汁随胃液上逆而呈呕吐黄涎。肝与胆为表里,胆热及肝,气病及血,故舌质红;湿热熏蒸则苔腻;肝脉自弦,脉象弦数,是肝胆有热象征。至于眩晕、黄疸、湿热盗汗病在肝;神志不清、心悸、失眠病在心;咳嗽、咳血病在肺;热淋病在肾;痔血病在肠道,征象部位虽异,湿热为患致病本质则同。

　　上述征象有气郁化热、津凝为湿(痰)、胆汁壅阻、血热外溢等基础物质病变,也有组织结构感受刺激病变,但以湿热为其主要病理。

　　[病机]　三焦湿热。

　　[治法]　清热除湿,上下分消法。

　　[方义]　叶天士《温热经纬·外感温热篇》谓:"邪留三焦,亦如伤寒中少阳病也,彼则和解表里之半,此则分消上下之势,随证变法,如近时杏朴苓等类,或如温胆汤之走泄。"叶氏指出邪留三焦,亦如伤寒之少阳病,但伤寒之邪自表入,邪在少阳,法当和解表里之半。温邪上受,首先犯肺,肺卫之邪若不逆传内陷,留恋少阳三焦,水液失调,即呈湿热。治疗少阳三焦湿热,不可过用寒凉,以免遏其阳气,当如温胆汤之走泄,展其气机。此方即由温胆汤加味而成,体现清热除湿,上下分消之法。方中黄芩、青黛、竹茹清泄肝胆之热,青蒿清透少阳之邪,使热有外出去路,四药功在清热透邪,此上清之法也。陈皮芳化湿浊,半夏燥湿祛痰,二药在于恢复脾运,此调中之法也。茯苓、滑石淡渗利湿,二药引导湿热下行,此下夺之法也。枳实降泄胆胃,陈皮醒脾利气,又在通降气机,令其流畅,此津气并调之法也。综观全方,既有消除病因,解其郁热之清热药,又有恢复少阳三焦津气流通之行气除湿祛痰药,虽侧重于清泄胆热,仍不失为上下分消之法。

　　此方既可分消上下之势,治疗三焦湿热或痰热;又可和解表里之半,治疗胆胃不和。方中青蒿透达少阳半表之邪;黄芩、青黛清泄肝胆半里之热;胆气犯胃,中焦痰浊随胃气上逆而呕,故用利气调中、祛痰降逆之温胆汤降泄胆胃。

　　本方结构,若就和解少阳言之,虽师小柴胡汤而其立方旨趣稍异。两方均有寒热往来、胸胁胀痛、呕逆脉弦等证,均属邪在少阳半表半里病机,但因此证里热与湿浊较小柴胡汤为盛,邪实而无虚象,故此方不用柴胡,改用青蒿化三焦湿浊而透热邪,用青黛清肝凉血增强黄芩清热力量,并去小柴胡汤中人参、大枣之补,生姜之温,配以祛痰降逆之温胆汤,遂由和解少阳之方,一变而为清泄胆胃之法,虚实异趣,同而不同。

　　或谓:此方原著仅治胆胃不和之痰热为患,今谓能治五脏疾病,是否有所夸大?须知少阳三焦乃是联系五脏五腑通道,湿热羁留三焦,可随膜腠这条通道侵犯任何部位,由于病位不同,遂有不同征象。就五脏热证而论,不外热盛津伤与湿热胶结两型。此方体现分消少阳三焦湿热之法，只要病机相同，无论见于何部，都可应用，展示了中医异病同治特色，体现了治病求本精神。

或谓：此方原用碧玉散(青黛、滑石、甘草)三钱，合为今制，仅重9g，其中青黛分量尤轻，不过1~2g而已，今改青黛为10g，剂量超过原方数倍，是否过重？学习古方目的之一在于如何去完善古方，扩大其用途，增强其疗效。原方青黛用量太轻，若遇病毒感染或气血同病证候，就有病重药轻、鞭长莫及之失。加重青黛凉血解毒，不仅对于病毒感染有满意疗效，对气病及血之失血征象也可兼顾。剂量一变，遂由专治气分之方变为气血兼顾之剂，由专治胆胃之方变为泛治五脏之剂，又何乐而不为！

[应用] 本方是治少阳三焦湿热或痰热的有效方。由于少阳三焦联系最广，外通皮毛，内联肝胆，上系心肺，中近胃肠，下出肾系，表里上下，无所不包，湿热或痰热每随气之升降出入而无所不达，无处不有，所以，此方可泛用于五脏之湿热或痰热为患。下述各种用法，是余临床所验，笔之于书，供同道参考。

1. 湿热留恋三焦 每以寒热如疟，胸胁胀痛为主证。多由邪在少阳，影响气与津液流通使然。审属湿热机理，投此可谓合拍。

2. 呕吐 湿热或痰热所致胆胃不和，常兼见口苦胁痛，呕吐黄涎而黏，苔黄而腻，热象明显者，用此方效果甚佳。可加代赭石增强清热降逆功效。体现了胆胃同治法则。若吐苦水，食管有灼热感，此为胆汁反流，应加重枳实剂量成20g，增强幽门收缩，阻止胆汁反流。

3. 眩晕 《素问·至真要大论》指出："诸风掉眩，皆属于肝"，眩晕是颅内心包膜病变，当属肝经，盖肝主身之筋膜故也。引起眩晕原因虽多，总与津液盈虚有关。治眩诸方，不是滋阴潜阳，就是祛除痰饮水湿，盖津虚则膜失其濡，津壅则膜受刺激而眩晕作矣！所谓无火不作眩，是指阴虚火旺而言；无痰不作眩，是指津液壅阻而言。故眩晕实证，多因痰热循三焦上攻，蒙扰清空所致。此为治疗少阳痰热之方，恰合眩晕实证机理。若加赭石镇逆，白芍平肝，白术运脾，泽泻利湿，增强平肝镇逆，导湿下行之功，疗效更佳。血压高者可加入牛膝30g引血下行，或加钩藤30g降压。

4. 急性黄疸 黄疸有阴黄、阳黄之分，阳黄有热盛、湿盛之别。热偏盛者用茵陈蒿汤，湿偏盛者用茵陈五苓散，古有成法。若中焦湿浊阻滞征象明显者，可用本方加茵陈、栀子、大黄，共呈利胆退黄之效。

5. 湿热盗汗 盗汗一证，古人多从阴虚论治，临床所见，因三焦湿热而致亦屡见不鲜。湿阻少阳半表半里，当其夜卧阳气内归阴分之际，不仅表卫因阳气内归而失去固护，其内入阳气与里热相合遂致里热蒸腾，湿从外泄而盗汗见矣！盗汗每见于凌晨四、五时者，盖此时肝气萌动，阳气外达故也。可用本方加牡丹皮凉血，牡蛎敛汗潜阳，共呈清热利湿，敛汗潜阳之效。

盗汗致病机理，古人咸谓属于阴虚，代代相承，已成定论。果如所言，却有两点令人费解。首先，阴虚盗汗当见舌红少苔，脉象细数。临证所见，舌红少苔者少，舌红苔腻者多，脉象多呈濡数，如此舌脉，诊断为阴虚可乎？此证多见于小儿或青壮年，正是气血生化旺盛，无所偏颇时期，如何会成阴虚，一概视为阴虚，可乎？余初临证时亦囿于阴虚之说，其后治一故人，每夜盗汗，醒来衣被皆湿，察其舌苔黄厚而腻，滋阴之品在所当禁，遂以本方加牡丹皮、牡蛎付之，数剂而瘳。以后每遇盗汗凡其苔腻即投此方，多能见效，始知盗汗尚有湿热一型，附识于此，供同道参考。

6. 神志不清　以本方为基础,加石菖蒲 30g,连翘 12g。治暑温,高热已退,湿热蔽阻清窍而神志不清者,有清热除湿,涤痰开窍之功,久服有效。宜宾县蕨溪镇一李姓 8 岁男孩,1973 年初秋患乙型脑炎,在宜宾市第一医院住院治疗,热退身凉以后神志不清。适值余暑假回乡,一小学教师来家代为求方。详问病情以后,书蒿芩清胆汤加连翘 12g、石菖蒲 30g付之,嘱其试服。次年春节家长带领小孩步行 80 华里前来致谢,始知服此而愈。

7. 心悸、失眠　属于痰热为患者,可加琥珀、瓜蒌壳、黄连之类清热化痰,宁心安神。成都五中教师姜某,心动过速,求治于余。察其舌质老敛,舌苔薄黄,脉搏 100 次/分左右,属于痰热凌心而悸,遂以此方加黄连,月余而瘳。黄连能够降低心率,应当注意。

8. 咳嗽、气喘　痰热壅肺咳嗽胸痛者,加鱼腥草、芦根、冬瓜仁等清热化痰;气粗喘促者,加麻黄、杏仁宣肺降逆;吐泡沫痰者,加干姜、细辛、五味子寒热共用。咳嗽、气喘因于气郁津凝者十居八九。此方能够利气行津,通调三焦水气而使肺卫宣降功能恢复正常。加鱼腥草是欲增强解毒作用,加冬瓜仁、芦根是欲增强行津之功,加麻黄、杏仁是欲增强宣降肺气效力,加干姜、细辛、五味子是用恢复肺功。本方着眼于消除病因,调理功能,流通津气三个方面。1989 年 10 月盐亭县流感患者甚多,均以咳嗽、气喘、苔黄而腻为主证,投此无一不愈。

9. 咳血　肝经火旺,木火刑金,迫血妄行咳血,有阴虚、血热、痰火之别,审属痰火为患,用本方加栀子、瓜蒌壳,有清肝宁肺之功。宜宾范某,痰中带血,某院诊为肝硬化,久治无效,经省医院及华西医大检查肝脏正常,求治于余,见其苔黄而腻,遂以本方加栀子、瓜蒌壳、芦根数剂而愈。本院教师江某,患肺痨吐血量多,住院二周未止,问治于余,见其舌苔黄腻,教服上方加龙骨、牡蛎,1 日 1 剂,4 剂而止。余用此方治疗支气管扩张咳血、空洞型肺结核出血数十人,均效。

10. 热淋　少阳三焦湿热,下注成淋而腰痛、尿急、尿痛,兼见胸闷呕恶者,可用本方加木通、栀子、柴胡清胆和胃,泻火通淋。柴胡重用能够抑制大肠杆菌,疗效始著。热淋初起亦有寒热如疟等证状,由此可知寒热往来是手少阳三焦病变而非足少阳胆经病变。此方是治少阳三焦湿热之方,用于中下两焦征象同见者,自可见效。

11. 痔疮下血　肝经血热,随少阳三焦下注而成痔疮下血,用此方清热除湿,可收较好止血效果。肝藏血,血热妄行,无论见于何部,皆当责之于肝,才是治病求本之道。便血古有肠风、脏毒之分,脏毒多从湿热论治,投以此方,既可清肝宁血,又可化湿泄浊,故有效。1975年冬,应邀到四川农学院与畜牧兽医系讲课,该校教务处刘某患咳嗽,请余处方,书此方付之,后问咳嗽愈否? 答曰咳未愈而痔疮下血愈矣! 始知此方亦能治疗痔血,此后用之亦效。

12. 急性胆囊炎、急性肝炎、耳源性眩晕、急性胃炎、肺炎、支气管扩张咯血、肺结核咯血、高血压、肾盂肾炎等,审属湿热或痰热为患,可用本方加减。

[歌括]　蒿芩清胆滑黛须,陈夏苓草枳竹茹,
　　　　　少阳三焦津气阻,五脏湿热并能除。

　　和解少阳只选 2 方,虽然同治少阳三焦病变而各有侧重。小柴胡汤是侧重于手少阳三焦的主方,反映了风寒客于少阳,正邪分争的病机特点,一切征象都是气和津的升降出入失常,所以此方体现了和解表里,寒热共用,补泻同施,升清降浊的配方法度。蒿芩清胆汤以治少阳三焦湿(痰)热见长,体现了上

清下渗,展其气机的配方法度。两方一纵一横,两两相对,一则和解表里之半,一则分消上下之势,展示了治疗少阳三焦津气同病的配方规律。

二、邪伏膜原—宣透膜原

邪伏膜原,是指温邪上受,邪伏膜原,津凝成湿,遏阻阳气出入,郁而化热的湿遏热伏病变。

宣透膜原,是根据邪伏膜原,湿遏热伏病机拟定的治法。

【适应证候】 以憎寒壮热,发无定时,胸闷呕恶,头痛烦躁,舌边深红,苔如积粉,脉象弦数为主证;以苔如积粉,舌边深红,为其辨证依据。

【病理分析】 联缀内脏、躯体之膜,无处不有,无所不包,故称膜原,是其少阳三焦组成部分。一旦发生病变,征象极其复杂,故周学海《读医随笔》说:"邪入膜原,身中即隐隐常不自在,或常晕眩,或常汗出,或常畏寒畏热,或骤苦气短,不能任劳,或四肢少力,或手心常热,或小便赤涩,或大便常泄,或大便常秘,或饮食不消,或饮食倍增,或口常渴,或口淡少味,或舌苔倍厚,或夜不成眠,或多梦纷纭。及其发也,随邪毒之微甚,正力之强弱而变化焉。寒化为温者,其阳盛也;风化为泄者,其阴盛也。暑化为疟者,发于表也,湿化为咳者,发于里也;更有发为痹痛,身中累累如桃李核,久不愈者;有发为瘾疹,发于一肢一窝,逐年应期即发,不得断根者。"由此可见,膜原病变最为多见,究其基本病理,不外津气受阻,膜受刺激使然。肝胆所有病机都可反映膜原征象,此处仅论疫疠干犯膜原急证,其余概未涉及。疫从鼻入,客于膜原,水道失调,湿浊阻滞营卫运行之机,阳气不能达于体表,初则恶寒战栗,思近烈火,继则郁极而通,体若燔炭,呈为湿遏热伏憎寒壮热证状。其证苔如积粉,舌质红绛,则为湿遏热伏诊断依据。盖湿浊壅滞三焦则苔厚,热为湿浊所遏故舌绛。其基本病理是:温邪上受→首先犯肺→继伏膜原→津凝成湿,阻碍阳气,郁而化热→湿遏热伏→成为此证。

【立法组方】 此证治宜芳化湿浊以宣透膜原,决其壅阻以疏畅三焦,俾秽浊去则水道通,营卫和而诸证解。如达原饮、柴胡达原饮、新定达原饮、三香汤即其代表方。

宣透膜原一法常将厚朴、草果、槟榔同用。厚朴有行气宽胀之功,槟榔有破气行水作用,草果有芳香化湿之效,三药同用,可以直达膜原,使邪速溃。自达原饮展示这一配伍形式以后,遂为治疗邪伏膜原定法。其中草果辛温芳烈,化湿力量特强,凡见舌苔腻滑,投之效如桴鼓。若苔厚如积粉而燥涩乏津,则是热蒸浊结之象,需配知母滋阴清热,并借知母生津作用使其干结湿浊得濡,而后草果始能发挥化浊功绩。草果化湿与知母滋阴同用,相反相成,匠心独运,此吴又可之心法也。

达原饮证本属热证,却以厚朴、草果、槟榔温药为主者。因其一切热象皆由湿浊阻于膜原,以致阳气被遏而呈壮热、头痛使然。此种热因湿遏病机,若不芳化湿浊,唯以清热药物是赖,将会徒劳无功。吴氏这种用药法则,体现治病求本精神。

【例方】

达原饮《瘟疫论》

[组成] 槟榔 15～20g 厚朴 10～15g 草果 10～15g 知母 10～15g 黄芩 10～15g 白芍 10～20g 甘草 5g

[用法] 水煎服。

[主治]　瘟疫初起,邪在膜原,证见憎寒壮热,或1日2~3次,或1日1次,发无定时,胸闷呕恶,头痛烦躁,舌边深红,苔如积粉,扪之燥涩,脉象弦数。

[证析]　本方为瘟疫初起,邪伏膜原而设。膜原与腠理同属手少阳三焦半表半里。疫从鼻入,客于膜原,影响水液失调,秽浊阻遏于中,故胸闷呕恶;阻遏营卫运行之机,故寒战高热,其形如疟;湿遏热伏,热不得泄而郁于内、蒸于上,故烦躁、头痛;舌边深红而苔如积粉,乃湿遏热伏之象也。

[病机]　邪伏膜原,湿遏热伏。

[治法]　辟秽化浊,宣透膜原法。

[方义]　此证虽有头痛身疼,不可误用汗法,唯宜辟秽化浊,宣透膜原,使秽浊去而阳气宣,阳气宣而热自降。方用厚朴苦温燥湿,下气消痰;草果燥湿化浊,芳香辟秽;槟榔消谷利水,破气行痰,三药直达膜原以宣利五脏六腑津气壅滞,能使秽浊之邪速溃。湿浊去则水道通,三焦理而气机畅,阳气不受湿遏,则寒战高热,头痛烦躁诸证愈矣。"热伤津液,加知母以滋阴;热伤荣气,加白芍以和血;黄芩清燥热之余,甘草为和中之用,以后四味不过调和之剂,如渴与水,非拔病之药也。"(《瘟疫论》)

学习此方,应当明其基本病理,掌握辨证要点。综观所有征象,都是邪在膜原,湿遏热伏病变。何以知之? 从舌边深红而苔如积粉知之。因为舌边深红是热伏于内之象,苔如积粉是湿遏于外之征,所以舌边深红,苔如积粉,是其湿遏热伏辨证依据,而湿遏热伏则是此证基本病理。

本方在配伍方面存在三个疑点:

1. 所治明是急性热病,何以不用清热解毒药物为主,而以厚朴、草果、槟榔辛温之品为其主药? 此证所以出现寒战高热,头痛烦躁一派热象,其实都是阳为湿遏使然。吴氏以厚朴、草果为主,可谓独具卓识,若不宣化湿浊而唯清热是务,是只看现象,不明本质,不仅不能愈病,反有损伤阳气之虞。当然,若从疫邪是其本病原因考虑,大青叶、板蓝根、黄连等药未尝不可加入。

2. 苔如积粉明是湿浊壅阻之象,何以要配知母、白芍生津? 此证苔如积粉,自是湿浊太盛。但因热伏于内,湿受热蒸,已呈浊结,所以苔虽厚而扪之燥涩。若不先用生津之品令其津充,厚朴、草果、槟榔也就难奏宣化湿浊功效。譬如棹有陈垢,必先以水润之,而后始能去之,配伍知母、白芍滋其阴津,殆即此义。知母、白芍与厚朴、草果、槟榔同用,有相反相成之妙。若苔厚而腻,是津液未伤之象,知母、白芍即当减去。后世医家所制达原饮变方皆减去二药者,盖苔虽厚而不燥故也。

3. 方中芍药、甘草、知母,是否还有别的用途? 手少阳三焦与手厥阴心包为表里,心包实指大脑之膜,三焦包括全身膜原。此证是因疫从上受,伏于膜原,津凝为湿,阻遏阳气,郁而化热,膜受热激而寒战,脑受热冲而头痛,成为津、气、膜发生连锁反应病变。白芍有柔和经脉之功能,甘草有甘缓经脉效应,除用二药调营和中以外,亦可缓解膜络挛急而治寒战、头痛,其理又可虽未道及,实际客观存在,学者识之。

[应用]

1. 流行性感冒,寒多热少,胸痞脘闷,肢体重倦,舌苔浊腻,属湿多于热者,去白芍、知母,加佩兰、茵陈以去湿;如果热多湿少,日久不退,午后较甚者,可加白薇、栀子,增强清热之功。

2. 本方治恶性疟疾亦有效,加青蒿 60～90g,效果更佳。青蒿不耐高温,宜用温水洗净,沸水泡服。

3. 病案:黄某,男,78 岁。成都市农机学院家属。1981 年 7 月患病前来我校附院治病。车到附院门前,恰逢我从附院经过,求治于余。问其病情,家属代述:寒战高热已逾数日,服用西药无效。观其舌边深红,苔如积粉,燥涩乏津,脉数有力,遂书此方付之。连服数剂,热退身凉。一个月以后,全身脱皮,撕之即落。再历三个月,昔之两鬓白发,由白转青。因其全身表皮尽脱,弱不禁风,唯有卧床休养。次年春节以后,乃是黄公与夫人结婚 60 周年,黄公兴致勃勃,不听夫人、子女之劝,坚持起床与夫人摄影留作纪念,感受风寒,数日不治而逝,余去探访近况,始知其详,此公之逝,实有憾焉。

此案给人两点启示:一是病后脱皮,证明皮下即是少阳三焦组成部分。此证是因津凝成湿,阻滞少阳三焦间隙,服用此方以后,湿浊一去,腠理空虚,皮肤失养,竟然脱皮;脱皮之后,弱不禁风,证明表卫不固,易感寒邪,亦是毋庸争辩之论。二是相隔四个月以后白发转青,证明湿浊阻滞三焦,也是发白机理之一,毋庸置疑,治疗发白发落,可以借鉴。

[化裁]

1. 柴胡达原饮(《通俗伤寒论》) 即本方去知母、芍药,加柴胡、枳壳、青皮、桔梗、荷叶梗。水煎服。治痰湿阻于膜原,胸膈痞满,心烦懊恼,头眩口腻,咳痰不利,间日发疟,舌苔粗如积粉。体现芳香化湿,宣透膜原之法。疏畅气机的作用较原方强。

2. 宣透膜原法(《时病论》) 即本方去芍药、知母,加藿香叶、半夏、生姜。水煎服。治湿疟,寒甚热微,身痛有汗,肢重脘满。体现宣透膜原之法,燥湿化浊力量较达原饮犹胜一筹。

3. 新定达原饮(《广温热论》) 即本方去芍药,加枳壳、桔梗、焦栀子、淡豆豉、鲜荷叶包六一散。并以芦根 60g,细辛 1g,煎汤代水,煎他药。体现宣透膜原之法,用治温疟,热多寒少,甚至昏愦,秽气触人,宣发和渗利作用有所增强。

从上可知,此方可从热偏胜,湿偏胜进行变化。

[歌括] 达原朴果与槟榔,黄芩知母芍甘尝,

邪伏膜原憎寒热,宣透膜原效力强。

三香汤(《温病条辨》)

[组成] 香豉 6g 降香木 10g 郁金 6g 瓜蒌皮 10g 桔梗 10g 枳壳 6g 黑山栀 10g

[用法] 水煎,分 2 次,温服。

[主治] 湿热客于募原,气机闭阻,不饥不食,机窍不灵;或肝肺气郁,潮热胸闷。

[证析] 《温病条辨》谓:"湿热受自口鼻,由募原直走中道,不饥不食,机窍不灵,三香汤主之。"《临证指南医案》谓:"时令湿热之气,触自口鼻,由募原以走中道,遂致清肃不行,不饥不食。但温乃化热之渐,致机窍不为灵动,与形质滞浊有别,此清热开郁,必佐芳香以逐秽为法。"此案所用七药即三香汤之药,由此可知,鞠通《温病条辨》三香汤实本乎此。

机窍不灵,不饥不食,是本方主证;湿热客于膜原,气机被阻,是此证病机。膜原系指联缀内脏与躯体间之筋膜,属半表半里。肝主身之筋膜,胆与三焦同属少阳,故膜原属于肝系。

邪从口鼻而入,影响上焦肺气不宣,下焦肝气不疏,胆流受阻,不能输注于肠,肠道湿浊不化,阻于中道,遂呈不饥不食。湿热阻于膜原,上蒙清窍,气机被郁,遂致"机窍不为灵动"而神志异常,轻则出言无序,重则发狂,或神志昏蒙。此种神志异常与不饥不食并见,故属湿热痰浊阻窍所致。

[病机] 湿热客于募原,气机蔽阻。

[治法] 清热涤痰,行气宣痹法。

[方义] 湿热秽浊,客于膜原,津气运行之机被阻而不饥不食,机窍不灵,法当清热涤痰,去其秽浊;疏畅气机,利其升降。故方用枳壳、桔梗开其气郁,郁金、降香通降气机,瓜蒌壳涤痰泄浊,栀子、淡豆豉宣其郁热。俾气机调畅,湿浊得除,升降复常而机窍不灵之证可愈。枳壳、郁金擅长行气利胆,胆液能够输注于肠参与消化,则不饮不食之证可愈。

[应用]

1. 本方用治湿热蔽阻,机窍不灵,精神异常,有效。1989年余治盐亭县一位幻听病人,投此一剂而安。

2. 治湿热阻于募原,不饥不食,亦曾用之,有效。

病案:1981年应友人之邀,到本市木棕厂与退休职工张某诊病。自述:余无他病,唯不饥不食亦有年矣! 虽经数医调治,仍然未见其效。观其舌质微红,苔薄微黄不腻,脉象弦数。因思此证病在中焦却又不似脾为湿困。叶天士先生《临证指南医案》谓:三香汤能治"湿热受自口鼻,由募原以走中道,不饥不食,机窍不灵"之证,不妨一试。遂书此方付之,嘱其试服,亦未期其必效。时隔一个月,患者邀余至人民公园品茗,述服本方以后,食量大增,每日可食大米饭六碗,肥鸡一只,月来一切正常。余闻其言,叹服叶氏医术精湛以至于斯,自愧弗如。然叶吴二氏并未论述能治不饥不食之理,致使学者读过吴氏《温病条辨》之后亦莫明其妙,实有憾焉! 余今不揣冒昧,细析其理以飨读者。

不饥不食机理,因脾不运湿,湿困脾阳固为常见,然因胆流不畅者亦常有之。三香汤所治不饥不食,即因胆流不畅使然。方中枳壳本草文献谓能疏畅气机,郁金能够通调气血,二药通调气血之功,在于能够促进经脉蠕动,达到通调气血目的。现代治疗胆道疾病,多用枳壳、木香、郁金畅通胆流,实受三者能够通调气血启示而来。此方配伍枳壳、郁金,能够促进胆管蠕动而使胆液、胰液输注于肠,参与消化,故对胆气郁结,胆液流通受阻而呈不饥不食,投之可以获效。附识于此,其意在使学者临证应当扩大思路,多想一想不饥不食是因脾失健运还是胆流受阻使然。

[歌括]　三香香豉郁降香,枳桔蒌栀七药襄,
　　　　机窍不灵因湿阻,不饥不食亦堪尝。

———————————————

　　本法只选2方,达原饮、三香汤皆为治疗邪伏膜原之方而作用各异,选药截然不同。达原饮以厚朴、草果、槟榔宣透膜原,唯湿浊盛者宜之;三香汤以三香开其郁滞,宜用于一般湿热。

三、水停三焦——泻下逐水

水停三焦,是指脏腑失调,水停三焦病变。

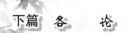

泻下逐水,是据水停三焦病机所拟的治法。

【适应证候】 以胸腹积水,水肿臌胀为主证。

【病理分析】 水停三焦,是以水肿臌胀为其主证。水液停蓄胸腹内外成为肿胀,有虚有实,有阴有阳,此证属于阳水实证。

【立法组方】 水液停滞多与肺失宣降,脾失输运,肾失气化,肝失疏泄有关。根据治病求本原则,一般治法都以调理脏腑功能为主,利水渗湿、通调水道为辅,体现标本兼顾治疗原则。此法不然,属于急则治标之法。水饮停聚胸腹,形气俱实,腹大坚满,二便秘涩,当务之急在于逐水,令水去而病人可以暂安。所以此法常常选用逐水力量很强的甘遂、大戟、芫花、葶苈子、防己之属作为基础,再配泻下的大黄、槟榔、牵牛子,行气的厚朴、木香之类组合成方,体现泻下逐水法则。服用本类方剂以后,可使体内积水从二便而下,达到消除肿胀目的。如十枣汤、舟车丸、己椒苈黄丸等方,即可为其代表。

本类方的泻下作用峻猛,即使属于实证亦当慎用。《鸡峰普济方》曾谓:"医者多用芫花、大戟、甘遂、葶苈、猪苓、泽泻之类,故消取虽易,补闭即难,往往致水复来而无以治之也。"若邪实正虚,不得不用本法逐水时,可与补气健脾法交替使用(不用甘草),或几攻一补,或几补一攻,以免正不能支而生他变。

此法只可暂用,不可久服,水去肿消,即宜调补,以免反复。

此法所列之方,亦有不治水而治痰湿者,如控涎丹即是。

【例方】

十枣汤(《伤寒论》)

[组成] 芫花 甘遂 大戟各等分 大枣 10 枚

[用法] 三药分别研细为散,和匀,每次以枣汤吞服药粉 3g。

[主治] 水邪结于胸中,咳唾引胸胁痛,心下痞硬,干呕短气,头痛目眩,或其人常常汗出,舌苔滑,脉沉弦者;水肿腹胀,胁下支满,按之痛,甚则痛引肩背者。

[证析] 咳嗽或唾沫牵引胸胁作痛,是本方主证;水饮结于胸中,是此证病机。究其水饮结于胸中之理,则由少阳三焦水道壅阻使然。《灵枢·本输》说:"少阳属肾,肾上连肺,故将两脏,三焦者,中渎之府也,水道出焉。"三焦下出肾系,上联肺系,外通肌腠,内联五脏,是由肝系膜腠组成。若三焦水道壅阻,水邪结于胸胁,则咳唾牵掣胸胁疼痛;水停于膈,则心下痞硬;饮邪犯胃,刺激胃壁,则干呕;饮邪迫肺,则短气;上干清阳,则头痛目眩;外溢腠理,则常常汗出;内停腹内,则腹满胀;脉沉主里,弦为饮邪。据上所析,此为水邪结于胸腹。

[病机] 水饮结于胸腹。

[治法] 涤饮逐水法。

[方义] 胸腹积水,当务之急,急宜驱逐水邪,水邪外出道路有三:发汗,可使水从毛窍外出;利水,可使水从前阴下行;泻下,可使水从后阴而去。此方峻泻逐水,是令水从大便泻出之法。方中甘遂善行经隧脉络之水,芫花善理上部胸胁之水,大戟善泻腹膜肠胃之水,三药合用,治疗胸腹积水,疗效最速。大枣煎汤送服,一则制其毒性,缓其峻猛之势;再则预护中焦,以防三药损伤正气。

此方宜作散剂,逐水之力始强,若改为汤,效力反弱。这是因为甘遂峻泻成分不耐高温,一经煎煮,即遭破坏。若欲缓泻,微煮可也。

［应用］

1. 本方可用于胸腹积水而形体壮实者。

2. 用于体虚患者,当与补剂交替使用,攻补兼施,忌与甘草同服,孕妇忌用。

［歌括］　十枣逐水效堪夸,甘遂大戟配芫花,

　　　　　悬饮胁下有水气,咳唾引痛服之佳。

蠲饮万灵汤(《通俗伤寒论》)

［组成］　煨甘遂 2g　芫花(酒炒)2g　大戟(酒炒)3g　大枣 10 枚　陈皮 9g　姜半夏 18g　茯苓 24g　生姜 6g

［用法］　水煎,分 3 次服。

［主治］　痰饮停蓄,腹满肢肿,甚则化胀成臌。

［证析］　水液运行,有赖肺气宣降,脾气输运,肾阳气化。任何一脏功能失调,水液运行障碍,均可停蓄而成痰、饮、水、湿。此方所治,是因脾运失司,津凝成饮,阻于少阳三焦,泛于肢体,以致腹满肢肿,甚则水停腹内而呈臌胀。

［病机］　痰饮停蓄。

［治法］　急下停饮法。

［方义］　水停腹内而呈臌胀,如不峻泻不能奏功。"此方君以芫花之辛辣,轻清入肺,直从至高之分,去郁陈莝;又以甘遂、大戟之苦泄,配大枣甘而润者缓攻之,则自胸及胁腹之饮皆从二便出矣!此仲景十枣汤之功用也。俞氏臣以二陈汤去甘草者,遵仲景痰饮以温药和之之法;佐以生姜之辛,合十枣之甘,则辛甘发散,散者散,降者降,停饮自无容留之地矣!名曰万灵,洵不愧也。"(何秀山)

［应用］　胸腹积水均可用此方涤饮逐水。因其作用较峻,必须控制剂量,中病即止,切勿过服。

［歌括］　蠲饮之方号万灵,枣戟遂芫夏陈苓,

　　　　　姜汁八味为汤服,饮停胸腹此方寻。

舟车丸(《景岳全书》)

［组成］　甘遂(面裹煨)30g　芫花(醋炒)30g　大戟(醋炒)30g　黑丑(研末)120g　大黄 60g　青皮 15g　陈皮 15g　木香 15g　槟榔 15g　轻粉 3g

［用法］　上药为末,水糊丸如小豆大,每服 6～10g,每日 1 次,清晨空腹开水送服。

［主治］　水肿水胀,形气俱实,口渴、气粗、腹坚、大小便秘,脉沉数有力。

［证析］　水肿有阳水阴水之分,虚证实证之异。本方所治,属于阳水实证。水停三焦,决渎不行,则小便不利。水邪外泛则肿,内停则胀。何以知为阳水实证?从口渴、气粗、二便秘涩、脉数有力知之。

［病机］　阳水实证。

［治法］　行气逐水法。

［方义］　根据留者攻之治则,阳水实证,趁其正气未虚即施攻下,可令邪去而正安。治水之法有三:发汗,可使水从毛窍外泄;利水,可使水从前阴下行;泻下,可使水从后窍而去。

此方是使水从肠道泻出,体现峻泻逐水法则。方以甘遂、大戟、芫花为逐水主将,并以牵牛导水于前阴,大黄攻逐于后窍,方名舟车,意谓此方能将蓄水前后分消,水陆并行。轻粉(为粗制氯化亚汞结晶)辛寒有毒,内服适量,有利水通便之功,配入本方,可以增强通利作用。水液内停,影响气的流通,故配青皮疏肝破结,陈皮理气和胃,木香、槟榔疏导三焦,恢复卫气正常运行。所谓气行则水行,无非说明津气之间有交相影响,互为因果关系,两类药物合用,能呈泻下逐水,津气并调功效。

方中轻粉有毒,应该严格控制用量,以防中毒。最好减去,免遭非议。

[应用]　本方逐水力量很强,体质壮实而正气未虚者才可使用。中病即止,不宜久服。肿胀消退以后,继以调补善后。

[化裁]　三花神祐丸(《黄帝素问宣明论方》):即本方去青皮、橘皮、木香、槟榔。治证同。只有峻泻逐水之功,缺乏行气力量。

[歌括]　舟车牛榔配大黄,大戟遂芫与木香,
　　　　青皮陈皮轻粉入,水肿实证力能当。

己椒苈黄丸(《金匮要略》)

[组成]　防己 30g　椒目 30g　葶苈 30g　大黄 30g

[用法]　上四味为末,蜜丸如梧子大,食后服 1 丸,日 3 服。稍增,口中有津液,渴者,加芒硝 15g(每次可服 3~6g,如果改丸为汤,当减其量)。

[主治]　饮邪内结,腹满,口舌干燥者。

[证析]　腹满,是本方主证;饮邪内结,是此证病机。腹满为腹腔积水所致,与一般气滞作胀有所不同。若欲鉴别腹腔是否有水,可令病人侧卧,以手扣腹,卧侧如呈浊音即是。少阳三焦为水液运行通道,属于肝系组成部分。水液升降出入,既需肺脾肾三脏协同配合,也需肝疏泄调节。今因肺卫宣降失常,肝脏疏泄失职,三焦水道失调,水液渗入肠间,故腹胀满;水津不能上承,故口舌干燥。若再深入研究肝脏疏泄何以失常,则因血瘀肝脏,逐渐硬化,以致津因血阻,渗入腹腔,呈为腹满。

[病机]　饮邪内结。

[治法]　逐水涤饮法。

[方义]　本方体现逐水涤饮,前后分消之法。方用防己、椒目导饮于前阴,令清者从小便而出;葶苈、大黄推饮于后窍,令浊者从大便而下,前后分消则水饮去而腹满可除。唯因肝血瘀阻病根难拔,所以只可暂时取效,难免复发。

此方葶苈泻肺于上,大黄荡涤于下,防己、椒目疏通三焦,曾治数例肝硬化腹水获效。仲景谓"肠间有水气",对水停部位描述准确;谓腹满而不曰肿胀,对证状描述也很准确。

方中大黄有活血行瘀作用,可祛肝血瘀阻,可使肾系血液流通,藉此可以改善肝肾功能,观其每服不过 1 丸,却有缓图之意。

[应用]　随证加入大腹皮、槟榔、金钱草、夏枯草之类含钾药物,可免利水失钾而致昏迷。亦可加入麻黄、细辛开泄腠理,成为发汗、利水、泻下三法合用的结构。

[歌括]　《金匮》己椒苈黄丸,专治水气在肠间,
　　　　腹满口干兼舌燥,逐水涤饮庶能痊。

疏凿饮子(《济生方》)

[组成] 羌活 9g 秦艽 9g 商陆 6g 椒目 9g 木通 12g 泽泻 12g 赤小豆(炒)15g 茯苓皮 30g 大腹皮 15g 槟榔 9g

[用法] 粗末,每服 20g,加姜五片,煎至七分,去滓,温服。不拘时候。

[主治] 水肿实证,表里同病,遍身水肿,喘呼口渴,二便不利。

[证析] 遍身水肿,是本方主证;水邪壅盛,表里同病,是此证病机;上见喘呼口渴,下见二便不利,显系水邪壅阻三焦,上下表里同病,病性属热属实。

[病机] 水肿实证,表里同病。

[治法] 泻下逐水,开泄腠理法。

[方义] 治疗水肿,不外发汗、利水、泻下三法,本方结构兼而有之。方用羌活、秦艽、生姜开泄腠理,宣通毛窍,令表闭得开,水从汗泄,此开鬼门之法也。椒目、木通、泽泻、赤小豆、茯苓皮利水渗湿,令水从前阴而泄,此洁净府之法也。商陆以治水肿见长,《神农本草经》已有记载,可以引导水从肠道下出,此泻下逐水之法也。三法同用,可令表里齐通,有如禹王疏凿九河,所以方名疏凿饮子。大腹皮、槟榔可以增强通利二便力量,又可行气导滞,津气两调,合而用之,能呈泻下逐水,开泄腠理功效。

此方发汗、利水、泻下三法同用,颇有临床实用价值,学者识之。若加麻黄宣肺利水,消肿力量更强。

[应用] 此方完全着眼于攻,并未考虑调理脏腑功能,只宜用于实证,虚证忌用。如果正虚邪实,宜与补法交替使用。

[歌括] 疏凿商陆羌活艽,椒目通泽赤豆僚,
茯苓槟榔大腹皮,水肿实证服之消。

神效葶苈散(《太平圣惠方》)

[组成] 甜葶苈(隔纸炒令紫色)90g 牵牛子(微炒)45g 猪苓(去黑皮)30g 泽泻 60g 椒目 45g

[用法] 为散,葱白三茎切碎水煎,入酒半两,稍热空腹调下 10g。服后 1 小时,以葱白煮稀粥,更入酒一两,乘热服完,不得吃盐及诸面食。隔日再服。百日内切记好好将息。

[主治] 水肿实证,面目四肢俱肿,气息喘急,寝卧不得,小便渐涩,腹胀气闷,水不入口,垂危欲绝。

[证析] 此方宜于水肿实证,一切征象均由水壅三焦所致。水壅三焦,外泛作肿,内停作胀,犯肺则气息喘急,水道不通则小便涩。

[病机] 水肿实证。

[治法] 前后分消,攻逐水邪法。

[方义] 此方纯从疏导三焦,攻逐水邪立法。方中葶苈子下气利水,善治肺壅喘急,水肿用此作为主药,既可降气平喘,又可通调水道;牵牛子擅长行气利水、通利二便,以此为辅疏导三焦,使其津气无阻;其余椒目、猪苓、泽泻都是利水药物,合而用之,能呈攻逐水邪功效。

《太平惠民和剂局方》所载神助散,即本方。治十种水气。见面目四肢遍身俱肿,以手按之,随手而起,咳嗽喘急,不得安卧,腹大肿胀,口苦舌干,小便赤涩,大便不利。既平之后,必须好好将息,应断盐和杜绝房室生活3年。《仁斋直指方》神助散则于本方加木香。

[应用] 此方逐水力量不如十枣汤、舟车丸、疏凿饮子猛峻,正虚邪实亦用之无害,是可取处。是通利小便之方,非泻下逐水之剂。

[歌括] 葶苈散中配牵牛,椒目猪苓泽泻投,

水肿实证宜攻逐,效如神助勿心忧。

神应散(《又用全书》)

[组成] 广木香9g 黑牵牛30g 槟榔 椒目 泽泻各15g 大黄45g 制附子30g

[用法] 上为细末,每次服15g,于天将明时用樟柳根自然汁,蜜一大匙,调服。附子必须制熟,否则有毒。

[主治] 肾不化气,四肢浮肿,腹胀,大便不通,小便涩黄。

[证析] 肾司化气行水,肾气一虚,气化不行,水停三焦,遂致外泛作肿,内停作胀。仅从现象而言,二便秘涩属于阳水实证,如果深入分析病变本质,仍然属于肾命气化不行,以致水精不能四布,五经不能并行,才会出现水停内外而大便反见秘涩现象。

[病机] 肾不化气,水泛为肿。

[治法] 温阳利水,行气活血法。

[方义] 此证属于本虚标实,法当温阳治本,逐水治标,标本兼顾,才能两全。故方用附子温助少阴之阳,恢复气化;牵牛、槟榔、椒目、泽泻疏浚三焦,导水下行。樟柳根有两种,一即商陆,《药性论》谓"能下十种水病";一为姜科植物闭鞘姜的根茎,也有行水消肿功效。用其自然汁送服,泻下力量大为增强。木香、牵牛、槟榔片均可疏畅三焦气机,三焦气畅则津随气行。妙在配伍一味大黄,既可通泻大便,又可活血行瘀。如果腹水是因肝血瘀阻引起,本品久服可以活血化瘀;如果出现肾功衰竭,本品可以改善血行,利于肾功恢复。只知大黄泻下通便,是未注意其他用途。八药同用,能呈温阳利水,行气活血功效。

本方配伍展示出了三个特点:一是用附子之温,温肾助阳,恢复肾系功能;商陆、大黄之寒,通利二便,展示了寒温共用、标本兼顾的配伍形式。二是配木香、槟榔、牵牛行气,大黄活血,椒目、泽泻、商陆利水,展示了气、血、水三者兼顾的配伍形式。三是大黄擅长活血,配入方中,可以改善血行,有利于肾功恢复;其消癥作用,久服能化肝脏凝结之血,改善肝的功能。学者若能注意上述特点,将会从中得到启发,开拓思路。

[应用] 此方并不峻猛,本虚标实水肿,投此颇为合拍。

[歌括] 神应散中用牛榔,附泽椒陆广木香,

大黄配入行瘀滞,水肿服此庶能康。

控涎丹(《三因极一病证方论》)

[组成] 甘遂 大戟 白芥子各等分

[用法] 上药为末,糊丸如梧桐子大,食后,临卧,淡姜汤下5～10丸。亦可作散剂,每次服2g。

[主治] 痰涎伏在胸膈上下,变为诸病,或颈项、胸、背、腰、腹、胁、手、足、胯、髀隐痛不

可忍,筋骨牵引灼痛,走窜不定;或皮肤麻痹,似乎瘫痪;或头痛不可举;或神志昏倦多睡;或饮食无味,痰唾稠黏;或睡中流涎;或麻木眩晕,痞闷嘈杂,其人平素多痰。

[证析]　此方所治证候虽多,而其致病机理均属黏涎壅滞三焦膜腠使然。手少阳三焦外通肌表,内连脏腑,上至巅顶,下至于足,表里上下,无处不有,五脏六腑,无所不包。是卫气升降出入之区,水津运行出入通道。如果行于三焦水津凝结成为黏涎,伏于胸膈上下,留滞腠理三焦,遂随涎滞部位不同而见证各异。其基本病理是:涎滞腠理→影响筋膜→变生诸证。

[病机]　涎滞膜腠。

[治法]　攻逐痰涎法。

[方义]　此种涎液留滞膜腠证候,使用一般利水行痰药物疗效欠佳。当用逐饮力量很强的药物组合成方,始可克敌制胜。方用甘遂行经隧脉络之水,大戟泻腹膜肠胃之水,白芥子祛皮里膜外之痰,合而用之,能呈攻逐痰涎功效。俾水去痰消而诸病可愈。

近世多畏此方猛峻,不敢使用。须知此等痰涎壅滞重证,如果只求平稳,则病重药轻,鞭长莫及。只要辨证准确,放胆投之,往往可收捷效。

[应用]　上述种种见证,审其确属痰涎阻滞,但见一证即可应用。一般而论,其人平素多痰或睡中流涎是其辨证依据,但亦不尽如此。余曾以此方治一青年军人,右胸胁间有一包块,平素并无痰多证状,服此方10日左右而消,即是一例。

病案:日籍华人耿某,男,年过六旬,2005年来函,述其遍身骨节疼痛难忍,已逾十年。后购拙著《中医治法与方剂》四版以后,翻阅控涎丹一方所治,差堪对证。因其日本药店无此三药出售,来函请寄。回信言其三药今在国内,其中甘遂已是禁售之列,唯有我在宜宾所开振兴中医医院尚有此药,但却不能寄出国外,因其一旦发生事故,难负其责。未几日耿某遂从日本归来求治。询其病情确与此方相符,遂处此方嘱其试服。在宜宾治疗一个月之后,周身疼痛逐渐消失,再三致谢而去。

此案窃有感焉。20年来,多数中药有毒之品,均已禁用,其中甘遂并非剧毒,服后出现腹泻,正是利用此药泄浊下行的正常反应。因其痰浊阻滞少阳三焦表里之间,或呈胸水、腹水,均非利尿即能外泄,须从肠道泻出体外。如果甘遂成为禁用之品,此类患者只有坐以待毙。虽然西医可用空针抽水,但是旋抽旋积,又将作何处理? 何况骨节疼痛,全是多年痰浊样的黏涎,难于抽出,又将如何处理? 现在西医也在研究毒蛇之类剧毒涎液治病,甘遂服后即泻,停服即止,禁用确有不当之处。

服此方时,忌甘草。

[歌括]　《三因》传下控涎丹,大戟芥遂三药研,

涎留膜腠生百病,攻逐涎液病可痊。

泻下逐水共选7方。这类方有两个特点:一是逐水力量很强;二是水从大便下泻,或配大黄兼行其血而通其便。十枣汤是治胸水的有效名方,以甘遂、大戟、芫花为主药,泻水力量很强。蠲饮万灵汤是在十枣汤的基础上加燥湿祛痰的二陈汤,用治脾运不健,饮停三焦之证,可谓合拍。舟车丸是在十枣汤的基础上加行气活血药,用于水肿实证,较为适宜。控涎丹是十枣汤去芫花、大枣加白芥子而成,变治胸水之方为泛治三焦痰涎留滞之法,构思巧妙,可师可

法。己椒苈黄丸为治肝硬化腹水之方,方中大黄活血之功不容忽视。疏凿饮子亦治水肿,却展现了发汗、利水、泻下三法的综合应用。神效葶苈散是逐水作用较为缓和之方,一般水肿均可应用。神应散是寒温共用、津气并调、气血同治的模式,作用更趋缓和,正虚邪实者用之无害。若能掌握各方特点,有助于临证选方。

四、三焦被阻——升降三焦

三焦被阻,是指运行于少阳三焦的津气猝然发生升降出入失调。

升降三焦,是根据三焦被阻病机所拟的治法。

【适应证候】 以瘟疫、干霍乱、急喉痹、神昏督闷为其主证。具有病情危急的特点。

【病理分析】 三焦是六腑之一,是指联缀于表里上下,五脏六腑的膜原和膜外组织间隙。诸腑唯它最大,故有孤腑之称。膜膑位居表里之间,是津气运行之道。上下之气莫不由三焦升降,表里之气莫不由三焦出入。故《素问·痹论》谓:"卫气者,水谷之悍气也,其气慓急滑利,不能入于脉也,故循皮肤之中,分肉之间,熏于肓膜,散于胸腹。"三焦不仅是卫气运行之所,也是水液升降出入之区,故《素问·灵兰秘典论》谓:"三焦者,决渎之官,水道出焉。"

寒邪犯于体表,由表入里,或瘟疫受自口鼻,自上而下,均可影响三焦水道失调或气机不利。盖伤寒之邪从表入里,少阳三焦是必由之路;温邪上受,首先犯肺,若不逆传心包,或内陷心营,即羁留三焦气分。是故无论伤寒温病皆可出现三焦病变。

【立法组方】 疫邪侵犯三焦,影响津气升降出入,秽浊壅阻,气机阻滞,升降失调,成为瘟疫、痧胀、喉痹、神昏等急证。宜用清热解毒之品,消除病因,辟秽泄浊药物,宣泄壅滞,辛香行气之品,疏畅气机,共呈升降三焦之效。如升降散、玉枢丹等即属宣泄或升降三焦之方。

若骤感寒邪,三焦气塞,欲升不能升,欲降不能降,遂呈欲吐不能吐,欲泻不能泻,心腹绞痛,冷汗自出,胀闷欲绝的干霍乱。此为三焦气机隔塞急证,急投辛热峻泻或辛温走窜之品温散寒凝,开其闭结,胀痛而闭诸证庶几可以缓解。如三物备急丸、痧疫回春丹即属温通开闭之方。

此属急证,治疗及时,选方恰当,可以痊愈,否则危亡立见。

【例方】

升降散《寒温条辨》

[组成] 蝉蜕 3g 僵蚕(酒炒)6g 姜黄(去皮)9g 大黄 12g

[用法] 共细末,病轻者分 4 次服,用黄酒一盅,蜂蜜 15g;病重者分 3 次服,黄酒盅半,蜂蜜 24g;最重者分 2 次服,黄酒 2 盅,蜂蜜 30g。调匀冷服,中病即止。炼蜜名太极丸,服法同前。

[主治] 表里三焦火热,其证不可名状者。临床征象归纳起来,约有以下几类:

1. 升降失调 头痛、眩晕、胸膈胀闷,心腹疼痛,呕哕吐食者;内烧作渴,上吐下泻,身不发热者;小便不通,大便久泻无度,腹痛肠鸣如雷者;便清泻白,足重难移者。

2. 正邪交争 憎寒壮热,一身骨节酸痛,饮水无度者。

3. 气分热炽 四肢厥冷、身冷如冰,而气喷如火,烦躁不宁者;身热如火,烦渴引饮,头面猝肿,其大如斗者;咽喉肿痛,痰涎壅盛,滴水不能下咽者;头痛如破,腰痛如折,满面红肿,目不能开者。

4. 气血两燔 遍身红肿发块,如肿瘤者;斑疹杂出,有似风丹风疮者。

5. 血热妄行 胸高胁起,胀痛,呕吐血汁者;血从口鼻出,或目出,或牙缝出、毛孔出者;血从大便出,甚如烂瓜肉,屋漏水者;小便涩淋如血,滴点作痛,不可忍者。

6. 热盛生风 肉瞤筋惕者;舌蜷囊缩者;舌出寸许,搅扰不住,声音不出者。

7. 窍闭神昏 谵语狂乱,不省人事,如醉如痴者;热盛神昏,形如醉人,哭笑无常,目不能开者;手舞足蹈,见神见鬼,似疯癫狂祟者;误服发汗之药,变为亡阳之证,而发狂叫跳,或昏不识人者。外证不同,受邪则一,凡未曾服过他药者,无论十日、半个月、一个月,但服此药,无不辙效。

[证析] 此方用治表里三焦大热,其证不可名状。所谓其证不可名状,是指此方所治极为广泛,无论表里同病,上下同病,气血同病,都可应用。人是统一的整体,表里、上下、气血之间必须彼此协调。一旦外邪相干,导致表里同病,或升降失调,或气郁化热,或气血两燔,或热入营血,迫血妄行,或热搏筋膜,热盛动风,或热灼心包,神机闭阻,于是诸证蜂起。原著所列二十二组征象,不过举例而已。

[病机] 表里三焦实热,升降失调。

[治法] 辛凉宣泄,升清降浊法。

[方义] 上述证候,法当表里同治,升降并调,气血兼顾,以消除致病原因,宣泻壅遏邪热,调理已乱气血。俾三焦邪热有外出去路,已病之表里、上下、气血和调,而病瘳矣。方中僵蚕祛风化痰,蝉蜕疏风清热,二味皆升浮之品,纯走气分,用此旨在升发三焦清阳之气;姜黄行气、活血、止血,大黄泻热、逐瘀、止血,"亢盛之阳,非此莫抑",二味苦寒沉降,既走气分,也行血分,用此旨在降泄亢盛之阳。四药同用,僵蚕、蝉蜕升阳中之清阳,姜黄、大黄降阴中之浊阴,一升一降,内外通和而杂气之流毒顿消,名曰升降,亦双解之别名也(师原著之意解释)。

此方配伍有如下特点:

1. 瘟疫初起,热郁腠理,法当辛凉宣散,疏解郁热。即使热毒深重,表里俱实,亦宜于苦寒直折之中兼伍轻扬辛散之品,透热于外;或伍泻下荡热之品,釜底抽薪,使热有下行去路。此方僵蚕、蝉蜕辛凉透邪,轻浮解郁,达热出表;姜黄、大黄苦寒降泄,泄热于里,有外宣内泄,表里双解之功。

2. 此方僵蚕、蝉蜕能使三焦清气上升、外达,姜黄、大黄能使邪热下行,疏通里滞,有升清降浊作用,所以能治升降失调。

3. 此方僵蚕、蝉蜕疏气分之邪,姜黄解气分之郁,大黄泻气分之热,用于气分邪热,能呈上清下夺,宣通郁滞功效;大黄不仅能走气分,又擅泻血分壅遏邪热。明·李濂《医史》尝谓"血隧热重,须用硝黄",可见大黄擅泻血热之功早为古人重视。所以本方能治气分热证,也能两清气血,治疗气血两燔证候。

4. 此方又能治疗热邪壅遏,迫血妄行各种出血证候。一般来讲,血热法当凉血,何以此方不用擅长凉血之水牛角、生地黄、牡丹皮之属?出血法当止血,何以此方并无专门止血之品?深入剖析可知,邪热弥漫三焦,气病及血,壅遏血隧,迫血妄行,若只选用清营凉血之品,则气分之热不能兼顾而有顾此失彼之嫌;热壅血隧不用开泄药物而徒恃凉血之品,有损伤阳气之虞;专用凉血之品又有血止瘀留之虑。此方不仅能泄气分邪热,并藉僵蚕、蝉蜕辛凉开达透热转气;大黄苦寒降泄导热下行,用于血分热证能收事半功倍之效。大黄不仅能够泻下荡热,澄本清源,消除引起出血原因,又能止血、活血,配伍一味大黄即将清热、止血、防瘀融于一体,可谓一举三得。

5. 此方所治风动征象,是因三焦邪热壅滞,上干心脑,搏击筋脉所致。用大黄泻去邪热,澄本清源;僵蚕、蝉蜕息风解痉,兼治其标,有标本兼顾之意。

6. 神昏谵语,狂乱无知,手舞足蹈,见神见鬼,全是一派神识不清征象,当属神机闭阻使然。此方有僵蚕、蝉衣辛凉透邪,升发清阳;姜黄理气解郁,和其气血,畅其情志;大黄苦寒降泄,荡其邪热,降其浊阴,俾热去、郁解、清升、浊降而狂躁庶几可愈。所以既无开窍之品,也无镇静之品。

[应用] 此方用途广泛,但见其中一组征象,审其确属实热为殃,即可应用。

[歌括] 升降散中用蝉蚕,姜黄大黄四味研,

升清降浊功偏擅,表里同病亦可餐。

玉枢丹(《百一选方》)

[组成] 山慈菇(去皮,焙)60g　五倍子60g　红芽大戟45g　千金子(去壳,用纸包裹,研,去油)30g　麝香9g　朱砂15g　雄黄15g(后二味系后人所加)

[用法] 各研末和匀,以糯米粥和为锭,每锭重3g。每服一锭,病甚者连服,取利一二行,用温粥补之。

一切饮食药毒,蛊毒瘴气,河豚、土菌、死牛马等毒:并用凉水磨服一锭,或吐或利即愈。

痈疽发背、疔肿杨梅等一切恶疮、风疹、赤游、痔疮等:均用凉水或酒磨涂,日数次,立消。

阴阳二毒、伤寒狂乱、瘟疫、喉痹、喉风:并用凉水入薄荷汁数匙化下。

泄泻、下痢、霍乱、绞肠痧:用薄荷汤化下。

中风、中气、口紧眼歪,五癫五痫,筋挛骨痛:并用暖酒化下。

自缢、溺水死,心头微温者:用凉水磨灌之。

传尸劳瘵:凉水化服,取下恶物虫积为妙。

久近疟疾:将发时煎桃枝汤化服。

女人经闭:红花酒化服。

小儿惊风,五疳五痢:薄荷汤下。

头痛头风:酒研贴两太阳穴上。

诸腹膨胀:麦芽汤下。

风虫牙痛:酒磨涂之,亦吞少许。

打仆损伤:松节煎汤下。

烫火伤,毒蛇恶犬等一切虫兽伤:并用凉水磨涂仍服之。

[主治] 湿温时疫,神昏瞀闷,呕恶泄泻,小儿痰壅惊闭,解诸毒,疗诸疮,利关节,治百病,起死回生,不可尽述。

[证析] 温热疫毒自口鼻而入,客于少阳三焦,使三焦气机闭阻,水液壅滞,变为痰浊,湿热熏蒸上蒙清窍,遂见神昏瞀闷;乘入阳明则呕,贼及太阴则泻,阻滞气机则胀、痛、闭;壅于经脉则生疮肿,虽然见证不同,总由湿热秽浊伏于少阳三焦使然。

［病机］　瘟毒秽浊，伏于三焦。

［治法］　解毒利窍，通畅气机法。

［方义］　本方有解毒利窍，通畅气机之功。方中山慈菇泻火解毒，涤痰散结；大戟泻水行血，发汗（《名医别录》）利便；千金子行水破结，导滞通肠；雄黄搜剔三焦，消解痰涎；四味竟其峻利之功，搜剔之力，得辛香走窜、无处不到、利窍开闭、通经活络、直透肌骨之麝香相助，则外而皮毛、内而脏腑、深而骨髓、浅而经络、上而清窍、下而浊窍之气机无所不通。全身气机皆畅，关节均通，则百病自解，疮肿自消。然散而不敛，通而不涩，则真气恐因之而涣散，元气每受其损伤，故再入五倍子之敛肺降火，朱砂之镇心宁神以救其偏而补其缺，通中寓敛，病除而正气亦安。本方所用药物，其味则苦辛甘并全，其气则寒温平并进，其质则草木兽虫金石无有所遗，其法则通敛升降无不尽备，徐灵胎誉为秘方第一，非虚言也。

本方解毒力量甚强。所以能解诸毒者，以其有大戟、千金解蛊毒，五倍子消酒毒、药毒，朱砂解胎毒、痘毒，山慈菇解恶蛇狂犬毒；得赋纯阳之色，禀正阳之气，能化幽阴、消痰滞、散风毒、消暑热、伤寒阴毒、伏各虫兽毒、辟百邪、杀百毒之雄黄为主帅；解瘴毒、通诸窍之不利，开经络之壅遏之麝香为前驱，集解毒药之大成，故无往不利，所向披靡矣！

［应用］

1. 此方用途极广，其所以广，是因本方有很强的解毒作用，且有升降气机、宣通气血津液、荡涤五脏六腑壅滞之功。故凡诸毒、诸疮、诸多危证，投之得当，均能取效。所谓起死回生，不过言其效捷而所治皆急证也。

2. 对瘴疟、瘟疫、霍乱、痧胀、喉痹、中恶、疮疡、疔肿、痈疽、蛇伤、犬伤、虫伤等，用之得当，往往奏效。可内服亦可外用。

［歌括］　玉枢用药允称奇，慈菇大戟蛤续随，

雄朱解毒麝开窍，疫毒秽浊此能医。

三物备急丸（《金匮要略》）

［组成］　大黄30g　巴豆30g（去皮心熬，外研如脂）　干姜30g

［用法］　上药各须精新，先捣大黄、干姜为末，研巴豆纳中，合治一千杵，用为散，蜜和丸亦佳。密器中贮之，勿令泄。用时以暖水或酒服大豆许三、四丸；或不下，捧起头，灌令下咽，须臾当瘥；如未瘥，更与三丸，当腹中鸣，即吐下便瘥。

［主治］　卒然心腹胀痛，痛如锥刺，气急口噤，暴厥者。

［证析］　此证属于脏寒阴结机理。外寒骤加，脏寒阴结，阻滞气机，升降失常，秘结不通，则心腹胀痛而如锥刺。浊阴凝聚，上逆则气急口噤，甚至气血不能上升，脑失濡养，猝然昏倒而为暴厥。

［病机］　脏寒阴结，升降失常。

［治法］　温通泄闭，调理升降法。

［方义］　急证刻不容缓，法当急攻，唯有温通泄闭，复其升降，庶几能挽生命于俄顷。故方用巴豆大辛大热大毒之品，温通泄闭，荡涤五脏六腑，开通闭塞；干姜助巴豆温散凝结之寒，大黄制约巴豆缓其峻猛之势，时珍谓巴豆"与大黄同用泻人反缓，为其性相畏也。"三味同用，能呈温通破结之效。用蜜为丸，能解其毒，缓其峻，虽猛而为有制之师，用之若当，确有良效。

本方《金匮要略》用治"心腹诸卒暴百病，若中恶客忤，心腹胀满卒痛如锥刺，气急口噤，停尸卒死者"诸证。中恶，即指猝然心腹刺痛，闷乱欲死。客忤，是指外邪猝犯，心腹绞痛胀满，气冲心胸，或即闷绝，不复识人。猝死，指体虚而为贼风所伤，阴阳升降之机壅闭，暴绝如死。停尸，无从查考，殆即遁尸。言其邪停遁在人肌肉血脉之间，猝犯即发，令人心腹胀满刺痛，气急喘急，傍攻两胁，上冲心胸，瘥后复发，停遁不消。所谓中恶、客忤、停尸、卒死，皆言病情危急，故方以备急名之。

古代方书曾将此方用于多种急证。《外台秘要》治"干霍乱，大小便不通，烦冤欲死"；"卒上气，呼吸气不得下，喘逆"；"卒死及感忤，口噤不开"。《太平圣惠方》治"因食热饱，及饮冷水过多，上攻肺脏，喘急不已"。《圣济总录》治"霍乱，卒暴心腹痛"；"小儿木舌，肿胀满口中"。《医学心悟》治"中食至甚，胸高满闷"。上述证候反映两类基本病理改变。一属肠结不通，引起心腹剧痛；或暴饮暴食，停留胃脘，气机不通，以致胸高满闷，或肺气不降，喘急不已。一属外邪卒犯，脏寒气结，升降失司，而呈干霍乱，腹痛如刺，或猝倒无知，口噤不开；或突然呼吸困难，气不得下，或呈气喘，或呈木舌，肿胀满口。一因肠道阻滞，一因三焦肠道夹层寒凝气结，用此方温通破结，肠道阻滞者可使之泻，三焦升降失调者可使之通。现行方书单从冷食积滞，阻结肠道解释，义似未允。若非急证而系冷积便秘，何需用此峻药。

[应用] 本方适用于卒起暴急，脏寒阴结，病情不急，一般不用。孕妇、年老体弱者，不能使用。如服后泻下不止，可吃冷粥止之。

[歌括] 三物备急巴豆研，干姜大黄不需煎，

猝然腹痛因寒结，急速投之病可瘥。

痧疫回春丹（《时病论》）

[组成] 苍术 60g 雄黄 21g（飞净） 沉香 18g 丁香 30g 木香 30g 郁金 30g 蟾酥 12g 麝香 3g

用法：共为细末，水泛为丸，加飞净朱砂为衣，每服 0.2g，开水吞服。亦可研末吹鼻。

[主治] 一切痧疫。

[证析] 本方可用于两个方面证候。一是发痧，以腹部绞痛为主证；一是时疫，无问少长，所患皆同。所谓发痧，是指运行三焦卫气突然受阻，欲升不能升，欲降不能降，升降出入之机隔塞，以致腹痛如绞。

[病机] 三焦气阻，升降失常。

[治法] 升降气机法。

[方义] 本方有解毒辟秽，宣通气机之功。方用郁金、丁香、沉香、木香、麝香疏畅气机，开三焦闭塞。郁金走上焦，丁香走中焦，沉香达下焦，木香通行上下，麝香无所不至，使表里上下、五脏六腑之气流通，而腹痛自止。用苍术燥湿，通三焦津液之滞；雄黄、蟾酥解毒搜邪，开其闭结，共呈逐邪开闭，升降气机功效。亦可用于疫毒，盖方中雄黄乃治疮杀毒要药，蟾酥能拔一切风火热毒之邪，故时疫亦可用此。

[应用] 突然腹部绞痛，即可投此。时疫亦可应用，但因雄黄、朱砂有毒，须严格控制剂量。

[歌括] 痧疫回春用雄黄，丁沉木麝郁金香，

苍术蟾酥为丸服，绞肠痧疫服之康。

本法共选 4 方,都治三焦闭阻,升降失调急证,是相同处。升降散所治极多,选药奇特,举凡表里不和,升降失调,气热血热,用此疏表通里,升清降浊,都可获效。玉枢丹所治也多而选药更奇,全方着重解毒泄浊,疏利五脏,用药虽奇,仍有理路可寻。三物备急丸不用畅气行津药物,而以峻泻药物温通泄闭,是其特点。痧疫回春丹除用解毒药外,多是疏畅三焦气机药物,又是一种组方风格。4 方相比较,解毒力量以玉枢丹为最强,开泄力量以三物备急丸为最强,行气力量以痧疫回春丹为优,泄浊力量以玉枢丹为胜,是其不同处。

五、胆经郁热—清热利胆

胆经郁热,是指胆道气血津液壅滞不通,气郁化热病变。

清热利胆,是据胆经郁热病机所拟的治法。

【适应证候】　以胁痛、发黄、心下急痛为主证;以发热、口苦、或呕,舌红苔黄,脉象弦数为其辨证依据。

【病理分析】　胆与三焦同属少阳。寒邪从表入里或温邪自上而下,经三焦传入胆腑;或疫从口入,从肠道侵入胆道,都可引起胆经病变。亦有因情绪激动,大怒气逆,气郁化火而致者。胆经受邪,影响肝气条达,血液贮运,津液流通,胆胰输注,遂呈病态。津气交阻于胆管夹层,胆汁流通受限,壅滞胆道,即呈胁下胀痛。胆汁流通受阻,从三焦浸渍皮肤,则发为黄疸。若系胰液受阻,又可形成心下急痛。上述证候必须兼见发热、口苦、舌红、苔黄、脉象弦数等热象,才可诊断为胆腑热结。所谓发热,是因气郁化热;口苦,是因胆液从其肠道随津上逆,从咽溢出;苔黄是因胆液随津溢出舌面使然。

【立法组方】　邪踞少阳胆经,导致气血津液壅滞不通而呈痛证,只有通过清热解毒、疏达气机、增强血运、流通津液、通利胆道等药物协同作用,体现清热利胆之法恢复胆道清、疏、通、利之常,才能解除疼痛。根据上述病理特点和治疗方案,本法常由下述四类药物组成:①清泄肝胆之栀子、黄芩、黄连、重楼、胆草、虎杖、蒲公英、板蓝根、大青叶、青黛、牡丹皮等清热解毒药物,既可消除致病原因,又可解除已郁热象。②疏肝理气之柴胡、青蒿、青皮、木香、枳壳、郁金、金铃子、延胡索等类药物以舒展少阳气机,可使阳气外达,疏畅已郁之气,消除胀满征象。③除湿利胆之茵陈、木通、滑石、车前子、金钱草、硝石、矾石等药,可使壅阻少阳三焦之湿浊从前阴而去。④泻下通腑之大黄、芒硝等药。大黄有清热解毒、活血行瘀、通利胆道等功效,可消除病因、导热下行、泻结热、畅血行、通胆流,是胆腑热结的常用药物。根据上述四组药物配伍之方有大柴胡汤、清胆行气汤、清胆利湿汤、清胆泻火汤、清胰汤等。

配伍本类方剂时,在体现清疏通利这一基本结构前提之下,还应根据病情,用药有所侧重。气滞为主者,增强疏肝理气之功,如清胆行气汤;血瘀突出者,增加活血行瘀效力,如加味大柴胡汤;热偏胜者,清热泻火为主,如清胆泻火汤;湿偏胜者,加强利湿作用,如清胆利湿汤,这些方剂在清热利胆大法之中又具体反映了气滞、血瘀、湿胜、热胜四类不同结构,符合临床实际。

胆腑结热属于急证范畴,若不及时采取正确措施,将会出现下述三种情况:一是危及生命;二是由气入血,由腑入脏,呈为脏腑同病;三是由实转虚,经久难愈。

541

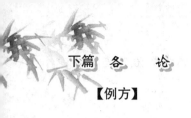

【例方】

大柴胡汤(《伤寒论》)

[组成] 柴胡 40g　黄芩 15g　半夏 10g　生姜 15g　芍药 15g　大枣 12g　枳实 10g
大黄 10g

[用法] 水煎,分 3 次,温服。

[主治] 胆经实热,寒热往来,胁肋胀痛,呕不止,心下痞硬;或心下急痛;或协热下利;或烦躁如狂、发狂,兼见舌红、苔黄,脉弦数有力。

[证析] 寒热往来,胸胁胀痛,或心下急痛,呕吐不止,是本方主证,按脏腑辨证定位,病在少阳胆经;舌红苔黄,脉弦有力,按八纲辨证定性,属于胆经实热。多因伤寒之邪传入少阳胆经,气郁化热,正邪纷争,遂呈往来寒热;气结不通,血运障碍,水津失调,胆胰之液壅滞,遂呈胁肋胀痛,心下痞硬或急痛;胆气犯胃则呕,乘脾则泻。其基本病理是:邪入胆经→气郁、血滞、津凝、液阻、经隧挛急→胆经实热。

[病机] 胆经实热。

[治法] 清热利胆法。

[方义] 邪踞少阳胆经,导致气、血、津液壅滞,气郁化热,不通而痛之证,通过清、疏、通、利使壅滞得以宣通,疼痛自然缓解。此方用柴胡疏达少阳气机,祛邪外出,配伍枳实行气、破滞、消痞,疏通气机作用为之增强。黄芩清肝胆之热,大黄泻肝胆之火,并藉大黄利胆通腑之功以开邪热下行之路;肝胆同居,胆腑有病,影响肝脏疏泄而致血行不畅,胆汁壅阻,大黄活血行瘀、利胆通腑之功可使血行流畅、胆流无阻、肠道通调。白芍、大枣有柔肝缓急之功,经隧挛急而致疼痛、呕吐、下利,得此可收柔肝缓急功效。佐半夏辛温燥湿,生姜宣散水邪,其意又在通调津液,恢复脾胃纳运升降功能,达到调理脾胃目的。综观全方,一切药物皆着眼于通,使不通者通,殆为本方宗旨。

此方治疗胆胃实热所致呕吐,疗效较佳,方剂结构亦允称完善。胆道疾病容易引起胆气犯胃,胃气上逆而呕。此方用柴胡疏肝胆之郁,黄芩清肝胆之热,枳实降泄胆胃,芍药、大枣柔肝缓急,缓其急迫之势,通过疏肝、清肝、柔肝,使肝胆功能正常而不犯胃,虽不止呕而呕亦可止。呕吐是胃气上逆的表现,此方用半夏、生姜降逆止呕,正为胃气不降、浊阴上逆机理而设。本方不仅考虑到了胃气上逆、胆气犯胃等机理,更考虑到了肠道腑气是否通调。胃肠以通降下行为顺,若肠道被阻,腑气不通,影响胃气正常下行,上逆作呕,就应泻下通腑,使其胃气下行。此方配伍大黄泻下通腑,体现了上病治下法则,亦即“欲求南薰,先开北牖”之意。此方兼顾到了胃气上逆、胆气犯胃、腑气不通三个方面,所以是治胆胃实热呕吐有效之方。

用此方治疗热泻亦颇合法度。此证是因肝胆有热,疏泄太过,影响脾胃升降失调。通过柴胡、枳实、黄芩疏肝清热,白芍、大枣柔肝缓急,使肝胆疏泄正常,脾胃升降恢复,其利自然可止。下利而用大黄泻下荡热,即通因通用之意。

小柴胡汤与大柴胡汤二方是治少阳病变方。因其各有侧重,故从征象到病机、治法、配伍,都有差异。

1. 二方治证有所侧重。小柴胡汤所治证候侧重于半表半里之手少阳三焦经,所有见证都是少阳三焦气郁津凝进而影响筋膜的病理反映。由于三焦是联系五脏之道,征象可以涉及五脏而不限于胆经。大柴胡汤所治证候侧重于足少阳胆经,而以疼痛为其主证。产生疼痛之机则与气机郁结、血流不畅、津液凝滞、胆胰受阻有关,反映了不通则痛的病理特征。

2. 二方在病机、治法方面存在差异。小柴胡汤证病机属于邪在少阳,大柴胡汤证病机属于胆经实热;小柴胡汤体现和解少阳法,大柴胡汤体现清热利胆法。

3. 小柴胡汤用柴胡、黄芩、半夏、生姜疏解表邪,清泄里热,疏畅气机,通调津液以祛其邪;人参、甘草、大枣补益元气以扶其正,体现了表里同治、寒温共用、补泻同施、升降并调等配伍形式,结构特殊,为和解少阳法之代表方。大柴胡汤用黄芩、大黄行血利胆,白芍、大枣柔肝缓急,反映了清、疏、通、降四法及一切着眼于通的配伍特点,为清热利胆法的代表方。只有掌握二方异同,才能运用随心,准确无误。

[应用]

1.《伤寒论》用此方共三条:其一是"……呕不止,心下急,郁郁微烦者,与大柴胡汤下之则愈。"此条是以呕不止,心下急为主证。所谓心下急,是指剑突下急痛而言。颇似急性胆囊炎或胰腺炎征象。此方有清疏通降之功,用之最为合适。其二是"伤寒十日,热结在里,复往来寒热者,与大柴胡汤。"热结在里,可能出现两种情况:一指热结少阳胆腑,而呈胁下或心下急痛;一指热结阳明肠道,而呈大便秘结。因有往来寒热少阳半表半里征象。故用此方外解少阳,内泻结热。其三是"伤寒发热,汗出不解,心下痞硬,呕吐而下利者,大柴胡汤主之。"心下痞硬是大柴胡汤的用方依据。若但见呕吐、下利,心下痞而不硬,则纯属中焦升降失调,当用泻心汤类,非大柴胡汤所宜。

2.《金匮要略》:"按之心下满痛者,此为实也,当下之,宜大柴胡汤。"按之心下满痛,颇似急性胰腺炎或胆囊炎征象。

3. 本方加青黛、山栀、牡丹皮、芒硝等清肝通腑之品,治肝火上攻而呈狂证,有效。《类聚方广义》谓本方"治狂证,胸胁苦满,心下痞塞,膻中动甚者,加铁粉,奇效。"

4.《证治汇补》用此方"治地道不通之呃逆。"地道不通是指大便秘结。呃逆而兼便秘,显系实热,此方有泻热通腑之功;呃逆是筋膜痉挛之象,方中白芍、大枣有柔肝缓急作用,投此颇宜。

5. 总结古今应用本方经验,凡肝火上攻之头痛、猝中风、耳鸣、耳聋、目生云翳或赤眼疼痛、发狂、惊悸、胁肋痞硬而痛及胆胃不和而呈呕吐不止、心下急痛、胁热下利等证,兼见口苦、舌红、苔黄、脉弦数,即可应用本方。

6. 临床报道:①加减大柴胡汤治疗急性胰腺炎85例。患者病程2小时至6天。本方含柴胡、黄芩、大黄(后下)各15g,白芍12g,半夏、枳实、生姜各10g,老年及儿童酌减。兼发热者加金银花、蒲公英、栀子;便秘者加玄明粉(冲);呕吐者加代赭石、竹茹;腹胀者加川朴、莱菔子;黄疸者加茵陈、胆草;吐蛔者加槟榔、使君子、苦楝根皮;夹瘀血者加郁金、丹参、桃仁;腹痛剧烈者加延胡索、木香、川楝子。结果:痊愈78例,好转6例,死亡1例(湖南中医杂志,1987年第1期)。②应用大柴胡汤加减(柴胡、黄芩、大黄、枳壳、木香、郁金、半夏、白芍、甘草)辨证治疗急性胆囊炎、胆石证、胆道蛔虫证合并胆道感染、急性胰腺炎、急性阻塞性化脓性毛细胆管炎等胆胰系统病200例,治疗后183例有效,有效率91.5%(辽宁医药,1977年第3期)。

病案1:1976年秋,带学生到我老家宜宾县、高场区"开门办学"。一年约四旬魏姓农民到医院就诊,随手将一纸包放在案上,拆开一看,全是小铜碎片。问其来历,他说此是在开会前才咬碎的铜钱。再问为何要咬铜钱?患者才说他腹中绞痛已有数年,每隔数日或十天半月即腹中痛如刀绞,必须咬碎铜钱其痛才可立止,别无他病。时学生在侧提问应该如何辨证?余谓此证看似无证可辨,其实有理可寻,应从每次绞痛都要咬碎铜钱其痛立止这一特征求之。此证痛前一切正常而痛后又一切正常,提示此证既非感受外邪,亦非器质性病变,而是功能性疾病,用力咬碎铜钱其痛立止,当是经脉挛急使然。治疗此证,法当柔肝缓急,根据肝木克土病机施治。视其舌红苔黄,病性偏热,遂书大柴胡汤加甘草付之。1978 年暑期返乡度假,路经高场,患者服上方后已年余未发。

病案 2:1975 年余与金匮教研究室邓明仲先生应邀到四川农学院讲课,兽医系主任王天益先生说有一藏族学员不服水土,呕吐不止,自开学到今已逾两个月,邀邓明仲先生与余诊之。观其体质壮实,余无他病。邓明仲先生请我提出治疗方案,余谓此证是肝木克土,胃部痉挛,以致呕吐不止,宜用大柴胡汤。邓氏建议再加芦根,遂书此方加甘草、芦根付之。当晚10 时服药,次日早餐即不吐矣!两个月之疾,一剂而愈,若谓中医不能治病,诬也。

[化裁]

1. 加减大柴胡汤(验方) 柴胡 10g,黄芩 10g,半夏 10g,生姜 10g,枳壳 10g,木香 10g,川楝子 10g,延胡索 10g,大黄 10g。用法:大黄后下,水煎服。治气滞型胆囊炎。右胁胀痛,嗳气则舒,胸闷纳呆,反复发作,无明显发热和黄疸,苔薄、脉弦。体现清胆行气法则。

2. 清胆行气汤(天津南开医院方) 柴胡 10g,黄芩 10g,半夏 10g,木香 10g,郁金 10g,大黄(后下)10g,枳壳 10g,香附 10g,白芍 15g。水煎服。治气滞型胆囊炎。胁肋胀痛或绞痛,或窜痛,性急易怒,口苦、咽干、头晕、头痛,不思饮食,舌尖微红,舌苔薄白或微黄,脉弦。体现清胆行气法则。

3. 加味大柴胡汤(验方) 柴胡 15g,黄芩 12g,半夏 12g,生姜 12g,白芍 30g,大枣 10g,枳实 10g,大黄(后下)10~15g,桃仁 12g,赤芍 12g。水煎服。治胆经实热、气滞血瘀的经水适来,热入血室,腰胁及少腹满痛。体现疏肝活血,清热利胆法则。是偏血瘀的加减法。

4. 茵陈柴胡汤(验方) 茵陈 30g,柴胡 12g,山栀 12g,黄芩 10g,大黄(后下)10g,芒硝(冲)10g,枳壳 6g,青皮 6g,陈皮 6g,木香 10g。水煎服。治湿热型胆囊炎、胆石证。右胁绞痛,口苦纳呆,高热畏寒,大便秘结,小便短赤,或伴有黄疸,舌苔黄腻,脉弦滑数。体现清热利胆,疏肝理气法则。

5. 清胆利湿汤(天津南开医院方) 柴胡 10~15g,黄芩、半夏、木香、郁金、大黄(后下)、车前仁、木通、栀子各 10g,茵陈 15g。水煎服。治湿热型胆囊炎及胆石证。胁肋胀痛,口苦咽干,头晕,不思饮食,寒热往来,或有目黄、身黄,其黄如橘子色,小便黄浊,大便秘结,舌红苔黄腻,脉弦滑或滑数。体现清热利湿法则。以上是湿偏胜的加减法。若身目俱黄,茵陈可加至 30g。

6. 柴胡陷胸汤(验方) 柴胡 12g,半夏 10g,黄芩 10g,广木香 10g,郁金 10g,枳实 10g,黄连 6g,熟大黄 10g,玄明粉(冲服)10g,白芍 30g。水煎服。治急性胆囊炎,或慢性胆囊炎急性发作。右上腹痛拒按,大便秘结,舌苔黄腻,脉弦有力。体现清热利胆法则。

7. 清胆泻火汤(天津南开医院方) 柴胡 15g,黄芩 15g,半夏 15g,木香 15g,郁金 15g,大黄(后下)15g,芒硝(冲)15g,栀子 10g,胆草 10g,茵陈 30g。热重者加板蓝根、金银花、连翘;便秘者重用大黄、芒硝,加厚朴;疼重者加川楝子、延胡索;呕吐者加竹茹;食欲不振者加藿香、佩兰、山楂;瘀血者加桃仁、当归、赤芍。水煎服。治实火型胆囊炎。胁肋持续胀痛,口苦、咽干、头晕,不思饮食,寒热往来,或目黄、身黄如橘子色,小便黄浊,大便秘结,腹胀而满,舌红或绛,苔黄燥,或有芒刺,脉弦滑数。体现清胆泻火法则。

[歌括] 大柴胡汤用大黄,黄芩半夏与生姜,

枳芍大枣共八味,清热利胆是良方。

清胰汤(天津南开医院方)

[组成] 柴胡15g 黄芩9g 胡黄连9g 白芍15g 木香9g 延胡索9g 生大黄(后下)15g 芒硝(冲服)9g

湿重或有黄疸,加茵陈、栀子、胆草;呕吐重,加半夏、代赭石;痛重,加川楝子,重用延胡索;兼食积,加莱菔子、建曲、麦芽、山楂;胸满,加厚朴、枳实;背痛,加全瓜蒌、薤白、防风、秦艽;并发胆道蛔虫,加槟榔、使君子、苦楝根皮;体虚中寒,去大黄、芒硝,加附子、干姜。

[用法] 水煎服,1日1剂,分2次服。重证日服2剂,分4次服。

[主治] 急性胰腺炎。上腹部疼痛,剧烈而持久,伴有间歇性加重,腹部压痛,腹肌紧张,恶心呕吐,发热。

[证析] 上腹部疼痛是本方主证;胆胰郁热,壅滞不通,是此证病机。肝喜疏泄条达,胆宜清、疏、通、降。若因肝之疏泄失职,气机郁结,胆失通降之常,壅滞不通,不通则痛;气郁化热,则发热;胆气犯胃,胃气上逆,则恶心呕吐。

[病机] 胆经实热,壅滞不通。

[治法] 疏肝利胆,泻热通腑法。

[方义] 本方是治疗急性胰腺炎之效方,体现疏肝利胆,泻热通腑法则。方中柴胡、木香调气疏肝,延胡索理气活血,白芍柔肝缓急,通过疏肝、柔肝、理气、活血作用,能呈较好止痛功效,这一组药主要治肝。黄芩、胡黄连清肝胆之热,大黄、芒硝泻热通腑,通过硝黄通利作用,使胆道与肠道畅通则壅滞自去,壅滞既去则疼痛可止。这一组药在于清热利胆。两组药物照顾到了肝喜疏泄条达、胆宜清疏通降之特点,故有效。

[歌括] 清胰治疗胰腺炎,硝黄柴芍芩香连,

延胡理气兼活血,通腑调肝病可痊。

大陷胸汤(《伤寒论》)

[组成] 大黄10~15g 芒硝10g 甘遂1g

[用法] 上三味,用水先煮大黄,汤成,去渣,纳芒硝,煮1分钟,纳甘遂末,温服。得快利,止后服。

[主治] 水热结胸,胸胁或心下急痛拒按,发热,苔黄腻,脉沉紧或浮滑。

[证析] 胸胁或心下急痛拒按,是本方主证,按脏腑辨证定位,病位在胸;兼见发热、苔黄,按八纲辨证定性,病性属热;苔黄而腻,是水湿壅阻之象,按气血津液辨证定量,属水液壅滞。综合上述,此证属于水热结胸机理。多因表证误用下法,邪从少阳三焦内陷,影响气血津液正常运行,形成气郁化热,津血凝滞。由于水热互结是其主要病理改变,病位又在胸部,故称此证为水热结胸。水热结于胰体,胰液流通受限,即呈心下硬痛拒按。疼痛见于胃脘而病位又不在胃,故仲景特别提出"膈内拒痛",而又"胃中空虚",作为辨证要点。若水热互结于少阳三焦半表半里,可见"从心下至少腹硬满而痛不可近。"其基本病理是:表证误下,阳气内陷→气郁化热,津凝为水→水热结胸→心下急痛。

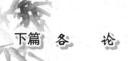

[病机] 水热结胸。

[治法] 泻热逐水法。

[方义] 水热互结而呈疼痛,唯宜泻热逐水,使壅滞得以疏通,疼痛始能缓解。大黄有泻火解毒、利胆通腑、活血行瘀之功,得芒硝相助,能通利胆胰以泻壅结之热,畅旺血行以通营血之滞,是治壅滞不通良药。胰体水肿,疼痛难忍,急证宜于急攻,若投一般渗湿药物虑其缓不济急,故用逐水力量最强之甘遂以求速效。三药协同,使热邪得泻,血行畅旺,津液流通,胆胰无阻,则壅结开而疼痛止。

[应用]

1. 原著用此方共五条:

"太阳病……医反下之,动数变迟,膈内拒痛,胃中空虚,客气动膈,短气躁烦,心中懊憹,阳气内陷,心下因硬,则为结胸,大陷胸汤主之。"

"伤寒六七日,结胸热实,脉沉而紧,心下痛,按之石硬者,大陷胸汤主之。"

"伤寒十余日,热结在里,复往来寒热者,与大柴胡汤;但结胸,无大热者,此为水结在胸胁也。但头微汗出者,大陷胸汤主之。"

"太阳病,重发汗而复下之,不大便五六日,舌上燥而渴,日晡时小有潮热,从心下至少腹硬满而痛不可近者,大陷胸汤主之。"

"……心下满而痛者,此为结胸也,大陷胸汤主之。"

2. 此方治水肿型胰腺炎有较好效果。由于此方芒硝、大黄有泻下通腑之功,用于肠结不通而呈痛、呕、胀、闭者,亦有效。

3. 本方为泻热逐水峻剂,所治证情又急而重,既要及时攻下,以免病危难救,又要恰到好处,以免损伤正气,故原书叮咛"得快利,止后服。"

4. 临床报道:改大陷胸汤为散剂,治疗急腹证80例(其中肠梗阻40例,腹膜炎40例),总有效率为95%。(中西医结合治疗急腹证通讯,1977年第1期)

上海市嘉定县人民医院用大陷胸汤和承气汤加减治疗急性胰腺炎20例,服药后腹痛开始缓解时间最短2小时,最长48小时。(医学情况交流,1975年第5期)

5. 余侄媳罗福芳,1973年患心下痛,余暑假返乡,为书清胰汤一贴令其服用,寒假返乡问之,仍痛不止,改书大陷胸汤一贴令其再服,74年暑假返乡问之,说服此方一帖即愈至今不发,才知此方不仅能治急性水肿型胰腺炎,而且慢性胰腺炎用此方亦有效,录此以供学者参考。

[歌括]　　大陷胸汤治结胸,甘遂硝黄三味同,

　　　　　心下硬痛不可近,泻热逐水建奇功。

清热利胆法共选3方,所治胁痛和心下急痛都由气血津液壅滞不通所致,立方遣药均以通为宗旨,疏通气机、畅旺血行、通其津液、畅通胆胰无不立足于通,反映了胆宜清疏通利的治疗特点,同时也反映了痛则不通的病理和通则不痛的治法。三方所用大黄不能仅从通便作解,应该强调此药清热利胆,活血行瘀,导热下行作用。三方也有不同之处。大柴胡汤治胁痛(急性胆囊炎)及心下急痛(急性胰腺炎)都有良效。由于此方是针对气血津液不通立法,故可根据气血津液阻滞偏胜情况进行加减,清胆行气、清胆利湿、清胆泻火诸方即据

此化裁而成。大陷胸汤是治疗水热结胸(水肿型胰腺炎)的效方,水热互结,病情较急,贵在急攻,所以此方配伍逐水力量最强的甘遂。仲景将大柴胡汤与大陷胸汤同出一条,提示实热结胸宜用大柴胡汤,水热结胸宜用大陷胸汤;也提示医者应该时刻注意观察气血津液盈虚变化,选方才较准确。清胰汤脱胎于大柴胡汤,治疗急性胰腺炎热盛型有较好效果。

六、胆道结石—利胆排石

胆道结石,是指胆液凝结成为砂石阻塞胆囊或肝胆管病变。

利胆排石,是据胆道结石病机所拟的治法。

【适应证候】　以右胁时感不适、隐痛、绞痛为主证;仪器检查肝胆管内确有结石为其诊断依据。

【病理分析】　结石形成与饮食不节、寒温不适、精神抑郁等多种因素有关。这些因素引起肝胆气郁,湿热阻滞,胆汁发生理化特性改变,就可形成结石。留于胆囊、胆管各部,阻塞经隧,是以常感胀闷不适或时常隐痛;如果多食油腻或感受外邪,即会引起绞痛。

【立法组方】　治疗胆道结石,西医多用手术或体外碎石,中医使用药物治疗则不外化石与排石两端。胆囊结石应以化石为主,胆管结石应以排石为主;感受外邪,出现寒热往来、恶心呕吐,则应兼配清热降逆药物。根据这一治则,此法常由以下几类药物组合而成。一是使用火硝、硇砂、硼砂、白矾、金钱草等化石药阻断结石生成,并使已成结石逐渐溶化;二是使用枳壳、木香、郁金、柴胡、大黄、三棱、莪术等药行气活血,增加胆汁分泌,增强胆囊收缩,促使结石排入肠道;三是使用茵陈、木通、车前仁等药利胆除湿,通调津液、胆液,勿使壅阻;四是使用黄芩、栀子、虎杖、金银花等药清解气郁所化之热;五是使用半夏、生姜等药降逆下气。如利胆排石汤、胆道排石汤、化石利胆散即据此法配伍而成。

使用此法时应该注意以下三个方面:

1. 诊断上应与胆道蛔虫病、急性胆囊炎、急性胰腺炎等病鉴别。首次发作的青年应考虑是胆道蛔虫病,反复发作则结石病的可能性较大;腹痛剧烈而有钻顶感也是胆道蛔虫病的特点。胆囊炎有寒热往来、恶心呕吐等证状,胆石病并发胆囊炎才有上述证状。急性胰腺炎上腹或左上腹呈剧烈疼痛,程度较胆石病为重,并有发热、呕吐证状。上述病史和证状有助于鉴别诊断。

2. 这类方的结构与清热利胆法大同小异,仅多一组化石药而少一组柔肝缓急之品。前言治疗结石应立足于化石与排石,若欲排石,理应增强胆囊与胆管收缩,如果使用芍药、甘草、大枣柔肝缓急,则恰与上述意图背道而驰,但剧烈绞痛又当别论,并非一成不变。

3. 无论化石、排石均非一治即愈,应当长服始有效。

【例方】

胆道排石汤(《中西医结合治疗急腹证》)

[组成]　枳壳 9g　枳实 9g　木香 18g　黄芩 9g　金银花 15g　茵陈 30g　大黄 15g　芒硝 9g(冲服)

[用法]　水煎服,每日 1 剂,分 2 次服。体实者可日服 2 剂。

[主治]　实热型胆结石。

[证析] 结石按其成分通常分为混合结石、胆色素结石、胆固醇结石三类。由于此方立足于排石,无需考虑结石成分,是以三类结石都可应用。

[病机] 实热郁结。

[治法] 疏肝清热,利胆排石法。

[方义] 此方枳壳、枳实、木香、大黄能够增强胆囊收缩和胆管运动,是推动结石下行的主要组成部分。黄芩、金银花、茵陈、大黄有清热解毒之功,茵陈可导胆经湿热下行前阴,大黄可导胆经实热下行后窍,意在消除胆经气郁所化邪热。芒硝有咸寒软坚作用,是为化石而设。合而成方,能呈疏肝清热,利胆排石之效。

[应用] 胆道结石热象较重者可用此方。原著谓:胸闷、胁痛加柴胡、芍药;舌绛、渴饮、脉洪加生石膏、知母、天花粉;热重加紫花地丁;痛重加芒硝;食欲不佳加鸡内金、砂仁、炒麦芽、神曲、焦山楂;呕吐加竹茹、半夏、生姜;黄重应用茵陈,可作参考。

[歌括] 胆道排石是新方,枳实枳壳与木香,

茵陈银花配黄芩,泻热尤须用硝黄。

胆道排石汤(《中西医结合治疗急腹证》)

[组成] 虎杖 30g 木香 15g 枳壳 15g 大黄 15g 金钱草 30g 栀子 12g 延胡索 15g 茵陈 30g

[用法] 水煎服。

[主治] 湿热型胆结石,右上腹剧痛,阵发性加剧,口苦,恶心呕吐,不思饮食,高热,畏寒,舌红,苔黄而腻,脉弦滑或滑数。

[证析] 胆道结石按其部位分为胆囊、总胆管、肝管、肝内胆管数种,此方是为胆管结石及胆囊炎而设。形成结石原因,多因饮食不节、胆经气郁,胆液发生病理改变,凝结成石,阻于胆管。如果再感外邪,三焦津气痹郁,内归胆腑,新感引动痼疾,即呈疼痛与高热并见;恶心呕吐是胆气犯胃,胃气上逆;舌苔黄腻、不思饮食是湿浊阻滞之征。

[病机] 气郁湿滞,液结成石。

[治法] 清热利湿,利胆排石法。

[方义] 治疗胆管结石,应立足于排石。为使结石下行,应从以下几个方面思考:①增强胆管运动,促使结石下行;②增加胆汁分泌,推动结石下行;③使胆道口之括约肌舒张,以利结石排出;④使用化石药物,阻断结石形成。此方结构侧重增强胆囊及胆管运动而未计其他。所用虎杖、大黄、栀子、茵陈都有较强清热解毒作用。茵陈擅渗肝胆之湿,引导湿从三焦下出于前阴;大黄擅长利胆通腑,引导热从肠道下出于后窍,二药同用,不仅分消湿热,利胆作用也较显著,这一组药主要在于清利湿热,治疗新感。枳壳、木香擅长疏理气机,与大黄同用,可以增强胆管蠕动,促使结石下行。再配金钱草溶化结石,阻断结石再生;延胡索麻醉止痛,减轻绞痛,这一组药主要在于治疗痼疾。诸药共用,能呈清热利湿,利胆排石功效。

原方金钱草与茵陈只用其中任何一味,此方改为两药同用理由有二:①茵陈可以增强渗湿作用,多此一味,对湿热型胆囊炎更为贴切;②大黄与茵陈同用,有明显利胆作用,加入更为完善。

[应用] 胆结石并发胆囊炎可用此方。若欲增强化石作用,可加火硝;若欲增强渗湿作用,可加木通、车前仁。

[歌括] 胆道排石用木香,虎杖金钱合大黄,

茵陈枳壳栀玄配,清利湿热此堪尝。

利胆排石片（验方）

[组成] 金钱草250g 茵陈250g 黄芩75g 木香25g 郁金75g 枳实(麸炒)50g 厚朴(姜制)50g 槟榔125g 大黄125g 芒硝(精制)25g

[用法] 以上10味,木香、大黄、芒硝碎成细粉;其余7味煎煮浓缩为膏状,加入上述细粉,压制成1000片。用于排石,1次服6～10片,1日2次;用于胆囊炎,1次服4～6片,1日2次。

[主治] 胆道结石,胆囊炎。

[证析] 肝居右胁,胆附于肝,互为表里。肝脏分泌的胆汁由肝管输贮于胆,再经胆管注入肠道,参与消化。若外感风寒,卫气宣发受阻,津液敷布失常,从三焦内传胆腑,气血津运行不利,即呈寒热往来,胁痛口苦,不思饮食,恶心呕吐证状。如果不因外感而是胆经郁热,煎熬胆液,日积月累,凝结成石,阻于胆管,即成胆道结石。此病每因多食油腻即见右胁疼痛,甚至牵引肩臂亦痛。

[病机] 胆道结石。

[治法] 利胆排石,清胆行气法。

[方义] 治疗胆道结石或胆经有热,均宜清热利胆。此方所用枳实、厚朴、木香、槟榔、郁金、大黄等药都能增强胆管蠕动,促进结石下行,达到排石目的。复用金钱草、芒硝、黄芩、茵陈清泻肝胆,消化结石,使结石逐渐化小,易于排出,并使胆液不再凝结成石,杜绝再生,方名利胆排石可谓名实相符。若用此方治疗胆经有热,其理稍有不同。邪从三焦内传胆腑,以致气郁化热,血行不利,津凝为湿,胆液受阻,而呈胁下胀痛,使用木香、郁金、枳实、厚朴、槟榔行其气,大黄活其血,茵陈利其湿,金钱草、黄芩清泻肝胆,大黄芒硝导热下行,亦与此证病理基本相符。

[应用]

1. 胆道结石、泥沙型结石,投此有效。胆囊结石效果欠佳。

2. 用此方治疗胆囊炎,则以胀痛为主的气滞型胆囊炎较为适合。改为汤剂,用量可按比例酌减。若欲疏达气机,可配柴胡;若欲增强活血作用,可加当归、川芎;若欲增强除湿作用,可加半夏、泽泻、前仁;若欲柔肝止痛,可加白芍、大枣。

[歌括] 利胆排石用金钱,硝黄茵芩枳朴添,

木香槟榔郁金配,胆道结石此能痊。

化石利胆散（王俊义方）

[组成] 硼砂60g 金钱草60g 芒硝20g 火硝20g 白矾20g 高良姜20g 枳壳20g 大黄20g 三棱60g 莪术60g

[用法] 研末,温水送服。每日用量以大便溏为度。

[主治] 胆道结石。

[证析] 胆结石是常见病种之一。我国胆石病与西方国家不同,其特点是发病年龄较小,总胆管与肝管结石较胆囊结石为多,胆色素结石或混合结石多见。多因饮食不节,精神

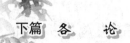

抑郁,导致胆液发生病理改变,凝结成石,结于胆囊或胆管而成。

[病机] 胆液凝结成石。

[治法] 化石利胆法。

[方义] 治疗胆道结石古方不多,所见都是新近所制。由于排石较易而化石困难,是以新制之方多从排石着手。这类方用于胆管结石固然可行,用于胆囊结石则未必皆效。此方立足于化石,构思与众不同。方中火硝又名硝石,《神农本草经》早就记载能治五脏积热,推陈出新;《药性论》又谓此物能够破积散坚,与白矾同用,即《金匮要略》硝石矾石散,是治黄疸方剂。由于这种黄疸女性较多,又系积渐而成,故名女劳疸。这种黄疸是因结石阻塞胆道,胆液不能下行,溢于肌肤所致。用此破积散坚,溶化结石,胆管不为胆石所阻,黄疸才能消退。此方以硝石矾石散为基础,配伍擅长软坚散结之硼砂,溶化结石之金钱草,擅破积聚之三棱、莪术,能呈化石功效。复配高良姜、枳壳行气导滞,大黄利胆通腑,成为化石为主,排石为辅配伍形式。

[应用] B超检查确属胆道结石,可用此方。此方初步试用有效,尚待继续观察,录入仅供参考。

[歌括]　化石利胆用金钱,枳壳良姜大黄研,
　　　　　棱莪硼砂芒硝配,火硝白矾可攻坚。

利胆排石法共选 4 方,都可治疗胆道结石。前三方立足于排石,所以都用枳壳、木香、茵陈、大黄等药增强胆囊收缩,促进结石下行。四方比较:清热力量以胆道排石汤为优;排石力量以利胆排石片为胜。化石利胆散的结构与其他三方不同,立足于化石,是其特点。

七、寒滞胆经—利胆祛寒

寒滞胆经,是指外寒相侵或自身阳虚引起胆道病变。

利胆祛寒,是据寒滞胆经病机所拟的治法。

【适应证候】　常以胁下或心下疼痛,兼见舌淡、苔白为指征。

【病理分析】　胆经也有寒证,寒邪从表入里,传入胆经,或肝胆自身阳虚(功能衰退)致使寒凝气结而呈胆道痉挛,津液不通而成窒塞疼痛。

【立法组方】　根据此一病机,常选用桂枝、生姜、干姜之类辛温通阳,散其凝结之寒;白芍、甘草、大枣之类柔肝缓急,治其拘挛之痛;或用利胆通腑之品,开其窒塞,俾寒散结通而疼痛可解。代表方如柴胡建中汤、柴桂五苓汤。

【例方】

柴胡建中汤(《太平圣惠方》)

[组成]　柴胡 12g　半夏 12g　生姜 12g　人参 9g　甘草 9g　大枣 10 枚　白芍 24g
桂枝 12g

[用法]　水煎服。

[主治]　腹痛恶寒,亦治自汗、发热、恶风。

[证析]　此方所治腹痛,是其主证;中焦虚寒,肝木乘脾,为其病机;腹痛恶寒喜温,是其

辨证依据。若治发热、汗出、恶风，则以发热汗出为其主证，营卫不和为其病机，兼见恶风为其辨证依据。腹中疼痛，温按即舒，是因中焦虚寒；肠道血络是由肝系筋膜构成，胃肠挛急而痛，病虽在脾而理应责之于肝，乃因风木乘脾所致。若见发热、汗出、恶风，则因外伤风邪，卫强营弱，营卫不和使然。

[病机] 中焦虚寒，肝木克土；营卫不和，阴阳失调。

[治法] 温中健脾，柔肝缓急；调和营卫，调理阴阳法。

[方义] 中焦虚寒，风木乘脾，法当温中补虚，柔肝缓急。方中桂枝、生姜、柴胡温中散寒；生姜、半夏燥湿行津；人参、甘草、大枣益气；白芍益阴柔肝；甘草、大枣甘以缓急，使风寒外散，中焦健运，肝木舒缓，腹痛愈矣。

如果证见发热、汗出、恶风，是因外感风寒、阳气内郁而呈发热，腠理不密而呈汗出，汗出表虚而呈恶风，致腠理不密、营卫不和，治宜滋其营阴，补其卫气，使营卫调和。方中桂枝、生姜、柴胡温阳散寒，祛邪外出；芍药益阴；人参、甘草、大枣益气实卫；半夏、生姜燥湿行津，营卫和而发热、汗出、恶风表证愈矣。

此方是以桂枝汤与小柴胡汤加减而成。所治伤风，病位在表；腹痛，病在中焦，前人谓桂枝汤，外证得之，解肌和营卫；内证得之，化气调阴阳，实属至理名言。此方加入柴胡升发卫气，生姜、半夏降泄水津，人参益气实卫，重用芍药益阴柔肝，不仅可调营卫，亦可和解少阳；不仅可以和解少阳，亦可调和肝脾，谓其用药精当，确实当之无愧。

[应用] 肝脾不和腹痛，偏寒可用此方。营卫不和偏虚，亦可应用此方。

[歌括] 《圣惠》柴胡建中汤，桂芍草枣与生姜，

　　　　柴夏人参共八味，重用芍药止痛良。

柴桂五苓汤(自制方)

[组成] 柴胡25g 黄芩10g 半夏10g 生姜15g 人参15g 甘草10g 大枣10g 桂枝15g 白芍15g 白术15g 茯苓15g 泽泻20g 牡丹皮15g 牡蛎20g

[用法] 水煎服。1日1剂，连服数剂。

[主治] 妇女更年期综合征：妇女停经前后，时呈发热汗出，胸部头颈汗多，自觉热气上冲，甚则面红潮热，或兼心烦易怒，痞闷不舒，舌体微胖，舌尖微红，脉象正常，或微弦、微数。

[证析] 《素问·上古天真论》云："女子七岁，肾气盛，齿更发长；二七而天癸至，任脉通，太冲脉盛，月事以时下，故有子；三七，肾气平均，故真牙生而长极；四七，筋骨坚，发长极，身体盛壮；五七，阳明脉衰，面始焦，发始堕；六七，三阳脉衰于上，面皆焦，发始白；七七，任脉虚，太冲脉衰少，天癸竭，地道不通，故形坏而无子也。"上述是言女子生长发育，由盛而衰过程。当其壮盛之年，太冲脉盛，任脉已通，天癸已至，月经一月一行，应时疏泄，女卵贮于胞宫任脉所主之卵巢，男精贮于丹田，两性交合，阳施阴受，即能怀孕。时届七七之年，任脉已虚，冲脉血少，天癸已竭，地道不通，故形坏而无子也。

经血一月一行，有赖肝经应时疏泄。肝经之能主持气血津精疏泄，与肝主筋膜，而五脏经隧均由筋膜构成有关。人与天地相参，日月相应，女经一月一行，与其月环行大地一周相应，月经之名，由此来也。如已年逾四十，冲任渐衰，精血渐少，营卫失衡，气血津液升降出入异常，升多于降，津血随气上冲，颜面潮红征象见矣！此证停经以后亦常有之，甚至年逾花甲偶亦有之。细究其理，仍因气血津液疏泄失常，降少升多使然。其基本病理是：时届暮年 →

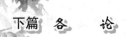

精血日损→营弱卫强→肝气升降异常→津血升多于降→成为此证。

[病机] 精血渐衰,营卫不和,升降失常。

[治法] 调和营卫,和解少阳法。

[方义] 精血渐衰,卫强营弱,以致脉外卫气与脉内营血上升太过,身半以上汗出、颜面潮红,治宜调其阴阳,和其升降。此方是由小柴胡汤、桂枝汤、五苓散三方加减而成。方用桂枝、生姜、柴胡宣发阳气出表,使卫不强;芍药、甘草、大枣益阴和里,使营不弱,令其营卫和谐。重用柴胡升发少阳三焦卫气,发多于升,使无上升太过之虞;黄芩清其气热,生姜、半夏降其津气,意在斡旋中焦,制其津气上升;人参、甘草、大枣益气实卫,旨在固护阴津,不使外泄,使其营卫和谐,则三焦升降和矣。然而上半身汗出、面红与其津血上升太过、营阴外泄有关,单调营卫、三焦,若不引导水津下行,上身汗出难以消除。桂枝与白术、茯苓、泽泻同用,功能化气行水,使其水津下行归肾,减少上升外泄;再配牡丹皮凉血调营,牡蛎潜阳固涩,制其气血上冲,阴津外泄,诸药同用,调和营卫,和解少阳,而使肝之疏泄正常,其证可愈。

或问:此方选药配方,旨在调理肝之疏泄,是否还有深义?五脏经隧是由肝系筋膜构成,其实肝系筋膜是由心包延伸而来,心包神筋才是经脉弛张运动发号施令中枢。由于《黄帝内经》将其心神之筋归属肝系,才谓肝主疏泄。

古人尝云汗为心液,其出入关夫肺肝,盖营分开合,为肝所司,卫分开合,为肺所主故也。今因肾系阴精有亏,阴不济阳,肝阳偏亢,血随气逆上冲而呈颜面潮红,津随气浮出表而呈外泄出汗,唯宜清营凉血制其冲逆,固其营卫,不使外泄,才是两全之策。牡丹皮擅长清热凉血,桂枝擅长降逆平冲,牡蛎擅长镇肝宁神,固护营阴,人参擅长益气实卫,使其营阴不受热蒸,营血不随气升,表卫得其气固,则热气上冲,上身汗出愈矣。

或谓:桂枝性温,恐有助热之嫌?配入本品,实因不得已而为之。此证有冲气上逆、营卫有热、津随气逆三种机理并存,泄卫和营、平其冲逆、化气行水均唯桂枝是赖。因此才与牡丹皮相配,使其温性去而泄卫、平冲、行水之功仍存;况有黄芩清气分之热,实为有制之师。

[应用] 近年常用本方治疗此证,疗效卓著。湿不重者,可用丹栀逍遥散加牡蛎潜阳;舌质红者,再加生地凉血滋阴,冬桑叶止汗。

[歌括] 柴桂五苓是新方,柴芩术泽苓夏姜,
丹皮桂芍参甘枣,牡蛎同用调阴阳。

————————————————————

此法只列2方,虽然同治胆经寒证,都以柴胡桂枝汤加减而成,其病位却一兼脾胃,一偏少阳三焦。柴胡建中汤所治腹痛,属于脾胃病变,是由肝木乘脾所致,用治胆经痉挛而呈胁痛偏寒,自是可以使用。柴桂五苓汤是以妇女年逾四十,时有发热,胸、颈、头面出汗,兼有自觉热气上冲,颜面潮红为其治疗对象,此方配伍五苓化气行水,是因津随气外泄,意欲使其下行归肾,减少上身汗出,亦欲借此使其气随津下,不致升发太过。加入牡丹皮、牡蛎,旨在清营凉血,制止阴津外泄,阴血上冲;加入牡蛎平肝潜阳,意在调理肝经疏泄,亦有调其心主之义。

八、蛔入胆道—利胆驱蛔

蛔入胆道,是指胃肠功能紊乱,引起蛔虫不安,窜入胆道病变。

利胆驱蛔,是据蛔入胆道病机所拟的治法。

【**适应证候**】　此病以剑突下或右胁部位突然呈阵发性绞痛或钻顶样痛,间歇期疼痛可完全消失为其特征。

【**病理分析**】　蛔虫寄生肠内,性喜钻窜,倘使胃肠功能紊乱,蛔虫不安于室,或因饥饿或驱虫不当,引起蛔虫迁居,由下上行,循开口于十二指肠的胆道口进入胆道,引起括约肌强烈收缩痉挛,以致剧烈疼痛,间歇期间疼痛可完全消失。发病初期除剧烈疼痛以外并无其他体征,这种"病情严重,体征轻微"的矛盾现象有助于本病的诊断。

【**立法组方**】　蛔虫钻入胆道,引起胆道痉挛,阻塞而呈剧烈疼痛,这是主要矛盾。当务之急,应该考虑使蛔虫从胆道退回肠内,疼痛才能缓解。欲使蛔虫退回肠内,需要采取下述措施:①麻痹虫体,使蛔虫失去钻窜能力;②增加胆汁分泌,使胆汁的流冲力加大,迫使蛔虫退回肠道;③增强胆管蠕动,将蛔虫推回肠内;④缓解胆道口的痉挛,有利于蛔虫从胆道退回肠内。通过上述措施协同作用,使蛔虫从胆道退回肠道,这一法则谓之利胆驱蛔。

根据上述治疗原则,这类方剂常选用乌梅、川椒、使君子、槟榔、苦楝根皮之类麻痹虫体,使其失去活动能力;乌梅、川椒、肉桂、干姜之类增加食欲,促进胆汁分泌,使胆汁的流冲力加大;枳壳、木香之类增强胆管蠕动,推动蛔虫下行;白芍、甘草、蜂蜜之类柔肝缓急,解除痉挛,利于蛔虫退回肠内。常用方如乌梅丸、驱蛔汤、苦楝四逆散、甘草粉蜜汤等。

综合古今治疗胆道蛔虫之方,反映了四种基本结构:①安蛔法:这种方的结构主要在于采取各种手段使蛔虫退回肠道,并对引起蛔入胆道原因和进入胆道后引起的发热证状都予以全面考虑。其特点是既能使蛔虫退回肠道,又能调理脏腑功能,作用缓和,不会因药物而使蛔虫死于胆道,愈后无后遗证。这种结构,因其只能暂时麻痹虫体,故称为安蛔,是治法中的"王道",如乌梅丸即属这种配伍形式。②驱虫法:这类方使用了驱蛔、杀蛔作用较强的苦楝皮之类药物,其特点是见效迅速,很快即能止痛,但有可能使蛔虫死于胆道而留下后遗证,是治法中的"霸道",如驱蛔汤即属此种配伍形式。③解痉法:这类方使用白芍柔肝解痉,甘以缓之的甘草、蜂蜜之类缓解胆道痉挛,让蛔虫退回肠内。适合于初起患者,时间稍久则疗效欠佳,如苦楝四逆散即属此种结构。④诱杀法:这类方以甘味药物,投其所好,在大量甘味药中配入无味的杀虫药,诱使蛔虫中毒。这种结构既可甘以缓其痉挛,又可诱使蛔虫上当,是颇具巧思的一种配方法度,如甘草粉蜜汤即属此种配伍形式(于甘味药中加入有毒铅粉)。

【**例方**】

乌梅丸(《伤寒论》)

[组成]　乌梅600g　蜀椒120g　细辛180g　干姜300g　黄连480g　当归120g　熟附子180g　桂枝180g　人参180g　黄柏180g

[用法]　乌梅用50%醋浸一宿,去核,蒸,余药研成粉末,加蜜和乌梅捣制成丸,每次服15g,日1~3次。若作汤剂,剂量可按比例减少。

[主治]

1. 蛔厥。上腹部突然阵发性剧烈绞痛,或钻顶样痛,得食即呕,甚至吐蛔,痛剧时面青汗出,手足逆冷,脉伏。

2. 休息痢。

3. 癫疾。

[证析] 蛔厥,亦即胆道蛔虫病。蛔虫寄生于小肠,性喜钻窜,倘使消化系统功能紊乱,如脏寒、发热、过饥引起蛔虫迁居,朝上乱窜,窜入胆道,即成胆蛔病。本方所治是因脏寒引起。其基本病理是:中焦虚寒→蛔虫不安→上窜胆道→疼痛。

[病机] 脏寒蛔厥。

[治法] 温脏安蛔法。

[方义] 蛔虫钻入胆道而呈剧烈疼痛,治疗时应当考虑使其蛔虫从胆道退回肠内。根据蛔虫遇酸则静、见辛则伏的特点,本方遂用乌梅酸味与川椒、细辛的辛麻制蛔止痛;而蛔虫上窜胆道是因肠中虚寒之故,故用干姜、肉桂、附子温其脏寒,而使蛔虫能安居肠内,不致继续上窜;再用黄连、黄柏清肝胆之热,解除因蛔虫上窜胆道引起的发热(感染)征象;复用人参、当归补气养血,扶助正气,共奏温脏安蛔之效。从全方结构分析,属寒热共用、补泻兼施之方,用于寒热错杂之疾。服用本方疼痛缓解以后,应当使用驱蛔药物,以免复发。

本方不仅用于胆道蛔虫有可靠疗效,对于久泻、久痢亦有较好效果。久泻或久痢都是余邪未尽而正气已虚。方中干姜、细辛、桂枝、附子、蜀椒温中散寒,人参、当归补气养血,这一组药在于振奋中焦,恢复功能;黄连、黄柏解毒祛邪,乌梅酸涩止利,这一组药在于祛其余邪。此种扶正与祛邪同用的配伍形式,照顾到了邪正两个侧面,对于寒热错杂之证,用之颇为合拍。

本方所用乌梅、蜀椒、黄连、黄柏都有较强的抑菌作用,其中乌梅抑制真菌作用更佳,又有桂枝、细辛等药从里透达于外,人参、当归鼓舞正气,煎汤内服,可使每一毛窍均无容邪之地,故对癣疾亦有很好疗效。

研究此方须注意两点:

1. 配伍此方的理论根据 《伤寒论》谓:"伤寒脉微而厥,至七八日肤冷,其人躁无暂安时者,此为脏厥,非蛔厥也。蛔厥者,其人当吐蛔,今病者静而复时烦者,此为脏寒,蛔上入其膈,故烦,须臾复止,得食而吐,又烦者,蛔闻食臭出,其人常自吐蛔,蛔厥者,乌梅丸主之。又主久利。"此条将蛔厥和脏厥征象作了对比,也是二者的鉴别诊断。如果病程较久,证见肢冷脉微,躁无暂安,是功能衰竭的脏厥;病程很短,时烦时止,其人常自吐蛔者,则是脏寒引起蛔上入膈的蛔厥,蛔厥当用乌梅丸主之。此方是为蛔厥而设已经毫无疑义,但此方如此配伍的依据是什么却有必要再为探析。此证是因脏寒引起蛔虫上窜胆道。继因蛔虫进入胆道引起发热(感染),存在肠道虚寒,蛔入胆道,胆道感染三种矛盾。此方用干姜、桂枝、附子是针对脏腑虚寒而设,乌梅、蜀椒、细辛是针对蛔入胆道而设,黄连、黄柏是针对蛔入胆道以后引起发热而设。三类药物环环相扣,各有针对,现在看来顺理成章,但因过去对于胆蛔一证认识不足,对本属脏寒何以要配黄连、黄柏清热解毒不能理解,才有蛔虫"得苦则下"之说。我于从教之初亦沿其说而深信不疑,后来学生问我既然蛔虫得苦则下,胆汁是最苦之物,何以蛔虫还要窜入胆道? 入胆之后遇到胆汁何以还不下行? 此问使我哑口无言,才对此说产生怀疑,改为上述解释,不知当否? 希学者以此为鉴,要对每方配伍进行思考,不要人云亦云,才能揭示方剂配伍真谛。

2. 此方的结构特点和临床意义 此方有干姜、桂枝、附子等大辛大热药,也有黄连、黄柏等大苦大寒药,是寒热共用法;有人参、当归扶正,又有蜀椒、乌梅、黄连、黄柏祛邪,是攻补兼施法。这种配伍形式,粗看似乎杂乱无章,深思才知有理可循,是治疗自身功能衰弱而又感受外邪之理想结构,开辟了寒热共用与补泻同施之先河,很有临床价值。

[应用]

1. 用此方治疗胆道蛔虫病疗效显著,以剑突下面突然绞痛或钻顶样痛,间歇期如常人为其辨证要点。初起寒热征象并不明显亦可使用干姜、附子、黄连、黄柏,用以增加胆汁分泌,利于蛔虫退回肠道。

2. 用于久泻、久痢亦有较好疗效。并可根据正虚邪实情况,改变药物剂量。

3. 用此方治疗癣疾也有意想不到的效果。1974 年带学生至宜宾实习,煤建公司李某,女,患癣疾,求治于余。时值盛夏,患者仅着短袖背心及一条短裤,见其全身一圈连着一圈,已无一点空隙。似此体无完肤,从何下手? 遂叫学生书乌梅丸一贴,嘱其连服数剂。患者半月以后前来致谢,全身红圈已完全消失。当时学生问怎不用药外搽? 答曰全身是癣,从外治之,总有漏网之鱼,不如从内攻之,才可一网打尽。此方能治胆蛔证、久痢及休息痢,方中乌梅、黄连、黄柏、川椒都有抗菌作用,桂枝、细辛可从内透发出表,每一汗孔都能到达,以此治癣才可一劳永逸。患者于 1999 年来成都治疗其他疾病,言其癣疾至今未发。

[歌括]　乌梅丸内用椒姜,桂附参归共煎尝,
　　　　细辛连柏治蛔厥,温脏安蛔是妙方。

胆道驱蛔汤(经验方)

[组成]　槟榔 30g　使君子 30g　苦楝根白皮 15g　乌梅 15g　川椒　细辛各 6g　枳壳　木香各 12g　干姜 6g　芒硝(冲服)9g

[用法]　水煎服。

[主治]　胆道蛔虫病。

[证析]　蛔虫窜入胆道出现剧烈疼痛,应使蛔虫退回肠道,疼痛才能缓解。

[病机]　蛔入胆道。

[治法]　胆道驱蛔法。

[方义]　蛔入胆道,法当驱蛔。此方所用苦楝根皮、使君子、槟榔、乌梅、川椒五药都有驱除蛔虫功效,服后能使蛔虫失去活动能力;复用枳壳、木香疏畅气机,增强胆管蠕动;干姜、乌梅、川椒促进胆汁分泌,增强胆汁流冲力量,将蛔虫推回肠道;然后再由槟榔、芒硝泻下作用将蛔虫排出体外,成为驱蛔作用很强之方。

使用此方时要注意两点:①方中苦楝皮的毒性很强,多用将会造成人随虫亡,少用却又不能达到驱蛔目的。以每剂用 15g 左右为宜,既是有效剂量,也是安全剂量。本品表层红皮毒性最大,里层白皮才较安全,使用时宜特别注意。②用于胆蛔病时剂量宜稍小,以免蛔死胆道。

[应用]　确切诊断为胆蛔病时可用此方,应注意与胆囊炎、胆石证、胰腺炎等鉴别。肠道蛔虫亦可使用。

[歌括]　驱蛔汤内用槟榔,使君乌梅细椒姜,
　　　　枳壳木香芒硝配,苦楝根皮效最良。

苦楝四逆散(陈玉梅方)

[组成]　金铃子 15g　柴胡 15g　枳壳 15g　白芍 60g　甘草 10g

[用法] 水煎服。

[主治]

1. 胆道蛔虫病初起,剧烈疼痛。

2. 胁痛、腹痛。

[证析] 蛔虫初从肠道窜入胆道,仅头部进入胆道即引起胆道口痉挛而呈剧烈绞痛。

[病机] 蛔入胆道。

[治法] 柔肝利胆法。

[方义] 蛔虫初入胆道,引起胆管痉挛而呈绞痛,此时只需麻痹虫体,蛔虫即可退回肠内。故此方用驱蛔的金铃子以麻痹虫体使其失去钻窜能力,复用柴胡、枳壳疏肝理气,白芍、甘草柔肝缓急,解除胆道口的痉挛,共呈柔肝利胆功效。

[应用]

1. 胆蛔病初期用此可望获效。时间稍久,即非所宜。

2. 此方是由四逆散加金铃子而成。四逆散有疏肝理气、柔肝缓急作用,加入擅长清热疏肝止痛之金铃子,对于肝郁气滞胁痛和肝木侮土腹痛都有较好疗效。如果加入延胡索,即四逆散与金铃子散二方合用,疗效更佳。

[歌括] 苦楝四逆用金铃,柴枳芍草五药行,

蛔虫入胆宜酌用,胁腹疼痛亦堪斟。

甘草粉蜜汤(《金匮要略》)

[组成] 甘草6g 铅粉3g 白蜜12g

[用法] 上3味,先煮甘草,汤成,去渣,加入铅粉、白蜜搅匀如粥,顿服。

[主治] 上腹部剑突下或右胁部位突然呈阵发性绞痛,或钻顶样痛,间歇期疼痛可完全消失如正常人,经检查,肝功正常者。

[证析] 蛔虫寄生肠内,性喜窜动,如果钻入胆道,则剑突下或右胁部位突然呈阵发性剧烈绞痛,或钻顶样痛,不痛时又如正常人。这种痛时剧烈,不痛时如正常人的矛盾现象,正是胆道蛔虫病初期的特点。

[病机] 蛔入胆道。

[治法] 诱杀蛔虫法。

[方义] 根据蛔虫喜食甜味特性,此方用甘草、白蜜两种甜味药物与能"杀三虫"之铅粉同用,是诱使虫食,达到杀虫目的。即《金匮心典》所谓"甘味既尽,毒性旋发,而虫患乃除"之义。

研究此方须注意两点:①《金匮要略》中此方所用之粉,有人说是米粉,有人说是铅粉,众说纷纭,莫衷一是。临床以用铅粉为恰当。要确定此方所用之粉是铅粉而非米粉,可从理论和实践两个方面来印证。原书谓:"蛔虫之为病,令人吐涎,心痛,发作有时,毒药不止,甘草粉蜜汤主之。"所谓心痛,就是指剑突下痛。"发作有时",正是蛔虫入胆,时痛时止特征。"毒药不止"是说蛔虫窜入胆道引起剧烈疼痛,即使毒药也不在禁止使用之例。据此,从理论上讲,仲景主张使用毒药杀蛔。再从临床观察也以用铅粉之效为好。我省崇庆县街子乡医院,每遇胆蛔病人,即用铅粉3g,甘草6g,蜂蜜12g,煎水服。服后疼痛多在1～2小时内即止,历试不爽,故本方所用之粉,以用铅粉为是。②此方用糖衣炮弹对付蛔虫,构思极为巧妙。

现代所用驱蛔药宝塔糖即师此方之意配制而成。

[应用]　由于铅粉有毒，如果病人肝功不好会引起不良后果，用药前须作检查；正因铅粉有毒，应该严格控制剂量。

[歌括]　《金匮》甘草粉蜜汤，用治胆蛔效果良，

　　　　　一粉二甘四份蜜，诱杀蛔虫是妙方。

　　　利胆驱蛔共选4方，构思各具特色而又异曲同工。乌梅丸以安蛔为主，可能是通过麻痹虫体、增加胆汁、畅通胆流、松弛胆道等作用使蛔虫退回肠道，体现了综合治理的组方特点，见效虽嫌稍缓，但却最为安全。胆道驱蛔汤仅用驱蛔之品加上理气之药，突出了驱蛔药之作用，其特点是见效迅速，但要冒蛔死胆道风险。苦楝四逆散是驱虫与解痉同用的配伍形式，突出了解除胆道痉挛作用。蛔虫初入胆道可用，久则效果欠佳。甘草粉蜜汤是杀虫药与甘味药同用结构，不仅体现了诱杀法，也体现了杀虫与缓急同用的配伍特点，最具巧思。

第六节　眼窍病变

　　　眼为视觉器官，属于五官之一。因其形似圆球，故又称为眼球。眼球是由肝系之膜构成外膜（结膜、巩膜、角膜）、中膜（血管膜即虹膜）、内膜（视网膜）层层包裹而成，内有房水、晶状体、玻璃体等无色透明物质与水液充实其中。《灵枢·大惑论》说："五脏六腑之精气皆上注于目而为之精，精之窠为眼。骨之精，为瞳子；筋之精，为黑眼；血之精，为络；其窠气之精，为白眼；肌肉之精，为约束，裹撷筋骨血气之精而与脉并为系，上属于脑，后出于项中。"阐明眼是五脏精华汇集之所。所说"裹撷筋骨血气之精而与脉并为系，上属于脑"一语，与现代解剖所见视网膜上神经节细胞发生之神经纤维通入颅内，包裹神经之鞘膜则由三层脑膜延续而来的论述不谋而合。脑能进行思维与发号施令，全赖耳目两窍接收外界信息将其传递入脑，再由脑膜将眼摄入信息形成图像，作出反应，产生视觉功能，所以目耳是其大脑之窗，大脑是其视听主宰。两千年前《灵枢》这一论述就将眼与大脑精确地联系起来，证明中医学术在当时就已发展到了较高水平。不仅如此，所说"骨之精，为瞳子；筋之精，为黑眼；血之精，为络；其窠气之精，为白眼；肌肉之精，为约束（即胞睑）。"将眼窍各个部位分别隶属五脏，又成为后世眼科五轮学说之先河。《银海精微·五轮八廓总论》云："肝属木，曰风轮，在眼为乌睛（即黑睛）；心属火，曰血轮，在眼为二眦；脾属土，曰肉轮，在眼为上下胞睑；肺属金，曰气轮，在眼为白仁；肾属水，曰水轮，在眼为瞳仁。"《证治准绳》指出："风轮者，目内青睛是也，内应于肝，此轮青脆，内包膏汁，有涵养瞳神之功；其色青，故青莹者顺也。血轮者目两角大小眦是也，内应于心；夫火在目为神光，火衰，则有昏瞑之患，火炎，则有焚燥之殃；火色赤，唯红和为顺也。肉轮者，两睥（即胞睑）是也；土藏万物而主静，故睥合则万物寂然思睡，此藏纳归静之应也；土为五行之主，故四轮为睥所包涵；其色黄，得血而润，故黄泽为顺也。水轮内应于肾，五轮之中，四轮不鉴，唯瞳神乃照物者。"阐述了眼窍各部与五脏间之关系，眼窍各部组织都与相连脏腑密切相关。如果眼窍发生病变，可据发病部位确定属于某脏病变，从而成为辨证的定位依据。

目能视万物而辨七色，需要阳气贯注，营血滋养，水津濡泽，肾精充填，才能视物辨色，明察秋毫。气血津精能够上注于目，究其通向眼球之路应有三条。其一，三焦是津气通向眼窍之路。三焦位居半表半里，由通联脏腑形骸，无处不有，无所不包，随处异形，所在皆有之膜腠组成，是津气升降出入之路。津气由三焦上输于目，目得阳气之温，水津之濡，才能神光焕发，灵活自如。其二，心脉是血液通向眼窍之路。血管也是五脏六腑，表里上下，无处不有网络系统。目得血液所输营养和清气温养，才能保持正常功能活动而明察秋毫。其三，脊骨内腔是肾系精髓通向眼窍之路。肾精生化之髓是由脊骨之腔上通于脑。脑膜，古称心包，属手厥阴经，与手少阳三焦之膜原联为一体，成为发号施令之中枢。只有精髓不虚，视觉才能正常，古人所谓神水发于肾，即指肾系之精与脑髓、瞳仁有其内在联系。是以目窍发生病变，常与五脏生化输运精气盈虚与津血虚滞有关。用脏腑辨证审察气血津精虚实，也就成为辨证定性依据之一。如果组织出现挛急、松弛、增生、破损，则与肝系之膜、心系之络、脾系肌腱有关。血管与肌腱也是肝系筋膜的组成部分，由此看来，古人将目归属肝系，有其确凿依据，不是无稽之谈。

眼窍发生病变，无论外因、内因、不内外因，都可引起膜络紧张、松弛、增生、破损；都可引起气血津液升降出入异常，成为不通、外泄、虚损。气血津精的摄纳、生化、输泄有赖五脏协同配合。卫气运行，需要肺气宣降，脾气升降，肝气升发；营血运行，需要肝脏贮调，心脏输送，卫气固摄；津液运行，需要肺气宣降，脾胃升降，肾阳气化，肝气疏调；精髓生化，则由肾系承担。如果某脏功能出现障碍、衰退，都有可能发生目窍病变。组织病变则应责之于肝，盖肝主筋膜，眼是肝系之膜构成故也。

眼窍病变虽然数以十计，却由以下病因病理构成之各种病机错综交织而成。一是外感风寒；二是外感风热；三是三焦气郁；四是三焦湿滞；五是血郁眼络；六是络血外溢；七是阳气衰怠；八是营血虚损；九是阴津亏损；十是精髓不足；十一是膜络挛急；十二是膜络松弛；十三是膜络增生；十四是膜络破损。最后两种多用手术治疗，不再讨论；膜络挛急多因外感风寒或阴津亏损所致，外感风寒不再论述，只列肝阳化风专论膜络挛急。气虚、血虚之方，肝脾两脏已有众多补益气血之方可供选择；膜络松弛是因气虚、湿滞，可在两法之中求治。本节只分外感风寒、外感风热、肝郁气滞、三焦实热、肝阳化风、血瘀眼络、络血外溢、湿阻眼窍、阴虚阳亢、精髓不足、阳气虚损十一种病机予以探讨，余不备述。

眼窍疾病，就其气血津精病变言之，热证、实证常占十之七八，寒证、虚证仅占十之二三。就其组织病变言之，膜络挛急居于多数，膜络松弛，则仅眼睑病变偶尔有之。

何以热证多于寒证？一因眼球显露于外，外邪可以直接侵犯眼窍，导致气郁化热；二因眼球结构致密，不似体表有毛窍易于放散体温，气郁化热，外散较难；三因阴津亏损，阴不济阳，每呈阴虚火炎。

何以实证多于虚证？一因外邪相侵，或五脏失调，引起气血津液郁滞最多；二因五脏功能衰退，亦每影响津血通调，成为虚中夹实；三因组织病变，膜络挛急，增生病变亦最多见，都是病性属实。

何以膜络挛急居多，松弛较少？一因外感风寒，寒主收引，可以引起挛急；二因气郁化热，水充于眼，血充于络，都可引起挛急（其实两者是互为因果）；三因阴津亏损，膜络失濡，亦可引起膜络挛急，所以眼窍呈现挛急者多。

掌握上述病变特点，对于机理分析，治法研究，选药组方，都有帮助，学者留意。

一、风寒侵目—祛风散寒

风寒侵目，是指风寒束表，眼窍发生病变。

祛风散寒，是据风寒侵目病机所拟的治法。

【适应证候】　以瞳神缩小、黑睛生翳、赤脉贯睛、痒痛流泪为其主证；以兼见恶寒、发热、头痛、身痛、鼻塞、流涕为其外感风寒辨证依据。

【病理分析】　躯体是由皮肉脉筋骨组成，分别隶属于五脏。皮毛归属肺系，故谓肺合皮毛，属卫主表。皮肉筋脉，有遇寒即挛特性；气血津液，有遇寒即凝特点。风寒侵袭肺卫，毛窍因寒而收缩，血络因寒而挛急，津气不能出表，血液环流受限，就会形成阳气不能出表而恶寒、阳气内郁而发热、水津不能外泄而无汗及运行不利而鼻塞流涕、脉络挛急不舒而头痛身疼等肺卫、肺系、肺窍等征象。如果眼球同时发生病变，膜络因寒而挛，津血因寒而滞，就会出现瞳神缩小、畏日羞明、黑睛生翳、赤脉贯睛、痒痛流泪等证。其基本病理是：风寒侵袭→膜络挛急，气血津液流通受阻→产生上述诸证。

【立法组方】　寒邪侵袭，肺卫闭郁，膜络挛急，津血郁滞，治宜疏散外侵之风寒，舒缓挛急之膜络，通调郁滞之津血。所以常选麻黄、桂枝、细辛、羌活、防风、藁本之类辛温解表、舒缓膜络药物为主，再据所治主证及津血阻滞情况配伍其他药物，组成祛风散寒之方。眼居头面，其位最高，古人认为高巅之上唯风药可达，所以多用辛散上焦阳气之祛风解痉药物，再据不同主证，体现以下几种具体治法。所谓祛风，是言此类药物具有祛风散寒、舒缓筋膜两种功效。

1. 祛风退翳　以目生翳膜为主证。初起多因风寒束表，眼膜与血络挛急，角膜上皮皱叠凸于角膜表面，时日渐久，才由挛急转变成为组织增生。故初起常用麻黄、细辛、羌活、防风、白芷、藁本、荆芥、前胡之属，再配擅长消退障翳之蝉蜕、蛇蜕、蒺藜、木贼、谷精草、密蒙花等药而成。常用方如四味大发散、羌活胜风汤、荆防败毒散（方见肺系辛温解表法）等。

2. 祛风止痒　以眼珠、眼睑发痒为主证。痒因风邪客于膜原腠理之间，血络之内，内不得疏，外不得泄，刺激膜络所致。常用祛风止痒之羌活、防风、荆芥、白芷、蝉蜕、川芎等药组合成方，体现祛风止痒之法。常用方如局方消风散（方见肺系疏散外风法）、藁本乌蛇汤、藁本汤等。

3. 祛风活络　以赤脉贯睛为主证。是因外感风寒，膜络挛急，血郁于络使然。常以祛风药物为主，疏散外侵之风寒，舒张挛急之血络，再配川芎、当归、红花、桃仁之类活血药物而成。常用方如羌活胜风汤、明目细辛汤等。

4. 祛风解痉　以瞳神紧小、口眼㖞斜为主证。瞳神紧小或口眼㖞斜，是因感受风寒，引起眼之膜络收缩所致。常用羌活、防风、藁本、蔓荆子、麻黄、桂枝、细辛之类祛风散寒，令寒邪外散则膜络得舒。羌防之类也有解痉作用，再配僵蚕、全蝎之属，即可体现祛风解痉之法。常用方如明目细辛汤。若夹痰浊阻络，应配白附子与天南星等祛痰解痉药物，共呈祛风解痉，化痰通络之法。方如正容汤等。

【例方】

四味大发散（《眼科奇书》）

［组成］　麻黄 10g　细辛 3g　藁本 10g　蔓荆子 10g

［用法］　老姜为引，水煎，温服。

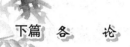

[主治] 风寒外障,翳膜新嫩,白睛嫩红,涕泪交流,头痛鼻塞,恶寒无汗。

[证析] 黑睛生翳,称为外障,是本方主证;其余征象,是外感风寒辨证依据。再从构成病机三个要素观之,病因辨证为寒;病位虽在肝窍实因肺卫闭郁所致;若从虚实定性,则为膜络挛急,津气受阻,属于实证。外感风寒,肺卫闭郁,毛窍因寒而收缩,津气不能出表,故恶寒无汗;脉络因寒而挛急,故头为之痛;眼膜因寒而挛急,引起角膜上皮皱叠,故凸起成翳;白睛血络紧张,血行不畅,故白睛嫩红;水津不能正常升降,阻滞三焦而从眼鼻外泄,故涕泪交流。其基本病理是:外感风寒→膜络挛急,津气升降出入异常→呈现上述征象。

[病机] 外感风寒,膜络挛急,津气失调。

[治法] 发表散寒,祛风散翳法。

[方义] 膜络因寒而挛急,津气因寒而阻滞,治宜发表散寒,消除致病之因。本方所用麻黄、细辛、藁本都是辛温散寒,发汗解表药物。使寒邪散则膜络舒,膜络舒则津气调,不用解痉之品膜络也可舒缓,达到退翳目的。津气不为膜络挛急所阻,不为寒邪而滞,也可达到通调目的。麻黄《日华子本草》谓其能"通九窍";细辛《神农本草经》谓主"百节拘挛"而"利九窍",陶弘景谓"最能除痰、明目",《药性论》也谓能治"手足拘急,止风眼泪下";藁本《日华子本草》谓能治疗"痫疾";蔓荆子《神农本草经》谓主"湿痹拘挛,明目",《名医别录》谓主"脑鸣、目泪出",《日华子本草》谓"治赤眼、痫疾",《珍珠囊》谓"主目眼内痛",可见四药不仅能够通过散寒达到舒缓膜络挛急目的,本身也有解痉作用。四药能解膜络之挛,宣肺气之郁,通津液之滞,共呈发表散寒,祛风散翳,调气行津功效。用老姜为引,是因生姜不便贮存,药店未备而嘱病人自加,才说它是引药,其实也是辛温解表药物,可以增强温散效力。

或谓:角膜生翳,一般认为是因结缔组织增生所致,今谓是因角膜表层薄膜受寒而呈收缩,皱叠凸起成翳,恐非确论? 这一质疑,确有一定道理。眼球是由肝系之膜层层包裹而成,其中角膜从前向后就有五层:一是角膜上皮,为未角化之复层扁平上皮;二是前界层,为薄层透明的均质膜;三是角膜基质,即疏松之结缔组织,约占角膜厚度十分之九,内含较多水分;四是后界层,与前界层类似,其厚度随年龄增长而增厚;五是角膜内皮,由一层排列整齐之六角形扁平细胞构成。肝系筋膜有遇寒则挛特征,角膜表层突起成翳,初起即见,显然是因表层未角化之薄膜因寒而挛使然。所以角膜生翳常用羌活、防风、细辛、荆芥、藁本、蝉衣之属祛风解痉,达到散翳目的。如果是因角膜增生使用上药能够退翳,那么一切结缔组织增生都可使用,就为此类病变开拓了广阔的治疗之路,解决了一个重大难题。

[应用]

1. 翳膜新嫩而兼外感风寒征象,即可使用本方。若加川芎辛温活血,也合法度。观荆防败毒散、川芎茶调散均能治疗外障黑睛生翳,方中均有川芎,即知此方也可加入。

2. 病毒性角膜炎而风寒较重者,可用此方。

[歌括] 《奇书》四味大发散,麻辛藁本蔓荆齐,

　　　　目生云翳因寒起,散寒舒翳正相宜。

羌活胜风汤(《原机启微》)

[组成] 羌活 10g　独活 5g　防风 15g　白芷 10g　荆芥 10g　薄荷 10g　前胡 10g　桔梗 10g　柴胡 10g　枳壳 10g　川芎 10g　白术 15g　甘草 10g　黄芩 10g

[用法] 水煎服。

[主治] 外障,头痛鼻塞,头顶沉重,眉棱骨痛,紧涩羞明,赤脉贯睛,黑睛生翳,翳如云雾、秤星、丝缕、螺盖。

[证析] 眼睛紧涩羞明,赤脉贯睛,黑睛生翳,是本方主证;外感风寒,膜络挛急,是本证病机;头痛鼻塞,头顶沉重,眉棱骨痛,是感受风寒辨证依据。风寒外袭,肺卫闭郁,气血津液因寒而滞,经脉眼膜因寒而挛,遂呈此证。具体言之,津凝为湿,滞留头部,则沉重鼻塞证状见矣! 血络挛急,则头部、眉棱疼痛证状见矣! 血因络挛,郁于眼络,则赤脉贯睛证状见矣! 眼膜挛急,凸出角膜表面,逐渐皱叠,则黑睛生翳,或如天上云雾,或如秤上之星,或如蚕丝之缕,或如田螺之盖证状见矣! 其基本病理是:外感风寒→气血津液郁滞,膜络挛急→产生上述征象。

[病机] 外感风寒,膜络挛急,津血郁滞。

[治法] 祛风散翳,通调津血法。

[方义] 外感风寒,致使眼球膜络挛急,聚集而生云翳等证,治宜祛风散寒,令寒邪得散,眼膜得舒,则云翳可散;脉络得舒,则津血通调。方中所用羌活、独活、防风、白芷、荆芥、前胡《中医眼科学》认为均有祛风退翳作用。祛风怎能退翳? 未曾再作分析。细查药学文献,《日华子本草》谓羌活能治"筋骨拳挛";《神农本草经》谓独活"主奔豚、痫证";防风主"大风眩痛,目盲";《名医别录》谓白芷主"风痛、头眩、目痒";《本草纲目》谓荆芥能治"目中黑花";《滇南本草》谓前胡能"明目退翳"。前人虽未明确指出上述药物能够缓解膜络挛急,却于所治证候之中反映确有解痉作用。用于目生云翳,当是通过疏风散寒缓解挛急而使聚集之翳舒缓,达到散翳目的。这类药物也有可能使增生之翳消散,不过目前尚无实验证明。风邪侵袭,引起气血津液郁滞,故用桔梗开宣肺气,柴胡、枳壳疏达肝气,复卫气升降出入之常;川芎辛温活血,复络血通调之正;白术健脾除湿,令津液输布正常。诸药性温而用寒凉之黄芩、薄荷,是因气郁已经化热,故佐此清散郁热。甘草有缓急作用,可以协同解痉。

[应用]

1. 眼睛紧涩羞明,赤脉贯睛,黑睛生翳,兼见外感风寒征象,可用本方。

2. 流行性结膜、角膜炎及单纯疱疹性病毒性角膜炎,可用本方。

[歌括] 眼科羌活胜风汤,柴前防芷枳独裹,

　　　　川芎薄桔术芩草,黑睛生翳此堪尝。

藁本乌蛇汤(《银海精微》)

[组成] 羌活 10g 防风 10g 细辛 5g 藁本 10g 乌蛇 15g 白芍 15g 川芎 10g

[用法] 水煎服。

[主治] 目痒,遇风痒甚。

[证析] 本方以目痒为其主证,是风邪客于膜腠病变。外感风寒,客于眼膜夹层,膜络受寒而挛,以致血流不畅,刺激膜络而痒。遇风痒甚者,盖膜络挛急更甚则刺激更甚故也。其基本病理是:外感风寒→客于结膜→膜络不舒→血行不利→刺激膜络→发痒。

[病机] 风客膜腠,膜络挛急。

[治法] 祛风解痉,活血通络法。

　　[方义]　方中羌活、防风、细辛、藁本味辛性温,擅祛外袭风寒而又擅解膜络挛急,膜络舒而气血通矣!乌蛇擅长祛风止痒,白芍擅长柔肝解痉,川芎擅长行气活血,令膜络舒缓,血行流畅,其痒止矣!

　　[应用]　《中医眼科学》谓:"此为治疗迎风痒极之方,临证可用于过敏性结膜炎,春季卡他性结膜炎"。

　　[歌括]　藁本乌蛇合为方,芎辛白芍与羌防,

　　　　　　祛风止痒功偏擅,遇风目痒此堪尝。

藁本汤(《目医三种》)

　　[组成]　藁本 10g　细辛 5g　羌活 10g　川芎 10g　牛蒡子 15g　蝉蜕 10g

　　[用法]　水煎服。

　　[主治]　风邪目痒。

　　[证析]　目痒是本方主证,病在肝系目窍。究其目痒病因,是因风邪郁于眼之结膜,以致膜络挛急,血行不利,膜络受其刺激而痒。其基本病理是:外感风邪→膜络挛急,血络不通→刺激作痒。

　　[病机]　外感风邪,膜络挛急。

　　[治法]　祛风止痒法。

　　[方义]　风邪郁于膜络,法当辛散风邪,解痉通络。方中藁本、羌活、细辛能祛外感风寒;蝉蜕擅长解痉,是治痒良药;川芎行气活血,通其血络之滞,五药相伍,能呈祛风止痒功效。《珍珠囊》认为牛蒡子能去皮肤风邪,配入可以增强祛风泄邪效力。

　　[应用]　《中医眼科学》谓:"本方可用于风邪偏胜之过敏性结膜炎,春季卡他性结膜炎"。

　　[歌括]　藁本汤中配细辛,羌芎蝉蒡六药群,

　　　　　　目痒皆因风作祟,祛风止痒痒自宁。

明目细辛汤(《审视瑶函》)

　　[组成]　麻黄 10g　细辛 5g　羌活 10g　防风 10g　荆芥穗 10g　藁本 10g　蔓荆子 10g　花椒 20 粒　川芎 10g　红花　桃仁各 10g　生地黄 20g　茯苓 20g

　　[用法]　水煎服。

　　[主治]　风寒外障,瞳神紧小,畏日羞明,血络瘀赤,泪多眵(眼泪浓缩,聚液成形,黏附眼角、眼睑,称为眵)少,头痛鼻塞,恶寒无汗。

　　[证析]　瞳神紧小,畏日羞明,血络瘀赤,是本方主证。用脏腑辨证定位,病在肝系目窍;兼见头痛鼻塞,恶寒无汗,泪多眵少,用病因辨证,察其病因,属于外感风寒;用气血津液辨证察其盈虚通滞,是肺卫闭郁、气滞、血郁、津凝病变。再察组织结构变化,属于肝系膜络收缩紧张病变。外感风寒,毛窍因寒而收缩,则表闭不开;肺卫宣发津气功能受阻,则气郁津凝;目窍膜络因寒以致收缩,则呈挛急,一切征象都是组织结构和气血津液同时发生病变而呈现的综合反映。

　　再对征象产生机理进行具体分析:瞳神紧小是血络瘀赤;头痛无汗是眼膜、血络、毛窍收缩挛急所致;而畏日羞明是因瞳神紧小;血络瘀赤是因血络紧张,血行不畅;无汗恶

寒是毛窍收缩引起;泪多、鼻塞是水津凝结现象。从何知道此证是因外感风寒?从兼见恶寒无汗、头痛、鼻塞、泪多等证知之。由此推理,主证虽在肝系目窍,却因风寒外袭,肺卫闭郁所致。其基本病理是:外感风寒→肺卫闭郁→膜络挛急,气血津液郁滞→成为此证。

[病机] 外感风寒,膜络挛急,营卫郁滞。

[治法] 祛风散寒,解急行滞法。

[方义] 外感风寒,膜络挛急,营卫郁滞,治宜祛风散寒,消除病因。缓急解痉,治其膜络挛急;调气、活血、行津,通其营卫之滞。方中麻黄、细辛、羌活、防风、荆芥、藁本其性辛温,可散外侵风寒,令寒邪散则膜络舒,膜络舒则气血津液自然流畅。羌活、防风、荆芥、藁本、蔓荆子诸药都有祛风解痉作用,再配擅长通三焦、利五脏、开腠理、通血脉之花椒协同解急,则瞳神能够舒张,脉络能够舒缓。麻黄、细辛有疏通津气作用,复配川芎、当归、红花、桃仁活血,茯苓利湿,令气血津液齐通,则营卫和而诸证解。生地甘寒滋润,可制诸药过于温燥,令其有利无弊,有制之师,此之谓也。

[应用]

1. 主证之外,兼见恶寒无汗,头痛鼻塞,舌淡苔白,即可使用。

2. 临床多用于风寒型的急性虹膜睫状体炎。

[歌括] 明目细辛用麻黄,椒苓藁蔓合羌防,
　　　　芎归桃红行血滞,制约群僚赖地黄。

正容汤(《审视瑶函》)

[组成] 羌活10g 防风15g 秦艽15g 生姜15g 白附子15g 胆南星15g 僵蚕10g 半夏15g 木瓜20g 松节20g 甘草10g

[用法] 加酒一两和水煎服。

[主治] 风痰阻络,口眼㖞斜。

[证析] 口眼㖞斜,是本方主证,据此而知属于经脉挛急,病位应在肝系。导致经脉挛急机理不一。若因外感风寒,当用小续命汤温散外寒;若因痰湿阻络,当用牵正散祛痰止痉。此属两种病理并存,当以兼见苔腻为其辨证要点。其基本病理是:感受风邪→经脉挛急→痰湿阻滞→口眼㖞斜。

[病机] 风痰阻络。

[治法] 祛风解痉,化痰通络法。

[方义] 风痰阻络,经脉挛急,法当祛风解痉,化痰通络。方用羌活、防风、生姜祛风散寒,消除病因;羌活、防风、秦艽、白附子、胆南星、僵蚕、木瓜、甘草,解其经脉挛急,通调所滞之痰;松节舒筋通络,以利湿行,再用酒煎,防其血滞,体现了以缓解经脉为主兼通津血的配伍形式。

[应用]

1. 以口眼㖞斜,兼见苔腻为使用本方指征。

2.《中医眼科学》谓:"为治面神经麻痹之常用方;亦可用于眼外肌麻痹"。

[歌括] 正容僵蚕与羌防,秦艽白附南星姜,
　　　　半夏木瓜松节草,口眼㖞斜服之康。

本法所举8方,都以外感风寒、膜络挛急、津血郁滞为其基本病理,散寒解痉、通调营卫为治则。但因各方主治不同,津血阻滞也有轻重,所以选药略有不同。四味大发散,羌活胜风汤、荆防败毒散三方,以治黑睛生翳为主。前方着眼于消除病因,故选麻黄、细辛发散风寒,使寒散而膜络得舒;后两方所选羌活、防风等药都是祛风解痉药,是散寒解痉并举的用药方法。藁本乌蛇汤、藁本汤二方以眼痒为主证,前方兼配乌蛇止痒,后方则配蝉蜕止痒,都是针对主证施治。明目细辛汤以瞳神紧小、血络瘀赤、畏日羞明为主证,所选药物也是散寒解痉药;因其血络瘀滞而赤,故配川芎、当归、桃红活血行滞,从而体现祛风解痉、活血通络之法。正容汤与小续命汤以口眼㖞斜为主证,前方用祛痰之品,故风痰阻络者较为适宜;后方专散风寒,纯从消除病因着眼。

从病位来看,有治虹膜病变的明目细辛汤,结膜病变的藁本乌蛇汤、藁本汤,角膜病变的四味大发散、羌活胜风汤,眼外肌病变的正容汤,从里到外,只要属于风寒引起的膜络挛急都可使用本法。

二、外感风热—祛风清热

外感风热,是指温邪上受,气郁化热病变。

祛风清热,是据外感风热病机所拟的治法。

【适应证候】 以眼睑红肿,赤脉贯睛,黑睛生翳,抱轮红赤,瞳神紧小为主证;以兼见表卫征象,舌尖红,苔薄黄,脉浮数为外感风热辨证依据。

【病理分析】 外感风热,是指温邪上受,首先犯肺,肺卫闭郁,气郁化热病变;也可直接侵犯眼窍成为风火眼病。由于邪随大气进入肺系,并非皮毛受邪,毛窍和膜络不会产生收缩反应,所以不会出现无汗、恶寒、头身疼痛、膜络挛急,只有气郁化热征象。其基本病理是:温邪上受→气郁化热→成为眼睛红肿热痛。

【立法组方】 根据温邪上受,气郁化热病机,治宜辛凉解表,辛开肺卫,令肺卫开泄而气机得展,气机得展而郁热可散;尤应清热解毒,消除致病原因,才是治病求本之法。肺居上焦,宜用花叶之类清轻之品,始合“治上焦如羽,非轻莫举”的选药原则。是故常用金银花、连翘、千里光、夏枯草等清热解毒药以消除病因;桑叶、菊花、荆芥、薄荷等药辛凉解表,宣散郁热;桔梗、牛蒡子之属泄肺利咽,调理肺卫功能,从而体现祛风清热法则。代表方如银翘散、桑菊饮(二方均见肺系辛凉解表法)等。

不过,本法所选之方,除银翘散与桑菊饮外,其余数方都是风寒化热所致。风寒化热,是指外感风寒,表卫闭郁,毛窍收缩,眼窍膜络挛急,气郁化热,血郁脉络病变。初起兼见恶寒无汗,头身疼痛,继见眼窍红肿热痛证状。其基本病理是:外感风寒→表卫闭郁→膜络挛急→气郁化热,血郁于络→出现眼窍红肿热痛。由于眼膜受邪部位不同,所以才会出现眼睑、结膜、巩膜、角膜、虹膜等不同部位和层次浅深不同征象。部位和层次虽有差异,膜络挛急、气郁化热、血行不利的病理则同,所以都可使用寒温并用的配方法度。膜络挛急是因外感风寒,宜用羌活、防风、白芷、藁本、麻黄、细辛等温药祛风散寒,兼配蝉蜕、葛根、甘草等药缓急解痉,以期膜络得舒;气郁化热,血郁于络,又宜用石膏、知母、黄芩、黄连、栀子、大黄等药清泄郁热,川芎、当归、赤芍、红花、桃仁等药活血行滞。四类药物同用,体现以祛风清热为主的配伍形式。代表方如驱风散热饮、消风除热汤、菊花决明散、散风消毒饮、退阴救苦汤、防风通圣散(方见肺系表里两解法)等。这类方虽然是为风寒化热所制,由于某些方中清热解毒药物较多,也可用于温毒直接侵眼的眼病。

【例方】

驱风散热饮(《审视瑶函》)

[组成]　羌活 10g　防风 10g　薄荷 10g　连翘 15g　牛蒡子 10g　大黄 10g　栀子 10g　赤芍 10g　当归 10g　川芎 10g　甘草 10g

[用法]　水煎服。

[主治]　风热外障,眼睑红肿,目赤如火,翳膜骤生,羞明畏光,眵泪俱多。

[证析]　目红似火,翳膜骤生,是此方主证;疫毒侵目,是此证病因。此证因具相互传染特点,古籍称为天行赤眼。疫毒侵目,气郁化热,侵入血分,血充眼络而遍布白睛,故目红似火;壅于胞睑,故胞睑红肿;侵及角膜,则黑睛生翳,畏日羞明;眵泪俱多,是水液阻滞而外泄所致。此证涉及气郁化热,血充于络,津凝成泪,是气血津液同病。其基本病理是:疫毒侵目→气郁化热,血郁于络,津郁外泄→产生上述征象。

[病机]　疫毒侵眼,气郁化热,血滞津凝。

[治法]　疏风散热,凉血散血法。

[方义]　疫毒侵犯目窍,当务之急,在于消除病因,故用大黄、栀子、连翘清热解毒。气郁化热,当祛之外散,导其下行,故用羌活、防风、薄荷、牛蒡子开泄肺卫闭郁,疏散气郁所化之热;大黄引导血分郁热从胆与肠道下行。血充眼络,法当活血行滞,故用大黄、赤芍、当归、川芎行其血滞;芍药、甘草有解痉缓急作用,可助羌活、防风解痉退翳;以此组合成方,能呈祛风散热,凉血活血功效。

方中大黄具有三种作用:一是清热解毒,消除病因;二是釜底抽薪,导热下行;三是活血行瘀,通其血滞。若欲增强解毒力量,可加金银花、千里光;若欲增强凉血力量,可加生地黄、牡丹皮;若欲增强退翳力量,可加蝉蜕、蒺藜子;若欲兼顾津液凝结之泪,可加木通、车前子。

[应用]

1. 以眼红似火,胞睑红肿为其用方指征。

2. 常用于急性卡他性结膜炎、角膜炎、翼状胬肉进行期等风热眼病。

[歌括]　《瑶函》驱风散热饮,羌防蒡薄合栀翘,

　　　　　大黄芎归芍药草,热散血行红肿消。

消风除热汤(《眼科集成》)

[组成]　柴胡　前胡　荆芥　防风　白芷　薄荷各 10g　葛根 30g　龙胆草　黄芩各 10g　石膏 20g　大黄 10g　甘草 10g

[用法]　水煎服。

[主治]　三焦风热,目赤肿痛。新翳肥嫩,畏日羞明,眵泪俱多。

[证析]　目赤肿痛,新翳肥嫩,是本方主证;疫毒侵目,是此证病因。外感疫毒,气郁化热,膜络挛急,血郁于络,故目赤肿痛;新翳骤生,畏日羞明,眵泪俱多,也是膜络挛急,致使眼膜生翳,津液阻滞。所有征象都是营卫郁滞、膜络挛急的综合反映。其基本病理是:疫毒侵

目→气郁、血滞、津凝、络急→产生上述征象。

[病机] 疫毒侵目,营卫郁滞,膜络挛急。

[治法] 疏风散热,活血解痉法。

[方义] 疫毒侵目,法当解毒,消除病因;祛风散邪,令气分之热从表外散;釜底抽薪,令血分之热从肠道下行。故方用黄芩、胆草、大黄清热解毒,消除病因,并合石膏清泻三焦郁热;清热当为郁热寻求出路,才能事半功倍,故配防风、荆芥、薄荷、前胡发其太阳之表,柴胡发其少阳之表,白芷、葛根发其阳明之表,层层外透使气分之热外散;再用大黄釜底抽薪,而使血分郁热从胆与肠道下行。血郁眼络,大黄又可活血行滞;翳膜骤生,柴胡、前胡、荆芥、薄荷等药又可祛风退翳;膜络挛急,葛根、甘草可以解痉缓急,合而成方,能呈疏风散热,活血解痉之效。

[应用]

1. 目赤肿痛,兼见新翳肥嫩,畏日羞明,眵泪俱多者,可以使用本方。

2.《中医眼科学》:"常用于急性结膜炎、细菌性角膜炎而风热俱重者"。

[歌括] 消风除热用芩黄,胆草石膏葛根藏,
荆防柴前薄芷草,目赤肿痛是良方。

菊花决明散(《原机启微》)

[组成] 决明子15g 石决明30g 木贼15g 羌活 防风 蔓荆子各10g 菊花20g 甘草 川芎 黄芩各10g 石膏20g

[用法] 水煎服。

[主治] 外感风寒,气郁化热,瞳神紧小,黑睛生翳,抱轮红赤,眵多羞明,视物不清。

[证析] 瞳神紧小、黑睛生翳是本方主证;外感风寒是本证病因。外感风寒,膜络因寒而收缩,气血因寒而郁滞,导致瞳神展缩功能异常而紧缩变小;黑睛之膜变态而翳膜骤生;血郁黑睛四周而呈抱轮红赤;视物不清是瞳神紧小所致;目赤、眵多则是气郁化热象征。其基本病理是:外感风寒→膜络挛急→气郁化热,血郁于络→成为上述征象。

[病机] 外感风寒,膜络挛急,气郁化热。

[治法] 祛风散热,解痉散翳法。

[方义] 风寒犯目,眼球内外之膜收缩而成内障外翳,法当疏散风寒令其膜络得舒,才合治病求本治则。方中羌活、防风、蔓荆子不仅能够祛风散寒,消除眼膜收缩之因,且有解痉作用,配以甘草,可使瞳神得展,角膜得舒,治其因风而痉之果;配合菊花、石膏、黄芩疏气郁所化邪热,共呈祛风散热功效。草决明《神农本草经》谓"治青盲、目淫肤表白膜,眼赤痛,泪出";石决明《名医别录》谓主"目障、翳痛、青盲";木贼擅长祛风退翳,原著以此三药为主,是因三药均有消除内障外翳作用。若再深思能消内障外翳之理,似乎也与三药能够解除挛急有关。复用川芎活血行气,又为血郁抱轮而设。诸药合用,能奏疏风清热,解痉退翳功效。

原著云:"以明目除翳为君者,草决明、石决明、木贼草也;以散风升阳为臣者,防风、羌活、蔓荆子、甘菊花也;以和血顺气为佐者,甘草、川芎也;以疗除邪热为使者,黄芩、石膏也"。将石膏、黄芩视为使药而位居其末,说明此证是因外感风寒而化热所致。

[应用]

1. 瞳神紧小,黑睛生翳而兼热象者,可用此方。

2. 常用于急性虹膜睫状体炎,病毒性角膜炎。

[歌括]　眼科菊花决明散,石决草决木贼藏,

羌防芎蔓膏芩草,瞳神紧小是良方。

散热消毒饮(《审视瑶函》)

[组成]　黄芩10g　黄连10g　牛蒡子10g　连翘20g　羌活10g　防风10g　薄荷20g

[用法]　水煎服。

[主治]　风热火毒,胞睑肿胀如杯,目赤疼痛。

[证析]　眼睑肿胀如杯是本方主证;风邪夹毒是本证病因。风邪夹毒侵袭眼睑,气郁化热,血郁津凝,壅阻胞睑,以致胞睑肿胀如杯,兼见目赤疼痛。其基本病理是:风邪夹毒,侵袭眼睑→气郁化热,津血阻滞→成为眼睑肿胀。

[病机]　风毒化热,津血郁滞。

[治法]　祛风清热,活血行津法。

[方义]　此方体现清热解毒,疏散风热之法。方中黄芩、黄连、连翘均有较强解毒作用,旨在消除病因,清其郁热。复用牛蒡子开泄肺气,配合羌活、防风、薄荷疏散风热,共奏清热解毒,疏散风邪之效。眼睑肿胀如杯,显然是因津血郁滞,虽然黄芩、黄连苦能燥湿,羌活、防风祛风也能胜湿,毕竟难开水津流通之路,何况又无活血药物,故对津血郁滞机理未予兼顾,治疗措施有欠完善。若加麻黄发汗利水,川芎活血行气,似更符合本病机理。

[应用]

1. 胞睑肿胀如杯,偏于热者,可用此方。

2. 《中医眼科学》谓:"常用于眼睑炎性疾患之初期"。

[歌括]　《瑶函》散热消毒饮,芩连翘薄蒡羌防,

胞睑肿胀如杯状,解毒消风庶可康。

还阴救苦汤(《原机启微》)

[组成]　黄芩　黄连　黄柏　龙胆草　知母各10g　连翘20g　羌活　防风　藁本柴胡各10g　细辛5g　桔梗10g　升麻10g　苍术15g　生地黄20g　川芎　当归尾　红花各10g　炙甘草10g

[用法]　水煎服。

[主治]　风热火毒郁结,睛珠高低不平,瞳神紧小,抱轮红赤,畏日羞明,头目疼痛。

[证析]　睛珠高低不平,瞳神紧小,畏日羞明,抱轮红,是本方主证;风邪夹毒,侵犯眼窍,是此证病因。风夹温毒,侵犯目窍,眼膜收缩,以致表面高低不平,里层瞳神紧小,畏日羞明;血络挛急,以致血郁脉络,而呈抱轮红赤,头目疼痛。其基本病理是:风夹温邪,侵犯眼窍→膜络挛急→气血运行不利→气郁化热,血郁脉络→成为此证。

[病机]　风毒侵眼,膜络挛急,气郁化热,血郁脉络。

[治法]　祛风解痉,清热活血法。

[方义]　因风致痉,气郁化热,血郁于络,法当疏散外入风邪,舒缓膜络挛急,清解气郁之热,疏通血络之郁。方用羌活、防风、藁本、细辛祛风解痉,并配升麻、柴胡升发阳明、少阳之郁,桔梗开宣肺气,令风邪外散则膜络可舒,郁热亦可随其外散。热势较盛,单凭疏散不能

解除,又宜直清其热以挫鸥张之势。黄芩、黄连、黄柏、龙胆草、知母、连翘均属清热解毒药物,不仅能清郁热,又可解毒消除致病另一原因。抱轮红赤是血热血郁之象,故用生地黄凉血,川芎、当归、红花活血通络。复用苍术燥湿,兼顾津液郁滞;甘草甘缓,协助风药以缓膜络之急,合而成方,能呈祛风解痉,清热活血功效。

[应用]

1. 瞳神紧小,抱轮红赤兼见热盛为用本方指征。

2.《中医眼科学》谓:"临床常用本方治疗风热火毒而兼瘀滞之急性虹膜睫状体炎、巩膜炎等外障眼病"。

[歌括]　　还阴救苦眼科方,辛苍升柴藁羌防,

　　　　　芩连翘柏知龙胆,草桔芎归红地黄。

泻肝汤(《眼科集成》)

[组成]　龙胆草　栀子　黄芩　大黄(酒炒)　柴胡　荆芥　防风　前胡　木贼　青皮　当归各 10g　蒺藜子 15g　石决明 30g

[用法]　水煎服。

[主治]　肝经风热,云翳骤生,目赤肿痛,热泪时流,眉棱骨痛。

[证析]　翳膜骤生,是本方主证;肝经风热,是此证病机;目赤肿痛,热泪时流,是肝经风热辨证依据。外感风邪,眼球膜络挛急而翳膜骤生;气郁化热,血郁脉络,津液外泄,而目赤肿痛,热泪时流见矣！眉棱骨痛,也是经脉挛急使然。其基本病理是:风邪侵眼→膜络挛急→气郁化热,血郁脉络,津液外泄→产生上述征象。

[病机]　肝经风热。

[治法]　祛风散翳,泻热通滞法。

[方义]　此方体现祛风散翳,泻热通滞之法。方中柴胡、木贼、荆芥、防风、前胡不仅能祛风邪出表,散其气郁所化之热,并合蒺藜子、石决明解其膜络之挛,消散角膜之翳。气郁化热,其势鸥张,故用龙胆草、栀子、大黄直挫其热,并藉大黄釜底抽薪,导热下行,清疏与通利并举,何患热不能除。青皮、柴胡调气疏肝,可疏肝气之郁;当归、大黄活血行瘀,可通血络之滞。合而成方,能呈祛风散翳,泻热通滞功效。

此方结构似龙胆泻肝汤,未用木通、泽泻、车前子等利水行津之品,而多荆芥、防风、前胡、蒺藜子、石决明等祛风散翳药物,虽非气血津液并调之方,却能兼顾组织结构挛急增生,所以长于退翳。若加木通、车前,结构更趋完善。

[应用]

1. 以云翳骤生,目赤肿痛,热泪时流为其使用此方指征。若无翳膜骤生,可用龙胆泻肝汤加大黄。

2.《中医眼科学》谓:"本方常以肝胆实火,翳膜骤生者为主,常用于感染性角膜溃疡"。

[歌括]　　泻肝胆草栀芩黄,决蒺柴前配荆防,

　　　　　青皮当归合木贼,角膜生翳溃疡方。

清脾凉血汤(《医宗金鉴》)

[组成]　防风　荆芥　蝉蜕　竹叶各 10g　玄参 20g　连翘 30g　大黄 5g　赤芍 10g

白鲜皮 15g　苍术 20g　厚朴 15g　陈皮 10g　甘草 5g

　　[用法]　水煎服。

　　[主治]　脾胃湿热,兼夹风邪,椒疮、粟疮,睑内红赤,颗粒累累,刺痒沙涩,羞明流泪。

　　[证析]　本方是为风邪侵眼,湿热郁滞而设。风侵眼睑,气郁化热,津凝成湿,湿热郁滞,干及血分,血郁于睑,成为睑内红赤,颗粒累累,刺痒沙涩等脾系病变;湿热郁于结膜,则成羞明流泪的结膜病变。其基本病理是:风邪侵眼→肺脾两系受邪→气郁化热,津凝成湿→湿热郁滞→成为此证。

　　[病机]　风邪侵眼,湿热郁滞,血郁眼睑。

　　[治法]　祛风除湿,气血两清法。

　　[方义]　风从外来,当祛之外出,故用防风、荆芥、蝉蜕祛散风邪;气郁化热,由气入血,故用竹叶、连翘、甘草合荆防宣散气分郁热,玄参、大黄、赤芍凉散血分之热;湿滞眼睑、结膜,故用苍术、厚朴、陈皮燥湿芳化津凝之湿;风胜则痒,故用白鲜皮、蝉衣祛风止痒,合而成方,能呈祛风除湿,气血两清功效。

　　此方体现气血津液并调,祛风与清热并举的配伍形式,符合气血津液宜通的治则。

　　[应用]

　　1. 以眼睑红赤,颗粒累累,或羞明流泪为使用本方指征。

　　2. 可用于较重之沙眼,滤泡性结膜炎,眼睑湿疹等病。

　　[歌括]　《金鉴》清脾凉血汤,祛风藓皮蝉荆防,

　　　　　　除湿苍术陈朴草,清热竹翘玄芍黄。

　　　　祛风清热法共选 10 方,都是针对外感风热病机施治,是相同点。前八方是为风邪化热而设,后两方是为温邪上受而设,两者在病因上有寒邪化热与温邪化热之分;受邪途径有从毛窍、鼻窍、眼窍受邪之异,是其不同点之一。外感风寒,机体组织有受寒则收引,气血津液有受寒则凝涩特性,故前者多见毛窍和眼窍膜络收缩挛急,气郁化热,津凝、血滞各种征象;外感风热,则无毛窍、膜络收缩挛急象征,只有气郁化热的红肿热痛,是其不同点之二。后八方是由祛风散寒、缓急解痉、清热解毒、活血通络四类药物组合成方,以求符合病因为寒,膜络挛急,气郁化热,血郁于络机理;银翘散、桑菊饮两方是由清热解毒、辛凉宣散两类药物组合成方,以求符合病因为热、气郁化火机理,是其不同点之三。了解上述异同,自能准确选方,施治无误。

三、气郁眼窍——疏肝宁窍

　　气郁眼窍,是指情志抑郁,引起眼窍气郁化热病变。

　　疏肝宁窍,是据气郁眼窍病机所拟的治法。

　　【适应证候】　以视物昏暗、目涩胀痛、翳膜遮睛为其主证;以急躁易怒、舌边红、苔薄黄、脉弦数为其辨证依据。

　　【病理分析】　肝主筋膜。筋是膜之主干,汇聚成为腱束;膜是筋之延展,分布成为原野。膜外组织间隙称为腠理,与膜组成少阳三焦,是卫气、水津运行之路。目由巩膜、角膜、葡萄膜、视网膜逐层包裹而成,膜层间隙即是腠理,眼科称为玄府,是其少阳三焦组成部分。阳气

能够升降出入三焦，有赖肺气宣降，肝气升发，脾气转输。肺气郁滞成为眼病，多呈气郁化热之外障。此证是因长期忧郁，引起眼窍膜络挛急，持久不能舒张，导致眼内阳气郁结化热，津凝眼内，血郁于络所致，病在外层即成翳膜遮睛；病在眼底即成视物昏暗，目涩胀痛。所有病变都是气郁化热、津凝成湿、血郁于络之综合反映；而气血津液之所以郁滞，则因膜络挛急使其流通受阻使然。其基本病理是：情志抑郁→眼窍膜络挛急→气血津液流通受阻→成为视物昏暗，目涩胀痛，翳膜遮睛。

【立法组方】　治疗此证，应从舒缓膜络，疏畅气机，流通津血三个方面着手。由于气郁化热已成主要矛盾，才以疏肝清热为主，兼缓膜络之急和津血之滞。本法常用柴胡、木贼、香附之属调气疏肝，栀子、黄芩、菊花之属清其郁热，当归、川芎、牡丹皮之属活血行滞，茯苓、车前子之属通其津液，白芍、甘草、草决明、蝉蜕之属缓解膜络挛急，共呈疏肝宁窍之法。如逍遥散、丹栀逍遥散（二方见本章调气疏肝法）和解郁逍遥散、调气汤、和肝饮即属这一配伍形式。舒缓膜络挛急为主之方已归入肝阳化风法内，可以合参。

【例方】

解郁逍遥散《眼科集成》

［组成］　当归10g　川芎10g　白芍15g　柴胡10g　薄荷10g　青皮10g　槟榔10g　白蔻仁10g　半夏15g　浙贝母10g　礞石15g　茯苓15g　白菊花10g　石决明20g　决明子20g　谷精草15g　密蒙花10g　夜明砂10g

［用法］　水煎服。

［主治］　肝郁气滞，玄府郁塞，视物昏花，不红不痛，胸胁胀闷，舌淡苔腻。

［证析］　视物昏花，是本方主证；肝郁气滞，玄府郁塞，是此证病机；不红不痛，是热象不显；胸胁胀闷，舌淡苔腻，为气郁津凝、郁塞玄府的辨证依据。其基本病理是：肝气不舒→气郁津凝→郁塞玄府→视物昏花。

［病机］　气郁湿滞，阻于肝窍。

［治法］　行气活血，祛湿明目法。

［方义］　本方是由四类药物组成，却以调气行津为其主轴。柴胡、薄荷、青皮、槟榔，理气药也，能疏肝气之郁；当归、川芎，活血药也，能通血络之瘀；白豆蔻、茯苓、半夏、浙贝母、礞石，燥湿、芳化、渗湿、坠痰药也，能泄玄府之浊；石决明、决明子、密蒙花、谷精草、夜明砂，乃治青盲内障药也，能够治疗主证；佐菊花者，明目而略清气郁所化之热也；佐白芍者，柔肝而缓膜络之急也。合而成方，令气血津液齐通，玄府不为津气郁塞，则视物昏花之证愈矣！

［应用］

1.《眼科集成》谓："目盲昏暗，不红不痛，皆由玄府闭塞而神气出入升降之道路不通利所致也。"目盲昏暗，不红不痛，兼见胸胁胀闷，舌苔厚腻，可用本方。

2. 常用于慢性球后视神经炎，视神经萎缩，陈旧性视网膜脉络膜病变。

［歌括］　解郁逍遥归芍芎，柴薄青槟夏蔻同，

　　　　　夜明砂配贝苓菊，礞蒙二决谷精从。

调气汤《审视瑶函》

［组成］　香附　枳壳　陈皮　当归　茯苓各10g　白芍20g　甘草10g　生地黄30g

知母　黄柏各 10g

[用法]　水煎服。

[主治]　暴怒伤肝,肝气上逆,瞳神散大,视物昏暗。兼见胸闷不适,舌红苔黄,脉象弦数。

[证析]　视物昏暗,是本方主证;气郁化火,膜络挛急,是此证病机;兼见胸闷、舌红、苔黄、脉数,则是肝郁化热依据。是因暴怒引起眼底膜络挛急,以致气郁化热,血郁于络,房水内积而使眼压增高,眼珠变硬,导致瞳神展缩失常而呈散大,呈为视物不明。其基本病理是:暴怒伤肝→眼底膜络挛急→气郁化热,血郁于络,房水内积→眼压增高,眼珠变硬→瞳神展缩失常→瞳神散大→视物昏暗。

[病机]　气郁化热,膜络挛急。

[治法]　调气柔肝,凉血清热法。

[方义]　此证虽是气郁、血滞、津凝、膜急的综合反映,却以气郁化热与膜络挛急为其致病根源,通过调气清热、柔肝缓急即可达到治疗目的。是故方用香附、枳壳、陈皮疏其气郁,知母、黄柏、生地黄两清气血,治其气郁所化郁热;白芍、甘草柔肝缓急,使膜络舒缓,气血津液才能通调;再用当归活血,茯苓利水,不过兼通津血之滞而已。若加车前子通利房水,治法更臻完善。

[应用]

1. 瞳神散大,视物昏暗,兼见目胀、胸闷,舌红、苔黄,脉象弦数,可用本方。

2.《中医眼科学》谓“是治疗原发性青光眼缓解期或青光眼术后良方”。

[歌括]　调气香附枳陈皮,知柏地黄芍草齐,

当归活血苓利水,内障目暗此能医。

和肝饮(《眼科集成》)

[组成]　柴胡　薄荷　香附　牡丹皮　栀子　当归　川芎各 10g　白芍 20g　甘草 10g　草决明 20g　蝉蜕　白豆蔻　茯苓各 10g

[用法]　水煎服。

[主治]　肝经郁热,翳膜遮睛,羞明流泪,眉骨隐痛,头顶昏痛。

[证析]　黑睛今称角膜,位于眼珠前部中央,周围有白睛环绕。黑睛疾病之表现主要是翳障,其致病原因虽以外感风热最多,但肝气郁结,气郁化火,上冲眼窍亦较多见。此方所治翳膜遮睛,即因肝气郁结,膜络挛急使然。肝郁则角膜表层挛急,皱叠凸起角膜表面,成为翳膜遮睛。如何分析是因角膜表面挛急所致?从兼见眉骨隐痛、头顶昏痛都是脉络挛急征象知之。

[病机]　肝气郁结,角膜生翳。

[治法]　疏肝清热,息风退翳法。

[方义]　本方是由丹栀逍遥散加减而成。方用柴胡、薄荷、香附疏畅气机,是解肝气之郁;牡丹皮、栀子清肝凉血,是解气郁所化之热;当归、川芎活血行瘀,是通血络之滞;白豆蔻、茯苓芳化利水,是行津凝之湿;白芍、甘草、蝉蜕柔肝解痉,是缓膜络之急;用决明子者,盖本品内可以治青盲,外可以退白膜,有治内外障翳之功故也。

[应用]《中医眼科学》谓:“本方常用于肝郁化热之顽固性角膜炎,也可用于眭上神

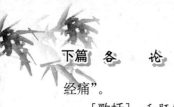

经痛"。

　　[歌括] 和肝饮内蔻归芎，丹栀柴薄香附从，

　　　　　　苓芍草蝉决明子，翳膜遮睛可建功。

━━━━━━━━━━━━━━━━━━━━━━━━━━━━

　　本法所选3方，都以气郁眼窍为其病机，都以眼窍膜络挛急、气血津液流通受阻为其基本病理，所以都用疏肝理气、活血行滞、通调津液、缓急解痉四类药物组合成方。但因主治不同，治疗重点各异。解郁逍遥散所治视物昏花，以气郁湿滞、玄府闭塞为其主要矛盾，故以行气除湿为主；调气汤所治视物昏暗是以气郁化热为其主要矛盾，故以疏肝清热为主；和肝饮所治翳膜遮睛是以眼膜挛急为其主要矛盾，故以缓急退翳为主，三方同中有异，以此异趣。

　　通过三方研讨，还可得到如下启示：肝郁气滞、气郁化热是眼病常见之疾。外感六淫之邪虽以肺气痹郁化热为主，因其病在肝窍，也常兼肝气郁结；内伤七情成为眼疾，更应责之于肝，所以无论巩膜、角膜、葡萄膜、视网膜等各种病变都与肝气郁结化热有关。

四、三焦实热—清热解毒

　　三焦实热，是指热毒引起三焦卫气运行受阻，壅滞眼窍，气郁化热，血郁于络病变。

　　清热解毒，是据三焦实热，气血郁滞病机所拟的治法。

　　【适应证候】 以眼睑、目眦、白睛红肿痒痛，黑睛生翳、溃疡为主证；并以红、肿、热、痛、眵多为病性属热属实的辨证依据。

　　【病理分析】 所治都是热毒郁结眼窍，气血流通受阻，气郁化热，血郁于络，仅因部位不同，才会出现不同征象。眼睑属脾，脾经郁热，则胞睑红肿痒痛征象见矣！目眦属心，心经郁热，则目眦赤涩，胬肉突起，眵泪俱多征象见矣！白睛属肺，肺经郁热，则结膜、白睛胀痛，赤脉贯睛，畏日羞明征象见矣！黑睛属肝，肝经郁热，则云翳骤生，角膜溃疡等证见矣！其基本病理是：毒邪侵眼→气郁化热，血郁于络→呈为上述种种征象。

　　【立法组方】 火毒为患，治宜消除致病原因，清解气郁所化邪热。本法常用龙胆草、栀子、黄芩、黄连、黄柏、连翘、金银花、蒲公英等清热解毒，针对病因施治；同时兼配荆芥、薄荷之属轻清宣达，展其气机，令热从外散；木通、车前仁之属淡渗水湿，引热从少阳三焦下行，从前阴外出；大黄、芒硝之属泻下通腑，导热从后窍而出，以期达到因势利导，事半功倍效果。热毒郁眼而呈红肿热痛，是因热由气分进入营分，导致血热、血郁，所以常在清热解毒方中兼用生地黄、玄参、牡丹皮、赤芍之流凉血散血，成为气血两清，活血通络配伍形式。常用方如治金煎、凉膈清脾饮、清胃散、退热散、凉膈连翘散、洗心汤、泻心汤、退红良方、神效退翳散、龙胆泻肝汤(方见本章清泻肝热法)等。

　　【例方】

治金煎《目经大成》

　　[组成] 防风　枳壳　杏仁　黄芩　黄连　玄参各10g　白菊花　桑白皮　旋覆花葶苈子各15g

　　[用法] 水煎服。

[主治]　白睛肿胀，日夜疼痛。

[分析]　白睛肿胀，日夜疼痛，是本方主证。用病因辨证察其起因，当是风邪客表；用脏腑辨证定位，是在肺系；胀痛不安而眼络不红，用气血津液辨证察其虚实，是气郁津凝使然。其基本病理是：外感风邪→肺卫痹郁→少阳三焦气郁化热，津凝成湿→滞塞白睛→肿胀疼痛。

[病机]　肺卫痹郁，湿热滞睛。

[治法]　宣降肺气，清热利湿法。

[方义]　肺卫痹郁，气郁津凝，滞塞白睛夹层，化热而呈肿痛不安，法当宣降痹郁之肺气，通调壅滞之水湿。是故方用防风、杏仁、枳壳宣降肺卫痹郁之气，黄芩、黄连、菊花清其气分之热，玄参凉其血分之热。旋覆花《神农本草经》谓有"除水下气"之功，桑白皮《名医别录》谓能"去肺中水气"，葶苈子《神农本草经》谓其"通利水道"，三药能使白睛痹阻之湿从三焦下行，合而成方，共呈宣降肺气，清热利湿功效。

[应用]

1. 初起即见白睛肿胀，日夜疼痛，可用本方。

2. 《中医眼科学》云："本方由理肺行气，降逆平喘，清肺泻火等药组成。白睛属肺，肺经痰火，宣降失调，肺气壅塞，致白睛肿胀疼痛。本方有宣有降，有清有泻，宣降结合，清泻相调，故凡球结膜之炎性水肿者，均可用之；痰火型之边缘性角膜溃疡者，亦可用之"。将其平喘改为泻浊，似乎更符合此证机理。

[歌括]　治金煎配枳防风，杏菊芩连玄参同，
　　　　桑皮旋覆葶苈子，宣降津气此方从。

清胃散（《外科正宗》）

[组成]　黄连　黄芩各10g　石膏　生地黄各20g　牡丹皮15g　升麻10g

[用法]　水煎服。

[主治]　胃经积热，眼睑红肿热痛。

[证析]　眼睑红肿热痛，病名眼丹。用脏腑辨证定位，病在脾系；用八纲辨证定性，病性属热；用气血津液辨证察其虚实，是因气郁化热，血郁津凝成肿，属于气血两燔实证。

[病机]　气血两燔。

[治法]　清胃凉血，气血两清法。

[方义]　眼睑气郁化热，血郁于络而呈气血俱热，自宜气血两清。方用黄连、黄芩清热解毒，外邪侵犯者，用此可以消除致病之因；脾胃郁热者，可合石膏清其气分郁热；眼睑红肿除因血郁之外津凝也是致肿原因，黄芩、黄连苦能燥湿，也可兼顾。热入血分，故用生地黄、牡丹皮凉其血热，与黄芩、黄连、石膏相伍能呈气血两清功效。牡丹皮又可行血散血，肿因血郁又赖此以散之。前人认为病在脾系眼睑，当用升麻引药上达病所，仔细揣摩，实不尽然。本品既可配合芩连清热解毒，又可发散郁结不伸之阳，用此符合火郁发之治则，才是配伍此药真意。

眼睑红肿是津凝血滞两种病理并存，黄芩、黄连虽能燥湿但其力甚微，加入木通、车前之属其效始著；牡丹皮虽能散血但单用也嫌力薄，可加赤芍；若兼便秘，尤宜加入大黄；如果热毒较重，可加金银花、蒲公英以增强解毒力量。

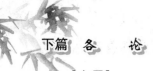

[应用]

1. 以眼睑红肿热痛为使用本方指征。

2. 常用于眼睑蜂窝织炎。

[歌括]《外科正宗》清胃散，芩连膏地牡丹皮，

再佐升麻散郁火，眼睑肿痛服之宜。

凉膈清脾饮（《审视瑶函》）

[组成] 黄芩　栀子各10g　石膏20g　生地黄20g　赤芍　荆芥　薄荷各10g　连翘20g　灯心草3g　甘草10g

[用法] 水煎服。

[主治] 脾胃蕴热，胞睑红肿，睑肉生如鸡冠蚬肉之物，流泪羞明。

[证析] 胞睑是由肌肉组成，脾主肌肉，故属脾系。胞睑红肿，睑内肉色红如鸡冠，流泪羞明，是因风邪外犯，胞睑受邪，气郁化热，由气入血，血热血滞使然。综合上述，此证病因为风，病位属脾，病性属热。

[病机] 脾系蕴热，血热血郁。

[治法] 祛风清热，凉血散血法。

[方义] 邪客胞睑，气郁化热，治宜祛风清热。方用黄芩、栀子、连翘清热解毒，并合石膏同清气分之热；配以荆芥、薄荷祛风散热，则清中寓散，虽凉不郁。热由气分深入血分，血热血郁而使睑肉红如鸡冠，又宜凉血散血，才与病理相符。故配生地黄凉其血分之热，赤芍行其血络之滞。再用灯心草利湿，兼行湿滞，甘草调中，兼可解毒，虽非主药，亦有可取。

[应用]

1. 以胞睑红肿，睑肉红赤，色如鸡冠，为使用本方指征。

2.《中医眼科学》云："本方为《审视瑶函》治疗鸡冠蚬肉之方，鸡冠蚬肉，似肉芽之物。临证常用于霰粒肿并有肉芽者。亦可用于眼睑湿疹"。

[歌括]《瑶函》凉膈清脾饮，石膏栀芩芥薄翘，

生地芍药灯心草，祛风清热红肿消。

洗心汤（《审视瑶函》）

[组成] 黄连10g　炒栀子10g　生地黄30g　当归尾10g　菊花20g　木通　甘草各10g

[用法] 水煎服。

[主治] 心经郁热，四眦赤涩，胬肉突起，痒痛不适。

[证析] 四眦赤涩，胬肉突起，是本方主证；心经郁热，是此证病机；四眦赤涩也是心经郁热的辨证依据。双目大小眼角各一，统称四眦，属于心脉系统。按照脏腑辨证定位，四眦赤涩自属心系病变。风热侵犯心经脉络，气郁化热，郁于眼角，干及血分，于是四眦赤涩，胬肉突起征象见矣！血络不通，于是痒痛征象见矣！其基本病理是：风侵眼络→气郁化热→血郁于络→成为此证。

[病机] 风侵眼络，气郁化热，血郁于络。

[治法]　清心泻火,祛风活络法。

[方义]　方用黄连、栀子清心经气分之热,生地黄凉心经血分之热,当归通血络之滞,菊花宣风热之郁,木通导心热下行,复用甘草缓心脉之急以利血行,合而成方,能奏清心泻火、祛风活络之效,用治此证,可谓甚宜。

[应用]

1. 四眦赤涩,胬肉突起,是用本方指征。

2.《中医眼科学》谓:"本方药味不繁,但清心、凉血、活血、祛风、导热均有,临证常用于眦部结膜炎,翼状胬肉进行期,眦部睑缘炎等心火上炎者"。

[歌括]　洗心汤治心火炎,归地草栀菊黄连,

　　　　木通导热从下去,热去郁通病自蠲。

泻心汤《银海精微》

[组成]　黄芩　黄连各10g　大黄5g　连翘20g　赤芍10g　车前子20g　荆芥　薄荷　菊花各10g

[用法]　水煎服。

[主治]　心经火炽,血翳包睛,甚则堆积如赤肉,眼中赤涩,肿痛泪出。

[证析]　此方所治血翳包睛,病在心肝;结膜赤痛,病在心肺;眦睑红赤,病在心脾,虽以心经热盛、血郁于络为主,却兼肺脾肝系征象,称为三焦实热似乎更为贴切。其基本病理是:外感热毒→气郁化热,血郁于络→成为此证。

[病机]　三焦实热,血郁眼络。

[治法]　清热解毒,凉血散血法。

[方义]　本方是泻火解毒重剂。方中黄芩、黄连、大黄、连翘是清热解毒药物,以此消除温邪侵眼之病因;若因风寒化热,也可配合荆芥、薄荷使其郁热外散。黄连擅清心经之热,黄芩、菊花擅清肺肝之热,大黄擅泻胃肠之热,并借助大黄引导血隧之热下行外出,同赤芍通其血络之滞,可谓一举三得。用车前子者,盖本品善于清肝明目、利水渗湿,对津滞于眼之肿痛泪出亦可兼顾故也。

[应用]　《中医眼科学》云:"此方临床运用较广,如眦部结膜炎、角膜血管翳、急性结膜炎、急性泪囊炎、翼状胬肉进行期,以及细菌性角膜炎等而心火较甚者"。

[歌括]　泻心汤内芩连黄,芥薄翘菊车芍匡,

　　　　清热解毒功偏擅,热邪犯眼服之康。

退热散《审视瑶函》

[组成]　黄连　黄芩　盐黄柏　栀子各10g　生地黄30g　牡丹皮15g　赤芍　木通　甘草各10g

[用法]　水煎服。

[主治]　火毒外障,目赤肿痛,赤脉纵横,翳如凝脂,黄液上冲。

[证析]　此方所治,属于火毒外侵,三焦同病。目赤肿痛、赤脉纵横是中上两焦热盛之象,翳凝如脂、黄液上冲是下焦肝肾热盛之征。其基本病理是:火毒侵眼→三焦俱热→成为此证。

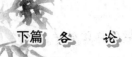

[病机] 火毒侵眼,三焦实热。

[治法] 清热解毒,凉血散血法。

[方义] 本方乃《审视瑶函》治疗赤丝虬脉之方,由黄连解毒汤加凉血利湿药物而成。方中黄连清心,黄芩清肺清肝,黄柏清肾,栀子清泻三焦,四药又擅解毒,故可消除外侵病因,清其内郁邪热。复用生地黄、牡丹皮、赤芍凉血散血,木通利水渗湿,甘草和中缓急,消除津血郁滞之肿痛,合而成方,能呈清热解毒、凉血散血之效。方中本有木通引导热从前阴外出,若加大黄引导热从后窍下行,则热有外出去路,可收事半功倍效果。

[应用]

1. 目赤肿痛、热盛火炽为使用此方指征。

2. 凡细菌性角膜溃疡、眼睑蜂窝织炎等化脓性炎证,均可用之。

[歌括] 退热散中用五黄,栀柏芩连与地黄,

牡丹赤芍木通草,火毒侵眼此堪尝。

凉膈连翘散(《银海精微》)

[组成] 连翘30g 栀子 黄芩 黄连 大黄 芒硝 薄荷 甘草各10g

[用法] 水煎服。

[主治] 火毒炽盛,骤然目赤,肿痛难忍,眵多如脓,黑睛溃破,大便秘结。

[证析] 黑睛溃破,目赤肿痛,眵多如脓,是本方主证,病在肝经;热邪侵眼,气郁化热,是此证病机。热毒侵犯眼窍,气郁化热,热势鸱张,而目赤肿痛,黑睛溃疡征象见矣!兼见大便秘结,是因热盛伤津使然。

[病机] 热邪犯眼,气郁化热。

[治法] 清热解毒,釜底抽薪法。

[方义] 此是清热解毒重剂。方用黄芩、黄连、栀子、连翘、大黄清热解毒,消除病因,清其郁热;大黄、芒硝泻下通肠,引热下行,为热寻求出路,再配薄荷疏散郁热,外疏内泻之法备矣!配伍甘草,一可缓解膜络挛急,二可解毒,三可矫味和中,虽非主药,亦有可取。

[应用]

1. 以黑睛溃疡、目赤肿痛为使用本方指征。

2. 常用于火毒炽盛之角膜溃疡、畏光流泪甚者。

[歌括] 凉膈连翘栀芩连,硝黄草薄八药研,

角膜溃疡因火炽,泻热通腑病可痊。

退红良方(《中医眼科学讲义》)

[组成] 龙胆草 栀子 黄芩各10g 夏枯草 连翘各20g 密蒙花10g 草决明15g 桑叶 菊花 生地黄各20g

[用法] 水煎服。

[主治] 肝火外障,黑睛新翳,目赤肿痛,赤脉粗大。

[证析] 黑睛生翳,用五轮辨证定位,病在风轮,属于肝经;目赤肿痛与赤脉粗大均是热盛征象,病性属热。热邪直侵眼窍,角翳骤生,气郁化热,血郁于络,于是目赤肿痛,赤脉粗大等证见矣!

　　[病机]　肝经风热。

　　[治法]　清热解毒,凉血退翳法。

　　[方义]　热毒侵眼,气郁化热而呈赤涩肿痛,翳膜骤生,治宜消除病因,清解郁热,退其翳膜,凉其血热。是故方用龙胆草、夏枯草、栀子、黄芩、连翘等药清热解毒,使病因得除,郁热得解。夏枯草《生草药性备要》谓"去眼膜";决明子《神农本草经》谓"治青盲、目淫肤赤白膜,眼赤痛、泪出、久服精光";密蒙花《开宝本草》谓"主青盲肤翳,赤涩多眵泪,消肿赤脉";桑叶《本草纲目》谓能"明目";菊花《神农本草经》"主目欲脱,泪出",《用药心法》则谓"去翳膜、明目",以此五药明目退翳、消赤止泪治疗主证。用生地黄凉血者,因其血分有热而呈赤脉粗大,欲其凉血以退红赤也。诸药同用,共呈清热解毒,凉血退翳功效。此方未用活血散血之品,若虑红赤难消,可加大黄、桃仁之类促其消退。

　　[应用]

　　1.以黑睛新生翳膜、目赤肿痛、赤脉粗大、火热较盛为其使用本方指征。

　　2.《中医眼科学》云:"本方常用于感染性角膜炎之炽盛期,也用于分泌物较多的慢性结膜炎"。

　　[歌括]　退红良方新制成,翘栀胆草夏枯芩,

　　　　　　蒙花草决地桑菊,解毒退翳此方寻。

神效退翳散(《普济方》)

　　[组成]　龙胆草　栀子　黄连　黄芩各10g　大黄5～10g　连翘　决明子各20g　防风　荆芥　薄荷　当归　川芎各10g

　　[用法]　水煎服。

　　[主治]　肝火炽盛,黑睛生翳,翳呈溃陷,目赤疼痛,羞明畏日。

　　[证析]　黑睛生翳、翳呈溃疡是本方主证,风邪化热、肝火炽盛是此证病机,翳呈溃烂、目赤疼痛是火炽的辨证依据。外感风邪而翳膜骤生,气郁化热而热毒蕴结,导致角膜破溃化脓,成为此证。

　　[病机]　风邪化热,肝火炽盛。

　　[治法]　清肝泻火,祛风退翳法。

　　[方义]　风邪犯眼,翳膜陡生,气郁化火而呈角膜溃疡,治宜清肝泻火,挫其鸱张之势;祛风退翳,令其热去翳消。方用龙胆草、栀子、黄芩、黄连清热解毒,复用连翘、荆芥、防风、薄荷祛风散热,清中寓宣,凉而不郁;大黄泻下导热,釜底抽薪,内疏外散,何愁热邪不去;决明子擅长退翳,《神农本草经》谓其"治目淫肤赤、白膜",再得防风、荆芥、薄荷相助则退翳作用增强;再佐当归、川芎协助大黄活血行滞,消散目赤疼痛。以此组合成方,令风邪外散,热毒内疏,翳退血行,则溃烂之角膜可愈。

　　[应用]　常用于化脓性角膜溃疡,热重者。

　　[歌括]　《普济》神效退翳散,龙胆栀芩配黄连,

　　　　　　大黄草决荆防薄,芎归连翘共同研。

　　本法共选9方,都据三焦实热病机立法,都以清热解毒药物为主组合而成,是其相同处。虽然都是治疗眼窍实热之方,因其病位不同,征象各异,配伍

却有不同。先从为热寻求出路言之，泻心汤之用荆芥、薄荷，神效退翳散之用防风、荆芥、薄荷，清胃散之用升麻，治金煎之用防风，凉膈清脾饮之用荆芥、薄荷，是欲疏散郁热从肌表外出；洗心汤、退热散之用木通，是欲引导心经郁热从三焦下行前阴；泻心汤、神效退翳散、凉膈连翘散之用大黄、芒硝，是欲引导血分郁热从肠道下出后窍，都有因势利导，为热寻求出路，以期减少清热之品仍能达到事半功倍效果，这是值得借鉴的第一点。次从配伍凉血活血药物言之，用五轮辨证定位，目眦属于心系，眼窍外面所有血络都是从此延伸而来；胞睑属于脾系，血络分布最为丰富，举凡目眦、胞睑、白睛红赤都是血热血郁所致。故常配伍生地黄、玄参、牡丹皮、大黄凉血泻热，当归、赤芍、大黄、桃仁活血行瘀，从而体现气血两清或泻热行瘀之法。如洗心汤治四眦赤涩、胬肉突起之用当归；泻心汤治血翳包睛之用赤芍；神效退翳散治目赤疼痛之用当归、川芎；清胃散治眼睑红肿热痛之用生地黄、牡丹皮；退热散治目赤肿痛、赤脉纵横之用生地黄、牡丹皮、赤芍；凉膈连翘散治骤然目赤、肿痛难忍之用芒硝、大黄；凉膈清脾饮治胞睑红肿、睑肉生如鸡冠肉状之用生地黄、赤芍，都是清热解毒与凉血活血药同用成为气血同治的配伍形式，这是值得借鉴的第二点。黑睛生翳，前面两法常配荆芥、防风、薄荷、木贼、蝉蜕、蛇蜕、夏枯草、草决明、密蒙花之类退翳药，本法亦不例外。如退红良方之用密蒙花、草决明、夏枯草，神效退翳散之用决明子、防风、荆芥、薄荷，这是值得借鉴的第三点。洗心汤之用木通，是借鉴《小儿药证直诀》之导赤散；泻心汤之用大黄是借鉴《金匮要略》之泻心汤；清胃散是由《脾胃论》清胃散化裁而来；凉膈连翘散是由《太平惠民和剂局方》凉膈散加黄连而成，说明病位不同而病机相同可用同一古方加减，这是值得借鉴的第四点。学习古方，当知举一反三，才能做到临证组方皆合法度。

五、阴虚阳亢—滋阴降火

阴虚阳亢，是指肾水亏损，阴不制阳，气郁化热，虚火上炎病变。

滋阴降火，是据阴虚阳亢病机所拟的治法。

【适应证候】　以视物昏花，视力下降，视一为二，萤星满目为主证；以兼见口干咽燥，舌红少苔，脉象细数，为阴虚阳亢辨证依据。

【病理分析】　气血津精是其脏腑功能活动的物质基础。津气能够到达全身需以三焦为其通路，所以少阳三焦是津气共同升降出入之所。津气之间有相须相制关系。津得阳气温煦才能保持雾状之水气而无停滞之患，气得阴津濡泽才能保持温而不燥不致化火为殃。水津生化输泄与肺脾肾三脏休戚相关。由口摄入水谷之后，须经脾胃运化，才将水津上输于肺，再经肺气宣降，才将水津外输皮毛，下输肾系。水能化为水气，则须肾命阳气，才能使其水精四布，五经并行；所余废水，再从肾系排出体外。所以脾是水津生化之基，肺是水之上源，肾是水津输泄主宰，其中任何一脏功能失常，都会引起水津产生不通、太通、亏损三种基本病变。此证是因肾阴亏损，而使少阳三焦阳气失去阴津濡泽，阳失阴济而虚热内生，以致虚火上炎伤其眼底膜络，成为此证。其病理改变是：时届暮年→肾阴亏损→阴不济阳→虚火内生→上炎眼底→膜络被灼→出现视物昏花，视力下降，视一为二，萤星满目等证。

或谓：此证既属肾阴亏损，何以只言肾水，不言肾精？肾系虽有藏精、主水两大功能，其实精与水是两种不同物质。肾精所生之髓上充髓海,是其脑髓源泉,如系精髓虚损引起眼底病变,出现视力下降,视物昏花,自当归咎肾精,但却不会兼见阳亢征象。此证表现出口干、咽干、舌红少苔等一派阴虚火旺征象,理当责之肾水亏虚。因为只有水津才与阳气同行,才与阳气有相须相制关系,两者失去平衡才会气化为火,虚火内生故也。不过眼底病变也与髓海不足有关,兼用填精补髓之品亦是理所当然,若谓此证是因精虚导致阴不济阳而呈虚火上炎,误矣。

【立法组方】　阴虚火炎,自应滋其不足之阴,泻其有余之阳,令其阴津不虚,阳气不亢,种种征象才会缓解。本法常用生地黄、玄参滋其肾水,麦冬、天冬兼滋中上两焦阴津,是补阴津之不足;黄芩、知母、黄柏清其气热,是泻阳亢之有余;兼配熟地黄、枸杞子、山茱萸、五味子等药补其肾精;熟地黄、当归等药补其肝血;若眼底神水不清,再加茯苓、泽泻、车前子泄其湿浊;若眼底血络瘀阻,再配川芎、红花等药活血通络;若眼底膜络挛急,再配白芍、甘草、粉葛等药舒缓膜络,则滋阴降火、生精养血、通调津血、舒缓膜络诸法备矣!如六味地黄汤、知柏地黄汤、杞菊地黄汤(三方均见肾系补肾滋阴法)和加味知柏地黄汤、滋阴降火汤等即属这种配伍形式。

这类证候,属于眼底病变,见效缓慢,须久服才能见效。

【例方】

加味知柏地黄汤《中医眼科学》

［组成］　知母 10g　黄柏 10g　生地黄 12g　山茱萸 12g　山药 12g　牡丹皮 9g　茯苓 12g　泽泻 9g　青葙子 9g　菊花 6g　熟地黄 18g

［用法］　水煎服。

［主治］　瞳神紧小,白睛红赤不甚,眼内干涩不适,眼疼时轻时重,神水混浊不显,兼见口干咽燥,手足心热,舌红少苔,脉象细数。

［证析］　此属葡萄膜病变。葡萄膜包括三个部分,其前段为虹膜,中段为睫状体,后段为脉络膜。瞳神紧小是病在虹膜,但其征象却在瞳孔反映最为明显,因其缩小或参差不圆,故称瞳神紧小或瞳神干缺。瞳神紧小是展缩功能失常,紧缩变小。如何会呈紧缩变小?是因虹膜紧缩使然;虹膜何以紧缩?是因阴津亏损使然;阴津何以亏损?是因素体阴虚,阴不济阳,虚火上炎,虹膜受灼,膜失津濡,紧缩而使瞳神紧小。引起瞳神紧小机理并非一端,风热外袭者有之,肝胆湿热者有之,风湿内侵者亦有之。此证以何为据谓系阴虚火旺?因其兼见口干咽燥、手足心热、舌红少苔、脉象细数一派阴虚阳旺征象,故可辨为阴虚。其基本病理是:肾阴亏损→阴不济阳,虚火上炎→虹膜受灼,膜失津濡→虹膜紧缩→瞳神紧小→视物昏花,视力下降。

［病机］　肾阴亏损,水不涵木。

［治法］　滋水涵木法。

［方义］　肾水不足,阴不济阳,虚火上炎,水不涵木,虹膜紧缩而呈瞳神紧小。治宜补其不足之阴,泻其有余之阳,使其阴平阳秘,肝系筋膜得濡才与机理相符。方用熟地黄、干山药补肾填精,山茱萸固精敛气,补其肾系之精;生地黄滋阴增液,凉血和营,补其肾系之水,精水同滋则阴能济阳,水能涵木而肝系之膜得濡,虹膜得舒则瞳神紧小之证渐愈。《灵枢·终始》谓:"阴虚而阳盛,先补其阴后泻其阳而和之。"此证兼见一派阳盛征象,自宜泻其亢阳。故配

知母清肺、胃、肾三焦之热,黄柏泻其相火,牡丹皮清其血热,兼通血络之郁,再以青葙子、白菊花清肝明目相助,滋阴降火之法备矣!火灼目窍,其位最高,若不重镇潜阳,即当配伍沉降药物。配入茯苓、泽泻,不仅可使混浊之神水变清,也可导热下行,以此组合成方,用治阴虚火炎,水不涵木证候,可谓适宜。唯其不重用生地黄壮水制火,反用熟地黄补血填精,似与本证病理不尽相符。个人认为,方中已有山药、山茱萸兼顾肾精,还是重用生地黄为妥。

[应用] 主证以外兼见阴虚火旺即可使用本方。

[化裁]

1. 加味知柏地黄汤(《中医眼科学》) 即知柏地黄汤加赤芍 12g,郁金 12g,丹参 15g。头晕重加生地黄、天麻、石决明;视力下降明显加枸杞子、五味子、楮实子。水煎服。治云雾移睛,肝肾阴虚,虚火上炎,自感眼前蝇动蚊飞,口干咽燥,手足心热,舌质红,苔薄,脉细数(属玻璃体病)。

2. 加减知柏地黄汤(《中医眼科学》) 生地黄 30g,牡丹皮 12g,茯苓 20g,泽泻 15g,知母 12g,黄柏 10g,女贞子 20g,三七粉 5g,赤芍 12g,白蔹 12g,地龙 15g,玄参 20g,金银花 20g。头晕眼胀者加石决明、牛膝、代赭石平肝潜阳;渗出较多者加昆布、海藻软坚散结。水煎服。治中心性渗出性脉络膜视网膜炎属阴虚火旺者。证见视物模糊,视物变形,视瞻有色,眼前暗影,黄斑部有渗出灶及出血,血色鲜红;兼见干涩昏花,五心烦热,口干咽燥,舌红少苔,脉细数(属眼底病)。

3. 知柏地黄合生蒲黄汤加减方(《中医眼科学》) 生地黄 30g,玄参 20g,牡丹皮 12g,旱莲草 20g,白茅根 30g,赤芍 12g,地龙 20g,知母 12g,黄柏 8g,栀子 10g,泽泻 15g,茯苓 20g。水煎服。治老年黄斑部变性属阴虚火旺者。证见视力下降,眼前暗影,或视瞻有色,视物变形,起病较急,黄斑部出血较多,血色鲜红;兼见五心烦热,口干咽燥,盗汗多梦,舌红少苔,脉细数(属眼底病)。

[歌括] 加味知柏地黄汤,山药山萸苓泽裹,

丹皮白菊青葙子,阴虚火旺此堪尝。

滋阴降火汤(《审视瑶函》)

[组成] 熟地黄 10g 当归 10g 白芍药 15g 川芎 6g 生地黄 30g 麦冬 15g 知母 10g 黄柏 10g 黄芩 10g 柴胡 10g 甘草 10g

[用法] 水煎服。

[主治] 阴虚火旺,萤星满目。兼见舌红少苔,脉象细数。

[证析] 此证是因肾水亏损,与津并行三焦之阳气失去阴津相济,化热上炎,攻冲于眼,眼底血络郁滞,从而反映眼前常见金星点点,犹如萤火之光。何以知道此属阴虚?从舌红苔少,脉象细数知之。其基本病理是:肾阴亏损→阴不济阳,虚火内生→上冲眼底,血络瘀阻→萤星满目。

[病机] 阴虚火炎,血郁眼底。

[治法] 壮水制火,凉血活血法。

[方义] 阴虚火旺,法当壮水制火,双管齐下,才能令其阴平阳秘。本方重用生地黄滋补肾水,是令阴津不虚。但若仅用生地黄滋阴,则一木难支大厦,何况肾虽主水,所主之水却

由肺脾输送而来,肾阴既亏,肺胃阴津也就随之亦虚,故以麦冬为辅,补充肺胃阴津,亦即所谓欲补肾水,当先滋其水源之义。再辅以熟地黄滋阴补血,填精补髓,是使肝血不虚,则目得血养;髓海不虚,则元神得养。三药滋肾水之虚,肝血之损,精髓之亏,而滋阴之法备矣!《灵枢·终始》谓:"阴虚而阳盛,先补其阴后泻其阳而和之。"指出阴虚阳盛,治宜补泻同施。此证若只滋阴而不降火,不仅难制鸱张之热,热盛继续伤阴,阴津亦难得充。故用黄芩、知母、黄柏清泻肺胃肝肾之三焦郁热。滋阴与清热并举,一补不足,一泻有余,则阴不虚,阳不亢,而阴平阳秘矣!血郁眼底,又当凉血散血。生地黄有凉血之功,当归、川芎有活血作用,凉散并行,则眼底血热、血瘀病变可解。佐柴胡疏肝理气,是使气不再郁而化热;白芍、甘草柔肝缓急,是令脉络舒张,以利血行,虽非主药,却不可少。此方展示了补阴津不足、泻阳热有余、疏肝气之郁、缓脉络之急、通脉络之滞的配方法度,构思较为全面。若欲增强滋阴作用可加玄参、石斛;增强凉血作用可加牡丹皮、地榆;增强活血力量可加桃仁、红花;增强舒缓脉络力量可加地龙、葛根。

[应用]

1. 萤星满目,兼见舌红少苔,脉象细数,可用此方。

2.《中医眼科学》云:"临证常用于肾阴不足,心火上承之早期视网膜静脉周围炎、视网膜静脉栓塞等病证。也可用于阴虚火旺之角膜炎性疾患"。

[歌括]　《瑶函》滋阴降火汤,知柏芎归二地黄,
　　　　　柴芩芍草麦冬配,阴虚火旺此堪尝。

加味坎离丸(《审视瑶函》)

[组成]　生地黄 30g　当归 10g　白芍药 15g　川芎 10g　女贞子 15g　枸杞子 10g　菊花 10g　知母 10g　黄柏 10g(原方是用熟地黄)

[用法]　水煎服。

[主治]　阴虚血少,虚火上炎,萤星满目。兼见舌红少苔,脉象细数。

[证析]　萤星满目是本方主证;其机理是肾阴不足,虚火上炎。

[病机]　肾阴不足,虚火上炎。

[治法]　滋阴降火法。

[方义]　李传课教授云:"本方曰坎离丸,坎者水也,离者火也,水火相济,则阴阳协调;水火不济,则萤星满目。故以本方补肝阴,滋肾水,水足则火伏,水足则火降;已炎之火,则用知母以清之,黄柏以降之。本方药仅九味,但集补血、滋阴、清降于一炉,组方严谨,正切病机。故《审视瑶函》谓本方药轻而功用大,火证而取效速,王道之药,无出于此,上盛下虚之人,服之即效"。唯方中熟地黄是补血填精之品,此证既谓是因坎离不济,虚火上炎,以此壮水制火,恐非其宜,改用生地黄似乎较为贴切。

[应用]

1. 以萤星满目兼见舌红少苔、脉象细数为使用本方指征。

2. 李传课教授云:"临证常用于慢性球后视神经炎,视网膜脉络膜炎,老年性白内障而阴虚火旺者"。

[歌括]　加味坎离出眼科,菊花归地芎芍和,
　　　　　知柏女贞枸杞子,滋阴降火效力多。

本法共选 3 方，都治阴虚阳亢，虚火上炎眼病，是其相同点。加味知柏地黄汤所治瞳神紧小，属于虹膜病变。是因热盛伤津，虹膜失濡，展缩功能异常。只需滋阴降火，使阴不虚，阳不亢，虹膜获得水津濡泽，展缩功能即可恢复。滋阴降火汤与加味坎离丸所治萤星满目，属于眼底血络郁阻病变。故在滋阴降火基础之上，兼配当归、川芎活血行滞。这是三方不同的第一点。加味知柏地黄汤所治瞳神紧小是阴津亏损，气郁化热，影响虹膜展缩功能，才出现瞳神紧小，是津气同病；后两方所治萤星满目是阴津亏损，气郁化热，影响眼底血络，形成血郁，是气血津同病，这是三方不同的第二点。由此可见，任何疾病都是某种病因引起气血津精产生盈、虚、通、滞病变，从而影响某部组织结构出现病理改变。

六、肝阳化风—清热息风

肝阳化风，是指眼底膜络挛急，气郁化热病变。

清热息风，是据肝阳化风病机所拟的治法。

【适应证候】 以绿风内障之目胀欲脱、视力急降、瞳神散大、眼珠胀硬如石或高血压之眩晕、眼花、目暗为主证。前者发病急剧，头痛如劈；后者发病较缓，积渐而成；均以兼见口苦咽干，舌红少苔，脉象弦数为其辨证依据。

【病理分析】 眼为肝窍，是由肝系之膜多层包裹而成；给眼输送营养之血管也是由肝系筋膜组成的。膜络均有遇寒即挛特性。外感风寒或风寒化热，黑睛表面之膜常呈挛急，皱缩成为突起之翳，妨碍视力，称为外障（已在外感风寒、风热述及）。此证是因眼底膜络紧张而呈瞳神紧小或瞳神散大，是因暴怒伤肝，眼底膜络紧张，引起气郁化热，血郁于络，房水内积病变，称为绿风内障。此外，肝郁化火，血随气逆，上充脑络，血压升高，引起眼底之膜络变形，其机理也与绿风内障大体相同，都属眼底膜络紧张病变。其基本病理是：暴怒伤肝→眼底膜络紧张→气血津液运行受阻→气郁化热，血郁于络，津滞眼底→成为绿风内障。或素体阳旺时届暮年，阴津日损→气郁化火→血随气逆，上充脑络→血压增高→成为眩晕，视物昏暗。

【立法组方】 治疗任何疾病都要细审病机，针对病机拟订治疗方案才合治病求本治则。本病是因膜络紧张引起气血津液运行受阻，自然应以息风解痉为主，兼调气血津液。若因气郁化热，炼液成痰，痰火上阻眼底；或气郁化热血随气逆，上充于脑，则以清热为主，兼息其风，才与病变机理符合。所以本法常常选用羚羊角、钩藤、天麻、僵蚕、蝉蜕等平肝息风药与白芍、甘草、木瓜、葛根等柔肝缓急为主，栀子、黄芩等清热凉肝药为辅，组合成方。如羚角钩藤汤（方见本章平息内风法）、加减绿风羚羊饮即属这种配伍形式。加减将军定痛汤、天麻钩藤饮则体现了清热泻火为主、息风止痉为辅的配伍形式。

本章筋膜病变所列平肝息风法和本节祛风散寒、祛风清热二法，都可治疗眼窍膜络挛急，可与三法合参，比较其选药异同点。

【例方】

加减绿风羚羊饮（《中医眼科学》）

［组成］ 羚羊角粉 1g（兑服） 黄芩 10g 玄参 10g 知母 10g 大黄 10g 车前子 10g

茯苓 10g　防风 10g　桔梗 10g　夏枯草 15g　甘草 6g　白芍药 30g　钩藤 30g

[用法]　水煎服。

[主治]　绿风内障。发病急剧，眼胀欲脱，头痛如劈，视力急降，白睛混赤色紫，黑睛雾状混浊，瞳神散大，瞳色淡绿，眼珠胀硬如石，伴有恶心呕吐，便秘尿赤，口苦咽干，舌红苔少，脉象弦数。

[证析]　李清文教授云："绿风内障，是眼压增高，瞳神散大，瞳色淡绿，视力急降，伴有头目剧痛的眼病。为常见致盲眼病，老人易患，女性较多"。

肝主筋膜，开窍于目；五脏所有经隧，亦由肝系之膜组成。此证是因患者素体阳亢，一旦暴怒伤肝，引起眼窍一侧或双侧膜络痉挛，导致神水内积，不能正常流通，形成眼压增高，眼胀欲脱，瞳神散大，瞳色淡绿，视力急降，眼珠胀硬，甚至胀硬如石；血络挛急，血郁于络，以致白睛混赤色紫；津郁眼内，以致黑睛呈雾状混浊；气郁化热，热盛伤阴，以致口苦咽干，尿赤便秘，舌红苔黄，脉象弦数。所有征象都是膜络痉挛，引起气郁化热，血郁于络，津郁眼内，神水内积的综合反映。有何为据可以认定此证是由膜络挛急所致？依据有二：其一，暴怒伤肝，精神受到强烈刺激，多致经脉痉挛产生疼痛，观其冠心病人常因情绪激动即发，就是佐证；其二，此证亦非肝胆气郁，化火上炎，若系肝火上炎，应当双眼同病，本病常见一侧发病，显然属于局部病变。今见一侧发病，又因暴怒成疾，自属膜络挛急使然。只有咽干口燥等证，并无全身发热征象，显然是其气郁化热继发征象。肝系筋膜挛急、松弛均称为风，病名绿风内障，即指此证是由肝系膜络痉挛引起气血津液发生病变。其基本病理是：暴怒伤肝→膜络痉挛→气郁化热，血郁眼络，津郁眼内，神水内积→眼压增高，成为此疾。

[病机]　膜络痉挛，气郁化热。

[治法]　清热息风法。

[方义]　膜络挛急，气郁化热，成为绿风内障，治宜清热与息风双管齐下，才能兼顾组织挛急与津气郁滞病变。方中羚羊角《本草纲目》谓能"平肝舒筋"，是凉肝息风佳品；有钩藤、白芍、甘草相助，息风解痉作用为之增强；防风《神农本草经》载其治"大风头痛，目盲无所见"，《名医别录》谓其能治"四肢挛急，金疮内痉"，可见也有解痉作用，以此五药舒缓膜络挛急，膜络得舒，则气血津液运行无碍，头目剧痛与眼压升高等证可解。气郁化热，故用黄芩清之，大黄釜底抽薪导之，知母兼清三焦、玄参兼凉血热以助之。上述两组药物合用，则清热息风之法备矣！方中大黄又能活血，通调血络瘀血，再用茯苓、车前子通调神水之滞，夏枯草降血压，桔梗载药上行，全方兼顾津血郁滞，配伍结构可谓严谨。

[应用]　主证以外，兼见热象，可以使用本方。亦治睫状环阻滞性青光眼。

[歌括]　加减绿风羚羊饮，知母芩草芍大黄，

　　　　玄参苓桔防风配，钩车夏枯合成方。

加减将军定痛汤（《中医眼科学》）

[组成]　大黄 15g　黄芩 10g　礞石 15g　陈皮 10g　半夏 10g　桔梗 10g　天麻 10g　白僵蚕 10g　白芷 10g　薄荷(后下)10g

[用法]　水煎服。

[主治]　绿风内障。发病急剧，眼胀欲脱，头痛如劈，视力急降，白睛混赤色紫，黑睛雾状混浊，瞳神散大，瞳色淡绿，眼珠胀硬。兼见恶心呕吐，胸闷不爽，溲赤便秘，舌质红，苔黄

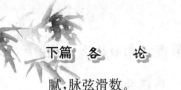

腻,脉弦滑数。

[证析] 津气共同运行少阳三焦,津得阳气之温,而无凝结之患;气得水津相济,而无化热之忧。水津升降出入,有赖肺气宣降,脾胃转输,肾阳气化;卫气升降出入,有赖肺气宣降,肝气升发,脾胃升降。外感六淫之邪或内伤七情之变,五脏功能失调,都会影响津气发生病变。此证是因暴怒伤肝,气郁化火,炼液成痰,痰火从少阳三焦上攻清窍,影响肝系膜络挛急,神水蓄积于内,眼压升高,于是头目胀痛,眼珠胀硬,瞳神散大,视力急降等证见矣!肝木克土,胃部挛急,加之湿滞三焦,胃肠输转水津功能障碍,于是恶心呕吐,胸闷不适等证亦见矣!从何知道病性属于痰热?从兼见恶心呕吐、溲赤便秘、舌质红、苔黄腻、脉弦而数知之。综上,此属痰火实证,其基本病理是:暴怒伤肝→气郁化火,炼液成痰→痰火上壅清窍→膜络挛急→产生诸证。

[病机] 痰火阻窍,膜络挛急。

[治法] 降火逐痰,平肝息风法。

[方义] 痰火壅阻清窍,引起膜络挛急而呈急证,法当降火逐痰,平肝息风,始与机理相符。方中大黄降火力量甚强,辅以黄芩清泻肝热,礞石重坠顽痰,陈皮、半夏祛痰降逆,则降火逐痰之法备矣!用桔梗、薄荷、白芷开宣肺卫,令热从外散,则降火散热,上下分消之法备矣!痰火阻窍引起膜络挛急,降火逐痰本已体现澄本清源之法,复用天麻、僵蚕息风解痉,令肝系脉络不急则头痛可解;眼膜得舒,则瞳神展缩功能异常与眼珠胀硬等证亦可逐渐恢复。陈皮、半夏是二陈汤中主药,功擅利气调中。中焦升降正常则恶心呕吐等证亦能兼顾,标本同治之法又备矣!方中白芷之性温升,似对火旺之证不宜,如果改用葛根、木瓜舒缓挛急,似更符合此证机理。李濂尝谓:"血隧热盛,须用硝黄",方中大黄泻火逐瘀,功不可没,方名"将军定痛"赞其功也。

[应用] 绿风内障,发病急剧,兼痰火征象者,可用此方。

[歌括] 加减将军定痛汤,礞石天麻芩大黄,
　　　　陈夏僵蚕桔芷薄,降火逐痰力量强。

天麻钩藤饮（《杂病证治新义》）

[组成] 天麻15g　钩藤30g　石决明30g　栀子10g　黄芩10g　川牛膝30g　益母草10g　杜仲10g　桑寄生20g　夜交藤20g　茯神15g

[用法] 水煎服。

[主治] 肝阳上亢,血压增高,头晕目眩,视物昏暗,眼底动脉硬化。

[证析] 头晕目眩,视物昏暗是本方主证;肝阳上亢,是此证病机;检测血压增高或眼底动脉硬化,则是辨证依据。其基本病理是:肝阳上亢→血随气升→上充脑络→头晕目眩,视物昏花。

[病机] 肝郁化火,肝阳上亢。

[治法] 清热息风法。

[方义] 肝阳上亢,血随气逆,上充脑络,以致头晕目眩,视物昏暗,治宜清热息风,使肝热得清,血压下降,则眩晕渐解而视力可望有所改善。方以天麻、钩藤息风解痉,舒缓紧张血络;栀子、黄芩清热凉肝,热去而血能贮藏于肝。药理实验证明,栀子、黄芩、牛膝、杜仲、桑寄生、益母草都有降压作用,显然是据血压升高病理施治。再用平肝潜阳,可治

青盲的石决明,是使肝阳不亢;茯神、夜交藤养心安神,是使神得宁静,施于肝阳上亢证候可谓得宜。不过方中并无软化血管药物,用治眼底动脉硬化,疗效可能不佳。茯神已无出售,可以改用茯苓。

[应用]

1.此方对于肝郁化火,肝阳上亢,血压升高,可望有效,借治眼底疾病,应以血压增高为使用本方指征。

2.《中医眼科学》云:"本方为潜阳息风之方,常用于高血压眼底病变。若动脉硬化,可加丹参、茺蔚子活血化瘀;视网膜渗出或有出血,可加生地黄、牡丹皮、女贞子、旱莲草凉血止血"。

[歌括]　　胡氏天麻钩藤饮,栀芩牛膝石决明,

　　　　　杜仲寄生益母草,茯苓夜交可宁神。

　　　　本法共选3方,都是治疗气郁化热与膜络挛急引起房水出入受阻及眼压增高引起眼底的病变。加减绿风羚羊饮是治绿风内障主方,以发病急剧为特征。其病虽急却非外邪引起,是因暴怒伤肝引起眼底膜络挛急,气血津液运行受阻,以致气郁化热,血郁于络,房水内积。故用息风解痉与清热泻火双管齐下的治疗方案,同时兼顾组织结构与气血津液。本方除用黄芩、知母清其三焦之热以外,并配大黄釜底抽薪,导热下行;防风、桔梗开宣肺卫,散热于外,使热能够上下分消,以求事半功倍,是其配伍周密之处。加减将军定痛汤也是治疗绿风内障之代表方,其结构与前方大体相同。因有痰火互结,上壅眼底病理存在,才用礞石、陈皮、半夏降逆坠痰。前述两方都在清热息风药外,兼用桔梗开宣肺气,大黄活血行滞,茯苓、车前子等通调津液,体现了气血津液齐通的配方法度,是其特点。天麻钩藤饮所治眩晕、目暗,是因血压升高使然。所用十一味药,能降血压者就有七味,显然是据现代药理选药组方。三方在选药组方思路上可以借鉴,请学者留意。

七、瘀血阻络—活血通窍

瘀血阻络,是指眼窍血络瘀阻病变。

活血通窍,是据瘀血阻络病机所拟的治法。

【适应证候】　以视力急降、暴盲、血灌瞳神、血翳包睛、赤膜下垂为主证;有撞击病史;检查眼底血管阻塞、出血;巩膜脉络红赤是其辨证依据。

【病理分析】　眼球是由分布于视网膜内中央血管系统和分布于巩膜睫状血管系统输送血液,供给营气。除角膜与晶状体、玻璃体外,其余部分都有血络分布其中。这些部位发生病变,都可出现血络挛急和血运不利两种基本病理。赤膜下垂与血翳包睛同属巩膜血络瘀滞,侵入黑睛所致。赤膜下垂是指巩膜赤脉密集如膜,从黑睛上缘垂向黑睛中央,治不及时,即可发展成为血翳包睛,二者是由沙眼引起同一疾病的两个不同阶段,是因外邪侵入眼睑日久,导致气郁化热,血瘀脉络,成为此病。视力急降、暴盲,则因眼底血管阻塞或眼底出血,遮蔽瞳孔,故称血灌瞳神。多因情志内伤,气血郁滞,或暴怒伤肝,眼底血络破损,血溢脉外,成为此证。

【立法组方】 血瘀脉络或眼底,法当活血化瘀,但宜根据病程长短和有热无热,辨证用药。血随气行,亦随气滞,所以这类方剂多由调气、活血两类药物组合而成。活血药物多选川芎、当归、赤芍、桃仁、红花、乳香、没药、大黄之类,调气药物多用柴胡、枳壳、麝香、冰片之流。如治视网膜静脉阻塞、眼底出血、玻璃体积血之血府逐瘀汤,治视网膜动脉阻塞之通窍活血汤(与前方见本章活血化瘀法),治外伤致瘀、红肿疼痛之活血汤即属这种配伍形式。亦有专用活血药组合而成者,如治视网膜血络阻塞、玻璃体积血、前房积血之桃红四物汤(方见本章补血调肝法四物汤下附方)、没药散即是。眼底出血,血灌瞳神,是因热迫血溢。因有热盛、出血、血瘀三种病理并存,则宜清热、止血与活血同用,才与病理相符。清热是消除出血之因,止血是制止出血,活血是消除眼底瘀积之血,如治血灌瞳神之大黄当归散、没药散,即属此种配伍形式。

【例方】

活血汤《眼科纂要》

[组成] 归尾 苏木 红花 桃仁 乳香 没药 枳壳 防风 白芷 荆芥 甘草各等分

[用法] 水煎服。

[主治] 撞击伤目,红肿疼痛,血凝紫胀,畏光流泪。

[证析] 红肿疼痛,血凝紫胀,畏光流泪,是本方主证;究其红肿疼机理,则因撞击伤目,组织受损,血瘀眼窍使然。其基本病理是:撞击伤目→组织受损→络破血溢,瘀阻眼窍→红肿疼痛。

[病机] 血瘀眼窍。

[治法] 活血止痛法。

[方义] 此证是因撞击外伤,血瘀于眼而肿痛难忍。活血化瘀,消肿止痛是其当务之急;血络受损,出血致瘀又宜温药通之。故用苏木、归尾、红花、桃仁、乳香、没药行血破血,消肿止痛。只用枳壳兼疏气郁,寓气行则血行之义;用荆芥、防风、白芷、甘草者,因畏光流泪是兼风邪,故用此祛风而止泪也。本方体现了以活血止痛为主而兼行气、祛风的配伍形式。

[应用]

1. 以撞击伤目,血瘀眼窍,红肿疼痛,并无热象,为其使用此方指征。

2. 《中医眼科学》谓本方"常用于外伤性前房积血及眼底出血,以及外伤性虹膜睫状体炎"。西医所谓炎证,概指充血水肿等而言,非指热证。

[歌括] 活血汤治血瘀良,苏归桃红乳没裹,
荆防芷草枳壳配,撞击外伤此堪尝。

大黄当归散《医宗金鉴》

[组成] 栀子10g 黄芩10g 大黄10g 当归5g 红花10g 苏木10g 菊花15g 木贼10g

[用法] 水煎服。

[主治] 血分郁热,血灌瞳神,口苦舌绛,脉象弦数。

[证析] 血灌瞳神,是本方主证;肝经火旺,迫血妄行,是此证病机;患病初期,眼前呈红

色,视力随之模糊,检查眼底出血,是血灌瞳神辨证依据;兼见口苦舌绛,脉象弦数,则是肝经火旺,迫血妄行的辨证依据。其基本病理是:肝经火旺→迫血妄行→血灌瞳神。

[病机] 肝经火旺,迫血妄行。

[治法] 清热止血,活血化瘀法。

[方义] 热迫血溢,治宜澄源塞流,双管齐下;血溢脉外,停蓄眼底,又宜活血散瘀。此证若只清热止血而不活血,眼底瘀血不去,瞳神为其所蔽,则视力恢复困难,只有化瘀才使复明有望。此方所用栀子、黄芩、大黄都有清热止血作用,清热是消除出血之因,即澄本清源之法;止血是制止出血,即塞流止血之法,澄源塞流,二法俱备,其血止矣!大黄又有导热下行和活血化瘀作用,热势鸱张用此导热下行,即釜底抽薪之法也。用此活血化瘀而使灌于瞳神之瘀血消散,视力才能恢复。大黄兼具泻热、止血、活血三大作用,以此为君,可谓当之无愧。然而单凭大黄活血,仍嫌势孤力单,故用擅长活血之当归、红花、苏木相助,共呈化瘀之效。复配菊花清肝明目,木贼疏风散热兼可止血止泪为佐,则清热止血,活血化瘀之法备矣!

[应用]

1. 以眼前呈红色或黯红色,视力随即模糊或失明,检查眼底出血,兼见口苦、舌绛、脉数为使用本方指征。

2.《中医眼科学》云:"临床常用于血热所致的眼底出血,也用于外伤性前房积血"。出血初期,应当减去当归,加入生、熟蒲黄各半,再加旱莲草止血。

[歌括] 《金鉴》大黄当归散,栀芩红苏菊贼全,

　　　　清热止血化瘀血,血灌瞳神服之安。

没药散(《太平圣惠方》)

[组成] 没药 10g　血竭 10g　大黄 10g　芒硝 10g　生地黄 20g　干地黄 10g

[用法] 水煎服。

[主治] 血灌瞳神,血积不散,头目胀痛不可忍。

[证析] 此方仍以眼底出血,血灌瞳神为主证;热迫血溢,血瘀眼底为其病机,辨证方法可以参阅前方,不再赘述。

[病机] 热迫血溢,血瘀眼底。

[治法] 清热止血,活血化瘀法。

[方义] 眼底出血是因血为热迫,法当清热止血;视物模糊,头目胀痛,是因血灌瞳神,又宜活血化瘀,散其积血。是故方用大黄、芒硝清热泻火,釜底抽薪,挫其热势,消除出血原因;生地黄、干地黄凉血止血,治其出血;大黄又有活血散瘀之功,芒硝又有破瘀明目之效;再配血竭活血、止血、止痛,没药活血定痛治其血灌瞳神主证,以此组合成方,可收清热止血,化瘀止痛功效。

[应用]

1. 眼前呈红色,视力随即模糊,检查眼底出血,兼见舌红脉数,可用本方。

2.《中医眼科学》谓:"临证常用于前房积血而继发青光眼者"。

[歌括] 《太平圣惠》没药散,二地硝黄血竭全,

　　　　清热止血化瘀备,血灌瞳神服之安。

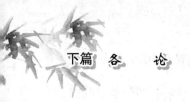

加减归芍红花散（《中医眼科学》）

[组成]　当归10g　赤芍10g　红花10g　生地黄10g　黄芩10g　栀子6g　大黄6g　连翘10g　防风10g　白芷10g　甘草3g

[用法]　水煎服。

[主治]　赤膜下垂，赤丝下端生翳如星，沙涩痒痛，流泪羞明，舌红苔黄，脉数。

[证析]　此是治疗赤膜下垂之方，以局部征象为主。李清文教授云："赤膜下垂：初起，黑睛上缘出现菲薄翳膜，有赤脉从白睛垂向黑睛，排列整齐，分布密集，其状如帘，向下伸展，与未波及之黑睛呈明显分界。赤脉尽头，常有细小星翳。赤膜变厚增大，遮掩瞳神，则影响视力。每见羞明流泪，痛痒并作。翻转胞睑，可见沙眼颗粒成片。"此方所治是由肺肝风热，血热壅滞使然。"白睛属肺，黑睛属肝，肺肝风热与沙眼毒热郁于脉络，由肺及肝，故见赤膜从白睛贯入黑睛。肝热上攻，则星翳丛生。风热外袭，血脉不利，故见沙涩痒痛，多泪羞明"。舌红、苔黄、脉数者，热盛之象也。

[病机]　肺肝风热，血热壅滞。

[治法]　疏风清热，凉血化瘀法。

[方义]　本方体现疏风清热，凉血化瘀之法。方中当归、赤芍、红花、大黄活血化瘀，治疗主证；生地黄凉血；栀子、黄芩、大黄泻火解毒，此组药物配伍则清热解毒、凉血化瘀之法备矣！配以防风、白芷、连翘、甘草疏散风热，则疏风散热之法又备矣！若赤脉粗大，赤丝尽头有星翳者，加龙胆草以清肝热。

[应用]　以赤膜下垂，眼睑有颗粒密布，沙涩痒痛，舌红、苔黄、脉数为使用本方指征。

[化裁]　加减破血红花散（《中医眼科学》）：本方去生地黄、黄芩、防风、甘草，加黄连、牡丹皮、苏木、枳壳、蝉蜕、白蒺藜。水煎服。治血翳包睛，白睛紫赤，睑内红赤，颗粒累累，畏热羞明，目珠刺痛，口苦咽干，舌红苔黄脉数。化瘀退翳力量有所增强。

[歌括]　加减归芍红花散，大黄甘草合成方，

　　　　生地栀芩翘防芷，赤膜下垂此堪尝。

本法共选9方，都是治疗瘀血阻滞的活血化瘀方剂。由于血瘀部位不同，配伍也就随之而异。通窍活血汤所治属于眼底脉络不通，并非血络破裂而血瘀眼底，所以只用温性活血药物组成。治眼底出血则不然，血府逐瘀汤治眼底出血、玻璃体积血；桃红四物汤治玻璃体积血，前房积血，都用生地黄凉血止血；大黄当归散治血灌瞳神用栀子、黄芩、大黄；没药散治血灌瞳神用大黄、芒硝、生地黄，都是清热、凉血、止血药品与活血药同用，展示了不清其热则血不宁，不塞其流则血不止，不化其瘀则瘀不去，瘀血不去则视力不复的治疗方法。治赤膜下垂的加减归芍红花散、治血翳包睛的破血红花散，以及外伤撞击、瘀血阻滞的活血汤，都只用活血药组成，三方也是属于瘀血阻络的配方法度。学者应当注意研究这些配伍特点，以便临证选方、组方。

八、热迫血溢—止血化瘀

热迫血溢，是指气郁化热，侵入血分，迫血外溢，血瘀眼内病变。

止血化瘀，是据热迫血溢，血瘀眼内病机所拟的治法。

【适应证候】　眼内出血，视物不明，是其主证；口苦，舌红，脉数，是热迫血溢的辨证依据。

【病理分析】　血溢脉外机理有三，气郁化热、热入血分、迫血妄行者有之，卫气虚损、血失气固、漏泄脉外者有之，卫外不固、兼见阴虚、血渗脉外者亦有之。三种病机虽然都可导致出血，却以热迫血溢最为多见，全身出血如此，眼内出血也是如此。眼窍出血除外伤出血外，多因气郁化热，深入血分，迫血外溢使然。其基本病理是：外感热邪或郁怒伤肝→气郁化热→侵入血分→迫血外溢→血瘀眼内→视物不明。

【立法组方】　此证有热盛、出血、血瘀三种病理同时存在。热是出血之因，出血是热盛之果；出血是血瘀之因，血瘀是出血之果，三者间有陈陈相因关系。所以治疗此证必须考虑三者间的内在联系，同时施治，才与病理相符。此证如不清热则血不宁，不止血则血不止，不化瘀则视力难复，应由澄源、塞流、化瘀三类药物组成。正本清源是消除出血之因，塞流止血、活血化瘀是消除出血之果。清热凉血药常选栀子、黄芩、大黄、生地黄、牡丹皮、青黛之类；止血药常选白茅根、大蓟、小蓟、旱莲草、侧柏叶、棕皮炭、炒蒲黄之类；活血药常选大黄、牡丹皮、当归、川芎之流，共同组成止血化瘀之方。常用方如十灰散（方见本章清热止血法）、生蒲黄汤（方见本章活血止血法）、安珠散等。

本法与前活血通窍法中治血灌瞳神的大黄当归散、没药散结构相同，仅因止血药多于活血药而异其趣，相互参阅可以从中体会活血与止血间的主从关系。大抵热盛出血初期，应以清热止血为主，活血为辅，以防多用活血药则血不能止；后期出血之势已经控制，才以活血为主，止血为辅，使瘀去而视力可复。

【例方】

安珠散《审视瑶函》

[组成]　龙胆草10g　炒栀子10g　黄芩10g　生地黄20g　槐花10g　赤芍10g　归尾10g　白芷10g　荆芥10g　甘草10g

[用法]　水煎服。

[主治]　肝经热盛，眼内出血，瘀血不散，口苦，舌红，脉数。

[证析]　本方所治，是以眼窍突然失明为其主证。究其失明原因，是因血瘀眼内，妨碍视力使然；再究血瘀眼内原因，是由肝火炽盛，迫血妄行使然；再究肝火炽盛原因，则因郁怒伤肝，气郁化热使然。何以知道此证是因热迫血溢？从兼见口苦、舌红、脉数知之。其病理改变是：肝气暴郁→气郁化火→迫血外溢→血瘀眼内→妨碍视力→眼窍失明。

[病机]　热迫血溢，出血致瘀。

[治法]　清热止血，活血化瘀法。

[方义]　此方体现清热止血为主、活血化瘀为辅的配伍形式。方中龙胆草、栀子、黄芩清肝泻火，栀子、黄芩又有止血作用，与凉血止血之槐花、生地黄同用，能呈清热止血之效。再以赤芍、归尾活血化瘀，使瘀积眼内之血消散则视力复矣！用荆芥、白芷、甘草者，疏散风热，令其外散也。若热势更盛，以加大黄导热下行为佳。

[应用]　《中医眼科学》云："当今常用于前房积血，眼底出血早期。"

[歌括]　安珠胆草栀芩槐，归地芍草荆芷偕，

　　　　热迫血溢于眼底，止血化瘀理应该。

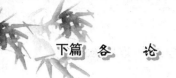

九、湿阻眼窍—除湿宁窍

湿阻眼窍，是指津液凝成水湿滞留眼窍病变。

除湿宁窍，是据津凝眼窍病机所拟的治法。

【适应证候】 以眼睑湿疹、痰核、白睛青蓝、黑睛星翳、瞳神紧小、云雾移睛、神膏混浊、眼底水肿为其主证，以兼见头身酸软重痛、胸脘痞闷、纳差便溏、苔腻脉濡为湿浊阻滞的辨证依据。病性属寒，则舌体淡胖有齿痕，苔白脉缓；本法专论湿热为患，则兼舌红苔黄，脉数。

【病理分析】 少阳三焦由膜原和腠理组成。外通肌表，内联脏腑，上至巅顶，下至于足，五脏六腑，无处不有，表里上下，无所不包，是津气升降出入之路。眼球是由表层巩膜、角膜，中层葡萄膜，里层视网膜三层眼膜组成。膜层组织间隙即是玄府，也是少阳三焦组成部分，眼球所需津气，由三焦输送而来。外感六淫，内伤七情，引起少阳三焦津气运行不利，阳虚则气郁成胀，阳旺则气郁化热；水液凝结，则呈痰饮水湿，全身如此，眼窍也不例外。眼病无论虚实，津气病变居多，血郁于络亦常伴随津气病变同时出现。精虚、血虚、出血病变则偶亦有之。

水津阻滞眼窍，涉及极广。外之眼睑、泪囊、巩膜、角膜，内之葡萄膜、晶状体、玻璃体、视网膜，各种组织病变都与津气休戚相关。津气病变，有寒热之分与虚实之异。寒则气滞呈胀，津凝为湿，阻滞眼内而云雾移睛，神膏混浊，眼底水肿等证见矣！热则红赤充血，角膜、眼睑溃烂等证见矣！由此得出下述结论，一切征象都是气血津液虚滞与组织结构弛张异常之综合反映。

【立法组方】 治疗湿滞眼窍，当审察是由哪一系统功能失调，着重调理脏腑功能。肺失宣降，津停上焦，上泛眼窍，宜宣肺化湿，复肺宣降之常；脾失健运，湿滞中焦，从少阳三焦上泛眼窍，宜燥湿芳化，复脾胃运湿之旧；肾失气化，水停三焦，上泛眼窍，宜温阳化气，复肾化气行水之权；若系三焦同病，水湿停滞，则应宣上、畅中、利水，三焦同治。病性属寒，宜选麻黄、桂枝、干姜、半夏、白术、附子、茯苓、猪苓、泽泻等药组成温阳利水之方。如五苓散、真武汤（与前方见肾系温阳利水法）、加味肾气丸、五苓车甘汤（与前方列入肾阳虚损病机讨论）即属此种配伍形式。本法探讨湿热组方规律，宜视湿热偏甚。热盛湿微者宜以清热为主，而以除湿辅之；湿重热轻者宜以除湿为主，兼清其热。故清热除湿之方，多用麻黄、桔梗、杏仁、枇杷叶等辛开肺卫；龙胆草、栀子、黄芩、黄连、黄柏苦泻三焦气郁所化之热；半夏、南星、苍术、白术辛燥中焦之湿；茯苓、猪苓、泽泻、滑石、木通利其停滞水湿，组成清热除湿之方。若因温邪上受，还须配伍金银花、连翘、蒲公英、重楼、千里光等消除病因，增强黄芩、黄连等药清热解毒力量。常用方如龙胆泻肝汤（见本章清泻肝热法）、加减八正散、猪苓散、除湿汤、加减三仁汤、加减龙胆泻肝汤、化坚二陈丸等。

【例方】

化坚二陈丸（《医宗金鉴》）

[组成] 陈皮 10g　半夏 15g　茯苓 15g　甘草 10g　僵蚕 10g　黄连 10g

[用法] 荷叶熬汤为丸，每次 10g，每日 3 次，用凉开水送服。

[主治] 痰湿互结，胞生痰核。

[证析] 眼胞是五轮中的肉轮，脾主肌肉，故应归属脾系。胞生痰核是痰集胞睑皮下产生核状硬结，不红不痛，皮色正常，推之不移的眼病。

[病机] 胞生痰核。

[治法] 化痰散结法。

[方义] 痰湿凝结胞睑,治宜化痰散结。治痰之法与治湿毫无二致,都由燥湿、芳化、淡渗三类药物组成,仅燥湿药多选兼能祛痰之半夏、南星之属而已。本方由二陈汤加僵蚕、黄连而成,与黄连温胆汤结构相似。方中半夏辛温,功专燥湿祛痰;陈皮芳香,善于醒脾利气;茯苓甘淡,功能实脾利水;甘草味甘,可以矫味和中;复用僵蚕散其风痰结核,黄连清其气郁之热,共奏化痰散结之效。作为丸剂,利于久服,若加玄明粉以稀释痰结,似更符合病情。

[应用] 《中医眼科学》云:"本方为眼科化痰散结之代表方,常用于睑板腺囊肿,如合并感染者,加金银花、连翘;结节较硬者,加赤芍、防风。亦可用于眶内炎性假瘤而属于痰湿互结者"。

[歌括] 《金鉴》化坚二陈丸,陈夏苓草蚕黄连,

胞生痰核如何治,化痰散结病可痊。

除湿汤 (《眼科纂要》)

[组成] 茯苓 滑石 车前子各20g 木通10g 黄芩 黄连 陈皮 枳壳各10g 荆芥 防风各15g 甘草10g

[用法] 水煎服。

[主治] 湿热外障,眼睑湿疹,糜烂渗水,或睑边赤烂,刺痒。

[证析] 眼睑湿疹、糜烂、赤烂、刺痒,属五轮中的肉轮病变;肉轮归属脾经,故用脏腑辨证定位,病在脾系。糜烂、赤烂属热;渗水是因湿滞;刺痒是因风邪郁络,细析其理,是因眼睑感受风毒,气郁化热,津凝成湿,湿热郁滞使然。

[病机] 风毒侵眼,湿热郁滞。

[治法] 清热利湿,祛风止痒法。

[方义] 本方体现清热利湿,祛风止痒之法。方中茯苓、滑石、木通、车前子淡渗利水,是治津凝之湿;黄芩、黄连苦寒清热,是治气郁所化邪热而兼燥湿解毒,两组药物成为清热利湿主体。津气共行少阳三焦,湿郁本就有碍气行,何况湿滞上焦眼睑当令湿随气降,故用醒脾降气之陈皮,降气泄浊之枳壳。风毒郁络而痒,除用黄芩、黄连解毒之外,又当祛风止痒。故用辛散风邪之荆芥、防风,甘以缓急之甘草。使风邪外散,湿浊下行,郁热得清,毒邪得解,则眼睑赤烂痒痛可愈。若见眼睑赤烂,是兼血热之象,可加生地黄凉血;若刺痒难禁,是血络郁阻之征,当加川芎活血通络,蝉衣、僵蚕祛风止痒。

[应用]

1. 上证但见一证即可使用,不必悉具。

2. 常用于湿热型眼睑湿疹、睑缘炎以及药物过敏性眼睑皮肤炎等疾患。

[歌括] 除湿汤中用芩连,通车苓滑枳陈甘,

祛风有赖荆防力,湿热郁睑服之安。

加减八正散 (《严氏济生方》)

[组成] 瞿麦 萹蓄 滑石 木通 桑白皮各10g 车前子20g 灯心草5g 竹叶

栀子各 10g　大黄 5g　生地黄 20g　甘草 10g

[用法]　水煎服。

[主治]　湿热郁结眼窍,瞳神紧小,云雾移睛,赤肿热痛,热泪频流,畏日羞明。

[证析]　瞳神展缩功能失常,紧缩变小,伴有目赤疼痛,畏光流泪,神水混浊,视力下降,称为瞳神紧小,是葡萄膜发生病变,属于内障眼病。自觉眼前云雾飘浮,如蚊蝇飞舞,甚至视物混浊不清,谓之云雾移睛,是神膏病变。

由膜原与腠理组成的少阳三焦,无处不有,是津气赖以升降出入之路。外邪相侵或五脏失调,引起水湿停滞眼膜夹层,出现水液、眼膜、血络同时发生病变,气郁化热,湿热郁结于葡萄膜、玻璃体内,膜络肿胀挛急,则瞳神紧小,云雾移睛,赤肿热痛,热泪频流,畏日羞明征象见矣! 其基本病理是:邪侵目窍→气、津、血同病→气郁化热,津凝成湿,血郁于络→呈现上述征象。

[病机]　湿热郁结。

[治法]　清热利湿,凉血活血法。

[方义]　气郁化热,津凝成湿,法当清热利湿;血郁于络,又宜凉血活血,才与病理相符。方中瞿麦、萹蓄、滑石、木通、车前子、桑白皮、灯心草都是寒凉利水药物,已经体现清热利湿之法,复用栀子、大黄、竹叶、生地黄清热,则清热利湿之法备矣! 大黄、瞿麦有活血作用,生地黄有凉血功能,则凉血活血之法又备矣! 复用甘草缓其膜络之急,治其瞳神紧小与血络挛急,也与病变机理相符。

[应用]

1. 瞳神紧小,云雾移睛,兼见湿热征象,可用本方。

2. 常用于湿热型色素层炎以及玻璃体炎性混浊。

[歌括]　严氏加减八正散,瞿萹通滑桑车前,

灯芯竹叶栀黄草,生地凉血病可瘥。

猪苓散(《审视瑶函》)

[组成]　猪苓　木通　萹蓄各 10g　滑石　车前子各 20g　苍术 15g　狗脊 15g　栀子　大黄各 10g

[用法]　水煎服。

[主治]　湿热内障,云雾移睛,眼前黑影飘动。

[证析]　云雾移睛是其病名,眼前水珠雾影飘动是其主证,是玻璃体发生病理改变。追本溯源,是因脾肾功能失调,水湿停滞,从三焦上泛眼窍,导致玻璃体混浊如雾,才觉眼前有水珠雾影飘动。此证有寒有热,如何分辨? 当从舌质浓淡与舌苔黄白辨之。此方所治属于湿热阻滞,当见舌红苔黄,才能确定病性属热。

[病机]　湿热内障。

[治法]　清热利湿法。

[方义]　此方体现清热利湿法则。方中猪苓是渗湿利水之良药,药理实验证明猪苓煎剂有利尿作用,本方选其为首药而以木通、萹蓄、滑石、车前辅之,通利三焦水道之功可谓强矣! 诸药虽然性凉而清热力量微嫌不足,故用苦寒之栀子、大黄引导湿热下行,共奏清热利湿功效。用苍术燥湿醒脾,脾能运湿则湿不再停;金毛狗脊补其肝肾,肾不虚损则水不再蓄;

水不上泛目窍,则视觉可保正常,二味又为调理脾肾功能,杜绝后患而设。

[应用]

1. 湿热上泛,云雾移睛,兼见舌红苔黄,可用此方。

2. 临证常用于玻璃体炎性混浊。

[歌括] 猪苓狗脊滑石通,车前苍蓇栀黄同,

云雾移睛因湿热,清热利湿法宜从。

加减三仁汤(《中医眼科学》)

[组成] 杏仁10g 薏苡仁30g 白蔻仁10g 半夏10g 厚朴10g 滑石15g 白通草3g 淡竹叶10g 茵陈10g 栀子10g 黄芩10g(大便不爽,加白术、茯苓)

[用法] 水煎服。

[主治] 火疳,湿热困阻,眼痛而涩,目痛拒按,白睛呈黯红色,视物模糊,胸闷不饥,全身无力,舌质红,苔黄腻。

[证析] 火疳,是指火邪滞结白睛(巩膜),局部呈紫红色,疼痛拒按的眼病。此病即称火疳,自属热性病变,此方所治属于三焦湿热所致。湿热阻滞,上泛白睛,血络郁滞,故白睛呈黯红颜色;蒙蔽清窍,故视物模糊,眼痛而涩。从何确定此为湿热阻滞?从兼见胸闷不饥、身软无力、舌质红、苔黄腻等征象可以断定此属湿热为患。

[病机] 湿热阻滞,上泛白睛。

[治法] 清热除湿法。

[方义] 肺为水之上源,脾主运化水湿,肾主化气行水。津气升降出入于三焦,有赖肺气宣降,脾胃运输,肾阳气化,才能升降不失其度,运行不停其机。如果肺气宣降失常,脾之输机不运,津气运行不利,则气郁化热,津凝成湿,而中上两焦湿热征象见矣!治疗中焦湿热之方,常由辛开、苦泻、燥湿、芳化、淡渗五类药物组成。苦泻,是清气郁所化之热,若因温邪上受,又可解毒,消除病因;辛开,是使肺卫宣降功能恢复,并可展其气机,宣散气郁所化邪热;燥湿、芳化有醒脾之功,可以恢复中焦健运;淡渗,是利其已停之湿,五类药物同用,清热除湿,上下分消之法备矣!本方是由苦寒、燥湿、芳化、淡渗四类药物组成。方中栀子、黄芩、茵陈、竹叶清热,选用善清肺肝之药者,盖眼为肝窍而白睛属肺故也。白豆蔻有开宣肺气之功;杏仁《本草纲目》言其"能散能降",用此可复肺气宣降,宣降恢复则水道通调,虽非利水之品,却可通过降气而令津随气降;半夏燥湿运脾,厚朴、白蔻仁芳香醒脾,使中焦健运而湿不再停;厚朴不仅醒脾,又能行气,三焦气滞而用厚朴、杏仁降气,又有湿随气降之意;再用滑石、通草、茵陈渗湿,则清热除湿,分消走泄之法备矣!此方用于眼窍红赤,有血络郁滞的病理改变,若加麻黄辛开肺卫,红花、桃仁活血,则配伍更为完善。

[应用] 此方由三仁汤加味而成。眼窍所患角膜炎、虹膜睫状体炎、中心性浆液性视网膜脉络膜病变,审属湿热阻滞,均可以三仁汤加减,现集《中医眼科学》数方,示其加减之法。

[化裁]

1. 一加减三仁汤(《中医眼科学》) 薏苡仁10g,白蔻仁6g,杏仁10g,半夏6g,厚朴10g,猪苓10g,泽泻6g,黄芩10g,茵陈10g,白芷3g。水煎服。治白睛青蓝。白睛黑层深处有黯红色隆起,可环绕黑睛一圈,整个白睛呈黑紫色,触痛明显,兼见胸闷不饥,舌苔黄腻,脉象濡数。

2. 二加减三仁汤（《中医眼科学》）　杏仁 10g，白蔻仁 10g，薏苡仁 15g，半夏 10g，厚朴 10g，通草 6g，竹叶 6g，滑石 15g，茯苓 15g，车前子 10g，甘草 6g。水煎服。治聚星障。黑睛生翳溃烂，状如地图，或黑睛肿胀增厚，混浊不清，形如圆盘，抱轮红赤，热泪胶黏，头重胸闷，纳少便溏，舌质红，苔黄腻，脉濡数。黑睛腐烂，肿胀红赤显著者，可加茵陈、栀子、黄芩；舌苔白滑者，加苍术、陈皮、藿香增强燥湿芳化力量。

3. 三加减三仁汤（《中医眼科学》）　杏仁 9g，白蔻仁 9g，薏苡仁 24g，厚朴 12g，半夏 9g，通草 6g，滑石 12g，竹叶 6g，枳实 9g，黄芩 12g。水煎服。治周边性葡萄膜炎。视力下降，神水失清，雪球状混浊形成，视网膜水肿，渗出融合成片，波及视网膜下半部，甚至引起周边部脉络膜脱落或视网膜脱落。周身沉重，倦怠乏力，胸脘痞闷，口干不欲饮，大便溏，苔腻脉濡数。

4. 四加减三仁汤（《中医眼科学》）　杏仁 10g，薏苡仁 20g，茯苓 20g，陈皮 10g，法夏 12g，滑石 12g，桃仁 10g，红花 6g，栀子 12g，木贼草 12g，牡蛎 15g，夏枯草 15g。水煎服。中心性渗出性脉络膜视网膜炎。眼底出血，血色黯红，渗出物多，视物模糊，眼前黯红；兼见头重胸闷，食少腹胀，苔黄腻，脉濡数。

［歌括］　三仁朴通滑茵陈，半夏淡竹配栀芩，

　　　　　　湿热熏蒸成眼病，清热除湿法宜遵。

加减龙胆泻肝汤（《中医眼科学》）

［组成］　龙胆草 10g　栀子 10g　黄芩 10g　柴胡 10g　车前子 10g　泽泻 10g　生地黄 20g　当归 10g　甘草 6g　金银花 30g　蒲公英 30g　大黄 5g

［用法］　水煎服。

［主治］　黑睛星翳，联缀溃陷呈树枝状或地图状，白睛混赤，涩痛羞明，热泪频流，胁痛口苦，二便秘涩，舌红苔黄，脉象弦数。

［证析］　厥阴与少阳为表里。少阳三焦，外通肌表，内连脏腑，上至巅顶，下至于足，表里上下，无处不有，是津气升降出入之区，其人阳气素旺，复感外邪，气郁化热，津凝成湿，肝胆之火从少阳三焦上炎而黑睛受灼，则星翳溃陷，形如树枝，白睛混赤，涩痛羞明，热泪频流征象见矣！何以知属肝经湿热？因其胁痛口苦是病在肝系之象，二便秘涩，舌红苔黄是湿热之证知之。

［病机］　肝经湿热。

［治法］　清利肝经湿热法。

［方义］　肝经湿热为患，治宜清利，因其热盛湿微，应以清热为主，才合病情。是故方用龙胆草、栀子、黄芩、金银花、蒲公英、大黄清热解毒，并借大黄釜底抽薪，挫其鸱张邪热；车前子、泽泻淡渗利水，引导湿从前阴下行；复用生地黄凉血，当归活血，兼顾白睛混赤之血热血郁；柴胡疏达肝气，发散少阳郁热，从而体现疏肝、清热、利湿、凉血、活血，气血津液齐通的配方法度，用治肝经湿热，可谓适宜。

［应用］　《中医眼科学》谓龙胆泻肝汤是"清泻肝胆实（湿）热之著名方剂，可治肝胆实（湿）热之内外障眼病。临证可用于感染性角膜炎，色素层炎，闭角型青光眼发作期，急性视神经炎及视网膜炎等属于肝胆实（湿）热者"。此方是治感染性角膜炎之变化方，清热解毒药物甚多，用此以治感染性眼病，可谓合拍。

[化裁]

1. 加减龙胆泻肝汤(《中医眼科学》) 龙胆草 10g,栀子 10g,黄芩 10g,柴胡 10g,泽泻 10g,木通 6g,车前子 10g,生地黄 15g,当归 10g,甘草 6g,生石膏 30g,知母 10g,大黄 6g。水煎服。治黄液上冲,瞳神紧小,黑睛溃烂,白睛混赤,眼痛偏头痛,流泪羞明,口苦咽干,舌红苔黄,脉弦数。

2. 加减龙胆泻肝汤(《中医眼科学》) 龙胆草 10g,黄芩 10g,栀子 10g,柴胡 10g,木通 6g,车前子 10g,泽泻 10g,生地黄 20g,当归 10g,甘草 6g,金银花 30g,蒲公英 30g。水煎服。治黑睛生翳,溃破成漏,神水外渗,抱轮红赤,多泪羞明,目珠疼痛,口苦咽干,舌红苔黄,脉象弦数。

3. 加减龙胆泻肝汤(《中医眼科学》) 龙胆草 10g,黄芩 10g,栀子 10g,生地黄 15g,车前子 10g,木通 6g,泽泻 10g,柴胡 10g,防风 10g。大便秘结者加大黄以泻热;赤痛甚者,加牡丹皮、赤芍以凉血化瘀。水煎服。治黑睛骤生颗粒突起,大小不等,溃后凹陷,抱轮红赤,眼睑难睁,羞明流泪,口苦咽干,舌红苔黄,脉弦数。

4. 加减龙胆泻肝汤(《中医眼科学》) 龙胆草 9g,生地黄 12g,当归 9g,柴胡 9g,木通 9g,泽泻 9g,车前子 12g,栀子 12g,黄芩 12g,甘草 6g,川楝子 12g,泽兰 9g。便秘加大黄、芒硝。血灌瞳神重者,去当归、泽泻、栀子、川楝子、泽兰,加赤芍、牡丹皮、玄参、金银花。水煎服。治瞳神紧小,发病急骤,眼痛拒按,热泪频流,视力急降,抱轮红赤甚或白睛混赤,黑睛内壁灰白沉着物密集,黄仁肿胀,纹理不清,瞳神紧小,神水混浊,或伴黄液上冲,甚则血灌瞳神,口苦咽干,舌质红,苔黄腻,脉弦数。

5. 加减龙胆泻肝汤(《中医眼科学》) 龙胆泻肝汤去木通、泽泻,加夏枯草 9g,青葙子 12g。大便秘结,加枳实、大黄;口干明显者,加天花粉;神膏混浊重者,加郁金、红花、牡丹皮。水煎服。治肝胆火甚之瞳神干缺,眼痛不适,畏光流泪,眼前有黑花飘泛,视物模糊,视力明显下降。查视眼部,白睛抱轮红赤,黑睛后可见灰白或黄棕色沉着物,神水混浊,黄仁纹理不清,瞳神干缺,或见神膏混浊,口苦、舌红、苔黄、脉弦数。

6. 加减龙胆泻肝汤(《中医眼科学》) 龙胆泻肝汤去木通、泽泻、车前子,加夏枯草 9g,丹参 15g,赤芍 12g,郁金 12g,浙贝母 12g,海浮石 12g,瓦楞子 10g。大便秘结加大黄。眼底出血多者,加牡丹皮、桃仁。水煎服。治肝胆火盛之周边性葡萄膜炎。起病急骤,视力下降,黑睛内壁沉着物多,神膏失清,可见白色或淡黄色絮状雪团样混浊。视衣周边有大量灰黄色小球形团状渗出,视神经乳头充血、边缘模糊,黄斑部水肿,色素紊乱,中心反光消失,视衣可见静脉扩张及小片状出血;头痛目眩,烦躁易怒,口苦咽干,小便短赤,舌红脉弦。

7. 加减龙胆泻肝汤(《中医眼科学》) 龙胆草、夏枯草、柴胡、泽泻、车前子、木通各 10g,生地黄 15g,当归 10g,栀子、黄芩各 12g,甘草 6g。头痛眩晕重者,去当归加石决明、牡丹皮、白芍药;神水混浊明显者,去当归,加金银花、蒲公英。水煎服。治肝经湿热的葡萄膜大脑炎。眼痛明显,热泪频流,视力急降,白眼混赤,瞳神紧小,神水失清,神膏混浊,兼见头痛、眩晕,身热项强,耳如蝉鸣,烦躁易怒,舌红苔黄,脉弦数。

8. 加减龙胆泻肝汤(《中医眼科学》) 柴胡、龙胆草、黄芩各 10g,夏枯草 15g,菊花 12g,决明子 15g,赤芍 12g,牡丹皮 12g,当归 10g,生地黄 20g,荆芥 10g,薄荷 8g,车前子 12g,桃仁 10g。水煎服。治肝火上炎,起病突然,视力急降,视乳头有充血肿胀;兼头晕目胀,急躁易怒,口苦,舌红、苔黄脉弦数。

9. 加减龙胆泻肝汤（《中医眼科学》） 柴胡10g，龙胆草8g，黄芩10g，栀子10g，菊花12g，赤芍药12g，牡丹皮12g，生地黄20g，青葙子12g，决明子10g，玄参20g，茺蔚子15g，防风10g。眼底出血量多者，加三七、茜草、地龙化瘀止血；眼底水肿、渗出明显者，加竹叶、木通、黄连。水煎服。治乳头血管炎属肝火亢盛型。起病较急，视物模糊，眼底有视乳头充血、肿胀、出血、视网膜静脉曲张，兼见口苦、易怒、舌红、苔黄、脉数。

10. 加减龙胆泻肝汤（《中医眼科学》） 龙胆草10g，栀子10g，泽泻15g，木通10g，车前子15g，当归10g，桃仁10g，牡丹皮10g，赤芍12g，地龙20g，牛膝12g，茺蔚子15g。水煎服。治肝胆湿热之视乳头水肿。视物模糊，胁肋胀痛，舌质红，苔黄腻，脉弦数。

以上十方均由龙胆泻肝汤加减而成，所治内外障眼病，其病机都属肝经实（湿）热。观其加减变化，都是根据气血津液的盈虚通滞进行加减，只有少数才是根据病因和兼证加减。热盛湿微者，减少利湿药；热盛津伤者，加滋阴增液药；湿盛热微者，减少清热药；眼底出血者，加凉血止血药；血络郁滞者，加活血药；外感温邪者，加清热解毒药；肝阳上亢者，加平肝潜阳药。《中医眼科学》谓本方是清泻肝胆实（湿）热的著名方剂，确非过誉。

[歌括] 加减龙胆泻肝汤，栀芩归地草大黄，

柴泽车前银蒲配，清肝利湿效力强。

本法共选8方，都治水湿阻滞于眼，因其滞留部位不同，所以病名各异。化坚二陈丸治胞生痰核，除湿汤治眼睑湿疹，是病在胞睑。加减三仁汤所治火疳，是病在白睛巩膜；加减龙胆泻肝汤所治黑眼生翳、溃烂，是病在角膜，以上属于外障眼病。加减八正散所治瞳神紧小，是瞳神展缩功能失常；猪苓散所治云雾移睛，属玻璃体病，是以神膏混浊为其基本特征的水轮疾患。化坚二陈丸所治胞生痰核，并无热象可征；加减三仁汤所治火疳，猪苓散所治云雾移睛，都是湿重于热，是故三方都以除湿为主，清热为辅。除湿汤所治眼睑湿疹，湿热无所偏盛，故其除湿清热力量相等，难分轩轾。加减龙胆泻肝汤所治均属热重湿轻，自以清热为主，始合病情。

十、精髓亏损—填精补髓

精髓亏损，是指肾系精髓生化功能衰退，从而影响视觉功能衰退病变。

填精补髓，是据精髓亏损病机所拟的治法。

【适应证候】 以视力减退，视物昏花为主证。时届暮年，兼见腰酸脚弱，遗精早泄，性欲减退，面色无华，舌淡脉弱，是其辨证依据。若兼面红、舌赤，是阴津亏损，阴不制阳所致阴虚阳亢，不是精髓亏损。水虚、精虚，以此为辨。

【病理分析】 肝主筋膜，目由眼膜逐层包裹而成，暴露体表，故谓目为肝窍。目能视物辨色，是目窍将其接收信息传递入脑，再由脑膜形成图像。脑膜包裹在脑髓表面，古籍称为心包而归属心系，心虽称为君主之官，其实心包才是主宰，所以又称心主。古人将手厥阴心包经与手少阳三焦经独立于五脏之外，自成体系，合成十二正经，展示了心包地位特殊。手少阳三焦是由膜原和腠理组成，遍布全身，其中有一部分构成了连接五脏之大小经隧，成为以五脏为其主体的五大网络系统。心包凭借这些网络将指令传递全身各部，成为各种功能活动指挥调节中枢，故称脑为元神之府。心主能够主宰一切，除赖阳气温煦，营血滋养，水津

濡泽以外,尤需肾精生化之髓充填髓海,才能保持思维敏捷,耳聪目明。如果肾精亏损,生化骨髓功能衰退,脑失髓充,影响视力,就会反映出视物昏花,目暗不明等征象。

【立法组方】 根据视力下降是因髓海不足,髓海不足是因骨髓生化功能衰退,骨髓生化功能衰退是因肾精亏损这一内在联系,治疗此证,应当填精补髓,才合治病求本原则。所以本法常用熟地黄、怀山药、山茱萸、枸杞子、五味子、覆盆子、巴戟天、肉苁蓉、菟丝子等药补肾、益精;青葙子、决明子、茺蔚子、车前子、白菊花等药清肝明目,组合成为补肾填精,肝肾同治之方。如七仙丸、九子丸、加减驻景丸等即属这一配伍形式。

精宜藏而不泻,不似气血亏损常兼气血津液阻滞而成虚实兼见,所以不必配伍通利之品,只有眼疾偶用车前子导泄眼底湿浊,是其例外。

【例方】

七仙丸《普济方》

[组成] 熟地黄200g 肉苁蓉 菟丝子 巴戟天 枸杞子 车前子 白菊花各100g

[用法] 为末,炼蜜为丸,早晚各服15g。

[主治] 肝肾两虚,视物昏暗,眼前黑花,或迎风流泪。

[证析] 视物昏暗,眼前黑花,是本方主证;肝肾不足,精血两虚,是此证病机;兼见腰酸脚软,性欲减退,舌淡脉弱,是精血亏损辨证依据。肾为藏精、主水、主骨、生髓之脏;肝开窍于目。目能睹物,端赖阳气之温,阴血之养,精髓之充,水津之濡,才能明察秋毫。时届暮年,阴阳渐衰,精虚不能化气则元气生化不足,生髓、生血功能亦衰。阳气不足而元神失温,阴血不足而元神失养,髓海不足而元神失充,心主赖以接收信息的视觉器官亦就随之衰退,视物昏花征象见矣!故《灵枢·经脉》谓:"肾…是动…则目䀮䀮如无所见";《素问·脉解》引申其义,而谓"阴阳内夺,则目䀮䀮无所见也"。阴阳内夺,即指精血亏损引起脑髓功能衰退。

[病机] 肝肾不足,精血亏损。

[治法] 精血双补法。

[方义] 此证虽是肝肾两虚,但肝脏所藏之血亦由肾系精髓生化而成,只需填精补髓,精髓得充则血也得补。此方所用地黄,《神农本草经》早就谓能"充填骨髓",《别录》谓能"通利血脉,益气力而利耳目";肉苁蓉、菟丝子能补益精髓,巴戟天、枸杞子能补益精气,历代医家亦早有论述,以此五药填精补髓,则精髓生化有源。肉苁蓉、巴戟天、枸杞子不仅益精,兼能壮阳。阳气得阴精之助而生生不息,阴精得阳气之温而化化无穷,从而展示景岳"善补阳者必于阴中求阳,以阳得阴助则生化无穷;善补阴者,必于阳中求阴,以阴得阳升则源泉不竭"配方法度。菟丝子、枸杞子早有明目记载,复配菊花、车前子清肝明目,用治视物昏花是标本兼治。精宜藏而不泄,是故补肾填精之方,可以纯补而无需泄邪。但神水不清,视物昏花则又当别论,兼泄眼底沉积混浊之水,才更符合病情。车前子擅长明目,其功在使眼底停滞水津下泄,而令神水清澈无尘,与驻景丸之配方法度相同,故不可缺。

[应用]

1. 视物昏花,兼见腰痛脚弱,面色无华,舌淡脉弱,可用本方。

2. 《中医眼科学》云:"常用于视网膜退行性病变,视神经萎缩,老年性的白内障属于肝肾虚弱者"。

[化载] 加减驻景丸(《眼科简易方》):熟地黄、当归、楮实子、车前子、五味子、枸杞子、菟丝子。治肝肾亏虚,视物昏暗。对视神经萎缩、中心性浆液性视网膜病变恢复期,老年性白内障等,可以酌用本方。

[歌括] 七仙丸用熟地黄,苁蓉巴戟菟丝良,
　　　　枸杞车前菊花配,精髓亏损用此方。

九子丸(《圣济总录》)

[组成] 枸杞子　菟丝子　五味子　青葙子　决明子　楮实子各50g　地肤子　蔓荆子各30g　茺蔚子15g

[用法] 研末,蜜丸,每次15g,临卧时服。

[主治] 肝肾两虚,视物昏暗,渐成内障。

[证析] 目能视物辨色,全赖眼将接收信息传递入脑,由心主形成图像。心主除赖阳气之温、营血之养、水津之濡以外,尤需肾精生化之髓充填髓海,才能保持视觉正常。如果肾精有亏,生化骨髓功能衰退,脑失髓充,则视力减退而视物昏暗征象见矣!其基本病理是:精髓亏损→髓海不足→视觉功能衰退→视物昏暗。

[病机] 肝肾虚损。

[治法] 补肾填精,清肝明目法。

[方义] 本方体现补益精髓,凉肝明目,肝肾同治之法。方中枸杞子陶弘景谓能补益精气;菟丝子《神农本草经》谓能"益气明目",《药性论》谓能"添精益髓";五味子《神农本草经》谓能"益男子精";地肤子《神农本草经》称其能"益精气";茺蔚子《神农本草经》也谓能够益精明目,五药之用,自然是补精髓之虚。视物不明,病在肝窍,又宜清肝明目,标本兼治。再用决明子、青葙子、楮实子、蔓荆子四药清肝明目,则补肾益精,清肝明目之法备矣!

[应用]

1. 视物昏暗,兼见腰痛脚弱,面色无华,舌质微红脉弱者,可用此方,腰酸脚软,若见苔腻,是湿滞下体之象,本方无除湿之功,不宜使用。

2.《中医眼科学》云:"本方将补肝、柔肝、清肝、润肝之果仁药组方,用来滋肝补肾,这是古人的用药经验。临证用于肝肾阴虚之老年性白内障,中心性浆液性视网膜脉络膜病变,视网膜退行性病变,视神经萎缩等病变"。

[歌括] 九子五味枸杞良,菟丝楮实合青葙,
　　　　决明茺蔚地肤蔓,益精明目眼科方。

三仁五子丸(《济生方》)

[组成] 五味子　枸杞子　菟丝子　覆盆子　车前子　肉苁蓉　熟地黄　柏子仁　酸枣仁　薏苡仁各50g　当归20g　茯苓30g　沉香10g

[用法] 炼蜜为丸,早晚2次,每次服15g。

[主治] 肝肾不足,心血亏虚,视物昏暗,远近内障,失眠头昏。

[证析] 视物昏暗,是本方主证,病在肝肾。肝藏血,肾藏精,目得精血充养,才能精芒似电。时届暮年,精血已衰,目失肾精之充,肝血之养,视力减退,于是视物昏花征象见矣!

心藏神,肝藏魂,失眠与心肝两系都有关系。对失眠机理古人多从心肾上下阴阳不能相济作解,乃是仅对阴虚火炎机理而言,其实失眠机理与肝关系更为密切。盖卫气运行是以肝系少阳三焦为其升降出入之路,昼则卫气由三焦出表而寤,夜则由三焦入里而寐,与其卫气同行水津稍有郁滞,妨碍卫气正常出入,则失眠征象见矣!水津如有亏损,阴不涵阳,阴虚阳亢,则失眠之证亦见矣!观古今治疗失眠之方,多从阴虚阳亢或痰湿阻滞论治,自知失眠一证与其行于少阳三焦卫气出入和水津滞滞有关。津虚,则阴不济阳而阳气化火,上扰神明,此卫气化热上炎之证也;津滞,则湿阻三焦,此卫气出入受阻之证也。本方所治,并无阳亢征象,当是肝肾虚损而兼湿滞少阳三焦半表半里使然。

[病机] 肝肾虚损。

[治法] 滋补精血,渗湿安神法。

[方法] 此方用五味子、枸杞子、菟丝子、覆盆子、肉苁蓉、熟地黄补其肾精;熟地黄、当归身补其肝血,酸枣仁、柏子仁补养肝血而兼宁神;白茯苓、薏苡仁、车前子淡渗三焦湿浊,并佐沉香降气引导湿浊随气下行,使眼底与三焦停滞湿浊得去。故对肝肾虚损,视物昏花兼见头昏失眠征象,投此可获补虚宁神之效。

[应用]

1. 肝肾两虚,视物昏暗,兼见失眠,可用此方。

2.《中医眼科学》谓:"临证用于眼底退行性病既有肝肾虚弱之目昏、目暗、青盲、夜盲,又有头昏失眠,心神不宁者。

[歌括] 三仁五子济生方,酸柏苁蓉苡沉香,
　　　　归苓车前五味子,枸菟覆盆熟地黄。

四物五子丸(《济生方》)

[组成] 熟地黄15g 当归10g 白芍10g 川芎6g 枸杞子20g 覆盆子15g 菟丝子15g 地肤子10g 车前子15g

[用法] 水煎服。

[主治] 肝肾不足,视物昏暗,干涩昏花。

[证析] 视物昏暗,干涩昏花,是本方主证,属于眼底病变。用脏腑辨证定位,病在肝肾;用气血津精辨证定性,属于精血两虚。肝藏血,目得血而能视;肾藏精,精充髓足则视力不减。老年精血亏损,目失精血滋养,于是视物昏暗不明。

[病机] 肝肾精血两虚。

[治法] 补血填精,活血明目法。

[方义] 肝虚当补其血,肾虚当益其精。方中熟地黄、当归、白芍乃补血药也,枸杞子、覆盆子、菟丝子、地肤子乃益精药也,以此合而成方,颇与机理相符。视物不明,亦当考虑眼底是否有所阻滞。若络络不通,则眼底失去营养输送之路;眼底湿滞,则神水失去清明而浑。此方妙在有当归、川芎通血络之滞,车前子利眼底之浊,构思似较单纯滋补肝肾之方更胜一筹。

[应用]

1. 视物昏暗,兼见腰酸脚软,面色无华,舌淡脉弱,可用本方。

2.《中医眼科学》谓此"为内障虚证之常用方。临证常用于视网膜色素变性,高度近视,

眼底改变,视神经萎缩等眼底退行性病变"。

[化裁]

1. 一加减四物五子汤(《中医眼科学》)　熟地黄 15g,生地黄 12g,当归 10g,白芍 12g,川芎 6g,枸杞子 15g,车前子 15g,菟丝子 12g,桑椹子 10g,蒺藜子 10g,甘草 3g。水煎服。治年老体弱,飞蚊幻视,头昏耳鸣,腰酸膝软,舌质偏红,脉细。舌红故加生地凉血。

2. 二加减四物五子汤(《中医眼科学》)　当归 12g,生地黄 20g,熟地黄 15g,川芎 6g,白芍 10g,枸杞子 15g,菟丝子 15g,女贞子 15g,茺蔚子 10g,地肤子 10g,车前子 15g,鸡血藤 15g,丹参 20g。五心烦热,口干咽燥者,加知母、黄柏、玄参滋阴降火;渗出质多者,加山楂、昆布、海藻以软坚散结。治视物昏花,眼内干涩,病程较长,病至后期,眼底水肿减退,黄斑部黯滞而色素沉着。(中心性浆液性视网膜病变)舌质红,故加生地凉血。

3. 三加减四物五子汤(《中医眼科学》)　当归 10g,生地黄 20g,熟地黄 15g,白芍 12g,川芎 6g,菟丝子 15g,枸杞子 20g,覆盆子 12g,地肤子 12g,车前子 15g,丹参 20g,茺蔚子 15g,白蒺藜 20g,红花 6g。眼底后极部有机化者,加昆布、海藻软坚散结;有陈旧渗出者,加山楂、鸡内金、夜明砂消积散结;五心烦热,口干咽燥者,加知母、寒水石降虚火。水煎服。治干性老年黄斑变性,或是湿性黄斑变性的后期,眼底有玻璃膜疣,黄斑部色素紊乱,呈萎缩性改变或是形成机化和瘢痕,视物模糊,眼内干涩,伴有头晕耳鸣,腰膝酸软,失眠多梦,舌红少苔,脉细。(老年黄斑部病变)

4. 四加减四物五子汤(《中医眼科学》)　生地黄 20g,熟地黄 15g,当归 10g,白芍 12g,枸杞子 20g,菟丝子 15g,五味子 10g,覆盆子 10g,车前子 12g,茺蔚子 15g,丹参 20g,苏木 10g,沙蒺藜 15g。五心烦热,加知母、黄柏降虚火;视乳头淡白。神疲乏力者,加黄芪、党参、葛根益气升阳。水煎服。治肝肾阴虚,视物模糊,视乳头淡白,或是起病不久,但见头晕耳鸣,腰膝酸软,多梦遗精,眼目干涩,口咽干燥,舌红少津,脉细。(家族遗传性视神经病变)

5. 五加减四物五子汤(《中医眼科学》)　生地黄 20g,熟地黄 15g,当归 10g,白芍 12g,川芎 6g,枸杞子 20g,菟丝子 15g,覆盆子 12g,车前子 12g,鸡血藤 15g,石菖蒲 10g,茺蔚子 15g,蒺藜 20g,葛根 20g,苏木 10g。若五心烦热,口燥咽干,加知母、黄柏清虚火。水煎服。治青盲内障,视物不见,病程长,眼内干涩,头晕耳鸣,失眠多梦,腰膝酸软,舌红少苔,脉细数。(视神经萎缩)

[歌括]　四物五子济生方,枸杞芎归芍地黄,
　　　　覆菟地肤车前子,肝肾阴虚此可商。

本法共选 4 方,都是治疗眼底水轮病变之方,若用脏腑辨证定位定性,属于肾系精髓亏损病变。多以植物种子为其基础组合而成,是其相同点。通过本法学习,应该注意下述三点。

动物是以精子和卵子结合,繁殖后代;植物多数是以果实中之种子繁衍后代,古人以植物之种子作生精之用,是否有以植物之精补我人类之精? 有待深入研究,这是应注意的第一点。

这类古方既然能够填精补髓,除可用于眼科和精虚不育以外,是否还可用于筋骨痿弱或再障贫血等病变? 亦当深入研究,这是应注意的第二点。

这类方应与肾系的肾精病变各种治法合参,才能了解肾精病变全貌。从中体会中医治病,除应注意消除致病原因,调理脏腑功能以外,更应审察气血津精盈虚通滞,不通者通之,太通者塞之,虚损者补之治疗原则和其组方规律,这是应注意的第三点。

十一、肾阳虚损—温补肾阳

肾阳虚损,是指肾与命门阳气衰弱病变。

温补肾阳,是据肾阳虚损所拟的治法。

【适应证候】 以夜盲或视物模糊为其主证;以兼见面色无华,畏寒怯冷,阳痿不举,或面浮肢肿,舌体淡胖有齿痕,脉沉迟无力为其辨证依据。

【病理分析】 目能视物而明察秋毫,有赖阳气之温,营血之养,水津之濡,髓海充盈。气血津精一旦发生病变,成为太通、不通、亏损,都会影响视力。气郁化热,阳气过亢,血随气逆,上充眼窍,迫血外溢,血瘀眼底,视物不明,是气郁血溢所致视物不明;眼底血络瘀阻,妨碍血运,是血络不通所致视物不明;津滞眼底,视物昏暗,是津液不通所致视物不明,属于实证。此证属于阳气衰弱,元神失温,或气化不及,水液内停机理,属于纯虚或虚中夹实。其基本病理是:肾阳虚衰→精髓生化功能减退→髓海不足,神失气温→视物不明。或肾阳虚损→化气行水功能衰退→水液停滞→从少阳三焦上泛眼底→视物不明。

【立法组方】 肾阳虚损,有其精化为气、精化为髓、水化为气三种功能衰退病理存在,在确定治疗方案时,应当根据不同机理确定治疗方法。阳虚不能化阴精为阳气、骨髓者,应当阴阳双补,使阳气旺盛,阴精才能生化为气和生化为髓;阴精得补,阳气才有物质供其生化,此即孤阴不生,独阳不长,阴阳互根之义。所以常用熟地黄、怀山药、山茱萸、枸杞子、五味子之类补肾益精,肉桂、附子、鹿茸之类温补肾阳。如右归丸、加味肾气丸,即属此种配伍形式。若系肾阳亏损,不能蒸化水津成为水气,水液停滞,则宜选用桂枝、肉桂、附子温其肾阳,恢复肾命气化功能,白术、茯苓、猪苓、泽泻、车前子之类利其已停之水,组成温阳化气行水之方,才与病理相符。如真武理中汤、五苓车甘汤,即属此种配伍形式。

【例方】

右归丸(《景岳全书》)

[组成] 熟地黄 240g 山药 120g 山茱萸 90g 枸杞子 120g 菟丝子 120g 鹿角胶 120g 杜仲(姜汤炒)120g 肉桂 90～120g 制附子 60～180g 当归 90g(便溏勿用)

[用法] 将熟地蒸烂,杵成膏;鹿角胶蒸化,再将其余八味研成细末加入和匀,炼蜜为丸,每丸重 5g,每次嚼服 23 丸。以滚白汤送下,其效尤速。

[主治] 肾阳虚弱,命门火衰,高风雀目内障,夜视罔见,青盲昏暗。

[证析] 昼视通明,夜视罔见,称为高风雀目内障。眼珠内外端好,黑白分明,唯有不能视物,称为青盲,二证皆不易治。此方所治青盲、雀目、属于肾阳虚弱,命门火衰,肾精亏损,髓海不足机理。精虚,则髓海元神失养;阳虚,则髓海元神失温,成为此证。

[病机] 肾阳衰惫,肾精亏损。

[治法] 温补肾阳,兼补精血法。

[方义] 肾阳与肾精亏损,治宜温阳益精,双管齐下。益精目的,是补充物质基础;温阳

目的,是振奋肾系功能。此方用熟地黄、怀山药、山茱萸、枸杞子、菟丝子、鹿角胶补益精髓,并配当归协助熟地、鹿角胶补血调肝,杜仲强筋壮骨,是补精血骨髓之虚,令其髓海得充则元神得养。用肉桂、附子是振奋肾命阳气,令元神得温则神光焕发。益精是补其体,温阳是强其用,体用兼顾,用治阴阳两虚而呈青盲、雀目,庶几有效。

[应用]

1. 青盲、雀目,兼见面色无华,腰酸脚弱,精神疲怠,畏寒怯冷,舌淡少苔,脉沉而弱,可用此方。

2.《中医眼科学》云:"主要用于肾阳不足之视网膜色素变性,视神经萎缩等内障眼病"。

[歌括]　　右归丸内归地杜,茱枸鹿菟薯桂附,

　　　　　合成阴阳双补方,可治青盲与雀目。

加味肾气丸(《中医眼科学》)

[组成]　制附子 10g　桂枝 10g　补骨脂 10g　熟地黄 20g　怀山药 15g　山茱萸 10g　茯苓 15g　泽泻 15g　牡丹皮 12g　车前子 15g　牛膝 15g　地龙 20g　白术 15g

[用法]　水煎服。

[主治]　视乳头水肿,视物模糊,面色无华,神疲乏力,畏寒怯冷,面浮肢肿,舌体淡胖有齿痕,苔白滑,脉沉细。

[证析]　视物模糊,是本方主证;肾阳虚损,气化不行,水液内停,上泛眼窍,是此证病机;其余脉证是阳虚水泛辨证依据。肾主化气行水。肾阳虚损,气化失常,水停三焦,上泛眼底,视物不明见矣!从何知道此为肾阳虚损?从面色无华,畏寒怯冷,舌淡脉沉而细一派阳气不足征象知之;从何知道此为水液内停,上泛眼底?从面浮肢肿,舌体淡胖而有齿痕,苔白而滑一派水液阻滞征象知之。其基本病理是:肾阳虚损→气化不行→水液内停→从三焦上泛眼窍→视乳头水肿→视物不明。

[病机]　肾阳虚损、水泛眼底。

[治法]　温补肾阳,化气行水法。

[方义]　此方是由《金匮》肾气丸加味而成,体现温补肾阳,化气行水法则。方用桂枝、附子、补骨脂温补肾阳,熟地黄、怀山药、山茱萸补固肾精。阳虚而配补阴药物,即景岳所说"善补阳者,必于阴中求阳,以阳得阴助则生化无穷"之义;此证经眼底检查是视神经乳头病变,神经乳头内通脑髓,与髓海不足有关,以此滋补阴精,也有兼补髓海之意。桂附有温阳化气之功,再配白术健脾除湿,茯苓、泽泻、车前子淡渗利水,恰与肾阳气化不足,水液内停机理相符。配丹皮、牛膝、地龙助桂枝活血通络,可以改善血行。肾系血流通畅则水有下行去路;眼底血络通调,则有利于视力恢复,提示了阳虚水停亦当兼配活血药物,应当留意。

[应用]　视物模糊,兼见阳虚水停征象,可用本方。

[歌括]　　加味肾气补骨脂,桂附术苓泽车施,

　　　　　地薯丹茱地龙膝,阳虚水停可服之。

真武理中汤(根据《中医眼科学》拟定)

[组成]　制附子 15g　白术 15g　茯苓 20g　干姜 15g　白芍 15g　炙甘草 10g　人参 10g

[用法]　加水煮一小时左右，以不麻口为度，汤成，分三次，温服，一日一剂，连服数剂。

[主治]　脾肾阳虚，视物昏花，白睛不红或红赤不甚，黑睛内壁沉着物呈棕灰色或灰白色，黄仁(虹膜)晦黯，瞳神紧小或干缺。兼见形寒气怯，舌体淡胖有齿痕，脉沉迟细弱。

[证析]　视物昏花，是本方主证；眼底检查黑睛内壁有沉着物，黄仁(虹膜)晦黯，神水混浊，可知此证是因虹膜病变导致瞳神展缩功能失常，紧缩变小，才致视物昏花。兼形寒气怯，脉沉迟弱，是阳气虚衰之象；舌体淡胖有齿痕，或下肢浮肿，是水饮停滞之征。综合上述，此证是因脾肾阳气亏损，脾阳虚衰不能运化水湿，肾阳不足，不能化气行水，水饮内停，从少阳三焦上泛眼窍夹层，使虹膜、脉络膜肿胀紧缩，瞳神紧小，神水混浊，以致视物昏花。其基本病理是：脾肾阳虚→水饮内停→从三焦上泛眼窍→虹膜紧缩，瞳神紧小，神水混浊→视物昏花。

[病机]　脾肾阳虚，水泛眼窍。

[治法]　温中健脾，化气行水法。

[方义]　脾肾功能衰惫，主水、制水无权，水液停滞少阳三焦半表半里，上泛眼窍而呈视物昏花，征象虽在肝窍，病本却在脾肾。根据治病求本原则，法当温中健脾，复脾运湿之职，温肾扶阳，复肾命化气行水之权。本方即是温中健脾，化气行水之方。方中附子擅温肾命之阳，阳气振奋，水能蒸化成气而能水精四布，五经并行，则水无停留之患矣！人参、白术、干姜、甘草有温中健脾之功，脾阳健运则运化水湿之功复矣！脾肾功能恢复，则水无再停之忧矣！再用茯苓淡渗利水，已停之水既去，则神水清澈而无混浊之虞矣！白芍、甘草有柔肝缓急作用，肝系膜络舒缓，则瞳神展缩功能复矣！

[应用]　以视物昏花兼见舌体淡胖有齿痕为使用本方指征。可加车前子增强利水力量；若与五苓散合用，利水作用更强。

[歌括]　真武理中是新方，参草术附芍苓姜，
　　　　阳虚水泛成眼疾，温阳化气庶能康。

车甘五苓汤(陈玉梅)

[组成]　肉桂 6g　白术　茯苓　猪苓各 15g　泽泻　车前子各 30g　甘草 10g

[用法]　水煎服。

[主治]　眼底水肿，视物昏花，泪多清冷，舌淡而胖。

[证析]　脾主运化水湿，肾主化气行水。时届暮年，脾胃运化功能不足，肾命化气行水功能衰惫，水湿停于少阳三焦，上泛眼窍，遂呈视物昏花，冷泪时流等证。其基本病理是：脾肾阳虚，气化不行→水湿停滞，从三焦上泛眼窍→视物昏花，冷泪时流。

[病机]　脾肾阳虚，水湿阻滞。

[治法]　温阳利水法。

[方义]　此方是由《伤寒论》的五苓散与苓桂术甘汤两方相合再加车前子而成，体现温阳利水治法。方中肉桂擅长振奋脾肾阳气，病由脾肾阳虚，功能衰惫，导致水湿停滞，用此可温下焦命门火助其气化，可暖中焦脾胃复其健运，而与脾肾阳虚水停机理相符。辅以白术、甘草，健脾益气，恢复中焦健运，杜其水湿再停，三药着重恢复脾肾功能，是治其本；再用茯苓、猪苓、泽泻、车前子甘淡渗湿，令已停水湿下行外出，则水停眼底、视物昏花、冷泪时流等证愈矣！数药合而成方，能呈温阳利水之效。

[应用]

1. 眼底水肿,视物昏花,冷泪时流,兼见舌淡而胖,即可投以此方。

2.《类聚方广义》谓:"苓桂术甘汤,治饮家眼生云翳,昏暗疼痛,上冲头眩,睑肿,眵泪多者,加苤苢(车前仁)九有奇效"。当以心胸动悸,胸胁支满,心下逆满为目的。治雀目证亦有奇效。"本方加入车前子、猪苓、泽泻,利水作用更强。

3. 可治眼底水肿渗出等证。

4. 病案:李某,女,34岁,达川市人,1984年元月8日前来就诊。自述:双目失明,茶杯口大的人民日报四字都不能辨识,经省级中西医眼科医生检查,均谓不能复原,求治于余。余谓专科医生都不能治愈,我非专科,对此更无信心。因思患者舌体淡胖有齿痕,显系阳虚水停,可能还有膜络挛急,血行不畅机理同时存在。遂书当归芍药散加车前仁、桂枝、甘草付之,实即当归芍药散、苓桂术甘汤、五苓散三方加减。服此方8剂即能看清人民日报四字。时值春节将临,嘱带回家继服。1985年元月8日病人从达川来信,信中说道:"去年今日是我求你治疗眼病日期,今已复原,特寄绿茶一斤以表谢意。"余始知其已愈。附记于此,供临证参考。

[歌括]　车甘五苓是新方,桂术二苓泽泻匡,
　　　　阳虚湿滞成眼病,温阳利水庶能康。

————————————————

　　本法共选4方,都是治疗肾阳虚损眼底病变。因有精虚水停之别,故其配伍有所不同。右归丸是治肾阳衰惫,精髓亏损之青盲雀目,因其纯虚无滞,所以专用补益精髓和温补肾阳两类药物。加味肾气丸是治肾阳虚损,既有精虚病理存在,也有水停病理存在,故于温阳益精之外,兼用淡渗利水之品;真武理中汤与车甘五苓汤则专为肾阳虚损,气化不行,水液内停,上泛眼底之水津阻滞病变,所以除用桂附温其肾阳以助气化之外,配伍苓泽之类消除积水,前一方专治精虚,后两方专治水停,第二方则精虚和水停兼而有之,四方同中有异,以此异趣。学者可从四方悟出同属肾阳虚损精水病变,却有虚损与壅滞之别。

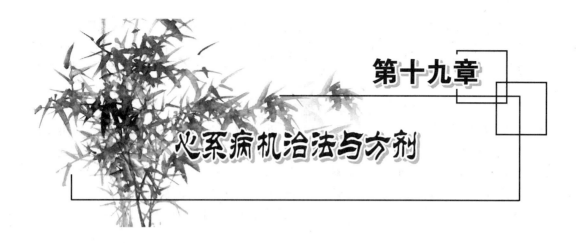

第十九章

心系病机治法与方剂

【组织结构】 心系是由心脏、心包、血管、舌体及所属经脉五个部分组成。

心脏位于胸中,三分之二偏于胸骨左侧,位于二至六肋之间。是由心肌构成,中空部分由内膜隔成四个房室,上端与血管相连,是心系的主体。属于手少阴经,与手太阳小肠经为表里(小肠治法合入脾胃)。

心包是膜的主要部分。古人所说的心包,不是心外裹护之包,实指脑外裹护之膜。心包属于手厥阴经,与全身之膜相连,全身之膜属于手少阳三焦经,均从心包筋膜延展而来,故手厥阴心包与手少阳三焦为表里。

脉是血行的隧道,心脏与脉管相连,成为不可分割的整体。所以,《素问·阴阳应象大论》说:"在体为脉,在脏为心。"《素问·五脏生成》又说:"心之合,脉也"。心气推动血液在脉内运行,故血脉也是心系的重要组成部分。

舌是心的苗窍,运行于心脉的血液稍有变化,即从舌体反映出来,是观察血液盈虚通滞的门户,故《素问·阴阳应象大论》说:"心在窍为舌。"

《灵枢·经脉》说:"心手少阴之脉,起于心中,出属心系,下膈络小肠;其支者,从心系上夹咽,系目系;其直者,复从心系却上肺;下出腋下,下循臑内后廉,行太阴、心主之后,下肘内,循臂内后廉,抵掌后锐骨之端,入掌内后廉,循小指之内出其端。""心主手厥阴心包络之脉,起于胸中,出属心包络,下膈,历络三焦;其支者,循胸出胁,下腋三寸,上抵腋,下循臑内,行太阴少阴之间,入肘中,下臂行两筋之间,入掌中,循中指出其端;其支者,别掌中,循小指次指出其端。"心系发生病变,其经脉循行部位常反映临床征象,针灸经脉穴位,又可治疗本系统的多种疾病,所以心与心包二经也是本系统不可分割的一部分。

【生理功能】 心有以下两大功能:

1. 主神明 《素问·灵兰秘典论》说:"心者,君主之官也,神明出焉。"《六节藏象论》说:"心者,生之本,神之变也。"《灵枢·本神》又说:"心藏脉,脉舍神。"心主血脉,血是思维活动物质基础,故神的功能活动唯此是赖。心主神明这一功能与心包关系更为密切。《内经》、《难经》均称心包为心主,就有心脏虽为君主之官,其实心包才是代替君主主宰一切之器。由于心包实指大脑之膜,所以心包功能实际就是大脑功能。脑为元神之府,意识思维概由此出,精神情志莫不由之,所以神志病变古人每以君不受邪包络代之解释。《灵枢·邪客》说:"心者,五脏六腑之大主也,精神之所舍也,其脏坚固,邪弗能容也,容之则心伤,心伤则神去,神去则死矣！故诸邪之在于心者，皆在于心之包络。"神志发生病变，凡属外邪相侵，多归咎于心包，内伤虚损，功能衰竭，才责之于心脏。何以虚证应从心治？因为心神所需气血有赖心脏输送而来。所以健忘、失眠、多梦、易惊、虚脱常从心脏论治；猝倒无知，昏谵狂躁，常从心包论治。

2. 主血脉：《素问·五脏生成》说："心之合，脉也。"血有输送清气和谷精、肾气（指各种激素）的作用，脉为血行的隧道，心与脉管相连。推动血液循环运行，有赖心与脉的相互合作，但起主导作用的是心。血液虽有营养作用，却必须依赖心气推动，脉隧约束，才能运行全身，起到营养全身的作用，所以心主血脉。

【发病原因】 引起心脏病变的原因，既有外感，也有内伤。外邪相侵的途径有三：

1. 风寒之变，起于皮毛，由三阳传入三阴；或寒邪直中，少阴直接受邪。这是邪从表入的第一条途径。

2. 温热之邪，受自口鼻，由肺卫内陷心营或由三焦逆传心包，这是邪自上而下侵犯心脏，或自下而上逆传心包的第二条途径。

3. 疮痈疔疖，生于躯体局部，设若治疗不当，可由血脉内侵心营；风寒湿痹起于四肢关节，亦可由血管夹层（少阳三焦）内侵心脏，这是邪从血脉内侵心脏的第三条途径，亦即《金匮要略》所说："血脉相传，壅塞不通，为外皮肤所中也。"

内伤致病，则既有本脏自病，也有他脏累及。心之志为喜，过喜可以伤心，这是本脏自病。由他脏累及心脏的病变，临证更为多见。肺气的宣降功能可以助心行血，肺的舒缩功能异常，导致肺气宣降失常，日久不治，可由肺及心而呈心肺同病；肾主化气行水，肾阳不足，气化失司，水气凌心，可呈心肾同病；脾胃为气血生化之源，脾失健运，化源不足，由气虚导致血虚或失血，可呈心脾同病；肝喜条达，职司疏泄，肝气郁结，疏泄失常，脉络失和而致心悸，可呈心肝同病。

【基本病理】 心系发生病理改变，自然涉及血脉和神志两个方面。

1. 心脉病变：心的功能是进行有节律的搏动。心脏搏动端赖心气为其能源，心气又以元气为其根本。元气生发于肾，从命门输入少阳三焦，再经三焦输至心脏。元气旺则心气盛，元气虚则心气衰，故心脏是以心气旺盛、搏动有力、有节为正常，心气亏损、心率亢进、搏动无力、心律不齐为病态。

脉管是由肝系筋膜构成，专供血液环流之用，故又称为血管。管内是血液流行之道，管壁夹层是津气运行之区。血管以柔和为正常，硬化为病态；舒缓为正常，挛急为病态；完好为正常，破损为病态。是故血管发生病变，不外挛急、松弛、硬化、破损几个方面。产生上述病变原因，则与病因的寒热，气血津液的盈虚通滞有关。感受寒邪则脉络收引，感受热邪则脉络破裂，津液阻滞夹层则脉络弦硬，阳气虚衰则脉络松弛。

血在脉内环流，是流动的基础物质之一，贵充盈而恶不足，贵流通而恶瘀滞，贵循常道而恶外溢。如果发生病变，不外血虚、血瘀、血溢三个方面。

综合上述，心脉为病，常表现为心、血、脉三个方面病变。即心气衰竭或亢奋；血液亏损、瘀滞或外溢；脉管痉挛、硬化、阻塞、破裂，或脉律不齐。由于三者是不可分割的整体，所以任何一个方面发生病理改变，势必都要影响全局，反映出三个方面的综合征象。

2. 心神病变：神宜明静，反常则病。心神病变与心包和气血津精的盈虚通滞休戚相关。前已言之，心包的功能实际是指大脑而言。脑须阳气温煦，营血滋养、阴津濡润，肾精充填，才能进行思维活动，明静而不糊涂。任何一种物质出现亏损或阻滞，都会直接影响心包发生病理改变，呈为惊恐、失眠、多梦、昏迷、如狂、发狂等证。一切征象都表现为神志异常而不明不静，这是心神病变的特征。

由于血液是濡养心神的基础物质，血须通过心脉才能上濡心神，所以心脉痉挛、破损、栓塞，压迫脑膜也常反映神志异常，二者不可截然划分。

【治法指要】　治疗心系病变，要注意功能盛衰和气血津液盈虚通滞。虚证不外心气虚、心血虚、心阴虚、心阳虚。气虚、阳虚是心脏的功能不足；阴虚、血虚是基础物质津血亏损。实证不外气闭（痹）、血瘀、痰、饮、水、湿阻于心包或凌于心脏，一切都是不通病理改变。心气虚的宜补心气，心阳虚的宜温心阳，心血虚的宜补心血，心阴虚的宜养心阴，这些措施都是为了恢复心系功能和充实基础物质。心主气闭的宜通气机，血瘀的通其瘀滞，水液阻滞的化其痰浊，一切都是为了通其闭郁。此外，心脏常用安神药物，是因心主神明，神宜明静缘故。综观治心诸法，无非就是补心、泻心、温心、清心、开窍、安神诸法配合应用，其中通、补则是诸法共性。

心系功能不足的虚证，必然引起基础物质不能正常运行而呈虚中夹滞的本虚标实证象。所以补虚诸法，常配行气、活血、除湿、祛痰之品，成为标本兼顾的配方法度。由于心阳根于肾中真阳，心阴源于肾中真阴，故养心阴、补心阳都是通过补肾阴、肾阳达到补心目的。

最后还要指出，心系所列方法，不能完全治愈心系所有疾病，由他脏累及心系者，须于他脏求之。同理，本章所列治法和方剂，亦不限于只治心系疾病，由心病而累及他脏者，无论证象见于何脏，均可使用。

第一节　心脉病变

心脏是推动血液运行之器；脉管是血液环流之路；血液是将五脏功能活动所需能源——清气、谷精、阴精输到五系，又将五系代谢废气、废水、废物运到肺、脾、肾三系，泄出体外，是运输能源及其废料脏器。

血在脉内运行，脉是血行隧道，心气是其推动血行于脉的动力。心、血、脉三位一体，彼此协调，共同完成血液循环运行，但起主导作用者是心，故《素问·六节藏象论》说："心者，生之本，神之变也。其华在面，其充在血脉。"

心脏推动血液运行于脉这种作用，称为心气或心阳。心气稍有减弱，就要影响血脉正常运行。《灵枢·经脉》及《难经·二十四难》均指出："手少阴气绝则脉不通，脉不通则血不流。"可见心对血的运行起着主导作用，气对心的搏动起着决定生死作用。

《灵枢·决气》说："中焦受气取汁，变化而赤，是谓血。"运行于脉的血，是生命活动的主要物质。血的成分，包括营气和津液。营气是指水谷化生的营养物质，即《素问·痹论》所说："荣者，水谷之精气也，和调于五脏，洒陈于六腑，乃能入于脉也。"血的另一成分是津液，是保证血能在脉内运行的基础物质。综上可知，血液包括血、液、谷精、肾精四种成分，四者统称营血，亦称营阴。营血要有心气推动才能营运，所以《素问·五脏生成》说："诸血者皆属于心。"

《灵枢·决气》说："壅遏营气，令无所避，是谓脉。"脉管是由肝系筋膜组成而归属于心，是血行的隧道，脉与心脏联为一体，分布于五脏六腑，四肢百骸。故《素问·五脏生成》说："心之合，脉也。"血液由心脏流向全身，又由全身回流心脏，都须脉的约束，它是专供血液运行的管道系统。管壁的疏松组织，是手少阳三焦腠理部分，是卫气、水津升降出入之路。

心、血、脉三者协同合作,形成血液循环系统,通过这一系统将血气输送到全身,五脏六腑和四肢百骸才能得到阳气温煦,阴血滋荣,也只有以营血作为物质基础,各脏才能进行功能活动。心主血脉这一功能维系着与生俱来与生俱终的生命活动,居于生命攸关的重要地位,所以,《灵枢·本脏》说"人之血气精神者,所以奉生身而周于性命者也;经脉者,所以行血气而营阴阳、濡筋骨、利关节者也。"心、血、脉三者的任何一个部分都会发生病理改变。如心气不足,气虚欲脱,心阳虚衰,心阳痹阻,是心的病变;心阴不足,心血亏损,是血液病变;气血两虚,阴阳两虚,既是心的病变,也是血的病变;血不循经,血脉瘀阻,则既是血的病变,也是脉的病变。由于心、血、脉三者在生理上是不可分割的整体,发生病理变化时的临床证象,自然也就彼此关联,影响全局。由于与心脏联属的脉络分布全身,成为输送清气和谷气到五脏的管道系统,所以《素问·调经论》说:"五脏之道,皆出于经隧,以行血气,血气不和,百病乃变化而生,是故守经隧焉。"

必须指出,血液须赖心气推动,肺气宣降,脾气统摄,肝气疏调,肾气温煦,才能运行不息,不滞不溢。没有肺脏宣降卫气,心脏也就不能推动血液运行;没有脾气裹护脉外,血液即将失去约束而外溢;没有肾气温煦,血液将会涩而不流;没有肝气疏调作用,运行于脉之血量也就无法调节。若只知血运与心脏有关,忽视五脏间的协同作用,显然并不全面。所以分析心脉病变,必须联系五脏,才能正确揭示病机实质。

一、心气不足—补益心气

心气不足,是指卫气亏损导致心气不足病变。

补益心气,是据心气不足病机所拟的治法。

【适应证候】 以精神恍惚,语无伦次,悲伤欲哭,常怀恐惧,心悸,健忘为主证;以兼见短气、自汗,舌质淡嫩,脉弱无力,为其辨证依据。

【病理分析】 多因禀赋不足,或久病体虚,或年老脏气日衰,或暴病耗伤阳气,以致心气虚损而从神、心、血、脉、舌各个方面反映证象。

1. 神 心气不足,血运无力,神无阳气温煦与阴血滋荣,失其清明之常,遂呈精神恍惚,语无伦次;或心神不安而常怀恐惧,悲伤欲哭。故《素问·调经论》说:"神不足则悲。"《金匮要略》亦说:"心气虚者,其人则畏。"此外,心神不能摄纳阴精,心肾不交而遗浊者,偶亦有之。

2. 心 心气实指少阳三焦输送而来的卫气,亦称元气、真气,是推动血在脉中运行的动力。心气虚损则鼓动无力,血脉不得充盈运行全身,心率被迫加快进行补偿,由是而呈心悸;心率加快则肺气供不应求,两脏失去协调,遂见气短。

3. 血 血赖心气推动,才能运行于脉。今因心气不足,血液不能充盈于脉,遂呈脉弱无力;甚至因心气虚衰,血瘀不行,蓄于肝脏而呈肝脏肿大,上溢于肺而唾红色血沫。

4. 脉 脉为血行隧道,心气虚损不能鼓动血流,脉失血充,其脉自然细弱无力;或因脉管偶有痉挛而呈结代。

5. 舌 舌为心窍,只有薄膜盖面,心血荣枯,阴津亏盈,最能显现于舌。心气虚损,则血液不能充于身,荣于面,华于舌,故面色苍白,舌质淡嫩。以上仅就一般心气虚损而言,若病势垂危而呈虚脱,详见后面益气救脱法。

【立法组方】 心气虚损而呈上述诸证,法当补益心气,俾虚弱的心气得补,血气得以宣流,神得血气濡养,脉得血液充盈,上述征象才可逐渐消失。根据这一治疗原则,选用人参、炙甘草、五味子之类为主,辅以开心益智的远志、菖蒲,宁心安神的龙齿、朱砂、行气的木香、麝香,活血的桂枝、当归,行津的茯苓,共呈补心气、安心神、行气血、通津液之效。常用方如妙香散、定志丸、龙齿清魂散等。

【例方】

妙香散《太平惠民和剂局方》

[组成]　人参15g　山药30g　黄芪30g　茯苓30g　甘草15g　茯神30g　远志30g 辰砂(别研)90g　木香8g　麝香3g　桔梗15g

[用法]　为细末,每服 6g,温酒调下,不拘时候。

[主治]　心气不足,惊恐悲忧,精神恍惚,心悸,健忘,遗精,盗汗,衄血,溺血,舌淡脉虚者。

[证析]　此方所治属于心气不足机理。人以气为本,心需此气,始能推动血行;神需此气,始能精明不昧;津血有气固护,始不漏泄于经隧之外;精有气为固摄,始能封藏于精室之中。今因元气不足,心无气援,加上津凝成湿蒙阻心包之外,故动则心悸,记忆减退;神无气温,故精神恍惚,触事易惊,常怀恐惧;血无气统,渗于脉外,故衄血、溺血;津无气固,表卫空疏,故自汗、盗汗;精无气摄,封藏不密,故遗精梦泄。上述征象涉及心、神、血、津、精各个方面,呈为心气虚损与阴精外泄的病理改变。心神病变反映了气虚不荣的基本病理;血津精病变反映了气虚不摄与湿浊上蒙心包的基本病理,其实都是气虚所致。何以知为气虚?从舌淡、脉虚知之。

[病机]　心气虚损。

[治法]　补心安神法。

[方义]　气虚不荣与气虚不摄的本质都是气虚,自宜补气;心神不安是其主要征象,又当安神。故方用"补五脏、安精神、定魂魄、止惊悸"(《神农本草经》)的人参大补元气,辅以山药、甘草,补气功力为之增强;黄芪有益气实卫功效,配入方中,固摄力量亦较显著,开源节流,双管齐下,深得补气要旨。补气而不行气,须防气滞;实卫而不行津,须防湿阻。故佐麝香、木香疏畅气机,远志、茯苓祛痰渗湿。行气选用麝香,是因本品又具开窍醒神之功,有助于神志清明;祛痰选用远志,是因本品又具开窍安神之力,可合茯神、辰砂安神,有助于神志宁静,合而成方,能呈补心宁神功效。《神农本草经》谓桔梗主"惊恐悸气"。此证惊恐心悸,与其肺失宣降,心脉夹层卫气流通不利有关。方中配伍桔梗开宣肺气,意在通调津气,恢复正常升降,表面看来似乎无关紧要,其实与其病理符合。

此方颇似归脾汤的结构,彼用白术补气,此用山药补气,彼用酸枣仁安神,此用朱砂安神,补气力量相若,安神力量也大致相等。归脾汤因配龙眼、当归、酸枣仁,多补血之功;本方因配麝香,不仅行气力量更强,且有醒神作用,各有千秋。

[应用]　此方虽说能治心、神、血、津、精多种病变,却以补心宁神为其主要用途,故以心悸、健忘、精神恍惚、惊恐悲忧,而兼舌淡、脉虚为其辨证要点。

用此方治疗上下窍隧失血,体现益气摄血法;治疗盗汗,体现益气实卫法;治疗遗精,体现益气固精法,很能启人思维,开人眼界。

[化裁]　王荆公妙香散(《简易方》):人参、益智、龙骨各30g,茯苓、茯神、远志各15g,朱

砂、甘草各 3g。为末,每次服 6g,空心温酒调下。有益心气、安心神、秘肾精作用。补气与醒神力量不及局方妙香散,安神力量相似。因有益智仁温补肾阳,固涩精气,治疗遗精更为合适。

[歌括] 妙香散内用人参,茯神山药甘茯苓,
朱砂桔木麝香远,养心益气可宁神。

定志丸(《备急千金要方》)

[组成] 人参 90g 茯苓 90g 菖蒲 60g 远志 60g

[用法] 四味为末,蜜丸,每日服三次,每次服 6g。散剂亦佳。

[主治]

1. 忧愁悲伤不乐,眩晕,舌质淡嫩,舌苔薄白,脉象虚弱。

2. 心气虚损,语无伦次。

3. 重用茯苓、菖蒲,名开心散,治好忘。

[证析] 悲伤不乐,语无伦次,眩晕,好忘,是本方主证;心气虚损,虚中夹湿,是此证病机;舌淡、苔白、脉弱,是心气不足辨证依据。心主神明,心气虚损,神失气温,湿浊上阻,神为所蒙,则语无伦次,神志异常。《素问·调经论》谓:"神不足则悲。"忧伤不乐,亦是心气不足使然。眩晕当分虚实,虚证是因心气不足,心动无力,气不束脉,脉道松弛,血不上荣于脑;实证是因痰饮水湿蔽阻清空。此证既非纯虚,也非纯实,而是虚实夹杂。好忘是由浊阴蔽阻元神,脑失阳气温煦所致。上述诸证都是心神病变,按脏腑辨证定位,病在心系脑外包膜;有虚的一面,也有实的一面,按八纲及气血津液辨证定性,是心气虚损,湿浊蔽阻的虚中夹湿。何以知其夹湿?从兼见苔白知之。

[病机] 心气虚损,湿浊阻滞。

[治法] 补心安神,开心益智法。

[方义] 心气不足,虚中夹湿,法当补气强心治其心气虚损,祛痰化湿开其清窍壅蔽。故方用人参大补元气,补气即所以强心,心强自能鼓动血液上荣,脑得阳气温煦与阴血滋荣,何患眩晕不除,智力不复,神志不宁,此为心气虚损而设。远志祛痰泄浊,菖蒲化湿开窍,茯苓淡渗利水,使痰湿得化而不阻窍,下行而不上僭,又何患湿浊为患,此为痰浊上蒙而设。四药同用能呈补虚安神、开心益智功效。

学习此方应该注意两点:一是证属虚中夹湿,并非纯补之方:一般方书单从心气虚损分析其理,强调人参、茯苓的补虚作用;远志、菖蒲多从开心益智解释其义。至于远志、菖蒲何以能够开心益智,并未深入剖析,致使学者知其然而未知其所以然。只有懂得一切疾病的基本病理都是各种致病原因引起五脏功能障碍或亏损,都是气血津精亏损或运行不利,明白此证既有心气不足的病理,也有津凝为湿的病理,才能使每一味药的作用落到实处。二是虚实各有所偏,药量每随证变:此方原为证情偏虚者设,故人参、茯苓用量大于远志、菖蒲;若用于湿浊阻窍,证情偏实的善忘,茯苓、菖蒲用量又宜大于人参、远志。开心散用茯苓二两,菖蒲一两,远志、人参仅用四分,即展示这一变化。药量一变,作用殊途,法随证变,可见一斑。

[应用] 以神志异常,善忘兼见舌淡、苔白、脉虚为其辨证要点;眩晕当以血压偏低而兼湿浊阻滞为其用方指征。

[歌括] 定志参苓菖蒲远,四味为末蜜为丸,
心气虚损神不定,补虚安神庶可安。

龙齿清魂散(《张氏医通》)

[组成]　龙齿(醋煅)15g　茯神 10g　远志 15g　人参 15g　当归身 15g　麦门冬(去心)10g　桂心 10g　炙甘草 10g　延胡索 30g　细辛 5g

[用法]　为散,每服 12～15g,加生姜、大枣,水煎服,每日 2 次。

[主治]　心虚夹血,振悸不宁;产后败血攻心,笑哭如狂,面色无华,舌色晦黯,脉虚而涩。

[证析]　振悸不宁是本方主证,根据脏腑辨证,病位在心;面色无华,是气血虚损之象,舌色晦黯,脉虚而涩,是瘀血阻滞之征,结合脉证分析,此证属于心气不足,不能鼓运血流,成为心血瘀阻的虚中夹滞机理。产后必然损伤气血,成为正virt;瘀血不行,势必又成邪实,虽以哭笑如狂为其主证,却与振悸不宁的病理相同,兼有心包膜外痰浊阻滞而已。

[病机]　心气虚损,血运不利。

[治法]　补心安神,活血行瘀法。

[方义]　此方用龙齿镇静安神,辅以茯神、远志,安神力量为之增强。人参、炙甘草补心气,归身补心血,桂心补心阳,麦冬养心阴,五药同补阴阳气血之虚,与龙齿、茯神等药共呈补心安神功效。当归、延胡索有活血之功,与温通的桂心同用,可以增强行瘀力量,对于心气虚不能鼓运血流而呈血瘀心悸之证,投此可谓合拍。此证本属气虚血滞,却配远志、细辛畅气行津,是因血瘀难免津气亦随血滞故也。综上所述,此证属于心脑同病。

此方配伍延胡索、当归、桂心等活血化瘀,与以上两方并列,意在提示心气虚损可以兼见气滞、血瘀、湿阻三类病理改变,也说明无论何脏疾病,都要注意气血津液的盈虚通滞,作为施治依据。用此方治疗产后"败血攻心",笑哭如狂,方中远志是为痰阻心包而设。败血攻心,实指瘀阻血络,以致心神不安。

[应用]　以心区振悸不宁兼见面色无华,舌质晦黯,脉象虚涩为其用方指征。

[歌括]　龙齿清魂出医通,参草茯神远志同,
　　　　桂心归麦延胡索,心虚夹血此方从。

补心茯苓汤(《备急千金要方》)

[组成]　茯苓 24g　桂心 12g　大枣 20 枚　紫石英 6g　甘草 12g　人参 6g　麦门冬 18g　赤小豆 14 枚

[用法]　水煎,分 3 次服。

[主治]　心气不足,善悲愁恚怒,衄血面黄,或独语不觉,咽喉痛,舌本强,冷涎出(一作汗出),善忘,恐,走不定,妇人崩中、面色赤。

[证析]　心主神明。神能明静,须赖阳气温煦。心气虚则神失气温而悲愁恚怒,独语不觉。《灵枢·经脉》谓:"足少阴经脉循喉咙,夹舌本,……气不足则善恐,心惕惕如人将捕之。"心气根于肾气,肾气虚则常怀恐惧。津血全凭阳气固摄,才能安守于内,心气虚损,津血外泄,则为冷汗、衄血、崩中,上述诸证总因气虚不荣与气虚不固使然。衄血而兼面黄,是失血以后面色无华之象;崩中而兼面赤,是阳虚于下虚阳上浮之征;咽痛舌强,是阳气不足浊阴阻滞所致,也与经脉挛急有关。善忘是阳气不足与湿蔽的综合反映。

［病机］ 心气虚损，神失气温，血失气固。

［治法］ 补心宁神，益气护阴法。

［方义］ 此证有气虚津阻的病理存在，也有经脉挛急的病理存在。气虚应当补气，茯苓甘能补气之虚，淡能渗水之滞，一药双关而用量最重，自是主药，人参、甘草、大枣助茯苓补其气虚，赤小豆助茯苓行其水湿，麦冬滋其阴津，桂心温其阳气，甘、枣缓其挛急，紫石英重镇心神，合而成方，能呈补心宁神，益气摄血功效。综合上述，此证属于心系脑外包膜病变。

［应用］ 可以用于两个方面，一是神志异常，二是出血证候，兼见舌淡脉弱，即可使用。

［歌括］ 补心茯苓紫石英，桂心赤豆麦冬群，
人参草枣补心气，喃喃独语此方寻。

补益心气法共选4方，都以心气虚损为病机，补益心气为目的，但因具体征象不同，立法、处方亦就略有差异。妙香散的用途较广，惊恐悲忧，神情恍惚，心悸、健忘、衄血、溺血、盗汗、遗精都可使用。其基本病理是气虚不荣，气虚不摄，故其施治重点在于补气、固摄，佐以安神。定志丸所治眩晕、好忘、语无伦次三证，都是心气虚损与湿浊阻滞同时存在的病理改变。故补虚与祛痰化湿并重，并可随其所偏调整两组药的用量。龙齿清魂散所治振悸不宁及哭笑无常，都是心虚夹瘀的病理改变，故于补益阴阳气血虚损以外、配伍活血、调气、行津药物，体现补中寓通之法。补心茯苓汤所治独语不觉等证也是气虚不荣，气虚不摄机理，结构大体与妙香散相同。虽然4方都是补中寓通的配伍形式，但又各有侧重。妙香散重在通其气滞，故用麝香、木香；定志丸重在通其湿阻，故用远志、菖蒲；龙齿清魂散重在通其血瘀，故用延胡索、桂枝。补心茯苓汤重在补气，故用甘草、大枣。由此可知，任何一脏虚证都是夹滞者多，纯虚者少。

二、气虚欲脱—益气救脱

气虚欲脱，是指元气式微，心脏功能衰竭病变。

益气救脱，是据气虚欲脱病机所拟的治法。

【适应证候】 以面色苍白，精神淡漠，呼吸微弱，自汗如珠，心悸心慌，脉微欲绝为主证。

【病理分析】 心气虚衰，虚极欲脱，常以心悸心慌，面色苍白，神情淡漠，呼吸微弱，自汗如珠，脉微欲绝为主证。气血津精是五脏功能活动的物质基础，任何一种物质脱竭，脏腑功能活动亦就随之停止。气血津精之间，也是在生理上相互依存、相互转化，在病理上相互影响、彼此联系。虽然脱证最终都要归结到气，却与血、津、精紧密相关，所以，心气欲脱关乎气血津精各个方面。一般说来，虚脱征象可见以下七种病理。

1. 气虚欲脱：心气根于肾中元气，一切疾病日久不治，都要耗损肾中元气，所以景岳尝说"五脏之伤，穷必及肾。"元气亏损，心气无源，极度衰竭，即呈气虚欲脱危证。

2. 气随精脱：肾精是化生阳气的物质基础，设若淫欲无度，阴精脱竭，阳气虚陷不能上继，心气也就随之脱绝，此证可无其他征象，仅因交合泄精之后突然死亡。但久病临终，亦偶有因遗泄阴精，使阴阳失去维系而精脱于下阳亡于上者。此即《素问·生气通天论》所谓"阴阳离决，精气乃绝"机理。

3. 气随血脱：气为血的统帅，血为气的载体，两者相互依存而不相失。严重失血以后，血虚气无所依，遂呈阳气浮越脉外而见身热、汗出、口渴、脉大而芤。若不及时控制，阳气继续浮越，最终将会脱竭死亡。

4. 气随津脱：《素问·阴阳应象大论》说："阴在内，阳之守也；阳在外，阴之使也。"阴津与阳气共同运行于少阳三焦半表半里。阴津得阳气护卫，才能固密于内；阳气有阴津相济，才不至于化热。设若津液大量消亡，可呈气随津脱，这一征象，古人称为大汗亡阳。

5. 气阴两脱：多见于温病后期，热由肺卫传入心营，最易耗气伤津，呈为营热犹盛而气阴已衰；或热象已微而阴竭阳脱。此证于气虚欲脱之外，常见舌赤乏津，入夜心率加快等征象。

6. 内闭外脱：古人所说内闭外脱，实即神闭心衰，心神同病。此证若从病性言之，寒热均有。热证见于温病过程，壮火食气则气为之虚，逆传心包则神为之闭，若于身热烦躁，神昏谵妄之外，兼见脉虚，即属内闭外脱之象。寒证见于寒邪直中。寒邪直中，气机陡闭，神失气血温养而卒倒无知，如果兼见口开手撒，二便失禁，脉象虚散，即为内闭外脱之象。

7. 阳虚欲脱：气虚欲脱兼见四肢逆冷，即属阳虚欲脱。在正常情况下，阴阳相互维系以达到生理上的平衡。病至末期，阳气衰竭，阴阳失去维系能力，既不能鼓运血流以温养四肢，又不能固护营阴以阴阳相恋，阴失阳的固护，阴津不能内守，遂呈上气喘急，汗出如珠，四肢逆冷，脉微欲绝的阳虚欲脱危证。故《灵枢·经脉》说："阴与阳相离，离则腠理发泄，绝汗乃出，故旦占夕死。"

【立法组方】 综上可知，气虚欲脱之证，是以心及相关脏腑为其病变中心，并以神、心、血、脉、呼吸等病理改变为其主要特征。病至虚脱，总宜益气固脱。由于各种虚脱最终仍然都是气脱，所以益气救脱的人参也就成为必用之品。气脱、精脱、津脱，可用独参汤。血脱兼配当归、黄芪益气固脱或益气摄血。气阴两脱，兼配麦冬、五味子益气生津，两救气液，如生脉散。营热犹盛而心气已衰，兼配水牛角或生地黄、牡丹皮、青黛以凉血救脱，如参犀汤。阳虚欲脱，兼配附子回阳救脱，如参附汤。配伍这类方时注意药不宜多，以免互相牵制。此外，《温病条辨》以大定风珠育阴潜阳，加人参益气固脱，是为阴竭阳脱而设。用人参煎汤送服安宫牛黄丸以开心气之闭，固欲脱之气，是为内闭外脱的热证立法。用人参汤送服苏合香丸，治疗中寒气闭，猝倒无知，脉虚而散，又为内闭外脱的寒证而设，学者可以参阅有关治法。

【例方】

独参汤（《伤寒大全》）

[组成] 人参 10～60g

[用法] 加水，文火煎成浓汁，1次服。

[主治] 大量出血；或病至末期，证见面色苍白，神情淡漠，自汗如珠，心悸心慌，呼吸微弱，脉微细欲绝。

[证析] 本方可以用于两类见证：①大量失血，血虚气无所依，成为阴竭阳脱。②一般危重病人的气虚欲脱，气虚欲脱是以神、心、血、脉、呼吸发生病变为其主要特征。心神失养，故神情淡漠；心体失养，故心悸心慌；心气不足以鼓动血流，心血不足以充盈于脉，故面色苍白，脉微欲绝；阳气衰微，不能固护营阴，阴津外泄，故自汗如珠。同理，阳气衰微不能固护营血，则呈出血，此即气不摄血机理。上述征象虽属心系病变，其实是因元气竭绝所致。

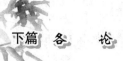

　　[病机]　气虚欲脱。

　　[治法]　益气固脱法。

　　[方义]　病至虚极欲脱,危在旦夕,当务之急,急宜益气固脱,庶几可以挽救生命。《本草正》谓人参"阳气虚竭者,此能回之于无何有之乡,阴血崩溢者,此能障之于已决裂之后。"可见人参的确堪称益气固脱良药。本方用人参一味峻补元气而不配伍他药,盖欲藉此挽大厦于将颓,不欲受其左右牵制。使用本方,剂量宜大,否则病重药轻,鞭长莫及。

　　元气生发于肾,从命门贯注于少阳三焦,充实于半表半里。此气不仅可以外防邪侵,内固阴血,五脏功能活动也唯此是赖。元气一衰,则三焦气竭,三焦气竭则阴血失固而外泄,心无气充而衰竭。人参大补元气,既可强心救脱,又可益气摄血,故对气不摄血的大量失血亦有卓越疗效。

　　[应用]

　　1. 以面色苍白,自汗息微,脉虚散或微细欲绝为其用方指征。若用此方治疗大量出血,病情尚未至于气随血脱程度,可用此方益气摄血;如果已成阴竭阳脱,又可用本方益气固脱,可以一举两得。

　　2. 临床报道　姚志雄等报道人参在危重证中的应用。中西医结合治疗心源性休克8例,其中1例曾休克6次,并心肌梗死1次,用大剂量人参而获效。6次休克西药治疗相同,红参用量不同,效果也有差异。前5次人参用量为日40g,结果用升压药后血压仍需较长时间方能稳定,四肢湿冷需3~4天才转温,休克解除时间最短5天,最长7天。第6次休克,人参用量第一天80g,浓缩频服,结果20小时后,四肢回暖,用升压药回升血压后也较稳定,4天后休克解除。对于固脱,认为大剂量浓缩煎频服优于小剂量。因浓缩频服作用时间较持久,有助于升压药回升血压后之稳定,促进阳气及早回复。(《新中医》,1983;8)

　　[化裁]

　　1. 胜金方(《张氏医通》)　人参一味为末,鸡子清搅新汲水调下3g。治吐血。失血,用此方加童便与服。此方加鸡子清有气阴双补之功。童便擅长止血化瘀,与人参同用,一具止血之功,一具摄血之力,用于出血,不仅有较好疗效,且无瘀留弊病,虽然药仅两味,却展示了一个大方的基本结构。

　　2. 人参散(云岐子方)　人参15~30g,麝香0.2~0.3g,冰脑0.1~0.2g,为散,水煎,和滓温服,治关格吐逆。"此云岐子治噎膈胃反关格不通九方之一。用独参汤峻补其胃,稍加脑麝以发越其气,得补中寓泻之至诀,乃肥盛气虚,痰滞中脘,及酒客湿热,郁痰固结之专剂,以中有脑麝善能开结利窍散郁也。"(《张氏医通》)

　　[歌括]　独参功擅得嘉名,脉微虚脱可回生,
　　　　　　一味人参煎取汁,大补真元义蕴深。

生脉散(《内外伤辨惑论》)

　　[组成]　人参15g　麦门冬15g　五味子10g

　　[用法]　水煎服。

　　[主治]

　　1. 热病后期,气阴两虚,心悸气短,动则尤甚,神倦眩晕,心烦不寐,舌红少苔,脉象细数。

2. 暑天汗出过多,气耗津伤,肢体倦怠,气短懒言,眩晕少神,口干作渴,脉象虚数。

3. 久咳肺虚,干咳少痰,短气自汗,口干舌燥,脉虚者。

[证析] 心悸气短;神倦眩晕,是本方主证;气阴两虚,虚极欲脱,是此证病机;舌红少苔,脉象细数,是气阴两虚辨证依据。温病末期,邪热灼津,壮火食气,成为气阴两虚。心气衰竭,无力鼓运血流,脑失阳气温煦,阴血滋荣,于是心悸、气短、眩晕;阴津亏损,无以上承于口,充盈于脉,于是舌红少苔,脉细而数。

[病机] 心肺气阴两虚,虚极欲脱。

[治法] 益气生津,强心救脱法。

[方义] 病至虚脱,宜急益气救脱,兼顾阴津。方中人参有补气生津两大功效。元气得补则心气有继,心气不衰,则心悸眩晕等证可以日趋好转;阴津得充,能上承于口,充盈于脉,舌红少苔,脉细而数等征象亦可逐渐正常。五味子擅长固津敛气,麦门冬功专养阴生津,可以增强益气生津力量,允为人参良助。三药同用,能呈较好强心救脱功效。

本方亦治肺经气液两伤。暑天气候炎热,人体为了维持体内常温,排出适量汗液而令热随汗泄,这是正常现象。然汗出过多,不仅耗伤津液,气亦随之散失而成气耗津伤。肺主布散津气,所谓气耗津伤,即指肺的气阴受损。气耗则身体倦怠,气短懒言,眩晕少神,津伤则口干作渴,至于久嗽肺虚而津伤气耗,证虽稍异而本质则同。方中人参益气生津,两相兼顾;麦冬润肺滋阴,五味子敛肺生津,助人参两救气阴,共呈益气生津之法。使气液得补,则诸证可解。

此方所治,从病位而言,是心肺病变;从病性而言,是气津亏损,所用之药能两救气液以补心肺虚损,选药甚精,配伍巧妙,可师可法,堪为典范,故是优秀古方之一。

[应用]

1. 以心悸气短,神倦眩晕,舌红少苔,脉细而数为使用本方依据。

2. 用治气阴两虚的久咳,必须审其干咳少痰,短气自汗,无表证者,始可用。

3. 所治眩晕是由血压偏低所致。此方有升压之功,血压上升,眩晕自然消失,与补中益气汤合用,疗效尤佳。

4. 汗出过多,小便赤涩,慎勿用利水药以重亡其津液,宜用本方加黄芪、当归。黄芪有实卫固表作用,可以增强止汗力量。汗止津回,则小便自调。

[歌括] 生脉麦味配人参,益气生津法可循,

　　　　气少汗多口干渴,病危服此可回生。

凉血救脱汤(曹勉为方,原方名参犀汤)

[组成] 人参 10～15g 水牛角 9～30g

[用法] 人参煎汁,水牛角煎汁,和匀服。

[主治]

1. 身热,烦躁不安,时有谵语,入夜尤甚,心悸气短,舌绛少苔,脉象虚数。

2. 热证出血,血热妄行与气不摄血两种病机同时存在者。

[证析] 此属营热犹盛,心力已衰机理。身热、烦躁,时有谵语,入夜尤甚,舌绛少苔,是热入营分之象;心悸气短,脉象虚数,是心力衰竭征。

[病机] 营热犹盛,心气已衰。

[治法] 凉血救脱法。

[方义] 营热犹盛而心力已衰,当一面清营凉血,一面强心救脱,才能两全。故方用水牛角清营凉血,人参益气救脱,两药合用,能呈凉血救脱功效。

救脱古方,有治气虚欲脱的独参汤,气阴两虚的生脉散,阳虚欲脱的参附汤,却无治疗热在营血,心力衰竭的古方。须知任何疾病有寒证就有热证,白虎加人参汤就是治疗气分热盛,心力已衰,脉见虚大的方剂。但治营热心衰却无成方。余友曹勉为创制此方,填补了救脱方的一个空白。

本方如果不用水牛角,仅师其清营凉血之法,配伍生地黄、玄参、牡丹皮、青黛,也能起到清营作用。

[应用]

1. 治疗热证心衰,以心悸、气短,脉象虚数兼见营分热象为其用方指征。

2. 用于出血证候,也以血热而兼脉虚为其辨证要点,是血热妄行与气不摄血两种病机同时存在。用水牛角清营凉血,人参益气摄血,正与病机符合。

[歌括] 验方人参犀角汤,药味虽少效力强,

心力衰竭兼营热,凉血救脱谱新方。

参附汤(《校注妇人良方》)

[组成] 人参 10～30g 附子 10～30g

[用法] 附子,人参同煮一小时,汤成,顿服,或分两次服。

[主治] 元气大亏,阳虚欲脱,四肢逆冷,汗出如珠,呼吸微弱,脉微欲绝。

[证析] 肾为先天之本,阳气生发之源。心赖阳气以鼓运血流,肺赖阳气以营呼吸,脾赖阳气以腐熟水谷,肝赖阳气以温养筋脉,肾赖阳气以转化阴阳;不仅五脏功能全凭阳气为其动力,津血亦赖阳气才能生化输泄。病至末期,途穷归肾,阳气衰微,不能达于四末,遂呈四肢逆冷;不能固护阴津,遂致汗出如珠;肺功衰竭,故呼吸微弱;心气无源,心功能衰竭,无力鼓运血流,故脉微欲绝,虽以心力衰竭为其主要见证,追本溯源,肾命元气衰微才是病变本质。

[病机] 阳虚欲脱。

[治法] 回阳救脱法。

[方义] 阳虚欲脱,病势垂危,急用大温大补之品以回阳救脱,庶几可以转危为安。方中人参大补元气,能振衰于式微,回阳气于将绝;附子是回阳救逆要药,能助人参生发阳气,有较好强心之功,参附同用,能令阳气渐旺,心功渐复,转危为安。此方药味虽少而用量较重,功力专而无所牵制,所以阳气虚脱非此莫属。方中人参不能用党参代替,以免药不胜病,铸成大错。

[应用] 以汗出肢冷,脉息俱微为其用方依据。一般阳虚自汗,亦可使用本方。

[化裁]

1. 芪附汤(《济生方》):黄芪、附子等份。加姜 5 片,水煎服。治阳气虚弱,自汗不止。此为卫阳不固的自汗,故用此方温阳、固表、止汗。

2. 术附汤(《济生方》):白术 24g,炮附子 10g,炙甘草 15g,加姜 7 片,水煎服。治中湿,自汗、体重、脉细。此为寒湿困脾的自汗,兼见身重,知为湿滞;兼见脉细,知为寒湿,故用此方温运脾阳,除湿止汗。

3. 既济丸(云岐子方)：熟附 30g(《准绳》用童便浸)，人参 90g，麝香少许。为细末，陈米饮糊丸，梧子大，每服 1～3g。米饮下。治关格，脉沉细，手足冷。"此云岐子第三方，用参加麝，单刀直入，以破中下二焦之结，药虽峻而用法最缓。"(《张氏医通》)

[歌括]　参附汤乃急救方，阳虚欲脱此堪尝，

　　　　汗出肢冷脉微弱，回阳救脱效力强。

益气救脱法共选 4 方，都为救脱而设，都以人参为主，结构都很简单，是相同点。独参汤是挽救虚脱的主方，亦可治疗出血，成为益气摄血之法。生脉散是为阴津亏损的脱证而设，亦可治疗一般气阴两虚。参犀汤所治较为特殊，属营热犹盛而心气已衰，故用此方凉血救脱；血热妄行与气不摄血两种病机同时存在的出血，亦可使用此方清营凉血，益气摄血。参附汤是治阳虚欲脱的有效名方，强心效力最强，但不能用于热证心衰。亦可治疗阳虚自汗。

三、心阳虚损—温补心阳

心阳虚损，是指阳气虚损，心失阳温而悸，神失阳温而狂，脉失阳温而挛病变。

温补心阳，是据心阳虚损病机所拟的治法。

【适应证候】　以心悸、惊狂、心区绞痛为主证，以兼见面色苍白、短气自汗、舌质淡嫩、脉迟无力为心阳虚损的辨证依据。

【病理分析】　此一病机，常以心悸、惊狂、心区绞痛为主证，但应兼见面色苍白、短气自汗、舌质淡嫩、脉迟无力才是心阳虚损之象。心主血脉，又主神明。血能正常营运，有赖心阳推动；神志所以明静，亦赖心阳温煦。若平素调摄不慎，或感受寒邪，伤损心阳；或病中误治，发汗过多而阳随汗泄，致使心阳虚衰而无力鼓运血流，元神也就失其温养，由是遂呈心悸、惊狂、面色苍白、短气自汗、舌淡脉迟。若因心之包络(冠状动脉)虚寒，则每因气候稍有改变，情绪稍微激动，心脉挛急，即呈心区憋闷或绞痛。

【立法组方】　治疗此证，法当温补心阳，振奋阳气，阳气复则心脉通，神得养而意识明。是以此证最宜选用桂枝、附子、人参、炙甘草为主温补心阳，适当配伍半夏、生姜之属流通津液。若兼心神不安，可佐重镇的龙骨、牡蛎，共呈温摄心阳之效。代表方如桂枝新加汤、桂枝去芍药加蜀漆龙骨牡蛎救逆汤、薏苡附子散。

心气虚衰与心阳虚衰在病变上有其内在联系，所以温补心阳与补益心气两法用药大体相同，此证多呈肢冷、畏寒、脉迟征象，用药重在温通，可与补益心气法合参。

【例方】

薏苡附子散(《金匮要略》)

[组成]　薏苡仁 150g　制附子 100g

[用法]　附子须制熟，以不麻口为度。二药为散，每次服 3g，日服 3 次。若作汤剂，当减其量。仅用十分之一即可。

[主治]　胸痹，心前区阵发性绞痛，舌体淡胖。

[证析]　《金匮要略》云："胸痹缓急，薏苡附子散主之。"所谓缓急，是指平时与常人无异，为缓；发作时心区绞痛，为急。胸痹病在心之包络，常因气滞、血瘀、痰浊凝聚所致。此方

所治,属于湿蔽胸阳机理。多因年事渐高,气化不及,既不能充分转化水谷精微为阴精、阳气,也不能充分化气行水,脂液积于包脉夹层,管壁变厚,管腔变窄,妨碍气血津液的正常流通,一旦感受寒邪或情绪激动,包脉稍有挛急,立即产生疼痛。此证何以知是湿蔽胸阳?从舌体淡胖知之。淡为无热依据,胖是湿胜征象,舌体淡胖,自属阳虚不能化气,湿浊壅蔽胸阳使然。

[病机] 阳不化气,湿蔽胸阳。

[治法] 温阳宣痹法。

[方义] 阳不化气,湿蔽胸阳。治宜温阳助其气化,除湿以宣痹阻。故方用附子温阳化气,助心行血治其本,薏苡缓解挛急,除湿宣痹治其标。使挛急缓、湿浊去而胸阳通,气化行、血行旺而包脉无阻,疼痛才会逐渐好转。因其病程较长,难求速愈,故以二药为散,以便长服。

[应用]

1.《方极》云:"薏苡附子散治胸中痹,恶寒者"。《类聚方》云"当有恶寒或浮肿证。"指出当有阳虚畏寒,或湿胜浮肿现象,才可使用本方。

2.《用方经权》云:"身体麻痹,如隔靴搔痒之证,或遍身生疣子之类,与此方有效。"此为少阴阳虚,血络及肤腠湿浊阻滞,肌肤失去气血温养所致。故用附子温肾阳以助气化,助心阳以畅血行,薏苡仁解肌以渗其湿。

3.《类聚方广义》云:"本方用于今之胸痹,痛休作有缓急者,或一身痹而恶寒,或浮肿疼痛者,皆有效。"

综观所治,都是通过本方温阳化气、除湿宣痹、缓解拘挛等作用达到治疗目的。只有治遍身生疣才是利用薏苡仁的特殊作用。

[歌括] 薏苡附子散,二药不须煎,
温阳宣痹妙,胸痹缓急餐。

桂枝去芍加蜀漆龙牡救逆汤(《伤寒论》)

[组成] 桂枝9g 生姜9g 甘草6g 大枣4枚 蜀漆5g 龙骨30g 牡蛎40g

[用法] 先煮蜀漆,余药后下,汤成,分3次,温服。

[主治] 心阳虚衰,心神不摄,惊狂,卧起不安。

[证析] 仲景《伤寒论》和《金匮要略》俱载有此方。《伤寒论》太阳篇云:"伤寒脉浮,医以火迫劫之,亡阳,必惊狂,卧起不安者,桂枝去芍药加蜀漆龙骨牡蛎救逆汤主之。"《金匮要略》则仅提出因"火邪者"用此方主之。故本方所治,多为表证医不如法,强发其汗,损伤心阳,以致阳气散乱,痰浊阻窍,而见惊狂,卧起不安。这里所指的惊狂与一般惊狂有所不同。《素问·举痛论》说:"惊则心无所倚,神无所归,虑无所定。"结合仲景将此方列于《金匮要略》惊悸门来看,卧起不安就是惊狂的具体征象,它与《素问·病能》提出的阳厥狂怒,躁扰多怒,骂詈不避亲疏有根本不同。

[病机] 心阳虚衰,痰浊阻窍。

[治法] 温摄心阳,涤痰开窍法。

[方义] 本方是为心阳虚衰,心神不摄,痰阻脑外,以致卧起不安而设,体现镇惊安神,温摄心阳,涤痰开窍法则。方以桂枝汤为基础,因属心阳受损,痰浊阻窍,故去阴柔之芍药,

唯留桂枝、甘草等药专助心阳，而以甘草、大枣甘以缓急；加入劫痰力量很强之蜀漆，使其痰浊涤除，神志自清；重用龙牡镇惊安神，令神志安静而惊狂卧起不安庶几可解。方中蜀漆即常山之苗叶也。

［应用］

1. 以卧起不安为主证，审其舌淡苔白，确属阳虚，才可使用。

2.《方舆輗》云："不寐之人，彻夜不得一瞑目，及五六夜，必发狂，可恐也，当亟服此方，蜀漆能去心腹之邪积也。"陆渊雷云："彻夜不得眠，即所谓卧起不安，故本方主之。须知仲景所举证候，为用药处方之标准，推而广之，可以泛应变化无穷之病情。"

［歌括］　蜀漆龙牡救逆汤，桂枝去芍七味尝，

　　　　　卧起不安心阳损，温摄心阳病体康。

温补心阳共选2方，虽然都治心系阳虚却又各有所主。就病位而言：薏苡附子散以心痛为主证，病在心体之络脉；桂枝去芍加蜀漆龙牡汤以卧起不安为主证，病在心系之脑膜。就病机治法而言：一方是阳不化气，湿蔽胸阳，故以温阳宣痹之法以通津液之壅；二方是心阳虚衰，痰浊阻窍，故以温摄心阳、涤痰开窍之法以涤其痰。就方剂结构言之：一方是温而兼宣湿痹，二方是温而兼涤痰浊，二方所治均非心阳衰竭。

四、阳虚厥逆—回阳救逆

阳虚厥逆，是指心肾阳虚导致四肢逆冷病变。

回阳救逆，是据阳虚厥逆病机所拟的治法。

【适应证候】　以四肢逆冷为主证；兼见神倦欲寐，脉象微细，为辨证依据。

【病理分析】　阳虚厥逆是以四肢逆冷为主证；但须兼见神倦欲寐，脉象微细，才是阳气衰微所致。《伤寒论》说："阴阳气不相顺接便为厥，厥者，手足逆冷是也。"手足逆冷与气血虚滞有关；与行于脉络内外之气，心主之脉，肝主之膜，都有关系。所以四肢逆冷常由病在少阴、厥阴引起。综观仲景论厥条文，举凡阳气式微，阳气耗散，阳为阴遏，阳为血滞，阳为脉阻，阳气郁结，阳气内聚，都可出现四肢逆冷。此证属于阳气衰微，不达四末；或过汗亡阳不及补充机理，其证至重至危。

《素问·厥论》说："寒厥之为寒也，必从五指而上于膝者，何也？阴气起于五指之里，集于膝下而聚于膝上，故阴气胜则从五指至膝上寒，不从外，皆从内也。"石顽引申其义："论得寒厥之由，以其人阳衰不能渗营其经络，阳气日损，阴气独在，故手足为之寒。"由于肢冷脉微是因自身心阳虚衰不能鼓运血流，阳气不能依附血运达于四末所致，故《黄帝内经》谓其"不从外，皆从内也。"

形成四肢厥逆尚有以下几种病机，所有机理均与脉内血气、脉外津气、脉络挛急有关，附识于此以资参考。

阳气衰微，阴盛郁阳：阳虚阴盛，四肢逆冷而兼烦躁呕吐，是气因寒而凝涩，脉因寒而收引，津因寒而凝聚，阴盛阳郁，阳气既虚且郁，不能达于四末，是以四逆烦躁与呕吐并见。吴茱萸汤之温肝解郁，降泄浊阴，即为此一机理而设。

寒伤厥阴，血脉凝滞：多因寒邪直中厥阴，或因平时脉为寒滞，以致脉因寒而收引，血因

寒而凝涩,阳气不能随其血流温煦四肢,呈为手足寒冷。此证虽然四肢欠温,因非自身阳微,所以心功如常,并非危证,常以冷痛为主,治宜温经散寒,调营通滞,当归四逆汤即为此一机理而设。

阳气内郁,不达四末:这里所指阳气,实指卫气而言。卫气能够正常达于四末,端赖肝气正常疏泄。如果肝气郁结不伸,脉为卫气约束,血络紧张、挛急,妨碍营卫二气达于四末,常呈指尖微冷,脉带弦象,调气疏肝,柔肝缓急,四逆散即为此证而设。

营阴被夺,血行不利:急性热病,热盛阴伤,血中水分被夺,血变浓稠,运行不利,不能运载血中之气达于四末,遂呈厥冷。此证常以四逆与胸腹灼热同时并见为特征,即《伤寒论》所谓"伤寒脉滑而厥者,里有热也,白虎汤主之"。此种热厥,用白虎汤,撤热保津,则厥逆可回。

阳为阴遏,不达四肢:《伤寒论》谓:"病人手足厥冷,脉乍紧者,邪结在胸中,心下满而烦,饥不能食者,病在胸中,当须吐之,宜瓜蒂散。"四肢逆冷兼见心下烦满,饥不能食,脉乍紧者,是因胸中浊阴凝结,阳气为痰浊所遏,不能外达四肢,宜用瓜蒂散吐其痰浊,浊去气通,四逆自愈。此证与吴茱萸汤证都是浊阴蔽郁阳气机理,但有一寒一热,一虚一实之异。从此可见,一切病变,都要结合经脉弛张、气血津液盈虚通滞进行辨证,才能阐明一切病理。

【立法组方】 阳气衰微而呈四肢逆冷,法当回阳救逆,选用附子、干姜、肉桂之类组合成方,使心阳振奋,肢冷脉微征象自然消失,如四逆汤、四逆加人参汤即其代表方。

心阳衰竭,阳虚阴盛,可以出现阴盛格阳。每在肢冷脉微同时,兼见身热、面赤。兼见面赤是阴盛于下而阳浮于上,称为戴阳。若肢冷脉微而身反发热,又系阴盛于内格阳于外的阴盛格阳证。所谓阴盛格阳,系因阴寒太盛,逼迫阳气外浮,犹如强盗踞室,主人外窜。所以戴阳、格阳均属真寒假热。根据治病求本原则,仍宜选用干姜、附子之类益火消阴,使虚阳不致浮越,假热征象也就消失。如通脉四逆汤即为此而设。亦可在回阳救逆方中加入少量清热药物,成为"甚者从之"的从治法。如通脉四逆加猪胆汁汤就是此种配伍形式。

心阳根于肾阳,上述诸证虽然病位在心,实是肾中阳微,阳气无源。这类方以干姜、附子为主药的道理何在? 盖附子不仅能温心阳,尤能温肾阳以助气化,用此可以兼顾两脏;配干姜温运脾阳,有温后天以养先天之意。

【例方】

四逆汤(《伤寒论》)

[组成] 制附子 15~30g 干姜 9g 炙甘草 12g

[用法] 加水久煮,以不麻口为度,分 3 次温服,1 日量。

[主治] 少阴阳虚,四肢逆冷,恶寒踡卧,神疲欲寐,脉沉微者;中焦虚寒,或吐或利,或吐泻交作,脉迟弱者;误汗或过汗亡阳,恶寒汗出,舌淡苔白者。

[证析] 肢冷脉微,或吐或泻是此方主证;少阴阳虚,是此证病机;其余征象是阳气衰微的辨证依据。少阴阳虚,阳气不能达于四末,故四肢逆冷;不能鼓动血行,故脉微欲绝;中阳衰微,升降失调,故或吐或泻,或吐泻交作;不能腐熟水谷,故下利清谷。若素体阳虚而误汗、过汗,表卫阳气随汗外泄,则呈恶寒自汗,上述见证反映阳气不固与阳气衰微两种基本病变。

[病机] 少阴阳虚,四肢逆冷。

[治法] 回阳救逆法。

[方义] 根据"寒者热之"的治疗原则,阳虚阴盛以致肢冷脉微,法当回阳救逆,振奋欲

绝微阳,本方即体现这一法则。附子大辛大热,回阳力量很强,使少阴之阳振奋,阳气能达四末而肢冷脉微之证可除。干姜温中散寒,使脾阳得温,能运化水谷而下利清谷之证可愈。干姜与附子同用,一温先天以生后天,一温后天以养先天,相须为用,相得益彰。甘草补元气,通经脉(缓其挛急达到通脉目的),利血气,并能制约干姜、附子之猛峻,成为有制之师,合而成方,能呈回阳救逆之效。此方药简效宏,是较好的古方之一。

原著在太阴、少阴、厥阴、太阳各经均曾用过本方。太阴用此以温中焦之寒,少阴用此以温命门之火,厥阴用此以回四肢之厥,太阳用此以救过汗亡阳,说明本方擅长振奋阳气,专为五脏功能衰竭而设。或谓此方药仅3味,而谓能治五脏阳气虚衰,是否言过其实?须知五脏之阳皆根于肾中元阳,方中附子是温煦肾阳佳品,通过温煦元阳,则五脏阳气之来源不乏,虽温一脏而五脏皆受其荫。何况附子"禀雄壮之质,有斩关夺将之气,能引补气药行十二经以追复散失之元阳,引补血药入血分以滋养不足之真阴,引发散药开腠理以驱逐在表之风寒,引温里药达下焦以祛除在里之冷湿。"并非专走一经,气血表里无所不至,实能振奋五脏阳气。辅以擅长温脾肺阳气之干姜、益气之甘草,谓其能温五脏之阳,实非过誉。

[应用]

1.《济生方》云:"姜附汤(即本方)治五脏中寒,口噤,四肢强直,失音不语;或卒然晕闷,手足厥冷者。"说明本方不仅能治久病阳气衰微,亦能治疗寒邪直中三阴,引起脉络挛急、气血不通的证候。

2.《古方便览》云:"世医所谓中寒中湿,及伤寒阴证,霍乱等诸证,厥冷恶寒,下利腹痛者,皆可用四逆汤。"这是侧重于中焦的见证。

3.《类聚方广义》云:"四逆汤,救厥之主方也。然伤寒热结在里者;中风卒倒,痰涎沸涌者;霍乱吐下,内犹有毒者;老人食郁,及诸卒病闭郁不开者,纵令全身厥冷,冷汗脉微,能审其证,以白虎、泻心、承气……备急、走马之类解其结,通其闭,则厥冷不治自复,若误认为脱证,遂用四逆、真武,犹如救经引足,庸工杀人常坐此。"指出本方并非适用于一切四肢逆冷,若系真热假寒而误投此方,则有抱薪救火之失。

4. 本方能兴奋心脏及胃肠功能,促进血液循环,治疗新陈代谢机能低下或衰竭。可用于急性胃肠炎吐泻过多,或急性病大汗出而呈现虚脱者。以本方为基础加减,治胃下垂亦有效。

[化裁]

1. 通脉四逆汤(《伤寒论》)　即本方干姜剂量加重一倍。治少阴病,下利清谷,手足厥逆,脉微欲绝,身反不恶寒,其人面色赤,或腹痛,或干呕,或咽痛,或利止脉不出者。成无己说:"下利清谷,手足厥逆,脉微欲绝,为里寒。身热不恶寒,面色赤,为外热。此阴盛于内,格阳于外,不相通也与通脉四逆汤散阴通阳。"

2. 通脉四逆加猪胆汁汤(《伤寒论》)　即本方干姜剂量加重一倍,再加猪胆汁。治吐已下断,汗出而厥,四肢拘急不解,脉微欲绝者。张锡驹说:"吐已下断者,阴阳气血俱虚,水谷津液俱竭,无有可吐而自己,无有可下而自断也。故汗出而厥,四肢拘急之亡阴证与脉微欲绝之亡阳证仍然不解,更宜通脉四逆加猪胆;启下焦之生阳而助中焦之津液。"

3. 茵陈术附汤(《医学心悟》)　即本方加茵陈、白术。治中焦寒湿,舌苔灰滑,四肢逆冷,面目俱黄,黄色晦黯者。减去白术,即茵陈四逆汤,治证同。此即黄疸中的阴黄,是素体阳虚而又感疫毒所致。故用四逆汤振奋阳气,治其本寒,茵陈清热解毒,治其标热。

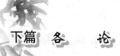

[歌括]　四逆汤用姜附草,肢冷脉微吐利尝,

回阳救逆功偏擅,通脉四逆倍干姜。

四逆加人参汤(《伤寒论》)

[组成]　附子15~30g　干姜8g　炙甘草10g　人参5g

[用法]　加水久煮,汤成去渣,分2次,温服。

[主治]　元阳虚脱,四肢逆冷,汗出如珠,呼吸微弱,意识模糊,脉微欲绝。

[证析]　肢冷脉微,是本方主证;元阳虚脱,是此证病机。病至末期,肾中元阳衰竭,心阳根于肾阳,肾中元阳衰竭,心阳随之亦微,阳气不能到达四肢末端,于是四肢逆冷;无力鼓动血流,于是脉微欲绝;阳气衰微,阴失阳护,阴津外泄,于是汗出如珠;阳失阴恋,浮阳飞越,于是阳虚欲脱。

[病机]　元阳虚脱。

[治法]　回阳救脱法。

[方义]　元阳虚脱,危在顷刻,急投回阳救脱之方,庶几可以挽回生命。仲景此方实开回阳救脱法之先河,成为救脱方之鼻祖,参附汤即脱胎于此。方中人参大补元气,附子大温元阳,再加甘草助人参益气,干姜助附子回阳,阳气得其温补,能够达于四末而四肢温矣!心阳振奋,能够鼓动血流而脉实有力矣!阳气充盛,阴得阳护而自汗止矣!五脏生机一旺,呼吸微弱,意识模糊等证瘳矣。

《伤寒论》云:"恶寒脉微而复利,利止,亡血也,四逆加人参汤主之。原著并未指出本方所治属于虚脱危证,所以临床医家很少用到此方,《景岳全书》改为四味回阳饮,谓治"元阳虚脱、危在顷刻",可谓独具卓识。原著所谓亡血,实指血中阴津亏损而言。

[应用]

1.《卫生宝鉴补遗》云:"治伤寒阴证,身凉而额上、手背有冷汗者。"身冷、额汗,正是阳气衰微、阴津外泄之象,投此回阳益气之方可谓对证。

2.《方舆輗》云:"血脱及手足厥冷者,急与四逆加人参汤,迟延则不可救。"这里指出本方能治两类疾病,一是阳不固阴,血中津少;一是阳气衰微,手足逆冷。

[歌括]　四逆加参效力强,参附姜草合成方,

阳虚欲脱成危证,救脱之功在回阳。

回阳救急汤(《伤寒六书》)

[组成]　熟附子10g　肉桂5g　干姜10g　人参10g　白术10g　茯苓15g　炙甘草5g　陈皮10g　制半夏10g　五味子5g　麝香0.1g。

[用法]　加姜3片,水煎去渣,调入麝香,温服。手足温和即止,不得多服。

[主治]　寒邪直中三阴,四肢逆冷,吐泻腹痛,身寒战栗,或指甲、口唇青紫,或吐涎沫,不渴,舌淡,脉沉迟,甚或无脉。

[证析]　此证属于阳气素虚,寒邪直中三阴。寒邪直中,太阴受寒,胃肠挛急,津气逆乱,升降失调,则吐泻腹痛;少阴受寒,脉因寒挛,血因寒凝,运行不利,阳气不能随血达于四末,则四肢逆冷;厥阴受寒,气因寒郁而身寒战栗,血因寒凝而指甲口唇青紫,津因寒结而口吐涎沫,其余舌脉均系虚寒辨证依据。综上,此证从脏腑辨证定位,病在三阴;从八纲辨证定

性,属于虚寒;从气血津液辨证定量,属于津气逆乱,血行不利;审证求因,属于寒邪直中。其基本病理是:素体阳虚,寒邪直中→经遂挛急→气血津液凝涩失调→出现危证。

　　[病机]　寒邪直中三阴。

　　[治法]　回阳救急法。

　　[方义]　治疗此证,当用温阳药物,祛散外寒,振奋阳气;调气行津之品,扶助正气,复其升降。俾阴寒外散,阳气振奋,元气得补,气血和调,病庶可愈。故方用大辛大热之附子、肉桂、干姜以外散寒邪,内温阳气;得芳香走窜,宣通气血之麝香辅之,令寒无容身之所而尽被祛除,气血宣流而升降有序;得益气补虚,利气行津之六君子汤助之,令元气充而津气调,津气调而升降复。五味子与人参、附子相配,有补益心气之功;与麝香为伍,有防止辛散耗气之意。此方既有人参、附子回阳救脱,也有干姜、附子、茯苓、白术祛散寒邪,调理津气,是将温散与温补二法融为一体的一种结构。

　　学习此方还要注意三点:①五脏经隧有遇寒则收引的特性,观其寒中三阴,中于少阴则脉络收引,影响气血运行而呈四肢逆冷;寒中太阴,则胃肠挛急影响津气升降失调而呈吐泻腹痛;寒中厥阴,膜原挛急则身více战栗,都是经隧因寒而收引的病理改变,不用解痉药者,寒散则经隧舒矣。②方中麝香能够宣通气机,治疗心腹暴痛,古人早有论述,《名医别录》谓治"心腹暴痛,胀急痞满"即是实例。药理研究证实本品小量能够兴奋中枢神经,并有升压作用,功能衰竭配伍麝香原本无可指摘,但宜量少,否则将适得其反。③此方是以治疗少阴为主,太阴为辅,原著所谓"呕吐涎沫,或有小腹痛,加盐炒茱萸"才是厥阴受寒的典型征象,故加吴茱萸温肝降逆,行气止痛。"无脉者,加猪胆汁一匙"是阴寒太盛,防其格拒,故加苦寒的胆汁同气相求,体现"甚者从之"的反佐法。"泄泻不止"是清阳下陷现象,故加升麻、黄芪举陷升阳;"呕吐不止"是浊阴上逆象征,故加姜汁降逆止呕。推求其意,总在调理津气升降。

　　[应用]　原著云:"治寒邪直中阴经真寒证。初病起,无身热,无头疼,只恶寒,四肢厥冷,战栗,腹痛吐泻,不渴,引衣自盖,蜷卧沉重,或指甲唇青,或口吐涎沫,或至无脉,或脉来沉无力者,宜用。"可见此方原为寒邪直中阴经的暴病而设,与四逆汤所治不同。

　　[歌括]　回阳救急桂附姜,参术苓草陈夏匡,
　　　　　　五味麝香十一味,寒邪直中服之康。

　　　　回阳救逆共选3方,都有四肢逆冷见证,都是少阴阳虚,都用干姜、附子温阳,是相同处。四逆汤是治三阴虚寒厥逆的代表方,后世回阳之方每师此方干姜、附子同用之法。四逆加人参汤因加人参大补元气,一变成为回阳救脱先河。回阳救急汤则一反其常,是外散寒邪、内温阳气、补散结合的结构,属于变法。唯寒邪直中三阴始宜,自身阳气衰微,很少用及,如果要用,亦需减去辛窜的麝香。

五、心阴不足—补益心阴

　　心阴不足,是指心系阴津亏损病变。

　　补益心阴,是据心阴不足病机所拟的治法。

　　【适应证候】　以惊悸、健忘、失眠、多梦为主证,以兼见胸中烦热、口燥、咽干、舌红少苔、脉象细数为辨证依据。

【病理分析】　心阴不足,常以惊悸、健忘、失眠、多梦为主证,但须兼见胸中烦热、口燥咽干、舌红少苔、脉象细数才是心阴不足之象。上述征象从神、心、血、脉、舌五个方面反映营阴受损,自是血中之液亏损所致。究其心阴受损原因,则外感热病、热灼营阴者有之,七情内伤、营阴暗耗者亦有之。

【立法组方】　心阴亏损,法当补益心阴,血中津液得以补充,阴虚征象才能逐步消失。此法常用生地黄、玄参、麦冬、阿胶之属组合成方,如加减复脉汤、天王补心丹、真珠母丸等即体现此种配方法度。由于心阴不足的主要征象是心神不安而呈失眠、多梦、惊悸,故本类方剂常在补养心阴基础之上配伍人参、茯神补心气以安心神,酸枣仁、柏子仁养心血以安心神,琥珀、朱砂、珍珠母、石决明清心热以安心神,龙骨、牡蛎镇心脉以安心神,体现了养心安神、补心安神、清心安神、镇心安神等不同法则。这种结构是治疗心脏病变所独有,故与治疗其他脏腑阴津亏损方剂有所不同。

心阴不足,多呈阳亢征象,所以本类方剂常配适量清热药。所举珍珠母丸配伍犀角(现以水牛角代)就是实例。本类方剂用龙骨、牡蛎、真珠母、石决明等平肝潜阳,是因肝主身之筋膜,心、肝、肾三脏阴津亏损,都可出现筋膜失养病变。头晕目眩归属于肝,惊悸不眠归属于心,遗精梦泄归属于肾,只是根据不同部位和征象分属三脏而已。配伍上述药物,可以达到制其亢阳和镇心安神目的。

如果阴虚阳亢征象显著,即呈阴虚火旺,单纯补养心阴不能取效,应当补其不足之阴,泻其亢盛之阳,使阴不虚,阳不亢,阴阳才能协调,如黄连阿胶汤即体现此种配伍形式。

心阴源于肾阴,肾水充盛,才能水火相济,通过补肾滋阴,可以治疗营阴不足,所以本类方常配补肾滋阴的生地黄、玄参之属,达到补益心阴目的。

【例方】

加减复脉汤(《温病条辨》)

[组成]　炙甘草18g　干地黄18g　生白芍18g　麦门冬15g　阿胶9g　火麻仁9g

[用法]　水煎服。剧者,加甘草至30g,地黄、白芍至24g,麦门冬至21g。

[主治]　温病后期,阴血耗伤,咽干舌燥,手足心热,脉虚大者;或心中动悸,舌强神昏者;或热退身凉,唯耳聋者;或脉结代者;或口燥咽干,神倦欲眠,舌赤苔老者。

[证析]　此方是为热病后期,阴血耗伤而设。热入心营,经过治疗,虽已热退身凉,阴津已被热劫,以致心系所属神、心、血、脉、舌各个组成部分均为所累,出现异常。阴津亏损,无以养神,则神昏、神倦;心体失养,则动悸不宁;脉失充盈,则呈虚大;脉络时而微挛,则呈结代;窍隧失养,则舌为之强;血变浓稠,则舌为之红;阴精脱竭,则耳为之聋;其余手足心热,咽干口燥,苔干苔老,都是一派阴津被劫征象,无非证明上述诸证确系心阴受损。

[病机]　热病伤阴。

[治法]　甘润存津,滋阴补血法。

[方义]　热邪伤阴出现心系病变,施治要旨在于甘润存津。此方旨在育阴而用甘草为主,是因此物可补心气之虚,可缓心系之急,并有甘守津回作用,可以兼顾心气、心阴、心脉三个方面;地黄功专凉血养阴,可清血中未尽余热,可合阿胶滋养阴血;麦冬滋血中津液,白芍益阴并缓脉络之挛,火麻仁润其燥涩,合而用之,能呈甘润存津,滋阴补血功效。

此方是由仲景炙甘草汤化裁而成,所以甘草用量最重。《本草备要》尝谓:"益气、补中、泻火、解毒诸剂,皆倚甘草为君,必须重用,此古法也。"此方有赖此药缓心系之急以复脉,故非重用不为功。

此方亦可用于肝阴亏损,筋膜失养诸证。方中芍药甘草柔肝缓急,其余诸药润燥养筋,观吴氏所制一甲复脉、二甲复脉、三甲复脉诸方均以此方加味,可知芍药、甘草之用全在缓急。

[应用] 所列主证,但见一证便是,不必悉具。但须具备下述指征,才可使用。其一,见于热病后期;其二,兼见口燥、咽干、舌红、苔燥。脉虚甚者可加人参益气强心,气阴双补,体现滋阴救脱法。

[歌括] 《条辨》加减复脉汤,草芍胶麻麦地黄,

热入少阴阴血损,甘润存津法莫忘。

天王补心丹(《摄生秘剖》)

[组成] 生地黄120g 人参12g 玄参15g 丹参15g 白茯苓15g 五味子15g 远志15g 桔梗15g 天门冬6g 麦门冬6g 当归6g 柏子仁6g 酸枣仁6g

[用法] 蜜丸、朱砂为衣,每次服9g。

[主治] 阴亏血少,心悸,健忘,失眠,梦遗,大便干燥,口舌生疮,舌红少苔,脉细数。

[证析] 心悸、健忘、失眠、梦遗是本方主证;阴亏血少是此证病机;其余脉证是阴虚之辨证依据。人之所主者心,心之所养者血,阴亏血少,心体失养,是以心悸。心的藏神作用实指大脑功能而言。大脑进行正常思维,全凭气血津精作为物质基础。今因阴亏血少,脑失濡养,是以不耐思考,甚至健忘。阴亏血少,阳亢不入于阴,阴虚不能涵阳,是以失眠。遗精本属肾病,但亦有阴虚于下,阳亢于上,日有所思,夜有所梦而遗,此即所谓神摇于上,精泄于下机理。何以知道上述四证是因阴亏血少?从大便干燥,舌红少苔,脉细而数知之。

[病机] 阴亏血少。

[治法] 养心安神法。

[方义] 阴亏血少,治宜滋阴补血,心神失养,法当养心宁神。此方生地黄擅长凉血滋阴,用量大于诸药八倍,得玄参相助,同入肾经滋肾水以制心火,同入血分泻亢阳而滋阴津;天冬、麦冬擅长清养肺胃,补充气分津液,四药同用,成为以滋补心肾阴津为主,肺胃阴津为辅和滋血中阴津为主,气分阴津为辅的配伍形式。配人参补心气的不足,五味子敛心气的耗散,当归助生地黄养血和营,柏子仁、酸枣仁养心宁神,又成为以滋阴为主,补血为辅,兼补心气的配伍形式。诸药皆补,须防壅滞,补中寓通,才无滞碍。是以方中有人参、五味子益气,即有桔梗开提肺气;有生地黄、当归补血,即有丹参活血行滞;有生地黄、玄参、天冬、麦冬滋阴,即有茯苓甘淡渗湿,又成为补中寓通的配伍形式。诸药性沉,恐难上达,故假桔梗之浮以为舟楫;三焦若滞,虑其水火难济,复用远志祛痰以宣其滞,二药又寓载药上行和交通心肾之法。至于用朱砂为衣,一则可以清心安神,二则可以防止诸药霉变,也有所取。诸药合用,使阴血得补则动悸除,心神得养则记忆复,阴能涵阳则睡眠安,水火相济则梦遗愈。

此方选用桔梗、丹参、茯苓、远志宣通气血津液,桔梗又可载药上行,丹参又可补血,茯苓、远志又可宁神,都是一药两用,学者识之。

[应用]

1. 四个主证但见一证即可使用本方,但须兼见大便干燥、舌红少苔,脉象细数,才是阴

亏血少机理。故便干、舌红、少苔、脉细是其辨证要点。

2. 气血津液同补,能使心神得养,本为心悸、健忘而设。若用本方治疗失眠,酸枣仁之量宜重;治疗梦遗,可加龙骨、牡蛎固肾涩精。

[歌括]　养心安神补心丹,阴亏血少悸不眠,

归地二冬酸柏远,三参苓桔味为丸。

真珠母丸《《普济本事方》》

[组成]　真珠母(研粉)10g　当归45g　熟地黄45g　人参30g　酸枣仁30g　柏子仁30g　犀角(现用水牛角代,锉细为末)15g　茯神15g　沉香15g　龙骨15g

[用法]　细末,蜜丸,辰砂为衣,每次服3g,开水送服。

[主治]　心肝阴血不足,夜寐不宁,时而惊悸,头晕眼花,脉细者。

[证析]　此方是为惊悸而设。目击异物,耳闻异声,遇险临危,心存恐怖,突然心率加快,谓之惊悸。是神、心、血、脉发生病变的综合反映,与一般心悸有所不同。一般心悸,有因阴血亏损而悸者,有因水气凌心而悸者。如果仅因血虚心体失养,或水气上凌于心,不会受惊以后才呈心悸。此证因惊致悸,不仅心血有亏,心气亦有不足,以致一遇意外,心脉收引,即呈惊悸。其余夜寐不宁是惊悸带来之果,头晕眼花是阴虚阳亢表现,脉细是血虚不能充盈于脉征象,亦可作为佐证。

[病机]　心肝气血不足,阴虚阳亢。

[治法]　益气补心,清热宁神法。

[方义]　因惊致悸,治宜镇惊安神。真珠母寒凉质重,擅长潜阳定惊,有龙骨为伍,重镇力量为之增强;得酸枣仁、柏仁、茯神相助,安神力量亦颇显著。因虚致惊,又宜补其虚损。人参补心胆之气,当归、熟地黄补心肝之血,气壮血充,才能气定神闲而不为外事所扰。头晕眼花是阴虚阳亢,故以善清血热的水牛角清之;阳亢于上是气机升多于降,故以降气著称的沉香降之,二药又为调理阴阳升降而设。诸药合用,可呈定惊止悸,补虚安神功效。

[应用]　惊悸兼见舌红、少苔、脉细,即可使用。若舌苔厚腻,当用滚痰丸之类,非本方所宜。

[歌括]　真珠母丸归地黄,酸柏参苓配沉香,

犀角龙骨为丸服,滋阴宁神效力强。

酸枣仁汤《《金匮要略》》

[组成]　酸枣仁20g　川芎20g　茯苓10g　知母10g　甘草5g

[用法]　先煮酸枣仁,余药后下,汤成去渣,分3次,温服。

[主治]　虚烦不眠,心悸盗汗,头晕目眩,口燥咽干,脉弦细或细数。

[证析]　《灵枢·邪客》谓:"卫气昼行于阳,夜行于阴。卫气独行于阳,不得入于阴,阴虚,故目不瞑。"说明失眠与卫气不能由阳入阴有关。卫气出入,须藉少阳三焦为其通路,三焦一有所阻,阳不入阴,则不寐。半夏汤、温胆汤等即为痰湿壅滞三焦,卫气出入受阻而设。失眠亦与阴血虚损有关。阳入于阴以后,须藉阴血包涵,阴血一虚,不能涵阳,亦不寐。六味地黄丸、天王补心丹等即为阴血亏损而设。脑为元神之府。失眠亦与血络瘀阻,脑失血濡有

关。血府逐瘀汤所治,即属瘀血阻滞机理。此外,也与气郁化热,热扰心神,神失宁静有关。栀子豉汤、朱砂安神丸等所治,即属热扰心神,神不宁静机理。此方所治是血虚血滞,湿阻热郁的综合反映。

[病机] 血虚血滞,湿阻热郁。

[治法] 养血安神法。

[方义] 本方治疗失眠,是从营血不足、血行不利、三焦湿阻、热扰心神四个方面论治,并非单从某一方面用药。方用酸枣仁养血安神,使血不虚则阴能涵阳;川芎活血行瘀,使血流畅则血能养神;茯苓淡渗利湿,使三焦无阻则阳能入阴;知母清三焦之热,使热不扰则神自安宁;复用甘草和调诸药,共奏安神功效。由于酸枣仁用量最重,虽有川芎、茯苓、知母消除各种失眠原因,养血安神却居主要地位,故称养血安神法。川芎量少则能兴奋中枢神经,量大则能抑制中枢神经达到安眠目的,故川芎剂量宜重。

[应用]

1. 使用本方治疗失眠,当从四个方面加减。阴血不足,可加生地黄、玄参、麦冬;瘀血为主,可加赤芍、桃仁;湿浊阻滞为主,可加半夏、远志、石菖蒲;热象显著,可加栀子、淡豆豉、石膏。

2. 治疗心悸可加龙骨、牡蛎。

3. 治疗盗汗可加桑叶、牡丹皮、滑石、牡蛎。

4. 治疗眩晕、痰湿较重可加半夏、竹茹;气虚可加人参、麦冬、五味子。

[歌括] 酸枣仁汤用枣仁,苓知芎草五物行,

　　　　阴血亏损烦不寐,养血安神神自宁。

　　补益心阴法共选4方,都在补阴的基础上兼配安神药物,是其相同处。但因所治证候不同,配伍也就各具特点。加减复脉汤治热病伤阴证候,体现甘润存津、滋阴补血之法。于大队滋阴补血之中重用甘草甘守津回,是配伍上值得注意的第一点。甘草尚有配合白芍以缓心系之急的作用,如果用于肝阴亏损,白芍、甘草更为柔肝缓急而设,是配伍上值得注意的第二点。天王补心丹治阴亏血少的心悸、健忘、失眠、梦遗。此方虽以补阴为主,因有人参,实为气阴双补之法;于补药中配伍桔便开提肺气,丹参活血行滞,茯苓淡渗利湿,照顾到了气血津液宜通的特点;配桔梗载药上行,亦是用药特点之一。真珠母丸治阴虚阳亢的夜寐不宁、时而惊悸、头晕眼花,有益气补血、清热宁神之功,于滋阴方中配伍水牛角清营凉血,泻其亢阳,沉香降气,引阳下行,是其独特处。酸枣仁汤专治失眠,虽列于补阴方中,严格说来补阴作用并不明显,仅仅酸枣仁能够补血,知母能够滋阴,却都不是使用二药的主要目的。但此方从湿阻三焦、阳不入阴,阴血不足、不能涵阳,血行不畅、脑失血濡,热伏于胸、心神受扰四个方面消除失眠原因,构思较为奇妙,最能启人思维。学者若能掌握各方配伍特点,不仅便于应用,并可了解同一治法的多种配伍形式。

六、心血亏损—补益心血

心血亏损,是指血虚见于心系病变。

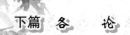

补益心血，是据心血亏损病机所拟的治法。

【**适应证候**】 以心悸、健忘为主证，以兼见面色无华、唇舌淡白、脉象细弱为辨证依据。

【**病理分析**】 《说文解字》谓："悸，心动也"《仁斋直指方》说："人之所主者心，心之所养者血，心血一虚，神气不守，此惊悸之所肇端也。"指出血虚可以致悸。《太医院经验奇效良方大全》说："健忘者，陡然而忘其事也。皆主于心脾二经，……盖心主血，血少不能养其真脏。"遂至健忘。可见心血不足可以出现心悸、健忘，古人早有定论。形成心血不足的原因，则因血的生化不足或失血所致。血虚不能奉于心，养于神，荣于面，华于舌，充于脉，遂见上述脉证。

【**立法组方**】 心血不足，应当针对血虚补养心血。这类方常在选用地黄、当归、白芍、阿胶等补血药的基础上，配伍一组补气健脾药物，因为血生于脾而养于脾，配此有补气生血之意。此外还常配五味子、酸枣仁、柏子仁养心安神，远志、石菖蒲开心益智，照顾心悸、健忘主证，与肝血虚损治法稍有不同。体现这一治法的有养心汤、正心汤、孔圣枕中丹、茯神散等。

为了更好地理解和使用此法，须对心血虚与肝血虚、心血虚与心阴虚加以区别。

心血虚与肝血虚的机理相同而见证各异。凡见头晕目眩、月经量少、经闭等证，谓之肝血虚。若见心悸、健忘、失眠、多梦，则谓之心血虚。一见于心系，一见于肝系，部位有所不同，征象自有区别。

心血虚与心阴虚虽然同以心悸、健忘等为主证，却有本质上的区别。血虚则面色萎黄，唇舌淡白，脉象细弱，反映一派营血亏损现象；阴虚则面色带红，唇红舌赤，脉象细数，反映一派血中津亏、血变浓稠象征，二者主证相同，兼证相反，恰恰兼证才能反映病变本质，成为鉴别诊断依据。

【**例方**】

养心汤（《古今医统》）

[组成] 归身9g 生地黄 熟地黄各9g 人参12g 麦门冬12g 五味子3g 炙甘草3g 柏子仁6g 茯神9g

[用法] 加灯心草、莲子，水煎服。

[主治] 体质素弱，或病后思虑过多，心虚惊悸不眠，颜色憔悴，舌体微红，脉象虚弱。

[证析] 惊指常怀恐惧，悸指时而心动，本方所治，是气血津液同时亏损的综合反映，但以血虚为主。心血虚损，心体失养故心悸，神气失守故易惊。因惊而悸，亦当责之心气有亏，如果心气不虚，不会出现惊悸。至于舌体微红，则是阴津不足征象。综上所述，此证属于心血不足而兼气阴亦虚。

[病机] 心血不足，气阴亦虚。

[治法] 益气补血，滋阴宁神法。

[方义] 心气不足，故配人参、五味子、炙甘草补其心气；营血亏损，故配当归、熟地黄补其心血；营阴匮乏，故配生地黄、麦冬补其心阴；心神不宁，故配柏子仁、茯神宁其心神；复用莲子养心，灯心草清心，合而用之，能呈益气补血，滋阴宁神功效。

研究此方，应该注意三点：①注意结构：此方虽然列入本法讨论，并非纯属补血方剂，而是气血津液同补。由于方中当归、熟地黄、柏子仁都有补血作用，故以补血为主。如果加重甘草用量，亦可说是补气为主。②注意选药：柏子仁擅治惊悸，《神农本草经》

早有记载。《药品化义》谓其"香气透心,体润滋血,同茯神、酸枣仁、生地黄、麦冬为浊中清品,主治心神虚怯,惊悸怔忡,颜色憔悴,肌肤燥痒,皆养血之功也。"此方选用柏子仁等药治疗血虚惊悸,可谓合拍。③注意与天王补心丹比较:此方结构类似补心丹,因无天冬、玄参,滋阴力量不足;因无酸枣仁、朱砂,宁神力量亦颇有不如;且无开提肺气的桔梗,活血行滞的丹参,祛痰利窍的远志,亦无调气行津作用,结构略显呆滞,是其不足处。

[应用] 病后惊悸,容颜憔悴,舌体微红,脉象虚弱为用此方指征。气虚甚者,加重人参、五味子、甘草剂量;津虚甚者,加入玄参、天冬;若欲增强宁神力量,可加酸枣仁;夹湿可加茯苓、远志,随证变法,不拘原方,以免影响效果。

[歌括] 养心参麦味草莲,二地归柏茯神添,
灯芯为引同煎服,心虚惊悸服之安。

正心汤（《古今医统》）

[组成] 人参4g 茯神4g 炙甘草3g 当归(酒洗)4g 生地黄(酒洗)4g 羚羊角(粉)3g 酸枣仁(炒研)3g 远志(去心)3g 莲子7枚 麝香0.3g

[用法] 水煎,去渣,入羚羊角粉、麝香,和匀,食后,临卧服。

[主治] 七情五志久逆,神志异常,妄言妄笑,不知所苦。

[证析] 情志怫郁,郁结化热,炼液成痰,痰火扰心,遂致神志异常而妄笑;日久不愈,心气日虚,心血日损,气血俱损,遂致神不守舍而妄言。此证属于痰火扰心,日久致虚,虚实并见的病理改变。

[病机] 气血亏损,痰火扰心。

[治法] 补益气血,清心开窍法。

[方义] 此证虽然虚实互见,却是虚多实少,法宜补虚泻实,以补为主。方中人参、炙甘草补心气,当归、地黄补心血,酸枣仁、茯神、莲子宁心神,这一组药体现补益气血、宁心安神法则。气郁化热,炼液为痰,痰火扰心,神机被阻,故用羚羊角清心凉肝,解其火郁;远志祛痰泄浊,开其痰阻,麝香理气开窍,解其气郁,这一组药体现清热泻火,豁痰开窍法则。两组药物同用,能呈补虚安神,清热开窍功效。

[应用] 此方药量甚轻,除麝香剂量不宜再大以外,余药均可加大一至二倍。此证属实者多,古方多以清热涤痰为主,此方以补虚为主,选入可备一格。如果痰浊较盛,可加石菖蒲、胆南星、竹沥、茯苓以增强化痰泄浊效力。

[歌括] 正心归地茯神参,羚麝莲草远枣仁,
心虚夹热妄言笑,补虚清热神自明。

孔圣枕中丹（《备急千金要方》）

[组成] 龟甲 龙骨 远志 石菖蒲各等份

[用法] 细末,早晚各服5g,温酒或温开水送下。

[主治] 读书善忘,常服令人大聪。

[证析] 心主神明而脑为元神之府。脑能正常思维、记忆,全凭阳气温煦、阴血滋荣、阴津濡润,所以记忆强弱与气血津液的盈虚通滞有关。此方所治好忘,是心血亏损不能供养元

神与津凝为湿蒙阻灵窍的综合反映,也与肾精亏损、髓海不足有关。

[病机] 心肾精血亏损,痰浊阻窍。

[治法] 补血安神,化湿开窍法。

[方义] 心血亏损,湿浊阻窍,单补虚则湿浊不去,单泄浊则营血仍亏,唯有补虚泄浊,双管齐下,才是两全之策。方用龟甲补心肾精血,令肾主之髓与心主之血不虚;远志、石菖蒲泄化痰浊,去蒙蔽而启灵窍,令三焦津行无阻;复用龙骨配合龟甲潜镇虚阳,不使湿浊随气上逆,合而用之,能呈补血宁神、化湿开窍功效。

此方四药用量相等,补药仅有龟甲一味,而化湿开窍就有远志、石菖蒲,可见痰浊阻窍才是治疗重点。学者应注意多数虚证都是虚实错杂,不宜纯补。

[应用] 以记忆减退兼见舌质淡红,舌苔薄腻为其用方依据。虚象明显者可重用龟甲,湿浊较盛者可重用石菖蒲。

[歌括] 孔圣枕中治善忘,龟龙菖远合成方,

精血两亏痰阻窍,补虚泄浊庶能康。

茯神散《太平圣惠方》

[组成] 人参 10g 干地黄 30g 天门冬 30g 远志 30g 石菖蒲 30g 茯苓 30g 龙骨 24g

[用法] 为散,分 3 次服,每服加大枣 3 枚,水煎服。

[主治] 健忘。

[证析] 心主神明而脑为元神之府,记忆减退与心神有关。一切疾病的基本病理都反映了气血津液的盈虚通滞,心神病变亦无例外。此方证有气虚不足以温煦元神、血虚不足以濡养元神的病理存在,亦有津凝为湿、蒙蔽脑膜的病理改变,故是虚实互见的致病机理。

[病机] 气血两虚,湿浊蒙蔽。

[治法] 补虚泄浊,开心益智法。

[方义] 气血亏损,宜补其不足。方用人参大补元气,元气一充,则脑有所温;地黄滋阴补血,营血一足,则脑有所养;天冬补血中阴津,营阴不虚,则脑有所濡。心主得到气血温养,则思维敏捷而记忆渐强。湿浊蒙蔽元神,又当泄其湿浊,开其壅蔽。故用远志祛痰泄浊,通其心志;石菖蒲芳香化湿,开窍醒神;茯苓渗利水湿,导湿下行;龙骨重镇沉降,不使犯上,心主不为宵小所乘,则神思敏而记忆渐复。六药同用,成为补虚与泻实并行的配伍形式,用治虚实错杂证候,可谓得体。

此方体现了补泻兼行的组合形式,补是补其气血虚损,泻是泻其津凝之湿。津已凝结成为湿浊,还要配伍滋液的天冬,这是一个凝点。血虚势必血中阴津亦亏,这是自然之理,配伍天冬不仅可以补充血中阴津,亦可稀释脉外津凝所成痰湿,以利下行,粗看似不合理,其实并不矛盾。

此方与孔圣枕中丹、定志丸都治健忘。定志丸证是心气不足,湿浊阻窍;枕中丹证是心血不足,湿浊阻窍;此方证是气血两亏,湿浊阻窍;三方同属湿浊阻窍,却因气血各有所亏才成不同机理。三方结构颇为近似。定志丸用人参补气,枕中丹用龟甲补血,此方用人参、地黄滋补气血,补虚药物各不相同。由于痰浊阻窍是三方证的共同机理,所以都用远志、石菖蒲祛痰化湿,定志丸与本方更配茯苓导湿下行。总结古人用药经验,远志、石菖蒲、茯苓是治

湿浊蔽阻心神的常用药物。

　　[应用]　以健忘兼见舌体微红、舌苔薄白为其用方指征。

　　[歌括]　茯神散用天地人，远志菖蒲龙骨寻，

　　　　　　健忘因虚痰湿阻，补泻同施法可遵。

镇心汤《古今医鉴》

　　[组成]　当归6g　生地黄4g　白芍4g　川芎3g　麦门冬(去心)5g　酸枣仁(炒)5g　远志(制)5g　黄芩4g　黄连3g　栀子仁(炒)4g

　　[用法]　加生姜，水煎服。

　　[主治]　治心慌立应。《济世全书》名清火安神汤，治惊悸、怔忡、心神慌乱。

　　[证析]　时觉心慌难受的致病机理有心气虚、心血虚、心阴虚、心阳虚、邪热扰心五种。此方是为心血虚损与心为火扰两种病机同时存在而设。心赖血养，血虚又有气郁所化之热乘之，心脉微挛，于是心慌作矣。其基本病理是：心血虚损，气郁化热→心慌。

　　[病机]　心血虚损，气郁化热。

　　[治法]　清心泻火，养血宁心法。

　　[方义]　血虚而复火乘，以致心慌难受，治宜一面补血滋阴，一面清泻邪热。方用当归、生地黄、白芍、川芎补其营血，芍药柔肝缓急，麦冬滋其阴津，酸枣仁养血宁神，这一组药是补心血之虚；栀子、黄连清心经邪热，黄芩清肝胆邪热，这一组药是泻心热之实。虚得补而热得泻，又用远志交通心肾，心慌现象庶几可除。

　　[应用]　心慌兼见热象，可用此方。

　　[歌括]　镇心归地芍川芎，远志枣仁与麦冬，

　　　　　　栀芩黄连清邪热，血虚有热此方谋。

　　　　补益心血法共选5方，都以心系病变为主证，都用当归、地黄等药补血，是其相同点。养心汤以病后惊悸不眠为主证，是心气、心血、心阴俱虚。选用益气、补血、滋阴、宁神四类药物配伍成方，前三组药是针对心功不足和基础物质亏损施治，后一组药专门照顾主证。正心汤以神志异常、妄言妄笑为主证，属于气血亏损，痰火扰心所致。此方一面补益气血，一面清心开窍，是补虚与泻实并举的配伍形式，与专从痰火施治之方大不相同。孔圣枕中丹以善忘为主证，究其善忘病机，则因心肾亏损，痰浊阻窍使然。此方补血只有龟甲而祛痰化湿就有远志、石菖蒲，可见是以痰浊阻窍为主。茯神散亦治健忘，病机、治法、组方均与孔圣枕中丹相近。二方比较，茯神散的补虚、除湿力量均较孔圣枕中丹强。镇心汤以心慌为主证，属于血虚有热机理，所用两组药物，一补血虚，一清邪热，是清补并行的配伍形式。由此可以看出，专治心慌之方甚少，因此证机理与经脉挛急有关，气血阴阳虚损均有此证。

七、心阴心阳两虚——阴阳双补

　　心阴心阳两虚，是指运行心脉营阴，推动血行心阳均呈亏损病变。

　　阴阳双补，是据心阴心阳俱虚病机所拟的治法。

【适应证候】 以心悸、不眠、脉结代为主证,以兼见舌淡、少苔为辨证依据。

【病理分析】 心主神明,亦主血运。心血属阴,是精神活动的物质基础;心气属阳,是推动血行的基本动力。神得阴血濡养,才能清明宁静;血得心阳推动,始能畅行于脉。如因热病后期或内伤杂病损伤气血阴阳,将从神、心、血、脉、舌五个方面反映相应征象。神失阴血滋荣,则呈失眠不寐。盖血虚则无以养心,心虚则神不守舍,以致终夜不寐,或忽寐忽醒而为神魂不安等证。心失血液充盈,加之心气虚衰,则呈动悸不宁;心脉挛急,心律不齐,则呈脉结或代;舌为心之苗,舌质浓淡,可察阴血荣枯,舌质淡嫩,自是气血亏损之象。

脉呈结代,病深难治,故陈亮斯说:"久病渐损于内,脏气日亏,其脉代者,乃五脏无气之候。"不过结脉亦有因邪阻经脉影响气血运行而致者。此种情况,但去其邪则结脉可以消失,未可一概视为难治。此证心动悸与脉结代同时并见,当属心阴心阳虚损。心悸因痰水凌心者固多,此证兼见舌淡苔少,显然不是痰水凌心所致。

【立法组方】 治疗此证,法当双补阴阳,使心体得养,心功能增强,其证庶几可以渐趋好转。本法常由桂枝、人参、甘草等补心气、助心阳药和地黄、阿胶、麦冬等补心血、养心阴药组合而成,如炙甘草汤就体现这一治法。若心阴心阳俱虚,心神不摄,以致男子遗精,女子梦交,又宜在调理阴阳基础之上,加龙骨、牡蛎之类潜阳固涩、镇静安神,如桂枝加龙骨牡蛎汤就属于此种配伍形式。

阴阳两虚总有所偏,不能等量齐观。所以配伍补阴补阳药物亦应有所侧重,不能强求对等。以炙甘草汤为例,其结构就有七分阴药三分阳药之说,撤去阴药,即呈补阴之方,故程知尝说:"观小建中汤而后知伤寒有补阳之方,观炙甘草汤而后知伤寒有补阴之法。"

心肾均有阴阳两虚病机。由于心藏神,主血脉,心病常见神志和血脉征象,所以常配开窍的石菖蒲、远志,宁神的朱砂、柏子仁,养血的当归、白芍之属照顾到心脏的生理病理特点。肾藏精、主水,肾病常见阳痿精衰和水液失调征象,所以常配补肾固精的枸杞子、山茱萸,壮阳的鹿茸、韭子,利水的茯苓、泽泻之属,照顾到肾脏的生理病理特点。桂枝、附子、龙骨、牡蛎则是两脏共用药物。盖桂枝、附子配血药则温通血脉以助心行血,配利水药则温阳化气以助肾行水;龙骨、牡蛎对心系有镇心安神之功,对肾系有固涩止遗之效。这是心肾两脏阴阳双补之方在选药上的相同点和相异点。桂枝加龙骨牡蛎汤既治心悸又治遗泄,就是建立在两脏用药的共同点上(方见肝胆治法)。

《素问·阴阳应象大论》说:"阴阳者,气血之男女也。"气为阳,故补气与补阳同类;血属阴,故补血与补阴相俦。补阴补阳之方,撤去温阳的桂枝、附子,就是补益气血的药物,所以阴阳双补之方是以补益气血为基础。称为补阳而不称为温阳,区别也在于此。

此证有轻有重,轻证仅因功能失调,经过治疗可以向愈;重证已呈器质损害,虽经治疗亦难康复。

【例方】

炙甘草汤(《伤寒论》)

[组成] 炙甘草20g 桂枝15g(去皮) 人参10g 生姜15g 大枣30枚 生地黄80g 阿胶10g 麦冬40g 麻子仁10g

[用法] 加酒60g,和水煎药,汤成,去渣,内胶烊化,分3次,温服,1日量。

[主治] 脉结代,心动悸。

[证析] 脉有暂停现象，称为结脉；停有定期，称为代脉。出现这种脉象，是因心病日久不治，血气虚衰，脉气不能相续，脉管时呈痉挛所致。心动悸是指心慌难受，动悸不安，也是阳气不足，不能鼓动血行，营血亏损，不能充养心体所致。综上所述，此证的基本病理是气血阴阳虚损，脉管时呈挛急。前者是基础物质病变，后者是组织结构病变。西医称为传导阻滞，属于心脉连接处的窦房结、窦室结、房室束病变。

[病机] 阴阳两虚，脉呈挛急。

[治法] 阴阳双补，甘以缓急法。

[方义] 治疗此证，法当补益阴血以养心体，温补阳气以复心用，舒缓经脉以解挛急，才能兼顾阴阳两虚与经脉挛急的病理改变。此方养血滋阴药物较多，其中生地黄用量又超出诸药数倍，似乎君药非此莫属，其实不然，甘草才是当之无愧的主药。甘草，既无补血功效，益气力量亦远逊于人参，怎能作此方主药？这是因为甘草有"通经脉，利血气"(《名医别录》)的作用。如再深究能通经脉与利血气之理，则与此药能够舒缓经脉有关。《素问·调经论》说："五脏之道，皆出于经隧，以行血气。"脉呈结代，是心功能异常，脉隧不能正常传导，血气不能正常流通使然。用大量甘味的甘草、大枣以缓其急，使心功恢复正常，脉隧不呈抽掣，气血运行自然无碍，故是恢复脉律的关键药物。复用桂枝、清酒振奋心阳，畅旺内荣之血；生姜辛温而散，通调卫外之气；人参大补元气，治其心气之虚；生地黄、阿胶滋补营血，疗其营血之损；麦冬、麻子仁生津润燥，补其阴津之耗，呈为补虚与通脉并用的配伍形式。令心体得养，心用得宣，气血通调，脉道舒和，则脉结心悸可渐恢复正常。此方又名复脉汤，说明纠正脉律是其欲达目的。

学习此方，应该注意四点：

1. 此方滋阴药物甚多，用量超出益气温阳药物一倍，吴鞠通加减复脉汤及一甲复脉等方均由此方减去阳药而成，是滋补心阴方之鼻祖，开滋补心阴法之先河。

2. 虚证每多夹滞，古人配方注意补中寓通，方中桂枝、生姜、清酒之用，即补中寓通之法。

3. 五脏经隧是由肝系筋膜构成，筋膜为病，不外挛急、松弛、破损、硬化几种病理改变，其中挛急最为常见。治疗筋膜挛急多用甘药，故《素问·脏气法时论》说："肝苦急，急食甘以缓之。"仲景治疗筋脉挛急，常遵经旨而用甘药缓其挛急。如橘皮竹茹汤治哕逆，甘草用至六两，是缓胃腑之急；芍药甘草汤治两脚拘挛，甘草用至四两，是缓筋之急；甘草泻心汤治日下利数十行，腹中雷鸣、干呕，甘草用至四两，是缓胃肠之急；甘草干姜汤治烦躁吐逆，甘草用至四两，是缓胃肠之急；桂枝人参汤治协热下利，甘草用至四两，是缓肠道之急；此方治脉结代、心动悸，也用甘草四两，是缓心脉之急。仲景之方，大枣多用十二枚，此方用至三十枚，也是甘以缓急之意。本方所用甘草，伤寒注家均以补益心气解释，其实并未揭示此药真正用途。如果只补心气，不如重用人参，何必重用甘草。

4. 脉结代，心动悸，是慢性病，服用此方至少需要10剂以上始能见功，少服则无效。盖冰冻三尺，已非一日之寒，不似新病易于见效故也。此方重用生地黄、麦冬，益阴增液，似乎尚有稀释血液浓度，以利血行，恢复心脏传导作用。

[应用] 凡见气血俱虚的脉结代，心动悸，可用此方。

余姐继美，年逾古稀，1990年患心脏病住省医院治疗，因其肾功损害亦较严重，医院已下病危通知，余往视之，心律不齐，每分钟脉停37次，遂书此方付之，服至10剂，心律即已完

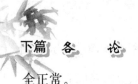

全正常。

李某,年逾花甲,时感心悸难受,求治于余,脉律不齐,每分钟停24次,书此方付之,连服8剂而心律正常。

[歌括] 炙甘草汤姜桂参,枣胶麦地大麻仁,

加酒和煎共十味,脉结心悸效堪珍。

防己地黄汤(《金匮要略》)

[组成] 防己10g 桂枝30g 防风30g 甘草10g 生地黄120g

[用法] 前4味以酒1杯,渍之一宿,绞取汁,生地黄切碎,蒸,绞汁,与前药和匀,分2次服。

[主治] 病如狂状,妄行,独语不休,无寒热,其脉浮。

[证析] 病如狂状,即指妄行、独语不休,是本方主证;营卫不足,阴阳两虚,风邪外袭,内犯心系,是此证病机。由于营卫不足,阴阳两虚,风邪乘虚内犯,影响津液正常运行,湿浊阻滞,机窍不灵,遂致病如狂状而妄行独语。此证与弃衣而走、登高而歌、骂詈不避亲疏的阳狂不同,故称病如狂状。此证无偏寒偏热征象,唯见脉浮,故知是因风邪外袭所致。

[病机] 阴阳两虚,湿浊阻窍。

[治法] 阴阳双补,祛风利窍法。

[方义] 防己有"通腠理,利九窍"作用,通过本品除湿行水,可以达到利窍目的。辅以防风祛风达表,使风邪之自外入者,仍然使其外出,两药在于消除引起如狂之因。而风邪之所以袭入,由于腠理不密;藩篱之所以不固,由于营卫空虚。故用生地黄养血调营,补益心阴;桂枝、甘草益气实卫,温补心阳,三药既调营卫,又补阴阳,使心阴心阳得补,营卫得调,则如狂妄行独语不休征象庶可向愈。方中防风有解痉作用,不容忽视。

[应用]

1.《备急千金要方》第14卷,风眩门,谓此方治"语狂错,眼目霍霍,或言见鬼,精神昏乱。"并谓:"夫风眩之病,起于心气不定,胸上蓄实,故有高风面热之所为也。痰热相感而动风,风心相乱则闷瞀,故谓之风眩,大人曰癫,小儿则为痫,其实是一。"

2.《方函口诀》说:"此方治老人男女,因老耄而妄语狂走者。《金匮》虽属于中风,实则失心风之类也。一老妇,面目手足微肿,心气不乐,对人辄落泪愁伤,他无余证,用此方而全愈。"

3.《兰台轨范》:"此方他药轻而生地独重,乃治血中之风也,此等法最宜细玩。"

[歌括] 防己地黄汤,防风桂草匡,

如狂常独语,祛风利窍良。

━━━━◆◈◈◈◈◈◆━━━━

本法只选2方,都配地黄补其心阴,桂枝、甘草补其心阳,治疗心系阴阳两虚病变。由于两方所治截然不同,配伍也就随之而异。炙甘草汤以脉结代、心动悸为主证,纯属心阴心阳虚损,所以只补阴阳气血之衰;防己地黄汤以病如狂状、独语不休为主证,阴阳虚损是本,湿浊阻窍是标,本虚标实,故宜补虚泻实,双管齐下。

纯虚纯实之证，纯补纯泻之方，易于理解，虚中夹实之证，补泻兼行之方，则其理难明，多看防己地黄汤一类方的结构，对于临证组方大有裨益，学者留意。

八、心阳痹阻—通阳宣痹

心阳痹阻，是指气滞、血郁、痰湿痹阻心系冠状动脉病变。

通阳宣痹，是据心阳痹阻病机所拟的治法。

【适应证候】 以心区疼痛、憋闷为主证。

【病理分析】 心脏须冠状动脉输送血液供其营养，也须三焦之血络夹层输送津气才能进行功能活动。一旦发生病理改变，气、血、津液三者任何一种痹阻包脉，均可引起脉络不通，不通则痛。如因情绪激动或外寒相侵，引起脉络挛急，即呈心区绞痛，唇舌青紫。心区绞痛，病情危重，故《灵枢·厥病》说："真心痛，手足青至节，心痛甚，旦发夕死，夕发旦死。"

心主血脉，血郁于络，脉络不通，呈为疼痛，易为人知，而气与痰浊阻滞包脉机理似乎费解。其实只要联系少阳三焦以阐明其理，就能一目了然。脉管之壁，夹层中空，属于三焦组成部分，是气和津液运行出入之所。设若年事渐高，气化不足，既不能充分转化水谷精微为阴精、阳气，也不能充分化气行水，脂液积于脉管夹层，管壁变厚，管腔变窄，妨碍气血津液正常流通，即易产生疼痛。所以此证常因血运不畅，痹阻心脉；或因少阳三焦气机运行不利；或因痰饮水湿从三焦上阻心系包络，形成气滞、血郁、痰凝、湿阻包络病变。三者既可单独为患，亦可错杂出现，审证求因，必须仔细。

此证病位虽在心系血络，发病机理却与气血津液的盈虚通滞、血络挛急有关。气的运行，有赖肺为宣降，肝为升发，脾胃升降；水津运行，有赖肺为宣降，脾胃升降，肾阳气化，肝为疏调；心系血管，是由肝系筋膜构成。心系血络发生病变，成为胸痹，自然与其经脉挛急、气血津液虚滞有关。综上所述，五脏皆能令人胸痹，非独心也。

【立法组方】 胸阳痹阻而呈疼痛，总宜通阳宣痹，复其心脉之常，欲使心脉复常，贵在消除痹阻原因。针对形成心阳痹阻病机组方，约有以下几种配伍形式。

心阳虚损：每于疼痛之外，兼见舌淡，脉沉弦或迟弱等阳虚征象。良由心气虚损不能鼓运气血，以致气结不通而呈疼痛。选用人参、炙甘草、干姜、桂枝、附子之属组合成方，能呈补虚宣痹之效。俾心阳振奋，阳长阴消，气血通调，则疼痛可止。代表方如人参汤、桂枝人参汤、乌头赤石脂丸。

气机痹阻：常因情绪激动或紧张，引起经脉挛急和气机受阻而呈憋闷、绞痛。可选用枳实、橘皮、郁金、香附、木香、檀香、麝香、冰片之属为主，兼配通利血脉之桂枝、川芎，涤痰、泄浊之瓜蒌壳、薤白，共呈疏畅气机、通阳宣痹之效。代表方如橘皮枳实生姜汤、苏合香丸。

血郁于络：以心胸憋闷，时而刺痛，痛引肩背，气短，舌质黯，舌尖边有瘀点，脉沉涩或结为主证。实由血郁痹阻包络，气机不畅而呈上述征象。使用活血行瘀之品以宣通痹塞，俾瘀去络通，其痛庶可缓解。这类方常选用丹参、三七、川芎、赤芍、红花、桃仁、五灵脂、蒲黄、郁金、降香、山楂之属为主，适当配伍枳壳、木香、檀香、桔梗之类疏畅气机，共呈行气活血之效。代表方如血府逐瘀汤、冠心二号方等。本类方中配伍行气药，一是气为血帅，配此有气行则血行之意；二是血郁多兼气滞，单纯血郁者少，用行气药可以双关。如再配伍丹参、葛根之类扩张血管，会使治法更趋完善。

痰浊痹阻：以心胸憋闷胀痛，时缓时急，甚则痛引肩背，心悸、气短，舌淡胖，有齿痕，苔薄白，或白滑，脉弦滑，或沉迟为主证。痰饮水湿都是津凝所致，其中任何一种阻滞包脉都可形成疼痛。其余胀闷、心悸、气短、舌淡胖、苔白滑、脉沉弦等征象，无非都是痰饮水湿阻滞的辨证依据。湿浊不去则痹不得通，痹不得通则痛不能解，当务之急，在于通其滞塞。选用瓜蒌、薤白、半夏、生姜、茯苓、泽泻、薏苡仁、杏仁、桂枝、附子之属组合成方，能呈涤痰泄浊、通阳宣痹之效。如栝蒌薤白半夏汤、蒌半真武汤等皆可随证选用。这类方喜用瓜蒌、薤白涤痰泄浊，即《张氏医通》所说："栝蒌性润，用以涤垢腻之痰；薤白臭秽，用以通秽浊之气，同气相求也。"除用涤痰泄浊药物外，也常配开宣肺气的桔梗、杏仁，运脾输津的陈皮、半夏，温阳化气的桂枝、附子。盖肺为水之上源，肺气得宣则水道通调；脾主运化水湿，脾气健运则土能胜湿；肾主化气行水，肾能化气则水精四布，使津液运行有序，水不停蓄为殃，心痛自可逐渐自愈。

气血痰浊，痹阻胸阳：气、血、痰三者单独为患，固然常有，三者共同为患，更为多见。盖气血津液之间在生理上有相互依存、相互协调的关系，发生病理变化以后，自然也就彼此牵连，互为因果。枳实薤白桂枝汤，加减瓜蒌薤白汤的方剂结构就反映了通阳宣痹、化痰通络、三者兼顾的配方法度。

还须指出，胸阳痹阻，属于心脉不通；心脉不通，由于气血津液阻滞；气血津液之所以阻滞，则因正气不足使然。所以，此证属于本虚标实机理。

【例方】

桂枝人参汤（《伤寒论》）

[组成]　桂枝 15g　人参 10g　白术 10g　干姜 10g　炙甘草 15g

[用法]　加水先煮 4 味、后下桂枝，汤成去渣，分 3 次，温服。

[主治]

1. 表热里寒，下利不止，心下痞硬。

2. 心痛，短气，心悸，自汗，恶寒肢冷，舌淡苔白，脉沉无力。

[证析]　此方可以用于两类证候，一是表里同病，二是胸痹疼痛。表证本应解表，医者不去解表而反使用下法，以致阳气内陷，升降失调，成为外有发热，内有吐利，表里同病。此方所治胸痹，是因心系受寒，血因寒而凝涩，脉因寒而收引，包脉挛急，血运不利，以致疼痛。

[病机]　心阳虚损，痹阻不通。

[治法]　补虚宣痹法。

[方义]　表证未除而阳郁发热，中阳已虚而上吐下利，治宜外散寒邪，内温阳气。故方用桂枝行阳于外以解表，理中助阳于内以和里。重用桂枝、甘草是欲借助桂枝宣发郁阳，甘草缓其里急，故非重用不为功。

心气虚寒、包脉挛急、血行不利之胸痹仲景用人参汤主之，此方系由人参汤加桂枝而成，自可借用。方中人参、白术擅长补气，能补心气之虚；桂枝、干姜擅长温阳，能补心阳之损；甘草擅长缓急，能解包脉之挛；桂枝擅通血脉，能行营血之滞，合而用之，能呈补虚宣痹功效。加入桂枝不仅温通力量更强，而且治法也趋完善。

学习此方要注意两点：①用于表里同病，体现解表温里之法；用于胸痹，体现补虚宣痹之法，所治证候不同，治法也就随之而异。②桂枝、甘草之量何以重于他药？用于表里同病是用桂枝解肌发表以散外寒,甘草甘缓胃肠之急以止吐利。用于胸痹,是用桂枝温阳通脉,甘草缓解经脉挛急,故宜重用。

[应用] 虚寒性的表里同病和胸痹疼痛,可用此方。

[歌括] 仲景桂枝人参汤,参术姜草桂枝裹,

　　　　虚寒胸痹呈疼痛,温通宣痹庶能康。

乌头赤石脂丸(《金匮要略》)

[组成] 蜀椒 10g　制乌头 1g　制附子 5g　干姜 10g　赤石脂 10g

[用法] 上五味为末,蜜丸如梧桐子大,先食服 1 丸,日 3 服,不知,稍加服。

[主治] 寒痹胸阳,包络挛急,心痛彻背,背痛彻心,舌淡苔白,脉象弦紧。

[证析] 心痛彻背,背痛彻心,是本方主证;寒痹胸阳,包络挛急,是此证病机;舌淡苔白,脉象弦紧,是寒证的辨证依据。多因素体阳虚,复受寒侵,包脉挛急而呈心痛。何以知其为寒?从舌淡苔白知之。何以知为脉挛?从心痛彻背,背痛彻心,兼见脉象弦紧知之。

[病机] 寒痹胸阳,包络挛急。

[治法] 散寒宣痹法。

[方义] 因寒致挛,因挛而痛,治宜温散寒邪。方中乌头、附子、蜀椒、干姜均为大辛大热之品,逐寒作用极强,令寒去脉舒则疼痛自解。复用赤石脂固涩以制乌头、附子辛散太过,虽非主药,亦有可取。

《金匮心典》谓:"心背彻痛,阴寒之气遍满阳位,故前后牵引作痛。沈氏云:邪感心包,气应外俞,则心痛彻背;邪袭背俞,气从内走,则背痛彻心;俞脏相通,内外之气相引,则心痛彻背,背痛彻心。即经所谓寒气客于背俞之脉,其俞注于心,故相引而痛是也。乌附椒姜同力协济以振阳气而逐阴邪,取赤石脂者,所以安心气也。"尤氏阐发心痛彻背、背痛彻心之理颇为透彻,谓赤石脂能安心气亦有所本,录此以供学者参考。

[应用] 以心区绞痛、舌淡、脉紧为用方指征。

[歌括] 方号乌头赤石脂,附子椒姜五药施,

　　　　心痛彻背因寒痹,散寒宣痹莫迟迟。

橘皮枳实生姜汤(《金匮要略》)

[组成] 橘皮 50g　枳实 10g　生姜 24g

[用法] 水煎,分 2 次,温服。

[主治] 气痹胸阳,胸中气塞、憋闷、短气。

[证析] 胸中气塞、憋闷、短气,是本方主证;气痹胸阳,是此证病机;短气又是气滞的辨证依据。气行不利,阻塞于胸,故见短气。但是短气并非气滞独有现象,气虚者,有之;气陷者,有之;痰饮阻滞者,亦有之。气虚当有面色无华,气陷当有气往下坠,痰饮当有痰多苔滑,若无上述征象,才是气滞。此证是因脾胃气滞,妨碍肺气宣降,以致肺病及心使然。换言之,心胸憋闷,是因肺脏血管夹层津气宣降功能受阻;肺失宣降,是因脾系食管、胃肠夹层津气阻滞,追本溯源,是因肺失宣降,脾失降泄津气使然。

[病机] 气痹胸阳。

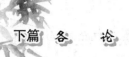

[治法] 行气宣痹法。

[方义] 此方橘皮原著用至一斤,重用此药疏畅中焦气机,辅以枳实苦辛通降而令滞气下行,生姜辛温发散而令水气外散,气不郁结于胸,则短气征象爽然若消失矣!

或谓此方是以涤饮为主,似非确论。原著谓:"胸痹,胸中气塞,短气,茯苓杏仁甘草汤主之,橘皮枳姜汤亦主之。"可以看出前方才是饮痹于肺,肺病及心,此方当是气滞使然。从气痹解释此方之理,说明气血津液都可痹阻心阳。

[应用] 胸中憋闷、短气而不痛者,可用此方。

[歌括] 橘皮枳实生姜汤,药仅三味效果良,

　　　　气塞胸中呈短气,行气宣痹宜此方。

冠心二号方（中医研究院方）

[组成] 川芎 15g　赤芍 15g　红花 15g　降香 15g　丹参 30g

[用法] 水煎服。

[主治] 冠心病,心绞痛,舌色紫黯。

[证析] 冠状动脉是输送血液供给心脏营养的经脉,古籍称为包络。血郁于络,脉络不通,即呈绞痛。此证除因瘀血阻滞以外,也与气滞脉急有关。

[病机] 血郁包络。

[治法] 活血通络法。

[方义] 血郁包络而呈疼痛,自宜活血化瘀,宣通包络之痹。川芎擅长行气活血,丹参、赤芍擅长解痉活血,三药兼具行气、活血、解痉三种作用,可以兼顾气滞、血郁、脉急三个方面。复用降香通心气之滞,红花行心血之阻,增强行气活血力量。此方虽以活血为主,实有行气之功,故是气血同治之法。

[应用] 心区时痛而见舌质紫黯者,可用此方。亦可加入葛根扩张血管,山楂活血化瘀,泽泻淡渗利湿,提高疗效。

[歌括] 冠心二号是新方,芎芍红丹配降香,

　　　　心区疼痛因血痹,活血化瘀庶可康。

栝蒌薤白半夏汤（《金匮要略》）

[组成] 栝蒌实 30g　薤白 25g　半夏 15g　白酒 100g

[用法] 4 味同煮,分 5 次,温服。

[主治] 痰浊痹阻,胸阳不通,心痛彻背,不得卧。

[证析] 胸痹疼痛以痰饮水湿阻滞包脉居多,观仲景治疗胸痹诸方,祛痰行水之方居其大半就是明显佐证。心痛彻背者,痰浊阻于包脉夹层,牵引外俞,同时影响血液运行不利故也。

[病机] 痰浊痹阻,胸阳不通。

[治法] 涤痰泄浊,通阳宣痹法。

[方义] 痰浊阻滞,胸阳不通,治宜涤痰泄浊,通其痹阻。瓜蒌性润,用以涤垢腻之痰;薤白臭秽,用以通秽浊之气;半夏辛温,用以燥脾生之湿;白酒性热,用以畅血行之滞,合而成方,能呈通阳宣痹功效。

此方体现了津血同治的配伍形式,但以涤痰为主。

[应用]　心区绞痛兼见舌苔垢腻可用此方。

[歌括]　栝蒌薤白半夏汤,涤痰泄浊效果良,

　　　　心痛彻背因痰阻,放胆投之切勿忘。

枳实薤白桂枝汤(《金匮要略》)

[组成]　枳实 10g　厚朴 15g　薤白 24g　瓜蒌实 24g　桂枝 10g

[用法]　先煮枳朴,后内诸药,煮数沸,汤成去滓,分 3 次,温服。

[主治]　胸痹,心区憋闷、胀痛。

[证析]　气血津液均贵流通,一有所阻,即呈病态。此证是因气机不利,血行不畅,痰浊凝结,阻滞包络,以致疼痛。何以知为气滞血郁津凝?从心区胀痛知之。

[病机]　气滞血郁津凝,痹阻胸阳。

[治法]　行气活血,涤痰泄浊法。

[方义]　气血津液痹阻胸阳,治宜行气祛痰,通阳宣痹。气行不利,故用枳实、厚朴疏畅气机;津凝成痰,故用瓜蒌、薤白涤痰泄浊;复用桂枝助气化而使津气流通,通血脉而使血行畅旺,合而成方,能呈通阳宣痹功效。

此方虽是气血津液齐通之法,却有主从。是以行气祛痰为主,通利血脉为辅,所以方名枳实薤白桂枝汤而使桂枝退居末座。

[应用]　以胸痹胀痛而兼舌黯苔腻为用方指征。气滞较甚,可加降香、郁金;血瘀较甚,可加山楂、大黄;痰湿较甚,可加半夏、泽泻。

[歌括]　枳实薤白桂枝汤,瓜蒌厚朴方中襄,

　　　　五药合用行气津,胸痹憋胀服之康。

蒌半真武汤(自制方)

[组成]　附子 30g　生姜 15g　白术 10g　白芍 15g　茯苓 15g　泽泻 30g　瓜蒌壳 20g　薤白 20g　降香 10g　郁金 15g　桂枝 15g　半夏 15g

[用法]　水煎,分 3 次,温服。

[主治]　心前区憋闷疼痛,舌体淡胖有齿痕,苔白腻者。

[证析]　水液运行三焦,全凭肺气宣降,脾气转输,肾阳气化,心阳温煦,肝气疏调。其中肾阳气化作用尤其重要,不仅水液有赖肾阳气化,谷精转化成为阴精,阴精化生成为阳气,也唯此是赖。中年以后,肾阳渐衰,气化不足,既无力化谷精为阴精,化阴精为阳气,也不能化气行水,谷精凝结成脂,水津凝结成痰,停积膜腠之间,于是体渐肥胖。脂液积于脉之夹层,包络管腔变窄,一旦情绪激动,气候变化,脉络挛急,即见心区疼痛。其基本病理是:肾阳虚衰,气化不及→脂凝液积,填塞脉隧夹层→管腔变窄→血运不利,经脉挛急→疼痛。

[病机]　少阴阳虚,湿痹胸阳。

[治法]　温阳化气,宣痹通阳法。

[方义]　少阴阳虚,气化不及,脂凝液积,成为胸痹,法宜温阳化气,恢复肾命气化功能;也须兼调五脏,津液才能畅行无阻。《素问·经脉别论》云:“饮入于胃,游溢精气,上

输于脾，脾气散精，上归于肺，通调水道，下输膀胱，水精四布，五经并行，合于四时五脏阴阳，揆度以为常也。"真武汤用生姜温胃散水，助胃游溢精气上输于脾；白术健脾输津，助脾气散精上归于肺；生姜辛开肺气，助肺布津于体表，下输于肾系；附子温心肾之阳，助肾化津为气，使其水精四布，五经并行；白芍柔肝缓急，使水津畅行无阻；茯苓淡渗利湿，祛除已停之水。由于胸痹是气滞、血郁、津阻的综合反映，故加降香、郁金理气开郁，桂枝通利血脉。瓜蒌壳、薤白、半夏涤痰泄浊，泽泻淡渗利水，合而成方，共奏温阳化气，通阳宣痹功效。

[应用]　心痛而兼舌体淡胖，可用此方。偏虚加人参补心气以助血运；偏实加活血药物增强活血作用。

[歌括]　姜半真武郁金香，苓泽术附芍生姜，
　　　　　降香薤白桂枝配，温阳宣痹效果良。

通阳宣痹共选7方，各方都可治疗胸痹，却有如下区别。桂枝人参汤、乌头赤石脂丸都为寒痹胸阳，包络挛急而设。两方比较，补虚之力以桂枝人参汤为优，散寒之力以乌头赤石脂丸为胜，故证情偏虚的可用前方补虚宣痹，证情偏寒的可用后方散寒宣痹；痛微者可用前方，痛甚者可用后方。橘皮枳实生姜汤是为气痹胸阳而设。此方一出，遂开行气宣痹先河，后世使用苏合香丸治疗胸痹，实本于此。冠心二号方体现活血通络之法，是为血郁阻络而设。栝蒌薤白半夏汤、姜半真武汤均为痰浊痹阻而设，体现涤痰泄浊法则。但姜半真武汤用真武汤调理五脏功能，杜其生痰之源，有治病求本之意。枳实薤白桂枝汤与众不同，行气活血、涤痰泄浊兼而有之，兼顾到了气滞、血郁、痰阻三个方面，结构较为完善。学者若能掌握上述组方特点，临证自有成竹在胸。

九、心经气热—清气宁心

心经气热，是指心经气热，上扰心神病变。

清气宁心，是据心经气热病机所拟的治法。

【适应证候】　以神志异常、心悸失眠、口糜舌疮为主证，以兼见发热、舌赤、苔黄、脉数为辨证依据。

【病理分析】　热在心经气分，常以神志异常、惊悸失眠、口糜舌疮为其主证，兼见发热、舌赤、苔黄、脉数，即可诊断为热。热在心经，津为热灼，可见心悸不眠；湿热阻窍，可致口糜舌疮；痰热上蒙，可致神志异常。其基本病理不外热炽伤阴，湿热交阻，灼津为痰三个方面。虽然都是津气病变，却有津伤与津滞之别。

【立法组方】　根据上述病机，宜用黄连、栀子、连翘、竹叶之属为主组合成方，再据津液盈虚，配伍其他药物。心经热炽，心阴已亏，宜配生地黄、阿胶之属补其不足，泻其有余，这种结构又称泻南补北，如黄连阿胶汤之用阿胶即属此种配伍形式。湿热阻滞心经，属于三焦津气病变。可佐渗利之品引导湿热下行，如导赤散之配木通即是。痰火蒙扰元神之府，呈为喜笑不休，发狂神乱，则配栀子、黄连清心泻火，挫其鸱张之势，胆南星、竹沥、蜀漆、甘遂之属涤痰泄浊，开其壅蔽脑窍，大黄、芒硝之属为痰火辟其下行之路，如泻火消痰汤、蜀漆大黄汤之用芒硝、大黄即是釜底抽薪之法。

【例方】

黄连阿胶汤《伤寒论》

[组成] 黄连12g 黄芩6g 芍药6g 阿胶9g 鸡子黄2枚

[用法] 前3味水煮,汤成去渣,内胶溶化,再将鸡子黄加入搅匀,日服3次。

[主治] 少阴温病,真阴欲竭,壮火复炽,心中烦,不得卧者。

[证析] 心中烦,不得卧,是本方主证;热入少阴,真阴欲竭,壮火复炽,是此证病机。热入少阴,真阴被灼而气热犹盛,以致阳亢不入于阴,阴虚不能涵阳,而呈心烦不寐。诊断此证当具两个先决条件,一是见于热病后期,二是有舌苔黄燥、脉象细数等热象,否则缺乏辨证依据。

[病机] 热入少阴,水亏火炽。

[治法] 养阴清热法。

[方义] 水亏火炽而呈心烦不眠,法当补其不足,泻其有余,始合此证机理。本方即体现养阴与清热双管齐下的配伍形式,照顾到了邪正的两个侧面。方中黄芩协黄连泻壮火之有余,芍药协阿胶补营阴之不足,鸡子黄则滋阴清热,两相兼顾,诸药共用,使水不亏,火不炽,则心烦不眠等证可解。

[应用]

1. 此方以心中烦、不得卧为主证,并以见于热病后期为辨证要点。自身阴阳失调而呈阴虚火旺,亦可应用。加生地黄更妙。

2. 久痢腹痛,下脓血,心中烦,舌红,脉弦细而数,见阴虚内热征象者,可用此方。减鸡子黄,加地榆。此方治痢,是用黄芩、黄连消除病因。

3. 阴虚内热,心下痞,腹中痛,虚烦不眠,咽燥口干,或咳血者,可用本方。

[歌括] 黄连阿胶鸡子黄,黄芩白芍合成方,
水亏火炽烦不寐,养阴清热自然康。

导赤散《小儿药证直诀》

[组成] 生地黄 竹叶 木通 甘草各等份

[用法] 水煎服。

[主治]

1. 心经有热,口舌生疮。

2. 下焦湿热,小便淋涩热痛,舌尖红,脉数。

[证析] 心主营血,心经气分有热,亦常兼见营热证象。三焦是津气运行之所,心经气分有热,不是热盛津伤,就是湿热为患。此证系湿热壅于舌窍,故见口舌生疮。若非心病而属肾病,水道不利,则见小便淋涩热痛。

[病机] 心经湿热;下焦湿热。

[治法] 导赤泻心,利水通淋法。

[方义] 气病及营,湿热阻于舌窍而呈口舌生疮,法当两清气血,引导湿热从三焦下行。此方用生地黄凉血养阴,补心体而泻心用,辅以清心热的竹叶,益心气的甘草,能呈凉血清热功效。配一味木通引导湿热从三焦下行,使有外出去路,方名导赤,殆即指此。

此方结构与六味地黄汤颇为相似。六味地黄汤用地黄、牡丹皮养阴清热,茯苓、泽泻淡渗利水;此方用地黄、竹叶养阴清热,木通通利水道,药虽稍异而理法相同,用治下焦湿热,能呈清热利水功效。小便涩痛是肝的疏泄失调、经隧挛急现象,用甘草有甘以缓之之意。

关于此证机理,方书均从心移热于小肠作解。今不从旧说而作上述解释的理由有三:其一,原书用治心热,并未言及小便涩痛,更未言及心移热于小肠,如此解释,似更符合原意。其二,小便涩痛,亦非小肠有热而是肾系水液失调。如系小肠有热而呈小便短赤,当是清浊不分的病理改变,必有泄泻见证。此证仅见小便涩痛,大便未见异常,显然不是小肠清浊不分而是肾系水液失调,如此解释,符合临床实际。其三,此方结构与六味地黄汤相似。六味地黄汤是治肾阴不足水液失调之方,此方既与相似,自可借治下焦湿热,谓属心移热于小肠,似有穿凿之嫌。

[应用]

1. 适用于口舌生疮,小便淋涩,舌红脉数者。单纯口舌生疮或小便淋涩可用,两证同时出现亦可用。

2. 若心火盛者加黄连;阴虚较显者加石斛、知母;血淋者加旱莲草、白茅根。

3. 导赤散为主,治愈3例尿血证,均获痊愈。(《江西医药》,1963年第9期)

4. 用导赤散加减治愈淋病15例。其中包括砂淋5例,气淋7例,血淋3例。(《广西中医杂志》,1965年第2期)

5. 导赤散加黄连,名泻心导赤汤,治疗复发性口疮、疱疹性口炎、溃疡性口龈炎、鹅口疮等百例病人,均获满意效果。(《赤脚医生杂志》,1976年第1期)

6. 导赤散合二妙散治疗18例慢性前列腺炎,均可改善征象。(《福建医药卫生》,1976年第3期)

7. 用导赤散治疗舌胀、阳痿、滑精、遗尿各1例,随证加味,均获良效。(《山东医药》,1979年第5期)

[化裁]

1. 导赤散(《证治准绳》) 本方加黄芩。治小儿血淋。

2. 导赤散(《银海精微》) 本方加栀子、黄柏、知母。治大眦赤脉传睛。

3. 导赤散(《笔花医镜》) 本方加麦冬、车前子、赤茯苓。主治:热闭,小便不通。

[歌括] 导赤生地与木通,草梢竹叶四味从,
口糜淋痛心肾热,引热同出小便中。

泻火消痰汤(刘河间方)

[组成] 黄连9g 黄芩9g 黄柏6g 栀子9g 半夏15g 姜汁3匙 竹沥3匙

[用法] 前五味水煮,汤成去渣,加入姜汁、竹沥,分3次服。

[主治] 嬉笑不休,口流涎。

[证析] 《素问·调经论》说:"神有余则笑不休,神不足则悲。"《灵枢·经脉》又说:"心主手厥阴心包,是动则病嬉笑不休。"以上说明两点:一是嬉笑不休病在心包,心包实指大脑而言。二是神有余则嬉笑不休,病性属热属实。此证多因五志化火,炼液为痰,痰火胶结,从少阳三焦气分上扰元神,神为火扰,脑为痰蔽,失其清明宁静之常,以致嬉笑不休。

[病机] 痰火扰心。

[治法]　泻火消痰法。

[方义]　痰火二竖为殃，心主不明不静，必须清除君侧，始可主明神清。火从三焦上扰元神，法宜泻火，栀子、黄芩擅泻上焦之火，黄连擅泻中焦之火，黄柏擅泻下焦之火，三焦火热一清，则元神不受其扰；痰浊上蔽元神，法宜逐痰，半夏善于燥湿祛痰，姜汁善于辛散水湿，竹沥善于清热涤痰，三焦痰涩一去，则元神不受其蔽，七药合而成方，能呈泻火逐痰功效。

此方出自河间之手，原无方名，因其体现泻火消痰之法，故以治法命其方名。

[应用]　嬉笑不休而口流涎，可用此方。加入大黄釜底抽薪，芒硝稀释痰涩，泻火消痰力量更强。

[歌括]　嬉笑不休口流涎，痰火为殃君不安，
　　　　栀芩连柏清邪热，姜夏竹沥可除痰。

蜀漆大黄汤（《金匮翼方》）

[组成]　蜀漆(少拌炒热)3g　煅龙骨 10g　煅牡蛎 10g　黄连 3g　生大黄 10g

[用法]　水煎服。

[主治]

1. 发狂，先刺百会、神庭二穴，后服此方。

2. 笑不休。

[证析]　《灵枢·经脉》谓："胃足阳明之脉，是动则欲上高而歌，弃衣而走。""心主手厥阴心包络之脉，是动则喜笑不休。"发狂是神志错乱，究其发狂原因，一是阳明火热炽盛，上扰元神；一是三焦水液失调，上蒙心包。嬉笑不休的发病机理相同。

[病机]　痰火扰心(实指心包)。

[治法]　泻火逐痰法。

[方义]　痰火扰心，神乱发狂，治宜泻其上炎之火，逐其包蔽之痰。方用大黄、蜀漆二药为主，一善釜底抽薪，凉泻心经之热；一善逐痰泄浊，涤其包蔽之痰，痰去热消，神明不为所扰，可望主明神安。复用黄连增强泻火力量，龙骨、牡蛎重镇安神，虽非主药，亦有可取。

[应用]　发狂或嬉笑不休都可使用此方。

[歌括]　尤氏蜀漆大黄汤，黄连龙牡合成方，
　　　　心主不明因火炽，釜底抽薪慎勿忘。

本法共选 4 方，都为心经气热而设。因其所治不同，津液盈虚有别，结构也就有所不同。黄连阿胶汤所治心烦不眠，是热入少阴，水亏火炽，故宜一面滋其不足之阴，一面泻其有余之阳。导赤散治口糜舌疮，是湿热阻滞心经苗窍，因其舌尖红赤，邪热已渐入营，故用竹叶清气，生地黄凉营，木通渗湿，药仅四味，却能兼顾三个方面的病理改变，可谓用药简而结构严。泻火消痰汤治嬉笑不休，蜀漆、大黄汤治发狂神乱，都是痰火侵犯心包。前者于清热之中配伍化痰之品，是寒凉直折之方。后者使用大黄因势利导，引导痰火下行，清热力量看来似乎不如前方，其实可收事半功倍效果，结构更为合理。

十、热毒壅结——解毒散结

热毒壅结，是指热毒壅结脉络成为疮痈疔疖病变。

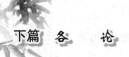

解毒散结,是据热毒壅结病机所拟的治法。

【适应证候】 以外科疾病的疮、痈、疔、疖为主证,以兼见红、肿、热、痛为辨证依据。

【病理分析】 外感六淫、邪从火化;或嗜食炙煿,膏粱厚味,痰热内生;或皮肤外伤,感受火毒,皆可导致此类病证发生。《素问·生气通天论》说:"营气不从,逆于肉理,乃生痈肿。"《灵枢·痈疽》又说:"夫血脉营卫,周流不休……寒邪客于经络之中则血泣,血泣则不通,不通则卫气归之,不得复反,故痈肿。""营卫稽留于经脉之中,则血泣而不行,不行则卫气从之而不通,壅遏而不得行,故热。"由此观之,火毒是引起疮痈的致病原因,而火毒壅遏脉络、肉理,引起营卫稽留不通,形成气滞、血郁、痰结则是疮痈的发病机理。由于卫气郁遏,郁结化热,故患部灼热;血阻于络,脉络不通,故作疼痛;痰热与瘀血相结,聚而成形,故见红肿。

【立法组方】 根据"热者寒之"、"结者散之"的治疗原则,此证当用清热解毒,消肿散结法治疗。故常选用清热泻火之栀子、黄芩、黄连、大黄与解毒消肿之金银花、连翘、重楼、野菊花、蒲公英、紫花地丁、紫背天葵等药组合成方,共呈清热解毒、消肿散结之效。代表方如五味消毒饮、黄连解毒汤、内疏黄连汤等。

这类方剂重视消除病因以达愈病目的,所选药物有很强的解毒作用,是其组方特点。但是,初起尤应注意消散,使脓未成而肿痛消,焰未炽而火已熄,才不致养痈成患,终成大证。所以消法是外科三个内治大法——消、托、补之一。根据中医治病重视消除致病原因、调理脏腑功能、流通气血津液、体现整体疗法的特点,这类方剂常在清热解毒同时,配伍疏通腠理毛窍之荆芥、防风、白芷、麻黄等药促使热毒外散,陈皮、枳壳之流疏畅气机,乳香、没药、当归、川芎之属活血行滞,贝母、茯苓、夏枯草之类化痰散结、渗湿行津,使气血津液流通,热毒疏散,红肿热痛才可消失。如仙方活命饮就体现此种配方法度。若火毒炽盛,侵及营血,则宜在清热解毒基础之上,配入水牛角、牡丹皮之属清营凉血,增强凉血功效。如银花解毒汤即为此等证候而设。

除用一般植物药组合成方以外,外科方中,常以解毒力量较强的蟾酥、轻粉、铜绿、雄黄等金石药、动物药、化学药为主,配伍活血行滞的乳香、没药,宣通经络的麝香、牛黄之类组合而成,如犀黄丸、蟾酥丸就属此种配伍形式。

使用这类方剂时应当注意以下几点:①辨别阳证、阴证:红、肿、热、痛属阳证,投此可使毒解肿消;若系平、塌、白、陷属阴证,投此将使病情增剧。②注意卫气营血辨证:初起病在气分,可用一般解毒消痈之品;若见舌绛、神昏,热毒已入营血,就需凉血解毒,才合病情。③注意初起、脓成、溃后三个阶段:脓成宜托里透脓,使其速溃;溃后宜补气血,促使生肌敛口,虽然解毒法可以贯穿始终,却非单用此法所宜。④注意与外用药配合:外科重视外用药物直接用于患部,不能单纯强调内治而忽视外用疗法,影响疗效。⑤脓成决以刀针:脓成进行手术引流,不能坐以待溃,增强病人痛苦。

这类方剂纯属内治范畴,除外科所常用外,部分方剂亦可用于内科杂病及败血危证。

【例方】

黄连解毒汤（《外台秘要》）

[组成] 黄连9g 黄芩6g 黄柏6g 栀子9g

[用法] 水煎服。

[主治]

1. 热毒充斥三焦,身大热,烦躁不安,神昏错语,舌红苔黄,脉数有力。

2. 外科疮痈疔疖,见红肿热痛者。

[证析] 此属热毒充斥三焦机理。热毒壅于三焦气分,而身为之壮热;随少阳三焦上攻头脑,遂烦躁不安,神昏错语,舌红苔黄,脉数有力,亦属热证实证舌脉。疮痈疔疖,系火毒壅滞经脉,营卫凝涩,以致红肿热痛,证虽有异,感受热毒则同。

[病机] 热盛三焦;毒火壅结。

[治法] 泻火解毒法。

[方义] 火毒弥漫三焦,充斥内外,法当泻火解毒,挫其鸱张之势;因无口渴伤津现象,苦寒之品,在所不忌。本方黄连泻火解毒力量最强,适应范围亦甚广泛,除泻火于上焦外,又能泻胃肠之火,故为主药;辅以黄芩泻肺与肝胆之火;黄柏泻肝肾之火;栀子泻三焦之火,使诸经火毒受挫,三焦邪热得清,致病原因消除,诸证庶可痊愈。

[应用]

1. 本方泻火解毒力量颇强,着眼于消除致病原因,体现治病求本的治则,用于火毒炽盛证候,效果较好,但因四药均系大苦大寒之品,不宜用于热盛伤津之证,若见口渴舌干乏津,即当慎用。观三黄石膏汤一见口渴即用石膏,可见古人用药颇有分寸。虚证更勿妄投本方。

2. 春温、暑温、痢疾、疮痈等病,辨证属于热毒炽盛者,皆可以本方为基础加减。热毒甚者加蒲公英、金银花、连翘、大青叶、板蓝根;兼便秘者加大黄、芒硝泻火通便,引热下行;兼血热者加生地黄、玄参、牡丹皮、青黛等凉血之品;痢疾里急后重、便下脓血者加木香、大黄、芍药以调气、活血、泄毒、缓急。

3.《外台秘要》说:"胃中有燥粪,令人错语,正热盛,亦令人错语者,宜服承气汤;通利而错语者,宜服下四味黄连除热汤(即本方)。"指出本方与承气汤同治热盛错语,区别在于大便通与不通。

4. 临床报道:本方用于流脑、乙脑、胆道感染、菌痢、精神分裂、小儿流涎、幼儿湿疹、脓疱疮等,均有良效。

用黄连解毒汤治疗"疔疮走黄"(败血证、脓毒血证)20 例,表现为正实邪盛热极,毒入营血。配合外敷金黄散及应用抗生素(部分病例用犀角地黄汤、五味消毒饮),全部治愈。

[化裁]

1. 黄连解毒汤(《外科正宗》) 即本方加牛蒡子、连翘。治疗毒内攻、口干烦闷、恍惚脉实之证,及皮肤疮疡、火亢脉实者。

2. 栀子金花汤(《医宗金鉴》) 即本方加大黄。治本方证兼大便秘结者。亦治疮痈疔疖之属于阳证者。

3. 三黄石膏汤(《伤寒六书》) 即本方加石膏、麻黄、淡豆豉。水煎服。治表邪未解,里热鸱张,壮热无汗,面赤目赤,烦躁不眠,甚则谵语狂走,舌干燥,口渴饮,溺黄赤,脉洪数。加入石膏,清热力量为之增强,配伍麻黄、淡豆豉,有发散郁热之功,体现解毒清里、表里同治之法。

4. 三黄巨胜汤(《伤寒六书》) 即本方加石膏、大黄、芒硝。治阳毒发斑,狂乱妄言,大渴叫喊,目赤气喘,大便不通,舌蜷囊缩,脉数等证。泻火解毒力量较原方更强。

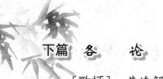

[歌括]　黄连解毒栀柏芩，火盛三焦是病因，

　　　　大热烦躁兼错语，疮痈疔疖服之宁。

仙方活命饮《校注妇人良方》

[组成]　白芷　贝母　防风　赤芍药　当归尾　甘草节　皂角刺(炒)　穿山甲(炙)
天花粉　乳香　没药各3g　金银花9g　陈皮9g

[用法]　水煎服。或水酒各半煎服。

[主治]　疮疡肿毒初起，红肿热痛，属阳证者。

[证析]　疮痈肿毒，乃外感热毒，营卫不和，经络阻塞，气血凝滞而成。即《灵枢·痈疽》所谓"营卫稽留于经脉之中则血泣不行，不行则卫气从之而不通，壅遏而不得行，故热。大热不止，热盛则肉腐，肉腐则为脓"的病理改变。病邪客于经络之中，影响气血津液流通，聚而成形，郁而化热，遂呈红肿热痛、疮痈阳证。

[病机]　热毒壅遏，营卫阻滞。

[治法]　清热解毒，活血化滞法。

[方义]　疮痈红肿热痛皆因热毒蕴结而成，故用金银花、天花粉、甘草节清热解毒，与防风、白芷同用，疏散风热，使其热毒从外消散。气血壅滞而肿痛，法宜行气活血，故配陈皮理气化滞，归尾、赤芍、乳香、没药活血止痛。再佐化痰散结之贝母，消肿溃坚之穿山甲、皂角刺，共呈清热解毒、行气活血、消肿溃坚功效。

[应用]

1. 疮痈肿毒具红、肿、热、痛四大特征者，称为阳证。初起可以使用本方。脓未成者，可使其消散；已成者，可促其速溃；唯已溃之后不可再服。阴证忌用此方。

2.《医宗金鉴》谓："此方治一切痈疽。不论阴阳疮毒，未成者即消，已成者即溃。化脓生肌，散瘀消肿，乃疮痈之圣药，诚外科之首方也。"

3.《古方选注》谓："活命饮行卫消肿，和营止痛，是其纲也。"

4. 临床报道：单纯以仙方活命饮治疗30例阑尾脓肿患者，疗效显著。服本方后能使局部肿块及压痛很快消失，体温下降正常。

[歌括]　仙方活命用银花，防芷归陈草芍加，

　　　　贝母花粉兼乳没，山甲皂刺酒煎佳。

五味消毒饮《医宗金鉴》

[组成]　金银花30g　野菊花30g　蒲公英30g　紫花地丁30g　紫背天葵15g

[用法]　水煮，汤成加酒适量，再煮二三沸，去渣热服。盖被出汗为度。

[主治]　各种疔毒及痈疮疖肿。证见局部红肿热痛，疮形如粟，坚硬根深，如钉丁之状，舌红脉数。

[证析]　本方可治各种疔毒痈肿。《素问·生气通天论》云："膏粱之变，足生大疔。"《医宗金鉴》又说："疔者，如丁之状，其形小，其根深，随处可生，由……受四时不正疫气，致生是证。"指出疔毒疮痈与外感毒邪、火毒蕴结、气血凝滞有关。

[病机]　火毒凝聚。

[治法]　清热解毒法。

[方义] 此证初起,属于局部病变,脏腑功能以及气血津液均未受损,毋庸他顾;只须使用清热解毒之品及时消除病因,即能控制病变。本方集金银花、野菊花、蒲公英、紫花地丁、紫背天葵五种解毒力量颇强药于一方,力能阻止病情恶化,是针对病因施治之典范。加酒煎煮,意在畅旺血行,行散药力;并藉此促其出汗,祛邪外出。五药同用,有消散疗毒之效。

此方立法纯从消除病因着手,学者留意。

[应用]

1. 疗疮形如粟米,根深如钉,开始患部痒麻,继则红肿热痛,兼见发热、苔黄、脉数。初起如果挑破疮头,容易"走黄",证情险恶,故属外科重证。一旦确诊之后,应立投此方,阻止恶化。

2. 本方适应范围较广,除疗毒之外,对一切疮、痈、疖、肿等具有红、肿、热、痛、舌红脉数等脉证者,均有较好疗效。

3. 热毒重者,加连翘15g,牡丹皮6g,黄芩15g;更甚者,与黄连解毒汤合用;热毒干及营血者,与犀角地黄汤合用;疗疮加重楼9g,间服蟾酥丸;乳痈加瓜蒌皮15g,贝母9g,青皮9g,橘叶9g。

4. 临床报道:以五味消毒饮加味为主,治疗多发性疖病45例,收到满意疗效;治疗急性肾炎16例,均获近期治愈。

[歌括] 五味消毒治诸疗,银花野菊蒲公英,
紫花地丁天葵子,清热解毒有奇能。

内疏黄连汤(《素问病机气宜保命集》)

[组成] 黄连9g 黄芩9g 栀子9g 连翘18g 薄荷9g 桔梗9g 甘草6g 当归9g 白芍9g 木香9g 槟榔9g 大黄12g

[用法] 水煮,汤成去渣,分3次,食前服。加蜜2匙亦可。

[主治] 痈毒肿硬,发热烦躁,呕哕口苦,二便不利,六脉沉实有力。

[证析] 痈毒属于邪热蕴结于内之阳证。邪热内盛,故发热;热扰神明,故烦躁;里热壅结,故口苦而二便不利;呕哕是邪侵脾胃、气机上逆之象。

[病机] 热毒蕴结,气血壅滞。

[治法] 清宣热毒,疏通壅滞。

[方义] 热毒蕴结,气血壅滞,根据"热者寒之"治则,法当清宣热毒,使热邪得以外达;疏通壅滞,令气血得以流通。方中黄连、黄芩、栀子清热解毒功力颇强,得连翘、薄荷、桔梗、甘草轻清宣散为辅,清中寓透,有透热达表之功;得槟榔、大黄通利二便为助,清中寓通,有内疏积热之效;复佐木香、槟榔行其气,当归、白芍调其血,使热邪得以内疏外达,气血得以正常宣流,痈毒庶可向愈,方名内疏,意即指此。

[应用]

1. 此方清中寓疏,疏中寓利,痈毒证见发热烦躁,二便不利,投此若合符节,故凡疮痈肿毒阳证,均可用之。

2. 此方重在内疏,外透功力似嫌不足,若欲增强宣发效力,可配荆芥、防风、白芷之流。

3. 原著:"治呕哕心逆,发热而烦,脉沉而实,肿、硬、木而皮肉不变色,根深大,病在内,当急疏利之。"

4.《外科正宗》："痈疽肿硬,发热作呕,大便秘涩,脏腑秘涩,烦躁饮冷,哕哕心烦,舌干口苦,六脉沉实有力。此邪毒在脏也,宜急服此以内除之,使邪气不得传变经络。

[歌括]　内疏黄连栀芩良,翘薄甘桔合成方,
　　　　归芍香槟大黄配,疮痈阳证服之康。

蟾酥丸（《外科正宗》）

[组成]　蟾酥(酒化)6g　轻粉 1.5g　枯矾　寒水石(煅)铜绿　乳香　没药　胆矾麝香各 3g　雄黄 6g　蜗牛 21 个　朱砂 9g

[用法]　上药除蟾酥、蜗牛外,先各研为末,然后将蜗牛捣烂,再用蟾酥和研稠黏,方入各药共捣极匀,丸如绿豆大,每服 3 丸,用葱白五寸,患者自嚼烂,包药入内,用热酒一茶盅送下,被盖,如人行五六里,出汗为效,甚者再进一服。

[主治]　疔疮、发背、脑疽、附骨疽等一切恶疮。

[证析]　疔:多生于头面手足的急性化脓性疾病。发生在头面部的,其疮如粟,坚硬而根深,有如钉丁之状。多因恣食膏粱厚味,辛辣炙煿,以致脏腑蕴热,火毒结聚而成。附骨疽:是一种毒气深沉,附着于骨的深部脓疡。有头疽:亦称作"发",由于发生的部位不同而名称各异。生于脑后部的叫脑疽;生于背部的叫发背疽。多由湿热之毒,凝聚皮肉之内而成。

[病机]　火毒结聚,气血壅滞。

[治法]　解毒消痈,活血定痛法。

[方义]　火毒结聚,气血壅滞之证,法当解毒消痈,活血定痛。此方蟾酥功能拔毒、散肿、止痛,善治痈疽恶疮,为本方主药;蜗牛内服能清热解毒,外用能消散疮肿;铜绿、轻粉、胆矾解毒疔疮;朱砂解毒安神;枯矾去腐生新,数药合用,能呈较强解毒之效。乳香、没药活血化瘀,消肿止痛,得芳香走窜无所不达之麝香,通经透络力量亦颇强大;寒水石既能泻热消肿,又能解诸药之毒;葱酒宣通气血,并能通阳发汗而使毒从汗解。全方具有解毒消痈,活血定痛功效。

[应用]　对于痈疽、疔毒诸证,均可使用。内服可使毒从汗解,外用可以溃坚,脓未成者即消,已成者即溃。

气血虚弱者,慎用;孕妇及痈疮已溃者,忌服。

[化裁]　蟾酥丸(《肿瘤的诊断与治疗》):即本方去枯矾、麝香。制法、服法与原方同。治各类恶性肿瘤。

[歌括]　蟾酥丸用寒水石,麝香乳没胆矾枯,
　　　　轻粉铜绿雄蜗入,疔肿内服又外敷。

四妙勇安汤（《验方新编》）

[组成]　金银花 30g　玄参 30g　当归 15g　甘草 10g

[用法]　水煎,分 3 次,温服,连服数剂。外以极大甘草研为极细粉末,用香麻油调敷患处,要敷极厚。

[主治]　脱疽,初起趾端怕冷,麻木不仁,继则疼痛难忍,微热微肿,日久患部紫黑,溃烂,甚至脱落,舌红、脉数。

[证析]　本方所治脱疽,属于感受寒邪,郁结化热,血脉瘀阻机理。感受寒冷,影响四肢

末端血运不利,血络瘀阻不通,遂致疼痛难忍;日久化热,遂呈患部黯红微肿;脉络不通,趾端失去濡养,热郁血腐,遂见趾节腐烂,甚至脱落;舌红脉数,是病性属热佐证。

[病机] 血络瘀阻,气郁化热。

[治法] 凉血解毒,活血止痛。

[方义] 脉络瘀阻不通,郁而化热,治宜凉血解毒,活血止痛。方中金银花长于清热解毒,为治"痈疽溃后之圣药"(《本经逢原》)。玄参长于凉血解毒,《本草正义》谓其"直走血分而通血瘀,亦能外行于经隧而清散热结之痈肿"。此证因瘀化热,热在血分,用凉血的玄参与金银花配伍,能呈凉血解毒功效。脉络不通是疼痛溃烂根源,如不活血止痛,拔其病根,疼痛不能缓解。故配当归通利血脉,甘草缓急止痛。甘草何以能够缓急止痛?盖脉络虽属心系,实由肝系筋膜组成,脉络疼痛而用甘草,有"肝苦急,急食甘以缓之"之意。四药同用,使热清、毒解、血行、络通而疼痛可以逐渐好转,但非久用不为功。

[应用]

1. 原著谓:"此证生手足各指……其皮或如煮熟红枣,黑色不退,久则溃烂,节节脱落,延至手足背腐烂黑陷,痛不可忍……"。

2. 脱疽证型不一,本方只宜用于患处红肿痛甚,舌红脉数的热证。

3. 剂量宜重,轻则效果欠佳。

4. 应用本方时,可适当加入毛冬青、丹参增强清热解毒,活血通络作用;痛剧加乳香、没药活血、行气、止痛;烦热口渴,加牡丹皮、生地黄凉血散血;瘀阻显著,加桃仁、红花活血祛瘀,其加减之法总在宣通脉络的壅滞。患肢肿胀明显,属湿热者加防己、黄柏清热燥湿。

5. 可用于血栓闭塞性脉管炎,或其他原因引起的血管栓塞病变而导致肢节红肿热痛者。

[歌括]　验方四妙勇安汤,银玄归草合成方,
　　　　脉络闭阻红肿痛,凉血通络庶能康。

解毒散结法共选6方,都以解毒疗疮为主要目的,各方功效有强弱之分,所治证候和方剂结构亦有差异。

就解毒力量言之:蟾酥丸最强,黄连解毒汤、五味消毒饮、内疏黄连汤三方功效相近,仙方活命饮、四妙勇安汤两方最弱。

就适应证候言之:黄连解毒汤适用于火毒炽盛证候,在同类方中应用范围最广,内外咸宜。其余五方则是外科常用方。仙方活命饮用于疮疖初起;五味消毒饮以治疗毒见长;内疏黄连汤长于消痈;蟾酥丸善治一切恶疮;四妙勇安汤是治脱疽专方。

就方剂结构言之:黄连解毒汤与五味消毒饮是单纯配伍解毒药的典范。仙方活命饮在疏散风热之外,兼配行气、活血、化痰、软坚之品,属外科治法中的消法。内疏黄连汤配外散风热的连翘、薄荷,内通壅滞的大黄,并配行气、活血之品,使热毒内疏外散,气血运行无阻,又是以内疏为主的配伍形式。蟾酥丸多用动物药与金石药。四妙勇安汤则以解毒药与凉血活血药同用,是其特点。

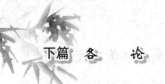

十一、热入营血—清营凉血

热入营血,是指温邪犯肺,气郁化热,由肺卫内陷营血病变。

清营凉血,是据热入营血病机所拟的治法。

【适应证候】 热入营分,以时有谵语,斑疹隐现为主证,兼见体温增高,入夜尤甚,渴或不渴,心烦躁扰,夜寐不安,舌绛、脉数;热入血分,以发斑、出血为主证,兼见发热夜甚,舌绛、脉数。

【病理分析】 心主血属营。温邪上受,由肺卫传入心营,营分热盛,遂见神、心、血、脉、舌各方面的病理改变。热入心营,上扰心主,则烦躁不安,时有谵语见矣! 营血热炽,血欲溢出脉外,则斑疹隐隐见矣! 热入营阴,津为热耗,血变浓稠,则舌质红绛见矣! 热入心营,心功亢进,则脉数亦见矣!

【立法组方】 热入营分,法当清热解毒,凉血救阴。热自气分传来,尤须透热转气,使热有外出去路。根据上述治疗原则,宜用清营凉血、滋阴增液的水牛角、生地黄、玄参、麦冬、丹参、牡丹皮、大青叶、板蓝根之属,与金银花、连翘、竹叶辛凉宣透之类组合成方,共呈清营泄热之效。代表方如清营汤、神犀丹之类。

热入心营,配伍金银花、连翘、黄芩、黄连之类清热解毒,可以消除致病原因,诚属要药,但水牛角、生地黄、牡丹皮、青黛、大青叶、板蓝根、紫草等药清营凉血,才是本类方主体结构。这类药物不仅有清营凉血之功,解毒作用也强,对于邪热传营之证,其凉血解毒作用,可以兼顾病因和热入营血两个方面。

热入营血,每于凉血救阴方中配伍牡丹皮、赤芍、丹参之属散血,推求其意,有两层意义:①《读医随笔》指出:"叶天士谓热病用凉药,须佐以活血之品,始不致有冰伏之虞。盖凡大寒大热病后,脉络之中必有推荡不尽之瘀血,若不驱除,新生之血不能流通,甚有转为劳损者。"故热入营血,血运不利,得此可使血行畅旺。②热入营分,血有外溢之势,使用凉血法时,须防瘀血为患,伍以散血之品,可免热去瘀留弊病。

热入营血,必然耗液伤阴。阴液存亡直接关系着温病病程中正邪双方消长,应该特别重视津液,留得一分津液,便有一分生机。宜一面使用凉血解毒之品消除病因,挫其热势,使热去而阴不受伤;一面用凉血滋液药物,补充受损阴液。所以凉血解毒与泄热救阴并重,是治疗温病热传营血的基本法则,体现了温病治法中扶正与祛邪的辩证统一。

综合上述,凉血解毒,泄热救阴,是治热入营分基本原则。由于配入透热转气及凉血散血之品,也就反映了凉而不郁的配方特点。理解它的基本结构,有助于临证组方。

热入血分:以发斑、吐衄为主证。叶氏《温热经纬·外感温热篇》云:"卫之后,方言气,营之后,方言血",血分病变较营热多一出血征象,也是诊断为热入血分的主要依据。此证与肝的关系颇为密切。心主血,肝藏血,热盛发斑,要皆心肝热盛,血络受损使然。治疗此证,不清其热则血不宁,不滋其阴则火不熄,不散其血则瘀血留滞,故当凉血以消除出血之因,散血以预防瘀血为患,滋阴以恢复既损之血。俾血得凉而宁谧,得散而流畅,得滋而充盈,自无血溢、血瘀、血虚之忧。根据这一治则,选用水牛角、青黛凉血,牡丹皮、芍药散血,生地黄、玄参滋阴之属组合成方,能呈凉血救阴之效。代表方如犀角地黄汤。

本法虽然用于出血证候,却不强调使用止血药物,主要通过清营凉血达到止血目的,即热清血自宁的意思。这种治病求本的配方法度,应该引起重视。

【例方】

清营汤（《温病条辨》）

[组成]　犀角(青黛代)10g　生地黄 15g　玄参 10g　麦冬 10g　黄连 5g　金银花 15g　连翘 15g　竹叶 3g　丹参 6g

[用法]　煎汤,分 3 次温服。1 日 1～2 剂。

[主治]　温邪初入营分,身热,入夜尤甚,口渴或不渴,时有谵语,夜寐不安,斑疹隐隐,舌质绛,脉细数。

[证析]　本方证是温邪传营的证候。由于邪初传营,气分之热未尽,故身热口渴,苔黄而燥。若气分热势已微,营分热邪偏盛,蒸腾营气上潮于口,则反不渴,故口渴与否是热在气分或营分偏多偏少的辨证依据。热邪传营,伏于阴分,入夜阳气内归营阴,与热相合,故身热以入夜尤甚为特征。热入营阴,灼及心包,则神明欲乱而时有谵语。热伤血络,血有外溢之势而斑疹隐隐。舌为心之苗,营分有热,血变浓稠,故舌绛。热入营分,心功能亢进,故脉数;营阴受损,脉失充填,故脉细。

[病机]　热入营分。

[治法]　清营解毒,泄热救阴法。

[方义]　热入营分,出现神、心、血、脉、舌五个方面的病理改变,当务之急,急需清营解毒而兼泄热救阴,庶可转危为安。故方以青黛清营凉血,生地黄、玄参、麦冬凉血滋阴。青黛、生地黄、玄参之凉血在于挫其热势,使热去而阴不继续受伤;生地黄、玄参、麦冬之增液在于补充受损之阴,使阴液得以恢复。一撤其热,一保其津,扶正祛邪,相辅相成。金银花、连翘、竹叶、黄连配入方中,有三层意义:温邪传营,火毒肆疟,急当解毒。金银花、连翘、黄连是强有力的解毒药,配此可以协助青黛消除致病之因,此是其一;气分之热未罢,得此可以清气,与青黛共呈泄卫透营、气营两清之效,此是其二;如果纯属营分热盛,得金银花、连翘、竹叶之辛凉宣透,可使热达腠开,引导营热从外而解,体现透热转气之法,此是其三。叶天士说:"热病用凉药,须佐以活血之品,始不致有冰伏之虞。"此方配伍丹参活血,实具此义。九药合用,共奏清营解毒、泄热救阴之效。

[应用]

1. 辨证要点:邪热传营,舌色必绛。此外,当见发热夜甚,时有谵语,斑疹隐隐,脉象细数。

2. 可按气分、营分征象偏盛调整方中药量。气分偏盛宜重用金银花、连翘,黄连等品,亦可加入石膏、知母;营分热盛,重用青黛、生地黄、玄参;若欲增强解毒力量,亦可加入大青叶、板蓝根。

3. 温病系热邪为患,火盛成毒,传变甚速。在卫气营血各阶段中应把好气分关。根据现代药理研究,板蓝根、大青叶、贯众、蒲公英等具有较强的抗病毒和抗菌作用,在辨证施治的基础上,可以大剂量地选用,增强清热解毒之功。对于流脑、乙脑、败血证等,常多如此应用。

4. 此证易致热入心包而成窍闭神昏,或热盛动风而成痉厥,兼见窍闭,宜配用安宫牛黄丸或至宝丹以清心开窍;并发痉厥,宜配用紫雪丹或选用羚羊角、钩藤、地龙之属息风解痉。

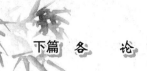

[歌括] 清营汤是温病方,热入心营黛地良,
银翘连竹玄丹麦,清营泄热效力强。

清营解毒丹(《温热经纬》原名神犀丹)

[组成] 水牛角尖(磨汁)540g 鲜生地黄汁500g 玄参210g 金汁300g 板蓝根270g 紫草120g 黄芩180g 金银花500g 连翘300g 香豉240g 天花粉120g 石菖蒲180g

[用法] 各药生晒研细,忌用火炒,以生地黄汁、水牛角汁、金汁和捣为丸,切勿加蜜,如难丸,可将豆豉煮烂。每丸重10g,凉开水化服,日2次,小儿减半。如无金汁,可加入人中黄120g研入。若作汤剂,剂量可按比例酌减。

[主治]

1. 温热暑疫,邪不即解,逆传内陷,耗液伤营,痉挛昏狂,谵语发斑,舌色干光或紫绛,或圆硬,或黑苔。

2. 酷暑之时,阴虚之体,及新产妇人,初病即觉神情昏躁而舌赤口干者。

3. 麻疹毒重,夹带发斑危证;及疹后余毒内炽,口糜咽腐,目赤神烦。

[证析] 痉挛昏狂,谵语发斑,为本方主证;热毒深重,逆传心包,内陷营血,是此证病机;舌色干光紫绛与谵语发斑并见,则为热入营血的确凿依据。温热暑疫侵入肺卫,气郁化热,逆传心包,热犯元神,心神错乱而昏狂谵语,搏击神筋而痉挛抽搐;热入营血,络为热伤,血为热迫,外溢肌表故发斑;舌为心苗,营血热炽,血变浓稠,故舌质紫绛,甚至舌体圆硬;若见黑苔,则是火极似水之象。

[病机] 热入营血,耗液伤阴。

[治法] 凉血解毒,泄热救阴法。

[方义] 此种热深毒重、内陷心营、迫血妄行而发斑,逆传心包、热扰心神而谵语,火动风生而痉挛,风煽火炽而神迷之证,当务之急,急需凉血解毒、泄热救阴,庶几可以转危为安,渐趋好转。故方用水牛角直清心肝之热。生地黄、玄参凉血滋阴;金汁、板蓝根、紫草合水牛角凉血解毒,俾毒解热源除,热清血自宁,火降神自静,阴滋火自熄,这是本方主要组成部分。黄芩、金银花、连翘、香豉既可清气解毒,又可透热转气,能呈泄卫透营之效。神昏窍闭,故用石菖蒲芳香开窍;热盛津伤,故配天花粉清热生津。热去窍开,阴滋毒解,而诸证可愈。此方结构似清营汤而解毒之力过之,用之得当,疗效甚佳。

学习此方应该注意以下三点:①方中既有清气解毒的黄芩、金银花、连翘,又有凉血解毒的水牛角、金汁、紫草、板蓝根,突出反映了以清热解毒,消除病因为主的结构。②此方因用石菖蒲、香豉、金银花、连翘,遂使全方成为辛凉外透之良方;因有石菖蒲、豆豉芳香化湿,故对夹湿者亦宜。③方中金汁系用健康人的粪便加水搅汁,用纱布过滤2~3次,滤过之汁盛于新瓦缸内,在屋檐下面挖一深坑,将瓦缸埋入地下,缸口盖上石板封严,壅上一尺多厚泥土,不让雨水浸入,3~4年后,揭开石板视之,已成一缸无色、无臭、无味清水,即可入药。此药凉血解毒力量甚强,清代温病学家多喜用之。

[应用]

1. 发热夜甚,谵语发斑,抽搐昏迷,舌色紫绛,是使用本方指征。

2. 素体阴虚或新产妇人,若于炎热季节感受邪热,邪易乘其营血亏虚逆传心包而见神昏烦躁,舌赤口干,可用本方清营泄热,方中生地黄、玄参可以照顾阴虚。

3. 治疗麻疹初起,当自内达外,使其外透。若热盛而见紫斑,已成燎原之势,当急清营热,透泄火邪,否则将致不救。若疹后证见营热伤阴,口糜咽腐,目赤神烦,与上述诸证的病机如出一辙,故亦可用此方。

4. 本方治疗对象是以热在营血的神昏谵语为主,故多用清营凉血之品。若见痉挛抽搐的肝风内动征象,可加白芍、钩藤、羚羊角等清热息风、柔肝解痉。

5. 治暴发性痢疾。证见高热烦躁,腹痛下利稀水或黏液,或赤白相杂,模糊稠黏,或口渴尿赤,舌赤脉细数,可用本方去天花粉、玄参、生地黄,加木香、黄连。本方增减不可去香豉、石菖蒲,因有去秽化浊之功。

[歌括]　清营丹内犀地玄,银翘金汁紫蓝研,

　　　　黄芩花粉菖蒲豉,营热毒重服之安。

凉血地黄汤(《备急千金要方》原名犀角地黄汤)

[组成]　玄参 18g　生地黄 30g　芍药 12g　牡丹皮 9g
[用法]　水煎,汤成去渣,分 3 次服。
[主治]

1. 热入血分,迫血妄行而为吐血、衄血、嗽血、便血、溺血;迫血外溢而发斑,兼见神昏谵语,舌绛起刺,脉数。

2. 热与血结,蓄血发狂,但欲漱水不欲咽,腹不满而自言满,大便黑而易解。

[证析]　热入血分,以耗血、动血为其病变特征。热迫血而妄行,阳络伤则血外溢,阴络伤则血内溢。肺胃络伤,则上升出于口鼻而吐血、衄血、嗽血;肝脏、肠道、肾系络损,则下泄出于二便而便血、溺血。热窜经脉,迫血外溢则发斑。发斑兼见神昏舌绛,为热毒深重之象,也是热入血分的辨证依据。若表邪入里化热,热与血结,遂成蓄血发狂。热不在气,故但欲漱水不欲咽;血蓄下焦,故腹不满自觉其满;内渗于肠,故大便黑而易解。综上分析,出血、发斑是以动血为其病变特征,蓄血是以血结为其病变特征。究其动血、血结原因,均由热入血分使然。

[病机]　热入血分,血溢血瘀。
[治法]　凉血散血法。
[方义]　血为热迫,不清其热则血不宁,不滋其阴则火不熄,不散其血则瘀血停留,故当凉血以消除出血之因,散血以预防瘀血为患,滋阴以复阴血之伤。本方生地黄、玄参清热凉血、养阴滋液,阴滋火自熄,此二味治病之本,是本方主药。芍药、牡丹皮凉血散血,地黄、玄参得其辅助,既可增强清营凉血效力,又可防止二药寒凉太过引起瘀血停滞。四药同用,对热迫血行的出血或热与血结的蓄血证,都能收到凉血散血功效。

[应用]

1. 本方证以心肝血分热炽,出血、发斑为特点,舌必绛,脉必数。

2. 用治热入血分、神昏谵语、斑色紫黑、舌绛脉数之证,加入凉血解毒的青黛、紫草,效力更强。可同时服用紫雪丹或安宫牛黄丸以清热开窍。

3. 下焦蓄血,其人如狂,可加入大黄、黄芩增强凉血散血效力,并藉大黄引热下行。

4. 治血热妄行的各种出血,可据证情加入清热止血药物。吐血者加侧柏叶、花蕊石增

强止血之功;成块者加大黄、桃仁增强散瘀之力;胸膈满痛是血结胸者加桃仁、大黄凉血散瘀;衄血者加白茅根、黄芩、青蒿清热止血,或加大黄、牛膝引血下行;便血者加槐花、地榆清肠止血,并加祛风升阳的荆芥;尿血者加清热止血、利尿行水的白茅根、小蓟,共呈清利之功。若血热妄行与气不摄血两种机理同时存在,加人参益气摄血。若吐血因郁怒化火,则加柴胡、黄芩、栀子清肝解郁。

5. 用于眼科疾患见黄膜上冲(前房积脓)、血灌瞳神(前房积血)、瞳神缩小(虹膜睫状体炎)、绿风内障(青光眼)等,均有效。

6. 非血热妄行的失血均不宜用此方。

[化裁]

1. 凉血地黄汤(《太平惠民和剂局方》) 本方加黄芩、黄连。治热盛吐衄。清热解毒力量较本方强。再加大黄即泻心汤与凉血地黄汤合用,尤适宜于大热大实的出血。

2. 凉血地黄汤(《喉证经验秘传》) 本方加当归、川芎。清热力量逊于原方,活血力量则过之。

3. 凉血地黄汤(《古方选注》) 本方去牡丹皮、芍药,加连翘、甘草。为清宣包络瘀热法。治温热入络,舌绛烦热,用寒散攻伐诸剂,其热益炽者。

[歌括] 凉血地黄玄芍丹,血热妄行吐衄斑,

神昏谵妄舌质绛,凉血散血病可痊。

————————————————————————

清营凉血3方,同治热入营血证候,同具凉血救阴之功,同用地黄、玄参之属,是其相同点。不同点有下述三个方面。①适应证候:清营汤适用于热邪初入营分,以发热夜甚,时有谵语,斑疹隐隐为特征;清营丹适用于热入营血,以痉厥昏狂、谵语发斑为特征;凉血地黄汤治热入血分、迫血妄行,以出血发斑为主证。清营汤方表现神志时昏时清,营血将动未动,证情较轻;清营丹方表现神昏、动血,病情深重;凉血地黄汤方专为热盛动血而设。②体现治法:清营汤与清营丹均体现凉血解毒,泄热救阴法则;凉血地黄汤体现凉血散血法则。三方比较,清营丹的凉血解毒力量优于其他二方。③配伍特点:清营汤、清营丹二方结构极其相似,均以清营解毒为主,透热转气、滋阴增液为辅。但前者配伍丹参,于凉血之中寓有散血之意;后者反佐开窍、辟秽的石菖蒲,尤宜于湿浊蒙蔽心包的神昏谵语;凉血地黄汤本为血热妄行而设,却配行血的赤芍、牡丹皮,使其凉血止血而无瘀血停留,是其特点。

第二节 神志异常

古代医家是以五脏为其主体,由经隧与五腑相连,并将五体、五官归属五脏,成为五大系统,再由手厥阴之脑筋与手少阳三焦筋膜将五系连为一体,共计十二经脉。脑为元神之府,是统帅五系之中枢;脑膜延伸之筋遍布全身,是元神传递旨令到达五系和五系反馈信息与元神之路。少阳三焦筋膜与脑外筋膜相连,膜外间隙,称为腠理,是少阳三焦组成部分,乃卫气、水液流通之路。直到《黄帝内经》将脑筋归属肝系,脑膜血络归属心系,改称心包以后,才称心为君主之官,虽称君主之官,其实仍由心包代君行令,称为心主。由于脑膜归属心系,称

为心包,从此遂由六脏六腑变为五脏六腑。古人为何要将手厥阴之脑膜归属心系?因为脑膜发生病变,多因心系血络阻塞、痉挛、破损所致,与其休戚与共,息息相关故尔。为何又将手厥阴之脑筋与手少阳三焦归属肝系?因为,脑与少阳三焦之筋属手厥阴心包经,均有舒缩功能,归入肝系,才与肝主筋膜这一五体所主归类符合,所以心包之筋发生病变,而呈痉挛、抽搐,称为肝风内动,要从肝治,不从心治。

心藏神,意识思维均由心包(脑膜)主宰。脑由脑膜、脑筋和脑髓组成。脑筋属于手厥阴心包、手少阳三焦、足厥阴肝、足少阳胆经这一系统,其中三焦是津气上通于脑之路。脑外分布的血络,也是筋膜的一部分,则是供给大脑营养的通路,属于心脉系统。肾主骨、生髓,脑为髓海,髓质则归属于肾。综合上述,脑的组织结构分别属于心、心包、肝、胆、肾五经。《素问·灵兰秘典论》说:"心者,君主之官也,神明出焉;肝者,将军之官,谋虑出焉;胆者,中正之官,决断出焉;膻中者,臣使之官,喜乐出焉;肾者,作强之官,伎巧出焉。"十二官中唯此五官主管神明、谋虑、决断、喜乐、伎巧等思维活动,看来与脑结构分别属于五经有关。

脑为元神之府,是生命活动的中枢,精神意识的主宰,所谓谋虑、决断、喜乐、伎巧都是思维活动的具体反映。脑能进行正常思维,却赖气血津精为其物质基础,没有阳气温煦、阴血滋荣、水津濡润、肾精生化,脑就不能进行思维活动。而气血津精等物能够变化为精神,又是五脏功能协调统一的体现。精神情志虽是五脏功能活动的集中反映,因其结构与心和心包直接联系,始终都是心气、心血、心包在起主导作用。所以《素问·灵兰秘典论》说:"心者,君主之官也,神明出焉。"《素问·六节藏象论》又说:"心者,生之本,神之变也。"

归属心包的脑膜,全凭运行于心脉的营血滋养,流动于三焦的阳气温煦和阴津濡润,尤须肾脏化生的精髓充填,才能进行正常思维,只有气血和调,水津流畅,阴平阳秘,神志才能清明宁静。如果外感六淫之邪,内伤七情之变,分布于脑的血络发生痉挛、充血、血栓、血溢,行于少阳三焦的阴津、阳气失常;或因充实于脑的髓质发生病变,即可呈为神志异常。所以,神志异常虽属心包病变,却与气血津精的盈虚通滞息息相关,气血津精亏损和滞塞才是引起神志异常的病变本质。一旦阳气闭阻、热扰心神、瘀血阻络、血溢颅内、痰浊蒙蔽,即可出现以卒倒无知、神昏谵语、狂躁不宁等为主证的心神不安病变。

针对上述病机,窍闭神昏宜开窍启闭;狂躁不安宜重镇宁神;窍闭与狂躁并见宜开窍与镇静并举,所以开窍、安神是治疗神志异常的两大法则。本节根据病机拟定的各种治法,虽然使用手段各不相同,用药各异,却异曲同工,都以开窍安神为最终目的。神志异常虚证,属于气血精津亏损范畴,已见前节阴阳气血亏损病机、治法,此节仅列实证或本虚标实治法,余未涉及。热盛动风,参见肝系筋膜病变一节。

一、热入心包——清热开窍

热入心包,是指外感温邪,气郁化热,逆传心包病变。

清热开窍,是据热入心包病机所拟的治法。

【适应证候】　以谵语烦躁为主证,兼见身热、舌绛、脉数为辨证依据。

【病理分析】　热入心包是以谵语烦躁为主证,同时兼见身热、舌绛、脉数。温邪上受,首先犯肺,由少阳三焦逆传心包,炼液为痰,痰浊上蒙而神为其蔽,火热上炎而神受其扰,遂呈烦躁谵语。其余一切脉证,无非都是热的辨证依据。

【立法组方】　治疗热入心包证候,法当清热解毒,消除致病原因;疏畅气机,通其三焦闭阻;辟秽化浊,去其痰湿壅蔽;芳香开窍,治其神昏谵语;重镇安神,治其烦躁不宁。根据这一治则,此法常由下述五类药物组成:①清热解毒:黄连、黄芩、栀子、雄黄、朱砂之类,可以消除致病原因。②疏畅气机:麝香、冰片、郁金、丁香、木香、沉香、安息香之类,可以宣畅三焦,恢复气机升降。③辟秽化浊:牛黄、雄黄、天竺黄、胆南星、石菖蒲之类,可以化痰去垢,涤除蔽阻心包秽浊,恢复神志清明。④芳香开窍:牛黄、麝香、冰片、安息香、石菖蒲之类,有醒脑回苏之功,专为神志不清而设。⑤重镇安神:金箔、银箔、磁石、朱砂、琥珀、玳瑁、珍珠之类。有较好镇静安神作用,则为心神不安的躁动而设。几类药物虽然各有各的用途,其开窍醒神之功却是协同配合的结果。只有通过清热解毒药使致病之因消除,其余药物才能充分发挥作用;也只有通过祛痰化湿、开窍安神药物恢复大脑功能,才能达到愈病目的。如安宫牛黄丸、紫雪丹、至宝丹、抱龙丸、行军散等方,即体现清热开窍法则。

配伍这类方剂时要注意以下几点:

1. 根据病情需要,用药有所侧重　热毒炽盛,以清热解毒为主,开窍安神为辅,如安宫牛黄丸。窍闭神昏重证,以开窍安神为主,清热解毒为辅,如至宝丹。痰浊较盛,以化痰为主,清热、开窍、安神反居其次,如抱龙丸。应注意的是:疏畅气机药物具辛温之性,用量宜小,多用助热。

2. 根据病情兼夹,配伍其他药物　热证窍闭,每与气血两燔和肝风内动征象同时出现。在清热解毒、开窍安神同时,应该配伍石膏、寒水石辛寒清气,犀角(现以水牛角代)、牡丹皮清营凉血,羚羊角、天麻、僵蚕、全蝎等息风解痉,共呈气血两清、开窍息风之法。这种热盛证候,或配升麻、薄荷之属透热达表,或配滑石、茯苓之流导热下行,或配大黄、芒硝之类釜底抽薪,意在因势利导,为热寻求去路。

3. 根据邪正盛衰,配伍扶正药物　窍闭之证,一见脉虚无力,即有内闭外脱之虞。当在开窍方中配伍人参益气救脱,才有一线生机。若不时刻注意正气盛衰,恐窍犹未开而生机已息,再欲抢救则为时已晚。吴氏用人参汤下安宫牛黄丸即为内闭外脱示法。

4. 注意药物选择,尽量一药多用　如麝香、冰片、石菖蒲、安息香等药,既有开窍醒神之功,又有疏畅气机,芳化湿浊作用;牛黄既有清热凉肝之功,又有化痰、开窍作用,选用一味药物可以达到三个治疗目的,这些用药原则,可以借鉴。

5. 注意剂型,不能作为汤剂　窍闭神昏之证,病情危急,若不预为制备,将会缓不济急;加之这类方剂多由金石、芳香药物组成,金石之品难溶于水,芳香药物易于走散,均非汤剂所宜。所以清热开窍之方,多为丸散。

此证病情危笃,抢救及时,可望痊愈,治不如法,可呈两种转归:一是很快死亡,一是热退身凉以后留下痴呆等后遗证。

【例方】

安宫牛黄丸《温病条辨》

[组成]　牛黄30g　水牛角30g　黄芩30g　黄连30g　山栀30g　雄黄30g　朱砂30g　郁金30g　梅片8g　麝香8g　真珠15g

[用法]　共细末,炼老蜜为丸,每丸重3g,金箔为衣,蜡护。脉虚者用人参汤下,脉实者用金银花、薄荷汤下。每次服1丸,大人病重体实者,1日服2次,小儿服半丸,不知,再服半丸。

　　[主治]　热入心包,神昏谵语,身热,烦躁不安等证。兼治急黄、痫证。

　　[证析]　神昏谵语,是本方主证;热入心包,是此证病机。温邪上受,首先犯肺,气郁化热,热从少阳三焦气分冲上,逆传心包,扰其元神;炼液成痰,上蒙清窍。痰闭其窍,热扰其神,遂呈神昏谵语,何以知其为热? 从兼身热烦躁等证知之。

　　[病机]　热入心包,神昏窍闭。

　　[治法]　清热解毒,开窍安神法。

　　[方义]　温邪上受,气郁化热,津凝成痰,蒙蔽心包,治宜清热解毒,消除致病原因;利气化痰,通其津气滞塞;开窍安神,令其心神明静。牛黄擅长清心透热,利痰开窍,安神定惊,一药而兼三用,自是主药。黄芩、黄连、山栀清气解毒,水牛角凉血解毒,四药功专两清气血,消除病因,清其郁热。麝香无处不达,善开诸窍之闭;冰片行气化湿,能通津气之壅;郁金理气活血,可解气血之郁,雄黄劫痰解毒,可豁包膜之痰,凭藉四药行气化痰之功,可协助主药开窍醒神。金箔,金属也;朱砂,石类也;真珠,介类也,三药配入方中,可协助主药清心安神。诸药同用,能收清热解毒、行气利痰、开窍安神功效。

　　学习此方应该注意以下几点:

　　1. 昏谵常与痉厥并见　原著用此方共计九条,其中八条都以神昏谵语为主,轻者时时谵语,重者成为昏狂、昏迷,故昏谵是其主证已毫无疑义。昏谵见于温病过程之中,身热、烦躁、舌红、苔黄、脉数是其必见证亦毋庸置疑。原著有两条提到舌蹇、痉厥,说明此证常与肝风内动征象同时出现。

　　2. 此证的确切部位是在大脑　众所周知,此方是为热入心包而设。所谓热入心包,其实是指热蒸于脑。叶氏《温热经纬·外感温热篇》谓:“温邪上受,首先犯肺,逆传心包。”若谓心包是指心外包膜,称为逆传就理难通。因为肺在心上,由上传下不得称之为逆;肺为相傅,心包为臣使,由肺侵犯心包,并非以下犯上,亦不得称之为逆。所以逆传心包是指温邪犯肺,热在气分即由少阳三焦上犯元神之府,它与内陷营血恰成一对,展示了温病的两种传变途径。

　　3. 温邪引起热痰蒙蔽心包是其基本病理　神昏谵语虽然是其主证,温邪才是致病之源。热势鸱张,灼津成痰,蒙蔽心包,才会出现神昏谵语,所以清热解毒才是治病求本之法。此方解毒药物居其半数,意即在此。

　　4. 开窍是清热、利气、豁痰的综合效应　古方常用牛黄、麝香、冰片、石菖蒲、郁金开窍,深究神志昏迷病变本质,则与行于少阳三焦津气凝蔽有关。上述药物有以疏利气机见长,有以燥湿化痰为胜,令三焦津气复常,神志自然清醒。此方证是热扰心神与痰浊蒙蔽两种机理引起神昏谵语,故用清热、利气、豁痰达到开窍目的。

　　5. 化痰泄浊力量不足是其唯一弱点　服用此方热退身凉后,有些患者仍然神志不清,虽然大脑实质受损是其主要原因,但也与化痰力量较弱有关。

　　[应用]

　　1. 以神昏谵语而兼身热、舌红、苔黄、脉数为其用方指征。脉实用金银花、薄荷煎汤送服,助其疏散热邪;脉虚是内闭外脱现象,用人参煎汤送服,是示人以开窍与固脱同用之法。若兼大便秘结,用温水调生大黄末 10g 送服,即牛黄承气汤,是清热开窍与釜底抽薪二法合用。兼见抽风,可与清热息风的羚角钩藤汤合用。兼见营血亏损,可与育阴潜阳的三甲复脉汤合用。湿较盛,可与清除湿热的甘露消毒丹合用。遍身发黄兼见神昏狂乱,可用此方与茵陈蒿汤加味。

2. 精神异常或痫证,审其属热,亦可使用此方清热解毒,开窍安神。

3. 本方可用于流行性脑脊髓膜炎、乙型脑炎、尿毒证、肝昏迷、脑血管意外等病,证见身热烦躁、神昏谵语者。

[歌括] 安宫牛黄用珠犀,山栀芩连热盛宜,

雄朱脑麝郁金箔,窍闭神昏莫失机。

紫雪丹（《太平惠民和剂局方》）

[组成] 寒水石 1500g 石膏 1500g 滑石 1500g 煅磁石 1500g 玄明粉 5000g 火硝 1000g 玄参 500g 升麻 500g 甘草 200g 羚羊角 150g 犀角(现用水牛角代)150g 青木香 150g 沉香 150g 公丁香 30g 麝香 30g 飞朱砂 90g 黄金 3000g

[用法] 有成药出售,制法从略。每日服 2 次,每次服 3～6g,冷开水下,小儿酌减。

[主治] 热邪逆传内陷,气血两燔,神昏痉厥,高热口渴,唇焦齿燥,尿赤便秘,舌绛少苔,昏狂谵语,甚至四肢抽搐,小儿痉厥因于热者。

[证析] 此属气血两燔,窍闭风动机理。温邪上受,首先犯肺,气分热势鸱张,阴津为热所劫,故高热、口渴、唇焦、齿燥、尿赤、便秘。热入心营,营阴受损,故舌绛少苔。气随火炎,有升无降,灼津为痰,神机闭阻,常度尽失,故昏狂谵语。热搏其筋,筋失和柔,肝风内动,故痉挛抽搐。《温热经纬·湿热病篇》所谓"火动风生而筋挛脉急,风煽火炽而识乱神迷",殆即指此而言。其基本病理是:温邪犯肺→气郁化热→逆传心包、内陷营血→气血两燔→成为此证。

[病机] 热邪内陷,气血两燔;逆传心包,窍闭风动。

[治法] 清热开窍,安神息风法。

[方义] 热盛、昏狂、谵语、抽搐,治宜清热挫其热势,开窍启其神明,安神令其神静,息风止其抽搐。热是引起窍闭、动风之根源,清热自是当务之急。故方用寒水石、石膏清气分之热,水牛角、羚羊角、玄参清营凉血。为使热有外出去路,故配升麻疏泄郁火,使热从毛窍而出;滑石清热利湿,火硝、朴硝泻火通便,引导热从前后二窍而下,体现气血两清、因势利导的配伍形式。羚羊角凉肝息风,甘草甘可缓急,合而用之,能呈息风解痉功效。麝香、木香、丁香、沉香性虽温而量极小,配入方中,一可芳香开窍,令神志清醒;二可疏泄郁火,令诸药凉而不郁;三可调畅气机,使逆气随诸药下降。黄金、磁石、朱砂性沉下降,重镇安神,显然是为神魂飞扬的狂躁而设。此方展示了清热开窍为主,安神息风为辅的配伍形式,用治气血两燔、窍闭风动之证,可谓合拍。此方从表面看来并无消除病因的解毒药,其实水牛角、朱砂、黄金均有较强的解毒作用,不可不知。

此方结构可以启人思维,开人眼界。①气血两清之外,配以开窍、息风、安神药物,说明病机复杂之证绝非单一结构所能胜任。②气血两清力量本已甚强,又有因势利导之品,可收事半功倍效果。③清热之中配伍疏泄之品,虽凉不郁,凝重而不呆滞。

此方原名紫雪,最早见于《千金翼方》,次见于《外台秘要》,三见于《太平惠民和剂局方》。《外台秘要》与《太平惠民和剂局方》的药味、主治完全相同,仅麝香剂量有异,前者为五分,后者为一两二钱半。可见此方源出于《千金翼方》,发展于《外台秘要》,完善于《太平惠民和剂局方》。麝香分量加重,开窍力量增强,遂由清热安神之方,变为清热开窍之法。剂量变化,

其妙如斯。

[应用]

1. 本方清热开窍、安神息风之力较强,凡热邪充斥内外,气血两燔,证见高热神昏、小儿高热抽搐、小儿麻疹之热毒内盛而见疹紫红、高热、喘促、昏迷等时都可应用。

2. 精神异常,痫证,审其属热,可以应用此方清热、开窍、安神、解痉。

3. 本方可用于流行性脑脊髓膜炎、乙型脑炎、斑疹伤寒、猩红热等病,证见高热烦躁、神昏抽搐、出血或斑疹的患者。

[歌括] 紫雪犀羚朱二硝,金磁寒水滑石膏,

丁沉木麝玄升草,清热开窍力偏饶。

至宝丹(《太平惠民和剂局方》)

[组成] 犀角(现用水牛角代)30g 玳瑁屑 30g 琥珀(研)30g 朱砂(研细,水飞)30g 雄黄(水飞)30g 冰片(研)0.3g 麝香(研)0.3g 牛黄(研)15g 安息香 45g(为末,以无灰酒搅澄飞过,滤去砂石,约得净数 30g) 金箔 50 张(一半为衣) 银箔(研)50 张

[用法] 将生水牛角、玳瑁为细末,入余药研匀,将安息香膏重汤煮,凝成后,入诸药中和合为丸,每丸重 3g,每次服 1 丸,小儿半丸,研碎,人参汤送下。

[主治] 中暑、中风及温病痰热内闭,神昏谵语,身热烦躁,痰盛气粗,舌赤苔黄,以及小儿急惊风证。

[证析] 感受暑热,突然昏倒,不省人事,发热烦躁,呼吸急促,牙关紧闭,或口开齿燥,脉数无力,称为中暑。突然昏倒,不省人事,醒后半身不遂,口眼㖞斜,称为中风。中暑、中风都以猝倒无知为其主证,但中暑有热象,中风有高血压史,其机理都与突然气血闭阻、痰蔽心包有关。至于温病证见神昏谵语,亦是热痰蔽阻心包使然。此证小儿最为多见,病情很急,称为小儿惊风证。

[病机] 痰热内闭。

[治法] 开窍安神,清热解毒法。

[方义] 无论温病的神昏谵语,还是中暑、中风的猝倒无知,基本病理都是热痰蒙蔽心包,故以清热解毒、利气豁痰、安神开窍为法。方中牛黄有清心化热、豁痰开窍、安神定惊之功,作用较为全面,故是主药。水牛角为凉血解毒之佳品,可清心营之热;雄黄是劫痰解毒猛将,可豁心包之痰;安息香、麝香、冰片辟秽利气,可开闭阻之窍;琥珀、朱砂、金箔、银箔、玳瑁重镇解毒,可宁躁动之神,诸药合用,能呈清热解毒、利气豁痰、开窍安神功效。用人参汤送服,有益气救脱之功,加此一味,即为内闭外脱示法。

学习此方,应该注意两点:①方中安息香有祛痰作用,可以协助牛黄、雄黄化痰泄浊;其行气作用又可协助龙脑、麝香通其气闭,故用量最重。②所治都是昏迷重证,开窍的麝香、冰片却只有 0.3g,仅全方总量的八百分之一,不用足够分量而又欲其达到开窍目的,恐有病重药轻之虞。二药用量是否有误,这是一个疑点。如果无误,那就是通过豁痰达到开窍目的。但应注意:冰片剂量不能过大,重则引起高级中枢神经兴奋,可引起癫痫样惊厥。

[应用]

1. 此方清热解毒力量逊于安宫牛黄丸、紫雪丹,用治温病后期,热势已减,昏谵较重,才较合拍。如果热势鸱张,仍以使用前面两方为宜。

2. 临床常用于乙脑、流脑、中暑、脑血管意外、肝昏迷等属痰热内闭、神昏较重者。

[化裁]

1. 人参至宝丹(《普济本事方》) 即本方加人参、天竺黄各 30g,制南星 15g。制备方法及主治与至宝丹同。徐灵胎谓:"本事方中多人参、南星、天竺黄,安神定魄,必备之方,真神丹也。"方中天南星与天竺黄都有较好的祛痰作用,加此二味,增强了豁痰功力,与热痰蒙蔽心包机理更为相符,故其结构较《太平惠民和剂局方》中的至宝丹更为完善。人参直接配入方中,亦更为妥帖。

2. 牛黄至宝丹(《常用中成药》) 人参、犀角(现以水牛角代)、天竺黄、朱砂、琥珀、雄黄、玳瑁各 30g,制南星、牛黄各 15g,麝香、冰片各 3g。每料制成 240 粒,每次服 1 粒,日服 1~2 次,开水化服。主治基本相同。此方麝香、冰片比至宝丹分量重 10 倍,开窍作用为之增强;并加擅长祛痰的胆南星、天竺黄,豁痰力量也有增进,结构更趋完善。唯安神力量不如至宝丹,是其所短。

[歌括] 至宝脑麝配犀黄,琥珀雄朱安息香,

　　　　金银二箔兼玳瑁,开窍安神第一方。

抱龙丸(《小儿药证直诀》)

[组成] 天竺黄 30g　雄黄(水飞)3g　辰砂(别研)15g　麝香(别研)15g　陈胆南星 120g

[用法] 共细末,煮甘草和丸如兔子屎大,温开水化下。5 岁者 1~2 丸,大人 2~5 丸。

[主治] 小儿急惊。见痰热内壅、身热气粗、神昏抽搐等证。

[证析] 小儿惊风属于外感热病,以神昏抽搐为其特征。是因时疫随气吸入,首先犯肺,肺的宣降失常,津气发生病变。气郁化热,津凝为痰,痰热内壅,故身为之热,气为之粗;痰蔽心包,故神为之昏;搏击神经,故筋为之挛。其基本病理是:时疫犯肺→气郁津凝,痰热内壅→蒙扰心包,搏击神经→神昏抽搐。

[病机] 痰热内壅,成为急惊。

[治法] 清热化痰,开窍安神法。

[方义] 痰热引起惊风,首当清其气郁所化之热,祛其津液凝结之痰,使神明不为痰热壅蔽,筋不为痰热所滞,神昏抽搐才可消失。此方用胆南星、天竺黄清热化痰、息风解痉,用量最重,当是针对基本病理及其主证抽搐而设。痰热之成,实由外感温邪所致,若不消除致病原因,实难期其必效。雄黄、朱砂有毒而擅长解毒,可以消除病因;雄黄又可劫痰,朱砂又可定惊,配入方中,实属一举两得。复用麝香开窍醒神,合而成方,能呈清热化痰、开窍安神功效。

[应用] 以身热气粗、神昏抽搐为使用此方指征。配伍雄黄、朱砂解毒,反映了宋代组方特点。因其自身有毒,不能重用,消除病因力量不足,用大青叶与板蓝根煎汤送服,疗效始著。

[化裁]

1. 抱龙丸(《太平惠民和剂局方》) 即本方加全蝎。治证同。解痉力量较原方强,结构也较完善,但解毒力量薄弱,是其缺点。

2. 牛黄抱龙丸(《明医杂著》) 即本方加牛黄。治小儿急惊,神昏抽搐。清热凉惊力量

较原方强,解毒力量仍然欠缺。

3.抱龙丸(《古方选注》)　即本方加琥珀、僵蚕、全蝎、牛黄、赤茯苓。各为末,蒸饼为丸,金箔为衣,灯心草、薄荷汤下。治证同。清热镇惊、息风解痉力量颇强,热盛者可用本方。一方多人参、紫河车,较宜于邪实正虚者。

4.琥珀抱龙丸(《活幼新书》)　即本方加琥珀、山药、人参、茯苓、甘草、枳壳、枳实、檀香,去麝香。治小儿急惊,体质虚弱者。

[歌括]　抱龙丸用天竺黄,雄朱胆星与麝香,

　　　　热痰内壅儿惊厥,清热豁痰开窍良。

小儿回春丹(《敬修堂药说》)

[组成]　川贝母　陈皮　木香　枳壳　白豆蔻　法半夏　沉香　檀香　天竺黄　僵蚕　全蝎　天麻各38g　钩藤240g　胆南星　大黄各60g　甘草26g　牛黄　麝香各12g　朱砂适量

[用法]　上药为小丸,每丸重0.09g。口服。周岁以下,每次1丸;1~2岁,每次2丸,每日2~3次。

[主治]　小儿急惊,痰热蒙蔽。发热烦躁,神昏惊厥,或反胃呕吐,夜啼吐乳,痰热哮喘,腹痛泄泻。

[证析]　小儿气血未充,易感时邪。温邪上受,首先犯肺,影响少阳三焦津气逆乱,气郁化热,津凝为痰,即成痰热。痰热壅肺,宣降异常,则为喘逆;内犯脾胃,升降失常,则为吐泻;循少阳三焦上蒙元神而神昏窍闭,搏击神经而痉挛抽搐,则成痉厥重证。

[病机]　热痰蒙蔽,窍闭动风;或气郁津凝,升降失调。

[治法]　清热化痰,开窍息风法。或行气化湿,调理升降法。

[方义]　痰热引起痉厥,治宜清热、化痰、开窍、息风。胆南星、天竺黄、牛黄、大黄有清热之功,大黄有釜底抽薪作用,是为气郁化热而设。川贝母、天竺黄清热化痰,半夏、胆南星燥湿祛痰,是为津凝成痰而设。僵蚕、全蝎、天麻、钩藤息风止痉,是为经脉挛急而设。牛黄、麝香芳香开窍,是为窍闭神昏而设。再配一组理气药物,看似药不对证,其实深合病理。盖三焦津气逆乱是其病变本质,祛痰而不利气与机理不符。故配白豆蔻、檀香宣畅上焦心肺,陈皮、木香疏畅中焦脾胃,枳壳、沉香疏畅下焦肝肾,三焦津气无阻,则神昏、抽搐、喘咳、吐泻等证可愈。至于朱砂解毒安神、甘草解毒和中,配入方中,不过赞成方用而已。

此方体现津气并调、痉厥兼顾的配方法度,似乎如丝入扣、无可指摘。但应注意此证是因时疫相侵,解毒应居首要位置。牛黄、胆南星、天竺黄虽有清热作用,解毒力量甚微;朱砂虽可解毒,又因自身有毒而不宜重用;只恃一味大黄,恐难达到消除病因目的,是其缺陷。若再加入黄芩、黄连、重楼、青黛之属,治法始臻完善。

[应用]　此方可以用于以下几种见证。一是小儿急惊,出现痉厥;二是痰热壅肺,出现喘咳;三是脾胃不和,出现吐利。

急惊:以痰热惊风为特征,用大青叶、板蓝根各15~30g,煎汤送服。

喘逆:以痰多为特征,用桔梗煎汤送服;与麻杏石甘汤合用亦可。

咳嗽:亦以兼见痰多为特征,用桔梗、甘草、薄荷煎汤送服。

呕吐:"有寒热食积之别。寒证恶食,吐少而出物多,生姜汤下;热证恶食,吐多而出物

少,石膏汤下;食积,所吐酸臭,山楂、麦芽汤下。"(原著)

水泻:以大便清稀为特征,茯苓、车前仁煎汤送服。(原著)

痢疾:以下痢脓血为特征,山楂、地榆煎汤送服。

[歌括] 回春丹内用竺黄,檀蔻陈沉枳木香,
蚕蝎钩麻朱牛麝,夏星贝草合大黄。

行军散《《霍乱论》》

[组成] 西牛黄 麝香 冰片 珍珠 硼砂各3g 明雄黄(飞净)24g 火硝1g 飞金20页

[用法] 各研极细如粉,再和匀,瓷瓶密收,以蜡封瓶口,每服1～2g,凉开水调下。

[主治]

1. 暑热秽恶,直入心包,头目昏晕或不省人事。

2. 霍乱痧胀,吐泻腹痛。

3. 口疮、喉痛。

4. 点目去风热障翳。

5. 搐鼻可避时疫之气。

[证析] 三焦是津气升降出入之路。秽浊受自口鼻,客于少阳三焦,津气升降逆乱,乱于中焦肠胃,则为霍乱吐泻;津气受阻,欲升不得,欲降不能,则为绞肠痧胀;上干元神之府,即呈头目昏晕,甚至卒倒无知。《灵枢·五乱》所谓"清气在阴,浊气在阳,营气顺脉,卫气逆行,清浊相干……乱于肠胃,则为霍乱……乱于头,则为厥逆,头重眩仆",即系指此。

[病机] 秽浊上蒙心包,或下阻中道。

[治法] 辟秽解毒,芳香开窍法。

[方义] 外邪相侵引起三焦津气逆乱,辟秽解毒是其当务之急。牛黄清心化热,安神凉惊,化痰开窍,作用较为全面;雄黄用量特重,能"杀百毒,辟百邪"(甄权),既可解毒,也可化痰,二药功专解毒、豁痰、开窍。麝香、冰片芳香走窜,无所不达,二药能呈利气开窍功效。二黄化痰,麝香、冰片利气,恰合津气逆乱机理。故浊阴上蒙以致清阳不升而呈眩仆者,有此升清降浊之品而机窍可开;清浊相干而呈霍乱、痧胀者,有此亦可解其秽毒,调其升降。硼砂清热解毒,善化热痰,可以增强解毒化痰力量;硝石善于破滞疗胀,可使秽浊从下而泄,二药允为主药良助。珍珠、飞金,清心安神,亦可解毒。诸药合用,能呈辟秽解毒、芳香开窍功效。

此方突出解毒、化浊、利气三种作用,解毒旨在消除病因,化痰利气旨在调理津气逆乱,利气不用其他药物而用麝香、冰片,是因二药擅长开窍醒神,可以双关。

本方相传为诸葛武侯方,故又名"诸葛行军散"和"武侯行军散",但无据可考。

[应用]

1. 此方结构是寒热共用的配伍形式,性寒的牛黄、珍珠、硼砂、火硝总量不过10g,性热的雄黄却有24g之多,最宜寒热征象不甚明显证候。用于热证亦可见效者,盖雄黄金箔之用,在于解毒故也。

2. 方中牛黄、珍珠、硼砂皆长于治疗咽喉疾患,如《太平惠民和剂局方》珠黄散即由牛黄、珍珠二味组成,专治喉部肿溃;硼砂以治眼疾见长;珍珠有治喉痹和明目去翳之功,故亦可用于口疮喉痛及风热障翳等证。

[歌括]　行军散内用珠黄,硼硝雄金脑麝香,

辟秽解毒擅开窍,霍乱痧胀亦堪尝。

清热开窍共选6方,都可治疗病性属热的窍闭神昏重证。因其基本病理都是热痰蒙蔽心包,故尔都以清热、豁痰、开窍、安神为其基本结构。但因热有微甚,痰有多少,闭有轻重,各方结构亦就有所侧重。

安宫牛黄丸、紫雪丹、至宝丹是治急性热病的有效名方,被誉为三宝。其中,清热解毒力量以安宫牛黄丸最强,紫雪丹次之,至宝丹最弱;开窍安神力量以至宝丹最强,安宫牛黄丸次之,紫雪丹最弱;紫雪丹能气血两清,息风开窍,作用最全,又为其他二方不及。若从气血津液盈虚通滞观察三方,调气力量紫雪丹优于安宫牛黄丸、至宝丹;祛痰力量至宝丹优于其他二方。

抱龙丸与回春丹都是治疗小儿惊风的方剂。其基本病理都是温邪犯肺,气郁津凝,变生痰热,蒙扰心神,搏击神经,成为神昏抽搐,具有痰、热、惊、风四大特征。二方相较,清热化痰、开窍、定搐力量都是回春丹优于抱龙丸,行气力量又为回春丹所偏擅,仅有朱砂而无雄黄,毒性亦较抱龙丸为低,所以回春丹是较为完善的结构。但方中解毒药物只有大黄一味,消除病因力量太弱,是其不足,有待改进。

行军散所治都是突然发生的急证,少阳三焦津气逆乱是其基本病理,寒热征象并不明显,所以此方功专辟秽解毒而不计其他,展示了寒热共同的特殊结构,亦可借鉴。

二、中寒气闭—温通开闭

中寒气闭,是指因寒引起气机突然闭阻病变。

温通开闭,是据中寒气闭病机所拟的治法。

【适应证候】　以猝倒无知为主证,以兼见呼吸、舌、脉正常为辨证依据。

【病理分析】　中寒气闭是指因寒引起气机突然闭阻,以致猝倒无知。主证以外,舌脉呼吸基本正常。属于寒邪凝闭腠理引起卫气运行失度的病理改变。

卫气是由元气、谷气、清气相合而成,发生于肾,取资于肺,充盛于脾,而以三焦为其运行之路。由于三焦外通肌表,内连脏腑,所在皆有其升降出入之机,又需肺脏为之宣降,脾胃为之升降,肝胆为之疏调。故其生化运行之机端赖五脏协同合作。卫气也,从腠理走表以充实皮毛,防御外邪侵袭;入里以温煦脏腑,成为五脏功能动力能源;行于脉外以统摄营阴,使营阴安守于内;上达巅顶以奉养元神,使头脑清灵不昧;出于阳分则寤,入于阴分则寐。由此观之,卫气与五脏功能存在着相互依存、相互为用的关系。只有五脏功能协调,卫气才能生化不停其机,运行不失其度;也只有卫气升降出入无阻,五脏功能才能正常活动,主司不失其职。一旦卒中寒邪,腠理凝闭,卫气出入受阻,升降逆乱,痰随气升,僭居阳位,元神受其蒙蔽;或血因气闭不能奉养元神,遂致猝倒无知。《灵枢·五乱》所说"清气在阴,浊气在阳,营气顺脉,卫气逆行,清浊相干,乱于头则为厥逆,头重眩仆",即指此一机理。

与此相反,气虚下陷而卒失知觉者亦常有之。是因其人素体虚弱,偶受惊恐,或饥饿疲劳,致使气机一时逆乱,清阳不升,脉无气束,血压下降,脑海失养,因而猝倒无知,面色苍白,

汗出肢冷,脉息微弱,与此证相较,有卫气一闭一脱、一实一虚、一逆一陷之异,临证之际,必须详审。

中寒气闭属于气厥范畴,古籍亦称气中。此证亦应与中风、痫证鉴别。风中身温而多痰涎,气中身凉而无痰涎;风中醒后有口眼㖞斜、半身不遂、失语等后遗证,气中清醒以后无后遗证。此证在昏厥时无四肢抽搐现象,亦有别于痫证;不因暴食引起,亦有别于食厥。

【立法组方】因寒引起气机闭阻而呈猝倒无知,当用辛香走窜、行气化湿药物祛其凝结之寒、开其闭阻之窍,俾寒散气通,清阳上升,浊阴下降,升降正常,神志庶可清醒。所以常用芳香开窍的麝香、冰片醒脑回苏;疏畅气机的苏合香、木香、丁香、沉香、檀香、香附之属调理五脏之气,共呈温通开闭之法,如苏合香丸、五磨饮、七气汤等,即体现此种配方法度。

气机逆乱而呈猝倒无知,涉及五脏功能失调,用药应当兼顾五脏。只有肺心之气宣行,脾胃之气输运,肝肾之气疏调,三焦结气得通,浊阴随气下降,才能化险为夷。但亦不尽如此,如还魂汤用麻黄、杏仁、甘草三味宣降肺气,治疗卒中客忤,昏不知人者,即是例外。

三焦既是卫气运行之处,也是水液运行之区,气机被阻,津液随之郁结,呈为湿凝气阻,应当辨别痰中、气中,施治才有重点。此证昏倒之际并无痰涎,自然是以气闭为主,但对津液不无影响。使用芳香行气药物,不仅可以疏通气机而使浊阴下降,亦有气化则湿化之义。前言清气在阴,浊气在阳,是引起猝倒无知的基本原理,而本类方又不使用除湿祛痰药的道理即在于此。若配少量除湿祛痰药物,亦当无可非议。若配少量活血药物,亦颇合符法度。盖气机逆乱难免血运不受影响,虽然调气即可行血,加入行血之品也有必要,苏合香丸配伍乳香,即寓此意。

【例方】

苏合香丸（《太平惠民和剂局方》）

[组成] 苏合香油 30g　龙脑 30g　麝香 60g　安息香(为末,用酒熬膏)60g　丁香 60g　荜茇 60g　炒香附 60g　沉香 60g　青木香 60g　白檀香 60g　诃黎勒(煨去皮)60g　白术 60g　乳香 30g　乌犀角(现用水牛角代)60g　朱砂(水飞)60g

[用法] 各为细末,和匀,用安息香膏与炼蜜为丸,每丸重 3g,每次服 1 丸,温水送下。

[主治]

1. 中风、中气、中恶之突然昏倒、不省人事、牙关紧闭。

2. 胸痹之心区窒塞、闷痛欲绝、爪甲青紫、口唇发绀。

3. 霍乱之吐泻交作。

4. 痧胀之腹中绞痛、欲吐不得吐、欲泻不得泻。

[证析] 突然倒仆,昏不知人,醒后半身不遂,称为中风。感情变化过于剧烈,以致突然昏倒,余无他证,称为中气。突然受到不正之气或其他因素强烈刺激,突然昏迷,称为中恶,亦名卒厥、客忤。

中风、中气、中恶都以突然昏迷为其主证,病位在脑,古人归属心包。胸痹以心区绞痛为主证,病在心之包络(冠状动脉)。霍乱、痧胀以吐泻交作或脘腹绞痛为主证,病在胃肠。上述病证,部位虽然不同,其基本病理都与三焦津气凝闭有关。少阳三焦外通肌表、内联脏腑,表里上下无所不通,是津气运行之路。设因外寒骤袭或七情剧变,突然引起三焦津气凝闭,随其所阻部位不同而见证也就各异。闭阻于脑,机窍不利,即呈突然倒仆,昏不知人。闭阻心包之络,脉络挛急,气血不通,即呈心区窒塞,闷痛欲绝。阻于中焦,清气不升,浊阴不降,升降失调,隔塞不通,即呈脘腹胀痛难忍,欲吐不得,欲泻不能。气机逆乱,清浊相干,乱于肠胃,即呈吐泻交作。

[病机]　寒痰秽浊,闭阻气机。

[治法]　行气化浊,开窍醒神法。

[方义]　本方有疏畅气机,芳化湿浊,开窍醒神作用。方中苏合香行气、祛痰、开窍,安息香辟秽、行气、行血、麝香、龙脑芳香走窜,无所不到,四药为主,能呈芳香辟秽、开窍醒神之效。丁香、荜茇温中行气,香附疏肝,沉香达肾,木香疏畅三焦,檀香行散冷气,六药辅助主药疏通五脏六腑气机;与健脾运湿的白术为伍,亦可芳化三焦湿浊。气郁会致血滞,故用乳香活血。上述药物合用可令气机疏畅、津液流通、血脉和利,则机窍开而神自清、包脉舒而胸痛缓、中焦理而胀痛愈、升降调而吐泻止。诸药过于辛散,故佐酸涩的诃子收敛其气,是以敛制散;诸药过于走窜,故佐解毒安神的朱砂令其气定神闲,是以静制动;诸药过于温燥,故佐凉血解毒的水牛角令其营血安定,是以凉制温;三药驾驭诸药共呈开窍之功而无走散动血之弊,有制之师,此之谓也。用于寒闭,可以获效。

张秉成谓:"此方汇集诸香以开其闭,而以犀角解其毒,白术、白蜜匡其正,朱砂辟其邪。性偏于香,似乎治邪中气闭者为宜耳。"

谢观谓:"此取诸香以开寒闭,与牛黄丸皆为中风门中夺门开关之将。然牛黄开热阻关窍,此则开寒阻关窍。方中用犀角为寒因寒用之向导……冰麝分量太重,用时宜减大半。"

学习此方,要注意四点:①水牛角、朱砂之性寒凉,配入温通方中,似有不宜。王晋三与吴崑释此方时都一带而过,并未深析其理,张秉成虽谓可以解毒,但卒中却又无毒可解;谢观谓是"寒因寒用之向导",似亦未能道出真谛。余从制诸药过温以安营血而定心气作解,未知当否?②谢观提出此方冰片、麝香用量太重,是否应当减量?③丹溪谓此方冰片、麝香能引风入骨,如油入面,是否果如其言?④此方与《外台秘要》白术丸的药物、主治完全相同,仅分量稍异。

[应用]

1. 中风,猝然倒仆,昏不知人,两手握固,审属寒闭,可用本方。《续医说》谓:"苏合香丸古方多以酒调服,是以往往服者不能见效;若以人参汤佐之,其功倍于常也。凡中风不省人事,牙关紧急者,用此旋加麝香一二分,以真麻油调灌之,无不吐痰而苏者。盖麻油最能化痰,试滴痰上,须臾痰化为水。若口开脉绝者,不救。"用人参汤送服,可以兼顾内闭外脱,学者留意。

2. 中气、中恶,突然昏倒,余无他证,可用此方温通开闭,醒脑回苏。亦可用手掐其人中、合谷二穴,强烈刺激,待其苏醒出声,才能放手,余曾用此法治疗猝倒无知 3 例,均获效。其中 1 例从头一天八时许突然昏倒,至第二天十二时仍然昏迷不醒,掐其人中、合谷长达 1 分钟始醒。

3. 胸痹、霍乱、痧胀,审其属于寒痹气机,亦可使用本方。

[歌括]　苏合香丸息麝香,丁沉檀木附乳香,
　　　　荜茇术诃朱犀脑,温通开闭效力强。

七气汤(《鸡峰普济方》)

[组成]　荆三棱 30g　蓬莪术 30g　青橘皮 30g　陈橘皮 30g　藿香叶 30g　桔梗 30g

益智仁30g　香附子45g　甘草10g

[用法]　上为粗末,每服15g,水2盏,生姜3片,枣1枚,煎至1盏,去渣服。

[主治]

1. 气中,忽然仆倒昏迷,不省人事,牙关紧急,手足拘挛,其状与中风无异,但口内无涎声。

2. 其气起于一边,或左或右,循行上下,或在肌肉之间,如锥刀所刺,其气不得息,令人腹中满。

[证析]　卫气行于腠理三焦,升降出入不失其度。设使突受外来刺激,气机突然逆乱,可呈突然昏倒,不省人事。如果不是急病,而是七情内伤,气郁不舒,郁结之气走窜三焦,窒塞经隧,可呈痛如锥刺,或上或下,无有定处;逆于上则气不得息,滞于中而脘腹胀满。

[病机]　三焦气滞,升降失调。

[治法]　破气行滞法。

[方义]　所用三棱、莪术破气行滞力量最强,并可兼理血滞,故是方中主药。治气不宜专治一脏,而应兼理三焦。故用藿香、桔梗开宣上焦肺气之壅,陈皮、益智舒畅中焦脾气之滞,香附、青皮疏调下焦肝气之郁,协助主药通调气机,复其升降出入之常。甘草虽可调和诸药,却有壅中之虑,其性甘缓不利于行气药的发挥,故用量最轻。九药组合成方,可呈破气行滞功效。

此方纯从破气行滞立法,本无深意,但其用药兼理三焦之滞是可取处。治疗猝倒纯从破气行滞入手也与一般开窍方剂不同,提示猝倒有气机陡闭一型,也是可取处。

[应用]　此方用于气中机会很少,列于此处,仅供参考。此方于三焦气滞、走窜不定之痛证,或滞于中焦之胀满较为常用。《仁斋直指方》、《指迷方》二书所载七气汤,治七情相干阴阳不得升降,气结壅滞,攻冲作痛,于本方去三棱,加辣桂30g,半夏10g,行气力量虽然有所减弱,温通阳气、下降逆气作用则有所增强,尤宜于中寒气滞之证。

[歌括]　七气汤治七情伤,棱莪藿桔青陈匡,

　　　　香附益智兼甘草,破气行滞力偏强。

五磨饮子（《医方考》）

[组成]　木香　沉香　槟榔　枳实　台乌药等份

[用法]　白酒磨服。

[主治]　暴怒暴死之气厥。

[证析]　所谓暴死是指突然昏迷。《景岳全书》称:"气厥之证有二,以气虚气实皆能厥也。气虚卒倒者,必其形气索然,色清白,身微冷,脉搏微弱,此气脱证也;……气实而厥者,其形气愤然勃然,脉搏沉弦而滑,胸膈喘满,此气逆证也。"气厥有闭、脱之分,此方所治是气逆而实之闭证。气逆致闭与气、血、经隧三个方面有关。暴怒引起经隧挛急,阻其升降,于是突然昏迷,不省人事。此证是因气机陡闭而突然昏倒,与血溢于脑之中风有所不同。

[病机]　气逆而厥。

[治法]　破气降逆法。

[方义]　气逆致厥,当降逆上之气,欲降逆上之气,当通三焦之滞,开逆气下行之路。槟榔有斩关之能,夺旗之勇,既破三焦气滞,又可导气下行,作为主药,可谓一举两得。辅以枳

实降泄逆气,沉香纳气归元,乌药、木香疏利三焦,能呈破气降逆之效。此方不配活血之品,是因用酒磨服即可借酒以畅血行。

原著云:"怒则气上,气上则上焦气实而不行,下焦气逆而不吸,故令暴死。气上宜降之,故用沉香、槟榔;气逆宜顺之,故用木香、乌药;佐以枳实,破其滞也;磨以白酒,和其阳也。"此说可作参考。

[应用] 此方用于气厥的机会很少,气逆不降,壅阻于上的喘促胸满,可用此方破气降逆。

[歌括] 五磨饮子五药均,香槟乌药枳壳沉,

　　　　暴怒气逆磨酒服,破气降逆此方斟。

还魂汤 (《金匮要略》)

[组成] 麻黄(去节)10g 杏仁(去皮、尖)15g 炙甘草5g

[用法] 煎汤,分3次,微温服。

[主治]

1. 卒死、客忤、不省人事。

2. 风寒束表、肺失宣降之咳嗽、气喘、无热者。

[证析] 不正之气侵袭,突然倒仆,昏不知人,称为卒中、客忤。此方所治,是因外寒相加,腠理凝闭,出入受阻,气机陡闭,升降失调,以致猝倒无知。

[病机] 中寒气闭。

[治法] 通阳开闭法。

[方义] 外寒引起表卫闭郁,升降失调,急宜开宣肺气,令表卫宣通而出入无阻,则里气亦通而升降和调。方用麻黄、杏仁宣肺气之痹、降肺气之逆,甘草以缓其急,通过宣降肺气,达到通阳目的。故《医宗金鉴》谓:"中恶客忤,便闭里进而实者,仲景用备急丸,可知无汗表实者,不当用备急丸通里,当用还魂汤以通表也。通里者,抑诸阴气也;通表者,扶诸阳气也。昧者不知,以麻黄为入太阳发汗之药,抑知不温覆取汗,则为入太阴通阳之药,阳气通动,魂可还矣。"此方治疗中寒气闭,不行气而用宣发之品,是一特点;不三焦并治而独取肺,是另一特点。不理肝脾之气,独取肺者,盖此因卒感寒邪,表卫陡闭,肺失宣降,而与肝脾无关故也。

[应用]

1. 此方用治卒中客忤引起突然昏倒的机会很少,列此不过示人以法,而使学者明白治疗气闭之法,不只一端,不用芳香开窍也能达到开窍目的。

2. 此方如果麻黄不去节,杏仁不去皮尖,甘草不炙,与仲景用药相拗,则名三拗汤。用治风寒束表、肺失宣降、津气闭郁之喘咳,效果甚佳。方中麻黄发散风寒、消除病因,宣降肺气、调理肺功,利气行津、通调壅滞,有一举三得之功。复用杏仁宣降肺气,甘草缓解气隧挛急,能呈宣降肺气之效。

[歌括] 仲景还魂汤,麻杏甘草匡,

　　　　卒中因客忤,通阳庶可康。

通关散 (《丹溪心法》)

[组成] 猪牙皂角 细辛各等份

[用法] 研极细末,和匀,吹少许入鼻中取嚏。

[主治] 气厥、痰厥。突然气塞,人事不省,牙关紧闭,痰涎壅盛,面色青白,脉实。

[证析] 昏厥有气、血、痰、食诸厥之分,有闭证、脱证之别。本方宜于气厥、痰厥闭证,是由少阳三焦气机突然闭阻,或痰随气逆,阻塞清窍使然。三焦下出肾系,上联肺系,是津气升降出入之所。若因受到强烈刺激,三焦气机突然闭阻,猝倒无知,口无痰涎,即是气厥。喉间痰鸣,即是痰厥。

[病机] 气厥、痰厥致三焦津气闭阻。

[治法] 通关开窍法。

[方义] 猝倒无知,病情危急,当务之急,应当使其苏醒,使用本方搐鼻取嚏,乃是一种应急措施,方中细辛辛通气机,皂角涤痰泄浊,二药辛窜而有刺激作用,鼻窍受其刺激,一嚏气机即通,从而达到通关开窍目的。本方之所以采用"搐鼻取嚏",是因鼻属气的出入门户。鼻窍内的窦孔通联三焦,三焦气闭只须通其肺窍而三焦之气可通。嚏是气机已通现象,故以得嚏为其见效指征。

一般认为此方是用细辛辛通气机,皂角涤痰去垢,从而达到开窍目的。但因此药并未内服,只吹少许于鼻,得嚏即苏,谓系通过涤痰达到开窍目的,似乎有点牵强。作刺激鼻窍解释,与刺激人中、合谷二穴能治气厥如出一辙,似乎更近情理。

[应用]

1. 使用本方时,可配合针刺人中、合谷二穴,使其速醒。

2. 此方只适宜于痰厥、气厥属闭证者,脱证忌用。癫痫、脑血管破裂、颅脑外伤等所致的昏厥亦不适用。

[歌括] 通关牙皂与细辛,搐鼻取嚏义尤精,

气机困塞痰阻窍,通关开窍此方寻。

温通开闭共选5方,都可治疗突然昏倒的气中。气中是因气机陡闭所致,针对气闭原因施治,才是治病求本之法。所选诸方,除苏合香丸以外,均无芳香开窍药物,表面看来似乎不是开窍之方,其实很能启人思维,开人眼界。正因诸方各有针对,配伍才有特点。

苏合香丸是温开法的代表,是为津气闭阻而设,故多芳化之品。除用冰片、麝香醒脑回苏以外,复配疏利五脏药物,是开窍之外兼顾五脏;除用行气药外,复配乳香活血,是气血兼行;复配白术补气,是行中寓补;复配诃子敛气,是以敛制散;复配朱砂安神,是以静制动;复配水牛角凉血,是以凉制温,成为有制之师,配伍较为缜密。七气汤治气郁致闭,故致力于疏通三焦气机;五磨饮子治暴怒气逆而厥,故从降气着手;还魂汤治寒闭表卫之厥,故以开宣肺卫为法,学者若能细为分辨,选方自然恰中病情。至于通关散以细辛、牙皂二药搐鼻取嚏,可谓别开生面,突出奇谋,用之得当,亦能见效。

三、窍闭兼瘀——化瘀开窍

窍闭兼瘀,是指神昏窍闭兼有瘀滞心脉病变。

化瘀开窍,是据窍闭兼瘀病机所拟的治法。

【适应证候】　以神昏窍闭为主证,兼见身热夜甚、舌质紫绛为辨证依据。

【病理分析】　窍闭兼瘀常见于小儿急惊或麻疹内陷,热入心包。以神昏谵语,身热夜甚,舌质红绛,上罩黏涎为特征。是温邪上受,首先犯肺,逆传心包,痰、瘀互结、瘀阻清窍机理。故何秀山说:"热陷心包神昏,非痰迷心窍即瘀塞心孔。"纵观清热开窍一法,莫不配伍芳化湿浊或祛瘀之品,自知何氏之论确是经验之谈。此外,妇女月经适来,感受外邪,热入血室而成狂证者有之;产后瘀血攻心而呈昏厥者间亦有之。

【立法组方】　由于热、痰、瘀、闭是其基本病变,所以此法常由清热解毒、涤痰化浊、活血行瘀、芳香开窍四类药物组成。若见手足抽搐,再加息风药物,共同体现化瘀开窍之法。如犀珀至宝丹,犀地清络饮,犀羚三汁饮皆是。

此法与清热开窍法的结构大体相同,仅多一组活血祛瘀药物,相互比较,可从中受到启发。

【例方】

犀珀至宝丹(《重订广温热论》)

[组成]　水牛角(磨汁)45g　羚羊角(锉粉)15g　连翘心 9g　麝香 3g　石菖蒲 9g　郁金 9g　藏红花 15g　血竭 9g　牡丹皮 9g　桂枝尖 6g　炮穿山甲 6g　琥珀 9g　玳瑁 15g　朱砂 15g　蟾酥 1.5g

[用法]　研细末,猪心血为丸,金箔为衣,每粒重 1.5g。成人每次服 1 丸,小儿酌减。温开水送服。

[主治]　温病邪陷血分,瘀闭心窍;或妇人热入血室;或产后瘀血攻心;或小儿急惊、暴厥;麻疹之毒内陷,斑疹黑晦;或胸痹血瘀包络,唇绀舌紫;或中风、中恶,昏厥如尸,不省人事,目瞪口呆,四肢厥冷者。

[证析]　《灵枢·本神》说:"心藏脉,脉舍神。"神须血濡才能清明不昧,血分发生病变,神亦每受其累,是以血热、血虚、血瘀都可引起神志异常。温邪上受,首先犯肺,气郁化热,津凝成浊,从少阳三焦逆传心包,蒙扰元神之府;热邪内陷营血,营阴被灼,血行不利、瘀阻窍隧,出现神为热扰、神为浊蔽、神为血阻,于是神志昏迷,不省人事。

[病机]　瘀热互结,机窍闭阻。

[治法]　凉血散血,开窍安神法。

[方义]　热、浊、瘀血三竖为梗,治宜清热解毒,消除病因;芳香化湿,去其蒙蔽;活血化瘀,通其络阻。方用水牛角、羚羊角内清心肝血分之热,连翘外透心包气分之热,令气血两清,则元神不受其扰。麝香芳香走窜,既能宣通五脏气机,又能开窍醒神,得芳化湿浊的石菖蒲,理气解郁的郁金相助,擅长化湿开窍,令湿浊得化,则元神不受其蔽。红花、牡丹皮、血竭、穿山甲、桂枝尖活血通络,得走窜的麝香为引,擅搜血络之瘀,令瘀去络通,则元神不受其阻。复用琥珀、朱砂、玳瑁、金箔重镇安神,蟾酥强其心力,合而成方,可奏清热解毒,芳香化浊,化瘀开窍功效。

学习此方要注意三点:①此证是因温邪上受,气郁化热,津凝为湿,血滞成瘀,以致神志不清,病情复杂,所以此方也就融清热、解毒、利气、活血、化湿、开窍、安神、息风为一体,与一般方剂有所不同。②所选水牛角、连翘、蟾酥、朱砂均可解毒,是针对病因施治;羚羊角又能息风解痉,是针对小儿急惊每呈抽搐施治,都是一药两用。③桂枝辛温本与病性不符,但与大量凉血的水牛角、羚羊角同用,并无助热弊病,唯存活血之功,是"去性取用"的用药法则。

[应用]

1. 用于温病热入心包,应以神志昏迷兼见舌质紫黯、上罩黏涎为其用方指征。此方化痰力量很弱,加入天竺黄、胆南星,增强化痰力量,更合此证机理。

2. 妇人热入血室,是经水来时感受外邪,热邪内陷于肝,成为精神失常。用此方泻热逐瘀,开窍安神,可使神清气爽。

3. 产后血晕是瘀热上攻所致。用此方泻热逐瘀,开窍安神,亦与病理相符。

4. 麻疹内陷、斑疹黑晦是血热络瘀之象,此方凉血化瘀,用治此证,可谓合拍。

5. 胸痹以心区绞痛为特征,若系包络瘀阻偏于热者,可用此方行气、活血、化湿、清热、解痉。

6. 中风是因血瘀脑络;中恶是因湿浊上蒙。此方有泻热、化瘀、去浊作用,自然可以使用。

[歌括]　犀珀至宝开瘀闭,麝香羚翘桂丹皮,

　　　　山甲蟾酥玳红花,郁金菖竭配朱砂。

犀地清络饮(《通俗伤寒论》)

[组成]　水牛角汁 12 匙(冲)　粉牡丹皮 6g　青连翘 5g　淡竹沥 2 瓢　鲜生地黄 24g　生赤芍 5g　原桃仁(去皮)9 粒　生姜汁 2 滴　鲜白茅根 30g　灯心草 2g　鲜石菖蒲汁 2 匙

[用法]　白茅根、灯心草煎汤代水,煎服。

[主治]　热入心包,神昏谵语,舌质红绛,舌苔黄腻,脉象细数。

[证析]　温病由气入血,热盛伤阴,营血凝滞,逆传心包,热扰其神;热炼其津,涩塞其窍,于是神昏谵语。其基本病理是:外感温邪→气郁化热→从少阳三焦逆传心包,热扰其神;灼津成痰,蒙蔽其神;热伤营阴,血滞窍隧→神昏谵语。何以知为热入心包? 从热兼神昏谵语知之。何以知其内陷营血? 从舌质红绛知之。何以知其营阴亏损? 从脉象细数知之。何以知为湿浊阻窍? 从舌苔黄腻知之。

[病机]　热入心包,瘀浊阻窍。

[治法]　清宣包络,化浊行瘀法。

[方义]　热入心营,血凝浊结,治宜凉血散血,消散脉络之瘀;涤痰开窍,涤除包膜之痰。故方用水牛角清营解毒,挫其血中之热;生地黄凉血增液,滋其血中之阴;牡丹皮、赤芍、桃仁凉血散血,行其络中之瘀,一切凉血散血诸品,皆为血热血滞而设。连翘善清心包邪热,并能透热达表;生姜、淡竹沥、石菖蒲三汁,化浊消痰,意在去其蒙蔽,启其神明,又为气分津凝而设。白茅根、灯心草煎汤代水,意在增强凉血清心、利水渗湿作用,共呈凉血散血、化湿利窍治法。

此方由凉血地黄汤加涤痰开窍之品而成。散瘀力量较清营汤强,并多化痰泄浊药物,宜于清营汤证而兼湿浊者。由于解毒力量不足,大大降低消除病因作用,是不足处。加入大青叶、板蓝根、金银花、黄芩、黄连之属,才使结构臻于完善。

[应用]　此方适用于邪热入营,舌质紫绛,舌罩黏涎,阴伤不甚见证。

[歌括]　犀地清络芍药丹,桃姜竹沥菖蒲添,

　　　　灯茅为饮清轻剂,凉血散血又涤痰。

犀羚三汁饮(《通俗伤寒论》)

[组成] 水牛角尖 3g 羚角片 5g 东白薇 9g 粉牡丹皮 5g 连翘 6g 皂角刺 1g 郁金 9g(杵) 天竺黄 9g 淡竹沥 2 瓢 鲜石菖蒲汁 2 匙 生藕汁 2 瓢(三汁和匀同冲) 至宝丹 4 粒

[用法] 先用水牛、羚羊二角,鲜白茅根 50 根,灯心草 2g,活水芦根 30g,煎汤代水。临服调入至宝丹四粒,和匀化下。

[主治] 邪入心包,夹痰瘀互结清窍,手足抽搐,终日昏睡不醒,或错语呻吟,或独语如见鬼状,白睛多见红丝,舌虽纯红,兼罩黏涎,病情危急。

[证析] 温邪犯肺,气郁化热,邪热炽盛,逆传心包,津为热灼则凝滞成涎;内陷心营,营阴亏损,血行不利,则瘀阻于络;外有痰蔽,内有瘀阻,清窍闭塞,于是昏睡错语见矣!热搏其筋,于是痉挛抽搐见矣!热在营血,有诸内必形诸外,故目白多见红丝,舌质必呈红绛;浊阻心包,多呈湿浊弥漫,是故舌上兼罩黏涎。

[病机] 热入心包,痰瘀阻窍。

[治法] 清宣包络,化痰散瘀法。

[方义] 此方以水牛角、羚羊角凉血息风;至宝丹芳香开窍,重镇安神;郁金、牡丹皮通心营血分郁滞;白薇专治血厥;连翘宣心包气分邪热;竹黄清热化痰;复佐皂角刺、三汁轻宣辛窜以消痰瘀;芦根、白茅根、灯心草清心利水以导湿浊,痰消瘀散,庶几神志可清,抽搐可止,体现清宣包络,化痰散瘀法则。但因病情危笃,恐怕十难救一。

此方是清热、息风、开窍、安神、散瘀、化湿的综合应用,但不是以散瘀为主的结构。牙皂功能涤痰开窍,皂角刺改用牙皂更佳。

[应用] 此方用于痉厥并见重证,必须兼用至宝丹才有开窍醒神之功。何廉臣谓:"至宝丹不应,局方紫雪及新定牛黄清心丸,或与吴氏安宫牛黄丸等可以选用。"

[歌括] 犀羚三汁藕竹菖,薇丹翘皂郁竺黄,
芦茅灯芯兼至宝,温病痉厥此可商。

化瘀开窍共选 3 方,都是热入心营、瘀热闭阻的病机,都是凉血散血、开窍安神的治法;都用水牛角、羚羊角凉血息风,牡丹皮凉血散血,是相同处。三方亦有侧重,犀珀至宝丹侧重于凉血息风,化瘀开窍;犀地清络饮侧重于凉血散血,兼化湿浊;犀羚三汁饮侧重于凉血息风,开窍安神。三方相较,清热力量以犀羚三汁饮最强,犀珀至宝丹次之,犀地清络饮较弱;开窍力量以犀羚三汁饮最强,犀珀至宝丹次之,犀地清络饮最弱;化瘀力量以犀珀至宝丹最强,犀地清络饮次之,犀羚三汁饮最弱;化浊力量则以犀羚三汁饮为优。

四、痰湿阻窍—涤痰开窍

痰湿阻窍,是指痰湿从少阳三焦上逆,蒙阻心包病变。

涤痰开窍,是据痰湿阻窍病机所拟的治法。

【适应证候】 以痰中、痰厥、痴呆、狂躁为主证,以兼喉中痰鸣、苔腻、脉滑或濡为辨证依据。

【病理分析】 痰湿阻窍是津液凝聚、变生痰湿、阻于清窍,引起神志异常的病理改变,常以痰中、痰厥、痴呆、狂躁为主证。

痰中、痰厥、癫痫都有猝然倒仆,昏不知人,痰涎壅盛,喉中作声征象。所不同者,痰中醒后有口眼㖞斜,或手足瘫痪,或半身不遂,或舌强不语等后遗证;痰厥醒后如正常人;癫痫则以倒仆之后兼见手足抽搐为其特征。痰是导致清窍被阻之因,不省人事是痰阻清窍产生之果,痰浊之能上阻清窍则因痰随气逆使然。痫证列入肝系筋膜病变一节,可以合参。

痴呆亦有因痰而致者。《辨证录》说:"人有终日不言不语,不饮不食,忽笑忽歌,忽愁忽哭,与之美馔则不受,与之粪秽则无辞,与之衣不衣,与之草木之叶则反喜,人以为此呆病不必治也。然而呆病之成,必有其因,大约其始也起于肝气之郁,其终也由于胃气之衰。肝郁则木克土而痰不能化,胃衰则木制土而痰不能消。于是痰积于胸中,盘踞于心外(脑膜),使神明不清而成呆病矣。"

狂躁以狂言妄动,逾垣上屋,登高而歌,弃衣而走,骂詈不避亲疏为主证。此为心肝火炽,炼液为痰,痰火胶结,上阻于脑,以致神不守舍而呈此证。

总之,痰中、痰厥、痴呆、狂躁都以神志异常为其主证,但须兼见痰涎壅盛,或喉中痰鸣,或舌苔厚腻,才是痰阻清窍,所以痰盛苔腻是其辨证依据。

【立法组方】 治疗此证,法当涤其痰浊,痰浊涤除,机窍不为所阻,神明不为所蔽,则神志可苏而理智可复。所以这类方常用天竺黄、苦竹沥、风化硝、制南星、制半夏、牙皂、白矾之属化痰涤垢,合陈皮、枳壳、木香、郁金、沉香调气之品组合而成。如涤痰汤、蠲饮六神汤、白金丸、变通十味温胆汤、稀涎散等方,即为此等证候而设。

胆南星、半夏是祛痰要药,每为医所常用,竹沥、芒硝长于稀释痰涎,亦为医所喜用,白矾、牙皂为劫痰猛将,蜀漆、甘遂为逐痰元戎,平时用者较少而此证则常用之。此证神志不清,病情危急,若不立开闭阻,即有生命之危,或者长治不愈,是以常用白矾、牙皂之流斩关夺旗,力挽狂澜。

津液运行全身,有赖气为其帅,痰浊上蒙清窍,亦因痰随气升。所以,本类方每配陈皮、枳壳、沉香之属调气降逆,有气降则痰降,气行则湿化之意。

这类方亦可配入麝香、冰片之属芳香开窍,石菖蒲尤为常用,本品不仅具有开窍醒神之功,也是芳香化湿良药。但剂量宜大,可用10~30g,少用则疗效欠佳。

津气同行少阳三焦,津凝为痰,蒙蔽心包,成为神志异常,气不化热,则病性属寒,气郁化热,则病性属热。所以配伍这类方剂,除应注意上述基本结构以外,还要根据寒热配伍相应药物。以痰厥猝倒无知为例,即属因寒引起。选用牙皂、细辛、白矾之类吐出痰涎,神志才可复苏。如稀涎散即体现此种配方法度。再以精神狂躁为例,则属心肝火盛,炼液为痰,痰火胶结,上阻清窍所致,又宜在涤痰方中,加入焦栀子、黄芩、青黛清肝,或配大黄引导痰火下行,才是对证之方,如滚痰丸。

此法亦可治疗疫毒伏于膜原,津气突然闭阻的卒中,使用有毒药攻其毒,峻泻药逐其水,理气药畅其气机,开窍药醒脑回苏,成为超出常规配伍的一种特殊形式,如太乙紫金丹。

痰涎壅滞,须为痰浊寻求去路,痰的外出途径,至近至捷莫过于从口吐出,或从肠道下泄,历代医家多主张通过涌吐痰涎或泻下逐痰以治神志昏迷或狂躁,张子和尤其善用此法,学者识之。

【例方】

太乙紫金丹(《广温热论》)

[组成]　山慈菇60g　五倍子60g　苏合油45g　大戟45g　白檀香45g　安息香45g
千金霜30g　琥珀15g　明雄黄15g　麝香9g　冰片9g

[用法]　以上11味各研极细,再合研匀,浓糯米饮杵丸,每丸重3g,外以飞金为衣,每次服1丸,研细后温开水送服。

[主治]　霍乱、痧胀、暴厥、中恶、癫狂、喉风中毒、蛇犬虫伤、痈疽及暑温温疫之邪,弥漫熏蒸,神明昏乱,危急诸证。

[证析]　此方所治全是急证。除蛇犬是外伤以外,都是疫毒伏于膜原,三焦津气壅阻所致。疫随吸气而入,首先犯肺,导致少阳三焦津气突然闭阻,清阳之气不升,浊阴上僭阳位,蒙阻元神之府,闭塞空灵之窍,即呈中恶、暴厥、突然昏迷;或湿热弥漫,逐渐熏蒸,出现神昏谵语;或湿浊阻窍,理智丧失,成为癫狂;疫毒阻于咽喉,即成喉风;阻于中焦,升降紊乱,即呈痧胀,欲吐不得,欲泻不能,脘腹绞痛;清浊相干,乱于肠胃,即呈霍乱而吐泻交作;外壅经脉,即呈痈疽,肿痛难消。征象虽然见于上下内外,皆因疫毒外侵,少阳三焦气郁津凝使然。

[病机]　疫毒秽浊,阻于膜原。

[治法]　解毒开窍,利气泄浊法。

[方义]　本方有解毒利窍,逐水泄浊,通畅气机作用。方用山慈菇泻火涤痰,千金子行水破结,大戟泻水利便,雄黄消解痰涎,四味既可以毒攻毒,又可峻泻痰水,令痰水一去则三焦无阻,三焦无阻则气机自畅。复用麝香、冰片、苏合香、安息香、白檀香开窍、化浊、利气,则五脏六腑、表里上下津气无处不通,津气无滞则茅塞开而百病解。然散而不敛,通而不涩,则真气恐因之而涣散,元气每受其损伤,故再入五倍子收敛肺气,琥珀清心安神,节制诸药,令其攻敌而不扰民,寇除而君主渐安,成为通中寓敛与通中寓安之法。薛一瓢先生云:"此丹比苏合丸而无热,较至宝丹而不凉,兼玉枢丹之解毒,备二方之开闭。"言简意赅,议论精当。

此方比玉枢丹多苏合香、安息香、冰片、檀香,其开窍醒神、芳化湿浊、疏利气机作用为之增强,结构更趋合理;朱砂改用琥珀,解毒力量虽较玉枢丹稍逊,却于大局无碍。

痰浊是窍闭祸根,前列清热开窍、温通泄闭、逐瘀开窍三法尽管各有所主,却都配化湿消痰之品,即是明证。此方侧重祛除痰水,若与安宫牛黄丸、苏合香丸、犀珀至宝丹诸方合参,比较各方结构,自可加深理解痰浊是其窍闭祸首,亦能加深气血津液宜通、五脏六腑宜通的认识。

[应用]　此方所治甚多,凡因疫毒引起各种急证,有闭、肿、痛等见证,审其痰浊较盛,都可使用。解毒开泄是本方特色。用法与玉枢丹同,不再重复。

[歌括]　太乙金丹用雄黄,慈菇续随五倍匡,
　　　　脑麝安苏檀琥戟,解毒辟秽效力强。

稀涎散(《传家秘宝》)

[组成]　猪牙皂角(肥实不蛀者,削去黑皮用)4挺　白矾(光明通莹者)30g

[用法]　细末为散,每服2g,温水调,灌下。

[主治]　卒中风,昏昏如醉,心神瞀闷,四肢不收,或倒或不倒,或口角㖞斜,微有涎出,

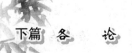

或喉中痰鸣,舌苔厚腻。

[证析]　胖人常多痰湿,每易中风、中痰。少阳三焦为津气升降出入之路。三焦升降失调,水道壅阻,津凝成痰,痰随气升,蒙蔽神明,遂见神昏如醉,甚至猝倒无知;痰阻经脉,筋脉为之松弛,遂见四肢不收,口角㖞斜;其余口角流涎,喉中痰鸣,舌苔厚腻,都是痰浊阻窍辨证依据。

[病机]　痰浊阻窍。

[治法]　涤痰开窍法。

[方义]　急证应当急救,不许稍有迟疑;用药贵在精专,切忌相互牵制。此方所用牙皂、明矾均为强有力的涤痰药物,皂角长于搜涤,明矾功擅稀涎,二药同用,相得益彰,使痰去气通,神志可望清醒。待其清醒以后,再从本治。

[应用]

1. 以骤然昏倒,不省人事,喉中痰鸣,舌苔厚腻为使用此方指征。

2. 用量宜轻,以痰出适量为度,不可大吐,使气机有升无降,将会加重窍闭。

[歌括]　《传家秘宝》有稀涎,牙皂明矾二药研,
　　　　　猝然昏倒因痰闭,涤痰泄浊可开关。

蠲饮六神汤(《女科辑要》)

[组成]　半夏曲 15g　橘皮 9g　茯神 9g　胆南星 6g　旋覆花 9g　石菖蒲 10g

[用法]　水煎服。

[主治]　产后痰迷神昏,谵语如狂,恶露仍通,甚至半身不遂,口眼㖞斜。

[证析]　此证可以见于素体肥胖,痰湿较重患者。产后痰随气逆,从三焦上蒙清窍,蔽其神明,以致神志不清,谵语如狂。产后亦有瘀血攻心而呈发狂昏厥,此证"恶露仍通",说明并非瘀血攻心,而是痰浊上蒙,是以临证详察恶露通与不通,遂成瘀血攻心与痰浊上蒙鉴别要点。

[病机]　痰浊阻窍。

[治法]　涤痰开窍法。

[方义]　痰浊为患,治宜祛痰。然痰之生由液之结,液之结由脾不运,故治痰当先燥湿,燥湿当先运脾。半夏、胆南星擅长燥湿祛痰,既祛已结之痰,又杜生痰之源;复用陈皮芳香醒脾,增强脾运,茯神淡渗湿浊,导湿下行,令脾运健则水津布,水津布则痰不生,此为燥湿祛痰而设。痰随气升,治宜降气,故用旋覆花降肺胃之气,气机下行,则痰随气降。痰阻其窍,治宜开窍,故用石菖蒲开其心智,启其神明。六药合用,功专祛除痰浊,故以蠲饮六神名方。

[应用]　当详问恶露是否通畅,若恶露不通是瘀血攻心,当用大黄一味蜜丸,酒调服,非本方所宜。

[歌括]　蠲饮六神用复花,胆星陈夏茯菖加,
　　　　　产后痰升机窍阻,涤痰开窍效堪夸。

变通十味温胆汤(《中医病机治法学》)

[组成]　橘络 9g　茯神 15g　半夏 12g　甘草 3g　枳实 6g　生地黄 15g　酸枣仁 15g
远志 6g　石菖蒲 10g　竹沥 3匙(冲)

[用法] 水煎服。

[主治] 精神痴呆,忽悲忽喜,哭笑无常,惊悸失眠。

[证析] 生来即成痴呆,属于先天遗传,法在不治。如果因病成痴,忽悲忽笑,哭笑无常,多是痰随气逆,蔽阻神明使然。此方所治,即因痰浊阻窍所致。

[病机] 痰浊阻窍。

[治法] 涤痰开窍法。

[方义] 此方是由温胆汤加减变化而成。神志痴呆是由痰浊蒙阻心包,法当涤痰泄浊,拔除病根,拨乱反正,令其清醒。方用半夏燥湿祛痰,竹沥清热涤痰,并配石菖蒲开窍,助其化浊,远志开窍,助其豁痰,四药相伍,成为涤痰开窍主药。痰随气升而上蒙清窍,法当降气而令痰随气降。故用橘络通络涤痰,畅其气机,枳实祛痰逐饮,降其逆气,二药既可增强祛痰效力,亦可引痰下行。复用生地黄凉血滋阴,补其心体,酸枣仁、茯神养心安神,强其心用,甘草矫味和中,可奏祛痰开窍,养心宁神功效。

[应用] 审其舌苔滑腻,热象不显,可以选用此方。亦可与白金丸同用,增强祛痰力量。此方亦可治疗惊悸失眠,因有温胆汤通调三焦湿浊,令其阳气出入无阻,复有远志、石菖蒲交通心肾,酸枣仁宁心安神故尔。

[歌括] 变通十味温胆汤,二陈竹沥远志菖,

　　　　生地枣仁枳实配,涤痰开窍病体康。

白金丸（《普济本事方》）

[组成] 真郁金210g　明矾90g

[用法] 上细末,薄糊丸,梧子大。每服5～10g,汤水任下。

[主治] 癫狂。

[证析] 《订补明医指掌》谓:"癫狂二证必有所因,或因大怒动其肝风,或因大惊动其心火,或素有痰卒为火升,升而不降,壅塞心窍,神明不得出入,主宰失其号令,心反为痰所役,一时发越。若逾垣上屋,持刀杀人,裸体哭詈,不避亲疏,飞奔疾走,涉水如陆者,此皆肝气太旺,木来乘心,名之曰狂……若抚掌大笑,语言不伦,左顾右盼,如见鬼神,片时正性复明,深为报悔,少顷而状态如故者,此为膈上顽痰,泛滥泽溢,塞其道路,心为之碍,痰下降则正性复明,痰复升则又发,名之曰癫。"本方所治,当是气郁痰凝,阻蔽心神的癫证。

[病机] 气郁痰凝。

[治法] 涤痰开郁法。

[方义] 此方用白矾涤痰去垢,郁金开气血之郁,二药同用,能呈涤痰开郁之效。因其药性平和,久服才能见效。

[应用] 此方用于热象不显而有痰浊之证,可望获效。现已较为少用,收入以备一格。

[歌括] 白金丸可治疯癫,白矾郁金合为丸,

　　　　气郁生痰痰阻窍,涤痰开郁庶可瘳。

滚痰丸（《丹溪心法附余》）

[组成] 大黄(酒蒸)　黄芩(酒洗净)各240g　礞石(捶碎,用焰硝30g,放入小砂罐内,盖之,铁线缚定,盐泥固济,晒干,火煅,候冷取出)30g　沉香15g

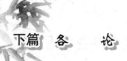

[用法] 水泛小丸,每次 6～9g,日 2 次,温开水送下。

[主治] 实热老痰,发为癫狂、惊悸、怔忡、昏迷;或咳喘痰稠,或胸脘痞闷,或眩晕痰多,大便秘结,舌苔黄厚而腻,脉滑数有力者。

[证析] 本方所治诸证,都是痰火阻于少阳三焦所致。三焦外通肌腠,内联脏腑,是水液运行之路,阳气升降出入之区。若心肝火炽,炼液成痰,痰火胶结,随气流行,犯于某脏,某脏即呈病态。停于胃则胸脘痞闷,犯于肺则喘咳痰稠,侵及肝主之膜而呈眩晕,痰火扰心而呈惊悸、怔忡,蒙蔽心包而呈昏迷,闭阻机窍,昧其灵性而成癫狂。上述各种见证成因甚多,此于痰多而稠以外,兼见舌苔黄腻、大便秘结、脉数有力,自属痰火为患无疑。

[病机] 痰火为患。

[治法] 泻火逐痰法。

[方义] 本方为实热老痰而设。礞石制以火硝,其性疏快,下气平喘与利痰定惊之功甚速,为方中主药。黄芩清肺肝之火;大黄荡热结而“除痰实”,开其痰火下行之路,二药用量最重,实具澄本清源之意。沉香调气降逆,既能开郁,又能引导痰火下行,使痰随气降。四药共用,能呈降火逐痰功效,宜于痰火盛者。

精神失常,发狂而躁,最宜硝黄之类泻下,釜底抽薪,涤除肠垢,使痰火随大便排泄,则神志可以逐渐清醒。故承气汤类是治发狂病人有效方剂。本方虽有礞石重坠顽痰,若无大黄利胆通腑,则痰火仍无出路,因此大黄也属主药。

学习此方还要注意四点:①此方能治肾系以外其他四脏征象,说明痰火是以少阳三焦为其进犯诸脏之路。若不联系少阳三焦这条津气运行通道分析病机,很难说明本方何以能治肺、脾、肝、心诸疾。②一切征象均见于上部,是痰随气升,火性炎上之故。所以此方一切均着眼于沉降,以期引导痰火下行。沉香导气下行,大黄釜底抽薪,礞石重坠顽痰,由此看来,沉降殆为制方宗旨。③方名滚痰,所用均非胆南星、半夏、天竺黄、贝母之类祛痰药,体现了痰火的特殊治法,很能开拓视野。④大黄、黄芩用量最重,八倍于礞石、沉香,说明二药在方中有举足轻重作用。

[应用]

1. 本方可以用于心肝脾肺诸经痰火为患,主证以外,兼见大便秘结,舌苔黄腻,脉滑有力,即可使用。

2. 一般热痰少用,体虚及孕妇不可轻用。

3. 病案:王中阳治江东富商,自奉颇厚,忽患心惊,如畏人捕,闻脂粉气即便遗泄,坐卧欲人拥护,遍身红晕紫斑,两腿两足淫湿损烂,脓下不绝,饮食倍常,酬应不倦。屡以惊悸、虚脱、风疮治之,皆不效。王诊得六脉俱长,三部有力,此系太过之脉,心肾不交而上悸下脱,皆痰饮留积所致。风疮皆痰饮流入经隧,内湿招风之故。先以滚痰丸逐去痰毒,三日一次,然后用豁痰药加减调理而安。此案说明不仅心肝脾肺诸经征象可以使用此方,痰火阻于少阳三焦而上见惊悸、下见遗泄肾系疾病亦可用之;不仅内脏诸证可用,体表之风疮亦可用。

[歌括]　滚痰丸用青礞石,沉香黄芩与大黄,
　　　　百病多因痰作祟,顽痰怪证服之康。

━━━━◆▶▷◀◁━━━━

涤痰开窍共选 6 方,都以涤除痰浊为其主要目的,随其所治不同,组方各

具特点。

太乙紫金丹所治都是感受疫毒的急证,应当首先考虑解毒,此方以毒药攻其疫毒,本已异于一般清热解毒之方,以峻泻逐水药物驱逐痰浊,更异于一般常法,是最具特色的一种结构。

稀涎散用于卒中痰盛,唯一目的是在涤痰,故用白矾稀释痰涎,牙皂涤除垢腻,也与一般常法不同,可以视为祛痰变法。

蠲饮六神汤治疗产后痰迷心窍,变通十味温胆汤治疗精神痴呆,病情虽有不同,本质都是痰浊壅蔽,故二方都以二陈汤为基础加味而成。一方是痰随气逆,故配旋覆花降逆下气;二方是因神志痴呆,故兼宁心安神。

白金丸的结构较为单纯,殊无特色。唯用白矾涤痰,可以借鉴;配伍郁金解郁,亦有可取。

礞石滚痰丸所治范围虽广,却多见于上部,故从降泄着眼;因是痰火胶结,故以降火逐痰为法。此方用大黄泻下逐痰,与治肝系痫证之神授丹异曲同工,一寒一热,相映成趣。

五、心神不安—重镇安神

心神不安,是指心神出现狂、痫、惊、悸不安病变。

重镇安神,是据心神不安病机所拟的治法。

【适应证候】　以狂、痫、惊、悸为主证。

【病理分析】　心神不安常以狂、痫、惊、悸为其主证。是肝和心包所主之膜发生病理改变,引起心神不安或神不守舍的外在表现。筋膜之所以发生病理改变,又与运行于三焦的津液有关。三焦包括膜腠两个组成部分,运行于腠理的津液一有阻滞或亏损,心包失濡或感受刺激,均可影响心神清明宁静而呈上述证象。

【立法组方】　心神不安,法当重镇安神,宁其神志。所以《本草纲目》指出:“大抵重剂压浮火而坠痰涎,不独镇怯也。故诸风掉眩及惊痫痰喘之病,吐逆不止,及反胃之病,皆浮火痰涎为害,俱宜以重剂以坠之。”时珍所谓“诸风掉眩及惊痫”都是心包筋膜病变,使用重镇之品,能收镇静安神之效。

根据病性寒热虚实,重镇安神方剂常见以下几种配伍形式,从而体现各种安神法则。

1. 清心安神　每于神志异常之外,兼见热象。所以这类方剂常以水牛角、羚羊角、山栀、黄芩、黄连之属清泻心火,与朱砂、金箔、银箔重镇安神,牛黄、麝香、冰片芳香开窍之属组合而成,如朱砂安神丸即属此种配方法度。

2. 镇心安神　寒热虚实征象不很明显,又无痰滞征象,唯见神志异常,即可使用金石重坠药物为主组合成方,体现重镇安神法则,如磁朱丸就是这种结构。

3. 养心安神　每于语言错乱、独语不休、健忘、恐惧之外,兼见心气不足或心阴亏损,或呈阴阳两虚征象。这种虚中夹滞征象,常用人参、茯苓、当归、地黄之属补心气、养心血,在补虚扶正基础之上,配伍远志、石菖蒲之属开窍,半夏、胆南星之属涤痰,朱砂、酸枣仁、茯神之属安神,如茯苓丸即为此等证候而设。

这类方剂与补心、开窍诸法结构大同小异,仅仅各有侧重,可以合参。

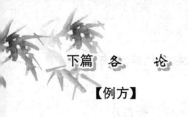

【例方】

磁朱丸（《备急千金要方》原名神曲丸）

[组成] 神曲 120g　磁石 60g　朱砂 30g

[用法] 上三味,末之,炼蜜为丸,梧子大。每次服 3 丸,日 3 次,常服益眼力。

[主治] 心悸失眠,耳鸣耳聋,视物昏花。亦治癫痫。

[证析] 本方所治诸证,属于心肾不交所致,所指之心,实指心包而言。心居上焦,属阳;肾居下焦,属阴。常人阴阳相济而病不生。如果心肾不交,则心神不能自主而心悸失眠等证遂见。《素问·阴阳应象大论》谓:"肾主耳。"心肾不交,可以导致耳聋。《灵枢·大惑》说:"五脏六腑之精气皆上注于目而为之精。"目之所以能视万物,辨五色,有赖五脏之精上注。肾为藏精之所,故目能视物,尤有赖于肾精充盈。故王又原谓"神水发于肾"。《素问·解精微论》说:"心者,五脏之专精也,目者,其窍也。"目能视物,不仅与肾有关,也与心系关系密切。故王又原又谓"神光发于心。"在正常情况下,心肾两脏水火相济而目能明察秋毫。唯心肾有亏,阴阳不相济,则昏花内障诸证遂从此起。故上述诸证均由心肾不交所致。

[病机] 心肾不交。

[治法] 交通心肾,重镇安神法。

[方义] 本方磁石辛寒入肝肾二经,有镇惊安神,养肾平肝作用;朱砂甘寒入心,有镇心安神功效,二味一入心以泻心用,一入肾以养肾阴。佐以神曲不仅可以健运脾胃,促进二味金石药物吸收,且有交通心肾之功,与前人"上下交病和其中"、"心肾之交,有赖黄婆为之媒合"主旨若合符节。三味伍用,使肾水能上济于阳,心火能下交于阴,阴阳相济而诸证可愈。至于治疗视物昏花一证,李时珍谓其"磁石入肾,镇养其精,使神水不外移;朱砂入心,镇养心血,使邪火不上侵,而佐以神曲消化滞气,……温养脾胃发生之气,乃道家黄婆媒合婴姹之理",与上述意义亦同。

上述解释是据古人之意写成,其实此方所治一切征象都是肝系筋膜紧张所致,用此功专镇静,别无所图。

[应用] 由于本方有重镇安神之功,故亦可以治疗癫疾。

[歌括] 磁朱丸最媾阴阳,神曲能禋谷气昌,
　　　　重镇安神功偏擅,耳鸣心悸服之康。

朱砂安神丸（《兰室秘藏》）

[组成] 黄连 6g　朱砂 3g　生地黄 30g　当归身 15g　炙甘草 3g

[用法] 水煎服。朱砂研末,分 3 次,冲服。

[主治] 心阴不足,心阳有余,心神烦乱,惊悸怔忡,胸中气乱而热,有似懊侬者。

[证析] 心主神明,是一身之主宰。心阴不足,心阳独运,则心神烦乱,惊悸怔忡。而心阳之独运,实由阴不制阳所致。加之胸中气乱而似懊侬,则不仅心阴不足,更兼心阳有余。

[病机] 心阴不足,心阳有余。

[治法] 养阴清热,镇心安神法。

[方义] 心阴不足而怔忡,法当养阴配阳;心阳有余而呈烦乱,又当清其邪热。若只养阴而不清热,邪热仍旧伤阴;若只清热而不养阴,阴血很难恢复。唯清热与养阴并举,才能两

相兼顾。由于主证是怔忡烦乱，又宜镇心安神，才更全面。本方朱砂寒凉质重，寒能胜热，重可宁神，用为主药可以清心安神。心火有余用黄连泻之，营阴不足用生地黄、当归补之，以此三药为辅，甘草和中为佐，俾心阴足、心火去，阴阳无偏胜之象而诸证自愈。

[应用] 心悸、怔忡兼见心烦、舌红、脉象细数可用此方。方中黄连擅清心热，气分有热，心率加快，用此最佳。朱砂有毒，现代已很少使用，可以改用琥珀、牡蛎安神。

[歌括] 东垣朱砂安神丸，归地草连配合全，

　　　　烦乱懊憹神不静，怔忡惊悸服之安。

茯苓丸（《普济本事方》）

[组成] 辰砂（水飞）　石菖蒲　人参　远志　茯神　茯苓　真铁粉　半夏曲　南星（牛胆制）各等份

[用法] 上为细末，生姜120g，取汁和水煮糊，丸如梧桐子大，别用朱砂为衣，干之，每服10粒，加至30粒，夜卧生姜汤下。

[主治] 精神异常，痰浊较盛者。

[证析] 手厥阴心包与手少阳三焦为表里。心包实指大脑之膜，是精神之主宰，意识之中枢。如果三焦水液失调，凝结成痰，上蒙清窍，则神志不清而癫疾作矣！

[病机] 痰迷心窍。

[治法] 涤痰开窍，养心安神法。

[方义] 痰迷心窍以致精神异常，自以涤痰为其当务之急，方中南星、半夏涤痰之功甚著，自是祛痰主药。复用远志祛痰开窍，石菖蒲化湿开窍，四药能呈涤痰开窍功效。人参擅长补心气以安精神，复以茯苓、茯神养心宁神，辰砂、铁粉重镇安神，五药同用，能呈养心安神功效。姜汁为丸，是欲增强祛痰之功；朱砂为衣，是欲增强宁神之效，虽非主药，亦有所取。

[应用] 此方是祛痰、补心、镇心三法合用，精神异常而见痰多，可用此方。

[歌括] 茯苓丸内用茯神，远志菖蒲合人参，

　　　　星夏功专祛痰浊，辰砂铁粉可宁神。

———————————————————————————

　　重镇安神共选3方，因其所治不同，配伍也就随之而异。磁朱丸所治的视物昏花、歧视是眼膜病变，耳鸣、耳聋是耳膜病变，心悸失眠是心脉病变，精神异常是心包病变，一言蔽之，一切全是筋膜病变。所以此方纯用重镇药物组合成方，试图达到镇静目的。

　　朱砂安神丸所治惊悸、怔忡是心阴不足、心阳有余所致。所以除用朱砂安神以外，又配当归、生地黄补其不足，黄连泻其有余。茯苓丸所治精神异常，是因痰迷心窍所致。所以除用辰砂、铁粉重镇安神以外，又配祛痰开窍之品，成为祛痰开窍为主，重镇安神为辅的配伍形式。

第三节　舌窍病变

　　眼、耳、口、鼻、舌称为五官，分别隶属五脏，成为五系与外界相通之门户。眼为肝窍，是因目为肝系筋膜层层包裹而成，裸露于外，成为观察肝系筋膜变化之窗。耳为肾窍，是因肾

藏精、主髓,上通于脑;脑为髓海,乃元神之府,外通于耳,耳是元神接收外界声音信息之窗。口为脾窍,是因脾主水谷摄纳,口在脾系上端,是水谷进入脾系之所。鼻为肺窍,是因肺主气、司呼吸,鼻与肺有经隧相通,是内外气体升降出入之路。眼、耳、口、鼻与肝、肾、脾、肺都有经隧与外界相通,称为四脏之窍,容易理解。唯有心系是一密闭系统,并无经隧与外界相通,古人将舌称为心窍之理,实在令人费解。个人认为,舌之所以称为心系之窍是因心主血脉使然。心系之脉遍布全身,表里内外无处不有。体表虽然遍布脉络,因有皮肤遮蔽,无从窥见营血变化,唯有舌体只有薄膜裹护,舌色浓淡所反映心血中之阴津虚滞变化,可以一目了然,所以《素问·阴阳应象大论》谓其心脏"在窍为舌",实有其理在焉。

舌体虽是心的苗窍,却与五脏都有联系,只有五脏协同配合,气血津液才能敷布于舌,使其发挥辨味、发音功能,辨味发音之功与其心包神经有关。关于舌与五脏之间关系,古人常从五脏经脉上通于舌解释其理。但是,经脉怎能使其津气上输于舌,其理不明,若从少阳三焦解释则其理甚明。因为少阳三焦膜腠,五脏六腑与机体内外无处不有,是津气升降出入之所。各脏功能障碍、亏损,影响少阳三焦津气失调,无论盈虚通滞均可从其舌质、舌苔反映出来,所以根据舌质、舌苔变化可以察知五脏功能盛衰和气血津液虚滞。

舌体发生病变,常以糜烂、肿胀、出血、强缩为其主证,现据病性寒热探讨病机、治法于后,不再列方。

寒证:以舌体糜烂、舌强为主证,以兼见舌体淡胖、脉象微弱为辨证依据。此证虽然热证居多,确有因寒而致者。舌质糜烂与津气阻滞有关,即使阴虚亦必来湿,盖湿浊阻于舌体,局部黏膜失去温养而糜烂遂生。但须兼见舌质淡胖才可投以理苓汤、真武汤之类温阳行水,使阳气得通,津行无阻,糜烂亦就逐渐愈合。若兼假热,亦可反佐清热之品,寒热并用,可于上方加入黄柏、砂仁、甘草。痰浊阻滞,导致经脉挛急,舌强转动不灵,语言不利,治宜化痰息风,如神仙解语丹即为此证而设(方见肝系化痰息风法)。

热证:以舌质糜烂、舌体肿大、舌上出血为主证,以兼见舌红、脉数为热辨证依据。引起上述征象原因,多因温邪上受,导致血郁津凝于舌,甚至血溢脉外。湿热阻滞而成口舌糜烂,或用导赤散引心经湿热下行,略加麻黄宣发阳气并兼利其湿。或用甘露饮、六味地黄汤滋阴与利湿同施。舌体肿胀"以针刺舌下两旁大脉,血出即消,切勿刺中央总脉,误刺则血止而死"(《辨舌指南》)。舌上出血名曰舌衄,多由心肝热盛,迫血妄行而致。若舌上无故出血如线不止,乃血热上溢心苗,治此犀角地黄汤、泻心汤皆可选用。外以槐花炒研细末,干掺之。若舌上出血如泉者,乃心火旺极,血不循经,宜用六味地黄汤加牛膝、槐花。

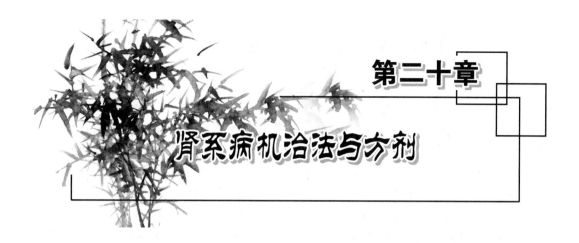

第二十章

肾系病机治法与方剂

【组织结构】　肾系是由肾脏、命门、膀胱、骨髓、耳窍、所属经络,以及男子睾丸、精室,女子卵巢、胞宫,均属肾系组成部分。

1. 肾与命门　肾脏位于腰脊两侧,左右各一,由输尿管与膀胱相连,下通前阴,总司水液升降出入。两肾连接系膜,则是连接三焦通向脏腑形骸之路。《难经·三十六难》说:"命门者,原气之所系也。"原气亦称肾间动气,脏腑功能活动皆以原气为其根本,故《难经·六十六难》又说:"脐下肾间动气者,人之生命也,十二经之根本也,故名曰原。"原气与谷气、清气在三焦汇合,输布于五脏六腑,成为五脏功能活动动力,所以又说:"三焦者,原气之别使(通路)也,主通行三气,经历于五脏六腑。"《难经·三十九难》又说:"命门者,精神之所舍也,男子以藏精,女子以系胞,其气与肾通。"综上所述,命门居于两肾之间,元气生发于此,此种元气也称元阳或命门真火,既司肾水气化蒸腾,又司肾精生成转化。由于两肾系膜是原气输入其他脏腑门户而与生命攸关,才称命门。古人为了简化繁琐的叙述,才将左肾称其为肾,右肾称为命门,从而成为肾系至关重要的组成部分。由于肾系命门是生殖之精进入三焦之路,共同开口前阴,两者密不可分,所以合二为一,统称肾系,才有藏精、主水两大功能。

2. 膀胱　膀胱位于下腹底部,是贮藏尿液之器。两肾与膀胱有经隧相连,膀胱下连尿道,开口于前阴。由肾脏、输尿管、膀胱、尿道、外阴口组成这条管道,称为肾系,是排出体内废水的通道。肾属足少阴经,膀胱属足太阳经,肾与膀胱之间有着表里关系。

3. 骨、髓、脑、女子胞　骨由骨质组成,骨节之间有腱束相连,是构成人体上下连接的主干。骨中髓质是由肾脏阴精化生,所以《素问·阴阳应象大论》说:"肾生骨髓"。《素问·痿论》又说:"肾主身之骨髓。"脊中之髓从督脉上通于脑,脑中髓质最多,故有髓海之称。《灵枢·经脉》所谓"人始生,先成精,精成而脑髓生"就阐明了脑髓与肾精间的生化关系。由于骨、髓与脑都是肾精生化而成,故是肾系组成部分。

子宫、丹田:女子子宫,亦称胞宫,位于小腹底部,有经隧与卵巢相连。卵巢位于小腹两侧,左右各一,是女卵生成之所。所生之卵,一月一行,下输子宫。男子丹田,亦称精室,位于小腹底部毛际之上,是男精贮存之所,左右两侧有精隧下连睾丸。睾丸位于阴茎根部阴囊之内,左右各一,所生之精,从其精隧上输丹田,贮蓄于内。一旦男女交合,阳施阴受,即可繁殖后代,所以西医称为生殖系统。

脑、髓、骨、脉、胆、女子胞统称奇恒之腑,奇恒之腑仅六而肾系即居其四,可见肾系涉及

681

范围颇为广泛。

4. 耳窍　耳是脑的听觉器官，脑髓是由肾精生化而成。故《素问·阴阳应象大论》说："肾主耳"。《灵枢·脉度》说："肾气通于耳，肾和则耳能闻五音矣。"

或问：目为肝窍，却称目窍瞳仁属肾，不知以何为据？脑外之膜，称为心主，代君行令，全赖耳、目接收外来音像，才能随机应变，作出反应。心主能够主宰一切，除须肾精生化之阳气温煦、营血滋养、水津濡泽以外，尤须肾精生化之髓充填髓海，才能保持思维敏捷，耳聪目明。如果肾精亏损，生化脑髓功能衰退，脑失髓充，影响视力，即会出现视物昏花，目暗不明，故《灵枢·经脉》谓："肾……是动，目䀮䀮如无所见"；《素问·脉解》引申其义而谓"阴阳内夺，则目䀮䀮无所见也。"阴阳内夺，即指肾精亏损引起气血亦亏，脑失髓充、气温、血养言也。

5. 经脉　足少阴经脉，起于足小指之下，斜走足心，循下肢内侧上行，贯脊属肾，络于膀胱，再从肾上贯肝膈，入肺中，循喉咙，夹舌本；其支脉从肺出络于心，注胸中。足太阳经脉起于目内眦，上额交颠，入络于脑，还出别下项，夹脊抵腰，络肾属膀胱，再沿下肢之后下行，出外踝之后，循京骨，至小指外侧。

冲任督三脉皆起于肾系，一源三歧。任脉行身之前，起于中极之下，以上毛际，循腹里，上关元，至咽喉、上颐，循面入目。督脉行身之后，起于下极之俞，并于脊里，上至风府，入属于脑。冲脉行身之内，起于气街，并少阴经脉夹脐上行，至胸中而散。《灵枢·五音五味》则说"冲脉、任脉皆起于胞中。"起于胞中，显然是指女性而言（男子应是起于丹田）。肾脏有病，常从上述经脉循行部位反映临床征象；针灸上述经脉循行穴位，又能治疗肾脏一些病变，所以上述经脉从属肾脏系统。

【生理功能】　肾系的生理功能虽多，概括起来不外两类，一是藏精，一是主水。精是生化元气的物质基础，也是生化阴血源泉，与其气血生化攸关，故是生命根基。肾精还有生殖繁衍后代作用，乃是体内至贵至重物质，宜于封藏固密，藏而不泄。水是濡润形体物质，不仅五脏六腑四肢百骸需要水液润泽才能进行功能活动，就是其他基础物质也不能须臾离开水液。气得之而温润，才不燥烈；血得之而宣流，才不凝涩。但须蒸化为气，才能运行不息，以成其用。只有气化正常，体内所余废水才能排出体外，不致停蓄为患。综上观之，肾系一切功能都反映了藏化的生理特点，故以藏化为其机括。

【发病原因】　引起肾系病变原因，有外邪相侵，也有内伤所致；有本脏自病，也有他脏累及。

外邪相侵的途径有三：①体表受寒，由表入里：邪从皮毛而入腠理，随手少阳三焦侵犯肾系。②温热之邪，自上而下：亦以三焦为其通路，由上焦传入下焦，由肺系渐及肾系。③菌毒之邪，从下而上：疫毒侵淫溺窍，由前阴上行归肾，由膀胱波及肾脏。古籍所谓腑病及脏，殆即包括此种机理在内。男子精窍与女子阴道都与尿道共同开口于前阴，邪从前阴侵入精窍、阴道，也可引起生殖系统发生病变。外邪侵袭，多呈实证。如果病程稍长，亦就由实转虚，呈为虚证。内伤致病，多呈虚证。每因房室不节，真阴暗耗；或禀赋不足，先天缺陷；或年老体衰，功能低下引起。因为他脏有病而途穷归肾，临床尤为常见，所以景岳尝谓"五脏之伤，穷必及肾。"至于五脏之伤何以最终都要途穷归肾之理，却与气血阴阳生化输运直接相关。就气而言：肺司呼吸，主司清气摄取；脾司运化，主司谷气生化；肾精则为元气之根，是生命活动的源泉。清气、谷气、元气三者相合，经三焦输注五脏，遂为五脏功能活动动力。如果肺脾气虚，最终都要影响肾阳气化，呈为肾气虚损。就血而言：心行血，肝藏血，血由肾系之髓化生。

如果心肝血耗,亦将波及肾系骨髓,导致肾精亏损。再从阴阳言之:肾为主水之脏,元阴元阳之根。五脏有赖阴津濡润,才能正常进行功能活动。任何一脏阴津亏损,都将直接损伤肾阴。五脏更需阳气温煦,才能完成气血津液生化输泄,升降出入。任何一脏阳气亏损,亦将直接损伤肾阳。由此看来,景岳所谓"五脏之伤,穷必及肾"有其生理病理依据。

【基本病理】 肾系藏精、主水两大功能,均以藏化为其生理特点。发生病理改变,自然是以藏化失常为其病理特征。先就藏精功能言之:精宜藏而不泄,以此化生阳气而成其用,呈为阳生阴长,阴平阳秘正常状态。一旦发生病变,可见两类征象,一是精关不固而呈遗精滑泄;二是功能衰弱而呈气化失常。次就主水功能言之:水须蒸化为气,才能水精四布,五经并行。发生病变也可见到两类证象,一是阴津亏损,一是水液失调。至于尿液成分异常,结成砂石,间亦有之。综合上述,肾病是以肾功藏化失常和精水虚滞为其基本病理。这些病变,不外虚实两类。虚证常呈阴精亏损,阳气虚衰;实证则呈功能障碍,水液停滞。掌握上述基本病理以后,对于肾系病变就会一目了然。

【治法指要】 肾系病变,常反映功能障碍、低下与基础物质亏损或藏化失常两类。功能不足称为阳虚,法当补阳以恢复肾功;基础物质亏损称为阴虚,法当补阴充其精髓;基础物质藏化失常,又宜固精敛气、化气行水、泻火通淋等法恢复藏化之常。所以,肾脏治法包括补阴、补阳、涩精、敛气、化气行水、泻火通淋等基本大法。

肾脏所列方法,不能治疗本系统的所有疾病,其他系统有病累及肾系,当于他脏求之。同理,本脏所列方法,亦不限于治疗本脏疾病。因肾病而征象见于他脏者,即当使用本脏治法,体现治病求本原则。

第一节 肾 精 病 变

《素问·六节藏象论》说:"肾者主蛰,封藏之本,精之处也。"肾有藏精生理功能,所藏之精,承担着生殖后代,延续生命之重要任务。肾精又是化生为气之物质基础,所化之气,称为元气,五脏阴精赖此化生,五脏阳气赖此发源,所以肾精是其生长发育的物质基础,各种功能活动的动力源泉。前人称肾为先天之本,元阴元阳之根,意在说明肾阴肾阳非常重要。但是,先天之精需要后天之精补充才能保持充盈。故《素问·上古天真论》说:"肾者主水,受五脏六腑之精而藏之,故五脏盛,乃能泻。"五脏之精化为肾中阴精,有赖肾阳气化。综上可知,阴精化生成为阳气,阳气又使阴精获得新生,生生不息,化化无穷,不死不休,肾阴肾阳之间,有阳无阴无以生、阴无阳无以化的阴阳互根关系。这种彼此依存,相互资生,维持着动态平衡的生化关系贯穿在整个生命过程之中,故《素问·金匮真言论》说:"夫精者,生之本也。"

藏精功能发生病变,常因阴阳失去平衡而呈阴虚、阳虚、阴阳俱虚。其他如精失封藏、冲任不固、肾气不纳等证,临床亦较常见。现从以下几个方面探讨其致病机理和治法方剂。

一、肾阴亏损—补肾滋阴

肾阴亏损,是指精水两种基础物质不足病变。

补肾滋阴,是据肾阴亏损病机所拟的治法。

【适应证候】 以腰酸腿疼,齿牙不固,小便淋闭或不禁,消渴,耳鸣眼花,阳强易举,咽干舌痛,盗汗不眠,头晕目眩,遗精梦泄,足跟疼痛,咳血、失音、气喘、咳嗽为其主证;以兼见唇

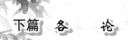

红面赤,舌红少苔,脉象细数,或尺脉虚大为其辨证依据。

【病理分析】 肾脏之阴有二,一指阴精,一指水液。形成肾阴亏损原因,大要有三:一是房室不节,过耗阴精;二是热入下焦,阴津被劫;三是他脏阴伤,途穷归肾。前一种原因导致精亏,后两种原因导致水亏。通常所说肾阴亏损,多指水液耗伤而言。肾阴亏损,征象可以见于肾系所属各部,也常波及其他四脏。本脏自病,常见腰酸腰痛,小便淋涩,遗精梦交,阳强易举,耳鸣眼花。阴不济阳,心肾同病,则见咽干舌痛,盗汗不眠;水不涵木,肝肾同病,则见头晕目眩;虚火刑金,肺肾同病,则见咳血、喘咳、失音;肾阴亏损,脾肾同病,则见大便秘结等证。这些证象均非肾阴虚损特有证象,只有兼见肾系证象和舌红少苔,脉象细数,或尺脉虚大,才是肾阴亏损。

【立法组方】 肾阴亏损以致阴虚不能济阳而虚火内生,水虚不能润泽五脏而呈五脏液竭,根据"虚者补之"治疗原则,法当补肾滋阴,壮水制火。肾阴充足则五脏得濡,阴阳相济则热象可除。王冰所谓"寒之不寒,是无水也,壮水之主,以制阳光"就是指此而言。本法常选熟地黄、制首乌、枸杞子、山茱萸、怀山药、紫河车、龟板胶、生地黄、玄参之属作为主药,随证配伍其他相应药物而成。六味地黄丸、左归饮、大造丸、驻景丸等方即体现这一治法。

肾阴包括精水两个部分。所谓阴虚,实际是指精水两亏,用药应该兼顾两个方面。熟地黄、怀山药、枸杞子、紫河车、龟板胶之属,重在补充精髓;生地黄、玄参之属,重在补充阴液。所举六味地黄丸、大造丸即体现两者兼顾的组方特点,也只有这类方剂才是补肾滋阴之方。

阴虚最易呈现热象,虽然通过壮水可以制其亢阳,若于滋阴之中略配清热之品,滋其不足,泻其有余,将使这一治法更趋完善,体现《灵枢·终始》所谓"阴虚而阳盛,先补其阴后泻其阳而和之"的配方法度。综观某些滋阴方剂,又配黄柏、知母之属清气,生地黄、牡丹皮之属凉血,即寓补虚泻实,标本并图之意。如六味地黄丸与知柏地黄丸皆是。

肾阴亏损,常见水不涵木、筋膜失养的阳亢证象。所以本类方剂亦常配伍龙骨、牡蛎、龟板之类药物。配伍上述药物之理,包含两层意思:一是藉其潜镇作用以制亢阳,一是藉其固涩之功以秘精气。若欲潜阳息风,须佐桑叶、菊花之属,若欲固精敛气,宜配五味子、山茱萸之属,收效始较显著,方如杞菊地黄丸。

补肾滋阴之方,亦常配伍麦门冬、天门冬润肺生津。病在肾而兼治肺,这是根据金水相生关系用药,亦即欲滋肾水当滋水源之意,体现相生而补的配方法度。如果兼见肺脏病变,也就成为肺肾同治之方,如麦味地黄丸即是。

此证本属阴虚,按理只宜滋阴始与病情相符,但某些古方却配茯苓、泽泻、车前之流利水渗湿又是什么道理?因为任何虚证多非纯虚而每虚中夹滞。肾为主水之脏,也是藏精之所,癸水宜藏而壬水宜泄。所谓阴虚,自然包括阴精,所谓夹滞,自然是指水液失调。配伍这类药物,实有补中寓泻,通调水道之意,补而不滞这一思想贯穿于一切补法之中,补阴而用泻水之品,正是这一思想的具体体现。如六味地黄丸配伍茯苓、泽泻,驻景丸配伍前仁,都反映了这种结构。这类方配伍茯苓、泽泻还有引阳下行之意。阴虚气机升多于降,每呈阳亢,虽然配伍龙骨、牡蛎、龟板之属可以潜阳,若配茯苓、泽泻引阳下行,实与龙骨、牡蛎异曲同工,从升降角度分析配伍茯苓、泽泻,可以加深学了解阴阳升降失调之疾可用降泄药物之理。

五脏阴虚异同及其组方特点:

五脏都有阴虚,虽然本质都是水津亏损,因其病位不同而选药组方各具特点,这些特点也就成为诊断、治疗的客观依据。肺阴虚以鼻燥喉干、干咳无痰、口舌乏津为主证,是肺津被劫与肺气宣降失常的津气同病,选用沙参、麦冬、玉竹、石斛之属养阴生津,兼配桑叶、杏仁、枇杷叶之属宣降肺气,反映了补充阴津与宣降肺气同用的配方特点。脾胃阴虚以唇口干燥、舌上乏津、胃脘不适、肠道燥涩为主证,是脾胃阴虚引起纳运失常。仍用沙参、麦冬、梨皮、蔗浆之属滋阴养液,兼配半夏、陈皮之属醒脾利气,反映了补充阴津与恢复纳运双管齐下的配方法度。心阴虚是运行于脉中的营阴被劫,血中之液受损,引起心烦不眠、惊悸怔忡、口燥咽干、舌红少苔、脉象细数等心系各部病变证象。选用能滋气分阴津的麦冬、知母,血分阴津的生地黄、玄参之属补充受损之阴,兼配当归、丹参、柏子仁、酸枣仁之属养血宁神,反映了滋阴增液与养血宁神同用的配伍特点。肝阴虚以头晕、目眩、经少、经闭、筋脉挛急为主证,兼见潮热盗汗、咽干口燥、舌红少苔、脉象细数是肝阴被劫引起肝阳偏亢,筋膜失养。选用生地黄、玄参、麦冬、阿胶、龟板之属滋其不足之阴,兼配知母、牡丹皮之类泻其有余之阳,龟板、鳖甲、龙骨、牡蛎之属镇敛潜阳,白芍、甘草之属柔肝缓急,反映了滋阴与调肝兼顾的组方特点。肾阴虚以遗精梦泄、阳强易举、小便淋涩为主证,其征象反映了精水两虚引起肾系藏精、主水功能失常。选用熟地黄、怀山药、枸杞子、山茱萸之属填精补髓,生地黄、玄参之属滋阴增液,茯苓、泽泻之属通调水道,反映了滋阴与调理肾系功能相结合的组方特点。了解上述各脏阴虚的特点,有助于辨证论治。

【例方】

六味地黄丸(《小儿药证直诀》)

[组成]　熟地黄240g　山茱萸120g　干山药120g　泽泻90g　茯苓90g　牡丹皮90g

[用法]　为末,炼蜜为丸,如桐子大,空心温开水化下3丸(9g),日服2～3次。若作汤剂,酌减其量。

[主治]　肾阴亏损,虚火上炎,腰酸腿疼,齿牙不固,小便淋闭或不禁,消渴,耳鸣眼花;咽干舌痛,盗汗不眠;头晕目眩,遗精梦泄,阳强易举,或足跟疼痛,咳血,失音,气喘,咳嗽;水泛为痰,尺脉虚大者。

[证析]　本方所治诸证,属于肾阴亏损、虚火上炎机理。肾为主水之脏,水亦称为阴津。脏腑形骸都需阴津濡润,才能进行功能活动;气血精液都需阴津濡润,才能各成其用。所以津是人体不可缺少的基础物质之一。少阳三焦是联系五脏六腑的通道,阴津要经这条通道才能到达全身;与阴津并行于三焦之阳气需要阴津滋润才温而不热,这一作用也就是古人所说的阴阳相济。今因肾水亏损,气无水濡而虚热内生,脏无水泽而诸证蜂起。

腰为肾之府,肾阴亏损,故腰为之痛;肾为主水之脏,主水无权,故水液失调;肾主骨,齿为骨之余,阴虚生热,虚火上炎,故齿牙不固;肾开窍于耳,瞳仁属肾,肾阴亏损,清窍失濡,故耳中蝉鸣,视物昏花,这是本脏自病见证。肝主筋膜,有赖水为之濡,肾阴一亏,水不涵木,故足跟疼痛;肝阳上亢,故头晕目眩;子泄母气(精隧紧张),故遗精梦交;宗筋亢奋,故阳强易举,这是肾病及肝,肝肾同病见证。心肾为水火之脏,肾阴亏损,阴不济阳,心阳独运,循经上炎,则咽干舌痛;阴虚阳凑,则呈盗汗;阴不涵阳,则呈不眠。这是肾病及心,心肾同病见证。肾阴亏损,虚火犯肺,肺失宣降,则气喘、失音;损伤肺络,则咳血,这是肾病及肺,肺肾同病见证。脾主运湿而肾为胃关,肾虚不能行水,则脾之输机虽运而胃之关门不开,水无去路则上泛为痰,这是肾病及脾,脾肾同病见证。上述种种,究其病变本质,都是肾阴亏损使然。

[病机]　肾阴亏损。

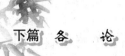

[治法] 补肾滋阴法。

[方义] 王冰谓："寒之不寒,是无水也,壮水之主,以制阳光。"肾阴亏损,虚热内生,治宜壮水制火,养阴配阳。此方用地黄补肾滋阴,使肾阴得充,阴阳才能逐渐平衡,故是补肾滋阴主药。山茱萸固精敛气,收敛浮火,使肝不妄行疏泄,肾精才能固藏。山药补脾固精,使脾气健运,肾精来源才不匮乏。两药或兼治肝,或兼治脾,可为地黄辅弼。肾为水脏,单用滋补,须防水湿壅滞。柯韵伯曾谓："一阴一阳者,天地之道;一开一合者,动静之机。精者属癸,阴水也,静而不走,为肾之体;溺者属壬,阳水也,动而不居,为阳之用,以肾主五液,若阴水不守,则真水不足;阳水不流,则邪水逆行。故君地黄以护封蛰之本,即佐泽泻以疏水道之滞。"有山药健脾固肾,即佐茯苓淡渗脾湿;有山茱萸收敛浮火,即佐牡丹皮凉泻虚热,成为三补三泻、补而不滞之配伍形式。配伍茯苓、泽泻之意尚不止此,阴虚火炎,气机升多于降,用此可以引阳下行;小便淋涩,肾系水液失调,用此又可通调水道。防其补药滞邪,仅其一端而已。

本方如果与补中益气汤作一比较,就能进一步了解方剂配伍中的升降关系。尤在泾说:"阳虚者,气多陷而不举,故补中益气汤多用参、芪、术、草,甘温益气,而以升、柴辛平,助以上升;阴虚者,气每上而不下,故六味地黄丸多用熟地、山萸肉、山药,味厚体重者,补阴益精,而以茯苓、泽泻之甘淡助之下降。气陷者多滞,陈皮之辛,所以和滞气;气浮者多热,牡丹之寒,所以清浮热。然六味之有苓泽,犹补中之有升柴也;补中之有陈皮,犹六味之有丹皮也;其参、芪、术、草、当归,犹地黄、茱萸、山药也,法虽不同而理可通也。"尤氏将病机恰好相反的两个方剂进行比较,其实是在阐明气机升降应该如何选药配方的道理,能启人思维,开拓视野。如果学者仍然不能深明其理,不妨联系津气再为剖析,即知所言非谬。津气共同运行少阳三焦,升降不失其度,运行不停其机,端赖阴阳相济。阴津得阳气之温,才不凝滞,阳气得阴津之濡,才不化热。如果发生病变,无论虚滞,都会出现升降失常,成为病态。肾水亏损,阴不济阳,阳气偏亢,化热上炎,波及五脏,即六味地黄丸所治机理。卫气虚损,中气下陷,成为气虚不荣、气虚不固、气虚不摄、气虚不举、气陷不升,证象也要涉及五脏,即补中益气汤所治机理。前者是阴不济阳,卫气化热,气机升多于降之象;后者是卫气虚陷,降多于升之征。

此方所治肾阴虚损,是以肾精虚为主还是以肾水虚为主,有待研究。原著所治"肾怯失音,囟门不合,神不足,目中白睛多,面色㿠白",全是小儿先天不足,肾精亏损证象。历代医家从填精补髓角度去解释熟地黄的作用,自然是言之成理,持之有故。但是,近代使用此方所治诸证则不然,全是一派阴津不足证象,已将治疗精虚之方移作治疗阴津亏损之剂,如果仍照原有解释,有点文不对题,如果仍用熟地黄亦与病情不合,改用生地滋阴清热才与病机相符。

此方配伍反映下述三个特点,亦应予以注意。①三补三泻:以补为主,以泻为佐,体现补中寓泻之法。②补肾为主,兼补肝脾:展示补肾之阴,勿忘补脾之阴;固肾之精,勿忘调理肝的疏泄。③养阴配阳之中,寓有泻阳配阴之法:阴虚生热,自宜壮水制火,但于壮水之主以制阳光方中,配伍一味牡丹皮泻热,大有泻阳和阴之意,与《灵枢·终始》所谓"阴虚而阳盛,先补其阴后泻其阳而和之"治则若合符节。

[应用]

1. 本方是滋补肾阴的基础方,后世很多补肾滋阴方剂都由此方加减化裁而成。可以根据病情调整各药剂量,用治遗精,可以加大山茱萸剂量;用治消渴,可以加大山药剂量,并加入天花粉、地骨皮、黄芪;热象显著者加重牡丹皮剂量,亦可加入黄柏、知母;小便淋涩者加重茯苓、泽泻剂量;尿中有血者可加白茅根、大蓟、小蓟;治疗石淋可加金钱草、芒硝。

2. 本方对于肺结核、慢性肾盂肾炎、慢性肾炎、糖尿病、前列腺炎、高血压、甲状腺功能亢进及功能失调性子宫出血等属于肝肾阴虚者,都可加减使用。

3. 眼科用此方治眼内干涩,目昏内障,视瞻昏渺,视物变形。

[化裁]

1. 知柏地黄丸(《医宗金鉴》)　即本方加知母、黄柏、熟地黄改用生地黄。水煎服。治证与六味地黄丸相同,只是热象更为显著。此方有滋阴降火之功,阴虚火旺,可以投此。

2. 杞菊地黄丸(《医级》)　即本方加枸杞子、菊花。炼蜜为丸,每次服10g,1日1次。亦可作汤剂。治肾阴不足,眼花歧视,或枯涩而痛。此方体现滋水涵木之法,因加枸杞子补肾益精,菊花清肝明目,清补力量均较原方为强。这是兼肝的加法。

3. 耳聋左慈丸(《广温热论》)　即本方加磁石、石菖蒲、五味子。细末,蜜丸。每次服10g,1日1次。治热病后期,热退身凉,肾虚精脱,耳鸣、耳聋,舌红少苔,脉象细数。此方有滋阴补肾,镇静开窍之功,是心肾同治的配伍形式。

4. 八仙长寿丸(《医级》)　即本方加麦冬、五味子。蜜丸。每次10g,1日1次。治肾虚喘嗽,舌红少苔。此方补肾滋阴,金水并调,是肺肾同治的配伍形式。

5. 生脉六味丸(《张氏医通》)　即本方加人参、麦冬、五味子。治火邪遏闭伤肺,咽破声嘶而痛,用此即所谓"壮水之主以制阳光"的治疗方法。

[歌括]　　六味地黄补肾阴,萸萸山药泽丹苓,

更加知柏成八味,壮水制火法堪遵。

左归饮(《景岳全书》)

[组成]　熟地黄10～60g　山药6g　枸杞子6g　茯苓6g　山茱萸(畏酸者少用)3～6g　炙甘草3g

[用法]　水煎,空腹服。

[主治]　肾阴亏损,遗精梦泄,腰酸耳鸣,口干,舌赤少苔,脉细数。

[证析]　肾阴虚损,遗精梦泄,腰酸耳鸣,是本方主证;肾阴不足,是此证病机;口燥舌赤,脉弦细而数,是阴精虚损辨证依据。《素问·六节藏象论》说:"肾者主蛰,封藏之本,精之处也。"故遗精当先考虑肾脏虚损,封藏失职。本病除因肾脏虚损、精关不固以外,相火妄动亦为影响肾脏封藏不密之因。多因青年早婚,或犯手淫,或恣情纵欲,暗耗真阴,阴不制阳,致使相火妄动、封藏失职而呈遗泄。其余证象,则为肾阴不足的客观反映。

[病机]　肾阴虚损。

[治法]　补肾滋阴法。

[方义]　方中熟地黄补肾滋阴,枸杞子填精补髓,山茱萸收敛相火,三药同用,一滋不足阴精,一敛浮动相火,调理阴阳,使其阴平阳秘。辅以山药、茯苓、炙甘草补气健脾,俾脾气健运,才能化生精微以充养先天,对于肾阴不足证候,可用本方补肾滋阴。

本方即六味地黄丸减牡丹皮、泽泻,加枸杞子、炙甘草而成。两方相较:六味地黄丸寓泻于补,适用于阴虚火旺之证;本方为纯甘壮水之剂,着眼于虚,故无取牡丹皮之凉、泽泻之泻,偏虚宜用本方,偏阴虚火旺宜用六味地黄丸,尤盛者则宜用知柏地黄丸。

[应用] 遗精兼见腰酸耳鸣、头晕目眩、舌红少苔、脉象细者可用本方。加入固涩药物即呈补固兼施的配伍形式。若舌质红、苔黄腻、脉弦数是龙胆泻肝汤证，不可使用此方。由此可见，苔的有无、脉的大小都是辨证关键。

[歌括] 补肾滋阴左归饮，熟地山药山茱萸，

枸杞苓草同煎服，肾阴亏损此方医。

左归丸（《景岳全书》）

[组成] 大熟地黄 240g 山药 120g（炒） 山茱萸 120g 枸杞子 120g 川牛膝（酒洗蒸熟，精滑者不用）90g 菟丝子 120g 鹿角胶（敲碎炒珠）120g 龟板胶（切碎炒珠，无火者不必用）120g

[用法] 先将熟地黄蒸烂，杵膏，加炼蜜为丸，每次服 10g，食前用滚汤或淡盐汤送下。

[主治] 精髓内亏，津液枯涸，不能滋养营卫。渐至衰弱，或虚热往来，自汗，盗汗，或神不守舍，血不归源，或虚损伤阴，或遗淋不禁，或气虚昏晕，或眼花耳聋，或口干舌干，或腰酸腿软。

[证析] 此属精髓内亏，津液枯涸机理。肾藏精而精能生化气血，肾主水而水可濡泽营卫。精亏则气血生化不足，液涸则营卫失其濡泽，由是逐渐衰弱。精髓内亏，不能化生气血，神失濡养而不守舍，阳气不升而呈昏晕，髓海不足而眼花耳聋，筋骨失养而腰酸腿软，以上四证都是精髓不足病变；津液枯涸，虚热内生而潮热盗汗，迫血外溢而血不归源，津不上承而口舌干燥，水液失调而遗淋失禁，以上四证都是津液枯涸病变。

[病机] 肾精不足。

[治法] 滋补阴精法。

[方义] 精水亏损，法当填精补髓。方中熟地黄、山药、山萸肉、枸杞子、牛膝、菟丝子、鹿角胶、龟板胶八药全是补肾填精之品，意在峻补真阴；其中熟地黄、山药、龟板胶又能滋补肾水，制其虚热，成为精水同补之法。鹿角胶不仅滋阴，又可补阳，配入本方，寓有阳无阴无以生，阴无阳无以化，阴阳互根之意。此方纯用补肾填精之品，是颇为典型的补肾益精代表方。

本方全是补药，静而不动，唯有妇科补肾安胎，内科补肾填精，才可如此配伍。

[应用] 此方用治精髓内亏，固然可以，用治小便遗淋失禁，口干舌干，恐非所宜。

[歌括] 左归山药熟地黄，萸牛枸菟龟鹿良，

精髓内亏阴液涸，峻补真阴用此方。

大造丸（《扶寿精方》）

[组成] 紫河车 1 具 败龟板（童便浸 3 日，酥炙黄）60g 黄柏（盐酒浸炒）45g 杜仲（酥炙，去丝）45g 牛膝（酒浸）36g 麦门冬 36g 天门冬 36g 怀生地（入砂仁末 18g，茯苓60g，好酒煮 7 次，去茯苓不用）75g 人参 30g

[用法] 地黄捣烂为膏，余药研末，和地黄膏，加酒，糊丸如小豆大，每服 10g，空心，临卧，沸汤、姜汤下，寒月用好酒下。

[主治] 肾阴亏损，阴虚阳亢，骨蒸劳热，咳嗽，形体消瘦等证。

[证析] 咳嗽与骨蒸劳热同时并见，说明此证其标在肺，其本在肾。由于肾阴亏损，阴

虚不能制阳,虚火犯肺,以致咳嗽;阴虚阳亢,以致骨蒸劳热。

[病机] 肾阴亏损,阴虚阳亢。

[治法] 补肾滋阴,泻热潜阳法。

[方义] 阴虚阳亢,法当滋补阴津,泻火潜阳,双管齐下。故方用紫河车大补精血,合龟板、生地黄、牛膝、杜仲补其肾阴;龟板又能潜阳,与苦寒泻火的黄柏同用,制其亢阳。令阴不虚,阳不亢,阴阳才能逐渐趋于平衡。此证不仅肾阴亏损,肺阴亦亏,不滋肺阴,有顾此失彼之嫌,故又配伍人参益肺气,天冬、麦冬滋肺阴,共呈滋阴补虚,泻热潜阳功效。

学习此方,应该注意两点:①此方配伍紫河车大补精血,是与众不同处,由此提示此证并非一般阴虚,而是精水两亏证型。②全方结构展示了补其不足、泻其有余的配伍形式;在滋阴方面又展示了金水并调的配伍形式;因其配有人参,也可说是气阴双补的结构;从基础物质来讲,本方反映了气、津、精同补的配方法度。

[应用] 于咳嗽、潮热之外,当见形体消瘦,舌红少苔,脉象细数,才可投此;若系新病咳嗽潮热,当从少阳、太阴痰湿论治,不可妄投此方。咳嗽与潮热并见,若属结核病,单用此方不能胜任,当以抗痨为主,此方作为辅助。治疗一般阴精亏损,黄柏可以减去。

[歌括] 河车大造虚劳方,牛杜龟柏与地黄,

二冬润肺参益气,滋阴泻热又潜阳。

驻景丸(《证治准绳》)

[组成] 菟丝子150g 熟地黄120g 车前子60g

[用法] 炼蜜为丸,食前用茯苓、石菖蒲汤下6～12g。

[主治] 肝肾阴虚,目力不佳,视物昏花。

[证析] 肝开窍于目,而瞳仁属肾。目能睹物,端赖肝藏之血与肾藏之精上注于目,才能明察秋毫。故《素问·五脏生成》谓:"肝受血而能视。"《灵枢·经脉》谓"肾……是动,则……目䀮䀮无所见。"目能明察秋毫,除赖精血充足以外,亦赖肾脏所主水液流畅,行于眼内水液清澈明净,方保图像清晰而不模糊。是故视物昏花除应归咎精血亏损以外,水湿壅蔽清空亦与其有关。

[病机] 肝肾阴虚,湿浊蔽窍。

[治法] 滋补精血,导泄湿浊法。

[方义] 视物昏花是因虚实错杂,治宜补虚泄浊才与病机相符。此方即从虚实两个方面施治。方用熟地黄滋阴补肾,养血调肝;菟丝子填精补髓,益精明目,二药补充精血治其肝肾之虚,肝血充则目得血而能视,肾精足则脑髓得充而眼目精明。车前子《名医别录》谓有"明目"功效,并"利水而泻肝肾邪热";得石菖蒲芳化湿浊,茯苓淡渗利湿为佐,不仅可渗湿以消除视物昏花的另一原因,且使熟地黄、菟丝补而不滞,实有相反相成,相得益彰之妙。对于上述机理所致目疾,确有一定疗效。

此方结构反映了补虚与泻邪两种对立矛盾的统一,照顾到了两种不同的致病机理,可以启人思维。前引《灵枢·经脉》所谓肾……是动则目如无所见,细绎其理,多指肾主之水上壅目窍而言,故临证宜着眼于水湿壅蔽而慎用补虚之法。阳虚水泛,可用真武汤、五苓散、苓桂术甘汤加车前子之类化气行水;湿热蒙蔽可用蒿芩清胆汤、三仁汤、龙胆泻肝汤之类清利湿热,唯年老精衰,虚中夹滞,始可投此。

[应用] 年老精衰,视物昏花,可用此方。

[化裁] 驻景丸加减方(陈达夫《眼科六经法要》):菟丝子240g,楮实子240g,枸杞子60g,车前子60g,寒水石90g,五味子60g,茺蔚子180g,生三七15g,紫河车9g(焙),木瓜6g。蜜丸,每日空腹服30g,白开水下。主治肝肾阴虚,视瞻昏渺,青盲雀目,云雾移睛,能近怯远,能远怯近,瞳神干缺。此方为我院眼科专家陈达夫老师所制。去地黄之滋腻,加楮实子、枸杞子、五味子、紫河车,合菟丝子补肾益精,补虚力量大为增强。配寒水石清气分之热,茺蔚子清肝明目,有热者亦能兼顾;佐舒筋的木瓜以缓目系经隧挛急,活血化瘀的三七以通经隧之阻,仍用车前子渗其湿浊,考虑较为全面,因有木瓜祛风除湿,虽去茯苓、石菖蒲,亦无妨碍。

[歌括] 驻景丸是眼科方,菟丝车前与地黄,

　　　　视物昏花肝肾损,滋阴明目效果良。

滋膵饮(《医学衷中参西录》)

[组成] 生地黄30g 山药30g 黄芪15g 山茱萸15g 生猪胰子(切碎)10g

[用法] 将前4味煎汤,送服猪胰子一半,第2次再服余下一半。

[主治] 消渴,饮多溲多,日渐羸瘦。

[证析] 消渴以口渴引饮,小便量多、浑浊、味甜为其特征(现代医学称为糖尿病,更能突出本病特征)。此证属于肺、脾、肝、肾四脏的病理改变。肺不布津、脾不输津、肾不固津、肝的疏泄太过是形成上渴下消、多饮多尿的基本病理。尤应责之于肝的疏泄太过,观仲景《伤寒论》厥阴病提纲,消渴居于众证之首,即是明证。其尿浑浊、味甜,是血中精微漏泄脉外,与卫气不能固护,肝的疏泄太过,肾虚关门不固有关。

[病机] 阴虚消渴。

[治法] 滋补肾阴法。

[方义] 此方虽以滋阴补肾为主,实非专治肾脏之方,而是肺、肝、肾三脏同治之法。方用生地黄、怀山药补肾滋阴,肾阴不虚则关门可固,关门既固则尿量减少,尿量既少则津能上承,津能上承则口渴自除,二药显为上渴下消而设。生地黄又可凉血清肝,血中热去则精微不为所迫,精微不为热迫则不外泄;再用山茱萸之酸,调理肝的疏泄,固敛精微于脉内;黄芪之甘,益气实卫,固护精微于脉外,令血中热去,疏泄正常,卫气充实,能呈凉血宁精、酸敛固精、益气摄精功效,三药殆为尿甜而设。西医认为此属胰病,锡纯配伍猪胰,有以胰治胰之意。

病名消渴,说明消是导致渴的原因,固肾治其下消,上渴自然缓解。补肾以外,调理肝的疏泄,实不可少,故仲景肾气丸用地黄、山药、山茱萸补肾调肝,令其肾关得固,疏泄正常;桂枝、附子温阳化气,令其水气升腾;茯苓、泽泻淡渗利水,调其升降,用于肾阳虚损见证,可望获效。此方脱胎于肾气丸而治法迥异。由于证属阴虚而非阳虚,故无取桂枝、附子之温,茯苓、泽泻之利,配入黄芪益气实卫,构思绵密而有新意。胰腺分泌减弱,是此证的基本病理,是否可用帮助有消化功效的山楂、建曲、麦芽、鸡内金、隔山撬、苦荞头之类治疗本病,值得一试。桑椹、桑叶煮蚕茧汤能治消渴,亦不妨兼服,观其疗效。

[应用] 此方治疗糖尿病有一定疗效。

[歌括] 滋膵饮中用地黄,山萸山药黄芪匡,

　　　　煎汤送服猪胰子,阴虚消渴此堪尝。

增液汤（《温病条辨》）

[组成]　玄参 30g　麦门冬 24g　生地黄 24g

[用法]　水煎服，可连服数剂。

[主治]

1. 一切阴津亏损之证。

2. 阳明温病，津液不足，大便秘结，口渴，舌干红，脉细微数。

3. 平素阴虚便秘。

[证析]　此方出自《温病条辨》，原为阳明温病，阴津耗损的大便秘结而设。其实此方是为一切阴虚立法，并非单滋肠道之阴；表象虽系肠道津枯，其实属于肾水亏损。故凡热邪伤津，途穷归肾；或肾水素亏，五脏失濡诸证，都可应用此方。

大便秘结，当分虚实论治。热结阳明，呈为痞、满、燥、实，当用承气汤类泻热荡积，偏于阴津亏损则慎不可设，误攻势必愈伤津液。此方所治不兼痞满征象，唯见口渴舌干，自是肾水亏损机理。热邪伤阴，肾水被劫，肠道失濡，燥屎不行，与水枯舟不能行如出一辙，称为无水舟停。

[病机]　阴亏液耗（无水舟停）。

[治法]　养阴滋液（增水行舟）法。

[方义]　此方体现滋阴增液法则，用治便秘则可称为增水行舟之法。方中重用玄参咸寒入肾，滋肾水而泻血热；生地黄甘寒入肾，壮水主而凉心营，二药凉血热以护阴津，滋肾阴以濡五脏，能够兼顾心肝肾三脏，故是主药。欲滋肾水，当先滋其水源，何况热邪由气入血，必先损害气分阴津，配入麦冬滋养肺胃阴津，则肾水之源泉不竭，而气分之阴津可充，三药合用，则生地黄、玄参滋血中之液，麦冬滋三焦之阴；生地黄、玄参滋心肝肾之阴，麦冬滋肺胃之阴，成为滋养五脏阴津之法，谓为滋阴的基础方剂。三药质地柔润，用于便结，妙在寓泻于补，以补药之体，作泻药之用，既可攻实，又可补虚，故对无水舟停之津虚便秘能呈增水行舟之效。

前已言之，此方原为肠道津枯而设，移为补肾之方，旨在扩大应用范围。观养阴清肺汤、百合固金汤以此加味治肺肾阴虚，清营汤以此加味治热入心营，天王补心丹以此加味治心阴亏损，两地汤以此加味治肝经血热，自知本方确能补充五脏阴津，清血分之热，移入肾脏，才能概括本方作用，并非标新立异。

[应用]　用治热邪伤津便秘，剂量宜大，少则无济于事。一般阴虚便秘，亦可使用本方。如果燥结较甚，可以加入芒硝、大黄，成为增液与通便并举的配伍形式。治疗诸脏阴虚，亦宜加入相应药物，兼调该脏功能，如天王补心丹加入养心安神药物即是例证。

[歌括]　《条辨》留传增液汤，玄参麦冬生地黄，
　　　　热病津伤肠燥结，五脏阴损亦堪尝。

补肾滋阴共选 7 方，都以肾阴亏损为其病机。肾阴包括精、水两个部分，针对精水虚损具体情况，填精壮水必然各有侧重。六味地黄丸是补肾滋阴的基础方，由于此方补中寓泻，不仅阴虚生热可用，水道失调也可以用，若予以加减，可泛治五脏阴虚。左归饮是由六味地黄丸去泽泻、牡丹皮加枸杞子、甘草

而成。补虚力量强于六味地黄丸，但已变成治疗失精之方，不是治疗水亏之方。左归丸纯用补肾填精之品，更是滋补阴精的代表方。大造丸治劳热咳嗽，体现补肾滋阴、泻热潜阳法则，此方结构似大补阴丸，而补虚力量过之。驻景丸以视物昏花为主证，从精虚和湿滞两个方面立法组方，可谓深明视物昏花机理。滋膵饮是治阴虚型糖尿病方。此方从凉血宁精、酸敛固精、益气摄精三个方面着手使其血中精微不致外溢，本已较为全面，再以猪胰子治疗胰病，可谓独出心裁。增液汤原为肠道津虚便秘而设，体现增水行舟之法，但因此方能够兼补五脏阴津，略为增损即能治疗五脏疾病，遂一变成为治疗阴虚之基础方。

二、肾阳虚损—温补肾阳

肾阳虚损，是指肾与命门功能减退病变。

温补肾阳，是据肾阳虚损病机所拟的治法。

【适应证候】 以头晕耳鸣，腰酸腿软，小便清长，或尿频失禁，或男子遗精滑泄，阳痿不举，或女子性欲减退，虚寒不孕为主证；以兼见形寒怯冷、舌淡脉弱为辨证依据。

【病理分析】 肾阳虚损，是指肾与命门功能减退病变。肾阳也称肾气、元阳、真阳、命门真火，包括肾与命门全部功能及其生化成阳气以后的全部作用。肾气是由肾系所藏之精生化而成。其生理功能约有以下数端。①就肾阳与气血津精生化关系言之：有化谷精为阴精，化阴精为阳气作用，这种循环不息的生化关系，称为阴阳互根。所化阴精，称为真阴，是五脏阴精源泉；所化阳气，称为真阳，是五脏阳气根本。肾气又有使其精髓生化为血，水津蒸化为气功能。血有营养五脏作用，津有润泽五脏功能。由此可见，五脏赖以维持功能活动的气血津精，其生成和转化都与肾气盛衰有关。②就肾气与其基础物质输泄关系言之：津血赖此一点阳气，才能温和流畅；更须阳气固护，才不外泄。③就肾气与其五脏关系言之：五脏阳气来自肾中真阳，五脏需要阳气才能进行功能活动。如果阳气不足，五脏功能就会受到影响。④就阳气与其五体结构关系言之：行于脉外卫气，根于肾气，皮、肉、脉、筋、骨有此才能发挥生理功能；固护肌体，不受邪侵，亦唯此是赖。所以《素问·生气通天论》说："阴者，藏精而起亟也；阳者，卫外而为固也。"⑤就肾阳与其五官九窍关系言之：体内阴津阳气共同运行少阳三焦。三焦外连肌表，内接脏腑，上至巅顶、五官、七窍，下至前、后二阴，津气升降出入其中，津须阳气温煦才不凝涩，气须阴津濡泽才不化热。一旦阳气虚损，津失温煦而凝结三焦组织间隙，可呈九窍不通。《素问·生气通天论》所谓"阳不胜其阴，则五脏气争（即五脏不和），九窍不通"即是指此机理而言。综合上述，精血津液有赖阳气生化输泄，五脏六腑有赖阳气为其动力、五体结构、五官九窍有赖阳气温煦，是其生生之本、性命之根。如果肾阳生化功能减退，就会危及生命，故《素问·阴阳应象大论》又说："阳气者，若天与日，失其所，则折寿而不彰。"

肾阳虚损，常以头晕耳鸣，腰酸腿软，小便清长，或尿频失禁，或男子遗精滑泄、阳痿不举，或女子性欲减退、虚寒不孕为主证，但须兼见形寒怯冷、舌淡脉弱，才是阳虚征象。此证多因禀赋不足，素体阳虚，或摄生不慎，损伤真阳，或过服寒凉，戕伐阳气，或他脏阳虚，途穷归肾，导致肾阳虚损，阳气一虚而百病丛生。一切病变都是肾阳虚损引起气血津精的生化输泄功能减退所致。肾阳虚损又常波及他脏而成两脏同病，其中尤以脾肾阳虚和心肾阳虚最为常见。

【**立法组方**】 肾阳亏损,气化失司,法当温补肾阳,振奋阳气,阳气振奋则功能可复,功能既复则诸证渐趋好转。通过温补肾阳可以化气行水,所以王冰才有"益火之源以消阴翳"之说。本法常选用肉桂、附子、鹿茸、杜仲、锁阳、巴戟天、肉苁蓉、补骨脂、菟丝子、海狗肾等补阳药物为主,熟地黄、山药、枸杞子、山茱萸、龟板胶等补阴药物为辅,茯苓、泽泻等利水药物为佐,组合成方,体现温补肾阳法则,常用方如肾气丸、内补丸等。

肉桂、附子能够振奋五脏阳气,配解表药,可祛外入寒邪;配调气药,可行气分壅滞;配活血药,可通血分瘀阻;配祛湿药,可化气行水;配补益药,可治五脏阳气之虚。阳虚多呈阴盛,肉桂、附子自是首选药物。肾阳包括肾与命门一切功能,生殖功能亦在其内。治疗生殖功能减退则鹿茸、锁阳、巴戟天、肉苁蓉之属颇为对证,所以温肾诸方在用补阳药上独具一格,与一般补阳方剂有所不同。

阴代表物质基础,阳代表功能活动。功能活动要以物质为基础,物质补充,却靠功能为其生化,阴阳双方相互对立,相互依存,相互转化,所谓阴生于阳,阳生于阴,孤阴不生,独阳不长,即系指此而言。故《景岳全书》指出:"善补阳者,必于阴中求阳,则阳得阴助而生化无穷;善补阴者,必于阳中求阴,则阴得阳升而泉源不竭。"温补肾阳之方,根据阴阳互根之理,每配熟地黄、山药、枸杞子、龟板胶之类补阴药物。阳以阴为基础,始能生生不息,化化无穷。

由于阳虚不能化气,每多水液失调。本类方常配茯苓、泽泻淡渗利水,即有通调水道、补中寓通之义。

肾阳虚损征象颇多,配伍本类方时,还应根据不同主证选择不同主药辅药。常见以下几种配伍形式。

1. 益火消阴　阳虚不能化气行水,水湿停滞,以致小便不利,少腹不仁,或呈水肿;或水泛为痰而见咳嗽痰稀等证,宜用肉桂、附子为主药,配伍茯苓、泽泻之类,共呈化气行水之功,所举肾气丸即属此种配伍形式。

2. 补肾固精　以遗精滑泄为主证。究其精关不固原因,则由房室不节,耗伤阴精,精关不固使然。宜用巴戟天、肉苁蓉、补骨脂、菟丝子、鹿茸等药补肾益精和沙苑蒺藜、芡实、莲须、龙骨、牡蛎、山茱萸、五味子、桑螵蛸等药涩精止遗,组成补肾涩精之方,体现开源节流并重的配方法度。如固精丸就是这种结构。

3. 补肾壮阳　是为肾阳虚衰,见阳痿不举、性欲减退、虚寒不孕等证而设。阳痿属于宗筋痿软不能勃起的病理改变。宗筋需要阳气温煦才能形随意举。如果房室不节,损伤阴精,阴损及阳,阳气不能鼓运血流贯注宗筋,遂致阳痿不举。此证可于温补肾阳方中配伍韭菜子、蛇床子、雄蚕蛾、淫羊藿、海狗肾、远志、海马之类温壮肾阳,庶可见效。如赞育丹就是此种配伍形式。但应兼配燥湿淡渗之品,才更符合此证机理。盖阳虚多呈湿滞,湿滞可致宗筋松弛故也。亦须配伍人参益气强心,盖心强则血充而宗筋可举故也。

4. 补肾强腰　腰为肾之府。肾气虚损,腰痛征象明显,宜在补肾方中配伍胡桃肉、桑寄生、杜仲、续断、牛膝、枸杞子、金毛狗脊、淫羊藿之类补肾强腰。如青娥丸就是治疗肾虚腰痛的方剂。

此外,肾虚失约、阳虚寒凝均属肾阳虚损范畴,可以互参。

温补肾阳一法并不限于治疗肾系疾病,通过补火生土和补命火以助心阳,也可治疗心脾阳虚。

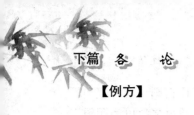

【例方】

肾气丸（《金匮要略》）

[组成] 干地黄240g 干山药120g 山茱萸120g 泽泻90g 茯苓90g 牡丹皮90g 桂枝30g 炮附子30g

[用法] 为末，炼蜜为丸，每日1～2次，每次服10g，开水或淡盐汤送下。若作汤剂，用量按原方比例酌减。

[主治] 肾阳不足，腰酸腿软，身半以下常有冷感，小便不利，或小便不通，或小便反多，以及痰饮、水肿等证。

[证析]《金匮要略》用此共五条：①中风历节病篇："脚气上入，少腹不仁。"②痰饮篇："夫短气有微饮，当从小便去，苓桂术甘汤主之，肾气丸亦主之。"③虚劳篇："虚劳腰痛，少腹拘急，小便不利者，八味肾气丸主之。"④消渴篇："男子消渴，小便反多，以饮一斗，小便亦一斗，肾气丸主之。"⑤妇人杂病篇："妇人病，饮食如故，烦热不得卧，而反倚息者何也？师曰：此名转胞，不得溺也。以胞系了戾，故致此病，但利小便则愈，宜肾气丸。"

上述证候表明，小便不利和不通可用此方，小便反多也可使用此方，一方而能治疗征象截然相反之理何在？因为征象虽然各不相同，肾阳不足，气化失司，水液失调病变机理则一。肾阳虚则气化不及，气化不及则水湿停滞，停于少腹则少腹不仁，注于脚下则足肿而成脚气，这是其一。水湿停滞，上泛于肺，窒塞气道，则短气，这是其二。肾之命门有系膜与丹田相连，丹田邻近尿路下段。若房室不节，阳气亏损，气化失常，湿滞丹田，遂呈少腹拘急，小便不利；牵引肾命系膜，即呈腰痛，这是其三。消渴有上消、中消、下消之分。饮一斗，小便亦一斗，是以饮多、尿多为特征，属于下消。景岳尝谓："阳不化气，则水精不布，水不得火，则有降无升，所以直入膀胱而饮一溲二。以致源泉不滋，天壤枯涸者，是皆真阳不足，火亏于下之消证也。"肾阳不足，气化失常，不能蒸化水气上升而直趋下走，遂呈现上渴下消，这是其四。妇人转胞，即小便不通。此证或因胎压，或因忍溺入房，膀胱下口紧缩，致使尿液蓄于膀胱，决渎为之壅滞，而呈烦热倚息不卧，这是其五。至于腰以下冷及水肿等证，也是阳虚水停现象。上述诸证均应兼见舌质淡胖，才可确定属于阳虚。

[病机] 肾阳不足。

[治法] 温补肾阳法。

[方义] 肾阳不足，气化失司，水液失调，自宜温补肾阳，兼利其水。方用桂枝、附子温命门真火，令阳气旺则气化复，气化复则水津升降不失其度，运行不停其机。补阳而不补阴，则阳无阴化。配熟地黄、山药、山茱萸补肾填精，即寓阳中求阴之意。茯苓、泽泻有利水渗湿功效，与桂枝、附子同用，温阳、利水，相辅相成，不仅可以体现王冰所说"益火之源，以消阴翳"之法；也体现了《灵枢·终始》所谓"阴盛而阳虚，先补其阳，后泻其阴而和之"治则。《素问·上古天真论》说："气脉常通而肾气有余也。"肾阳强弱亦与气血通利与否有关。阳虚不能化气行水虽然属于津病，血运不利亦是引起肾功能障碍的因素之一。方中桂枝、牡丹皮活血行瘀，通其肾络，桂枝、附子振奋心阳，增强血运，开创了治肾亦宜活血先河。此方体现补阳而兼补阴、利水而兼活血的配方法度，用治肾阳不足诸证颇为适宜。

张山雷云："仲师八味，全为肾气不充，不能鼓舞真阳，而小水不利者设法……立方大旨，无一味不从利水着想。方名肾气,所重者在一气字,故桂附极轻,不过借其和煦,吹嘘肾中真阳,使溺道得以畅遂。"此论说明两点:一是所治都是肾阳不足,水湿停滞证候。二是用桂枝、附子吹嘘肾中真阳而又不欲壮火食气,故用量最轻,以成少火生气之用。

高鼓峰说:"……肾阴失守,炀燎于上,欲纳之复归于宅,非借降泄之势,不能收摄宁静。故用茯苓之淡泄以降阴中之阳,用泽泻之咸泻以降阴中之阴,犹之补中益气汤用柴胡以升阳中之阴,用升麻以升阳中之阳也。升降者天地之气交,知仲景之茯苓、泽泻即东垣之升麻、柴胡,则可以言立方之旨矣。"高氏从升降角度剖析方理,颇合阴阳升降之理。但其所谓"炀燎于上"是指六味地黄丸证,提出仲景自然是指此方,病理不确。只论其降,不论其升,也不全面。桂枝、附子温阳化气,能使水气升腾,治疗消渴即寓升降之理,不可不知。

研究此方应该注意两点:①所治证候都是肾阳虚损,气化失司,水液失调。②此方结构反映了滋阴与补阳同用、补虚与泻实同施、利水与活血兼顾的配伍形式,体现了补中寓通之法。减去滋阴药物即与真武汤、五苓散二方结构相似,减去利水药即与右归丸结构相同。如果减去滋补肾阴之品,就非补阳之方,而是温阳之法矣。

[应用]　此方应用范围颇广,上述诸证但见一证即可使用,不必悉具。后世医家亦用本方治老人小便失禁、小儿遗尿、水肿、淋家,证见小便昼夜数十行、便后微痛、居常便意不断或欲如厕而便已遗;阳事不举;白浊,小腹不仁,腰酸无力,小便困难;妇女白带多等证。但应兼见舌体淡胖有齿痕,尺脉沉细而弱,始可投此。

此外,肾气丸合《金匮要略》文蛤散(研末兑服)治疗糖尿病效果良好。

[化裁]　加味肾气丸(《济生方》):即本方加牛膝、车前子。细末为丸,每服10g,空心、米饮下。治肾虚水肿,腰重脚重,小便不利。此方加牛膝活血行瘀,通其血络,改善肾功;车前子利尿行水,治疗水肿,较原方效果更佳。前人单从补肾强腰解释牛膝作用,未能揭示使用本品的真正用途。

[歌括]　肾气丸治肾阳虚,地黄山药山茱萸,
　　　　　丹皮苓泽配桂附,温补肾阳法堪依。

十补丸(《济生方》)

[组成]　制附子60g　肉桂30g　熟地黄(洗、酒蒸)30g　山药(炒)30g　山茱萸30g　牡丹皮30g　白茯苓30g　泽泻30g　五味子60g　鹿茸(去毛,酒蒸)30g

[用法]　细末,炼蜜为丸,每次服10g,空心,盐汤下。

[主治]　肾阳虚损,见面色黧黑,足冷足肿,耳鸣耳聋,肢体消瘦,足膝软弱,小便不利,腰脊疼痛。凡是肾虚之证,皆可服之。

[证析]　此亦肾阳虚损、气化不及、水湿停滞机理,较肾气丸证为重。多因纵情快欲,耗损阴精,阴损及阳,以致肾阳衰弱,成为全身衰竭状态。命门火衰,气化不及,水液停滞,故小便不利;水湿下注,故足冷而肿;水邪上泛,浊阴阻窍,故耳鸣耳聋;肾功低下,水气上干,瘀血阻络,故面色黧黑。肾主骨髓。骨髓空虚,故腰脊为之不举,足膝为之软弱。综上,一切征象都是肾功衰退、水液失调所致。

[病机]　肾阳虚损。

[治法]　温补肾阳法。

[方义] 肾阳虚损,法当补阳。故用鹿茸、肉桂、附子壮其元阳,助其气化,补其气血,益其精髓,强其筋骨。阴精耗损,无以生阳,故用熟地黄、怀山药补肾填精,令精不虚;山茱萸、五味子固精敛气,令精不泄。补虚当兼行滞,故用茯苓、泽泻合肉桂、附子温阳利水;牡丹皮合肉桂活血行滞。诸药合用,成为以补阳为主、补阴为辅、行滞为佐的基本结构,也是补中寓通的配伍形式。

此方是由肾气丸加味而成。鹿茸是温补肾阳良药,五味子是固肾涩精佳品,一补一固,温补力量本已大为增强,加之肉桂、附子之量大于肾气丸,熟地黄、怀山药、山茱萸用量又远较肾气丸轻,所以本方侧重于温补肾阳。由于补中寓通、虚中夹滞者可放心用之,与专事呆补者有所不同,故原著谓"但是肾虚之证,皆可服之。"

[应用] 此方可治肾虚诸证,主证以外,当有舌体淡嫩,脉虚而弱,才可使用。面色黧黑审属肾功低下所致,投此尤为适宜。

[歌括] 十补丸治肾阳虚,桂附地黄山茱萸,

　　　　山药丹皮配苓泽,鹿茸五味效更奇。

内补丸(《妇科切要》)

[组成] 鹿茸　菟丝子　沙蒺藜　紫菀茸　白蒺藜　桑螵蛸　肉苁蓉　制附子　肉桂　黄芪　茯神各等分

[用法] 研为细末,炼蜜为丸,每次服 6g,空心,酒送服。

[主治] 白带清稀,久病不止,腰痛如折,小便频数,面色苍白,精神萎乏,形寒肢冷,头晕目眩,心悸气短,五更泄泻,苔薄白,脉沉迟。

[证析] 白带清稀,久病不止,腰痛如折,是本方主证;肾阳衰微,是此证病机;其余脉证是肾阳衰微的辨证依据。肾阳衰微,冲任虚损,不能固摄阴精,故白带清稀,久久不止;带脉围腰一周,带脉为病,故腰痛如折。带下机理并非一端,本证诊断为肾阳衰微,是据主证以外,兼见面色苍白、精神疲乏、形寒怯冷、头晕目眩、心悸气短、小便频数、五更泄等一派阳气亏损征象确定。

[病机] 肾阳衰微,阴精不固。

[治法] 温补肾阳,固精止带法。

[方义] 肾阳衰微,冲任不固,以致带下清稀,腰痛如折,治宜温补肾阳,固精止带。鹿茸有壮肾阳、生精髓、补督冲、强筋骨等功效,用此为主可以振衰起废,温补下元;菟丝子、沙蒺藜、肉苁蓉、桑螵蛸、紫菀茸协助鹿茸补肾固精;肉桂、附子协助鹿茸温肾助阳,八药同用,能呈很强的温补肾阳功效。带下日久不愈,不能单纯责备肾虚,兼见心悸气短、头目眩晕亦与中气虚陷,湿随气下、肝夹风邪,疏泄太过有关。配伍黄芪益气升提,白蒺藜疏风泄邪,可举下陷清阳,摄下溜浊阴,去头目眩晕。带下而用茯苓利水,与治疗腹泻用分利法同理,使湿从小便而去,则阴道秽物自减,体现通因通用的治疗方法。

津液病变,不是不通就是太通。带下属于太通,本当使用固涩。不用固涩而用温补,是因肾虚才是病变本质。此方兼配益气升提药物,使气不下陷则湿不下流;疏泄风邪之品,使风邪一去则疏泄正常,体现以治肾为主兼理肝脾的配方法度,构思较为严密。若仿完带汤法,加入人参、白术益气健脾,陈皮芳香化浊兼防气滞,山药固精,车前仁止带,脾肾同治,则更趋完善。

[应用]　使用本方应该注意三点：①带下清稀如水。②日久不止。③兼见一派肾阳不足脉证。此方若加白术健脾运湿或加人参增强益气之功则更为适宜。

[歌括]　内补鹿茸紫菀茸，桂附芪苓菟苁蓉，

沙刺二蒺桑蛸配，补肾温阳有异功。

固精丸（《济生方》）

[组成]　肉苁蓉　阳起石　鹿茸　赤石脂　巴戟天　韭菜子　白茯苓　鹿角霜　龙骨制附子各等分

[用法]　共细末，酒糊为丸，每次服10g，空心，盐汤送下。

[主治]　下元虚损，滑精频作，面色苍白，精神欠佳，舌质淡，苔薄白，脉沉弱。

[证析]　滑精频作，是本方主证；肾阳虚损，精关不固，是此证病机；其余脉证是阳虚的辨证依据。男女交合，本属生理之常，但应有所节制，才能经久不衰。若纵情快欲，失去节制，精隧由是松弛，呈为精关不固，阴精由是亏损，呈为阴损及阳，遂不待交合而精即泄矣！何以知为阳虚？从兼见脉证知之。

[病机]　下元虚损，精关不固。

[治法]　补肾固精法。

[方义]　下元虚损，精关不固，治宜温补下元与固肾涩精同时并举。方用鹿茸、附子、肉苁蓉、阳起石、巴戟天、韭菜子温补肾阳，赤石脂、鹿角霜、龙骨收涩固精，并佐茯苓渗利湿浊，令湿不扰其精室，阴精才能秘藏。三类药物同用，呈为温补与固涩并用的配伍形式，可与固肾涩精法合参。

学习此方，应注意其补固兼施的配方法度。须知精关不固，下元必虚。固肾涩精法中所列诸方，是急则治标之法，只考虑精隧松弛一面，未顾及功能衰退一面，从治疗角度衡量，并不全面。本方双管齐下，结构较为完善。

[应用]　阳虚征象显著的滑精始可投此。亦可酌加五味子、桑螵蛸、牡蛎等药增强收涩固精力量。如以此方治疗白浊，可加萆薢、台乌药、石菖蒲温化湿浊。

[歌括]　固精鹿茸阳起石，茯龙蓉戟韭石脂，

附子角霜补肾阳，肾虚精滑可服之。

青娥丸（《太平惠民和剂局方》）

[组成]　补骨脂（炒香）120g　杜仲（姜汁炒）240g　胡桃肉300g

[用法]　为末，用蒜120g，捣膏和丸，每次服3g，温酒送下。

[主治]　肾气虚损，腰痛如折，过劳更甚，卧则减轻，小腹拘急，面色苍白，舌淡口和，脉象沉细。

[证析]　腰痛原因，有外感亦有内伤，肾虚是常见证型之一。腰为肾之府，肾虚故腰痛。何以知为肾虚？从劳累更甚，静则痛减知之。肾虚当分阴虚阳虚，此证兼见小腹拘急，舌淡口和，是肾阳不足证象。

[病机]　肾虚腰痛。

[治法]　补肾强腰法。

[方义]　肾虚腰痛，自宜补肾强腰。《日华子本草》谓杜仲能"治肾劳，腰脊挛"，说明本

品除有补肾功效以外,尚有柔润筋脉、缓解挛急作用,腰脊疼痛因于肾虚筋挛,投此最为适宜。故李时珍说:"杜仲古方只知滋肾,惟王好古言是肝经气分药,润肝燥,补肝虚,发昔人所未发也。"补骨脂有补肾助阳,治腰膝冷痛功效;胡桃肉亦有补肾固精作用,孟诜谓本品能"通经脉,润血脉,黑须发",三药同用,能呈补肾强腰功效。此方不仅可治"肾气虚弱,腰痛如折",常服亦可"壮筋骨、活血脉、乌髭须、益颜色",令人青春常在,故以青娥名方。用行滞气、祛水湿的大蒜捣膏为丸,有补中寓通之意。

[应用] 腰痛如折,审属肾气虚损,筋脉挛急,可用此方。方中大蒜有抗菌作用,胡桃有治石淋功效,肾结石、肾结核引起的腰痛亦可试用。

[歌括] 青娥丸内用胡桃,故纸杜仲力偏骁,

　　　　腰痛如折因筋急,温补肾阳痛可消。

赞育丹(《景岳全书》)

[组成] 熟地黄 240g　白术 240g　当归 180g　枸杞子 180g　杜仲 120g　仙茅 120g　巴戟天肉 120g　山茱萸 120g　淫羊藿 120g　肉苁蓉 120g　韭菜子 120g　蛇床子 60g　制附子 60g　肉桂 60g

[用法] 炼蜜为丸,每日服 2 次,每次服 5～10g,加入人参、鹿茸、海马、远志更佳。

[主治] 阳痿精衰,虚寒无子。

[证析] 本方可治两类见证,一是阳痿,一是无子。阳痿原因虽多,总与气血津精的盈虚通滞有关。在正常情况下,宗筋有阳气温煦,阴血充盈,欲念始萌,即形随意举。如果阳气虚衰,血行不旺,筋为湿侵,则宗筋废弛而痿不能举。深究导致阳气不足与阴精不充原因,多由房室不节,下元亏损,命门火衰使然。不能种子多因精子太少或活力太差,除少数是因先天不足以外,亦多下元亏损,命门火衰所致。

[病机] 命门火衰,精气虚寒。

[治法] 温补下元法。

[方义] 针对上述机理,治当补虚、壮阳、活血、祛湿,补中寓通,始臻完善。方中附子、肉桂、韭子、仙茅、杜仲、肉苁蓉、巴戟天、淫羊藿、蛇床子等药均为补肾壮阳药物,集于一方,补肾兴阳力量颇强;配伍熟地黄、山茱萸、枸杞子补益阴精,疗其匮乏,滋阴与壮阳同用,是为下元虚损而设。当归助熟地黄补血,且合肉桂、附子畅旺血行,白术健脾除湿,附子温阳除湿,蛇床子、淫羊藿祛风除湿,活血与除湿同用是通津血之滞。令阴精充盈,阳气旺盛,血能贯注宗筋,宗筋不为湿弛,则阳事能兴;阴精生化旺盛,活力为之增强,则后继有人。若加人参大补元气,鹿茸补肾壮阳,则温补力量更强。依方名赞育来看,治疗肾虚无子是本方主要用途,加入海马强其阳道更佳。

此方壮阳力量虽强,用治阳痿似非尽善,须知阳痿并非下元虚损一端,血行不旺、湿滞下焦、宗筋松弛尤为常见。此方虽有活血、燥湿药物,力量稍嫌不足,是其弱点。可加远志涤除脑膜三焦痰浊,所谓交通心肾,即指此言也。

[应用] 治疗虚寒无子可用原方加人参、鹿茸;如果治疗阳痿可加川芎活血,茯苓、泽泻渗湿,蜈蚣活血通络,呈为补中寓通之法。

[歌括] 补肾壮阳赞育丹,归地仙茅术戟天,

　　　　桂附蛇床苁蓉韭,杜仲羊藿茱枸餐。

温冲汤《医学衷中参西录》

[组成]　生山药24g　当归身12g　制附子6g　肉桂6g　补骨脂(炒)9g　小茴香(炒)6g　核桃仁6g　紫石英(煅研)24g　鹿角胶6g

[用法]　水煎,温服。

[主治]　妇人血海虚寒不育。

[证析]　《素问·上古天真论》说:"女子二七而天癸至,任脉通,太冲脉盛,月事以时下,故有子。……七七任脉虚,太冲脉衰少,天癸竭,地道不通,故形坏而无子也。"妇女生育与冲脉盛衰有关。冲为血海,起于胞中,所谓血海虚寒,实即子宫虚冷。《校注妇人良方》说:"阴阳交媾,胚胎始凝,所藏之处,名曰子宫。"子宫虚冷,不能正常生化输泄阴精(卵子),故不能孕。欲究血海虚寒原因,既与自身阳气不足有关,也与寒邪客于胞宫有关。

[病机]　血海虚寒。

[治法]　补肾温冲法。

[方义]　肾气虚寒,宜补阴精虚损,温下焦阳气,散胞宫寒冷。鹿角胶、核桃仁、生山药、补骨脂均有补肾益精作用,配伍当归,可补精血之虚;鹿角胶、补骨脂又有温肾助阳作用,合肉桂、附子可助肾命之阳;紫石英主治"女子风寒在子宫,绝孕十年无子"(《神农本草经》),此药能散风寒邪气,温暖子宫,得温肾散寒之小茴香相助,可散外入之寒,九药合用,令寒邪外散,胞宫得温,精血充盈,则生化输泄正常,育麟有望。

此方用鹿角胶双补阴阳,紫石英温暖子宫,小茴香行散冷气,是选药独特处。

[应用]　妇女不能生育,体质较虚,舌淡脉和者,可用此方。阴虚者不可用,瘀血痰浊阻塞胞络(输卵管不通)者,亦不可用。

[歌括]　温冲桂附紫石英,鹿胶山药核桃仁,

骨脂小茴当归配,虚寒不育此方寻。

壮阳起痿散(验方)

[组成]　鹿茸　续断　肉苁蓉　怀山药　钟乳石　蛇床子　远志　川芎　人参各40g

[用法]　研成细末,1日3次,每次4g,黄酒送服。

[主治]　阳痿,兼见腰膝酸软,小便频数,舌淡脉弱。

[证析]　阳痿属于肾系功能障碍或衰退病变,究其机理是气血津精虚、滞导致筋脉松弛所致。阴茎为肝系之筋汇聚而成,血络密布其中,平时血络不充则阴茎松软下垂。若与异性相处,心神兴奋,形随意使,则心率加快,输出血量大增,阴茎充血,随即勃起。所以,阴茎虽然属于肾系,其兴衰却与心系之神、血脉和肝系之筋关系至切,与气血津精虚滞也休戚相关。只有气血津精不虚不滞,筋脉不失阳气之温,阴血之充,亦不受湿而弛,才能维持正常。若因气血津液运行不利导致阳痿不举或举而不坚,属于性功能障碍,病性属实;若因气血肾精亏损,肾阳不能生化气血,血失阳气鼓运,筋失阳气温煦,导致阳痿不举,属于肾功衰惫,病性属虚。此方所治,是由肾阳亏损使然。何以知之,从兼见腰膝酸软,小便频数,舌淡脉弱等阳虚征象知之。其基本病理是:肾阳衰惫→气血亏损→筋失阳气温煦,阴血充盈→成为阳痿。

[病机]　肾阳虚损。

[治法]　补肾壮阳法。

[方义] 肾阳不足,导致阳痿,法当补肾壮阳,振衰起废。方中鹿茸甘咸而温,阳虚筋痿得此生精补髓、养血益阳、强筋健骨之品,大能益精壮阳;其兴阳作用也与本品能补气血相关。盖阴茎能够勃起,有赖血行畅旺;血行之能畅旺,有赖心脏搏动强劲故也。药理实验证明:"本品服用中等剂量能使心脏活动显著增强,心脏收缩幅度变大,并使心率加快,输出血量增加"(《中药大辞典》),血随阳气下注前阴,阳道得气血贯注遂勃然而举矣!蛇床子《神农本草经》谓其能治"男子阴痿",《名医别录》谓其能令"男子阳强",《药性论》也说浴男子阴茎能大益阳事,其壮阳作用早为历代医家所认同;肉苁蓉《神农本草经》谓能"益髓壮阳",《日华子本草》谓能治"男子绝阳不兴,女子绝阴不产";山药《名医别录》谓能"强阴";远志《名医别录》谓能"益精",《药性论》谓能"坚壮阳道";钟乳石《神农本草经》谓能"明目益精,安五脏、通百节、利九窍",五药允为鹿茸填精壮阳辅弼。复用人参益气强心,川芎活血调营,令心气充而血行旺,则宗筋实而阳道兴。续断有补肝肾、调血脉、缩小便作用,对于腰膝酸痛、足膝无力、小便频数诸证均能兼顾,是为兼证而设。九药同用,能呈补肾壮阳之效。

[应用] 本方对于肾阳虚损的阳痿有效。但应兼见阳虚证象,舌淡苔少,才可选用,舌胖苔腻则非其宜。

[化裁]

1. 太平公主万声娇(民间方) 五倍子10g,远志(去心)10g,蛇床子5g。共研成末,放在水里溶解,同房前用药液涂抹阴茎根部。治早泄,可增强持久力量。

2. 金枪不倒(民间方) 五味子、远志、木香、蛇床子等量。为末,放在水里溶解,同房前将药液涂于阴茎根部。治早泄。

3. 声声漫(民间方) 蛇床子、远志、续断、肉苁蓉等量。研末口服,每日3次,每次4g。治早泄。

[歌括] 壮阳起痿是新方,参茸苁续山药匡,
　　　　钟乳蛇床芎远配,补肾益精效力强。

温补肾阳法共选8方,因其各有所主,方剂结构也就各不相同。肾气丸治肾阳不足,气化不及,水液失调,温阳利水是其主要组成部分。配伍滋阴药物,有补阳宜兼补阴之意。学习此方应该特别留意相同病机可以出现相反征象,提示不要只看表面现象,应当谨察病机。十补丸以面色黧黑为主证,是阳虚、湿滞、血滞的综合反映。本方不仅温补肾阳力量甚强,并有利水、活血作用,切贴病机,理当有效。内补丸以白带清稀、久病不止、腰痛如折为主证,属于肾阳虚衰、阴精不固机理,故以温补肾阳、固精止带为法,兼配益气升提的黄芪、疏风泄邪的白蒺藜,兼治肝脾,是可取处。固精丸为男子滑精而设,究其滑精原因,则因下元虚损,精关不固。故此方以补肾为主,固涩为辅,成为补肾固精之法。青娥丸是治腰痛因于肾虚的专方,有补肾强腰功效。赞育丹与壮阳起痿散是为命门火衰、精气虚寒的阳痿、无子而设,有温补下元之功,唯活血、除湿力量稍嫌不足。温冲汤是治妇人血海虚寒不育之方,有补肾温冲功效。该方与赞育丹合参,一治男精衰少,一治女阴虚寒,两方对比,可以看出选药不同之处。

三、阴阳俱虚—阴阳双补

阴阳俱虚，是指肾精、肾阳均呈虚损病变。

阴阳双补，是据阴阳俱虚病机所拟的治法。

【适应证候】　以阳痿早泄，夜梦遗精，男子性欲减退，女子不育，耳鸣眼花，发落发白为主证；以兼见腰酸脚软，精神疲乏，舌淡脉细为辨证依据。

【病理分析】　肾阴与肾阳互为其根。发生病变，或单见阳虚，或独呈阴损，或相互转化。阴虚日久，可以导致阳虚；阳虚日久亦可导致阴损，成为阴阳俱虚的病理转归。这种阴损及阳、阳损及阴的关系，反映了物质基础与功能活动之间的相互依存和转化关系。

【立法组方】　阴阳两虚可从本系统的各个方面反映出阴精亏损和功能衰退的征象，治宜滋阴补阳，双管齐下，才能两顾其虚。本法常用熟地黄、龟板胶之属补其阴，鹿角胶、巴戟天、肉桂、附子之属补其阳，随其阴阳偏胜决定两组药的主次。体现这一治法的有龟鹿二仙胶、赞化血余丹、苁蓉河车丸、地黄饮子等。

【例方】

龟鹿二仙胶（《证治准绳》）

[组成]　鹿角 3000g　龟板 3000g　人参 360g　枸杞子 600g

[用法]　煎熬成膏，每服 10g，食前开水送下，早晚各 1 次。

[主治]　瘦弱少气，夜梦遗精，阳痿早泄，视力减退，精神疲乏，脉象细弱。

[证析]　此方是为肾阴肾阳两虚病机而设。肾主蛰，封藏之本，精之处也。误犯手淫或房室不节，下元亏损，阴精不固，故夜梦遗精；久遗不止，阴损及阳，性欲减退，故阳痿早泄。脑为元神之府，目为元神视觉之窗。目能明察秋毫，端赖阴精充足，髓充于脑，阳气旺盛，脑得气温。今因肾阴肾阳两虚，脑失髓充，神失气温，故视力为之减退。肾为先天之本，元阴元阳之根，阴阳盛衰直接关系五脏荣枯，苟有亏损，征象并不限于肾系，故阴不足则瘦弱，阳不足则少气。综上，此证的病理变化是：房室不节，阴精不固→夜梦遗精；日久不止，阴损及阳→阳痿；阴阳两虚，全身衰弱→瘦弱少气，精神疲乏，视力减退。

[病机]　肾阴肾阳两虚。

[治法]　滋阴补阳法。

[方义]　治疗阴阳两虚，法当阴阳双补。龟板专补阴衰，善滋阴损，滋阴补血为其所长，本方用其滋补肾阴。鹿角胶能壮元阳、充精髓、补督脉、强筋骨，对于阳气不足、阳事不兴、畏寒乏力、四肢痿弱等证，有峻补元阳、强筋健骨功效，本方用此温补肾阳；再配枸杞子补肾益精助龟板滋其真阴；人参大补元气助鹿角胶温补阳气，四药同用，能呈阴阳双补功效。方名龟鹿二仙，取其龟鹿长寿，服用本方，可以益寿延年。

[应用]　此方纯属补剂，无需加减，熬制成膏，便于长期服用，若将鹿角换成鹿角胶，龟板换成龟板胶，制备更为方便。但宜减量，以 500g 左右为宜。

[歌括]　龟鹿二仙胶，枸杞人参瞭，
　　　　　阴阳俱虚损，滋阴补阳妙。

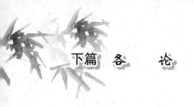
赞化血余丹（《景岳全书》）

[组成] 血余炭 240g　熟地黄 240g　枸杞子　当归　鹿角胶　菟丝子　杜仲　巴戟天　小茴香　白茯苓　肉苁蓉　胡桃肉各 120g　何首乌 120g　人参 50g

[用法] 蜜丸，食前开水送服 6～10g。

[主治] 形体消瘦，腰痛脚软，小便清长，头发脱落或白，男子性欲减退，女子虚寒不育等证。

[证析] 肾阳虚损，精血大亏，故形体羸瘦，腰痛脚软，小便清长；发为血之余，精血不足，故发落发白；肾为作强之官，肾阳既亏，故男子性欲减退，女子不能孕育。

[病机] 肾阴肾阳俱虚。

[治法] 滋阴补阳法。

[方义] 本方用血余炭、熟地黄、枸杞子、当归、何首乌补血滋阴，填精补髓；鹿角胶、菟丝子、杜仲、巴戟天、小茴香、肉苁蓉、胡桃肉温补肾阳；人参大补元气，振衰起废，共呈阴阳双补功效。肾为水脏，配伍茯苓渗湿，亦有补中寓通之意。

[应用] 原著谓："此方大补气血，故能乌须发，壮形体，其培元赞育之功，有不能尽述者。"此方可以用于下述证候，一是身体瘦弱，二是发落发白，三是男子性欲减退，四是女子不能受孕。

[歌括] 赞化血余仲蓉苓，鹿胶归地杞人参，
胡桃首乌茴巴菟，阴阳双补法可循。

苁蓉河车丸（《妇科临床手册》）

[组成] 肉苁蓉 30g　紫河车 1 具　人参 30g　鹿茸 10g　菟丝子 36g　淫羊藿 30g　续断 30g　桑寄生 30g　茯苓 30g　熟地黄（砂仁末拌）18g　龟板胶 10g

[用法] 先将紫河车焙干为末，龟板胶烊化，余药均研为细末，炼蜜为丸，如梧子大，每日早晚各服 1 次，每服 6g，空心白开水或淡盐汤送下。

[主治] 体质瘦弱，倦怠食少，月经量少而渐至停闭，性欲减退，腰酸膝软，喜呵欠，小便清长，舌质淡，脉沉涩。

[证析] 月经量少，渐至停闭，性欲减退，是本方主证；下元亏损，阴阳两虚，是此证病机；其余脉证，是下元亏损的辨证依据。肾为元阴元阳之根，气血津精生化之源。精血虚损，源泉匮乏，故月经量少而渐至停闭；不能充养形体，故体质瘦弱，倦怠少食。性欲强弱与肾气强弱有关。下元衰惫，故性欲为之减退；气化不及，故小便为之清长；呵欠连连，舌淡脉沉，亦肾阳不足征象。综上，此为下元亏损，阴阳两虚机理。

[病机] 下元虚损。

[治法] 固本培元法。

[方义] 肾系阴阳俱虚而经停欲减，法当固本培元。肉苁蓉功擅强阴益精，《本草汇言》谓系"养命门、滋肾气、补精血之药也。男子丹元虚冷而阳道日沉，妇人冲任失调而阴气不治"，皆可用此治疗；紫河车系精血有情之品，能补气养血益精，以二药名方，盖欲提示此属阴阳双补之法。复用鹿茸、菟丝子、淫羊藿、续断等药滋补肾阳，人参大补元气；熟地黄、龟板胶、桑寄生等药滋补肾阴，并佐茯苓渗湿防其呆滞，能呈固本培元功效。俾阴平阳秘，真元得

固而经水可按月来潮,减退的性欲可以增强。

此方人参、鹿茸滋补作用均较肉苁蓉为强,以肉苁蓉冠于方名之首,不过示其平调阴阳之意,不要勉强去说肉苁蓉就是主药。权衡补阴补阳两组药物功力,补阳力量强于补阴力量,谓以补阳为主,补阴为辅,较为贴切。

［应用］　月经量少而渐停,以及男女性欲减退,审属下元亏损,即可投此。

［歌括］　苁蓉河车淫羊藿,参苓续菟寄生添,
　　　　　　胶地滋阴茸助阳,阴阳俱损此方探。

地黄饮子(《宣明论》)

［组成］　熟地黄　麦门冬　金石斛　五味子　山茱萸　巴戟天　肉苁蓉　制附子　肉桂　茯苓　远志　石菖蒲各等分

［用法］　为末,每次10g,加生姜5片,大枣1枚,薄荷10g,水煎服,不计时候。

［主治］　瘖痱。语声不出,足废不用,苔白润,脉沉迟细弱。

［证析］　瘖指语声不能出,痱指足废不能用,形成瘖痱之机,则由下元衰惫,痰浊阻窍使然。《素问·阴阳应象大论》谓:“年六十,阴痿,气大衰,九窍不利,下虚上实。”下虚是指肾阳虚损,上实是指浊阴上僭。肾阳有化气行水之功。肾阳亏损,气化不及,阳气虚于下,浊阴僭于上,痰浊阻于心神窍隧,神筋传导受阻,遂呈舌瘖不能言,足废不能用。

［病机］　下元衰惫,痰浊阻窍。

［治法］　阴阳双补,开窍化痰法。

［方义］　下元衰惫,法当温补下元,方用肉桂、附子温少阴以助气化,巴戟天、肉苁蓉补肾阳以治亏损,山茱萸、五味子补肝肾以敛浮阳,六药合用,意在温补肾阳。补阳宜兼补阴,始合阴阳互根之理。故配熟地黄补肾滋阴,石斛、麦冬滋其水源而兼清浮热,稀释痰涎以利下行。上述两组药物展示了阴阳双补的配伍形式,是为下虚而设。阳不化气而液结为痰,痰浊阻窍而语声不出,法当开窍化痰,故配远志祛少阳三焦之痰,石菖蒲化少阳三焦之浊,茯苓利少阳三焦之湿,引导痰浊下行,窍隧不为所阻,瘖痱庶几可以渐趋好转,上述三药是为上实而设。此方补阳之中寓补阴之法,是阴阳双补;补虚之中寓开窍化痰之法,是标本同治,展示以补阳为主、补阴为辅、温补下元为主、化痰开窍为辅的配伍形式。

阳虚于下,痰阻于上,一面温补下元,一面化痰开窍,易为人们理解。唯痰浊既已阻窍,祛之犹恐不去,反配麦冬、石斛滋其阴液,颇为费解。张秉诚谓“真阳下虚,必有浮阳上僭,故以石斛、麦冬清之”。这一解释较为可信,不过稀释痰涎才是本意。

［应用］

1. 舌强不能言,足废不能用,兼见舌苔白润,脉象沉迟细弱,可用此方。

2. 现代用本方治疗脊髓痨、脊髓炎、晚期高血压、脑动脉硬化、中风后遗证等病。

［歌括］　地黄饮子少阴方,麦味蓉苓斛地黄,
　　　　　　巴戟远蒲萸桂附,中风瘖痱服之康。

阴阳双补法共选4方,都由滋补肾阴和温补肾阳两组药物组成,是相同处。龟鹿二仙胶所治反映了肾阴肾阳虚损两类征象,也反映了全身衰弱征象。方中两药滋补阴精,两药温补阳气,是典型的阴阳双补法。赞化血余丹可用于

形体瘦弱、发白发落、男子性欲减退、女子不能受孕四个方面,景岳所组之方每多呆滞,此方因有小茴香行气,茯苓渗湿,当是例外。苁蓉河车丸是治妇女经闭、性欲减退之方,补虚力量与龟鹿二仙胶相若,用药更为灵动,是其优点。地黄饮子治舌蹇不能言、足废不能行,制方宗旨在于补其下虚、泻其上实,颇有特色。赞化血余丹和苁蓉河车丸两方以补阳为主,补阴为辅;地黄饮子以补虚为主,泻实为辅。

四、精关不固—固肾涩精

精关不固,是指精隧松弛引起阴精外泄病变。

固肾涩精,是据精关不固病机所拟的治法。

【适应证候】 以遗精滑泄为其主证。

【病理分析】 遗精、滑精都是阴精外泄病变。导致遗泄机理大要有四。一是精隧松弛,精关不固:多因房室不节,导致精隧松弛,成为精关不固,滑泄无度。此证因肾阳衰惫而泄者间亦有之。肾阳不足,不能化精为气,上输五脏,于是精不内守而旋生旋泄;不能化水津为水气,湿停三焦,下注丹田,迫精外泄,如龙牡真武汤即为此一机理而设。二是肝肾阴虚,相火妄动:肝系筋膜所构五脏经隧是供气血津精升降出入的网络系统,精隧(输精管)属于肝系组成部分。经隧因有阳气之温、营血之养、水津之濡才不张不弛。如果肾水亏虚,水不涵木,精隧失濡而呈紧张状态,一旦日有所思,夜有所梦,梦与人交,则与正常交合无异,以致精隧痉挛而精从窍出,此即所谓阴虚阳亢,疏泄甚于闭藏致病机理。其病理转归是:肾水亏损→水不涵木,精隧紧张;水不制火,心神偏亢→梦与人交,精隧痉挛→精从窍泄→遗精。即《医贯》所谓"肾之阴虚则精不藏,肝之阳强则火不秘,以不秘之火加临不藏之精,有不梦,梦即泄矣!"六味地黄汤、知柏地黄汤等即为此种机理而设。三是心气虚损,心肾不交:常因用心过度,心气虚损,心神不摄,以致心肾不交;或阴损及阳,阴阳两虚,阳失阴恋,浮而不敛,虚火妄动;阴失阳固,走而不守,泄而不藏,以致心肾不交而呈遗精梦泄。如妙香散、天王补心丹所治遗泄即属此一机理。四是湿浊下注,扰其精室:多因脾胃痰浊或肝经湿热随少阳三焦下行,扰其精室。故王伦《明医杂著》指出:"饮酒厚味,痰火湿热之人多有之。"如龙胆泻肝汤、礞石滚痰丸亦能治疗遗精,即是例证。以上四种病机,后三种见有关章节,此处仅论精隧松弛,精关不固。

【立法组方】 此证是因精失封藏,自当使其固密,固密之要,在于消除遗泄原因。如果不明此理,唯以固涩是务,本末倒置,难期良效。此证肾虚是本,遗泄是标,应以滋阴补阳为主,兼配固肾涩精之品,才是正治。这种配伍形式已经见于前面补阴、补阳二法,此处单从涩精着眼,不过以备一格。本法常用山茱萸、五味子、覆盆子、沙蒺藜、金樱子、桑螵蛸、煅龙骨、煅牡蛎、鸡头实、莲花蕊之属为主组合成方,体现固肾涩精治法。方如金锁固精丸、玉锁丹、桑螵蛸散等。

本类方虽以涩精药物为主,仍应根据病情配伍相应药物。阴虚兼配地黄、山药之属;阳虚兼配鹿茸、附子之流;气虚伍以人参、黄芪;夹湿反佐茯苓、泽泻,总在临证权衡,切忌一成不变。

精宜藏而不泄,治疗精关不固,宜选静而不动之品,不宜配伍行气活血药物,行气活血之品能使精隧蠕动增强,使精外泄,不能达到固涩目的。其他精泄机理,不在此例。

【例方】

金锁固精丸 《医方集解》

［组成］　沙苑蒺藜　芡实　莲须各 60g　煅龙骨　煅牡蛎各 30g

［用法］　上药为末，莲子肉煮粉为丸，每服 10g，每日服 2 次，空腹时淡盐汤送服。若作汤剂，酌减其量。

［主治］　精关不固，遗精滑泄，日久不愈，腰痛耳鸣，神疲无力。

［证析］　遗精滑泄，日久不愈，是本方主证；下元亏损，精关不固，是此证病机；其余诸证，是肾虚不固的辨证依据。青年时代生机旺盛，旬余一泄，本属正常现象，只有频频遗泄，才是病态。导致遗泄病机并非一端，有因湿浊下注，逼精外溢而遗者；有因阴虚阳亢，疏泄甚于闭藏而遗者，此为子泄母气；有因日有所思，夜有所梦而遗者，此为心肾不交。本方所治，属于下元亏损，精不固机理。是因房室不节，性欲过度，或一般遗精未能及时治疗，以致下元亏损，精隧松弛，封藏不密，频频遗滑，日久不愈。腰为肾府，耳为肾窍，肾精亏损，故腰为之痛，耳为之鸣；滑泄无度，阴精匮乏，无以化气，故神疲无力。综上，此证是因性欲过度，导致下元亏损，精关不固；因其肾精亏损，导致腰痛耳鸣等证。

［病机］　精关不固。

［治法］　固肾涩精法。

［方义］　治疗此证，不患精不能生，唯患精不能固，是故当以固涩为主。《本经逢原》谓沙苑蒺藜"为泄精虚劳要药，最能固精"。本品专入肾经，补肾固涩，兼而有之，当是主药。辅以龙骨、牡蛎潜镇肝阳，镇心宁神，固涩肾精，是固精而可宁神，兼调肝的疏泄；莲须清心热而涩肾精，莲子交心肾而固精气，是固精而可兼调心肾不交；芡实补脾收湿，固肾涩精，是固精而可兼防脾湿下注，合而用之，能呈固肾涩精功效。此方药仅六味，却能兼顾肾系封藏不密，肝系疏泄太过，心系心肾不交，脾系湿浊下注四种病机，虽以固涩为主，亦有治病求本之意，是可取处。

［应用］　以遗精滑泄，日久不愈，为其用方依据。若欲提高疗效，可以随证加减。阴虚火旺，加生地黄、牡丹皮、知母、黄柏之属；肾阳虚损，加鹿角霜、补骨脂、山茱萸之流；若欲增强固涩力量，加五味子、金樱子、菟丝子之类。

［歌括］　金锁固精芡莲须，龙骨牡蛎沙蒺藜，
　　　　　莲肉为丸盐汤下，涩精秘气治滑遗。

玉锁丹 《御药院方》

［组成］　龙骨　莲花蕊　鸡头实　乌梅肉各等分

［用法］　上为细末，蒸山药至熟，去皮研如膏，和丸如小豆大，每日空腹进 6g，米饮下。

［主治］　精气虚滑，或遗而泄，或梦而脱，不能得禁。

［证析］　遗精梦泄，不能得禁，是本方主证；精气虚滑，精关不固，是此证病机。遗精竟至有梦无梦都遗，不能禁止，自是精不固所致。

［病机］　精关不固。

［治法］　固肾涩精法。

［方义］　长期失精导致精关不固，治疗之要不在补而在固。因为精关已呈不固，精虽得

补亦不能封藏于室,明知旋补旋泄,补而无功,不如固后再补,才较明智。此方选用龙骨、乌梅、芡实、莲须、山药五药组合成方,专从固肾涩精着眼,令精关得固则精不外泄,精不外泄则虚损可以渐复。此方纯从精隧松弛施治,别无深意。

[应用]　以遗滑失禁,久不能愈,阴虚阳虚之象亦不明显,为其用方指征。

[歌括]　玉锁丹内用龙骨,芡实莲须乌梅肉,

　　　　固肾涩精治滑遗,山药为丸米饮服。

桑螵蛸丸(《世医得效方》)

[组成]　制附子15g　五味子15g　煅龙骨15g　桑螵蛸(切炒)7个

[用法]　上为末,糯米糊丸,每次服6g,空腹,盐汤送服。

[主治]　下元虚冷,精滑不固,遗沥不断。

[证析]　此方可治两类见证,一是精关不固而遗精滑泄,一是肾虚失约而小便失禁。病位在于肾系,病性属于阳虚。多因年老体衰,肾阳虚弱,既不能化阴精为阳气,又无力化水气以升腾,功能衰退,固摄无权,阴精外泄而呈遗滑,小便失禁而呈淋沥。何以知道此证属于肾阳虚损? 此证见于老年,应先考虑功能衰退;小便失禁,更是阳虚现象;若再察其舌淡脉弱,自属阳虚无疑。

[病机]　肾阳虚损,精关不固。

[治法]　温肾涩精法。

[方义]　精关不固而精滑,肾虚失约而遗沥,均宜涩之使固。桑螵蛸咸平无毒,《名医别录》谓治"男子虚损,五脏气微,梦寐失精、遗溺。"《药性论》谓"主男子肾衰漏精……止小便利。"本品涩精止溺,是固涩主药。五味子固精敛气,煅龙骨固涩窍隧,可增强主药的固涩效力。病属阳虚,不温肾阳何能振衰起废,故用附子温肾阳以助气化,精化为气而精不泄,水化为气而肾关固,成为治本主药。合而用之,能呈温肾涩精或温肾固堤功效。

[应用]

1. 用治精关不固,可加牡蛎、莲须之类,增强固肾涩精效力。

2. 用治肾虚失约而呈小便失禁,可加鹿茸、鹿角霜、益智仁之属增强温肾助阳功效。亦可加入人参、黄芪、白术,体现益气束津,脾肾同治之法。

[歌括]　桑螵蛸丸附子投,五味龙骨四药求,

　　　　肾虚不固精滑泄,小便淋沥亦可廖。

镇神锁精丹(《寿世保元》)

[组成]　人参30g　白茯苓30g　柏子仁30g　酸枣仁30g　远志30g　石菖蒲30g白龙骨(煅)45g　煅牡蛎45g　辰砂(水飞)15g(留3g为衣)

[用法]　共为细末,炼蜜为丸,如弹子大,每服1丸,枣汤下。

[主治]　心不摄念,神不摄精,男子梦交而精泄,女子梦交而精出,心悸气短,舌淡苔白,脉象虚弱。

[证析]　男子遗精,女子梦交,是本方主证;心气虚损,心神不摄,精失封藏,是此证病机;心悸气短等证则是心气虚损、心神不摄的辨证依据。梦遗精滑虽是肾精不藏病变,亦有因心神不摄而致者,即《金匮翼》所谓"神摇于上则精泄于下也。"本方所治,多因用脑过度,心

气虚损,气不摄精,精失封藏,以致男子遗精,女子梦交。何以知之? 从心悸气短等证都是心气虚损征象知之。

[病机] 心神不摄,精失封藏。

[治法] 养心宁神,固肾涩精法。

[方义] 肾精不藏既因心神不摄所致,施治当以补心宁神为主,固肾涩精为辅,才与病机吻合。方用人参、茯苓补心气,酸枣仁、柏子仁补心血,辰州朱砂清心热,五药均具安神之功,合而用之,能呈养心宁神之效。复用龙骨、牡蛎固肾涩精,远志、石菖蒲交通心肾,俾心气得充,心神得宁,心肾相交,精关得固,而遗泄可愈。

学习此方应当注意下述几点:①心悸气短与遗精梦交并见,始知此证属于心神不摄(气不摄精)机理。②此方是以补心宁神为主,固肾涩精为辅,交通心肾为佐,体现三法合用的配伍形式。③方中龙骨、牡蛎也有安神作用,九味药中有七味兼具安神之功,谓以养心宁神为主殊不为过。④湿浊阻滞三焦,妨碍阴阳升降,才成阴阳不交。所谓交通心肾,是用远志、石菖蒲祛痰化湿使其三焦通畅,三焦无阻则阴阳升降自如。

[应用] 此方是针对心气虚损以致心神不摄而设。故以梦遗而兼心悸气短、舌淡脉弱为其辨证依据。如系心阴虚损,心肾不交,可用天王补心丹类补心体而交心肾;如系心阳虚损,遗精梦交,当用桂枝加龙骨牡蛎汤类温心阳而固肾精,均非本方所宜。

[歌括] 　镇神锁精用人参,远志菖蒲酸柏苓,
　　　　　龙牡辰砂为丸服,梦交遗泄服之灵。

固肾涩精法共选 4 方,都治精关不固的遗精滑泄,是相同点。四方亦略有差异。金锁固精丸所用五药均有固肾涩精功效,却又能够兼顾心肾不交、疏泄太过、脾湿下注三个方面,是可取处。玉锁丹与金锁固精丸相较,少补肾固精的蒺藜而多味酸而敛的乌梅,仅有固涩之功,并无补肾效力。乌梅能够调理肝的疏泄,较宜于疏泄太过的遗泄。

桑螵蛸丸有温阳涩精之功,宜于肾阳虚损、精关不固的遗精滑泄,或肾虚失约的小便失禁。此方精病、水病都可应用,方剂结构纯从肾虚不固着眼,是其特点。

镇神锁精丹所治男子遗精、女子梦交而兼心悸气短、舌淡脉弱是因心气不足、心神不摄、精失封藏所致,故此方配伍补心宁神、固肾涩精、交通心肾三组药物,体现心肾同治的配方法度,但心阴心阳虚损以致心肾不交的遗泄不宜投此。

五、冲任不固—补肾固冲

冲任不固,是妇女胞冲受损,津血失去制约病变。

补肾固冲,是据冲任不固病机所拟的治法。

【适应证候】 以胎动、滑胎、漏下、带下为主证。

【病理分析】 冲任二脉起于胞中,任脉总任一身阴精,为阴脉之海;冲脉能贮肝脏多余之血,有血海之称。由于生殖机能盛衰与冲任所贮精血盈虚有关,故《素问·上古天真论》谓:"女子二七而天癸至,任脉通,太冲脉盛,月事以时下,故有子……七七任脉虚,太冲脉衰

少,天癸竭,地道不通,故形坏而无子也。"冲任发生病变,常从阴精与血液两个方面映出征象。血热则崩;血瘀血枯则闭;冲任不固,则漏下淋漓或胎动不安;阴津不能内守,则呈带下。血热致崩与血瘀血枯致闭机理已详见肝脏血分病变,此处仅论冲任不固引起的滑胎、崩漏、带下机理和其治法。

【立法组方】 滑胎、崩漏、带下都以肾虚不固为本,都宜补肾固冲,但其机理涉及气血津液各个方面,治法也就同中有异,各有侧重。

1. 补肾安胎 是为肾虚不能养胎,以致胎动不安或滑胎而设。这类患者,常有腰酸腿软,头晕耳鸣,小便频数,或阴道下血等肾虚现象。由此可见,胎动不安或滑胎是因气血不足,下元不固所致。滑胎仅是现象,气血不足、肾虚不固才是导致滑胎的病变本质。根据上述机理,这类方剂常由两类药物组成。一是补益气血药物,如人参、黄芪、白术、龟板、阿胶之类,配伍这组药物的目的在于益气束胎与养血安胎;二是补肾安胎药物,如鹿茸、杜仲、续断、菟丝子、桑寄生、狗脊、艾叶等。两组药物相伍,体现了补肾安胎法。如寿胎丸、补肾安胎饮即属本法范畴。

在配伍这类方时必须注意两点:①已经胎动或经常流产,忌用行气、活血药物,这些药物能够促使子宫收缩,误用将会加速流产。②也不能使用重坠之品,使气机不能升举。所以本类方虽然说是固冲,却并无龙骨、牡蛎等收涩药物;虽有血虚不能养胎的病理存在,也不用当归等药;反映了宜静而不宜动的选药特点。

2. 固冲止漏 是为肾气虚损,冲任不固,经血时下,淋漓不断而设。引起血崩原因,可以分为血热、血瘀、气郁、气虚、阳虚、劳伤六种。肝经有热,迫血妄行,经血暴下,势不可遏者,用治崩证极验方之类清热止崩,热势一除则血自宁谧;瘀血阻络,血不循经,月经淋漓不断,经检查生殖系统有包块者,用桂枝茯苓丸之类活血祛瘀,瘀去络通则新血自能循行常道;肝气郁结,疏泄失常,经行不止而兼烦躁易怒,胁肋胀痛,用小柴胡汤之类疏肝解郁使疏泄正常则经血自调;气虚下陷,不能摄血,崩漏而兼心悸气短,用独参汤、补中益气汤之类益气摄血,元气得充则阴血自固;脾胃阳虚,不能统血,漏下不绝而兼血色黯淡,小腹冷痛,用附子理中汤之类温脾肾之阳,阳气旺盛,能够统血而血自止。这些治法和方剂已见于肝脾有关章节,此处仅就肾气虚损,冲任不固的崩漏而言。

此证以经血时下,面色苍白,气短神疲,舌淡脉虚为主证。是因气血不足,冲任不固引起。选用人参、黄芪、炙甘草之类补益元气,附子、干姜、鹿茸之类温补阳气,熟地黄、阿胶、龟板之类补血固冲,乌贼骨、龙骨、牡蛎之类收敛固涩,共呈固冲止血功效。观其方剂结构,是在益气温阳基础上再配补肾固冲、收敛止血之品,体现标本同治的配方法度。如加减断下汤、鹿角补冲汤、固冲汤即是。

3. 固涩止带 是为肾虚失固,阴精不守的带下而设。带下的原因颇多,有脾虚、肝郁、湿热、肾虚多种。脾虚不运,湿气下趋,带下而兼食少便溏,可用完带汤之类健脾除湿;肝郁而带下赤白,兼见胁肋胀痛,精神抑郁,可用逍遥散之类调气疏肝;湿热下注而带下稠黏臭秽,可用龙胆泻肝汤之类清利湿热;痰湿下注而带下如涕如唾,可用加味二陈汤之类,除湿止带。这些治法主要在于消除致病原因,病因消除,则带下自止。本法与上述几种治法有所不同,适用于肾虚不固而带下清稀。这种精液滑脱的带下,应据虚损宜补、滑脱宜固的原则,选用肉桂、附子、菟丝子、鹿茸、艾叶等品温补肾阳,芡实、莲子、莲须、白果、乌贼骨、鸡冠花、樗根皮等药固涩止带,组成补肾固涩之方。代表方如鹿角菟丝丸、收涩止带汤。

【例方】

寿胎丸《医学衷中参西录》

[组成] 菟丝子120g 桑寄生 续断 阿胶各60g

[用法] 前3味研末,水化阿胶和匀为丸,每次服6g,开水送下,1日2次。

[主治] 妊娠期中,腰部酸胀,小腹下坠;或阴道流血。头晕耳鸣,两腿软弱,小便频数,甚至失禁,或曾数次滑胎,舌淡苔白,尺脉沉弱。

[证析] 妊娠期中,腰部酸胀,小腹下坠,或阴道流血,是流产先兆;肾虚不固,是此证病机;头晕耳鸣,两腿软弱,小便频数,甚至失禁,是肾虚不固的辨证依据。流产多因禀赋不足,或因怀第一胎时劳伤流产或人工流产,以致每次怀孕至第一次流产月份即有流产征兆。兼见头晕耳鸣等证,自是冲任虚损,不能固胎。

[病机] 肾虚不固。

[治法] 固肾安胎法。

[方义] 肾虚不固而滑胎、胎漏,法当固肾安胎。菟丝子有补肝肾、益精髓、治胎漏、止尿频等功效,作用全面,用量最重,当是主药。续断、桑寄生有调血脉,治腰痛,止胎漏之功;妊娠全凭血以养胎,故用阿胶滋阴补血,四药性味和平,静而不动,组合成方,用治胎漏、滑胎,最为合拍。

[应用]

1. 以胎动、漏胎而兼腰疼腿酸软,小腹下坠为其用方指征。

2. 用于习惯性流产。可根据体质适当加入人参、鹿茸之属,增强补虚效力。

[歌括] 寿胎丸内用菟丝,阿胶续断寄生施,
　　　　胞冲虚损胎不固,固肾安胎莫迟迟。

补肾安胎饮《妇科治疗学》

[组成] 人参12g 白术6g 杜仲12g 续断12g 狗脊6g 益智仁6g 阿胶6g 艾叶10g 菟丝子10g 补骨脂6g

[用法] 水煎,温服。

[主治] 妊娠胎动不安,时或阴道出血,腹胀腰酸特甚,两腿软弱,头晕耳鸣,小便频数失禁,尺脉微弱而滑,或反虚大。

[证析] 妇女妊娠,全凭体质强健,胞冲不虚,气能束胎,血能养胎,胎元始固。今见胎动不安、阴道出血、腰酸腿软、小腹坠胀、头晕耳鸣、小便频数,显系肾虚不能固胎、血虚不能养胎、气虚不能束胎之象,若不及时施治,当有流产之虞。

[病机] 肾虚不固。

[治法] 补肾安胎法。

[方义] 肾虚不固而胎动不安,故用菟丝子、杜仲、续断、狗脊补肾强腰,补骨脂、益智仁温肾助阳,补其不足。胞冲受损,阴道出血,故用阿胶、艾叶固冲止漏,阿胶又可补血养胎。阴道出血,亦当责之气虚不能摄血;小腹坠胀,亦当责之气虚不能束胎,故用人参大补元气,白术益气健脾。十药合用,能呈补肾安胎、固冲止漏、气血双补之效。

研究此方,应该注意下述几点。就病机而言,考虑了肾虚不能固胎、气虚不能束胎、血虚

不能养胎三个方面；就治法而言，体现了补肾安胎、益气束胎、益气摄血、补血养胎、固冲止漏多种治法；从方剂结构而言，展示了以补肾安胎为主、补益气血为辅、固冲止漏为佐的配伍形式；从选药而言，不用行气活血之品，以免动胎，是可取处。此方与前方比较，结构更趋完善。

[应用] 以胎动不安、阴道出血、腰酸腿软、小腹坠胀为其辨证要点。

[歌括] 补肾安胎狗菟行，杜续骨脂益智仁，
胶艾固冲能止血，益气尤须用术参。

加减断下汤（《妇科治疗学》）

[组成] 人参 30g 熟地黄 30g 艾叶 30g 乌贼骨 60g 干姜 15g 阿胶 25g 制附子 10g

[用法] 共为细末，每次 15g，水煎服。

[主治] 崩中漏下，黑多红少，脐下冷痛，饮食渐减，四肢无力，舌淡苔薄，脉迟无力。

[证析] 崩中漏下，是本方主证；冲任虚寒，是此证病机；血色黑多红少，脐下冷痛，是虚寒辨证依据。行于脉外阳气，有固摄营血，不使外溢作用。今因阳气亏损，固摄无权，冲任虚寒，不能固经，是以经血时下。脐下是子宫所在部位，崩漏兼见脐下冷痛，自然是因冲任虚寒所致。

[病机] 阳气虚损，冲任不固。

[治法] 温阳益气，止血固经法。

[方义] 阳气不足，冲任不固，以致崩中漏下，法当温阳益气，止血固经。方用人参大补元气，令元气充盛则卫气有源，卫气不虚则摄血有权，故是主药。此证兼见阳虚，故用擅长振奋阳气的干姜、附子温之；崩漏是其主证，故用擅长止血固经的阿胶、艾叶、乌贼骨止之；失血必致血虚，故用长于滋阴养血的阿胶、熟地黄补之。七药同用，能呈温阳益气，止血固经功效。

[应用] 崩漏兼见阳虚征象，始可投此。

[歌括] 加减断下治血崩，阳气虚损是病因，
姜附温阳参益气，胶艾地贼固冲任。

鹿角补冲汤（《妇科治疗学》）

[组成] 人参 30g 黄芪 18g 龟板 12g 鹿角胶 10g 乌贼骨 30g

[用法] 腹痛者，加三七 3g，水煎温服。

[主治] 骤然下血，先红后淡，面色苍白，气短神疲，舌淡苔薄，脉大而虚。

[证析] 妇女经血能以时下，经量适中，有赖冲任巩固，气为约束。今呈下血先红后淡，面色苍白，气短神疲，自是气虚不能摄血，冲任不固所致。

[病机] 气不摄血，冲任不固。

[治法] 补气固冲法。

[方义] 气不摄血，冲任不固，以致下血，治宜益气摄血，补肾固冲，才与病机相符。方中人参大补元气，黄芪益气升提，是治元气之虚；龟板滋补肾阴，鹿角胶温补肾阳，是治冲任之损；气不虚则摄血有权，肾不虚则冲任自固，四药在于治本。乌贼骨收敛止血，配入方中，是在治标。合而成方，能呈补肾固冲功效。腹痛是血滞所致，故加既能活血又能止血的三

七,使其相反相成,并行不悖。

此方通过益气补肾达到固冲止血目的,体现了治病求本的治则,是值得注意的第一点。除龟板以外,都是温药,并以鹿角名其方,提示下血确有阳虚一型,是值得注意的第二点。腹痛是兼血滞现象,故加三七活血止血。若系挛急而痛,则宜配入芍药、甘草,而非三七所宜,是值得注意的第三点。

[应用] 下血兼见面色苍白,气短神疲,舌淡苔少,才可使用此方。

[歌括] 鹿角补冲出妇科,冲任不固下血多,

     龟鹿参芪乌贼骨,益气固冲病可瘳。

固冲汤《医学衷中参西录》

[组成] 炒白术 30g　生黄芪 18g　煅龙骨 24g　煅牡蛎 24g　萸肉 24g　生白芍 12g海螵蛸(捣细)12g　茜草 10g　棕榈皮炭 6g　五倍子(扎细,药汁送服)1.5g

热者加生地黄 30g,寒者加附子 10g。

[用法] 水煎服。

[主治] 妇女血崩。

[证析] 妇女血崩机理甚多,肝经血热,迫血妄行者有之;脾气虚损,气不摄血者有之;肝不藏血,疏泄太过者有之;下元亏损,冲任不固者有之。此方所治,是因冲任不固而兼气不摄血、肝不藏血所致。

[病机] 冲任不固,气不摄血,肝不藏血。

[治法] 固冲止血,益气敛肝法。

[方义] 冲任不固,以致经血暴下,法宜固冲止血。故方用萸肉固精敛气,补其冲任之虚;海螵蛸、茜草根、棕皮炭、五倍子收敛固涩,止其经血暴下。因兼气不摄血,故用白术补气健脾,黄芪益气升举,使其气能摄血;因兼肝不藏血,故用白芍柔肝,龙骨、牡蛎敛肝,使其肝能藏血;合而成方,共呈固冲止血功效。此方全从固涩着手,是典型的收涩止血方。

[应用] 以经血暴下,寒热征象不显为其用方指征。故原著指出,偏热可加生地黄凉血滋阴,偏寒可加附子温肾助阳。

[歌括] 《衷中参西》有固冲,术芪萸芍煅牡龙,

     海蛸棕茜五倍子,固冲止血法可从。

鹿角菟丝丸《妇科治疗学》

[组成] 鹿角霜 30g　菟丝子 15g　牡蛎 15g　白术 9g　杜仲 18g　莲须 15g　白果 15g　芡实 15g

[用法] 水煎服。

[主治] 肾虚不固,白带清稀,久下不止,面色苍白,精神疲乏,形寒肢冷,头晕目眩,心悸气短,腰痛如折,小便频数,脉沉迟者。

[证析] 下焦肾气虚损,冲任不固,精液外泄,故带下清稀,久久不止。肾阳不足,命门火衰,故小便频数,形寒怯冷。腰为肾之府,肾虚故腰痛如折。至于面色苍白,脉象沉迟,亦为阳虚之象。综上,此为肾虚不固机理。

[病机] 肾虚不固。

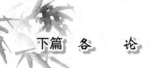
[治法] 补肾固涩法。

[方义] 肾气不固而带下不止,治宜补肾固涩同时并举。本方用鹿角霜、菟丝子、杜仲温补肾阳,白术健脾除湿;牡蛎、白果、芡实、莲须收涩止带,两组药物相互配合,能呈补肾固涩功效。

鹿角霜温而兼涩,菟丝子温而兼补,以此名方,提示此系肾阳虚损机理。配伍白术健脾运湿,兼治脾湿下注成带,一变单纯补肾固涩之方,而成脾肾同治之法。沈尧封《女科辑要》曾谓:"丹溪云妇女带下与男子梦遗同。"此方所用芡实、莲须、牡蛎、鹿角霜均为固肾涩精之品,今又用于带下,是因妇女冲任不固与男子精关不固同理,均属精隧松弛,均宜固涩之故。

[应用] 白带清稀,久下不止,兼见阳虚,为其用方指征。若系湿热痰湿带下,不宜投此,误用有闭门留寇之失。盖湿无去路故也。

[歌括] 鹿角菟丝杜术联,牡芡莲须银杏添,

　　　　白带清稀久不止,补肾固涩即能安。

收涩止带汤（验方）

[组成] 怀山药15g　芡实15g　白鸡冠花15g　菟丝子12g　杜仲12g　续断12g 白术12g　椿根皮30g

偏湿者,加茯苓、薏苡仁、萆薢、苍术。偏热者,加黄芩、黄柏、鱼腥草。偏寒者,加干姜、小茴香。带下日久不止者,加龙骨、牡蛎、金樱子。月经不调者,合逍遥散同用。

[用法] 水煎服。

[主治] 妇女带下,日久不止。

[证析] 带下日久不止,应从两个方面思考。一是肾气虚损,冲任不固;一是脾不运湿,湿浊下流。此方所治证候属于两种机理并存,但以冲任不固为主。

[病机] 冲任虚损,肾气不固。

[治法] 补肾固涩法。

[方义] 本方以椿根皮、白鸡冠花、芡实收涩止带,菟丝子、杜仲、续断补肾固精,共呈补肾固涩功效。带证病机亦与脾运强弱有关。脾运不健,湿浊下流也是形成带下机理之一。故配白术、山药健脾除湿。诸药合用,体现补涩兼顾,脾肾同治的配伍形式。

[应用] 带下日久不止,又无热象,始可投此。偏湿者加茯苓、薏苡仁、萆薢、苍术燥湿淡渗,即燥湿与固涩并行。偏热者加黄芩、黄柏、鱼腥草清热解毒,即清热与固涩并举。偏寒者加干姜、小茴香温中下两焦,是温补与固涩共用。带下日久不止者加龙骨、牡蛎、金樱子是增强固涩止带功力。月经不调,是合逍遥散以疏肝解郁。观其加减照顾到了带下各种病机,学者留意。

[歌括] 收涩止带鸡冠花,怀药白术芡椿加,

　　　　菟丝杜仲续补肾,带下日久服之佳。

────────────

补肾固冲法共选7方。前两方治胎动、滑胎,中间三方治漏下崩中,后两方治带下不止。7方见证虽然不同,但为冲任不固的病机则一;选药虽然不同,但为固涩冲任的治法则一;药性虽然不同,但为静而不动的特点则一。合为一法讨论,以期突出用药共性。

寿胎丸以妊娠期中出现腰部酸胀、小腹下坠、阴道流血为其主证，是肾虚不固机理，所以全用补肾安胎药组合成方。此方提示学者，腰部酸痛、小腹坠胀、阴道下血是流产先兆的辨证要点。补肾安胎饮所治与寿胎丸同，除用补肾安胎、固冲止血药物以外，重用人参、白术益气束胎，是其不同处。此方从气虚不能束胎、血虚不能养胎、肾虚不能固胎三个方面施治，构思似乎高出一筹。

加减断下汤以崩中漏下，脐下冷痛为主证。是因阳气虚损，冲任不固所致。故以温阳止血为法，展示了温阳摄血与固冲止血同用的范例。鹿角补冲汤以崩中下血而兼面色苍白，气短神疲为特征。是因气不摄血，冲任不固所致。故以益气固冲为法。展示了益气摄血与固冲止血同用的配伍形式。固冲汤以下血而无明显寒热征象为特征。因其冲任不固、气不摄血、肝不藏血三种病理都有可能存在，故将固冲止血、益气止血、敛肝止血三法熔为一炉。止血力量亦以此方为强。

鹿角菟丝丸以白带清稀、久下不止为主证，属于肾虚不固机理，故以补肾固涩为其前提。收涩止带汤是典型的固涩法，用药组方，脾肾兼顾，所列加减，依证而施，是可取处。

六、肾不纳气—补肾纳气

肾不纳气，是指肾虚引起清气不能下降，肾气不能归元病变。

补肾纳气，是据肾气不纳病机所拟的治法。

【适应证候】 以呼吸气喘，动则尤甚为主证。

【病理分析】 此为肾气虚损，摄纳无权机理。此处所言肾气，既指肾脏之藏精功能，也指阴精所化之阳气。此一阳之气藏于二阴之中，最宜潜藏，切忌浮越。肺为气之主，肾为气之根；肺司呼吸，肾主纳气。肺能正常呼吸，有赖脏真之气旺盛。脏真之气是以生发于肾之元气，生化于脾之谷气，摄取于肺之清气为其源泉。肾命生化之机旺盛，精能化气，脏真之气有源，肺脏才能正常呼吸，所谓肺为气之主，肾为气之根，殆即此意。肾中精气充盛，肺脏动力有继，呼吸有力，吸入之气才能经过肺脏肃降下纳于肾，所谓肺司呼吸，肾主纳气，殆即此意。设若年老精衰，生化不及，或性欲不节，精伤太甚，精气不足，摄纳无权，气浮于上，无力下行；或肺气久虚，途穷归肾，以致肾不纳气，均可出现气喘而动则尤甚。

【立法组方】 肾不纳气病机，有肾气虚与肾阴虚两种见证。肾阴虚而气浮于上，宜在滋阴方中配伍五味子、山茱萸之类纳气归肾。如都气丸以六味地黄丸滋阴补肾为其基础，加入五味子摄纳肾气，即体现此种配方法度。若因肾气虚而不能纳气，则宜以人参大补元气，配伍蛤蚧、胡桃、山茱萸之类摄纳肾气，共呈补肾纳气功效。也可在摄纳肾气同时配伍杏仁降其肺气，使肺气得降，肾气得纳而喘嗽可平。如杏仁煎即属肺肾并调之方。

【例方】

人参胡桃汤（《济生方》）

[组成] 人参 10g 胡桃 30g

[用法] 加生姜、大枣，水煎，食后温服。

[主治] 肺肾两虚，喘急不能卧。

[证析] 肺司呼吸,肾主摄纳。肺虚则肃降失常,肾虚则摄纳无权,以致肾不纳气,肺虚气逆而喘急不卧。

[病机] 肺肾两虚,肾不纳气。

[治法] 肺肾并调,纳气归元法。

[方义] 此证病本在肾,病标在肺,法当肺肾并调,两顾其虚,侧重治本,使气归元,俾肾命之精气得充,肺脏之肃降有权,喘逆庶几可平。方中胡桃味甘性温,入肺肾两经,既能补肺敛肺,又能通命门,利三焦,纳气归元。故李时珍云:"三焦者,元气之别使(通道),命门者,三焦之本原,盖一原一委也……其体非脂非肉,白膜裹之,在七节之旁,两肾之间,二系著脊,下通二肾,上通心肺,贯属于脑,为生命之原,相火之主,精气之府……胡桃仁颇类其状,故能入此方,通命门,利三焦,命门既通,则三焦利,故上通于肺而虚寒喘嗽者宜之。"人参大补肾间生发之元气,从命门输注三焦而充实五脏,增强五脏功能,二药为伍,一治肺肾之虚,一通命门而利三焦,使气从三焦下行归肾,能呈补虚定喘功效。若兼气滞,可加沉香、小茴香,二药皆可温通命门,可为他山之助。

[应用] 此方专为虚证而设,若痰火壅盛或虚中夹实者,不宜投此。

[化裁]

1. 独圣饼(《圣济总录》) 蛤蚧 1 对,人参 50g。共为细末,化蜡 120g,和作 6 饼,每次煮糯米粥一盏,投 1 饼搅化,细细热呷之。治喘嗽面目四肢浮肿。此方用人参补元气之虚,蛤蚧纳气归元,摄纳肾气之功更强。

2. 杏仁煎(《普济方》) 杏仁 15g,胡桃 15g。共研细,蜜丸,每次服 3g,生姜汤下。治久患肺喘,咳嗽不止,睡卧不得者。

[歌括]　济生人参胡桃汤,人参胡桃共煎尝,
　　　　　肺肾两虚喘难卧,补肾纳气庶能康。

都气丸(《医宗己任编》)

[组成] 生地黄 240g　山萸肉 120g　干山药 120g　泽泻 90g　牡丹皮 90g　白茯苓 90g　五味子 90g

[用法] 研细末,炼蜜为丸,每次 6～9g,每日 2～3 次,温开水送服。若作汤剂,用原方剂量十分之一。

[主治] 真阴亏损,肾不纳气,气喘,或面赤呃逆。

[证析] 气喘是本方主证,是因肾阴亏损、摄纳无权、气浮于上所致。面赤、呃逆亦为阴虚阳浮之象。主证以外当兼舌红少苔、尺脉虚大才是阴虚确据。

[病机] 肾阴亏损,摄纳无权。

[治法] 补肾滋阴,纳气归元法。

[方义] 此方用生地黄、山药补肾阴之不足,牡丹皮泻相火之有余,三药补虚泻热,调理阴阳,令其阴平阳秘。阴虚而呈肾气不纳,又当纳气归根,故用固精敛气之山茱萸、五味子摄纳肾气;并用淡渗降泄之茯苓、泽泻通调三焦,使气机升降之路畅通,利于肺气下降,肾气归根。七药共用,能呈补肾纳气之效。五味子也有敛降肺气之功,使肺气下行,肾气摄纳,则气喘可平。

[应用] 此方亦治阴虚呃逆,但应加入白芍、甘草柔肝缓急,疗效始著。亦治阴虚阳亢

的遗精。相火旺盛者加知母、黄柏以泻火坚阴,加龙骨、牡蛎以固涩潜阳。与生脉散合用则治久病失音。

[歌括]　《医宗己任》都气丸,茱薯苓泽地味丹,

　　　　肾不纳气呈气喘,补肾纳气庶可瘥。

补肾纳气共选2方。都以气喘为主证,都由肾不纳气所致,都是补肾纳气治法,却有气虚与阴虚之别。人参胡桃汤以人参大补元气而以胡桃纳气归元,是为气虚不纳而设。都气丸以六味地黄丸补肾滋阴而以五味子、山茱萸纳气归元,是为阴虚不纳而设,二方有一阴一阳之异。为何阴虚、阳虚均可成为肾不纳气?盖阴阳互为其根,发生病变,不是阴虚阳气上浮,即是阳虚气化不及,摄纳无权故耳。

七、阳虚寒凝——和阳通滞

阳虚寒凝,是指肾阳不足,津血凝结病变。

和阳通滞,是据阳虚津血凝结病机所拟的治法。

【适应证候】　以阴疽、流注、项背强痛、腰痛为其主证。

【病理分析】　肾阳为一身阳气根本,气得之而能升降,血得之而能环流,津得之而能输布,筋脉得之而和柔。如果肾阳不足,以致津血运行不利,滞于躯体,着于筋骨,将会成为阴疽、流注;阳虚寒凝,筋脉收引,又将呈为项背强痛;寒邪凝聚,气血不利,则呈腰痛等证。

【立法组方】　寒邪非温不化,凝滞非辛不通,所以此法常用干姜、肉桂、附子、鹿茸振奋阳气,辅以麻黄、细辛、白芥子等辛通腠理毛窍,川芎、当归、乌药、小茴香之类流通气血,共呈和阳通滞功效。古方阳和汤、椒附散等可为本法代表。

【例方】

阳和汤(《外科全生集》)

[组成]　熟地黄30g　鹿角胶10g　肉桂3g　姜炭3g　白芥子(炒研)10g　麻黄3g 生甘草3g

[用法]　水煎服。

[主治]　一切阴疽、流注、鹤膝风等属于阴寒之证。证见局部漫肿无头,皮色不变,不热,口不渴,舌淡苔白,脉沉细或沉迟。

[证析]　此为治疗阴疽、流注的主方。阴疽发于肌骨,以患部漫肿无头、皮色不变、不发热为特征,属于少阴阳虚、寒凝血滞、痰湿内阻机理。少阴心肾,一主血脉,一主水液。阳虚不能温煦血脉与化气行水,若遇邪侵,邪从寒化,着于筋骨、血脉、腠理,遂致血滞痰阻,成为阴证。

[病机]　阳虚寒凝,血滞痰阻。

[治法]　和阳通滞法。

[方义]　阳虚寒凝,血滞津凝而成阴疽,法当和阳通滞;此证病程较长,日久不愈,水谷精微多不化生为血而凝聚成痰,不仅需要和阳通滞,亦需补血滋阴。故本方重用熟地黄以滋阴补血,填精补髓;鹿角胶补血益精,温肾助阳。二药相伍,则鹿角胶得补阴之熟地黄而有充

足物质基础供其生化;熟地黄得补阳之鹿角胶才有生化之机,亦即阳无阴无以生,阴无阳无以化之意,此二味着眼于虚。肉桂擅长温肾助阳,通利血脉,化气行水,血得此而温和流畅,津得此而气化蒸腾,不致血郁津凝,阴疽之病根拔矣!佐姜炭温运脾阳即所以温煦肌肉;白芥子祛皮里膜外之痰即所以宣通腠理;麻黄辛通阳气亦即宣通毛窍,如此配伍,从筋骨到血脉,从血脉到肌肉,从肌肉到腠理,从腠理到皮毛,均有温药层层温煦,层层宣通,化阴凝而布阳气,阳气宣布,阴血环流,水津无阻,则阴疽等证愈矣!此五药着眼于滞。方中鹿角胶、熟地黄得姜炭、肉桂、白芥子、麻黄之宣通,则补而不滞;麻黄、白芥子、姜炭、肉桂得熟地黄、鹿角胶之滋补,则宣发而不伤正,温阳而不偏亢,相辅相成,相得益彰。配甘草者,解毒而和调诸药也。

[应用]

1. 以患部不红、不热、漫肿、酸痛、脉细为辨证依据。熟地黄宜重用,目的在于滋阴养血,填精补髓;鹿角胶亦可改用鹿角霜,既能祛其瘀滞,又能补血补阳;用麻黄目的不在解表发汗,而在于通阳,故用量宜轻;肉桂亦可改用桂枝,温阳功效虽然稍逊,温通血脉力量较强。

2. 近代用本方治疗骨结核、腹膜结核、慢性骨髓炎、骨膜炎、慢性淋巴结炎、类风湿性关节炎、血栓闭塞性脉管炎、肌肉深部脓疡等证。骨质疏松、再生障碍性贫血亦可试用。再生障碍性贫血,当是血络瘀滞,阻碍肾精输入骨内之路所致。方中肉桂可以温通血脉,通其瘀阻。

3. 本方对于血虚寒盛的慢性气管炎、慢性支气管哮喘、妇女痛经、慢性关节炎用得恰当,亦有效。

[化裁] 骨结核方(验方):熟地黄 30g,鹿角胶 10g,姜炭 3g,桂枝 10g,白芥子 9g,麻黄 3g,甘草 3g,防己 10g,黄芪 120g,广木香 18g。水煎服。治骨结核。

[歌括] 阳和汤法解寒凝,外证虚寒色属阴,

熟地鹿胶姜炭桂,麻黄白芥草相承。

趁痛散（《杨氏家藏方》）

[组成] 杜仲(炒断丝)45g 没药(细研)45g 延胡索 30g 当归 30g 肉桂 30g 草薢 30g

[用法] 为细末,每服 10g,空腹温酒调下。

[主治] 寒湿相搏,攻注腰脚疼痛,行步少力,筋脉拘急。

[证析] 腰痛一证当分内外,若系肾脏自身虚损、结石、或下焦湿热引起,多兼小便失调征象;只觉腰痛而小便并无异状,则是腰肌筋骨为病,此证属于后者。腰为肾之府,风寒湿三气杂至著于腰部,或湿热羁留,或气机阻滞,或血运不利,或扭挫伤筋,或骨质增生,均可引起腰痛,此证则属寒滞经脉,血行不利,风湿痹着。

[病机] 寒滞经脉,血行不利。

[治法] 温肾散寒,活血宣痹法。

[方义] 寒滞经脉,法当温散其寒,令寒去而经脉得舒;湿凝血郁,又当活血祛湿,宣通痹阻。方用肉桂温煦肾阳,散寒通滞,得活血的当归、延胡索、没药相助活血,既可温散寒邪,又可温通血脉;草薢《神农本草经》谓"主腰背痛,强骨节";《药性论》谓其能"治冷风顽痹,腰脚不遂。"风湿痹著而呈疼痛,得此可收祛风除湿功效。杜仲《神农本草经》谓"主腰脊痛,补

中、益精气",《日华子本草》谓"治腰脊拳挛",又为补虚解痉之用。此方结构体现了以治腰肌湿凝血郁为主兼顾肾虚筋挛的配伍形式,用于上述机理可谓适宜。

[应用] 此方证以腰部拘急冷痛而小便正常为其辨证要点。

[化裁] 立效散(《中藏经》):延胡索、当归、官桂,等分为末,每服 6g,酒调服。治腰痛。有温通血脉之功。葛承相传,名舒筋散,治"血脉凝滞,筋脉拘挛,肢节疼痛,行步艰难,此药活血化气第一品药也"(《是斋》)。《校注妇人良方》名如神汤。

[歌括] 《杨氏家藏》趁痛散,肉桂当归没药研,
　　　　草薢杜仲延胡索,温通宣痹痛可蠲。

鹿角丸(《三因极一病证方论》)

[组成] 鹿角片(酥炙黄)30g　炮附子 60g　桂心 3g

[用法] 共研细末,酒糊为丸,如梧子大,盐汤下 3~6g,空腹时服。

[主治] 肾虚伤冷,冷气入肾,其痛如掣。

[证析] 痛在肾区,病位自然在肾。其痛如掣,当是冷气入肾所致,何以知其为寒? 盖寒主收引故也。冷气不入他脏而独入肾经,当是其人先有肾虚,寒邪始得乘虚而入,盖体虚之处即容邪之处故也。肾区绞痛并非全因受寒,肾盂结石也可呈为绞痛。但肾盂结石引起绞痛,当有平时腰部隐痛,小便淋涩有血,此证并无故也。综上,此证病位在肾,病性属虚,病因为寒,是肾虚伤冷,本虚标实病变。

[病机] 肾虚伤冷。

[治法] 补肾温阳法。

[方义] 肾虚伤冷,本虚标实,法当补肾温阳,标本兼顾。方用鹿角片温补肾阳,补正虚之不足;附片、肉桂温阳散寒,祛凝结之寒,三药相配而扶正祛邪之法备。再用盐酒吞服药丸,是用咸味引药入肾,用酒畅旺血行,增强散寒效力。合而成方,能呈补肾温阳之效,用治上述证候,颇为适宜。

[应用] 以腰痛如掣,而兼舌淡、苔白、脉沉迟为其辨证要点。

[歌括] 鹿角丸中桂附投,补肾温阳效力优,
　　　　腰痛如掣因寒胜,本虚标实此方求。

椒附散(《普济本事方》)

[组成] 川椒 20 粒　炮附子 6g　生姜 10g

[用法] 水煎,汤成入盐少许,空心时热服。

[主治] 项背强痛,不可以顾,而无风寒外证者。亦治内寒胸腹冷痛,喜温喜按者。

[证析] 太阳与少阴为表里。足太阳经脉起于目眦,上额、交颠、下项,夹脊、抵腰、络肾。项背强痛,是太阳经脉受邪,外感风寒,每多见此。今无风寒外证,自非骤感风寒,当是素体阳虚,寒邪暗袭,积渐而成。其机理是:寒滞经脉,筋脉因寒而收引,津液因寒而凝涩,筋急湿痹,以致项背强痛,不可以顾。

[病机] 少阴阳虚,筋急湿痹。

[治法] 温阳散寒,除湿蠲痹法。

[方义] 内有阳气之虚,外有寒邪之袭,本宜麻黄、附子、细辛内温阳气,外散寒邪。因

无风寒外证,是以无须发表而只宜辛散寒凝,即可达到愈病目的。故方用附子大辛大热,走而不守,通行诸经,内温肾命阳气,外散凝结之寒,本品除湿效果亦佳,故对阳虚、寒凝、湿痹都可兼顾。复用花椒温中散寒,除湿止痛。生姜辛温而散,解表行津,协助主药内温阳气,外散寒邪,合而成方,能呈温阳散寒,除湿宣痹功效。令阳气振奋,寒邪外散,湿去津行,则筋脉舒缓而疼痛自愈。

如果寒凝胸腹而呈冷痛,部位虽然不同,其为寒凝脉急机理则殊无二致,故宜用此方温阳散寒,舒缓经脉。

[应用] 可以用于下述痛证。一是寒凝太阳经脉,项背强痛;二是寒客心包之络,胸痹疼痛;三是寒凝胃肠,脘腹疼痛;四是寒凝下焦,痛经腰痛。前者以无风寒外证为其用方指征,其余则以喜温喜按为其用方指征。其机理总不出寒凝脉急范畴。加入细辛,亦颇合法度。

[歌括] 《本事》椒附本无奇,寒凝脉急是病机,

椒附生姜为散用,温阳散寒法可依。

本法共选 4 方。阳和汤所治阴疽流注等证,是因阳虚寒凝,血滞痰阻所致。故以和阳通滞为法,层层温煦,层层宣通,达到阳和气布,津血宣通目的。此方治疗津血凝滞而少用活血行津之品,全是从本施治,非上工不能明白制方之旨,故是优秀古方之一。

趁痛散所治腰痛是因寒滞经脉,血滞湿凝所致,故以温肾散寒,活血宣痹为法。因以血滞为主,故除杜仲补虚,草薢除湿以外,其余四药都有温通血脉之功。

鹿角丸以腰痛如掣为主证,肾虚伤冷为病机,补肾温阳为治法。掣痛是经脉痉挛现象。经脉之所以痉挛,则因寒冷入肾,寒冷之所以入肾,则因肾阳先虚。是以选用三药外散寒邪,内温阳气,成为扶正祛邪,标本兼顾的配伍形式。

椒附散所治项背强痛,胸腹冷痛,都是寒凝脉急所致。故以温阳散寒为法,令寒散脉舒,则疼痛自愈。

第二节 水液失调

津液是人体不可缺少的基本物质,与精气血液居于同等重要地位,脏腑形骸,气血精液,均须水津濡润,才能进行功能活动。如果气无津濡,则孤阳独炽;血无津濡,则凝而不流;精无津濡,则涩而不通;脏无津濡,则失去功能;筋无津濡,则失去柔和。故周学海《读医随笔》在论述精血津液时说:"四者之在人身也,血为最多,精为最重,而津之用为最大也。内之脏腑筋骨,外之皮肤毫毛,即夫精也、血也、液也,莫不赖津濡之,乃能各成其体而不病。津枯,则精血可枯,毛发可断。"可见津的重要实不亚于其他基础物质。

津液能在体内发挥上述作用,从摄纳到生化输泄,都赖肾阳气化、心阳温煦、脾气转输、肺气宣降、肝气疏调。通过五脏协同作用,才能在三焦升降出入,到达五脏六腑,四肢百骸,五官九窍,以成其用。其中肺脾肾三脏与水液生化关系更为密切。故《素问·经脉别论》说:"饮入于胃,游溢精气,上输于脾,脾气散精,上归于肺,通调水道,下输膀胱,水精四布,五经

并行,合于四时五脏阴阳,揆度以为常也。"虽然三脏都与水液代谢息息相关,肾命气化功能却居首位。非此则水津不能蒸化为气,使其水精四布,五经并行,所以肾为主水之脏。若肾失主水之权,水液失调,可见气化失常,肾虚失约,下焦湿热,液结成石等病变。

一、肾虚失约—补肾固堤

肾虚失约,是指肾关不固,水失键闭病变。

补肾固堤,是据肾虚失约病机所拟的治法。

【适应证候】 以小便失禁、遗尿为主证。

【病理分析】 肾主水液,为北门锁钥,肾功正常,开合有权,自然无病。若肾气虚损,约束无权,水津不能气化升腾而直趋下走,加之窍隧松弛,肾关不固,遂呈小便失禁、遗尿。此证属于虚寒,是小便过于通利现象,虽然失禁,别无所苦,自与淋涩热痛之淋证不同。

【立法组方】 由于此证是肾气虚损与窍隧松弛的综合反映,施治当以温补肾阳为主,恢复肾脏功能;辅以固涩药物,兼治窍隧松弛;亦应兼治肺脾,恢复布津摄津之旧。如果不明此理而唯固涩是务,即使暂时获效,亦将不能持久。根据上述病理,本法常用肉桂、附子、鹿茸、肉苁蓉、菟丝子等药补肾壮阳,振奋机能;五味子、山茱萸、益智仁、覆盆子、桑螵蛸、鸡内金等药固摄津气,缩其小便;煅龙骨、煅牡蛎、鹿角霜等药固涩经隧,复其键闭;适当配伍人参、黄芪、白术、干姜、炙甘草之属益气摄津,健其脾运,共呈补肾固堤之效。如菟丝子丸、巩堤丸、固真丹、缩泉丸、黄芪束气汤等即属此种配伍形式。

小便失禁属于溺窍病变,遗精滑泄属于精窍病变,但因都是肾阳虚损、失其气化之常,肾系经隧松弛,以致肾关不固,无力约束精水所致,所以用药大体相同,静而不动,方剂可以互用。

此类证候,因中气不足,清阳下陷者有之;肺不布津,水失约束者亦有之,应予辨别。肺中虚冷,不能布津而遗尿、便数,是上虚不能制下,自当兼见目眩、吐沫;中气不足,清阳下陷而气不摄津,必兼少气懒言,上气与下气不相接续,或自觉气往下坠,均与肾虚不固主证有别。

【例方】

缩泉丸(《史越王氏》)

[组成] 乌药 益智仁(炒) 川椒(去目并合口者,出汗) 吴茱萸(九蒸九曝)各等分

[用法] 为细末,酒煮面糊为丸,如梧桐子大,每服五六十丸(5g),临卧盐汤下。

[主治] 下焦虚寒,水液失约,小便频数量多,并无涩痛见证。

[证析] 膀胱为尿液贮存之所,肾主化气行水,故小便乃肾与膀胱所主。小便频数量多而无涩痛见证,当是下焦虚寒。《金匮翼》谓:"古方书论小便不禁有热寒之辨,不知不禁之谓,乃以小水太利为言,皆属虚寒,何有热证。若因热而小便频数,则淋沥点滴不能禁止而又出之不快,或多痛涩,非遗失不禁之谓矣。"此证多因下焦虚冷,肾失气化之常,膀胱失约所致。

[病机] 肾系虚寒,水液失约。

[治法] 温肾缩便法。

[方义] 肾与膀胱虚寒,不能约束水液而小便频数,当一面温散肾与膀胱之寒,一面固

肾缩便。故方用辛温之益智仁,入肾补虚散寒而缩小便,吴茱萸入下焦气分以温散其寒,乌药行散"膀胱肾间冷气"(陈藏器);蜀椒能除"六腑寒冷"(《名医别录》)、"入右肾补火,治阳衰溲数"(李时珍),合而用之,能呈温肾缩便之效。俾下焦得温,肾与膀胱功能恢复,则便数自可痊愈。蜀椒种仁即是椒目,有利水之功,用于小便本多之证不宜,故宜选去;《名医别录》谓"闭口者杀人",故亦去而不用;吴茱萸须九蒸九晒者,盖欲去其燥烈之气也。

《校注妇人良方》缩泉丸,即本方去川椒、吴茱萸,酒煮山药为丸,温阳之力减弱而多山药补益脾肾,偏虚者宜。

[应用]

1. 中年以后,小便数多而无淋涩作痛,审其舌淡脉缓,可以使用本方。

2. 亦治小儿遗尿之因于肾气未充者。

[化裁] 缩泉丸(《校注妇人良方》):乌药,益智仁。等分为末,酒煮山药末为糊制成小丸。每服70丸(6g),盐汤或米泔饮下。治小便频数及小儿遗尿,有温肾缩便之功。

[歌括] 缩泉丸治小便多,乌药椒萸益智和,

　　　　肾气虚寒尿频数,温肾缩便病能瘳。

菟丝子丸(《济生方》)

[组成] 菟丝子60g 肉苁蓉60g 鹿茸30g 制附子30g 山药30g 益智仁30g 乌药30g 五味子30g 桑螵蛸30g 鸡内金15g 煅牡蛎60g

[用法] 细末,酒糊为丸,如梧子大,每次服10g,食前盐汤送服。

[主治] 肾阳不足,神疲怯寒,形体衰弱,头晕腰酸,两足无力,小便淋沥不断,脉象沉细,尺脉更弱。

[证析] 小便淋沥不断,是此方主证;肾阳不足,肾关不固,是此证病机;其余脉证是阳虚的辨证依据。多因年老体虚,肾阳衰惫,不能化生气血以充养形体,由是神疲怯寒,形体衰弱,头晕腰酸,两足无力;气化失常,溺窍松弛,肾关不固,水液渗漏于下,是以小便淋沥失禁。

[病机] 肾阳不足,肾关不固。

[治法] 温补肾阳,固涩小便法。

[方义] 肾阳不足,生化功能衰退,理当温补肾阳,振衰起废。故方用鹿茸、菟丝子、肉苁蓉、山药补肾之虚,合附子温壮阳气,乌药散肾间冷气,五味子摄纳肾气,使肾气充足,摄纳有权,虚损庶可逐渐恢复。小便淋沥失禁,又宜固涩,故用桑螵蛸、益智仁、煅牡蛎、五味子固涩小便;鸡内金专治小便频数,诸药合用,体现温阳固涩之法,用于肾阳虚损之小便失禁,可谓合拍。

《名医别录》谓菟丝子"主茎中寒,精自出,溺有余沥。"此药补虚力量不及鹿茸,温阳力量逊于附子,而方以本品命名,提示所治是以小便失禁为其主证,故除鹿茸、附子、肉苁蓉、山药、五味子是为温补之用以外,其余都是固涩小便药物。

[应用]

1. 以年老体衰,神疲怯冷,腰酸无力,小便失禁,舌淡脉弱为辨证要点。

2. 小儿禀赋不足,肾阳不旺,常呈遗尿。借用此方,当亦有效,可以减去肉苁蓉、附子、鹿茸改为鹿角霜。

3. 此方多数药都有治疗肾精自出作用,借治肾气虚寒滑精,当亦有效。

［化裁］　菟丝子丸(《世医得效方》)：即本方减去乌药、益智仁、山药。治证同。

［歌括］　菟丝子丸治尿频,桑蛸牡味缩泉行,

温补肾阳苁茸附,遗尿尤须鸡内金。

巩堤丸(《景岳全书》)

［组成］　菟丝子(酒煮)60g　熟地黄 30g　炒白术 60g　北五味子 30g　益智仁(酒炒)30g　补骨脂(酒炒)30g　制附子 30g　茯苓 30g　家韭子(炒)30g

［用法］　上为末,山药糊丸如梧子大,每次服 10g,空心滚汤或温酒下,如气虚必加人参30～60g。

［主治］　膀胱不藏,水泉不止,命门火衰,小水不禁。

［证析］　水泉不止与小水不禁都指尿多失禁,是本方主证;命门火衰,膀胱不藏,是此证病机。良由年老体弱,脏气日损,命门火衰不能蒸化水津,膀胱失其闭藏,所以小便失禁。此外,当有形寒怯冷,腰酸脚弱,舌淡脉弱,才是命门火衰机理。

［病机］　肾气不足,膀胱不藏。

［治法］　温肾固涩法。

［方义］　命门火衰,气化不行,小便失禁,当温命火以助气化,固肾关而缩水泉。方中菟丝子、益智仁、补骨脂、家韭子都具温阳固肾之功,善治小便频数失禁,得长于温阳化气的附子作主帅,固精敛气的五味子作监军,俾命火得补,肾关得固,小便自趋正常。景岳尝谓:"欲补阳者,当于阴中求阳",此方用熟地黄滋补肾阴,即补阳当兼补阴之意。白术为健脾运湿药物,配入此方,有脾健自能散精归肺,而不直趋膀胱之意。小便本多而用茯苓利水,是补中寓通之法。气虚必用人参,是用本品大补元气,令其气能摄津,不致直趋下行。全方展示补肾命以固津、健脾运以散津、补元气以摄津的配方法度,方名固堤,可谓名实相符。

此方反映了景岳的学术观点,展示了补阳当兼补阴、补肾兼补肺脾以及补中有涩、涩中寓通的配伍形式。

［应用］　以小便多为主证,年老体衰,形寒怯冷为用方依据。阳虚甚者,加鹿角霜、白龙骨,增强补阳固涩作用。所谓膀胱不藏,实因膀胱下口松弛,配伍固涩药物,是为此设。

［歌括］　固堤丸内菟丝多,益智骨脂韭子和,

附子五味苓术地,肾阳虚损服之瘥。

固真丹(《魏氏家藏方》)

［组成］　韭子 120g　炒茴香 60g　炒补骨脂 60g　炒益智仁 60g　鹿角霜 60g　白龙骨(煅,别研细如粉)90g。

［用法］　上为细末,以青盐 30g,鹿角胶 30g,同煮,酒糊为丸,如梧子大,每服 5g,空心温酒送下,盐汤亦得。

［主治］　肾与膀胱虚冷,真气不固,小便频数。

［证析］　水液运行正常,有赖肾阳蒸腾气化,此证小便频数是肾与膀胱虚冷,真气不固所致。虚冷则气化不及而水液直趋下走,不固则膀胱松弛而约束无权。此证仅凭小便频数只能作为定位依据,不能作为定性依据,当有年老体衰、舌淡脉弱才能确定属于肾气虚冷、真气不固所致。

[病机]　肾阳虚损,肾关不固。

[治法]　温肾固堤法。

[方义]　肾与膀胱虚冷,真元不固,法当温补肾阳,固其元气;收敛固涩,修复肾关。韭子《名医别录》用治泄精,《本草纲目》谓"补肝及命门,治小便频数、遗尿、女人白淫,白带。"一药能够治疗精关不固之遗精、白淫;溺窍松弛之尿频、遗尿,说明本品能使松弛窍隧得固,亦即所谓壮阳固精,用量与收敛固涩之龙骨相等,成为方中主药。鹿角胶、补骨脂温补肾阳,小茴香温散冷气,助韭子温阳补虚;益智仁温肾缩便,鹿角霜温阳收涩,助龙骨固涩小便,合而用之,能呈温肾固堤之效。

此方所用七药就有四味属于固涩药物,但其中 3 味均是涩中有补之品,所以仍是温补与固涩并重的治疗法则。

[应用]　以小便滑数而年老体衰,畏寒怯冷,为其辨证要点。

[歌括]　固真丹内韭子投,茴香补骨益智求,

鹿角胶霜温补涩,龙骨固涩力尤优。

黄芪束气汤(《儿科方要》)

[组成]　黄芪 6g　人参 3g　升麻 2g　白芍 4g　补骨脂 3g　五味子 2g　肉桂 1g

[用法]　加姜,水煎服。

[主治]　小儿遗尿。

[证析]　此为治疗小儿遗尿之方,除体质较差以外,可说无证可辨。水液正常输泄,有赖脾为转输,肺为宣降,肾为气化,肝为疏调,气为固摄。此方所治,是小儿阳气未充,气化不及;卫气虚弱,固摄力弱,是以肾关不固而每于梦中遗尿。

[病机]　气不摄津,肾关不固。

[治法]　益气升提,温阳固肾法。

[方义]　此方是从卫气虚弱、气不摄津与肾阳未充、气化不及两个方面施治。黄芪有益气实卫、升阳举陷之功,用量最重,并以此药作为方名,当是方中主药。配大补元气的人参助其益气,升发脾阳的升麻助其升举,能呈益气升提功效,此 3 味显然是为气不摄津病机而设。补骨脂温补肾阳,五味子固精敛气,肉桂温阳化气,共呈温阳固肾功效,此 3 味显然是为肾命气化不及而设。佐白芍益阴柔肝,有调理疏泄之意。俾气能摄津,肾能化气,疏泄正常,肾关得固而遗尿可止。

研究此方,应该注意两点:①从病机来讲,本方不仅考虑了肾气可以影响津的输泄,且着重考虑了气不摄津这一气与津的关系,很能启人思维。②从方剂结构来讲,本方有人参、黄芪治肺脾气虚,白芍调肝,补骨脂等温阳固肾,展示了肺脾肝肾同治的结构。

[应用]　小儿遗尿,体质较差,可以使用本方。若欲增强疗效,另用鹿角霜 150g,研末,分 15 次煮甜酒服。此药温肾固尿力量颇佳。单用即能取效,兼服此药,疗效更佳。

[歌括]　黄芪束气用人参,升麻白芍肉桂群,

补骨脂配五味子,益气固肾此方斟。

补肾固堤法共选 5 方,都以小便失禁或遗尿为主证,都属肾关不固同一病机,都以固堤为其宗旨,是其相同点。缩泉丸是治下焦虚寒、肾虚失约的主方,

有温肾缩便功效。观其方剂结构,是以温肾为主,补虚力量甚微,是其不足之处。菟丝子丸是治肾阳不足,肾关不固的主方,有温补肾阳、固涩小便之功。观其方剂结构,温补与固涩药物各居其半,自属补涩并行之法。巩堤丸证的机理与菟丝子丸相同,但温补与固涩力量均略逊一筹。此方配伍熟地黄滋补肾阴,成为阴阳双补;配伍白术健脾输津,成为脾肾同治,构思似较前方更为缜密。固真丹证机理虽与上述两方相同,温补与固涩力量却都不及两方,但作用平稳是其优点。黄芪束气汤所治遗尿,见于小儿,从阳气未充、气不束津两个方面施治,颇合小儿生理特点。此方纯据病机施治,只用一味固涩药物,是其特点之一。肾系疾病而以益气为主,是其特点之二。

二、气化失常—温阳行水

气化失常,是指肾阳虚损,不能化水为气,水液内停,变生成为痰饮水湿病变。

温阳行水,是据肾阳虚损,气化失常,水邪为患病机所拟的治法。

【适应证候】 以水肿、身重、小便不利或反多等为主证;以舌体淡胖而有齿痕为辨证依据。

【病理分析】 水从体外摄取以后,经食道下入胃肠,并由胃肠吸收上输于肺;再由肺气宣发肃降作用将水津从三焦敷布于表、下行归肾;再由肾阳将水蒸化成为水气,成为水津四布,五经并行,升降出入,运行不息的正常状态。此即《素问·经脉别论》所说:"饮入于胃,游溢精气,上输于脾,脾气散精,上归于肺,通调水道,下输膀胱,水精四布,五经并行,合于四时五脏阴阳,揆度以为常也"。

肾阳虚损,气化不及,水液失调,可见小便反多与水湿停滞两类相反征象。

下焦阳虚,气化失常,不能蒸化水津为气上升而直趋下走,水津下走则小便增多,津不上承则饮水无度,于是饮多尿多之消渴征象见矣!即景岳所说:"阳不化气则水精不布,水不得火则有降无升,所以直入膀胱而饮一溲二,以致泉源不滋,天壤枯涸者,是皆肾阳不足,火亏于下之消证也"。

阳虚不能化气,水精不能四布,又可成为水湿停滞。停于本脏则呈腰痛,少腹不仁,小便不利或不通,或阴囊潮湿,或蓄水为疝,或带下清稀,或经淡如水,或遗精滑泄,或阳痿不举,或体渐肥胖。反映了肾系所属各部以及藏精、主水两大功能各个方面的异常征象。

气化不及引起小便不通,是癃闭机理之一。小便不通与气血流通异常有关。津气同行少阳三焦,升降出入正常,自然无病。若肺失宣降,脾失升降,肝失升发,气壅下焦肾系而伴随气闭,谓之关格。可用流气饮子或撞关饮子辛香流气,气行则津无气滞而小便可通。若卫气升降失常,下陷前阴,成为小便不通,偶因呕吐、咳嗽或侧卧、欠伸可通少许,可用升麻黄芪汤升阳举陷,阳气上升,下无所阻,则小便可通。若下焦蓄血,前列腺肿大,压迫尿路,小便不通,可用桃核承气汤泻热逐瘀,瘀去肿消,则小便可通。若肾阳虚损,水因不得肾阳蒸化为气伴随卫气运行,停滞丹田,压迫尿路成为小便不通,此为本虚标实,其证尚轻;若肾阳衰竭(肾功衰竭)而呈小便不通,此即景岳所谓"真阳下竭",殆矣!

水液失调而见小便不利及带下清稀等证,易为人理解。但是,何以会影响生殖机能而呈经淡如水,阳痿、滑泄?又如何会呈体渐肥胖?均需详为剖析。在正常状态下,津血之间,密不可分,血得水津相伴,始能正常运行。阴虚则血变浓稠,阴盛则血色转淡。今因气化失司而水液内停,渗入营血遂致月经色淡如水。男子阳痿,是宗筋废弛之象。宗筋所以废弛,一则由于功能衰退,再则由于筋因湿弛。盖筋燥则失柔而强,受湿则松弛而痿故也。阳虚引起滑泄无度,是因湿从少阳三焦下注前阴,扰其精室,譬如强盗踞室,主人外窜故也。肾阳虚损,不能化谷精为肾精,又无力化水津为水气,于是脂凝液积,充填于少阳三焦膜腠之间,体形渐成肥胖。究其引起肥胖原因,实由肾阳气化不及使然。

阳不化气,水湿内停,每循少阳三焦水道而无所不及,犯于某部,某部即呈病态。所以,此证虽然病本在肾,征象却可见于五大系统任何部分。

1. 体表　可见两类见证,一是阳气不足,表卫不固,形寒怯冷,易于感冒,体常自汗,或过汗亡阳,或风丹癮疹;一是气化不及,水湿停滞,肢体酸软、重着、疼痛、不仁、不用、浮肿。

运行腠理阳气源于肾中真阳。有固护体表,防御邪侵,固摄津血,不使外泄作用。今因肾虚不能化气则卫气无源,卫气不能充于腠理则腠理不密,既不能固护体表防御外邪,又不能固护阴津令其内守,遂呈体常自汗或易于感冒。过汗亡阳则因医者误治引起。患者素体阳虚而又感受外寒,本宜助阳解表,邪正兼顾,医者不察而投强力发汗之品,遂致腠理大开而阳随汗泄,呈为过汗亡阳,虽然所亡是其体表阳气,其实所丧是其肾中真阳,盖卫阳根于肾阳故也。风丹癮疹虽然都是风邪客于膜腠,却有寒热虚实之辨。如果患者每于早晚气温低时或见风即发,即属阳气不足,表卫不固机理。

阳虚不能化气,卫气不能充于腠理则腠理不密,加之气化不及,浊阴凝滞,阴霾四布,阳气被遏,于是畏寒怯冷等证见矣。湿滞肌肉则重着;妨碍血运,涩而不流,滞而不通,则痛;影响营卫正常运行,皮肤失荣,又因湿滞,则麻木不仁;影响筋膜松弛不收,则肢体酸软不用;水邪充斥腠理三焦,外不能从汗而泄,内不得从小便下行,则肿。综观上述征象,要皆卫阳不固或水湿停表使然。

2. 土为水侮,脾肾同病　阳虚不能化气,脾虚不能制水,内侵肠胃,导致运化失司,升降失调而呈或吐或泻,或吐泻交作;或水寒凝结,经脉挛急而呈腹痛;或阳不化气,水津不布,虽有水湿停滞,肠道却失濡泽,反呈便秘。若不明水津不布可呈便秘,只谓便秘即是津枯而投以泻下润肠之品,则殆矣!

3. 木为水涝,肝肾同病　可见胁肋胀痛,头目眩晕,筋惕肉瞤,肢体痿废,呃逆等证。肝主身之筋膜,肾主身之水液。膜得津濡,始能维系五脏,联系关节,裹束肌肉,此种关系,谓之水能涵木。但是津液贵在通调适度,太过、不及均会影响筋膜成为病态。阳虚气化不及,水湿停于腠理,筋膜受其影响,滞留胸胁,即呈胀满、疼痛;水液变化痰饮,上干清阳之位,心包筋膜为其所蔽而眩晕之证作矣!三焦筋膜为湿所困,弛纵不收而痿废见矣!阳虚寒凝,筋膜收引,膈肌痉挛而呃逆见矣!湿滞腠理,膜络挛急,筋惕肉瞤之证亦见矣!凡此种种征象,要皆筋因湿滞使然。

4. 水气凌心,心肾同病　可见胸痹疼痛、心悸、怔忡、失眠、嗜睡、精神异常等证。心阳根于肾阳,心阴源于肾阴,两脏协调,则心脉运行无阻,心神明静不昧。阳虚气化失司,水湿从少阳三焦血管夹层间隙上凌于心,心阳受困,遂致心悸、怔忡。湿浊阻于脉络夹层,每随部位不同而征象各异。阻于脑络,血管肿胀、变硬则呈头昏;阻于心之包络、脉隧狭窄,妨碍气血环流,加之阳虚寒凝,脉失温煦而易痉挛收引,每因气候异常或情绪激动,包络痉挛,胸阳痹阻不通而疼痛作矣。失眠、嗜睡二证,看似相反,其实均由湿阻三焦而成。阳气出入之机受阻,阳不入阴则失眠,阳不出阴则嗜睡。至于精神异常一证,痰饮水湿壅蔽机窍皆能致之,寒热虚实皆有,绝非痰火一端,虚寒亦能致此。阳虚气化失司,水湿从三焦上蔽神明,遂神志不清,呈为心脑之疾。

5. 水泛高原,肺肾同病　可呈咳嗽、气喘。《灵枢·本输》尝说:"少阳属肾,肾上连肺,故将两脏,三焦者,中渎之府也,水道出焉。"三焦联系肺肾,是水液升降之路,肾脏所主之水,是由肺气输送而来,故称肺为水之上源。今因阳虚气化不及,水从三焦上泛于肺,影响肺气正常宣降,由是遂生喘咳。

6. 上干清阳,壅蔽七窍　可见头部昏、胀、重、痛,头发脱落,记忆减退;或鼻塞流涕,或连声喷嚏;或视物昏花;或耳聋、耳鸣;或齿龈肿痛。头为清阳之位,浊阴上逆,上干清阳,滞留腠理,伏于膜原,则头部昏胀,如裹如蒙;皮下为湿浊蟠踞,毛发失去血的营养而易于脱落;或脑失清宁而记忆减退。壅塞肺窍,则鼻塞不通,常流清涕;阳气虚损,表卫不密,气温稍低即使腠理闭塞,卫气不能宣发于外,逆行从鼻窍而出,遂连声喷嚏,每于冬日起床之时见之。壅滞目窍,瞳孔为水气所蔽,如雾蒙于镜面,所以显像模糊,视物昏花。耳窍为湿所蔽,牙龈为湿所阻,则耳鸣、耳聋、牙龈肿痛。综上,湿浊上蒙可见七窍病变,故《素问·生气通天论》说:"阳不胜阴则九窍不通。"《素问·阴阳应象大论》又说:"年四十而阴气自半也,起居衰矣!年五十,体重,耳目不聪明矣!年六十阴痿,气大衰,九窍不利,下虚上实,涕泣俱出矣!"

7. 气化不行,湿滞经脉　可见失音、声嘶、咽中如有物阻等证。少阴经脉循喉咙、夹舌本。喉者,音声之机也。气化不及,湿阻经脉,声带变厚,肺气不利,每呈失音、声嘶;湿浊阻于膜腠,日久失治,遂呈咽中如有物阻,吐之不出,吞之不下。

上述见证虽然气化失常都可出现,但又不是气化不及独有现象,必须兼见畏寒怯冷,手足不温,舌体淡胖有齿痕,脉象沉迟,才是阳虚湿滞机理。其中舌体淡胖有齿痕,更是阳虚水停辨证依据。舌上有齿痕,表明舌体较正常舌体胖大,受到周围牙齿限制,才会出现齿痕。是何原因能使舌体胖大?是水湿壅滞。体内气血津液流动不息,气血充足,是正常现象,不会引起舌体变大,唯有水液易于壅滞。如果水湿停蓄肌肉组织之间,就易从其舌体反映出来。因此,舌有齿痕是舌体胖大的客观反映,舌体胖大则是水湿阻滞特征,舌体淡而胖大,显然是因阳虚气化不及引起水湿阻滞使然。

【立法组方】　肾功能障碍,肾阳虚损,气化不行,水湿停滞,犹如阴云四布,治此唯宜温补命火,复其气化,命火旺而气化行,气化行而津四布,犹如旭日临空,阴云自散。并在温助阳气同时,辅以利水渗湿药物,体现温阳行水法则,才与病理相符。本法常用温阳力量较强的肉桂、附子为主,淡渗水湿的猪苓、茯苓、泽泻之属为辅,或兼配人参、黄芪补气;厚朴、草果、槟榔行气;当归、川芎、白芍调血;干姜、白术、半夏、砂仁温化脾湿;麻黄、细辛宣通肺卫。方如真武汤、五苓散、附子汤、苓术汤、附子八物汤等。

桂枝、附子能够振奋阳气,配解表药可祛体表寒湿,配调气药可行气分壅滞,配活血药可通血脉瘀阻,配利水药可以化气行水,以此为主,不仅能够恢复五脏功能而使津行无阻,也能温通因津壅引起之气血郁滞,作用非常广泛。若再深入研究桂枝、附子用途极广之理,则与二药能温肾阳有关。须知五脏阳气皆源于肾间而出于命门,阳气有源,自然五脏均受其煦,气血均受其荫,所以益火消阴,非此莫属。配伍茯苓、泽泻之流,是为已停水湿而设,虽是治标药物,却是不可缺少。这类方剂使用桂枝、附子温阳,茯苓、泽泻利水,与《灵枢·终始》所谓"阴盛而阳虚,先补其阳,后泻其阴而和之"的治则完全吻合。这类方配伍行气活血药物,是以津液与气血关系为其依据。三焦是津气共同运行通道,水液运行不利,自要影响卫气运行不利。所以水湿阻滞而生胀满,宜兼理气。虽然通过桂枝、附子温阳即可帮助卫气运行,若配厚朴、槟榔之属将会增强行气作用。再从津血间之关系而言,水湿壅滞日久,亦将影响血运不利。桂枝、附子本来已有助心行血、通利血脉之功,如果兼配当归、芍药、川芎之属增强血运,通其瘀滞,使其一切不通物质仍然流通,瘀塞经络仍然恢复常态,非常必要。

除上述基本结构以外,还应根据具体情况,兼治他脏。肾病及脾,兼配干姜、白术温运脾阳;肾病及心,兼配人参、五味子补益心气;肾病及肺,兼配麻黄、细辛宣降肺气;至于柔肝解痉之白芍、木瓜常在这类方中出现,其意又在舒缓经隧、调其疏泄而使水湿易于流通,盖三焦水道是由肝主之膜构成,肾系经隧亦由肝主之膜构成故也。

【例方】

五苓散(《伤寒论》)

[组成]　桂枝 9g　白术 12g　茯苓 12g　猪苓 12g　泽泻 24g

[用法]　水煎服。

[主治]

1. 外感风寒,内停水湿。证见头痛发热,渴欲饮水,水入即吐,小便不利,苔白脉浮。

2. 水湿内停之水肿、身重、泄泻、小便不利及吐泻等证。

3. 痰饮。脐下动悸、吐涎沫而头眩者。

[证析]　水液能在体内升降出入,有赖肾阳气化,脾气运输,肺气宣降。如果外感风寒,引起营卫运行之机受阻,肾命化气行水功能障碍,脾胃运化水湿功能异常,即会外见头痛发热,内见小便不利;脾不运湿,津不上承,故渴欲饮水;所饮之水仍因脾运障碍而不为肠道吸收,故水入即吐。如果不因外感而纯属脾肾功能失调,水湿停滞,可见肿、重、吐、泻等证。湿滞体表则身重,水邪外泛则身肿,内侵胃肠,升降逆乱,则吐利。亦有水饮停滞三焦,下见脐下动悸,中见吐涎,上见眩晕者。综上可知,所有征象都是水液失调。再究水液失调之理,则因肾失气化,脾失健运使然。

[病机]　肾失气化,脾失健运,水液失调。

[治法]　温阳化气,运脾除湿法。

[方义]　脾肾功能失调,水湿为患,法当温肾阳以助气化,健脾胃以助输津。故方用桂枝直达下焦,温肾命之火,恢复肾阳气化功能,气化正常,则水精四布,五经并行。白术健脾输津,恢复脾胃运化水湿功能,脾能输津,则渴欲饮水,水入即吐,泄泻等证可愈。津停为湿,又宜淡渗利水,通调水道。故用二苓、泽泻通调三焦,利其已停水湿。此方一面调理脾肾治其本,一面祛除水湿治其标,合而用之,能呈运脾除湿,化气利水功效。

《素问·经脉别论》云:"饮入于胃,游溢精气,上输于脾,脾气散精,上归于肺,通调水道,下输膀胱,水精四布,五经并行,合于四时五脏阴阳,揆度以为常也。"此方着重调理脾肾功能,白术运脾,是助脾气散精上归于肺;茯苓、泽泻利水,是通调水道令水津下流归肾;桂枝温肾命之火,使津化为气以后才能水精四布,五经并行。其升降之机与内经之旨一脉相承,若与真武汤合参,可以窥见仲景组方奥秘,学者识之。

研究此方,须深入思考两个问题:

1. 此方所治,《伤寒论》注家谓系太阳表里同病,膀胱气化失司。病位限于足太阳经,是否能够揭示病变本质?

注家根据论中所列六条分析病机,谓有表里证,自然无可非议。所用桂枝,有发汗解肌、活血调营、化气行水三大功效,外可解肌和营卫,内可化气调阴阳,与茯苓、白术配伍,用于表里同病,水液失调,亦与机理相符。但不全面,如将《伤寒论》、《金匮要略》所列九条予以综合分析,不难发现此方所治病位应在脾肾。脾肾功能异常,水液运行障碍,才是病变本质。若谓仅属膀胱气化失司,则渴欲饮水,水入即吐,是脾不输津现象,谓系膀胱气化不行,恐难令人信服。霍乱吐利明是脾胃升降失调,谓系膀胱气化不行,亦难令人信服。本方九条之中,就有八条都有口渴征象,仅配桂枝温阳化气,不配白术运脾输津上升于肺,恐难令人信服。脐下有悸,吐涎沫而颠眩,明是脾肾功能异常,水饮停滞三焦,谓是膀胱气化失司,亦难令人信服。所以,从事方剂研究,不能限于原著,应当进行综合分析,才能全面认识它的病变本质。

2. 此方有谓以泽泻为主,有谓以茯苓为主。有谓以桂枝为主,众说纷纭,莫衷一是。何药为主才合此证机理,亦宜深究。

一个完整之方,常由消除致病原因、调理脏腑功能及流通、补充气血津精三类药组成。药物之间既各有用途而又相互协同。此方以桂枝为主药。因为,此证是外寒或自身阳虚引起脾肾功能失调,导致水湿阻滞。茯苓、泽泻仅能祛除已停水湿,不能恢复脾肾功能,白术虽能健脾输津,亦不能兼祛表邪,振奋阳气,唯桂枝能够兼顾。或谓:泽泻用量最重,应是主药。是否属于主药,应视此药在方中是否起到主导作用而定。桂枝既可解肌发汗,又可温阳化气,有表证时可以兼顾表里,无表证时可以化气行水,在此方中居主导地位,故为主药。

[应用]

1. 五苓散证　按脏腑辨证,病在脾肾;按八纲辨证,病性属寒;按气血津液辨证,是津行障碍。但是,上述证候只能反映病位和水液失调,寒的辨证依据不足,应该兼见舌淡、苔白,才能使用本方。

2. 小便不利与渴欲饮水,水入即吐并见　是脾肾功能障碍的反映,可以使用本方。

3. 吐利　《灵枢·五乱》云:"清气在阴,浊气在阳,营气顺脉,卫气逆行,清浊相干,乱于肠胃,则为霍乱。"外寒相侵,表为寒闭,津气不能出表,妨碍脾胃水津上输于肺,升降失常,呈为吐利。用此方化气行水,运脾输津,令其功能恢复,吐利自然停止。治疗吐利而不使用升清降浊药物,体现治病求本治则,与头痛医头之比,有如天壤之别。

4. 泄泻　大便清稀如水,一日数行,审非疫毒侵入肠道,纯属脾运障碍,可用此方调理脾肾,使功能恢复,泄泻自愈。泄泻是水液不循常道,用此方恢复水液正常运行,从正路而出,即所谓利小便以实大便的分利法。

5. 水肿　多由肺脾肾三脏功能异常,水邪泛溢而致。此方有化气行水之功,用治脾肾同病的水肿,可望获效。《本草汇言》谓"治诸湿肿、痰胀、水胀,以五苓散加旋覆花最妙。气实者,加葶苈子一二钱。"加入旋覆花或葶苈子即呈肺脾肾三脏同治的结构,可谓深得制方原理。

6. 身重　一身沉重、酸软无力是湿留肌肉征象,审其舌淡苔白脉缓则确系寒湿困脾,可用此方导湿下行,与平胃散合用,疗效尤佳。

7. 眩晕　眩晕即《金匮要略》所说颠眩。审其兼见吐涎,舌体淡胖,即属阳虚气化不及,水邪上干清阳。用此方化气行水,可以获效。1970年在盐亭办学时,剑阁一60余岁男子,眩晕不能站立,口中时吐清涎。因其血压很高,余明知是五苓散证亦不敢用桂枝,改投四苓散,服七日无寸效。后由李克光老师接管,仍用五苓散,数剂以后血压即趋正常,眩晕随即消失。有此一案,始信此方不用桂枝则不能呈其化气行水之功,徒用利水药无济于事。古方不可随意加减,于此可见一斑。

8. 鼻流清涕 《素问·痹论》云:"胞痹者,少腹膀胱,按之内痛,若沃以汤,涩于小便,上为清涕。"审属肾的气化不及,水从上窍泄出,可用此方助其气化,调其升降,水液下行,清涕可止。凡鼻流清涕,鼻峡肥大者,审其舌淡,即可应用。

9. 寒疝 疝病可据基础物质阻滞情况而分气疝、血疝、水疝等型,察其阴囊肿坠,舌淡而胖,即属气化不及,水湿下注前阴而成。"五苓散,连根葱白二寸,灯芯十茎,盐炒茴香一撮,川楝子三个去核,煎汤调下,大效。"(《世医得效方》)

10. 肥胖、前列腺肥大 此方治肥胖病的机理与真武汤同。治前列腺肥大用此方与四逆散合用加川芎、当归、石菖蒲、台乌药;常食炒南瓜子。

11. 便秘 见病案。

病案:1982年应邀到省干疗院诊病,每周两次。某女,50余岁。自述大便困难,5～7日始一行,服药无效已有年矣!讯其四肢无力,别无所苦,面色淡黄,舌淡脉缓。遂嘱助手小许书五苓散一帖付之,亦未说明何以要用此方。第二周复去应诊,病人自述服此方后竟一日大便两次,一周来已一日一行。余问小许是否知道使用此方之理? 回答不知。余谓:便秘一证,无非四种基本病理,一是阴津枯竭,二是水津不布,三是传导无力,四是三焦气滞。今病人面色淡黄,舌淡脉缓,身软无力,显系肾的气化不及,以致水精不能四布,五经不能并行,虽有湿滞体表征象,肠道却见燥涩,与水肿而兼便秘同理。用此方化气行水,令其水精四布,内渗肠道,大便自然正常。医者但知五苓散能治气化失常的泄泻,不知能治气化不行的便秘,是对《黄帝内经》"水精四布,五经并行"之理未透彻理解,亦对治病求本之旨尚未彻底明了。

[化裁]

1. 茵陈五苓散(《金匮要略》) 即本方加茵陈60g。水煎服。治黄疸,小便不利,湿偏胜者。此方桂枝既可化气行水,亦助血液运行,与茵陈蒿汤用大黄同理。畏其性温,去而不用,常呈肝大难复,不可不知。

2. 四苓散加木瓜草果半夏汤(《温病条辨》) 即本方减桂枝,加木瓜、草果、半夏,水煎服。治足太阴寒湿,四肢作冷,自利目黄,舌白滑,甚则灰,神倦不语,邪阻脾窍,舌蹇、语重者。此证属于寒湿困脾。此方功能温运脾阳,淡渗水湿,可谓对证。苔白而滑,温燥在所不忌,故配草果、半夏;舌蹇是筋急现象,故配木瓜舒缓筋脉。

[歌括] 五苓散是利水方,二苓泽泻白术囊,
　　　　桂枝化气兼解表,湿去水行病体康。

真武汤(《伤寒论》)

[组成] 附子15～60g 生姜10～30g 白术10～15g 芍药10～20g 茯苓15～25g

[用法] 附子先煮30分钟,余药后下,煮至附子不麻口为度,分3次,温服。

[主治] 少阴阳虚,水液失调,痰饮水湿,阻滞三焦。①见于本脏:其人小便不利,或不通,或阴囊潮湿,或蓄水为疝,或带下清稀,或经淡如水,或遗精滑泄,或阳痿不举,或体渐肥胖。②滞留体表:肢体酸软、怯冷、重着、疼痛、浮肿;或阳气不足,表卫不固,体常自汗,或过汗亡阳,或易于感冒,或风丹瘾疹。③脾肾同病,升降失调:腹满,腹痛,呕吐,泄泻,便秘。

④壅滞肝经:胁肋胀痛,头目眩晕,筋惕肉瞤,肢体痿废,呃逆。⑤水气凌心:胸痹疼痛,心悸、怔忡,精神异常。⑥水泛高原:或喘或咳。⑦上干清阳,壅阻七窍:头部昏、胀、重、痛,头发脱落,记忆减退;或鼻塞流涕,或喷嚏不止,或视物昏花,或牙龈肿痛。⑧气化不行,湿滞经脉:声音嘶哑,或咽中如有物阻,舌体淡胖有齿痕,苔白滑,脉无定体。

[证析] 上列征象都可使用本方,并无主证可言;少阴阳虚,水液失调,是所有征象的基本病理;舌体淡胖有齿痕,舌苔白滑,是确定诸证为少阴阳虚、水液失调的辨证依据。水液从体外摄取以后,经食道下入胃肠,并由肠道吸收,上输于肺,再经肺气宣降,使津液敷布于体表,下输于肾系。但水液能在体内升降出入,运行不息,却赖肾阳将水津蒸化为气,才能循三焦到达五脏六腑,四肢百骸,呈为"水精四布,五经并行"的正常状态。由此可知,水津能在体内升降出入,必须具备两个基本条件:一须五脏协同配合,一须少阳三焦为其通路。

少阴阳虚,可见阳虚不能化气,阳虚不能化血,阳虚不能化津,阳虚不能化精四类病变。本方所治诸证,主要反映阳虚不能化津,水液失调;但阳虚不能化气而呈心阳虚衰,表卫不固,筋脉失温,亦较常见;阳虚不能化精征象,间亦有之。

就气化不及,水液失调而言:反映了津液壅滞,升降紊乱,出入失常三类征象。肾系的小便不利,小便不通;体表酸、软、重、痛;肝系胁肋胀痛,肢体痿废;心系心悸、怔忡,精神异常;肺系喘咳;七窍蔽塞,都是津液变生痰饮水湿阻于各部的征象。肾系阴囊潮湿、带下清稀及脾胃的呕吐、泄泻都是津液升降紊乱的象征。体表浮肿、自汗、便秘又是津液出入失常的反映。

上述见证虽然气化失常都可出现,但又不是气化不及的独有象征,必须兼见畏寒怯冷、手足不温、舌体淡胖有齿痕、脉象沉迟,才是阳虚水停机理。其中舌体淡胖有齿痕更是阳虚水停的辨证依据。舌上有齿痕,表明舌体胖大,受到牙齿限制,才会出现齿痕。是何原因能使舌体胖大?是水湿壅滞。因为,体内气血津液流动全身。气血充足是正常现象,不会引起舌体变大,唯有水液才易壅滞,如果水湿停滞,可从舌体反映出来。因此,舌有齿痕是舌体胖大指征,舌体胖大是水湿壅滞指征,舌质淡嫩是阳虚指征。舌体淡而且胖,自是阳虚气化不及,引起水湿壅滞使然。

就阳气虚衰,反映征象而言:肾阳为五脏阳气根本,肾阳一虚,五脏均可受其影响。肾病及脾,可呈中焦虚寒腹痛;肾病及心,可呈心阳虚衰心悸、怔忡;肾病及肝,可呈筋脉失温筋惕肉瞤;影响肺系,可呈表卫不固,易于感冒,形寒怯冷,体常自汗等证。

就肾阳不足不能化精之病理而言:肾阳有化谷精为肾精,化阴精为阳气的功能。肾阳虚损,既不能将阴精转化成为阳气,又不能将水津蒸化成为水气,湿浊下注,一面扰其精室,一面影响精隧松弛,精关不固,于是阴精外泄,呈为滑泄。若阳虚不能化谷精为阴精则谷精凝结为脂,不能化水津为水气则水津停积为湿,脂凝液积可呈为体渐肥胖。

[病机] 少阴阳虚,水湿内停。

[治法] 温阳化气法。

[方义] 阳虚不能化气,以致水湿停蓄,法当温肾阳以助气化,调五脏以复功能,利水道以疏壅滞,令已虚阳气得温,已乱功能正常,已滞水湿得行。故本方用附子以复肾脏化气行水功能,肾命阳气旺盛,则气化行矣!附子温煦少阴之阳,虽能蒸腾气化,若脾之输机不运,肺之宣降异常,肝之疏泄失职,则水湿仍会为殃。故用生姜温胃散水,白术运脾除湿,脾胃健运,则水有所制矣!生姜又可辛开肺气,启上闸以开水源;茯苓淡渗利水,通三焦使水从下

去,则水源开而水道通矣!芍药有通顺血脉,解除经隧挛急作用,用此调理肝之疏泄,缓解经隧挛急以开水液下行去路,譬如开沟引水,沟渠宽阔则水流畅矣!由此可见,真武汤主药固是附子,若无白术、生姜、白芍协调五脏,茯苓祛其积水,亦不能成为治水神方。

发汗利水为治水两大法门。此方生姜之用,是欲借此辛散宣通毛窍,温化之中不忘达邪出表,实寓两法于一方。若换为干姜,温运脾阳之力虽强,却失去原方本意。

此方治疗水邪为患而不强调用利水药。主要通过恢复五脏协调作用,振奋脾肾功能,达到治疗目的,充分体现了治病求本精神。

此方所治诸证和所用诸药,可给学者以下几点启示:①要谨察病机,不能只看表面现象,应以征象为其依据去推求病理,揭示病变本质。②要注意不同征象而其机理完全一致,相同征象而其机理又各不相同这一辩证关系。③同一病机征象可以见于五脏所属任何部位,只有气血津液发病,涉及范围才如是广泛。由于它是五脏功能活动源泉,发病以后也就可以危害五脏。④气血津液为病,征象甚多,与其流通道路遍布全身有关。津气以腠理为通路,血液以脉络为通路。脉络与三焦无处不有,所以津液变生痰饮水湿,可以停于任何一部,并因停滞部位不同,征象也就随之而异。⑤津液生化输泄与肺脾肾三脏功能正常与否相关。其中任何一脏功能失调,都可使其水湿停滞三焦。水脏气化不及,自然就要影响水液生化输泄而呈病态。⑥在五大系统之中,都有相反征象。如体表肢体浮肿与体常自汗,脾胃泄泻与便秘,肝系四肢痿废与筋惕肉瞤,七窍鼻塞与流涕等。虽然征象完全相反,病变机理却同,仅有水湿阻滞,出入失常,升降紊乱之异。⑦方中附子温煦少阴,复肾命气化之常;白术运脾除湿,复脾胃运化之职;生姜宣降肺气以布散水津,茯苓淡渗利湿以通调水道,芍药柔肝缓急以调理肝的疏泄。五药同用,兼及肾阳气化,心阳温煦,脾气转输,肺气宣降,肝气疏泄,三焦通调,反映了体内水液运行有赖五脏协同作用的整体观念。通过此方协调五脏功能,可以恢复水液的正常输泄。此方是以温化阳气为主,故是治疗阳虚水泛的有效名方。

[应用] 此方有温助肾阳,化气行水之功,凡属阳气不足或因阳气虚损引起水液失调,无论征象见于何脏,均可应用。

1. 前列腺肥大 以小便不利、不通为主证。中年以后,阳气渐衰,气化不及,水湿停滞,从少阳三焦下注前阴,形成前列腺肥大,压迫尿路,以致小便困难,审其舌体淡胖,用此方化气行水,可以获效。若因湿热和气虚下陷,则非本方所宜。若是前列腺增生,则效果不佳。

2. 肾病水肿 肾功衰竭,可用本方加人参、鹿茸益气温阳,桂枝、桃仁、牡丹皮之属改善血运,肾功庶可逐渐恢复。陈某,58岁,重庆某军工单位干部,85年患肾炎,86年因肾功能衰竭住入成都某院,医治数月未见寸效,求治于余。因其舌体淡胖,遂书此方加人参、桂枝、桃仁、牡丹皮付之,连服3月,肾功能基本恢复,于87年2月出院,其后6年,两度检查肾功能,均正常。

3. 遗精滑泄 是因湿从三焦下注前阴,扰其精室,有如强盗踞室,主人外窜。用此方化气行水,令湿不下注,滑泄可愈。四川大学哲学系学生李某,滑泄无度,每周必遗泄四、五次,有时泄不虚夕,求治于余,观其舌淡而胖,为书此方加牡蛎付之,数服以后,大见好转,一月仅二三次,已趋正常,嘱其再服,巩固疗效。

4. 肥胖病 多因肾阳虚损,既不能化谷精为肾精,又无力化水津为水气,于是脂凝液积而形体肥胖。此证多见于中年以后,但亦有青年即患此者。周某,婚后一年,体形发胖,步履艰难,不能劳作。求治于余,为书此方加泽泻付之,数十剂后,体态始渐正常。又邓中甲治一女人，年近六旬，身高不到 1.6 米，体重竟达 86 公斤，一堆肥肉，纵横莫辨。服此方一月，体重即降至 78 公斤，疗效堪称显著。

5. 阳虚感冒　此证多见于阳虚或表虚病人，气候稍有变化，即呈水液失调，可用此方振奋阳气，调理水液。余素体阳虚，每患感冒即用此方加当归、黄芪，一二服即愈。盖表虚太甚，不仅不能解表，还须固表。方中附子用至 60g，干姜用至 30g，始能见效，少用即不效。属于体质中最独特者。一般阳虚感冒，则重用生姜，白术改用苍术。

6. 过汗亡阳，或产后阳虚　以自汗不止为主证。用本方加黄芪、当归、人参、五味子、牡蛎温阳益气，固表敛汗，连服数剂，可以获效。某，暑天产后自汗不止，自拟桂枝汤调和营卫，无效。求治于余，因见舌体淡胖，为书此方加上药数剂而安。

7. 风丹　属于表卫阳虚，遇冷即发者，用此方加当归、黄芪、桂枝、甘草、大枣（即桂枝汤、真武汤、当归补血汤三方合用）可望获效。1980 年春，宜宾 812 厂一职工患风丹，每发即昏倒，两度住院，仍未根治。余书此加减方数剂而安，至今未发。

8. 风湿　关节不红不肿，或只肿不红，疼痛，遇寒加剧，属于寒湿型者。本方加麻黄、桂枝、细辛、防己、川芎。

9. 风湿性心脏病　面色晦黯，咳嗽喘急，面浮，重者不得卧，脉结代。本方加防己、黄芪、桂枝，增强行水之功。如喘不得卧，自汗出者，加人参、五味子，益气固表。

10. 高血压　眩晕头痛，耳鸣心悸，行动气急，夜尿增多，舌脉如前者，本方加牛膝、桑寄生、泽泻。刘某，女，56 岁，宜宾县，喜捷区人，1976 年患高血压，头昏不能站立，观其体胖舌淡，为书此方加牛膝、泽泻、桂枝。服十余剂后，血压下降。1984 年途经喜捷，问其近况，一切正常。

11. 冠心病　证见心痛，短气，心悸，自汗，形寒肢冷者，本方加瓜蒌壳、薤白、半夏、桂枝通阳宣痹。钱某，1973 年患冠心病，见其舌体淡胖，用此方加上药，二月而安，二十年来，未见复发。

12. 肺源性心脏病　咳嗽、气喘、心悸，吐痰清稀。用本方加陈皮、半夏、桂枝、细辛、五味子温阳化气，祛痰行水，可以改善证状。生姜换为干姜，效力更强。若病情严重，心悸、气喘，不得平卧，尿少身肿，下肢尤甚，四肢逆冷，面色晦黯，舌体淡胖，苔滑腻，脉沉弱者，与五苓散同用。

13. 充血性心力衰竭　证见心悸、气喘，畏寒怯冷，尿少、腰酸，面色苍白或青紫，全身浮肿，舌淡苔白，脉沉细或结代者。本方生姜换成干姜，加桂枝、泽泻增强温阳利水功效，并加人参补益心气。

14. 心动过缓　心率每分钟 40～50 次，审其舌体淡胖，用本方加人参大补元气，使三焦气充，则心动有力。生姜可改用干姜。

15. 阵发性心动过速　发时心率每分钟在 100 次以上，未发时则脉缓无力，每分钟不到 60 次者，即可应用本方。宜宾吴某，50 余岁，每月必患心动过速一、二次，发时心率每分钟 160 次左右，每次数小时，患者平素嗜茶，年来已不欲饮，是水气凌心之象，遂先以真武汤合己椒苈黄丸温阳逐饮，继以本方加人参，观察 3 月，未见复发。

16. 小儿麻痹　证见患肢不温，或较健肢稍冷，沉重不用，疼痛，食欲减退或正常，舌淡苔白滑，脉沉细。时间稍久者，与舒筋活血的牛膝、当归、红花、丹参之类配伍。

17. 精神异常　气血津液郁滞，皆可导致精神异常，水饮痰湿引起精神异常尤为常见。

因痰浊、湿热而致者,人皆易晓,因少阴阳虚、水湿壅阻而致者,则鲜为人知。审其舌脉征象确属阳虚,投此可以获效。亦可加入甘遂,增强逐水力量。

18. 呃逆　呃逆是膈肌痉挛征象。本方加人参、甘草以温阳化气,柔肝缓急,较人参、附子治虚呃犹胜一筹,盖方中芍药、甘草能缓解挛急故也。余曾以此治疗2例,皆效。

19. 慢性咽炎　以咽中如有物阻为主证,系气郁津凝,阻于咽部的病理现象。不偏寒热者,用半夏厚朴汤降气逐痰;阳虚湿滞者,可用此方合麻黄附子细辛汤宣上温下,肺肾并调,津气同治,连服数剂,可望获效。声音嘶哑,亦同此法,加入桔梗亦妙。

20. 视物昏花　目能视物,端赖精血充足,已为医所熟知,故补益肾精似已成为治疗视物昏花定法。其实,水湿壅滞令人昏花,尤为常见。须知湿滞眼底,犹如镜面有雾相蒙,故尔显像模糊。若系湿热,宜用三仁汤、甘露消毒丹之类清热除湿;若系痰浊,可用温胆汤之类除湿祛痰;不偏寒热,可用当归芍药散养血调肝,健脾除湿;若系阳虚气化不及,即宜用真武汤、五苓散之类化气行水。湿能令人昏花,古人已经注意,观驻景丸中配伍车前仁即其实例,加入车前仁疗效较佳。

21. 头发脱落　多因湿浊阻于皮下,头发失去营养使然。此方有温阳行水之功,对于阳虚湿滞的头发脱落,可以阻其复落。但不能促其复生。

再附验案一则,供同道参考。宜宾县隆兴乡农民李某,50余岁,1978年春节就诊。自述每日上午肚脐中即不断吸气,气从肚脐吸入以后,腹胀难忍,虽用长巾紧束其腰亦无济于事,半夜以后不断矢气,腹胀才又逐渐消失,周而复始,已逾一年。患者初叙病情时余笑系无稽之谈,经患者辩解再三,又是老实农民,余始信其不妄。观其面色苍白,体质很弱,舌体淡胖,是阳气虚损,表卫不固征象,遂书此方加当归、黄芪、五味子以温阳化气,实卫固表,聊为塞责,未敢望其获效。一周以后,李某又来复诊,竟谓服此方三剂后,肚脐吸气现象消失,此亦治疗中所仅见,且属偶然而中者。

[歌括]　温阳行水真武汤,茯苓术芍附生姜,
　　　　小便不利有水气,喘悸身肿用皆良。

附子汤(《伤寒论》)

[组成]　附子30～90g　白术15～30g　芍药12～24g　茯苓12～24g　人参10～20g

[用法]　水煮1小时,汤成,去渣,分3次,温服。

[主治]　少阴阳虚,气化不行,背恶寒,身体痛,手足寒,骨节痛,心悸,浮肿,口中和,舌体淡,苔白滑,脉沉者。

[证析]　肾阳是五脏阳气根本,气赖此阳才能生化不息,血赖此阳才能环周不休,津赖此阳才能升降自如。肾阳一虚,常见阳气不足和津凝为湿两类见证。背为阳,是督脉所经之地。背部恶寒,是肾命火衰,阳虚不能卫外之象;手足寒冷,是阳虚不能鼓运血流,气血不能达于四末之征;心悸,是心阳衰弱与水气凌心反映;脉沉,是阳气不足,津凝为湿,营阴滞涩现象;舌淡口和,亦是阳气不足佐证。身体痛,骨节疼者,是气化不足,津凝为湿,滞留肌肉,流注关节也;浮肿者,是水泛肌体也。综合上述,此证属于少阴阳虚,水湿停滞所致。

[病机]　少阴阳虚,气化不行。

[治法]　温阳除湿法。

[方义]　湿滞虽是主要表现,却因阳虚不能化气行水所致,治疗此证,当以温补阳气为

主,阳长阴消,才是治病求本之道。故尤怡谓:"气虚者,补之必以甘,气寒者,温之必以辛,辛甘合用,足以助正气而散阴邪,参、附、苓、术是也。而病属阴经,故须芍药以和阴气,且引附子入阴散寒,所谓向导之兵也。"此证芍药之用是舒经脉之挛而止疼痛,非尤氏所谓"向导之兵也"。

真武汤是治水神方,此方是真武汤倍用白术、附子,减去生姜,加入人参,故亦常用于水湿为患,其制方之理亦与真武汤略同。方用附子温肾阳以助气化,白术补脾胃以助健运,芍药柔肝木以理疏泄,茯苓通水道以导湿行,四药既调脏腑功能,又祛已停水湿。不用生姜,是因表卫已虚,不宜再投辛散;加入人参,是同附子温补少阴阳气,使心阳有根,卫阳有源,可收振奋心阳,实卫固表效果。倍用白术、附子者,二药善祛表湿,任不重则功不专也。此方药物增损,用量大小,都有深意,若非仲圣,何能及此。

[应用]　用此方治体表寒湿,力量强于真武,审其舌淡、苔白、脉迟,即可投此。由于方中人参、附子合用,强心力量甚强,故亦可治心动过缓、阵发性心动过速、心力衰竭等病证。

[歌括]　仲圣留传附子汤,参苓术附芍药匡,
　　　　　阳虚湿滞从何治,温阳化气力能康。

春泽汤(《证治准绳》)

[组成]　桂枝 10g　白术 10g　茯苓 15g　猪苓 12g　泽泻 20g　人参 10g
[用法]　水煎服。
[主治]

1. 咳而遗尿。

2. 气虚伤湿,小便不利。

[证析]　此方用于两类证候,一是气虚伤湿,小便不利;一是肺肾两虚,咳而遗尿。小便不利是肾的气化不及,水湿停滞,若兼气虚,即属气虚伤湿机理。咳而遗尿,妇女才有此证。多因肺气虚损,不能摄津,肾失气化,水泛高原所致。反映了水液壅滞与肺虚失制两种相反病机同时存在。咳是肾阳不足,不能化气行水,水邪犯肺所致,病本在下,病标在上;遗尿则因肺气虚损,上虚不能制下,病本在上,病标在下。

[病机]　肺气虚损,不能摄津;肾失气化,水泛高原。

[治法]　温阳化气,益气摄水法。

[方义]　春泽汤是由五苓散加人参而成。五苓散化气行水,使气化正常,水不犯肺,则咳嗽可止,治下正所以治上。人参大补肺气,使肺气能够制约水液,则遗尿可愈,治上正所以治下。此证系通与塞两种相反的病理同时存在,用补与泻两组相对的药物施治恰好与病情相符。原著治疗气虚伤湿,不过是在化气行水方中加入人参补气而已,殊无足道。唯用此方治疗咳而遗尿则构思甚奇,此石顽老人之心法也。

此方展示了上病治下、下病治上的治疗方法,很能启人思维。对照麻附五皮饮分析配方法度,更可看出肺肾同病病机的复杂多变,学者留意。余以此方治疗一例尿崩证获效,表面看来是通因通用之法,其实是化气行水之功。

[应用]　此方用于咳则遗尿,审其舌淡苔白,即可应用。也可与小青龙汤合用。

[歌括]　春泽汤中用人参,桂术泽泻合二苓,
　　　　　化气行水兼益气,咳而遗尿此方寻。

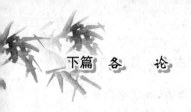

苓术汤（《三因极一病证方论》）

[组成] 附子 15～30g 干姜 10～15g 桂心 10～15g 白术 12g 茯苓 15g 泽泻 30g

[用法] 水煎服。

[主治] 寒湿为患,四肢不仁,半身不遂,骨节离解,缓弱不收;或入浴晕倒,口眼喎斜,手足不用,舌淡苔滑,脉迟者。

[证析] 四肢不仁,是指四肢活动不利;骨节离解,是指筋腱松弛,骨节缓纵不收,凡此种种,都是湿流关节使然。如果感受寒邪,引起脑络挛急,又可出现半身不遂;入浴晕倒,手足不用亦同此理。临证之际,必须鉴别湿的寒热,浴的冷热,不可孟浪。此证当见舌淡、苔白、脉迟,才是寒湿;当因冷水淋浴,才能引起脑络痉挛。若因热浴晕倒,则是血溢于脑,绝非此方所宜。

[病机] 气化不及,水湿停滞。

[治法] 温阳利水法。

[方义] 湿因气化不及而停留,脉因受寒而挛急,均宜辛热助阳。故方用桂心、附子温助肾阳,干姜、白术温运中阳,肾阳得温,脾阳振奋,则湿不停滞;寒邪一散,则挛急可解。复用茯苓、泽泻淡渗利湿,湿去水行,则不仁不用、骨节离解等证亦可逐渐向愈。六药合用,可呈温阳利水功效。

[应用] 此方由真武汤与五苓散二方加减而成。温阳力量强于二方,利水力量大于真武,宜于阳气更虚者。骨节缓纵不收,是因筋脉受湿而弛,此方用温阳燥湿利水之品,符合此证机理,学者留意。

[歌括] 苓术汤方出《三因》,桂附姜泽六味群,

脾肾阳虚水湿阻,温阳利水此方寻。

附子八物汤（《三因极一病证方论》）

[组成] 附子 15～60g 生姜 10～30g 桂枝 10～20g 白术 15～30g 茯苓 15～30g 白芍 10～20g 甘草 5～10g 人参 10～20g

[用法] 水煎,分 3 次,温服,1 日量。

[主治]

1. 风湿厉节,四肢疼痛如槌锻不可忍。

2. 肤腠不密,易冒风湿,身体烦疼,不能屈伸,多汗恶风,头目昏重,项背强急,手足时厥,周身麻痹,肢体微肿。

3. 风湿,体痛欲折,肉如锥刀所刺。

[证析] 三类见证大体相同,均以疼痛为其主证。四肢疼如锤击难忍,体痛肉如锥刀所刺,都是形容剧痛难忍。究其疼痛原因,则因寒湿滞留肌肉,流注关节,筋脉挛急所致。身体烦疼,不能屈伸,兼见多汗恶风,头目昏重,项背强急,周身麻痹,除多汗恶风因于肤腠不密以外,其余征象皆为寒湿阻滞使然。

[病机] 肾阳亏损,寒湿停留。

[治法] 温阳益气,除湿活血法。

[方义] 寒湿滞留,法当温阳除湿。方用附子、桂枝温下焦阳气,助其气化;生姜、白术健运中阳,助其输津;茯苓淡渗利湿,通调水道;白芍、甘草柔和筋脉,缓急止痛。用人参之意有二,一与附子合用,补阳气以实卫,治疗多汗恶风;一与桂附合用,振心阳以畅血运,治疗疼痛。八药合用,能呈温阳除湿功效。一般除湿方内若用甘草有碍水湿下行,此方治疗体表疼痛,用甘草意在缓急止痛。

[应用] 肢体疼痛难忍,审其舌淡、苔白、脉迟,即可投此。

[歌括] 附子八物人参草,苓术姜桂白芍从,

寒湿滞留肢体痛,温阳除湿此方宗。

加减五苓散(《朱氏集验方》)

[组成] 肉桂20g 白术20g 茯苓20g 猪苓20g 泽泻30g 木香20g 丁香20g 沉香20g 槟榔20g 白豆蔻10g

[用法] 上为细末,每服5g,煎白樟柳汤,空心服。如要增强利水作用,加甘遂1.5g,利3～5次,再用调气药止之。

[主治] 水肿,胸腹胀滞,舌淡,苔白,脉迟。

[证析] 水肿是本方主证;阳虚水停,湿凝气阻,是此证病机;胸腹胀满,是水停腹内与气滞不畅的综合反映。三焦为津气共同运行通道。今因肾的气化失司,脾的输机不运,津液不能正常运行,于是水停三焦,外泛作肿,内停作胀。水停三焦,阻碍气的运行,津气交阻,于是呈为胸腹胀满。如何知道此证属于阳虚?从舌淡,苔白,脉迟知之。

[病机] 阳虚水停,湿凝气阻。

[治法] 温阳利水,利气醒脾法。

[方义] 此方用肉桂温肾化气,恢复肾的主水功能;白术运脾除湿,白豆蔻醒脾化湿,丁香温中行气,恢复脾胃健运之旧;猪苓、茯苓、泽泻淡渗利水,通调水道,七药同用,成为脾肾同治,温阳行水法则。水停三焦,阻碍气机,故配木香、槟榔行破三焦滞气;并有白豆蔻兼走上焦,开泄肺气,丁香温中散寒,健行中气,沉香直达下焦,散其寒气,三焦和调则窒塞可开,窒塞既开则胀满可除。行气药物不仅可以行气宽胀,亦有气行则水行之意。樟柳亦名广东商陆,为姜科植物闭鞘姜的根茎,有行水消肿功效。用此煎汤送服,意在增强消水效力。如果不效,才加逐水力量最强的甘遂,使水从大便下行,加此一味,遂一变而成利水与逐水二法合用的配伍形式。

[应用] 此方主治原著只有水肿两字,不能辨别病位、病性,故加舌淡、苔白、脉迟作为阳虚辨证依据。

[歌括] 加减五苓用二苓,桂术丁沉蔻泽行,

木香槟榔共十味,阳虚水肿此方斟。

五饮汤(《证治大还》)

[组成] 旋覆花10g 半夏10g 陈皮10g 姜制厚朴5g 炒枳实2g 吴茱萸2g 甘草2g 肉桂5g 茯苓10g 泽泻10g

[用法] 加生姜10g,水煎服。

[主治] 遍身肿胀,属支饮、溢饮。

[证析] 肺脾肾任何一脏功能失调,都可影响水液运行,变生痰饮水湿。本方证是针对肺失宣降,脾失健运,肾失气化,三脏同病,水饮内停,外泛成肿而设。《金匮要略》云:"其人素盛今瘦,水走肠间,沥沥有声,谓之痰饮;饮后水流在胁下,咳唾引痛,谓之悬饮;饮水流行,归于四肢,当汗出而不汗出,身体疼重,谓之溢饮;咳逆倚息,短气不得卧,其形如肿,谓之支饮。"这里所谓溢饮、支饮,是指遍身肿胀或喘咳而言。水肿当分寒热虚实,只言身肿不能确定病性,兼见舌淡苔白,才是阳虚现象。

[病机] 三焦同病,水饮内停。

[治法] 降肺运脾,化气行水法。

[方义] 三脏功能失调,水饮停聚为肿,理当调理三脏功能,才是治病求本之道。此方用旋覆花走上焦下气行水,恢复肺气宣降;半夏、生姜、陈皮、厚朴走中焦燥湿芳化,合甘草恢复脾运;肉桂走下焦温肾命之阳,助其气化,三脏功能恢复,水液运行无阻,庶无再积之忧。茯苓、泽泻通调水道,引导水饮下行,祛除已停之水。治水须兼调气,旋覆花、枳实降肺气助其下行,吴茱萸疏肝气助其条达,陈皮、厚朴利脾气调其升降,三焦气调则津随气而升降,诸药共用,成为治中为主,兼调上下的配伍形式。

[应用] 可以用于两个方面,一是阳虚水肿;一是咳痰清稀。

[歌括] 五饮汤用旋覆花,陈夏苓泽草姜加,
桂萸枳朴同煎煮,痰饮水肿服之佳。

萆薢分清饮(《杨氏家藏方》)

[组成] 川萆薢 乌药 益智仁 石菖蒲各等分

[用法] 研细末,每次15g,入盐一捻,水煎服。

[主治]

1. 小便浑浊,频数无度,旋即澄下,凝如膏糊。

2. 白浊,少腹不仁,小便困难,小便后尿道口有少量黏液。

3. 妇女寒湿带下。

[证析] 小便浑浊与白浊机理有所不同,不能混为一谈。浑浊是因脾不运湿,痰浊从三焦下流归肾而成,是水液病变,湿浊是从尿路而下;白浊是以少腹不适,小便困难,尿后有少量黏液流出为特征,是肾精病变,白浊是从精隧而下。此方原治小便浑浊,但亦可治白浊,所以方论多含混不清。所谓"小便浑浊,凝白如油,光彩不定,旋即澄下,凝如膏糊",是脾阳不运,湿浊下流,属五淋中之膏淋。所谓真元不足,下焦虚寒,频数无度,则是肾阳不足,不能化精为气,阴精蓄于少腹丹田,压迫尿路,于是小便困难,阳虚不能蒸化水津,湿浊下流,迫精外溢,于是尿后精出,呈为白浊。

[病机] 真元不足,下焦虚寒。

[治法] 温肾化浊,收涩固精法。

[方义] 此方随其所治不同也就体现不同治法。小便浑浊虽属肾系征象,究其浑浊原因,实因脾阳不运,湿浊下注。治当温运中阳,醒脾化湿,湿不下流,清浊自分。故吴崑《医方考》谓:"膀胱者,水渎之区也。胃中湿热乘之,则小便浑浊,譬之湿土之令行,而山泽昏暝也。陶隐君曰:'燥可以去湿,故萆薢、菖蒲、乌药、益智皆燥物也,可以平湿土之敦阜。湿土既治,则天清地明,万类皆洁矣,而况于膀胱乎!'"除胃中湿热乘之一语与此证病性不符以外,其余

均属确论。兹再引本草文献作为吴氏所论之佐证。《本草纲目》谓："萆薢,足阳明、厥阴经药也。……溺多、白浊皆是湿气下流,萆薢能治阳明之湿而固下焦,故能去浊分清,杨倓家藏方治真元不足,下焦虚寒,小便频数、白浊如膏,有萆薢分清饮,正此意也。"《本草正义》谓:脾土喜温而恶寒,喜燥而恶湿,益智醒脾温胃,固亦与砂仁、豆蔻等一以贯之。"菖蒲味辛气温,辛能开泄,温胜湿寒,凡停痰积饮,湿浊蒙蔽,非此芬芳利窍,不能疏通。"方中萆薢、益智仁、石菖蒲都能燥湿醒脾,配乌药散寒顺气,能呈温运脾阳,化浊分清功效。

用此方治疗白浊,才是温肾化浊,收涩固精法则。肾为藏精主水之脏,阴精宜固,废水宜流。萆薢不仅长于利湿,并有固涩阴精作用,小便浑浊得此可以分清,阴精不藏得此可以固密。《神农本草经》谓治"寒湿固痹"是用本品除湿之功;《日华子本草》谓能"益精明目"是用其收涩固精作用。本品一面能行水湿,一面能固肾精,一行一涩,恰与此证机理相符,故是方中主药。益智仁有温脾、暖肾、固气、涩精功效,可复中焦输运,可助肾阳气化,可防阳气耗散,可止阴精外泄,允为萆薢良助。更配石菖蒲化其湿浊,乌药行散肾间冷气,合而用之,能呈温肾化浊,收涩固精功效。原书方后云:"一方加茯苓、甘草。"不仅利湿力量有所增强,亦可缓茎中疼痛。以食盐一捻煎服,取其咸能入肾,引药直达下焦之意。

［应用］

1. 小便浑浊,白浊,审其病性属寒,始可投此。用治精液外泄,萆薢可加重一倍剂量。

2. 此方因有温阳化湿,收涩固精作用,故亦可用于妇女寒湿带下。

［歌括］　　萆薢分清益智仁,乌药菖蒲四味匀,

　　　　　　食盐一摄同煎服,小便浑浊此能清。

温阳行水法共选9方,各方均有特点。

真武汤的用途最广,五脏征象均可应用,但以舌体淡胖为其用方指征。方制之精,以此为冠,若能细为揣摩,将会从中获益。

五苓散治脾肾阳虚,水湿停滞,吐、泻、肿、痛、眩等多种征象。温阳力量弱于真武,利水力量强于真武,用途虽然不及真武广泛,亦属本类方的佼佼者。

附子汤与真武汤相较,仅少一味生姜,增用一味人参。两方所治大体相同,不过本方温阳力量强于真武。由于人参、附子同用,温阳益气力量增强,才能治疗表卫阳虚的恶寒;强心力量增强,才能畅旺血行,治疗手足寒冷,骨节疼痛。

春泽汤由五苓散加人参而成,用治咳而遗尿。通过此方学习,可以加深上病治下、下病治上的理解。

苓术汤是由真武汤、五苓散二方加减而成。所治证候病变本质,一是阳虚,一是湿滞,影响经脉挛急、松弛。此方温阳力量强于以上诸方。

附子八物汤以治少阴阳虚、寒湿阻滞、体痛如折或少阴阳虚、表卫不固、恶风、自汗见长。其基本病理是阳气虚损,津血凝滞。此方有温阳益气,宣痹除湿功效,用治上述证候,可谓适宜。

加减五苓散是五苓散加行气药而成。以治水肿见长,其结构与实脾饮同,可以合参。

五饮汤虽是治疗遍身肿胀,用药却与其他方剂不同。此方用旋覆花降气

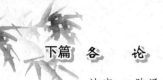
祛痰,二陈汤合枳实、厚朴利气调中,肉桂合茯苓、泽泻化气行水,是三脏同治的配伍形式。

草薢分清饮较为特殊,是治膏淋的主方,此方以草薢为主药,既可利水除湿,又可收敛阴精,故对白浊亦有效果。

三、下焦湿热—泻火通淋

下焦湿热,是指热邪侵入肾系,引起水道失调病变。

泻火通淋,是据下焦湿热病机所拟的治法。

【适应证候】 以小便淋、涩、热、痛,或下血,或尿浊如脂为主证;兼见舌红、苔黄、脉数。

【病理分析】 形成下焦湿热的机理有四:①膀胱受邪,腑病及脏:肾与膀胱有经隧相通,脏腑相连,互为表里。外邪侵犯膀胱,由腑及脏,气郁化热,尿路挛急,水道不利,遂呈小便淋涩作痛。②过食肥甘,脾湿下流:平素过食膏粱厚味,郁结化热,湿热下注,结于下焦,遂呈淋证。③肺失宣降,上病及下:寒邪犯表,或温邪上受,均会影响肺气正常宣降,此自表而入或自上而受之邪,皆可随少阳三焦下行,侵犯肾脏,以致水液失调而呈小便不利,热淋涩痛。④肝失疏泄,水液失调:少阳与厥阴相表里。由膜腠构成的少阳三焦,是水液运行出入之所,水液运行与肝的疏泄功能有关。所谓疏泄失调,实际是因肝系筋膜构成的输尿管道感受刺激而呈挛急,才呈淋涩而痛。

湿热蕴结下焦,肾与膀胱受病,根据临床表现而有气、血、砂、膏、劳五淋之分。小便涩痛,常有余沥不尽征象,称为气淋。是因外邪相侵,导致肝的疏泄失调,以致少阳三焦的津气流通受阻,肾系感受刺激而呈尿痛,因其病在气分,故称气淋。湿热伤及血络,营血溢出脉外,小便下血,茎中痛不可忍,称为血淋。此证是由气分兼及血分,仍以小便淋涩作痛为其特征,仅多尿中有血而已。湿热蕴结下焦,日积月累,煎熬尿液,尿中杂质结为砂石,或在肾区,或在膀胱,小者如砂,称为砂淋;大者成石,即为石淋。膏淋则以尿浊如膏为其特点。劳淋不属湿热范畴,在此从略。

【立法组方】 上述四淋,虽然病因不尽相同,因其病位同在肾系,病性同属湿热,所以都宜使用泻火通淋一法。泻火目的,在于消除致病原因或解除郁结之热;通淋目的,是使水道恢复正常。但在组合这类方剂时,仍应根据不同证象选用相宜药物,才能收到疗效。

气淋:外邪相侵,初起常呈寒热往来,尿频、尿急、尿痛,腰部胀痛,小腹拘急,坠胀不适等征象。此属湿热蕴结下焦气分,因其病性属热,故又称热淋。其中寒热往来是邪在少阳的典型征象,其余则是津气逆乱,泌尿系统感受刺激,反映出从腰部至前阴的一系列征象。宜选用栀子、黄芩、大黄、金银花、紫花地丁、蒲公英、野菊花等清热解毒药和瞿麦、萹蓄、滑石、木通、车前草、白茅根、石韦等利水通淋药组成泻火通淋方剂。如八正散、加减柴苓汤、五淋散、龙胆泻肝汤等,即可用于上述证候。

疫毒侵淫肾系呈为热淋,清热解毒可以消除发病原因,自是方中主药,但应调理脏腑功能,才具中医特色。除应配伍利水药外,还须注意调气活血,才使治法趋于完善。所以这类方常配调气的柴胡使少阳三焦气机通畅,活血的大黄使血脉流通,照顾到了气血津液宜通的生理特点。调气活血均从肝治,其意即在调理肝的疏泄功能。与叶氏淋属肝胆之说不谋而合。由于尿频、尿急、尿痛是因尿路感受刺激而呈挛急所致,又宜配入白芍、甘草柔肝缓急,才与病理相符。

　　血淋:以尿中有血为特征。是热入血分,迫血外溢之象。故《诸病源候论》说:"热淋之甚者则尿血,血之行身,通遍经络,循环腑脏,失其常经,溢渗入胞而成血淋。"应于泻火通淋方中,加大蓟、小蓟、白茅根、旱莲草、阿胶、蒲黄等凉血止血药,共收通淋止血功效。如猪苓汤、小蓟饮子、牛角散、郁金散等,均为此证而设。

　　热盛血溢而呈血淋,虽宜凉血止血,应当止血防瘀,可于方中适当配伍当归、生蒲黄、牡丹皮、大黄之属,共收凉血止血之效。本法与清热止血法相较,仅多一组利水通淋药物,可以合参。

　　膏淋:此证可见于两种情况:①脾湿下流,以小便浑浊如膏为特征。②性欲过度,或疫毒侵入精窍,尿后常有黏液流出,兼见毛际以上常感不适。上述两种情况,均宜清热利水与固精敛液双管齐下,才能收到效果。由于萆薢具有除湿、固精两种作用,也就成为治疗膏淋主药。如程氏萆薢分清饮、银花土苓汤即为此证而设。

【例方】

五淋散《太平惠民和剂局方》

[组成]　赤茯苓 15g　当归 10g　赤芍 15g　山栀 15g　甘草 6g

[用法]　水煎服。

[主治]　热结下焦,小便淋涩不畅,频欲小便,小腹急痛,或尿如膏汁,或夹砂石,或热淋尿血者。

[证析]　热结下焦,水道不利,故尿频淋涩,少腹急痛;热伤血络,故尿血;湿热相合,郁结下焦,故尿如膏汁;湿热蕴结下焦,日积月累,尿中杂质结为砂石,故尿中夹砂石。综观此方治证,包括了气血砂膏四淋的证状。

[病机]　热结下焦,水道不利。

[治法]　清热泻火,利水通淋法。

[方义]　方用山栀泻火解毒,清肝止血,赤茯苓清利湿热,利水通淋,两药共呈泻火通淋之效。赤芍凉血散瘀,当归活血止痛,二药能活血散瘀而止少腹急痛。小便淋涩作痛是因经隧感受刺激,经隧是由肝系之膜构成,用甘草有"肝苦急,急食甘以缓之"之意。

[或问]　古人有甘草梢入茎中而止痛之说,但未深入分析何以能够止痛之理,今谓与肝系所主筋膜有关,是否符合临床?躯体筋膜与五脏经隧都是肝系组成部分,发生病理改变不是挛急就是松弛。凡属痉挛均宜柔肝缓急。因挛急引起肺系喘咳,心系动悸,肝系疼痛,脾系吐利,肾系淋涩作痛,多用甘草,就是甘以缓急的具体应用。与芍药同用,柔肝缓急效果更佳。

[应用]　本方是治热淋,尿频淋涩,尿中有血的常用方。以本方为基础加减化裁,可通治诸淋。如加金钱草、琥珀、海金沙、榆白皮、车前仁等治石淋;加小蓟、白茅根、旱莲等治血淋;加柴胡、黄芩、银花藤、蒲公英等治气淋;合萆薢分清饮治膏淋。亦可治疗前列腺炎,小腹急痛。

[歌括]　五淋散用草栀仁,归芍赤苓五药群,
　　　　　热结下焦淋涩痛,泻火通淋此方斟。

八正散《太平惠民和剂局方》

[组成]　瞿麦　萹蓄　滑石　木通　车前子　甘草梢　栀子　大黄(面裹煨)各等分

[用法]　为末,每服 5~10g。清水一盏,加灯心草煎服。

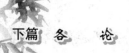
[主治] 热结下焦,小腹急满,小便浑赤,溺时涩痛,淋沥不畅,或癃闭不通,咽干口燥,脉实而数。

[证析] 尿频、尿急、尿痛,是本方主证;下焦湿热,是此证病机;小便浑赤,兼见口干咽燥,脉实而数,是病性属热的辨证依据。是因外邪相侵,由腑及脏,邪化为热,水道不利,呈为小便淋涩疼痛等证。若小便不通,谓之癃闭。

[病机] 下焦湿热。

[治法] 泻火通淋法。

[方义] 本方是治湿热蕴结下焦,导致小便淋涩作痛的常用方。方中瞿麦、萹蓄、滑石、木通、车前子都是清热除湿,利水通淋药,对下焦湿热成淋证候,既可消除致病原因,又可治疗主要征象。这一组药的利水作用较强,但对热盛成淋之证,清热力量似有不足,故配栀子、大黄导泄肝胆三焦膀胱之热,增强泻火解毒功效。大黄还有活血、止血作用,如果尿中带血,是气病及血,热迫血溢现象,利用大黄清热、活血、止血之功,可使已瘀之血下行,未溢之血宁谧,一举多得。甘草甘缓止痛,又防诸药苦寒伤胃,也是一举两得。小便不通而成癃闭,亦可以此活血通淋。

[应用] 本方对于湿热蕴结下焦,小便热涩淋痛,有良好效果。若热毒较盛,高热、寒战者,加柴胡、金银花、紫花地丁、野菊花等药清热解毒;出现血尿加大蓟、小蓟、白茅根、旱莲草等药凉血止血;若为砂淋、石淋,亦可用本方加金钱草、海金沙、琥珀等药通淋化石。癃闭、小便不通,检测前列腺肿大,与桃核承气汤合用。

[歌括] 八正木通与车前,萹蓄大黄滑石研,
　　　　草梢瞿麦兼栀子,泻火通淋病自蠲。

加减柴苓汤(重庆市一中医院方)

[组成] 柴胡 15～30g　黄芩 15g　半夏 10g　猪苓 10g　茯苓 15g　泽泻 15g　滑石 20g　甘草 10g　银花藤 30g　金钱草 30g

[用法] 水煎服,1 日 1 剂。

[主治] 少阳湿热,下注成淋,寒热往来,心烦欲呕,口干苦,不思饮食,腰痛,少腹痛,尿频而热,苔薄黄,脉濡数。

[证析] 本方是治下焦湿热初起兼少阳证方。寒热往来,心烦欲呕,口干苦,不思饮食,为少阳三焦半表半里证象。尿频而热,腰痛,少腹痛等,为下焦湿热征象。下焦湿热兼见少阳证,是肾盂肾炎初起常见证型。

[病机] 少阳三焦湿热,下注成淋。

[治法] 和解少阳,泻热通淋法。

[方义] 本方用小柴胡汤中主要药物柴胡、黄芩、半夏三味和解少阳,解除寒热往来、心烦口苦等证;用金钱草、银花藤、猪苓、茯苓、泽泻、滑石、甘草等药清热解毒、利水通淋,解除下焦湿热征象。两组药物配伍,共呈和解少阳,泻火通淋效果。方中柴胡、黄芩、银花藤宜重用,并可加栀子、车前草、败酱草等解毒药,促使菌尿转阴,脓尿消失。若有血尿,可加小蓟、白茅根、旱莲草。

[应用] 初期兼见少阳征象可用此方。清热力量不足,但能兼顾不思饮食等证,是其优点。结构似龙胆泻肝汤,但无凉血的生地黄,活血的当归,故对尿中有血者不能兼顾。

[歌括]　加减柴苓滑泽甘,银花芩夏配金钱,
　　　　　下焦湿热尿频痛,通淋和解病可痊。

猪苓汤(《伤寒论》)

[组成]　猪苓 15g　茯苓 15g　泽泻 15g　滑石 15g　阿胶 15g
[用法]　前 4 味水煎,汤成去渣,阿胶烊化,用药汁冲服。
[主治]　血淋。小便涩痛,点滴难出,尿血,少腹胀满作痛者。
[证析]　血淋是以小便涩痛,尿中有血为特征。病在肾系,病性属热,是湿热伤损肾系血络,血溢脉外,随尿而下。所以,津血同病是其基本病理。其病变过程如下:外邪侵入肾系,功能失调,气郁化热,水道不利则热淋;湿热损伤血络,血溢脉外则尿血。
[病机]　下焦湿热,血络受损。
[治法]　滋阴止血,利水通淋法。
[方义]　湿热成淋,法当利水通淋。方用猪苓、茯苓、泽泻、滑石清热利水,通调水道,是为肾系水液失调而设。脉络受损,血随尿下,又当止血。阿胶既可收敛止血,又可补充受损之阴,血止阴滋,血尿随之消失。五药共用,能呈止血滋阴,利水通淋功效。

此方没有解毒药物,似乎不能消除致病原因。须知猪苓汤证多见于受暑以后,方中滑石善于清利暑热,即为消除病因而设。1959 年盛夏,骄阳似火,余一日步行百里,晚间小便涩痛难忍,点滴难出,尿中带血。服此一剂而安,即是一例。如果属于尿路感染,可以加入解毒药物。

[应用]

1.《类聚方广义》云:"猪苓汤治淋病点滴不通,阴头肿痛,少腹膨胀作痛者,若茎中痛,兼用滑石矾甘散。"明确指出此方是治热淋之方。

2.《方函口诀》云:"此方为下焦蓄热,利尿之专剂。若邪在上焦,或有表热者,为五苓散证。凡利尿之品,皆主泌别津液,故二方俱能治下利,但其病位有异耳。此方专主下焦,故治淋病或尿血。其他,水肿之属实者,及下部有水气,而呼吸如常者,用之皆能奏功。或加车前子、大黄;治尿血之重证,兼用黄连解毒汤。"这里说明了几点:①将本方与五苓散作了比较,明确指出此方专主下焦。②此方除治血淋以外,亦可治疗水肿,并以呼吸正常(不是中上两焦病变)为其用方指征。③血淋重证,可加大黄、黄连、黄芩、栀子等清热解毒药。

[歌括]　猪苓苓泽滑阿胶,小便尿血涩痛疗,
　　　　　心烦不眠尿不利,止血通淋法昭昭。

郁金散(《太平圣惠方》)

[组成]　郁金 30g　生地黄 30g　瞿麦 30g　车前叶 30g　滑石 30g　芒硝 30g
[用法]　研为粗末,每服 12g,水煎去渣,温服,隔 1 小时再服。
[主治]　血淋及尿血,水道涩痛。
[证析]　小便下血,淋涩作痛,称为血淋;如果不痛,称为尿血。血淋是因外邪侵入肾系,功能异常,水道不利,气郁化热,热伤血络,成为血淋。尿血则有多种原因,或因跌仆损伤,肾络破裂;或因肾系结核,损伤血络;或因血瘀成为肿瘤,以致血不循经。本方所治,是因瘀血引起。

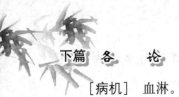

[病机] 血淋。

[治法] 泻火通淋法。

[方义] 此方有凉血止血、活血破瘀、泻火通淋作用。随其所治不同,主药也就随之而异。先从血淋言之,方用生地黄凉血止血,消除出血原因,治疗出血主证。配伍郁金行气活血,芒硝破瘀通淋,能使瘀血下行。瞿麦、车前叶、滑石是清热利水药,三药可以治疗小便热淋涩痛,两组药物合用,反映了津血并调的配伍形式。再从治疗尿血言之,郁金才是主药。郁金有行气活血之功,《唐本草》谓"主血积、下气、生肌、止血,破恶血,血淋、尿血。"可使气机调顺,恶血下行。配生地黄助其凉血止血,芒硝助其软坚积、行瘀血、通五淋,增强行血止血功力。复用瞿麦、车前叶、滑石利水通淋,调理下焦,用于尿血,也展示了津血并调的配方法度。

猪苓汤与本方都治血淋,但前方纯从止血着眼,此方是止血与活血并用,结构略有不同。

[应用] 治疗血淋可以见效,但应随证加入凉血止血与清热解毒药物,增强消除病因及止血作用。治疗尿血,可以试用。

[歌括] 郁金散用地黄硝,凉血止血活血疗,
瞿麦滑石车前叶,泻火通淋建功劳。

萆薢分清饮(《医学心悟》)

[组成] 萆薢 24g 黄柏 6g 石菖蒲 6g 茯苓 10g 白术 6g 莲子心 6g 丹参 10g 车前子 12g

[用法] 水煎服。

[主治] 下焦湿热,小便浑浊不清,小腹胀痛不适,小便不利,淋涩热痛。

[证析] 小便不利,淋涩疼痛,浑浊不清,是泌尿系统病变,即五淋中的膏淋。究其小便浑浊机理,则与脾湿下注有关。如果小便不利而小腹胀痛不适,尿道口有黏液渗出,则属精隧病变(前列腺炎)。小便不利是因精室(前列腺)肿大压迫尿路所致。导致精室肿大原因甚多,或因肝郁气滞,或因血络瘀阻,或因湿浊下注,或因相火亢盛,精液分泌过旺,堵塞精室。无论气滞、血瘀、湿浊或败精堵塞,总与肝肾有关。盖小腹既是肾藏精液之处,亦是厥阴经脉循行部位故也。此证属于下焦湿热机理。

[病机] 下焦湿热。

[治法] 清热除湿,分清导浊法。

[方义] 湿热阻滞下焦而呈小便浑浊,治宜清热除湿,分清导浊。方中萆薢既能除湿,又有固精功效,用为主药,固精祛湿兼顾。车前子、茯苓淡渗利湿,导泄已停之湿浊,疏通堵塞之窍隧;石菖蒲芳香化浊,白术运脾除湿,杜绝脾湿下流,即土坚凝则水自澄清之意。黄柏苦寒坚阴,清泻相火;莲心味苦入心,清其心火,与萆薢配合,使君相之火不炽,阴精得以蛰藏,庶无白浊之虞。佐丹参行血祛瘀,与叶氏用虎杖治淋病意同,本方结构反映了燥湿导浊、活血行滞、清泻相火三者兼顾的配方法度,对湿热型白浊,适当增损,可以获效。

[应用] 此方配伍活血的丹参,清泻心肾的莲心、黄柏,显然是针对白浊。加入当归、贝母、苦参,疗效尤佳。若治湿热下注的膏淋,则无须加减。

[歌括] 钟龄萆薢分清饮,黄柏苓术车前仁,
莲心丹参石菖蒲,湿热白浊服之宁。

土茯苓汤（验方）

[组成]　土茯苓100g　金银花50g　虎杖30g　萆薢20g　木通10g　生甘草10g

[用法]　水煎服。可连服数十剂。

[主治]　梅毒。

[证析]　梅毒不是尿路病变,是因性生活不洁,梅毒侵入精隧所致。

[病机]　毒侵精隧。

[治法]　清热解毒,利窍通淋法。

[方义]　梅毒侵入精隧,法当清热解毒,消除致病之因。方中土茯苓甘淡性平,《滇南本草》记载此药能治"五淋白浊,杨梅疮毒。"临床报告以土茯苓、金银花、甘草三药煎服,治疗梅毒,其血清转阴率在90％以上。复配虎杖增强解毒力量,通其血脉之滞;木通利尿行水,利其湿浊之阻;萆薢除湿固精,不使精液外泄,六药组合成方,能呈清热解毒,利窍通淋功效。

[应用]

1. 此方治疗性病有效。

2. 方中有金银花、虎杖清热解毒,木通利尿行水,甘草缓急止痛,加生地黄即导赤散加味,故一般热淋亦可选用。

[歌括]　土茯苓汤银花草,萆薢虎杖木通添,

　　　　毒入精关成性病,长久服之病可痊。

━━━━━◆►►►⌒⌒⌒⌒⌒⌒◄◄◄◆━━━━━

泻火通淋共选7方,都以下焦湿热为其病机,都用泻火解毒与利水通淋药为主组合成方,是相同点。但亦同中有异,不能混用。

五淋散、八正散、加减柴苓汤以治下焦湿热,邪在气分为主,仅用泻火与通淋两类药组成。三方相较:清热解毒与利水通淋作用均以八正散最强,加减柴苓汤次之,五淋散最弱。临证当据热势微甚选方,不能动辄使用八正散。

猪苓汤、郁金散二方虽然同治血淋,选药却有不同。猪苓汤以阿胶滋阴止血,是止血之中寓有补血之法;郁金散用生地黄止血,郁金活血,是止血中有活血之法。

程氏萆薢分清饮是治膏淋之方。根据此方结构分析,用治白浊,应有疗效。土茯苓汤是为性病而设,因其解毒作用甚强,一般淋证亦可选用。

四、尿路结石——化石通淋

尿路结石,是指尿液凝结成为砂石病变。

化石通淋,是据尿路结石病机所拟的治法。

【适应证候】　以尿路砂淋、石淋为主证。

【病理分析】　尿路结石,是由下焦湿热煎熬尿中杂质形成结石,阻于肾系而成。根据结石所在部位不同,而有不同征象。肾和输尿管结石,常见腰部隐痛,有时突然发生绞痛,疼痛自肾区向下放射至该侧腹股沟或大腿内侧,甚至前阴部分。如果结石位于输尿管的下段,则最痛点可在腹股沟附近,其疼痛又可向肾区放射。膀胱结石主要表现为排尿突然中断,伴有剧烈疼痛,并向会阴或阴茎头部放射。除疼痛这一主证以外,部分病人尚有尿频、尿急、尿痛等征象。

　　结石存在肾系产生疼痛,若能通过化石而使结石消除,即可达到治疗目的,古方常用金钱草、海金沙、鸡内金、鱼脑石、琥珀、火硝、蓬砂、胡桃肉等具有化石作用的药物配入通淋方中,即是此意。但是化石不如排石,促使结石排出体外,才是有效的治疗方法。为了达到排石目的,应从以下几个方面予以考虑:①使其变小,易于下行;②使输尿管道暂时松弛,为结石下行开辟道路;③配伍滑利窍道之品,减少结石下行阻力;④增加尿量,将结石推向前进;⑤使用降气活血之品,增强输尿管道蠕动,促使结石下行。因此,这类方应在通淋化石的基础上,配伍长于缓解痉挛之白芍、地龙、甘草松弛输尿管道;体滑之滑石,多液之车前仁、冬葵子、榆白皮滑利窍道;降气之枳实、沉香,行血之牛膝、大黄以助气血下行(实际是促进输尿管蠕动)。这种方剂结构既考虑了结石本身,也考虑了输尿管道和气血津液各个方面,值得注意。体现这一治法的有石韦散、凿石丸等。

【例方】

凉血散 《神巧万全方》

　　[组成]　青黛30g　黄芩90g　大黄90g　王不留行30g　赤芍药45g　蒲黄30g　石韦30g　木通45g　冬葵子45g　滑石30g　车前子60g(原方有犀角,今以青黛代之)

　　[用法]　研末,每服10g,水煎去渣,温服,以利为度。

　　[主治]　石淋、血淋。下砂石兼碎血片,小腹结痛闷绝,舌红、苔黄、脉数。

　　[证析]　尿中下砂石、血片,小腹剧烈疼痛,是本方主证;尿路结石,血溢成瘀,是此证病机;舌红、苔黄、脉数,是病性属热的辨证依据。热蕴下焦,尿中杂质为热煎熬,日积月累,结成砂石,阻于输尿管道,即成输尿管结石。尿中夹杂血片是泌尿系统出血现象。推求出血原因,一是结石下移,损伤血络;一是血分有热,迫血外溢。结石与瘀血随尿而出,遂见砂石血片;阻于输尿管下段或阴茎以内,遂呈小腹结痛闷绝。

　　[病机]　尿路结石,血溢成瘀。

　　[治法]　通淋排石,活血止血法。

　　[方义]　输尿管道存在结石,法当通淋排石;热迫血溢,出血成瘀,理宜止血、活血。此方所用药物大体可以分成两组,一组着眼于凉血、止血、活血;一组着眼于通淋排石。方用青黛清营凉血,黄芩、大黄清泻肝火,营分热清,肝火得泻,则血能贮藏于肝脏,运行于心脉,不致外溢。三药不仅能够消除出血原因,并具止血作用,用治热盛出血,可谓一举两得。血溢成瘀,阻塞尿路,若不活血,疼痛不能消失。大黄、王不留行、赤芍药、蒲黄四药有活血行瘀之功,与青黛、黄芩相伍,着眼于凉血、止血、活血。结石阻于尿路,才是疼痛的主要原因,应当促其排出体外。石韦、木通、滑石、车前仁均有利水通淋作用,可以增加尿量,推动结石下行;滑石、车前、冬葵子体滑多液,又可滑利窍道,有利于结石下行,上述五药着眼于通淋排石。活血与排石两组药物虽然各有所主,但又不能严格划分。大黄、王不留行、赤芍有活血作用,但也可促进排石,其理与增强尿管蠕动有关。观其大黄能够促进肠道、胆管蠕动和子宫收缩及王不留行可以催生下胎,就是佐证。

　　[应用]　本方可治石淋、血淋。血淋无须加减,石淋可以加入金钱草、海金沙、琥珀、火硝等化石药物,提高疗效。

　　[歌括]　凉血散中用黛芩,王不留行芍将军,
　　　　　　蒲葵通车苇滑石,石淋血淋此方寻。

石韦散《普济本事方》

[组成] 车前子12g 瞿麦12g 石韦30g 冬葵子15g 滑石30g 榆白皮15g 木通15g 赤茯苓12g 甘草6g 赤芍18g

[用法] 水煎服。

[主治] 石淋,尿中夹有砂石,小便难,色黄赤而浑浊;或觉腰痛,小腹痛难忍;或突然阻塞,尿来中断;或小便刺痛,窘迫难忍;或尿中带血,舌色正常,脉数。

[证析] 尿中夹有砂石,为本方主证;下焦湿热,结为砂石,是此证病机。湿热蕴结下焦,尿中杂质结为砂石,小者如砂,即称砂淋;大者如石,即称石淋。根据结石的存在部位不同,遂有不同见证。在肾或输尿管上段,则腰痛;在输尿管下段,则小腹疼痛难忍;在膀胱,时常阻塞出口,则尿来中断;阻塞茎中,则刺痛难忍。如果结石下移时损伤血络,又可出现尿中带血。

[病机] 下焦湿热,结为砂石。

[治法] 通淋排石法。

[方义] 本方是治石淋、砂淋的常用方。以石韦、车前仁、瞿麦、滑石、木通、赤茯苓为主药,能呈较强泻火通淋,排除结石功效。榆白皮、冬葵子、滑石三药擅长滑利窍道,赤芍、甘草二药擅长缓其急迫,均有利于排出结石。若加化石的金钱草、鸡内金、火硝之类,阻止尿液成分改变,疗效更佳。

此方通过增加尿量,滑利窍道,松弛尿管,达到排石目的。配滑利窍道和松弛尿管药物是与其他通淋方的不同之处,学者留意。

[应用] 若能于本方中加入降气的沉香,引血下行的牛膝、大黄,活血的王不留行,可以增强排石功力。

[歌括] 石韦瞿芍草冬葵,榆皮通车苓滑随,
石淋涩痛小便难,通淋排石正相宜。

凿石丸(湖南中医学院附二院方)

[组成] 火硝15g 琥珀9g 海金沙15g 茯苓10g 泽泻10g 地龙9g 赤芍18g 甘草梢6g 滑石30g 冬葵子15g 沉香6g 牛膝15g

[用法] 共研细末,水泛为丸。每次服15g,每日2～3次,饭前温开水送服。

[主治] 尿路结石。

[证析] 此方以治输尿管结石见长。以下腹部疼痛为主证。如果结石在输尿管上段,可见腰常隐痛,有时发生绞痛,疼痛自肾区向下放射。如果结石位于输尿管下半段,最痛点可在腹股沟附近,又可向腰部放射。

[病机] 输尿管结石。

[治法] 通淋化石法。

[方义] 输尿管内存在结石,是其主要矛盾。在考虑治疗措施时,必须立足于排石,使结石排出,疼痛就会随之缓解。前已言之,为使结石能够顺利排出体外,应采取下述措施,为结石下行创造有利条件。①使结石变小,易于下行。②使输尿管暂时松弛,为结石下行开辟道路。③使用滑利窍道之品,减少结石下行阻力。④增加尿量,将结石推向前进。⑤使用降

气和引血下行之品,鼓动结石下行。此方即据上述几个方面组合而成。方中配伍长于化石之火硝、琥珀、海金沙消除结石;利尿行水之茯苓、泽泻增加尿量;缓急解痉之地龙、白芍、甘草松弛泌尿管道;体滑之滑石,多液之冬葵子滑利窍道;降气之沉香和行血之牛膝引导气血下行,从各个方面促进结石排出,是一结构谨严,配伍完善的新方。

所用药物均着眼于排石,是本方配伍特点。因有火硝等药长于化石,可以阻断结石继续形成,故较石韦散高出一筹。唯滑利窍道作用不及石韦散,用时可以加入榆白皮、车前仁,补其不足。

[应用] 输尿管结石可用此方。余曾用此方治疗 4 例肾结石,亦有效。

[歌括] 凿石金沙琥珀葵,火硝苓泽地芍随,

滑石沉香牛膝草,尿路结石此能医。

化石通淋共选 3 方,都可治疗尿路结石,但又各具特点。凉血散是液结成石、热迫血溢、瘀血内阻三种病变同时存在,故用凉血止血、活血行瘀、利水通淋三类药物组合成方,体现通淋排石、活血止血之法。此方展示了三种病机同时存在的治疗方法,最能启人思维,开人眼界。石韦散是湿热下注,结为砂石,故以通淋排石为法,使用清热利水、滑利窍道、松弛输尿管道三类药物组合成方,是立足于排石的典范。凿石丸集溶化结石、利尿行水、滑利窍道、松弛经隧、引导气血下行之药于一方,构思缜密,是较为完善的结构。学者若能领会制方之理,则治疗尿路结石之法,已无余蕴,只是选药仍应考究。

第三节 肾窍病变

五官分别隶属五大系统,耳窍组织结构及其生理功能与肾关系最为密切,故《素问·阴阳应象大论》说:"肾主耳"。肾藏精、主水、主骨生髓,髓通于脑而脑与耳窍相通。耳能闻音,全赖肾系生化之脑髓充盈,阳气温煦,水津润泽,故《灵枢·脉度》说:"肾气通于耳,肾和,则能闻五音矣!"

耳窍病变,以耳鸣、耳聋、耳肿、耳痛最为多见,临证应分虚实论治。虚证多因阴虚、阳虚、气虚、血虚,实证多因气血津液闭塞清窍。《灵枢·决气》所说"精脱者,耳聋;液脱者,脑髓消,耳数鸣"是指肾精亏损,髓海不足或肾水亏损、阴虚阳亢可导致耳聋、耳鸣。《灵枢·口问》所说:"上气不足,脑为之不满,耳为之苦鸣。"是指气虚下陷,清阳不升,可以引起耳鸣;其又说:"人之耳中鸣者,何气使然? 耳者,宗脉之所聚也。故胃中空则宗脉虚,虚则下溜,脉有所竭者,故耳鸣。"则指中气虚损,血液不能随气上头,脑失血养,导致耳鸣。所以虚证应责太阴、少阴、厥阴之气血津精不足。耳为肾窍,耳病自与肾系有关。但手少阳三焦经脉沿耳后入耳中,出走耳前;足少阳胆经经脉亦循行于耳窍前后,所以胆和三焦两经与耳窍关系亦颇密切。少阳三焦位居半表半里,由膜原和腠理组成,是卫气升降出入之所,水液运行之区。气为寒闭,出入异常;气郁化热,上干清窍;津液凝结,变生痰湿,均可从三焦上阻耳窍,成为耳鸣、耳聋、耳肿、耳痛。此外,血络瘀阻引起耳聋,经脉挛急引起耳痛,偶亦有之。故实证应责之少阳、太阴、厥阴气血津液阻滞。气血津精发生病变,引起膜络弛张失度,呈为耳鸣、耳痛。其基本病理是:流动基础物质——气血津精发生盈虚通滞和升降出入异常;固定组织结

构——耳膜与血络弛张失度。

耳窍病变约有七种致病机理：一是实热壅窍，二是肺气闭阻，三是痰湿阻窍，四是瘀血阻窍，五是气虚耳鸣，六是髓海不足，七是阴虚阳亢。由于血虚耳鸣是因气虚下陷，脑失血充；阳虚耳鸣常与精虚机理并存，已在气虚、精虚两法论述，不再另立治法。

一、实热壅窍—泻火宁窍

实热壅窍，是指气郁化火引起耳窍发生病变。

泻火宁窍，是据实热壅窍所拟的治法。

【适应证候】 以耳肿、耳痛为主证，兼见发热、舌红、苔黄、脉数。

【病理分析】 实热壅窍所致耳肿、耳痛较为多见。究其致病之因，则耳窍受伤，邪侵伤口，或邪随污水侵入耳窍者，有之；伤寒化热，或温邪上受，或肝郁化火，循经上炎者，亦常有之。

【立法组方】 邪热蕴结耳窍而呈耳肿、耳痛，甚至化脓，泻火解毒应是当务之急，所以常用栀子、黄芩、龙胆草、金银花、野菊花之类清热解毒，消除病因或清其郁热。纯热无湿，可配大黄、芒硝釜底抽薪；湿热互结，可配木通、车前、泽泻利水渗湿；舌质红是热入营血现象，可配生地黄、牡丹皮凉血散血，共呈泻火宁窍功效。代表方如龙胆泻肝汤(方见肝系清泻肝火法)。

二、风寒闭郁—宣肺通窍

风寒闭郁，是指外感风寒，表卫闭郁，导致肺气宣降失常，水津凝结不布，气郁津凝，滞塞耳窍；或经脉受寒，脉络挛急病变。

宣肺通窍，是据风寒束表，气郁津凝；或经脉受寒，膜络挛急所拟的治法。

【适应证候】 以耳聋、耳痛为主证，兼见舌淡、苔白、脉象浮紧或沉迟。

【病理分析】 少阳三焦是由膜原和腠理组成，位居表里之间。三焦既是卫气升降出入之所，也是水津升降出入之区。全身内外都需阳气温煦，阴津濡润，才能进行正常生理活动。津气之间有相须关系。阴得阳温才不凝滞，阳得阴濡才不化热，此即所谓阴阳相济。水津能在三焦运行，有赖肺气宣降，脾胃运输，肾阳气化，才能升降出入不停其机；卫气能在三焦运行，则有赖肺气宣降，脾胃升降，肝气升发，才能升降出入不失其度。所以肺主津气宣降。如果外感风寒，皮肤毛孔收缩，表闭不开，津气出入受阻，肺气宣发失常，导致三焦气郁津凝，上阻耳窍，则耳聋之证见矣！耳窍经脉与耳膜受寒，产生挛急，则耳鸣、耳痛见矣！其基本病理是：外感风寒→毛窍收缩→肺卫宣发功能受阻→津气出入异常→气郁津凝→蔽阻耳窍→以致耳聋；风寒束表→耳窍膜络挛急→以致耳痛。前者是流动的津气闭郁，后者是固定的血络挛急。

【立法组方】 针对上述机理，治宜辛温散寒，消除致病原因；温通营卫，流通津液，使其气血津液升降出入正常。所以本法常用麻黄、细辛之属辛温解表，外散寒邪，内通卫气；桂枝、川芎、当归之属温通血脉，协同麻黄、细辛通调营卫；半夏、南星、石菖蒲、泽泻、木通之属燥湿、芳化、淡渗，通其津液，体现宣肺通窍治法。常用方如治耳暴聋的桂辛散，麻黄附子细辛汤(方见肺系辛温解表法)。如果外感风寒突然耳鸣或耳心疼痛难忍，又无发热、红肿、流脓征象，此为经脉挛急所致，宜加葛根、白芍、甘草、僵蚕、蝉衣之属缓急解痉，才与病理相符，耳鸣可用局方消风散(方见肺系疏散外风法)；耳痛可用葛根汤(方见肺系辛温解表法)合当归芍药散，或胃苓汤，舒缓经脉，通调营卫。

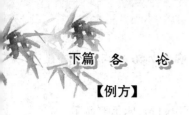

【例方】

桂辛散(《张氏医通》)

[组成] 桂枝 川芎 当归 石菖蒲 木通 麻黄各30g 细辛 木香 炙甘草各15g 白蒺藜 南星 白芷各45g

[用法] 为散,每次15g,加葱白二茎,苏叶五片,水煎去滓,食前服。一方加全蝎10g。

[主治] 风闭耳聋,兼见舌淡、苔白、脉缓。

[证析] 耳聋一证,多数属于听力下降,并非听觉全无。究其致病机理,寒侵肺卫,气机陡闭者有之;湿热痰火,壅蔽耳窍者有之;热病后期,阴精耗损者有之;时届暮年,髓海不足者亦有之。上述四种机理,前两种病性属实,后两种病性属虚,及时采取治疗措施,庶几可以渐复。若因耳闻巨声或跌仆损伤,耳膜破损,则难恢复。晚年耳聋而身强体健,则是长寿象征,不必治疗。此方所治,属于寒侵肺卫,气机陡闭一型。是因外感风寒,肺卫宣发功能受阻,气血津液运行不利,郁阻耳窍使然。

[病机] 寒侵肺卫,气机陡闭。

[治法] 散寒祛湿,宣通气血法。

[方义] 外寒相侵,肺卫宣发功能受阻,气血津液运行不利,治宜散寒通滞,令蔽阻得通,则听觉可复。故用麻黄、桂枝、细辛、白芷、葱白、苏叶疏散外入风寒,消除致病原因;麻黄、细辛合木香、蒺藜宣肺利气,通其卫气之痹;桂枝合川芎、当归、木通活血通络,通其营血之痹;南星、石菖蒲、木通燥湿、芳化、渗湿,通其津凝之痹;甘草、细辛、南星舒缓经脉之急,合而成方,能呈散寒祛湿,宣通气血功效。

方中配伍石菖蒲、木通,尤为对证。石菖蒲辛而微温,《神农本草经》谓有“通九窍、明耳目、出声音”之功;《名医别录》谓“主耳聋”;《日华子本草》则谓耳痛用菖蒲研末炒热,用布包裹塞于耳中甚验。说明本品早有治疗耳鸣、耳聋、耳痛记载。木通《神农本草经》谓其能够“通利九窍血脉,令人不忘”;《名医别录》谓能“出声音,疗耳聋”。体内气血津液,全赖少阳三焦和脉络为其升降出入之路。木通能内通脉中之血而外通三焦之水,活血行津,九窍津血郁痹用此通之,恰与病机相符。细辛《神农本草经》谓其能“利九窍”,鼻窍孔道通调则阻蔽耳窍之湿浊下行无阻。

[应用] 原方主治只有风闭耳聋一语,不能确定病性之寒热虚实,应见舌淡、苔白才可确定属寒,骤然耳聋才可确定属实。因此,突然耳聋兼见舌淡才是使用本方指征。

[歌括] 桂辛散用星芷香,蒺藜麻草芎归匡,

菖蒲木通行津血,寒去窍开耳自康。

本法所举桂辛散、麻黄附子细辛汤、消风散、葛根汤4方,都因外感风寒引起耳聋、耳鸣、耳痛。但四方病因虽同而其气血津液阻滞程度及其组织结构弛张变化有异,所以配伍各有侧重。桂辛散主治耳聋,是外受寒邪引起气血津液运行不利阻滞耳窍所致,故宜宣通气血津液郁滞而使耳窍能开。麻黄附子细辛汤亦治耳聋。因其既有风寒外束,也有自身阳虚,以致津气闭郁,故用麻黄、细辛外散风寒,兼宣肺卫津气;附子温肾阳以助气化,振心阳以助血运,宣上温下,气血通调庶几耳闭能开。《太平惠民和剂局方》消风散主治耳鸣,是因受寒

引起气血津液运行不利之外,并有耳膜挛急现象。故在宣通气血津液之外,兼配僵蚕、蝉衣解其耳膜挛急。葛根汤主治耳痛,是寒侵肺卫、营卫失和、经脉挛急的病理改变,故以麻黄、桂枝、生姜外散风寒,葛根、白芍、甘草、大枣柔肝缓急;若兼喉痛痰咳则以小青龙汤加葛根为佳。

三、痰湿阻窍—祛痰开窍

痰湿阻窍,是指津凝成为痰湿,阻于耳窍病变。

祛痰开窍,是据痰湿阻窍病机所拟的治法。

【适应证候】　以耳聋、耳鸣为主证,兼见舌苔微腻,脉象弦滑而数或濡缓。

【病理分析】　痰湿阻窍而呈耳聋、耳鸣,用八纲辨证审其寒热,有寒证也有热证;用气血津液辨证察其虚实,是津凝成为痰湿、蔽阻耳窍的实证。痰热或湿热为患,是行于少阳三焦的津气发生病变,气郁化热,津凝成湿成痰,壅阻耳窍,多属新病;若系寒痰蔽窍而无热象,多属久病。

【立法组方】　痰热壅蔽的耳聋,可用礞石、芦荟、大黄、黄芩之属泻火坠痰,令痰火下行而耳窍不为所蔽,可用滚痰丸(方见心系涤痰开窍法)泻之。湿热阻窍而见耳鸣,可用陈皮、枳实之属疏降逆气,半夏、竹沥、石菖蒲、茯苓、木通之属燥湿芳化淡渗,祛其湿浊,并以栀子、黄芩之属清热,共呈清热除湿之效。可用温胆汤(方见脾系清热化痰法)加石菖蒲、木通、磁石、蝉衣、羌活、全蝎、蜈蚣、远志之类。若系寒痰滞塞耳窍,应选皂荚、远志、明矾、雄黄之类涤其痰涎;兼配麝香、冰片之类行气开窍;蛴螬、乳香之类活血通络,组成祛痰泄浊,行气活血之法。方如通神散、蓖麻丸等。此外,古人用小苍术一块,长七分,一头削尖,一头截平,将尖头插入耳内,在露出耳外的平头上用艾炷灸之,轻者七壮,重者十四壮,觉耳内有热气则效,治暴聋。一方用大蒜一瓣,一头剜一孔,再用巴豆一粒,去皮,慢火炮令极熟,填在蒜孔之内,以新绵裹定塞于耳中,治耳聋。《补缺肘后方》用石菖蒲根一寸,巴豆一粒(去皮心),二物合捣,筛,分作七丸,绵裹,卧即塞于耳中,每夜一丸,治耳聋。三方也是通过祛湿泄浊而使耳窍得开之法,且简便易行,不妨一试。

【例方】

通神散（《张氏医通》）

[组成]　全蝎(炮)　地龙　蛴螬各3枚　明矾(半生半熟)　雄黄各1.5g　麝香0.2g

[用法]　为散,每次用葱白蘸药少许,引入耳中,闭气面壁坐2小时左右,3日1次。

[主治]　耳聋。

[证析]　五官九窍,是五脏与外界相通的孔窍。目能视物,耳能闻声,鼻能辨气,舌能辨味,全赖阳气温煦,阴血滋荣,水津濡润。如果一有所阻,窍隧不通,则耳不聪,目不明,鼻不能闻香臭,舌不能辨酸甜。故耳聋一证,有气机陡闭、血络瘀滞、津液凝结之分,三者同时郁阻则尤为常见。此方所治,即属气血津液壅蔽耳窍机理。

[病机]　气血津液,壅蔽耳窍。

[治法]　行气活血,祛痰利窍法。

[方义]　气血津液壅阻耳窍而呈耳聋,治宜宣通气血,祛除痰湿,令气血津液运行无碍则耳窍庶几可开。是故方用辛香走窜、内行脏腑、外行肌表、上通七窍、无所不达、行气通络

的麝香通其气血滞塞;蛴螬破血,地龙活络,通其血瘀;白矾、雄黄燥湿消痰,祛其痰滞;全蝎缓解经脉挛急以利气血运行。合而成方,共奏行气、活血、祛痰、开窍功效。

麝香《本草经疏》盛赞"其香芳烈,为通关利窍之上药";时珍谓其"能通诸窍之不利,开经络之壅遏";《本草备要》明确指出能治"耳聋",配入方中颇为对证。但本品药源有限,价值不菲。若无,可用冰片代替。冰片《本草经疏》谓"其香为百药之冠,性善走窜开窍,无往不利",与麝香作用相似,力量虽然稍有不如,加大剂量即可。脑为元神之府,耳为元神听觉之窗,方名通神者,通其元神听觉之窗也。此方亦可加入行气、活血、解痉的乳香,通其血络,成为气血津液齐通之方,盖《本草拾遗》有"疗耳聋"之说也。

[应用]　以耳聋日久,寒热征象亦不明显为使用此方指征。因系外用,较为安全。

[歌括]　通神散能治耳聋,化痰须用矾与雄,

蛴蝎地龙通血络,气血尤赖麝香通。

蓖麻丸(《张氏医通》)

[组成]　蓖麻子20粒　皂角(煨、取肉)1.5g　地龙(大者)2条　全蝎2个　远志肉　磁石(煅、水飞)乳香各6g　麝香少许

[用法]　为末,溶黄蜡为丸,塞于耳中。

[主治]　久聋。

[证析]　久聋一证,当分寒热虚实。此方所治,唯有耳聋,别无所苦,是因痰浊壅蔽耳窍使然。

[病机]　痰浊阻窍。

[治法]　涤痰开窍法。

[方义]　痰浊闭阻耳窍,不能闻声,法当涤除痰浊,开其壅蔽。方用蓖麻子泻下通滞,引导痰浊下行。导滞不用大黄而用本品,是因本品在《本草纲目》中就有治疗耳聋记载。远志是祛痰药物,《神农本草经》谓其能"利九窍,益智慧,耳目聪明,不忘"。推求其理,是因本品能祛少阳三焦膜腠间隙痰浊,令脑膜与九窍不为痰浊所蒙,才能使其记忆恢复,耳目聪明。与能除顽痰的皂角相伍能令祛痰力量大增。磁石,《神农本草经》有治疗"耳鸣、耳聋"的论述。其质最重,其性沉降,功能重镇潜阳,纳气归肾,配入方中有使痰随气降之意。综合上述,方中有远志、皂角祛痰,有蓖麻子泻下导滞,又有磁石重坠纳气而令痰随气降,考虑了有助痰浊下行的各种措施。再配乳香活血,麝香行气通络开窍。地龙、全蝎解痉通络,从而体现以导痰下行为主,行气活血通络为辅的配伍形式。本方所用麝香、远志、蓖麻子、磁石四药,文献记载均能治疗耳聋。探求各药能治耳聋机理,则各有不同。麝香擅长行气活血通络,远志有祛痰作用,二药是通过宣通气血津液阻滞达到治疗耳聋目的。蓖麻子有泻下作用,是通过泻下痰浊,达到治疗耳聋目的。磁石有重镇潜阳,纳气归元作用,又是通过潜阳纳气,达到治疗耳聋目的。今将四药同用而加皂角祛除顽痰;乳香活血,地龙、全蝎通络,显然本方是以祛痰为主。由于久滞之痰浊难去,配以蓖麻子、磁石凭借泻下、沉降作用导痰下行,疗效始著。

[应用]　以久聋体壮,别无所苦,为使用本方指征。

[歌括]　蓖麻丸用地龙麝,皂蝎远磁乳香齐,

为末蜡丸塞耳内,久聋体壮此方宜。

本法所列 4 方,虽然同是通过祛痰泄浊达到治疗耳鸣、耳聋目的,病性却有寒热之异。滚痰丸是泻火逐痰之方,故用礞石坠痰开窍,黄芩清泻肝火,大黄釜底抽薪,引导痰火下行。温胆汤所治耳鸣,属湿热为患,因其病情不急,用药趋于平稳。通神散与蓖麻丸二方,药性偏温,用治耳聋,意在温通以开闭塞。通神散着眼于气血津液齐通,无所偏爱;蓖麻丸虽亦体现气血津液齐通,却较侧重于涤痰泄浊。

四、瘀血阻窍—活血通络

瘀血阻窍,是指窍隧脉络瘀阻病变。

活血通窍,是据瘀血阻窍所拟的治法。

【适应证候】　以耳聋为其主证。

【病理分析】　耳聋实证是因气血津液流通受阻所致。根据气血津液分为风寒气闭、痰浊阻窍、瘀血阻络三型。但是每多同时受阻,只有程度不同,有所侧重。

【立法组方】　瘀血阻窍形成耳聋,多因跌仆损伤头部,以致耳窍脉络瘀滞。宜用川芎、当归、赤芍、红花、桃仁之属为主,佐以芳香走窜、无所不至的麝香、冰片组合成方,体现活血通窍法则。配伍麝香、冰片,是欲借助二药的走窜作用引领活血药物直达脉络,以期瘀滞得开,恢复听觉。代表方如通窍活血汤(方见肝系调气活血法)、通神散等(方见前法)。

五、气虚耳鸣—益气聪耳

气虚耳鸣,是指中气虚损,清阳不升,脑失气充,引起耳鸣病变。

益气聪耳,是据气虚耳鸣病机所拟的治法。

【适应证候】　以耳鸣为主证,兼见少气懒言,动则心悸,舌淡嫩,脉虚弱。

【病理分析】　《灵枢·口问》说:"上气不足,脑为之不满,耳为之苦鸣"。是指中气虚损,阳气不能上充于脑,引起耳鸣;也可出现突然不能闻声,但用食指紧塞耳孔,突然放开,听觉立即可复。《灵枢·口问》又说:"人之耳中鸣者,何气使然? 耳者,宗脉之所聚也。故胃中空则宗脉虚,虚则下溜,脉有所竭者,故耳鸣。"指出中气不足,导致少阳三焦卫气既虚且陷,脉失气束,脉络松弛;加上心气亦虚,搏动无力,以致血压偏低,脑络供血不足,血络牵引耳膜,出现耳鸣。综合上述,前条是气虚导致"上气不足";后条是中焦谷气虚损,导致卫气亏损不能束脉,心气亏损搏动无力,以致"脉有所竭",脑内供血不足,牵引耳膜,成为耳鸣。两者基本病理都是中气不足→卫气虚不能束脉,心气虚搏动无力→脑失气血之充→出现耳鸣。

【立法组方】　根据上述机理,法当补气健脾,增强脾胃健运,升阳举陷,令其气血上升,使卫气有源,心气旺盛,气血上升,脑得阳气温煦,阴血滋荣,则耳鸣可愈。所以常用黄芪、人参、白术、炙甘草补气健脾,升麻、柴胡、葛根升阳举陷,略加疏风散邪之品,体现益气聪耳法则。代表方如聪耳益气汤、息鸣响铃汤等。

【例方】

聪耳益气汤《景岳全书·古方八阵》

[组成]　黄芪 30g　人参　白术　炙甘草　当归(酒洗)各 15g　陈皮 10g　升麻　柴

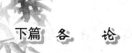

胡各 6g　石菖蒲　荆芥　防风各 10g

[用法]　水煎服。

[主治]　气虚耳鸣，兼见心悸气短，舌淡脉弱。

[证析]　耳鸣兼见心悸气短，舌淡脉弱，显然是因气虚所致。气的来源有三：一是下焦元气，二是中焦谷气，三是上焦清气。三气相合，行于脉内者称为营气，行于少阳三焦者称为卫气。营卫二气都是脏腑功能活动的动力。卫气还有外护体表，防御邪侵，内固营阴，不令外泄作用。如果中焦运化谷气功能减退，下焦生化元气功能低下，卫气有亏，成为气虚；心气不足，动力减弱，则心悸气短见矣！卫气不足，脉失气束，则脉弱无力见矣！气血上升乏力，头脑供应有亏，则耳鸣之证见矣！

[病机]　气虚耳鸣。

[治法]　益气聪耳法。

[方义]　气虚耳窍失聪，从标本关系言之，耳鸣是标，气虚是本；从因果关系言之，气虚是因，耳鸣是果。治此应当益气治本，气充则耳鸣自愈。方中人参善补下焦元气，能使肾系生发之气旺盛；白术、甘草补气健脾，能使中焦谷气充盈；黄芪益气实卫，能使气不外泄，用此四药是令卫气不虚。补气而不行气，恐其运行不利。陈皮芳化利气，既助白术运脾，又可防其气滞。补气而不补血，恐其营弱。当归补血活血，既与人参、黄芪双补气血而无所偏，又合陈皮通调营卫而防气血之滞。脑中血少是因清阳不升，清阳不升是因气机下陷。又当升阳举陷，才与机理相符。黄芪虽有升阳作用，恐其力单效弱，故用升麻升发中焦脾胃之气，柴胡升发肝胆春升之气助之。荆芥、防风能升能散，升则可助升麻、柴胡之效用，散则可宣肺卫闭郁之邪，如果风邪上干与气虚下陷机理并存，亦可兼顾。再配善治耳鸣的石菖蒲，能呈益气聪耳功效。

[应用]　耳鸣兼见气虚，始可投此。若见苔腻，是湿浊阻窍之象，用此反增其壅，须当细察。原方剂量仅为现量的十分之一，用时可以适当增减，不必拘泥。

[歌括]　聪耳益气参芪术，菖蒲甘草合归陈，

升柴荆防升阳气，气旺阳升耳不鸣。

响铃息鸣汤（《贵阳民间草药》）

[组成]　响铃草 30~60g

[用法]　猪耳一对，和药加盐炖服。

[主治]　耳鸣。

[证析]　耳鸣机理有肾精亏损，髓海不足；中气下陷，清阳不升；肝经实热，血充于脑；三焦痰湿，上阻耳窍；风寒闭束，肺气不宣，都可导致耳鸣。此方所治，属于气虚耳鸣机理。

[病机]　气虚耳鸣。

[治法]　益气止鸣法。

[方义]　此方出自民间，四川、贵州、云南各省父老世代相传，都说响铃草炖猪耳服能治耳鸣，可见由来已久。此药首载于《滇南本草》，为豆科植物假地蓝的全草，谓其能"敛肺气，止咳、消痰、定喘"。近四十年所出版的《四川中药志》及《草木便方》才据民间所传谓能"补中益气，治耳鸣耳聋，头目眩晕"，因属耳病才用猪耳炖服，有同类相求，以耳治耳之意。治疗耳聋，则用响铃草 24g、石菖蒲 9g，水煎服。

[应用]　此系民间验方,专用一种药治疗耳鸣,无需辨证。

[歌括]　响铃息鸣汤,一药是单方,
　　　　猪耳加盐炖,耳鸣服之康。

　　本法所举2方都治气虚耳鸣,是相同处。聪耳益气汤是治耳鸣专方,其方名就反映了欲其耳聪须益其气,气足才能耳聪。响铃息鸣汤因是民间验方,原书并无方名,是据响铃草能治耳鸣命名新方。

六、髓海不足—填精补髓

髓海不足,是指肾精亏损,骨髓生化功能减退,髓海不足病变。

填精补髓,是据髓海不足病机所拟的治法。

【适应证候】　以耳鸣、耳聋为主,兼见腰酸腿软等证。

【病理分析】　肾藏精、主骨、生髓。髓通于脑,大脑所贮髓质最多,故称脑为髓海。七窍有经脉与脑通连。目能视物,耳能闻声,是耳目将其所获信息由经脉传入脑,而由元神加以辨别,所以脑是辨别声色中枢,耳目是脑接收信息窗户。如果肾系精髓亏损,精髓生化不足,则脑失髓充;脑失髓充,则裹束脑髓筋膜及输血入脑脉络松弛;膜络松弛,则耳窍与脑相连膜络受其影响,遂呈耳聋、耳鸣。故《灵枢·决气》说"精脱者,耳聋",《海论》又说"髓海不足,则脑转耳鸣"。其基本病理是:肾精亏损→骨髓生化功能减退→髓海不足→耳聋、耳鸣。

【立法组方】　耳鸣、耳聋是因髓海不足,自宜填精补髓,才与机理相符。但是,只用填精补髓之品不用促进肾系功能恢复药物,仍然不能达到目的。故应兼补阳气,使其阴精能够化生骨髓,才是理想的治疗措施。此即景岳所说:"火为水之主,水即火之源,水火原不相离"的相互依存关系。他在探讨治法时指出:"善补阴者,必于阳中求阴,则阴得阳升而源泉不竭",其意也在阐明肾的阴阳互根关系。这一治法常选熟地黄、山药、枸杞子、山茱萸等补肾益精药与鹿茸、巴戟天、肉苁蓉、肉桂、附子等温壮肾阳药组合成方,代表方如左归丸(方见本系补肾滋阴法)、无比山药丸、肉苁蓉丸等。

　　本法是由补阴补阳两类药物组成,称其所治病机为阴阳两虚,其法为阴阳双补,亦无可非议。本节只列填精补髓一法,未列治疗肾阳虚损、滋补肾阳一法,其理即在于此。

【例方】

无比山药丸(《太平惠民和剂局方》)

[组成]　山药60g　菟丝子(酒浸煮)90g　五味子180g　肉苁蓉(切片、酒浸、焙)120g　牛膝(酒浸、蒸)30g　熟地黄　巴戟肉　山茱萸　茯苓　泽泻　赤石脂各30g

[用法]　为细末,炼蜜和丸,每次服10~20g,食前用温酒或米饮送服。

[主治]

1. 诸虚损伤,肌肉消瘦,耳聋目暗。

2. 常服壮筋骨,益肾水,令人不老。

[证析]　肾藏精、主骨、生髓,髓通于脑而脑为神明之府。青壮之年,精髓生化旺盛,所以思维敏捷,耳聪目明。晚年,肾系所藏之精亏损,生化骨髓功能衰惫,脑失髓充则髓海不

足,髓海不足则耳鸣、耳聋,视物昏花之证见矣!

[病机] 精髓亏损,髓海不足。

[治法] 填精补髓法。

[方义] 精髓亏损,髓海不足,以致耳不聪、目不明,治宜填精补髓,才合治病求本原则。方中熟地黄《本草纲目》谓能"填骨髓,生精血",《本草从新》谓能"封填骨髓,聪耳明目";干山药固肾益精,《神农本草经》谓"治耳聋,益精,通九窍";《药性论》又谓能"兴阳道,添精髓,疗耳鸣";菟丝子《神农本草经》谓其"久服明目",《药性论》谓能"添精益髓"。山茱萸《名医别录》谓治"耳聋……强阴益精,安五脏,通九窍,止小便利,明目,强力"。四药既有填精补髓之功,又有聪耳明目作用,应是主药。怀牛膝《名医别录》言其能"填骨髓",《药性论》谓能"补肾填精;五味子《神农本草经》谓其"益气、强阴、益精",巴戟天能治"阴痿不起",肉苁蓉能"强阴益精",《药性论》谓肉苁蓉能"益髓";赤石脂《名医别录》谓能"明目益精"。以上五药既能增强填精补髓效力,又有温壮肾阳作用,合用能呈填精补髓功效。再佐茯苓、泽泻淡渗利水,是补中寓泻,正合阴精宜藏、废水宜泄之旨。

[应用] 此方所选 11 味药就有 9 味本草文献均有填精补髓、聪耳明目记载,以此组合成方,符合肾虚耳聋机理。但应察其确属肾虚,投此才能获效。

[歌括] 局方无比山药丸,菟味苁蓉巴戟天,

牛膝熟地山萸肉,苓泽石脂配合全。

肉苁蓉丸(《景岳全书·古方八阵》)

[组成] 肉苁蓉(酒浸,焙) 菟丝子(酒浸煮研) 山茱萸 白茯苓 熟地黄 芍药 人参 黄芪 官桂 防风各15g 制附子 羌活 泽泻各8g

[用法] 炼蜜为丸,每次服 20g,空腹,温酒下。

[主治] 肾虚耳聋。

[证析] 耳聋机理不一,寒闭上焦肺卫、中焦气机下陷、下焦肾精亏损都可引起耳聋。此方所治属于三焦同病,但以肾精亏损为主。

[病机] 肾虚耳聋。

[治法] 补肾益精,益气祛风法。

[方义] 肾精亏损,髓海不足,以致耳聋。故用肉苁蓉、菟丝子、熟地黄、山茱萸补肾益精,肉桂、附子温补阳气,令其精充则骨髓生化有源,阳旺则精髓生化不息,髓海得充则耳窍可望复常。再用人参、黄芪补气,羌活、防风祛风,茯苓、泽泻渗湿,意在兼顾气虚、风闭、湿滞三种可能导致耳聋病理。复用芍药柔和经脉,协助羌活、防风解痉,其意在令气血流通无滞,从而体现以补虚为主,祛风、除湿为佐的复方。

[应用] 耳聋如果兼见阳虚,可用此方。

[歌括] 肉苁蓉丸用萸肉,菟丝地芍合参芪,

桂附羌防苓泽配,肾虚耳聋用之宜。

填精补髓一法共选 3 方,所治耳聋都以肾精亏损,髓海不足为其致病机理。但三方略有不同。左归丸所治甚多,并非治疗耳聋专方,凡因精髓亏损所致种种征象,都可使用。无比山药丸以治耳聋为主,方中地黄、山药、山茱萸、

菟丝子四药都与左归丸相同,本草文献又都谓其能够聪耳明目,可见二方都能治疗肾精亏损、髓海不足所致耳聋、目暗。又谓此方"常服壮筋骨、益肾水、令人不老",说明也非专治耳聋之方。肉苁蓉丸所选药物,是从精髓亏损、肾阳虚衰、气虚湿滞、风邪外干去消除可能导致耳聋的各种原因,才是专为耳聋而设。

七、阴虚阳亢——滋阴潜阳

阴虚阳亢,是指阴津亏损,阴不制阳,虚阳上亢病变。

滋阴潜阳,是据阴虚阳亢病机所拟的治法。

【**适应证候**】 以耳鸣、耳聋为主证,兼见唇红脑热、舌红少苔、脉象细数。

【**病理分析**】 肾系除有藏精生髓功能以外,又有主持水液生化输泄功能。水由肾阳蒸化成为水气以后,随卫气升降出入于少阳三焦,润泽五脏六腑,皮肉筋脉,并与卫气之间存在相须相济关系。津得阳气温煦,才不凝滞,是津须气温;气得阴津相济,才不化热,是气须津济。水津不仅与卫气有相须关系,渗入脉内,又有载血运行的功能,所以津血之间也有相须关系。如果水津亏损,气失津濡,阴阳失衡则虚热内生;血中津亏,血变浓稠则舌红脉细;水不涵木,膜络紧张则耳鸣脉弦,成为阴虚阳亢机理。其基本病理是:肾阴亏损→气失津济,血失津充,筋(膜)失津濡→耳鸣、舌红、少苔,脉弦细而数。至于耳聋,则兼精髓亦亏,以致髓海不足,是精水两亏所致。

【**立法组方**】 肾水亏损而呈阴虚阳亢,法当补其不足之阴,泻其有余之阳,期其阴阳平衡,膜络得濡。所以常用生地黄、玄参、天冬、麦冬、山药、山茱萸之属滋其不足之水精;牡丹皮、知母、黄柏之属泻其有余之亢阳;再用磁石、牡蛎之属重镇潜阳;茯苓、泽泻之属引阳下行,体现滋阴潜阳法则。代表方如左归饮、六味地黄丸、知柏地黄丸、耳聋左慈丸等(方见本章补肾滋阴法)。上述四方都是精水兼补的结构,但其滋水力量甚微,应将熟地黄改为生地黄,再加玄参、麦冬之属,才与病情相符。如果血压偏高而呈耳鸣,可加牛膝、钩藤、黄芩之属降压、息风、清热,才可获效。方如镇肝熄风汤(方见肝系平息内风法)。

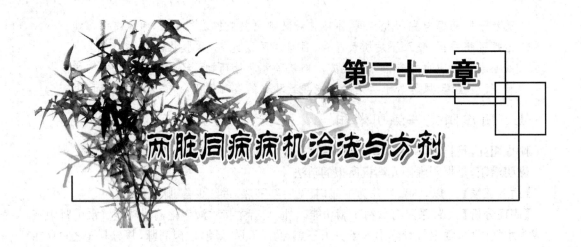

第二十一章

两脏同病病机治法与方剂

一、两脏同病的物质基础

以五脏为主体的五大系统，各自进行着特殊的功能活动。但是五脏之间又在组织结构、生理功能、基础物质的生化输泄方面，紧密联系，构成整体，共同完成气血津精的摄纳、生化、输布、排泄等功能活动。古典医籍用相生相克来阐述五脏间的相互关系，不是抽象的概念，它是建立在气血津精的生成、转化、输布等关系之上，凭借这些基础物质才能反映五脏相互协调、相互制约的功能活动。本章讨论两脏同时发生病变时的内在联系机理及治法，就是建立在气血津精的生化输泄和盈虚通滞这一基础之上的。

五脏的组织结构联为一体。五脏是通过三焦膜腠联为一体的，故《灵枢·本输》说三焦"是孤府也，是六府之所与合者。"其实五脏也是由膜腠联成一气的。它包括分布于体表内外以流通津气的膜原和腠理，运行营血的大小脉络，连接百骸的筋膜腱束，内连五脏的系膜，以及属于五大系统的气管、血管、胆管、肠管、输尿管、输精管、输卵管等。这些管道和间隙是气血津精摄纳输泄的通路，或为排泄废物的孔道。由于筋膜连续不断，无处不有，这就从结构上将五脏联成一体，成为统一的结构系统，归属心主筋膜，统一指挥其弛张运动。

五脏的功能协调统一。《素问·玉机真脏论》说："五脏相通，移皆有次。"指出五脏之间是相通的。各脏的功能活动，既需要本系统的紧密配合，也需要五脏间的协同合作，通过五脏相互协调和相互制约才能完成气血津精的摄纳、生化、贮运、排泄。所以，五脏功能虽有各自的特殊作用，实际是服从整体需要的。如果某脏的功能失调，常常累及他脏，牵一发可动全身的道理就在于此。基础物质的生化输泄有赖五脏的协合同作。气血津精是脏腑功能活动的物质基础，是五脏赖以维持正常生命活动的能源。相反，气血津精的摄纳、生化、输泄，又反映了五脏间的协同合作。没有五脏的协同配合，就不可能进行基础物质的生化输泄。①就气摄纳生化而言，气是五脏功能活动动力。所指之气，包括肺系摄取之清气，脾胃化生之谷气，肾系生发之元气。如果出现气虚，须从肺脾肾三脏进行思考。由于肺系所摄清气一般情况下是取之不尽、用之不竭的，所以气虚只需考虑脾肾。②就气运行输布而言，卫气能在体内升降出入，流通无阻，有赖肺气宣降，脾胃升降，肝气升发，肾气摄纳。如果气的升降出入失常，不言而喻，要从肺脾肝肾予以考虑。③就血生化而言，血的生化，关系脾肾两脏。血由脾胃纳运的水谷化生，谷精生化为血，则须肾的生化作用。凭借肾的生化功能将谷精化生为精髓,再由精髓化生为血液。由此可见,血的生化要联系脾肾两脏予以考虑。④就血液贮运言之,更需五脏协同配合。血须心气推动,肾气温煦,肺气宣降,肝气贮调,脾气统摄,才能运行于脉,不滞不溢。一旦出现血瘀、血溢,都要联系五脏进行分析,才能得出正确结论。⑤就其津液摄纳输泄言之,水津进入体内以后,须经脾胃运输,肺气宣降,肾阳气化,肝气疏调,才能在三焦升降出入,流通无阻。如果津液发生病变,也要联系五脏予以考虑。综上可知,气血津精的生化输泄是联系五脏功能活动的纽带,五脏功能活动是以气血津精摄纳、生化、输泄为其核心。研究五脏功能失调,必须联系气血津精生化输泄与升降出入、盈虚通滞进行分析,才能对复杂病情求得正确的答案。

二、两脏同病的传变形式

疾病传变,约言之,有由表入里,由腑入脏;自上而下,自气而血;五脏之间,相乘相侮三种传变规律。仲景《伤寒论》的六经传变,邪由太阳而少阳,由少阳而阳明,由三阳而三阴,揭示了外邪侵袭,由表入里,由浅入深,由腑入脏的传变规律(寒邪直中不在此例)。叶氏《温热经纬·外感温热篇》的卫气营血辨证,由肺卫而传入心营,由肺卫而逆传心包,由三焦而下传肝肾;吴瑭《温病条辨》的三焦辨证,由上焦而中焦,由中焦而下焦,揭示了温邪上受,自上而下,逐步深入的传变规律。五脏之间的相乘相侮,则反映了五脏彼此相通的密切关系。所谓"五脏相通,移皆有次,五脏有病,则各传其所胜",不仅说明五脏之间相互通联,并说明某脏发病可以传其所胜而成两脏同病。上述三种传变规律,比较完整地把表里、上下、五脏联系起来,说明疾病处于不断变化之中,突出反映了整体观和动态观,两脏同病就是上述三种传变规律的结果。

三、病机和治法特点

前述五脏的病机和治法,多属本系统的功能失调,两脏同病则不然,常常涉及两脏以上,病情比较复杂。为了适应这种复杂的病情,在治法上也就反映了两脏同治的配伍特点。本章所举方剂,多数已见前面章节,在此重提,无非欲使学者明白这些方剂是两脏同治的配方法度,虽然难免重复,却有好处。

第一节 肺脾同病

后天之气的来源有二:肺司呼吸,清气摄取于肺;脾主运化,谷气化生于脾,肺脾同主乎气。不仅气的摄纳生化关乎两脏,气的升降出入也与两脏有关。通过肺的宣发功能使气出表温煦皮肤,肺的肃降功能使气下行治节诸脏,故称肺为相傅之官。脾的上升功能使下焦之气上达心肺,胃的降浊功能使上焦之气下达肝肾,故称脾为四运之轴。脾主运化水湿,肺主布散津液,两脏与水液的关系亦颇密切。津气发生病变,常呈肺脾同病,常见证型有表里同病(见肺卫病变),肺脾气虚,肺胃实热,肺胃津虚,气郁津凝五类。反映出了津气出入受阻、津气耗损、津气阻滞三类病理改变。

一、肺脾气虚—补土生金

肺脾气虚,是指脾胃功能衰弱导致肺气虚损病变。

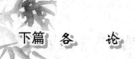

补土生金，是据肺脾气虚病机所拟的治法。

【适应证候】 以少气懒言，食少便溏为主证；兼见神疲乏力，舌淡脉弱。

【病理分析】 肺司呼吸，主气。《素问·五脏生成》说："诸气者皆属于肺。"除肺吸入清气以外，还有水谷化生之气。谷气来源于脾胃，故《灵枢·营卫生会》说："人受气于谷，谷入于胃，以传于肺，五脏六腑，皆以受气。"肺的清气与脾胃谷气注于心脉，进入三焦，营行脉中，卫行脉外，运行五脏六腑，成为脏腑功能活动物质基础，同为后天之气源泉。清气若非特殊情况，并不欠缺。所谓气虚，多指脾胃功能衰弱，生化之源不足，导致肺的功能低下而言。由于气虚有声低息短、少气懒言等肺气虚损见证，产生上述见证原因又属脾虚，故将此种征象在肺、根源在脾的病变称为土不生金。

【立法组方】 肺脾气虚，自宜补气，气虚是由脾虚引起，就当健脾益气，始合治病求本治则。此证常选用四君子汤、理中丸之类补气健脾或温补中焦，使脾气健运，谷气旺盛，气虚征象可以逐渐向愈。这种肺虚补脾的治疗方法，称为培土生金。如六君子汤、香砂六君子汤即属此种结构。

例方见脾胃四君子汤化裁方。

二、肺胃实热—清泄肺胃

肺胃实热，是指热在气分、热盛伤津、肠道燥涩的病变。

清泄肺胃，是据肺胃实热病机所拟的治法。

【适应证候】 以高热、汗出、口渴、大便秘结为主证，兼见烦躁、脉大而数。

【病理分析】 手太阴肺，主气而司呼吸，外合皮毛主表；足阳明胃，主纳运水谷，在体合肉。寒邪束表，气郁化热；或温邪上受，自上而下，均可出现高热、汗出、烦渴、脉洪大有力等肺胃气分热盛征象。此类证候，因其热盛伤津，汗出耗液，必然导致阴津伤耗，故除反映热盛征象以外，常呈引水自救而口渴、肠燥津枯而便秘，成为肺胃同病机理。

【立法组方】 此证有高热、汗出、口渴的气分热盛征象，亦有肠燥津枯、大便秘结的腑实征象，施治自当清下同施，才与机理相符。故本法常用石膏、知母、竹叶之类清其气热；大黄、芒硝之类泻下通便，治其腑实。如减味竹叶石膏汤、白虎承气汤，即属本法范畴。

【例方】

减味竹叶石膏汤《温病条辨》

[组成] 竹叶 15g 石膏 24g 麦门冬 18g 甘草 9g

[用法] 水煎服。

[主治] 温病，脉浮而促者。

[证析] 温邪上受，首先犯肺，气郁化热，常呈高热烦渴，只言温病而上述征象已在其中。其脉数而时止，称为促脉。是心脉抽掣所致。此种脉象如兼心悸无热，当是炙甘草汤证，于今于热证初起见之，乃是热为表郁，热搏心脉使然。何以知是热为表郁，从脉浮知之。

[病机] 气分热盛。

[治法] 清热生津，甘以缓急法。

[方义] 热郁脉促，法当辛凉透表，逐邪外出；甘寒滋液，补充阴津；甘以缓急，治其脉促。方中石膏辛寒，擅长清气热，竹叶辛凉，善透热邪，二药清中寓透，可令腠理开而郁热散，

郁热散而热象除。麦冬甘凉,滋阴增液,可补肺胃受损之阴,热去阴滋,口渴可止。甘草味甘,配入方中一则可以缓其心脉之急,一则可以甘守津回助麦冬滋阴增液。四药同用,能呈清热生津、甘以缓急之效,用治此证,可谓相宜。

世医一见脉律不齐,即谓心功能受损。中医常用清热、畅气、补虚、缓急诸法皆能取效,奥妙何在?盖脉律不齐是因脉管有时挛急所致,导致挛急原因,则热搏其脉者有之,气机不畅者有之,阴虚脉挛者亦有之。观其清热、行气、补虚诸方,治疗脉结,多用甘草、大枣之类缓急,自知脉结是因挛急使然。

[应用]　温病发热、口渴、脉促,可用此方。

[歌括]　减味竹叶石膏汤,麦冬甘草合成方,

　　　　　清热生津甘缓急,温病脉促服之康。

白虎承气汤（《通俗伤寒论》）

[组成]　石膏24g　知母12g　生甘草3g　生大黄(后下)10g　玄明粉6g　陈仓米10g(荷叶包煎)

[用法]　水煎服。

[主治]　邪火壅闭,上灼心脑,昏不知人,谵语发狂,高热、汗出、口渴,大便秘结,小便赤涩。

[证析]　此方所治,是以神昏谵语、昏不知人为其主证,属于大脑病变。脑为元神之府,意识思维,概由此出,最宜清明宁静。元神不明不静,常由下述四种原因所致:①气分热炽,脑为热灼;②三焦湿郁,神为湿蒙;③三焦气闭,神失气温;④血溢于脑,神为瘀阻。此方所治,是由神为热灼使然。何以知之?从兼高热、口渴、便秘知之。温邪上受,首先犯肺,气分热炽、津为热耗则口渴、便秘;热从少阳三焦上蒸头脑,神为热灼,则神昏谵语。

[病机]　气分热盛,经腑同病。

[治法]　清下积热法。

[方义]　此方是由白虎汤与调胃承气汤两方相合而成。石膏、知母是白虎汤主药,善清气分邪热;大黄、芒硝是调胃承气汤主药,长于泻下通腑。一清肌腠无形热邪,一泻肠道有形积滞,使热邪一去,火不上炎,神志自然可以清醒。玄明粉、大黄除具泻积作用以外,也有釜底抽薪,导热下行之意。佐以甘草、粳米,不过和中而已。

[应用]　此方除可用于高热所致神昏谵语以外,只见高热、汗出、便秘也可使用。

[歌括]　白虎承气用硝黄,膏知草米合成方,

　　　　　清下热积功偏擅,高热便结服之康。

————————————

　　本法所选2方,都是肺胃同治之法。前方专清无形之热,后方兼泻有形之积。清泻力量后方强于前方,前方兼配养阴药物又为后方所无。同是热盛伤津,处理方法却有不同。

三、肺胃津虚—清养肺胃

肺胃津虚,是指热在气分,耗伤肺胃阴津,导致津液亏损病变。

清养肺胃,是据肺胃津虚病机所拟的治法。

【适应证候】 以干咳无痰，口燥唇焦，咽喉干燥为主证；兼见舌干微红，脉细微数。

【病理分析】 胃为水谷之海，肺为水之上源，两脏同属气分，故凡热在气分，热盛津伤，待其热退身凉，多呈肺胃津虚。两脏又常相互影响，互为因果。肺阴受损，可由肺及胃，例如温邪上受，首先犯肺，肺热伤津；或久晴无雨，燥邪犯肺，肺阴受劫，均属肺津受损。但因肺津来源于胃，势必导致胃阴亦虚。相反，胃阴被劫，又可由胃及肺，盖肺布之津，来源于胃故也。如伤寒邪传阳明，由寒化热，热盛伤津，胃阴被劫，不能正常输津于肺，肺津来源匮乏，势必导致肺阴亦损。所以口燥唇焦、舌燥乏津常是肺胃津虚共同征象。

【立法组方】 肺胃津虚，法当滋养肺胃阴津，然而阴津之所以亏损，实由热邪所致，此时炉烟虽熄，当虑灰中有火，故此法每于滋阴之中稍配甘寒之品，体现清养肺胃法则。此外，清养肺阴须顾及肺的宣降功能，故常配桑叶、杏仁宣降肺气；清养胃阴须顾及脾的运化功能，故常配半夏输转脾津，成为本类方的配伍特点。方如麦门冬汤、沙参麦冬汤之类（方见肺系）。

四、气郁津凝—利气行津

气郁津凝，是指肺脾两脏功能失调，气失宣行，水液停聚病变。

利气行津，是据气郁津凝病机所拟的治法。

【适应证候】 以咳嗽、气喘、有痰、水肿、纳呆、胸痞、呕恶为主证，兼见苔腻。

【病理分析】 水液停聚涉及肺脾两脏者多，无论痰饮水湿均可反映两脏同病，盖两脏均与水液运行有关故也。水液之所以失调，必因先有气机逆乱或功能衰退才会影响水液正常运行，盖津随气行，亦随气滞故也。水液失调常呈痰饮水湿四类见证。

【立法组方】 痰：脾为生痰之源，肺为贮痰之器。脾不运湿，湿聚成痰，随三焦上犯于肺，或肺失宣降，津失敷布，湿聚为痰，由肺及胃，可见喘咳吐痰，恶心食少，苔腻脉滑等两脏同病征象。宜用麻黄、杏仁宣降肺气；苏叶、陈皮醒脾利气；半夏、茯苓之类祛痰利水，组成利气调中去湿之方，使肺脾功能恢复，津气运行有序，上述征象才可消失。如麻杏二陈汤、苏杏二陈汤等即为此而设。

饮：《灵枢·邪气脏腑病形》说："形寒饮冷则伤肺。"指出寒饮内伤，可由胃及肺，以致肺失宣降之常，脾失健运之职，成为脾肺虚寒，水饮停聚，喘咳痰稀，苔滑脉弦病变。治疗此证当以温药和之。常用干姜、桂枝、附子之属振奋阳气，麻黄、细辛之属宣降肺气，藉以调理功能，利气行津。方如桂枝去芍加麻黄附子细辛汤、青龙五苓汤之类。

水：肺为水之上源，脾主运化水湿。若脾虚不能运湿而水泛腠理，肺虚不能固表而汗出恶风，即可形成脾肺两虚而成水肿。防己黄芪汤即为此而设。若因脾运不及，水液内停，肺失宣降，玄府闭塞而呈水肿，又当选用麻黄、桑白皮之属宣肺气以通毛窍，降肺气而通水道；陈皮、白术之类醒脾气以畅气机，复脾运而输津液，脾肺功能正常，始无水停为肿之忧。如麻附五皮饮即为此而设。此方以健脾输津的五皮饮为基础，加入麻黄、细辛宣降肺气，附子温肾化气，展示了宣肺、运脾、温肾三焦并调，发汗与利水同施的方剂结构，是配伍较佳的成方之一。

湿：中上两焦湿热，临证尤为常见。自表而入或自上而受之邪均可影响肺气宣降，水道失调。由少阳三焦内归肠胃，妨碍脾胃正常运化而呈上中两焦湿郁，阳气为湿所遏，郁结不伸，郁而化热，即呈湿热。若邪从口入，客于胃肠，脾失运化之常，气郁化热，津凝成湿，湿热阻滞,亦可引起三焦水道不利,进而影响肺气宣降失常。所以中上两焦湿热临床最为常见。上述痰饮水肿均用麻黄、细辛,是因为麻黄、细辛有宣降肺气与发汗利水两种作用,既可调理功能,又可祛除水气。湿热为患则不然,若投辛温升散,恐其湿随气升上蒙清窍而有神昏耳聋之虞,所以用桔梗、杏仁之属宣降肺气,启上闸以开水源,展气机而布津液。痰饮水肿均以半夏、陈皮之属燥湿芳化,健运脾气,茯苓、防己之流淡渗利湿,祛其积水;湿热亦然,不过更为重视芳化药物而已。常用方如三仁汤、麻枇三仁汤及《温病条辨》所列五个加减正气散,即其例也。

综上观之,中上两焦水液失调而呈两脏同病,寒饮内停,当以温药和之;湿聚为痰,法宜运脾除湿;正虚邪实,当扶正祛邪;湿热为患,当清热除湿。此法虽然体现两脏同治的配方法度,却多侧重治脾。盖水液壅阻之证,每多脾病及肺故耳。

【例方】

麻杏二陈汤(经验方)

[组成] 陈皮 10g 半夏 12g 茯苓 15g 甘草 6g 麻黄 10g 杏仁 10g

[用法] 水煎,分 3 次温服。

[主治] 寒邪犯肺,咳嗽痰多。

[证析] 外感风寒,表卫闭郁,津气不能正常出表,由三焦内归肺脾,以致肺气失宣,脾津失运,气郁津凝,而呈咳嗽痰多。

[病机] 风寒外束,痰湿内停。

[治法] 宣肺解表,除湿祛痰法。

[方义] 寒邪束表以致气郁津凝,变生痰嗽,治宜散其外束之寒,宣其肺气之郁,祛其已停之湿,醒其受困之脾。方中麻黄外散表寒,内宣肺痹,利水之功又可通利三焦,一药而兼消除病因、调理肺功、通调津气三种作用,故是方中主药。配伍杏仁增强宣降肺气作用,二药意在宣肺解表。陈皮可畅中焦之气,可化中焦之湿;半夏可燥中焦之湿,可祛已聚之痰;茯苓可健受困之脾,可渗已停水湿;甘草可补中焦之脾,可缓肺系之急,四药意在利气调中,醒脾化湿,合而成方,能呈宣肺解表,除湿祛痰功效。令其寒邪外散,肺气开宣,脾胃健运,津气无阻,痰嗽自愈。

[应用] 以咳嗽痰多为其指征,麻黄、杏仁主要在于宣降肺气,调理肺功,并令津气能够出表,故无外感亦可使用。

[歌括] 麻杏二陈治嗽痰,陈夏苓草六味全,
　　　　脾湿生痰宜芳燥,肺痹之咳贵开宣。

苏杏二陈汤(经验方)

[组成] 陈皮 10g 半夏 15g 茯苓 20g 甘草 5g 苏叶 15g 杏仁 10g

[用法] 水煎,分 3 次温服,1 日量。

[主治] 微恶风寒,鼻塞胸闷,咳嗽有痰,恶心呕吐。

[证析] 此方可治两类证候,一是外感风寒而呈咳嗽,一是脾为湿困而呈呕吐。外感风寒,肺卫闭郁,气郁而呈咳嗽胸闷,津凝而呈鼻塞有痰,是其肺系气郁津凝所致。恶心呕吐而兼胸闷不舒,是其脾胃气滞,湿浊中阻征象,均属肺脾气郁津凝使然。

[病机]　风寒束表,痰湿内停。

[治法]　宣肺解表,除湿祛痰法。

[方义]　肺脾气郁,法宜开宣。苏叶辛温,可疏卫气之郁,可宣肺气之痹,可通脾气之壅。杏仁苦泄而宣降肺气之功甚著,可以增强主药的宣降肺气作用;陈皮辛温而醒脾利气之功甚佳,可以协助主药通调脾胃滞气,三药旨在宣通肺脾气郁。肺脾津凝,法宜祛湿。苏叶、陈皮芳香,擅长芳化湿浊;半夏辛温,擅长燥湿祛痰;茯苓甘淡,擅长渗湿行津,四药旨在通调肺脾津液。所以肺卫津气闭郁而呈痰嗽,用此能呈宣肺祛痰之功;脾胃津气阻滞而呈呕吐,用此能呈调中降逆之效。甘草之甘,可缓气道之挛而止咳,可缓脾系之急而止呕,虽非主药,亦有可取。

[应用]　咳嗽胸闷,可用此方;胸闷呕恶,可用此方;咳嗽胸闷而兼呕恶,亦可使用此方。

[歌括]　苏杏二陈治呕痰,气郁津凝是病源,

　　　　苏杏陈皮宣滞气,苓夏通津缓急甘。

桂枝去芍加麻附细辛汤(《金匮要略》)

[组成]　桂枝15g　生姜15g　甘草10g　大枣12枚　麻黄10g　细辛10g　附子15g

[用法]　上7味,以水7升,煮麻黄,去上沫,内诸药,煮取2升,分3次温服。当汗出如虫行皮中即愈。

[主治]　饮停气分,心下坚,大如盘,边如旋杯。

[证析]　心下是指胃脘部位,胃脘痞结,坚大如盘,是因饮停于胃使然。再究饮停机理,则与肾阳虚衰,不能化气行水,脾胃虚损,不能输运水津,肺失宣降,不能敷布津液有关,盖水液运行关乎三脏故也。

[病机]　阳不化气,水饮内停。

[治法]　宣上温下,三焦并调法。

[方义]　《素问·经脉别论》云:"饮入于胃,游溢精气,上输于脾,脾气散精,上归于肺,通调水道,下输膀胱,水精四布,五经并行,合于四时五脏阴阳,揆度以常也。"此方即据上述理论施治。方中生姜温胃散水,是令胃能游溢精气,上输于脾;甘草、大枣补气健脾,是令脾能散精,上归于肺;麻黄、细辛宣降肺气,是令肺能布津出表,下输膀胱;桂枝、附子温壮肾阳,是令水能化气,四布运行。观其水饮内停而用宣上温下建中之法,不过欲其肺能布津、脾能输津、肾能化津为气而已。由于麻黄、桂枝同用可以开泄腠理而令津出于表,所以方后指出服后当汗出而如虫行皮中即愈。此方是桂枝汤与麻辛附子汤合用的结构,芍药滋阴,有碍水津输布,所以减去。

[应用]　水停胃脘可用此方。

[歌括]　桂枝麻黄附子汤,姜辛草枣七味裹,

　　　　饮停于胃成坚满,宣上温下建中阳。

青龙五苓汤(自制方)

[组成]　麻黄10g　桂枝15g　干姜10g　细辛6g　白芍10g　甘草10g　半夏15g
五味子10g　白术20g　茯苓20g　猪苓20g　泽泻30g　紫菀15g　款冬花15g

[用法]　水煎3次,和匀,分3次服,1日量。

　　[主治]　风寒束表,咳嗽气喘,痰多清稀,兼见恶寒、鼻塞、流涕、喉痒、舌苔水滑,脉象浮紧或弦缓。

　　[证析]　咳嗽、痰多,是本方主证;风寒束表,气郁津凝,是此证病机;其余征象,是其辨证依据。肺合皮毛,主表。风寒侵袭,肺卫首当其冲。表卫为御寒侵,毛窍收缩,则卫气不能外散,水津不能外泄,妨碍肺气宣降,气郁津凝,阻滞所属各部,从而出现肺卫、肺系、肺脏三类征象。表为寒闭,卫气不能外出则恶寒;毛窍收缩,汗液不能外泄则无汗;津凝成湿,湿滞体表则身软;脉络受寒,收引挛急则身痛;于是肺卫征象见矣!表卫闭郁,少阳三焦气郁津凝,阻于肺系,则呈鼻塞流涕,咽喉发痒;湿滞会厌,声带变厚,则呈声音重浊,声嘶声哑,于是肺系征象见矣!肺气不能正常宣降,气郁津凝,气道挛急,则呈咳嗽、气喘;水津渗入气管,则呈痰多清稀,于是肺脏征象又见矣!痰多清稀,责之肺脾肾三脏。因为水津运行有赖肺为宣降、脾为运输、肾为气化才能升降出入运行无阻。今因肺为寒郁,水津出入受阻,进而影响脾不输津,肾命气化,于是三焦同病,水液内停而痰多清稀征象见矣。综上所述,此证之基本病理是:风寒束表→导致肺气宣降失常,脾胃运输失常,肾命气化失常→气郁津凝→成为咳嗽气喘,痰多清稀。

　　[病机]　寒邪束表,气郁津凝。

　　[治法]　宣肺散寒,温阳化饮法。

　　[方义]　寒邪束表,气郁津凝,三焦同病,法当宣肺气以散表寒,温脾阳以助脾运,温肾阳以复气化。是故方用麻黄、桂枝、细辛辛温解表,祛其寒邪;干姜、半夏、白术温运脾阳,恢复脾运;桂枝温肾阳以助气化,茯苓、泽泻渗泄已停之饮,令肺气宣、脾阳运、肾阳旺,则三焦理而痰饮消矣!咳嗽气喘虽因气郁津凝,气道挛急亦难逃其责,故用紫菀、款冬花、五味子止咳下气,细辛、白芍、甘草柔肝缓急,盖五脏经隧均由肝系筋膜构成,柔肝缓急实即缓解气道之急故也。诸药合用,能呈宣肺散寒,温阳化饮,解痉止咳功效。

　　[应用]　此方由仲景小青龙汤与五苓散加味而成。小青龙汤证若见痰多即可投此增强运脾化气作用,杜绝痰涎再停。如兼胸腹胀满,再加杏仁、厚朴、陈皮双调津气,若兼胸胁胀痛,不思饮食,再加入枳实、柴胡,即青龙汤、胃苓汤与四逆散三方合用。余在临证使用此方甚多,效果甚佳。

　　[歌括]　青龙五苓合成方,款冬紫菀共煎汤,
　　　　　　三焦津阻呈痰咳,宣肺涤饮体自康。

麻附五皮饮(《通俗伤寒论》)

　　[组成]　麻黄10g　细辛6g　附子15g　茯苓20g　陈皮10g　生姜皮10g　大腹皮15g　五加皮20g

　　[用法]　水煎服。

　　[主治]　三焦同病,一身悉肿,上气喘满,舌淡苔白。

　　[证析]　主水者肾,制水者脾,肺为水之上源。任何一脏功能失调,都可出现津液运行障碍,变生痰饮水湿。如果肾命气化不及,脾胃运输无权,肺气宣降失常,三脏同病,津凝为水,停于体表,遂呈水肿。何以知为肺气宣降失调?从上气喘满知之。何以知为肾命气化不及?从舌淡苔白知之。中焦为津气升降之轴,今上下齐病,中焦能自安然无恙乎?!

　　[病机]　三焦失职,水泛为肿。

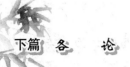
[治法] 宣上温下，三焦并调法。

[方义] 三脏同病，治宜钥启三关，如果仅治一脏，难免顾此失彼。方用麻黄、细辛宣发上焦，肺卫宣通，则水从汗泄；肺气肃降，则水道通调，此宣上法也。附子温暖下元，助肾命阳气，阳气旺盛，则水津四布，五经并行，此温下法也。生姜温胃散水，陈皮醒脾化湿，令中原有主，则水有所制，此调中法也。腹皮、茯苓淡渗利水，通调水道，是于调理三脏功能以外，祛除已停积水也。腹皮、陈皮醒脾利气，是于流通津液以外，未忘行气也。刺五加皮助附子增强心力，是于调气以外，未忘畅旺血行也。八药合用，体现三焦同治、宣上温下、津气并调之法，结构较为完善。

何秀山云："此以仲景麻附细辛汤合华元化五皮饮为剂。君以麻黄，外走太阳而上开肺气；臣以辛附，温化肾气；佐以五皮，开腠理以达皮肤，为治一身尽肿，化气发汗之良方。"发汗利水为治水肿两大法门，本方兼而有之。

何廉臣云："麻黄虽为发汗之竣品，而用于水肿证，其力较减，其性反缓者，以水气抵抗之力大也。妙在下行之性又能利尿，故前哲于水肿证多用麻黄者以此。惜世俗无普通医识，辄畏麻黄如虎，致良药见弃，良可慨焉，但必须先煎数沸，掠去浮沫，以减麻烈之性，庶无流弊。"何氏对麻黄之功析理入微，指出俗医无识，畏之如虎，以致良药见弃，亦颇有见地。

[应用] 对肺肾同病，既须开表发汗，又须化气行水者，投此最为适宜。

[歌括] 俞氏麻附五皮饮，麻附细辛大腹齐，

陈苓生姜五加配，宣上温下法可依。

麻枇三仁汤（蒋世准方）

[组成] 白豆蔻 10g　杏仁 10g　薏苡仁 15g　半夏 10g　厚朴 10g　通草 5g　滑石 15g　竹叶 10g　麻黄 5g　枇杷叶 20g　矮茶风 30g　甘草 5g

[用法] 水煎服。

[主治] 小儿咳嗽，舌苔微黄，舌尖微红。

[证析] 小儿五脏和调，生机旺盛，所患疾病，以伤风感冒及消化不良两类最为常见。气候异常，感受风寒，极易化热，体温增高，医生不分风寒、风热，一律喜用清热解毒，期其速效，以致热退身凉，肺功仍然不复，留下湿滞肺脾两系而呈咳嗽不止，饮食减退等证。此方即为此类证候所制。

[病机] 湿滞肺脾。

[治法] 宣肺化湿，清热止咳法。

[方义] 湿热阻滞中上两焦，治宜开宣肺气，复其肺气宣降之常；芳化淡渗，通调津气之滞。此方是由三仁汤加味而成。方中麻黄、杏仁、甘草即三拗汤，功专宣肺解表，恢复肺卫津气宣降之常；白蔻仁、厚朴、半夏燥湿芳化，醒脾利气；薏苡仁、滑石、通草甘淡渗湿，通其津气之滞；复配竹叶略清余热，枇杷叶、矮茶风宣肺止咳，可呈宣肺止咳，清化湿热功效。

[应用] 此方所用药物均无苦味，且有甘草矫味，最宜用于小儿。如果仍然发热，可酌情加金银花、大青叶；舌苔较厚，可加苍术、陈皮。

[歌括] 麻枇三仁矮茶风，朴通滑夏竹甘从，

肺脾痹郁津气阻，宣肺止咳有奇功。

本法共选 6 方,由于都是肺脾同病,所以也都体现肺脾同治之法。麻杏二陈汤与苏杏二陈汤都属外感风寒、肺气闭郁、脾运障碍、湿聚成痰病机,都体现宣肺解表、除湿祛痰治法。解表力量前方优于后方,芳化力量后方优于前方。

桂枝去芍加麻辛附子汤所治心下坚满,青龙五苓汤所治咳痰清稀,是因肺脾肾三脏阳气不足、水饮内停所致;麻附五皮饮所治水肿,也是肺脾肾三脏阳气不足、水邪外泛所致。所以三方都体现宣上、调中、温下之法。前两方麻黄、桂枝同用,发汗力量强于后方;后方因有五皮,利水力量优于前方。

麻枇三仁汤是针对中上两焦气郁化热、津凝成湿、湿热阻滞而呈咳嗽机理组方。本方用三仁汤加麻黄、枇杷叶、矮茶风、甘草,正合此证机理。三仁汤证吴氏曾谓汗之则神昏耳聋,加入麻黄,似乎犯禁,何以仍用此药? 须知麻黄有发汗、利水、宣降肺气三种作用,因其发汗力强,能使阳随汗泄,且有降气利水作用,不会导致湿热蒸腾,上蒙清窍,故可放胆投之。余治小儿咳嗽,用此甚多,往往一剂而安。

第二节　心肺同病

《难经·三十二难》说:"五脏俱等,而心肺独在膈上者,何也? 然,心者血,肺者气,血为营,气为卫,相随上下,谓之营卫。通行经络,营周于外,故令心肺在膈上也。"心肺同居膈上,属于上焦。肺主气属卫,心主血属营。在正常情况下,营行脉中而卫行脉外,心血上朝于肺而肺气下注于脉。行于脉中的气,谓之营气;行于脉外的气,谓之卫气。气与血、营与卫之间是相互依存、相互协调的。故周学海《读医随笔》说:"营卫之生也,各以其体而不可相离也;各成其用而不可相胜也;各行其道而不可相干也。"一旦发生病变,出现二者相离、相胜、相干,可见以下几种见证:①卫气亏损,营阴外泄而自汗;②营阴亏损,阴虚阳凑而盗汗;③营卫不和,卫强营弱而发热、自汗;④气虚血无所摄,血溢脉外,成为失血;⑤血虚气无所依,阳气浮越,成为假热;⑥气血两虚,成为正虚不足;⑦气血两燔成为邪实有余。上述部分病机已于有关章节论述,此处仅探讨营卫不和、气营两燔、血虚阳浮等治法。

一、营卫不和—调和营卫

营卫不和,是指内外因素引起营卫不和病变。

调和营卫,是据营卫不和病机所拟的治法。

【适应证候】　以恶风、发热、自汗、舌淡、口和、脉缓为主证。

【病理分析】　《灵枢·营卫生会》说:"营在脉中,卫在脉外,阴阳相贯,如环无端。"说明行于脉中者是营气,脉外者是卫气。但应深入了解营卫实质、营卫运行、营卫功能、营卫关系,只有熟悉正常生理才能知常达变。《素问·痹论》说:"营者,水谷之精气也,和调于五脏,洒陈于六腑,乃能入于脉也。故循脉上下,贯五脏,络六腑也。卫者,水谷之悍气也,其气慓疾滑利,不能入于脉也。故循皮肤之中,分肉之间,熏于肓膜,散于胸腹。"这段引文说明了三方面的内容:①营是水谷的精气,卫是水谷的悍气,两者均由水谷化生而成。②营行脉中,循脉上下,贯五脏,络六腑;卫行脉外,循皮肤之中,分肉之间,经脉间隙,熏于肓膜,散于胸腹。

所谓分肉、肓膜,就是腠理三焦。③营有和调于五脏,洒陈于六腑,营养脏腑形骸功能;卫有固护体表,不受邪侵,熏肤充身等作用。营卫之间有其相互依存,协调和谐关系。营为阴,卫为阳,营阴之所以能循行脉中而不溢出脉外,有赖卫气固摄;卫阳之所以能运行脉外,不致漫无所依,又藉营血为其依附,阴阳相恋,气血相依,营卫和谐,不能相失,故《素问·阴阳应象大论》说:"阴在内,阳之守也;阳在外,阴之使也。"

【立法组方】 外感风邪,或内伤营阴,影响营卫协调和谐关系,均可形成营卫不和。故《伤寒论》说:"太阳病,发热汗出者,此为营气和,营气和者外不谐,以卫气不共营气谐和故尔,以营行脉中,卫行脉外,复发其汗,营卫和则愈,宜桂枝汤。""病人脏无他病,时发热自汗出而不愈者,以卫气不共营气谐和故尔,以营行脉中,卫行脉外,复发其汗,营卫和则愈,宜桂枝汤。""病人脏无他病,时发热自汗出而不愈者,此卫气不和也。先其时,发汗则愈,宜桂枝汤。"上述三条指出营卫不和主证是发热、汗出。形成发热汗出机理,则因外感风邪导致"营弱卫强",或自身功能失调引起"卫气不共营气谐和"所致。此种营卫不和之证,当用桂枝、生姜等阳药疏风解表,使卫不强,芍药、甘草、大枣等阴药益阴和里,令营不弱,使其营卫谐和,则发热汗出等证可愈。仲景桂枝汤就是调和营卫之代表方。

营卫不和,有因风寒客表,阻遏卫阳正常运行,阳为邪郁,形成营卫不和,当着眼于卫强。故桂枝汤用桂枝、生姜解肌发汗,使风邪去则阳不郁,阳不郁则卫不强,卫不强则营卫和。有因营阴不足,形成营卫不和,当着眼于营弱。故桂枝加芍药汤倍芍药以养营,使营阴足则营不弱,营不弱则营卫和。以此类推,黄芪建中汤着眼于助外卫之阳,当归建中汤着眼于调内营之血,制方宗旨,总在调和营卫、气血、阴阳使其协调。

此证治疗得法,本可应手取效,若失治误治,亦可变生他证。

【例方】

桂枝汤《伤寒论》

[组成] 桂枝 15g 芍药 15g 生姜 15g 炙甘草 10g 大枣 12 枚

[用法] 水煎,温服。啜热粥,温覆以助汗,以微汗为度。

[主治] 营卫不和,阴阳失调,头痛项强,发热、汗出、恶风、鼻鸣、干呕、脉缓者。

[证析] 本方证属于营卫不和机理。营为阴,卫为阳,营行脉中,卫行脉外,阴阳相贯,如环无端。在正常状态下,卫阳固护于外,营阴安守于内,二者相互协调,不会成病。《素问·皮部论》云:"百病之生也,必先于皮毛。邪中之,则腠理开,开则入于络脉,留而不去……"今因风邪犯于肤表,经脉挛急,故头痛项强;风邪犯表,卫阳奋起抗邪于外,则发热;营阴失去卫阳固护,阴不内守,则汗出;卫强营弱,失去协调,于是形成营卫不和。汗出肌疏,腠理不密,故恶风;卫气内通肺胃,邪扰于卫,导致少阳三焦津气不利,津液外泄,故鼻鸣;胃因寒挛,胃气上逆,故干呕。

[病机] 表虚,营卫不和,阴阳失调。

[治法] 解肌表、和营卫、调阴阳法。

[方义] 此方既是解肌之方,也体现和营卫、调阴阳法则。方中桂枝辛温,助心阳、通经络、解肌以祛在表风邪,使卫不强;芍药苦平,益阴和里,固在里营阴,令营不弱;生姜味辛,佐桂枝以解表;大枣味甘,佐芍药以和里;甘草合桂枝、生姜辛甘化阳,合芍药苦甘化阴,且合大枣养胃气而为发汗之资,方中有生姜、桂枝等阳药,亦有芍药、大枣等阴药,其意在于刚柔相

济以达调和营卫目的。

本方为仲景群方之冠,论中所列条文多达22条。其中论述营卫不和者有3条,头痛身疼者有5条,随证而用本方者有11条,忌用本方者有3条。历代伤寒注家对于此方均从营卫不和解释方理,谓方中桂枝、生姜功在疏风泄卫,令卫不强;芍药、大枣功在益阴和营,令营不弱;甘草可助桂枝、生姜泄卫,芍药、大枣调营,从而达到调和营卫目的,这一解释,自然属于正论。然而,此方能治头身疼痛与项背强痛、四肢拘挛之理,绝非桂枝、生姜疏风泄卫就能令其经脉舒缓一端,这一问题从来无人论及,以致此方能治头身挛急疼痛之理湮没不彰,不能开拓视野及扩大本方用途。须知方中所用芍药擅长柔肝解痉,甘草、大枣擅长缓急止痛,对于经脉挛急而呈项背强急、肢体疼痛,投此能呈柔肝缓急之效,这一作用至关重要。不仅如此,五脏经隧挛急证象也可用此三药达到缓解挛急目的。因为五脏经隧均由肝系筋膜构成,用甘草、大枣缓急正合《素问·脏气法时论》所说"肝苦急,急食甘以缓之"治疗原则。仲景使用芍药、甘草、大枣缓急遍及肢体、五脏,而且并不限于疼痛一证。对于肺系气道痉挛而呈喘咳,心系脉络挛急而呈心悸、脉结,肾系尿路挛急而呈小便不利,精隧挛急而呈遗精、梦交,胃肠挛急而呈呕吐、泄泻、后重,脉络挛急而呈腹痛,肝系胆管挛急而呈胁痛,都可用此缓其挛急。再三强调三药的缓急作用,意在拓展本方的使用范围。

或谓:头身疼痛既然是因风邪引起筋脉挛急所致,用桂枝疏风泄邪则筋脉自舒,无须喋喋不休。如果读者仍不同意上述解释,不妨结合桂枝汤的变化予以印证,就知此一解释绝非画蛇添足。观芍药甘草汤能治体表经脉挛急,两脚挛急;桂枝加附子汤治"四肢微急,难以屈伸";新加汤能治"汗后身疼";桂枝加葛根汤能治"项背强几几";桂枝去桂加茯苓白术汤治汗下以后"头项强痛",以上属体表筋脉挛急。桂枝加桂汤治因寒引起奔豚腹痛,桂枝加芍药汤、桂枝加大黄汤治表证误下后引起"腹内时痛",小建中汤治"腹中急痛",《金匮要略》黄芪建中汤治"虚劳里急",以上属于痛证,证明方中所用芍药、甘草、大枣确能解痉缓急止痛。不仅痛证可用本方加减,凡属经脉挛急证候也可使用本方化裁。桂枝加厚朴杏子汤能治肺系气管挛急之喘,苓桂甘枣汤能治脾系经脉挛急之"脐下悸",当归四逆汤、当归四逆加吴茱萸生姜汤能治寒伤肝系之四肢厥冷、脉细欲绝,炙甘草汤能治心系阴阳两虚之"脉结代,心动悸",《金匮要略》桂枝加龙骨牡蛎汤能治肾系精隧挛急之"男子遗精,女子梦交",这些方剂已经把三药柔肝缓急的作用发挥得淋漓尽致,由于明了三药解痉作用能使桂枝汤的变方治疗诸多证候的一切机理得以阐明,故于此反复举证。

[应用]

1. 发热是卫阳强的表现,汗出是营阴弱的表现,故发热汗出是营卫不和的辨证要点。兼见舌淡,或项强,恶风,即可确定为营卫不和,投此可获良效。

2. 本方治风寒客表的表虚证,有发热、汗出、恶风、鼻流清涕者,疗效甚佳。鼻流清涕,说明是寒。南方气候炎热,汗出肌疏,感受风寒,每多此证。

3. 病后、产后、营卫不和,时而发热,时而微寒,脉弱有汗,投此可以获效。

4. 感冒以后眼泪长流,与鼻流清涕同理,皆为风邪伤卫、营卫不和、水液失调而泪下不止。用此方调和营卫,营卫和则病可愈。

5. 妇女经前、经后或经期发丹,可用本方解肌和营。平时发丹,审属表虚,亦可应用。偏寒者加附子;阳气大虚者与真武汤合用,再加当归、黄芪、人参。

6. 此方用途广泛,外证投此可以解肌和营,内证投此可以化气调阴阳。观仲景用此方加减治疗营卫、气血、五脏病变，自知用途并非专属表证，仅表证多见而已。

7. 原著提出以下三种情况不宜使用此方：①"桂枝本为解肌，若其人脉浮紧，发热汗不出者，不可与之也。"②已用汗、吐、下等法治疗，病仍不解者，不宜再用此方。③"若酒客病，不可更行桂枝汤，得之则呕，以酒客不喜甘故也。"

[化裁]

1. 桂枝加厚朴杏子汤（《伤寒论》） 即本方加厚朴、杏仁。治素有喘疾而外感风寒者。是兼气道痉挛卫气阻滞，肺失宣降的加法。

2. 桂枝加葛根汤（《伤寒论》） 即本方加葛根。治桂枝汤证具，项背强痛显著者。是用葛根增强芍药、甘草、大枣缓急解痉的加法。于此可见，古人早已注意到了组织结构的病理改变，只是无人从这方面去理解罢了。

3. 桂枝芍药知母汤（《金匮要略》） 即本方去大枣，加白术、附子、麻黄、防风、知母。治风寒湿痹，郁而化热，关节红肿疼痛，但仍有风寒湿邪未尽征象者。是气分湿滞的加法。加白术、附子、麻黄者，祛其湿也；加防风者，解其经脉之挛也；加知母者，清其气郁所化之热也。

4. 桂枝加黄芪汤（《金匮要略》） 即本方加黄芪。治黄汗，腰以上或腋下出汗，汗出沾衣，色如黄柏汁，两胫冷，身重痛者。汗出如黄柏汁，身重，是湿滞体表与胆液随汗而出的综合反映。黄芪既可利尿，又可固表，加入本方，可谓适宜。

5. 桂枝苍辛汤（自制方） 即本方加苍耳子、辛夷花。治桂枝汤证而鼻流清涕更甚者。是偏宣发卫气的加法。

6. 黄芪桂枝五物汤（《金匮要略》） 即本方去甘草，倍生姜，加黄芪。治营卫气血不足，邪入血分而成血痹，肌肉顽痛或痹痛等证。是偏卫分的加法。药理实验证明黄芪有扩张血管与利尿作用。扩张血管能利血行，所以此方能治血痹。

[歌括] 桂枝汤治太阳风，桂芍生姜草枣同，

自汗恶风项强痛，调和营卫法宜从。

桂枝新加汤（《伤寒论》）

[组成] 桂枝15g 芍药20g 炙甘草10g 大枣12枚 生姜20g 人参15g

[用法] 水煎，去渣，分3次，温服。

[主治] 发汗后，身疼痛，脉沉迟者。

[证析] 汗后身疼，脉反沉迟，是本方主证；余邪未尽，营卫已虚，是此证病机。表证本宜汗解，若汗出不彻，表证未解而身体仍然疼痛，脉反沉迟，是兼津气两伤现象。津气两伤即营卫、阴阳两虚的别名。发汗伤津，血中液少，脉络挛急故身疼；阳随汗泄，元气大虚，心气随之不足，故脉沉迟。

[病机] 余邪未尽，营卫已虚。

[治法] 解肌和营卫，益气调阴阳法。

[方义] 表证仍在而气液已伤，仍宜解肌发汗以去在表余邪，益气养血补其损耗营卫。仍用桂枝汤解其未解表证，加重生姜协助桂枝祛其余邪；加重芍药以补受损营阴，并合甘草、大枣缓解脉络挛急；加人参益气生津，两顾营卫阴阳。《医宗金鉴》谓："发汗后，身虽疼痛，脉见沉迟，是营卫虚寒，故宜桂枝新加汤以温补其营卫也。"

[应用] 此方证以汗后身疼，脉反沉迟为其辨证依据。如果未经发汗，即麻黄附子细辛

汤证,不可不知。

[歌括]　汗后身疼脉反沉,新加方法重医林,

桂枝汤内增姜芍,加入人参可强心。

桂枝加芍药汤(《伤寒论》)

[组成]　桂枝 15g　芍药 30g　生姜 15g　炙甘草 10g　大枣 12 枚

[用法]　水煎,分 3 次,温服。

[主治]

1. 表证误下,腹满时痛。

2. 新产以后,乳房胀痛。

[证析]　此方是为表证下后腹痛而设,亦治新产以后乳房胀痛。表证本应解表,医不解表而施泻下,风寒遂从三焦内陷胃肠,引起肠胃挛急而痛。产后伤阴,营卫失调,营弱卫强,复因初产乳房经脉未通,乳汁流通不利,滞留乳内,遂致肿胀疼痛。

[病机]　营弱卫强,经脉挛急。

[治法]　调和营卫,柔肝缓急法。

[方义]　此方由桂枝汤倍芍药而成。桂枝、生姜疏通表卫,可使寒气出表,令卫不强;芍药、甘草、大枣又能柔肝缓急解除挛急疼痛,合而成方,能呈调和营卫,柔肝缓急功效。产后营血不足引起营卫不和,故倍芍药益阴和营。而桂枝能通营血之郁,生姜能开卫气之郁,芍药、甘草能缓经脉之急,用于产后乳房肿痛亦有良效。

学习此方应该注意两点:①用于腹痛是利用芍药、甘草的柔肝缓急功效,与小建中汤证同理。②桂枝汤治外感风邪是卫强引起营弱,此方治疗产后乳房胀痛是营弱引起卫强,故倍芍药和营,虽然都是营卫不和,机理稍有不同。

[应用]　不管腹痛是否下后,只要不是持续疼痛即非热证,痛时喜按就是寒邪引起经脉挛急所致,可以使用本方。治疗产后乳房胀痛,初起疗效较佳,若将化脓则非本方所宜。

[歌括]　桂枝加芍腹痛宜,脉因寒急是病机,

产后乳痛因营弱,和营缓急用亦奇。

━━━◆◆◆▶▷◁◀〖〗〖〗〖〗◆◆◆━━━

调和营卫共选 3 方。桂枝汤是调和营卫阴阳的代表方,所治外邪引起卫强营弱居多,故着眼于解肌发汗,令卫不强。桂枝加芍药汤所治产后乳房肿胀而痛,是产后失血引起营弱卫强,故倍芍药以和营,令营不弱。新加汤治汗后身疼脉反沉,已呈虚象,故着眼于益气实卫,令卫不虚。若再参看桂枝加黄芪汤,加黄芪益气实卫,令卫气不虚;桂枝加附子汤,加附子温补阳气,令卫阳不虚;桂枝加龙牡汤,加龙骨、牡蛎收敛汗孔,令卫不虚;当归建中汤加当归以养营,令营不弱;归芪建中汤加黄芪实卫,当归养营,以两调营卫。诸方总不出补虚泻实,令其和调,若能细为揣摩,调和营卫之法思过半矣。由于桂枝汤的基本结构有芍药、甘草、大枣,三药擅长柔肝缓急,治挛急疼痛最效,所以凡有组织结构挛急的病变,可用此方加减。项背强痛,用桂枝汤加葛根;腹部挛痛,用桂枝汤倍芍药,都是增强解痉作用;遗精梦泄,心悸怔忡,用桂枝汤加龙骨、牡蛎,则用芍药、甘草、大枣缓解精隧挛急,龙骨、牡蛎安神。

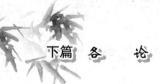
二、气血两虚—气血双补

气血两虚,是指肺脾所主卫气,心肝所主营血,均呈亏损病变。

气血双补,是据气血两虚病机所拟的治法。

【适应证候】 以头晕目眩,心悸怔忡为主证;兼见声低息短,少气懒言,面色无华,舌淡脉弱。

【病理分析】 声低息短,少气懒言,是肺脾过于克削,损伤正气,由气虚导致营血生化之源不足,以致血虚。所以气血两虚虽是肺脾心肝四脏功能衰弱引起气血亏损,脾胃功能低下才是此证本源。

【立法组方】 气血两虚,若不及时投以气血双补之方,将会继续衰弱,终致危殆。本法常用人参、黄芪、白术、甘草补气健脾,当归、白芍、熟地黄、制首乌等药补血调肝,如八珍汤、十全大补汤、人参养营汤之类即体现气血双补的配方法度。此外,突然大量失血引起血虚阳浮,亦宜补血与益气实卫并举,如当归补血汤即属此种机理。气血双补,不能等量齐观。除八珍汤、十全大补汤等少数方无所偏倚外,多数有所侧重。亦有把气血阴阳合为一体者,如炙甘草汤即是一例(方见心脏治法)。

【例方】

八珍汤(《正体类要》)

[组成] 人参10g 白术10g 茯苓15g 炙甘草5g 熟地黄15g 当归10g 白芍15g 川芎5g

[用法] 加生姜3片,大枣2枚,水煎服。

[主治] 气血两虚,面色苍白或萎黄,头晕目眩,心悸怔忡,气短懒言,食欲不振,体倦无力,舌质淡嫩,脉象细弱或虚大无力。

[证析] 气血两虚证候,多由病后失调,或久病失治,或失血过多所致。食欲不振,少气懒言是肺脾气虚征象;心悸怔忡,头晕目眩,是心肝血虚征象;面色苍白,舌淡脉弱,是气血亏损共同所有。两类征象同时出现,自属气血两虚机理。

[病机] 气血两虚。

[治法] 气血双补法。

[方义] 本方由四君子汤与四物汤相合而成。人参、白术、茯苓、甘草即四君子汤,功在补气健脾,亦可培土生金而使肺气旺盛,肺脾气旺则声低息短、少气懒言、食欲不振、四肢无力等证愈矣!熟地黄、当归、白芍、川芎即四物汤,功在补血调营,营血得补,则头晕心悸等证愈矣!补血而用川芎活血,是令血运流通,则补而不滞,有利无弊矣!人赖气血而生,此方双补气血,称为八珍,确非虚誉。

[应用] 除上述征象可用本方以外,对于失血过多,气血两虚,恶寒发热;或病后亏虚,形体消瘦,面色无华;或痈疽难溃,溃后难于敛口,以及妇人漏下等证,均可加减使用。

[化裁]

1. 十全大补汤(《太平惠民和剂局方》) 即本方加肉桂、黄芪。有温补气血功效。用于八珍汤证而偏于寒者颇为适宜。

2. 人参养荣汤(《太平惠民和剂局方》) 即十全大补汤减川芎,加远志、陈皮、五味子。

用于久病气血俱虚,惊悸、健忘、头眩、气短、食少、神疲乏力等证,可收气血双补,养心安神功效。

[歌括]　　气血双补八珍汤,四君四物合成方,

　　　　　加入姜枣和营卫,气血两虚服之康。

　　　　　桂芪加入八珍煎,大补功宏号十全,

　　　　　再益志陈五味子,去芎辛窜养营专。

<h3 style="text-align:center">当归补血汤(《内外伤辨惑论》)</h3>

[组成]　　黄芪 30g　当归 6g

[用法]　　水煎服。

[主治]　　妇人经行、产后、疮疡溃后,血虚阳浮,肌热面赤,烦渴引饮,脉洪大而虚,重按则无。亦治气不摄血的皮下出血等证。

[证析]　　《灵枢·卫气》谓:"其气内于五脏而外络肢节,其浮气之不循经者,为卫气;其精气之行于经者,为营气。阴阳相随,外内相贯,如环之无端。"以上说明气有行于脉中营气,也有行于脉外卫气。行于脉中营气源于肺所摄入清气、脾所化生谷精、肾所化生肾精,行于脉外卫气源于肾精所化元气、脾胃所化谷气、上焦所摄清气汇合而成。血得脉外卫气固护才不溢出脉外,这一关系称为气能摄血;脉中清气须依附营血才能运行,这一关系称为血能载气,所以气血之间存在同源异流、相互依存关系。此证是由大量失血引起的连锁反应。其病变过程是:大量失血→血虚;血虚气无所依,阳气外浮→发热;阳气外浮,卫外之气随其外越,阴失阳护,津液外泄→出汗;汗出过多,引水自救→口渴;血虚不能充盈于脉,脉隧空虚→脉洪大而虚,重按则无。

[病机]　　血虚阳浮。

[治法]　　益气实卫,补血和营法。

[方义]　　血虚导致阳气外浮,出现假热征象,此时有形之血不能速生,无形之气所当急固,应将补气固表为其治疗重点,气充表固,阳气不再外浮,假热征象才可消失,补血仅居其次。此方由黄芪、当归两药组成,益气固表之黄芪用量重于补血之当归五倍,就是根据上述理论配伍而成。由于本方是以补气为主,所以既可用治血虚阳浮之假热证,又可用于气虚不能摄血之出血证。学习此方,应注意以下四点:①此证按照上述析理是否合适?②气血相互依存关系是否有其生理依据?③甘温除热机理有几?④真假白虎汤证如何鉴别?

先就此证病理言之:原著提出"此病得之于饥困劳役。"饥困劳役何以会致血虚?血虚又何以出现"肌热燥热,困渴引饮,目赤面红,昼夜不息,其脉洪大而虚,重按全无"等脉证?吴崐、汪昂等人根据原著释方,均难透彻阐明其理。唯张秉成独具慧心,从脱血以后阳无所依立论,揭示了此证的发病机理。他以"有形之血不能速生,无形之气所当急固"解释重用黄芪在于防止阳气外散,揭示了此证是因血虚导致阳气外散的病变本质,才将益气实卫作为治疗重点。

次就气血依存关系是否有据言之:营卫依存道理,《灵枢·营卫生会》早有论述,血能载气之说,也是根据《灵枢·卫气》"而浮气之不循经者,为卫气;其精气之行于经(血络)者,为营气"提出。血液由心上朝于肺,从肺系吸入之气多数进入血络而随血液运行,成为五脏功能活动的能源,这一论述也就成为气须血载的理论依据。这一理论,恰好能够说明突然大量

失血以后出现发热、汗出、口渴病变机理,从而成为此证理论依据。以往所谓血虚气无所依,专指脉外卫气,并未落到实处。

再就甘温除热致病机理言之:治疗发热不用苦寒清热与甘寒养阴药物而用甘温之品,称为甘温除热,都与阳气有关。阳气内郁、下陷、外浮都可出现热象。阳气内郁用逍遥散、柴胡六君子汤疏达郁阳,阳气下陷用补中益气汤升阳举陷,营弱卫强用小建中汤调和阴阳,血虚阳浮用当归补血汤固气和营,都是使用甘温药物治疗发热证候,因此称为甘温除热。

最后就其真假白虎汤证鉴别言之:此证虽与白虎汤证相似,机理却有天壤之别。白虎汤证热在气分,因热盛而呈高热;因高热迫津外泄散热而呈汗出;因热盛伤津,汗出耗液,引水自救而呈口渴;因热邪炽盛而脉呈洪大,一言以蔽之,一切征象皆由热盛引起。二方虽然都具发热、汗出、口渴、脉洪四证,却有一寒一热,一虚一实之异。二者的鉴别诊断是:白虎汤证见于热病过程,体温增高,渴喜冷饮,脉洪大有力;当归补血汤证见于失血之后,虽然发热而体温不高,渴喜热饮者多,脉洪大而虚,重按则无。

[应用]

1. 失血以后出现上述征象,又无外感,可用本方。甚者可加人参增强益气力量。

2. 用于气虚不能摄血的出血证,可以酌加益气、止血药物。

3. 疮疡久不敛口,气血两虚,余毒未尽者,可加金银花、甘草,呈为补气、生肌、解毒之法。余曾用本方治疗产后失血发热、汗出、口渴3例,均愈。

4. 加人参、白术、玉竹、甲珠、通草,猪蹄炖服,有补气血,通乳汁功效。用于产后气血不足,乳汁不充。

5. 临床报道:应用当归补血汤加味治疗青少年慢性原发性血小板减少性紫癜24例,疗效尚为满意。宜加入大枣、花生衣、紫珠等药。

[歌括]　　血虚身热有奇方,古有当归补血汤,

　　　　　　五倍黄芪归一份,固气生血效果彰。

━━━━━━━◆◆◆◆◆━━━━━━━

气血双补法所选2方,都治气血两虚证候,都由补气补血两组药物组成,是相同处。但二方的具体病机和主治却有较大差别。八珍汤治心悸怔忡、头晕目眩、食欲不振、少气懒言,是心肝脾肺四脏气血虚损的典型征象,所以此方也就成为气血双补法的代表。当归补血汤所治的病机、征象与一般气血两虚不同。是为突然失血,导致血虚阳浮,身热、汗出、口渴、脉洪的类白虎汤证而设。此方补气的黄芪五倍于补血的当归,自不重在补血而重在固气。

三、气血两燔—气血两清

气血两燔,是指温邪由气入血,同时出现气血两类热盛征象病变。

气血两清,是据气血两燔病机所拟的治法。

【**适应证候**】　以高热、汗出、口渴、神昏谵语、斑疹失血、舌绛脉数为主证。

【**病理分析**】　温邪犯肺,气郁化热,由气分传入心营,若气分热邪犹盛,营血热势已张,即呈气血两燔见证。气热易伤津液,里热蒸腾,迫津外出,热盛津伤,引水自救,故有高热、汗出、口渴等证。热入营血,则呈身热夜甚,心烦不寐,神昏谵语,舌质红绛;热盛动血,则呈发斑、吐衄。

【立法组方】　气血两燔,自宜气血两清。清气当用辛凉甘寒药物撤热保津。任用辛寒,是清气不忘达热出表,以期凉而不郁;任用甘寒,是清气不忘增液,以期恢复受损之阴。凉血当用咸寒,佐以辛凉散血。任用咸寒,是凉血不忘顾护真阴;佐以辛凉,则寓透热转气之意;佐以散血,其意又在凉血而无滞血之弊。由于气血两燔是因温疫所致,尤须使用清热解毒药物消除病因,才是治病求本之道。故本法常用清气分热邪的石膏、知母、金银花、连翘、黄连、青黛之类与凉血解毒的生地黄、玄参、牡丹皮、大青叶、板蓝根、紫草、青黛等药组合成方,如清瘟败毒饮即属本法范畴。

本法所治证候,属于有传染的热病范畴,消除病因实具重要意义。所以清热解毒的黄芩、黄连、大青叶、板蓝根之类,在方中居于举足轻重、事关成败的地位,在数量和剂量上都要予以考虑,以免鞭长莫及,药不胜病。但应注意凉而不郁,使热有外出去路。古方常配轻清的金银花、连翘、薄荷、竹叶,即寓此意。

消除气血两燔征象的两组药,可以根据病情偏胜决定主次。气分热盛,以清气热的石膏、知母为主;营血热盛,以凉血的青黛、生地黄为主;兼见风动抽搐,配入息风解痉药物;兼见窍闭昏谵,配入开窍之品,只有注意各法间的配合使用,始能获得较好效果。

此证如果未能得到控制,可见以下转归:一是逆传心包而呈窍闭神昏;二是热搏其筋而呈肝风内动;三是热盛伤阴而呈真阴欲竭;四是气阴耗竭而呈阴竭阳脱。

【例方】

清瘟败毒饮(《疫疹一得》)

[组成]　石膏 30~240g　小生地黄 6~24g　黄连 3~18g　青黛 10g(代犀角)　栀子　黄芩　连翘　知母　牡丹皮　赤芍　玄参　竹叶　甘草　桔梗(以上十味剂量酌用)

[用法]　先煮石膏数十沸,后下诸药。

[主治]　气血两燔,身壮热,大渴引饮,呕吐,头痛如劈,烦躁若狂,神昏谵语,甚则发斑吐衄,舌红唇焦,六脉沉细而数,或沉数,或浮大而数。

[证析]　此属气血两燔机理。身壮热,大渴引饮,是气分热盛现象;头痛如劈,烦躁若狂,神昏谵语,乃火毒上攻头脑所致;热入营血,心肝受扰;热迫营血妄行,则为吐血、衄血;外溢肌表,则呈发斑;气血两燔,故舌红唇焦;六脉沉细而数,为火毒深重,郁闭不能外达之象;沉而数,为火毒稍轻,郁闭不甚;浮大而数,则全无郁闭,火毒轻浅。

[病机]　气血两燔。

[治法]　清热解毒,凉血救阴法。

[方义]　此方证既有气分征象,也有营血征象,是瘟疫初起,邪热充斥内外的气血两燔证候,病情危重,急需气血两清,庶可转危为安。此方系由黄连解毒汤、白虎汤、凉血地黄汤三方加减而成。黄连、黄芩、栀子、连翘即黄连解毒汤加减,这一组药清热解毒,消除致病之因,由方名清瘟败毒可见解毒药在本方是主要组成部分。石膏、知母、甘草、竹叶即白虎汤加减,这一组药清气分邪热,使气分热清,则高热、汗出、烦渴等证可除。青黛、地黄、牡丹皮、赤芍、玄参即犀角地黄汤加味,这一组药凉血救阴,使血分热清,则发斑、吐衄、舌绛、神昏等证可解。三组药物配合,能呈强大清热解毒,凉血救阴功效。病在上焦,用桔梗有载药上行之意。若加大青叶、板蓝根,则效果更佳,盖二药长于治疗病毒感染故也。

方中黄连清热解毒,石膏辛寒清气,青黛凉血解毒,地黄凉血救阴,四药功力均较同类药物为强,故是本方主药;其余药物从四个方面协助主药消除病因,两清气血。

[应用] 本方证以气血两燔为病机,气分证见高热渴饮,血分证见发斑舌绛,即可使用。本方加减法甚多,《疫疹一得》七十一条中有四十九条用本方为主加减,可以参看原著。今将《广温热论》中此方加减法附于下,供参考。

头面肿大者加紫花地丁、生大黄。

疰腮项肿者加金银花、青黛、板蓝根。

红丝绕目,眼光昏瞀者加羚羊角、龙胆草、菊花、藏红花。

耳后肿痛者加大青叶、紫花地丁。

嗒舌弄舌者加木通、童便。

舌上白点如珍珠者加蔷薇根、金汁。

舌上发疔,或红或紫,甚则流脓出血,舌上成坑者加银花露、金汁。

舌苔如腻粉,语言不清者加梨汁、竹沥、西瓜汁各一瓢冲。

气粗呃逆者加鲜竹茹、枇杷叶、沉香、青皮、广郁金、小枳实。

咽喉肿痛者加山豆根、金汁。

筋脉抽惕,甚至循衣摸床撮空者加羚羊角、菊花、龙胆草、嫩桑枝、丝瓜络。

若气实者,宜兼通腑者加大黄、风化硝、小枳实。

血虚宜兼养阴者加石斛、熟地黄露、童便。

骨节烦疼,腰如被杖者加黄柏、木通。

口秽喷人者加佩兰、野蔷薇露、金汁。

里急后重,或下恶垢,或下紫血,似痢非痢者加玄明粉、番泻叶、白蜜。

小便混赤短涩,甚则血淋者加滑石、琥珀、白茅根、车前草、牛膝。

[化裁]

1. 凉营清气汤(《丁甘仁医案》) 犀角(现以水牛角代)、生地黄、赤芍、牡丹皮、玄参、黄连、栀子、连翘、竹叶、石膏、石斛、芦根、白茅根、薄荷、甘草。水煎服。治疫喉痧(猩红热),气血两燔,壮热口渴,烦躁,甚至神昏谵语,咽喉红肿痛剧,甚则腐烂,斑疹,舌绛苔黄燥者。

2. 加减清瘟败毒饮(经验方) 水牛角、生地黄、赤芍、玄参、石膏、知母、大青叶、连翘、黄芩、黄连、牛黄。煎汤服。治流脑、乙脑。热盛者,加羚羊角;抽搐者,加僵蚕、地龙或全蝎、蜈蚣,冲服紫雪丹。痰多者,加天竺黄、胆南星、半夏,冲服安宫牛黄丸。内闭外脱者,加独参汤。

[歌括] 清瘟败毒用知膏,栀芩连竹桔甘翘,

西地芍甘玄参配,两清气血建功劳。

流脑合剂(江西中医学院方)

[组成] 生石膏60g 知母15g 大青叶30g 鲜生地黄60g 赤芍10g 牡丹皮15g 黄连12g 黄芩12g 连翘15g 淡竹叶10g 甘草10g 桔梗10g 水牛角120g(先煎,取汁200ml)

[用法] 先将石膏、大青叶煎汤代水,合水牛角再煎诸药。先后煎两次,共煎成药液200～400ml,分3次服,一昼夜可连服2～4剂。若呕吐剧烈,药难下咽,可先服石菖蒲、竹

沥,呕止再服此方。

[主治]　气血两燔,高热,头痛剧烈,呕恶肢痛,颈项强直,咽痛或红肿,皮肤出血点较明显,舌绛,脉数。

[证析]　此属肺卫感受温邪,由气分传入营血的气血两燔证候,高热、头痛、呕恶、肢痛、脉数为气分热盛之象;发斑、舌绛为营血热盛之征;颈项强直,则为肝风欲动征兆,故属气血两燔机理。

[病机]　气血两燔。

[治法]　清热解毒,凉血救阴法。

[方义]　本方由清瘟败毒饮变化而成。方中大青叶、黄连、黄芩、连翘为强有力的清热解毒药,用此作为主药消除致病之因;配石膏、知母、竹叶、甘草清气分邪热;生地黄、牡丹皮、赤芍、水牛角清营凉血,俾热清毒解则诸证随之缓解。配桔梗开泄肺气,使热外达,并有载药上行之意。若呕吐剧烈,药难下咽,是痰浊阻滞少阳三焦之象,故先用石菖蒲芳香化湿,竹沥清热涤痰,待其湿浊去后再投此方。

[应用]　此方颇有实用价值,与清瘟败毒饮相较,本方配入大青叶,解毒作用为之增强,对乙脑尤为对证。水牛角改用青黛更佳,盖本品既可凉血,又能抗其病毒故也。

[歌括]　流脑合剂谱新方,膏知甘桔竹芍藏,
　　　　牛角丹地凉血热,芩连青翘解毒良。

气血两清所选2方均以气血两燔为其治疗对象,均用清气的石膏、知母,凉血的牛角、地黄,解毒的黄芩、黄连,是其相同处。流脑合剂因用大青叶,更适宜于病毒感染。

第三节　肺 肾 同 病

肾为水脏,肺为水源,肺为气之主宰,肾为元气之根,两脏功能皆与津气摄纳、生化、输泄有关。就气而言:肾间生化之动气是五脏真气泉源,禀受于父母而与生俱来,所以称为元气;肺司呼吸,是清气摄入之门户;清气、谷气、元气运行于少阳三焦与少阴心脉,输布于五脏六腑,成为脏腑功能的动力。先天与后天之气都缺一不可,所以肺为气之主而肾为气之根。就津而言:肾为主水之脏,所主之水是由脾胃摄入,上输于肺,再随肺气下行归肾,所以肺为水之上源。肺肾两脏反映了津气生化输泄的协同作用,这种关系,称为金水相生。如果发生病变,不是津液不足,即是津液壅阻,否则就是气机升降失调。因此,肺肾同病,常见肺肾阴虚,水液失调,肾不纳气等病变(肾不纳气已详肾脏)。

一、肺肾阴虚——金水并调

肺肾阴虚,是指内外因素引起两脏阴津亏损病变。

金水并调,是据肺肾阴虚病机所拟的治法。

【适应证候】　以颧红颊赤,潮热盗汗,痰中带血为其主证;以舌红少苔,脉象细数为其辨证依据。

【病理分析】　肾为主水之脏,肺为水之上源,肺肾之间以少阳三焦为其通道,故《灵

枢·本输》说："少阳属肾,肾上连肺,故将两脏。三焦者,中渎之府也,水道出焉。"在正常情况下,水源足则肾阴来源不乏,肾阴足则火不刑金而肺阴亦充,这种相互滋济关系,称为金水相生。如果外感热邪,肺阴受灼,水源不足,肺病可以及肾;肾阴暗耗,阴不制阳,虚火上炎,肾病可以及肺,两脏互为因果,遂呈肺肾阴虚而见颧红颊赤,潮热盗汗,痰中带血等证。

【立法组方】 肺肾阴虚,常用生地黄、玄参补肾滋阴,百合、天门冬、麦门冬之类润肺生津,两滋肺肾,金水并调,肾水得充则阴能济阳而火不刑金,肺阴得补则水源不乏而上下协调。如人参固本丸、百合固金汤即体现这一配方法度。

【例方】

百合固金汤(赵藏庵方)

[组成] 生地黄12g 熟地黄9g 玄参9g 当归9g 芍药9g 百合15g 麦门冬6g 天门冬6g 贝母6g 桔梗6g 生甘草3g

[用法] 水煎服。

[主治] 肺肾阴虚,虚火上炎,咽喉燥痛,痰中带血,手脚烦热,舌红少苔,脉象细数。

[证析] 本方证属肺肾阴虚机理。肺为水之上源,温燥伤肺,肺阴受伤,则化源不足而肾阴亦损;若肾阴亏损,阴不制阳,虚火刑金,则肾虚而肺亦虚,故两脏可以相互影响。少阴之脉夹咽,肾阴亏损,虚火上炎则咽喉燥痛;肺阴被灼,伤及血络,则咳痰带血;舌红少苔,脉象细数均属阴虚之象,可为阴虚辨证依据。

[病机] 阴虚火炎,肺肾同病。

[治法] 金水并调法。

[方义] 肺肾阴虚,治宜润肺滋肾,金水并调,肺津足则清肃之令下行;肾阴足,阳不偏亢,则火不灼肺而咳嗽、咯血、咽燥诸证可解。方用生地黄、熟地黄、玄参滋阴补肾,当归、芍药养血柔肝治其下;百合、麦冬、天冬滋阴润肺,桔梗、甘草、贝母止咳化痰治其上,上下兼顾,诸证庶可缓解。但宜多服数剂,少则无效。

[应用]

1. 肺肾阴虚,咳嗽舌红少苔,热象显著者,可加知母、鱼腥草;咳血多者,可加侧柏叶、仙鹤草、白及,减去当归,盖出血之证不宜动血故也。

2. 可用于肺结核、支气管炎的干咳无痰,或痰黏不爽,或痰中带血而兼见阴亏液耗者。若治肺结核,可加入白及、百部、夏枯草之类。

[歌括] 百合固金二地黄,玄参贝母桔甘藏,
二冬芍药当归配,咳痰带血肺阴伤。

人参固本丸(《景岳全书》)

[组成] 人参60g 麦冬120g 天冬120g 生地黄120g 熟地黄120g

[用法] 蜜丸,每日服2次,每次服10g。

[主治] 肺肾阴虚,咯血咳嗽。

[证析] 肺肾阴虚,虚火内生,肺受火灼,清肃失调,故咳嗽;咳伤肺络,故咯血。

[病机] 肺肾阴虚。

[治法]　甘寒滋润,肺肾同治法。

[方义]　肺肾阴虚,治宜甘寒滋阴,肺肾同治。方用麦冬、天冬滋阴润肺,补肺之虚,即所谓滋其水源;生地黄、熟地黄补肾滋阴,补肾之虚,即所谓壮其水主。肺阴充则源泉不竭,肾阴充则阳不偏亢,金水并调之法备矣!复用人参大补元气,一变单纯滋阴之方而为气阴双补之法。人以元气为其根本,所谓固本,即系指此而言。

此方所选诸药都是阴凝沉静之品,走窜药物一律不用。因为凡属失血、失精证候,均宜静而不宜动,学者留意。

[应用]　以咳嗽咯血,舌红少苔,为其用方指征。

[歌括]　人参固本用二冬,二地滋阴效力宏,

肺肾阴虚咳咯血,金水并调建奇功。

————————————

本法选方2首,都以咳血为其主证,肺肾阴虚为其病机,金水并调为其治法。两方相较,滋阴力量难分轩轾;前方因有当归、芍药补血,故兼血虚者宜;后方因有人参大补元气,故兼气虚者宜。前方因有化痰止咳之品,是标本同治之方;后方纯用补虚药物,是扶正固本之法。前方咳血而用当归活血,与其病理不符,改用牡丹皮为是。

二、肺肾虚寒—宣上温下

肺肾虚寒,是指肺肾功能失调,津液壅滞,变生痰饮水湿病变。

宣上温下,是据肺肾虚寒病机所拟的治法。

【适应证候】　以痰饮、水肿为其主证,以兼见舌体淡胖、畏寒怯冷为其辨证依据。

【病理分析】　《素问·水热穴论》说:"勇而劳甚则肾汗出,肾汗出,逢于风,内不得入于脏腑,外不得越于皮肤,客于玄府,行于皮里传为胕肿,本之于肾,名曰风水。所谓玄府者,汗空也。"论述了水液失调,肺肾同病成为胕肿的病理过程。肺气宜开宣肃降,藉此布散津液,通调水道。邪犯肺卫,宣降失常,水液停滞,则肺病可以影响肾系同病而呈小便频数、淋涩或水肿。水液能够正常运行,又赖肾阳蒸腾气化。若肾阳气化不及,水泛高原而为痰饮,又是肾病及肺。上述两种病机分别见于肺肾两脏,本法专门讨论肺气宣降失常与肾命气化失司同时并见机理。肺合皮毛,肺气不宣,玄府闭塞而水津不布;肾阳不足,气化不及而水津不行,两脏功能失常,变生痰饮水湿,于是诸证蜂起。

【立法组方】　肺肾两脏功能失常,引起水液失调,不仅可见痰饮水湿各类病变,亦可反映寒热虚实不同证型。临证施治,应当分清标本,辨明主次;察其寒热,确定病性。肾阳不足,气化失常,阳虚阴盛,水泛高原而喘咳痰稀,阻塞肺窍而鼻塞流涕,壅于肺系而失音声嘶,声音重浊当用真武汤、五苓散之属化气行水,体现上病下取,治下即所以治上之法。若邪从上受,或自表入,肺失宣降之常,以致水道壅阻,株连肾脏而成水肿或小便频数,则当用越婢加术汤、麻黄连翘赤小豆汤之属宣肺行水,体现下病上取,治上即所以治下之法。若素体阳虚,复感外邪,以致肺失宣降之常,肾阳衰而不振,水湿停聚,则宜宣上温下,两治肺肾。所以本法常由开宣肺气的麻黄、细辛与温阳化气的桂枝、附子两类药物组成,体现发汗与利水同施,宣肺与温肾并举的配方法度。如麻黄附子细辛汤、麻附五皮饮、宣上温下汤即体现上述配方法度。

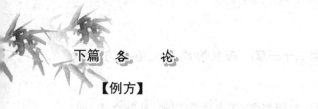
【例方】

麻黄附子汤(《金匮要略》)

[组成] 麻黄 15g 甘草 10g 附子 15g

[用法] 先煮麻黄,去上沫,再纳诸药,汤成,分 3 次温服。

[主治] 水肿,其脉沉小者。

[证析] 《金匮要略》谓:"水之为病,其脉沉小属少阴,浮者为风,无水虚胀者为气。水,发其汗即已,脉沉者,宜麻黄附子汤。"此条提出了三种病机可以致肿的鉴别诊断要点:其脉沉小,是肾阳气化不及,当用真武汤、五苓散之属;脉浮,是表郁肺气失宣,当用越婢汤、越婢加术汤之流;无水虚胀,是三焦气滞。本方所治,是因肺气失宣、肾不化气使然。

[病机] 肺气失宣,肾不化气。

[治法] 助阳发汗,宣上温下法。

[方义] 发汗、利水是治水肿两大法门,此方则兼而有之。方中麻黄有宣肺、开表、利水三种作用。辛开肺气可复肺气宣降之常,宣通毛窍可使水从毛窍外泄,利尿行水可使水从三焦下行肾系,一药三用,是主药。其脉沉小,显然阳气已虚,故用附子温肾阳以助气化,振心阳以助血运,是辅药。甘草之甘,可缓经隧挛急而使毛窍宣通与肾系通调,是佐药。三药同用,不仅能呈宣上温下之功,且能兼顾调理功能、舒缓经隧、排除积水三个方面,所以结构较为严谨。由于此方也可治疗阳虚外感,故又体现助阳解表之法。

学习此方应该注意两点:①仲景原意是用此方发汗以消水肿,故谓"发其汗即已。"但是此方也有宣肺利水作用,观其水肿病人服用汗剂并不出汗而见尿量增多,就是明显佐证。②方中甘草并非用来补气,而是用来舒缓经隧挛急,使其毛窍开通,肾系通利,以利积水排除。因为五脏经隧都由肝系筋膜组成,使用此药,体现了"肝苦急,急食甘以缓之"的配方法度。

[应用] 水肿及阳虚外感兼见脉沉可用此方。

[歌括] 麻黄附子甘草同,水肿脉沉可建功,

麻黄宣上附温下,甘草缓急法宜宗。

宣上温下汤(自制方)

[组方] 麻黄 3~10g 细辛 3~6g 制附子 15~60g 干姜 10~30g 白术 10~20g 白芍 10~20g 茯苓 15~30g

[用法] 附子先煮 30 分钟,余药后下,汤成,去滓,分 3 次,温服。可连服数剂。

[主治]

1. 阳虚水肿,舌体淡胖有齿痕。

2. 咽中如有物阻,日久不愈。

3. 失音声嘶,舌体淡者。

[证析] 本方所治诸证,都是肺气失宣,肾失气化所致。水液运行,有赖肺气宣降,脾运输,肾阳气化,心阳温煦,肝为疏调。如果五脏功能衰弱引起水液运行受阻,即会停聚成为水肿。少阴经脉循于咽喉,如果肺气闭郁不宣,肾阳衰而不振,津气凝结,阻于咽部夹层,即呈咽中如有物阻。如果骤感寒邪,肺气闭郁不宣,肾阳气化不及,津凝气闭,会厌(声带)松

弛、变厚,又可呈为暴哑失音。

[病机]　肺气失宣,肾失气化。

[治法]　宣上温下,肺肾同治法。

[方义]　此方是由真武汤与麻附细辛汤两方相合而成。方中附子上温心阳可以增强血运,下温肾阳可以增强气化;干姜、白术温运脾阳,可以增强脾胃运化水湿;麻黄、细辛开宣肺气,可使气宣津布;白芍柔肝缓急,可缓经隧痉挛;茯苓淡渗利湿,可祛已停积水,合而成方,善调五脏功能,令其恢复正常。故用此方治疗水肿,能呈宣肺行水,培土制水,温阳行水功效。由于此方具备上宣肺气,中健脾运,下温肾阳,专开津气痹阻之功,故治咽中如有物阻以及暴哑失音亦有良效。治疗暴哑失音,加入桔梗泄肺利咽,其效更佳。

[应用]

1. 主证以外,兼见舌体淡胖,即可使用本方。治疗水肿,可与五皮饮或己椒苈黄丸合用,增强行气利水之功;加入活血之品促进肾系血液循环,可以治疗肾功衰竭;治疗咽中如有物阻,可加半夏、厚朴增强通降津气作用;治疗暴哑失音,可加桔梗增强开宣肺气力量。

2. 此方治疗阳虚外感、痰饮喘咳、胸痹疼痛、风寒湿痹等证,用之得当,化裁得宜,亦可取效。

[歌括]　宣上温下麻附功,姜辛术芍茯苓从,

　　　　所治皆因津气阻,七药同用可温通。

青龙真武汤(陈文娟方)

[组成]　桂枝10g　麻黄10g　干姜10g　细辛6g　白芍10g　甘草10g　半夏15g　五味子10g　白术20g　茯苓20g　制附子30g

[用法]　附子先煮半小时,余药后下,再煮半小时,分3次,温服。

[主治]

1. 外感风寒,恶寒身痛,咳嗽痰稀,舌体淡胖有齿痕,脉弦缓或濡缓者。

2. 肺胀,咳嗽痰稀,胸中憋闷,心悸,舌体淡胖者。

3. 肺心同病,咳痰清稀,心悸,足肿,舌淡而胖者。

[证析]　肺为水之上源,脾主运化水湿,肾为主水之脏,三脏功能正常,则水津运行无滞。任何一脏功能失调或呈衰退,都可停滞成为痰饮水湿。此方所治,属于肺肾虚寒,三焦同病。多因素体阳虚或年老阳气已衰,感受风寒,表为寒闭,津气不能出表,以致湿滞体表、经脉挛急,而呈恶寒、身软、疼痛;肺失宣降,气郁津凝,气道挛急而呈咳嗽痰稀。痰多清稀,不仅肺卫失调,亦与脾不输津、肾不化气有关。何以知之?从舌体淡胖而有齿痕知之。盖周身内外均有水湿阻滞才呈舌胖征象,淡属阳虚之象,胖属水停之征象故也。

若咳嗽治不如法,肺气宣降功能不复,气郁日久,即成肺胀(肺气肿),常感胸中憋闷;肺气不降,长期影响心血运行,日积月累,血行不利,即呈唇口发绀,心悸足肿,成为肺心同病。

[病机]　肺肾虚寒,水饮内停。

[治法]　宣上温下,三焦同治法。

[方义]　肺肾虚寒,水饮内停,治宜辛温解表,宣发上焦肺气之痹;温运脾阳,恢复中焦运化功能;温肾助阳,使其下焦气化正常,三脏功能正常,水饮才不再停,体现治病求本原则。方用麻黄、桂枝、细辛温散表卫之寒,宣降肺气之痹,肺气宣则津自布,肺气降则水道通矣!

半夏、干姜、白术温运脾阳,脾阳健则运化复、运化复则津不滞矣!桂枝、附子擅长温煦肾命真阳,肾阳旺则气化行,气化行则水精四布而不滞矣!芍药、甘草可缓气管挛急,茯苓可利三焦积水,挛急缓则气道舒,水道通则痰饮消而咳嗽止矣!用五味子敛肺止咳,不过赞成方用而已。

方中芍药、甘草的缓急作用,表面看来是在针对气管挛急施治,其实是在治肝,因为气管虽属肺系实由肝系的筋膜构成。附子表面看来是在针对肾阳不足的气化不及施治,其实又可强心,防止肺病演变成为肺心同病,因为肺气随其心血下行,可以助心行血。如果肺气闭郁,宣降失常,长期不复,影响血行,时间一久,将会导致肺心同病,并由功能失调导致器质受损,再去治疗则为时已晚。所以此方虽然能够治疗肺气肿和肺心病,却只能改善征象,不能彻底治愈。

[应用]　以咳嗽痰稀兼见舌体淡胖有齿痕为其辨证要点。有无表证均可使用。若欲增强止咳作用可加紫菀、款冬花;增强利水力量可加猪苓、泽泻;肺心同病可加人参、桃仁　。

[歌括]　青龙真武是新方,麻桂辛夏芍草姜,

　　　　五味茯苓术附配,宣上温下是其长。

本法所选3方,都能体现宣上温下的配伍形式,麻黄附子汤治疗水肿而见脉沉,故用麻黄宣肺发汗,附子温阳行水,双管齐下。宣上温下汤除具上述结构以外,复配干姜、白术温运脾阳,钥启三关,遂由宣上温下变为三焦同治的组合形式。由于此方可以温通津气,凡属阳虚湿滞之证,都可使用。青龙真武汤也是宣上温下,三焦同治,因其方中配伍芍药、甘草解痉,附子强心,又展示了五脏并调的配方法度,是为水饮内停的痰嗽而设。

第四节　脾肾同病

脾肾两脏有以下四层关系。一是脾为谷气之本,肾为元气之根。脾所化生谷气,是脏腑功能活动的物质基础;肾所化生元气,是脏腑功能活动的动力源泉,两脏都与气的生化攸关。二是血液生化,关乎脾肾。脾所运化水谷精微是生化为血原料,水谷精微能够转化为血,又需肾阳气化作用将谷精变化成为精髓,再由精髓化生血液。故脾是原料供给基地,肾是制造血液工厂,两脏与血生化密不可分,缺一不可。三是水液运行,关乎两脏。脾主运化水湿,肾为主水之脏。水液能在体内正常运行,端赖肾阳气化,脾胃健运,是以两脏又与水液运化有关。四是脾肾两脏,相互滋生。脾藉肾阳温煦,才能正常进行功能活动,肾赖脾胃健运,精气来源才不匮乏,故脾肾有相互资生关系。由此可知,两脏功能关系到气血津精生化、输布,是生命活动动力源泉,故称肾为先天之本,脾为后天之本。脾肾发生病理改变,常呈阳气不足,水液失调,脾肾阳虚。至于血的生化失常,详见肝脏,可以合参。

一、脾肾阳虚—温阳健脾

脾肾阳虚,是指脾肾两脏功能衰弱,阳气不足,津气生化失常病变。

　　温阳健脾，是据脾肾阳虚病机所拟的治法。

　　【适应证候】　以形寒怯冷，四肢不温，呕吐、下利，腹中冷痛，黎明腹泻，或水液内停成为咳喘、水肿、身重、身痛为主证，以兼见舌淡、脉迟为其辨证依据。

　　【病理分析】　脾肾发生病变，常常相互影响，互为因果。肾阳不足，不能温煦脾阳，或脾阳久虚，途穷归肾，均可导致脾肾阳虚，出现下述征象。①阳气不足，导致卫阳虚损，心阳不振而呈形寒怯冷、四肢不温，这是因为卫阳根于肾阳，心阳源于命火的缘故。②阳虚阴盛，寒凝气结，经脉收引而呈腹中冷痛。③气化不及，津气升降逆乱，外泄而呈上吐下泻，黎明腹泻；内停而生痰饮水湿，成为喘、咳、肿、重、痛。一切征象均由阳气不足，导致心气不继，卫气乏源，津气逆乱，经脉收引所致。

　　【立法组方】　脾肾阳虚，法当温阳健脾，两脏同治，令肾阳振奋，阳气充和，气化不失其职；脾阳健运，运化有权，升降不停其机，上述征象才可逐渐消失。本法常用人参、炙甘草、附子、干姜为主药。附子温肾阳，干姜温脾阳，一补先天以生后天，一补后天以养先天，两药相须，有相得益彰之妙。配以人参、炙甘草补气，体现温中寓补、补中寓温之法。代表方如四逆汤、真武汤、附子理中汤、砂半真武汤、鹿附汤、安肾汤、胃苓汤、理苓汤（方见脾系理中丸化裁方）等。

　　脾肾阳虚而呈津气逆乱，按照常理，应于上述结构之中配入调气行津之品，始合病情。观仲景用理中丸治吐利腹痛，真武汤治水湿为患，所用药物似与见证毫不相干，深入分析，才知每药都立足于调理脏腑功能，由此可见调理脏腑功能才是治病求本关键。本法属于温补范畴。景岳重视肾气，宗景岳者，强调肾为先天之本，肾气旺盛，则五脏阴阳之化源不绝，故谓补脾不如补肾；东垣重视脾胃，宗东垣者，强调脾为后天之本，脾气旺盛，则五脏皆得其养，又谓补肾不如补脾。其实二者不可偏废，应居同等重要地位。临证之际，脾虚者健脾，肾虚者补肾，脾肾两虚者两脏同治。此法双管齐下，最为临床常用。

　　【例方】

砂半真武汤（侯辉霞方）

　　[组成]　附片 30g　干姜 15g　白术 12g　白芍 15g　茯苓 20g　砂仁 10g　半夏 15g

　　[用法]　附片先煮 30 分钟，余药后下，汤成，分 3 次，温服。砂仁研末冲服。

　　[主治]　脾肾阳虚，水肿，舌质淡胖有齿痕。

　　[证析]　水肿是本方主证，脾肾阳虚是此证病机，舌质淡胖是阳虚湿滞的辨证依据。脾主运化水湿，肾主化气行水，所以肾司主水之职，脾司制水之权。今因脾肾阳虚，运化不及，气化无权，水液停聚，遂呈水肿。何以知为脾肾阳虚？从舌质淡胖知之。由于舌淡属于阳虚，故可确定其为脾肾阳虚所致。

　　[病机]　脾肾阳虚。

　　[治法]　温阳化气，燥湿运脾法。

　　[方义]　真武汤是治水神方，所用药物兼调五脏而使水液运行无阻，其义已详肾系，不再赘述。今于方中加入砂仁芳香醒脾，半夏燥湿运脾，增强健脾运湿力量，用于阳虚水肿，颇为对证。若再加入麻黄、细辛开泄肺卫，三焦同治，疗效更佳。

　　[应用]　此方不仅水肿可用，用于脾肾阳虚的食欲不振、恶心呕吐、水泛为痰、心悸喘咳等证，亦可取效。再加人参、甘草，即理中汤与真武汤合用，治疗脾肾阳虚诸疾，最为适宜。

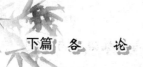

[歌括] 砂半真武术附姜，茯苓白芍合成方，

温补脾肾功偏擅，阳虚湿滞服之康。

鹿附汤（《温病条辨》）

[组成] 鹿茸 15g　附子 9g　草果 3g　菟丝子 9g　茯苓 15g

[用法] 水煎，分 3 次，温服。

[主治] 少阴阳虚，水湿停滞，舌白身痛，足跗浮肿。

[证析] 此方所治，足跗浮肿是主，身痛是辅，舌白是其佐证。因其苔白属于寒象，才知身痛跗肿是因肾阳衰惫使然。

[病机] 肾阳衰惫，水湿停滞。

[治法] 温补肾阳，淡渗利湿法。

[方义] 此方是为湿伤肾阳立法。湿伏少阴，肾阳疲惫，故以鹿茸温补督脉之阳。督脉根于少阴而总督诸阳，此阳一升则诸阳皆从。附子善补肾中真阳，通行十二经脉，鹿茸、附子同用，振衰起废。复佐菟丝子补肾，配合鹿茸、附子温补肾阳，茯苓渗湿，配合附子化气行水，使其肾阳振奋，气化复常，水湿祛除，则跗肿身痛庶几可愈。诸药补肾，独用一味草果温运脾阳，醒脾化湿者，是因水患不宜单责肾阳之虚，亦当归咎于脾阳不振故也。

[应用] 肾阳衰惫，足跗浮肿，可用此方。鹿茸应研粉，以药液冲服。

[歌括] 《条辨》留传鹿附汤，菟茯草果合成方，

鹿附功专温肾命，草果芳香醒脾阳。

安肾汤（《温病条辨》）

[组成] 鹿茸 9g　胡芦巴 9g　补骨脂 9g　菟丝子 9g　韭子 3g　大茴香 6g　附子 6g　茅术 6g　茯苓 9g

[用法] 水煎，分 3 次服。大便溏者，加赤石脂。

[主治] 湿久脾阳消乏，肾阳亦惫者。

[证析] 脾阳消乏，当见食少便溏等证；肾阳衰惫，当见畏寒怯冷，尿频失禁，阳痿滑精等证。

[病机] 脾肾阳虚。

[治法] 温肾助阳，燥湿健脾法。

[方义] 此方是以温补肾阳为主，兼治其脾。方中鹿茸善补督脉而壮肾阳，附子善温命火而除寒湿，大茴香善暖下焦而散寒气，胡芦巴、补骨脂、菟丝子善补肾阳而固精气，韭子善温肾阳而兴阳道，七药能呈补肾壮阳之功；复用茅术、茯苓燥脾去湿，即呈脾肾同治之法。脾阳虚损不用干姜温中，是因肾阳旺则脾阳亦旺，即所谓釜底增薪之法也。

原著谓："凡肾阳惫者必补督脉，故以鹿茸为君。附子、韭子等补肾中真阳，但以苓术二味渗湿而补脾阳，釜底增薪法也。"

[应用] 湿伤阳气固然可用，即一般肾阳衰惫亦可使用。若欲补气，可加人参；若欲补精，可加枸杞子；若欲缩便，可加鸡内金；若欲兴阳，可加远志。

[歌括] 安肾汤内胡芦巴，茸附苓术韭子加，

骨脂大茴菟丝子，肾阳虚损服之佳。

术附姜苓汤（《温病条辨》）

[组成]　白术 15g　附子 9g　干姜 9g　茯苓 15g

[用法]　水煎,分 2 次服。

[主治]　湿久伤阳,痿弱不振,肢体麻痹,痔疮下血。

[证析]　湿久损伤脾肾阳气,肌肉筋骨失去阳气温煦,反为湿浊所困,于是筋弛而呈痿弱,湿滞而呈麻痹;寒湿下注,统血无权,于是呈为痔疮下血。

[病机]　脾肾阳虚,寒湿为患。

[治法]　温阳除湿法。

[方义]　湿伤脾肾阳气,于法当温。故用附子温肾阳以化寒水,干姜温脾阳以健中州。复用白术配合干姜健脾除湿,附子祛除表湿;茯苓配合干姜、白术实脾,白术、附子祛湿,令其阳长阴消,则痿痹愈矣! 阳旺脾健,则统血有权矣。

[应用]　痿弱不振,肢体麻痹,痔疮下血,但见一证即可使用,不必悉具。原著谓:"痔疮有寒湿、热湿之分,下血亦有寒湿、热湿之分……世医但知有热湿痔疮下血,悉以槐花、地榆从事,并不知有寒湿之因,畏姜附如虎,故因下焦寒湿而类及之,方则两补脾肾两阳也。"

[歌括]　术附姜苓合成方,痿痹皆由寒湿戕,

　　　　姜附功专温脾肾,苓术除湿效果良。

　　　　本法共选 4 方,病机都是脾肾阳虚,治法都是两温脾肾,因其所治各有侧重,所以方剂结构有所不同。砂半真武汤所治水肿,属于脾不运湿、阳不化气机理,所以此方展示了脾肾双补,无所偏倚的结构。鹿附汤所治足跗浮肿,是因肾阳衰惫使然。故于温补肾阳方中只用一味草果温脾化湿。安肾汤所治也以肾阳虚衰为主,故于温补肾阳方中只用茯苓、白术运脾渗湿。二方展示了治肾为主,兼治其脾的结构。附子理中汤(见理中丸下化裁)与术附姜苓汤所治痿弱不振、肢体麻痹、吐泻腹痛等证是以脾阳虚损为主,所以二方只于温中健脾方中配伍一味附子温其肾阳,展示了以治脾为主,兼治其肾的结构。

　　　　安肾汤虽有脾阳虚损,却不使用干姜、草果之类温中,只用附子温肾助阳,体现了釜底加薪之法。调胃承气治疗上焦热壅,却不使用金银花、连翘之类清散,只用芒硝、大黄导热下行,体现了釜底抽薪之法。若能合参,对于上病下取治则,将会加深理解。因为上焦阳盛泻其中焦,中焦阳虚补其下焦,一补一泻虽然异趣,上病下取之法其实相同。

二、脾肾阴虚——甘寒滋润

脾肾阴虚,是指肾水不足导致肠道失濡病变。

甘寒滋润,是据脾肾阴虚病机所拟的治法。

【适应证候】　以便秘为其主证,兼见舌红少苔,脉象细数。

【病理分析】　便秘是肠道津亏征象,仲景用脾代表肠道功能,故脾阴不足实际就是肠道津虚。肾主水液,职司大便通调,五脏阴阳皆以肾为根本。肾阴亏损,由肾及脾;或脾阴受损,途穷归肾,均可形成两脏同病。

【立法组方】 阴津不足,肠中燥结,由是遂呈便秘。此一机理,吴鞠通谓之"无水舟停",法当滋其不足之阴,阴津足则肠道润,肠道润而燥结行,虽不通便而其便自通,此即所谓以补药之体作泻药之用是也。本法常用生地黄、玄参、麦门冬甘寒壮水为主,组合成方,体现增水行舟之法。如增液汤即是。此法已详肾脏,在此重提,是使学者明白脾肾之间既有阳虚水液失调,亦有阴虚肠中燥结,两脏同病,总以津液虚滞为其基本病理。

第五节 肝肾同病

肝肾两脏有如下关系:①乙癸同源:肝为藏血之脏,肾脏藏精主髓。肝脏所藏之血实由肾系精髓化生,古籍遂将这种血源于精关系称为乙癸同源。②水能涵木:肝主筋膜,肾主水液。肝系筋膜有赖肾水濡泽才能活动自如,此种关系谓之水能涵木。③同司相火:肝为阴中阳脏,中寄胆火,职司疏泄;肾脏藏精主水,内舍真阳,宜于潜藏。两脏同司相火而相火宜潜。此火能够潜藏,端赖肾阴以为约制,才能控制肝的疏泄,以免相火妄动。上述三层关系均与肾阴有关,故肝肾同病由于阴津不足而致阳亢恒多。④肝肾虚寒或水液失调引起两脏同病亦复不少。肝系筋膜,职司运动,筋脉柔和,全赖肾阳温煦,水津濡润。阳虚失温,筋脉受寒收引,则呈挛急而痛;水湿阻滞,筋脉受湿而弛,则呈痿酸。

一、水不涵木—滋水涵木

水不涵木,是指肾阴不足,不能养肝,引起肝系筋膜失濡和水不制火病变。

滋水涵木,是据水不涵木病机所拟的治法。

【适应证候】 以头晕目眩,耳鸣眼花,遗精梦泄,盗汗不眠,筋脉拘急,月经量少为其主证;以兼见舌红少苔,脉象细数为其辨证依据。

【病理分析】 肾阴虚损常常累及肝脏,导致肝肾阴虚,这种病理转归谓之水不涵木。肝系所属筋膜,须赖肾主之水濡养,才能和柔活利;肝藏血,肾藏精,精血同源而血从精化;两脏同司相火,火能秘藏而不妄动,端赖阴津充足。若肾阴亏损则水不涵木、阴不济阳而诸证由是见矣。故肝肾同病多呈阴虚火旺,筋膜失濡,现象在肝,而病本在肾。

【立法组方】 治疗肝肾阴虚,法当滋水涵木,降火潜阳。此证若只降火而不滋阴,便是舍本逐末,治标而不治本;若只滋阴而不降火,则猖獗之势难于控制。唯宜双管齐下,滋其不足之阴,泻其有余之阳,使阴不虚,阳不亢,才能阴平阳秘。所以此证常用生地黄、玄参之属为主,滋水涵木,从本治疗。阳亢者伍以龟板、白芍、龙骨、牡蛎平肝潜阳;火旺者伍以知母、黄柏、牡丹皮、地骨皮之属清其虚热,共呈滋阴潜阳或滋阴降火之效。代表方如大补阴丸、青蒿鳖甲汤、知柏地黄丸、滋水生肝饮之类。如果肝肾阴亏而呈阴虚风动,则宜加入阿胶、钩藤之类滋阴息风,方如大定风珠之类。

所举诸方,分别见于肝肾有关治法。在此重提,不过欲使学者明白这些方剂也体现滋水涵木之法。

二、肝肾虚寒—温补肝肾

肝肾虚寒,是指肝肾两脏功能衰弱或外寒侵犯下焦病变。

温补肝肾,是据肝肾虚寒病机所拟的治法。

【适应证候】　以寒疝、缩阴、小便不利、月经不调、经冷腹痛、胞寒不孕为其主证,以舌淡、脉弱为其辨证依据。

【病理分析】　肝肾虚寒亦称下焦虚寒,临床较为常见。男子寒疝、缩阴等证,病位均在肾系,病机则因寒滞肝脉引起;妇女月经不调、经冷腹痛、胞寒不孕等证,病位也在肾系而病机却与肝的疏泄功能有关。与此相反,也有征象在肝而病机在肾的两脏同病。如肾阳虚损不能温煦筋脉引起筋惕肉瞤或呈筋痿即是。引起下焦虚寒原因,有外感内伤之别。外寒相加,引起肝主之筋膜挛缩,血脉凝涩,出现寒疝、缩阴、经寒腹痛,已于肝脏论及;肾阳虚不能温煦筋膜而呈筋惕肉瞤已于肾脏论及。此处仅讨论两脏偏寒的一些病变。

【立法组方】　胁痛一般皆从肝治,但亦有因肾的气化不及,水湿停滞肝经的证型。宜用温阳化气的桂枝、附子和调气活血的川芎、当归、枳壳、木香组合成方,两脏同治,如芎归真武汤。他如温肾调气汤之治妊娠胎动不安和纠正胎位的加味当归芍药散也是肝肾同治的方剂结构。

【例方】

芎归真武汤（陈德遥方）

[组成]　制附子 15～30g　干姜 15g　白术 12g　茯苓 15g　白芍 15g　当归 12g　川芎 10g　枳壳 12g　木香 10g

[用法]　附子先煮半小时,余药后下,汤成,去渣,分 3 次,温服。

[主治]　阳不化气,气郁津凝,形寒怯冷,胁下胀痛。舌体淡胖有齿痕。

[证析]　肾主化气行水,阳虚气化不及,水液运行不利,停滞肝系,湿碍气行,遂呈胁痛。形寒怯冷,舌体偏淡,是阳虚的诊断依据;舌胖有齿痕是湿滞的客观反映。

[病机]　下焦阳虚,湿凝气阻。

[治法]　温阳行水,调气疏肝法。

[方义]　水湿停滞是因阳虚气化不及,法当温肾阳以助气化,故用附子温补肾阳。水湿停滞亦与脾虚不运有关,故用干姜、白术温运脾阳,茯苓实脾利水。湿碍气行而致肝气郁结,又宜疏之使通,故用枳壳、木香疏畅气机。肝为藏血之所,肝系气郁津凝,亦有碍于血运,故用当归、川芎活血调营。胁痛除因气滞血郁津凝以外,亦当考虑经脉是否挛急,故用白芍柔和经脉。合而成方,能呈温阳化气、健脾除湿、调气活血、柔肝缓急功效。

此方通过温阳行水消除湿滞,疏畅气机消除气滞,活血调营消除血滞,柔肝缓急解其痉挛,考虑到了引起胁痛的多种因素,是其配伍特点。

[应用]　胁痛舌淡而胖,可用此方。

[歌括]　芎归真武胁痛宜,附子干姜苓术齐,
　　　　　温阳除湿行气血,挛急尤须白芍医。

温肾调气汤（《中医妇科治疗学》）

[组成]　杜仲 12g　续断 9g　桑寄生 15g　台乌药 6g　补骨脂 6g　菟丝子 9g　焦艾叶 9g　炒狗脊 6g

[用法]　水煎,温服。

[主治] 妊娠数月,腰酸作胀,少腹疼痛,有下坠感,小便多,白带较重,舌质正常,舌苔白,脉沉缓。

[证析] 妊娠数月出现腰酸作胀,少腹疼痛,有下坠感,是流产先兆;兼见小便多、白带重、舌苔白、脉沉缓,可以诊断此证属于下焦虚寒。

[病机] 下焦虚寒。

[治法] 温肾安胎法。

[方义] 下焦虚寒,法当补其肝肾虚损,温暖下焦寒气;下虚而欲流产,又宜固肾安胎。此方配伍菟丝子补肾益精,补骨脂补肾助阳,是补下元之虚;乌药散寒顺气,艾叶暖宫止漏,是温下焦之寒;杜仲、桑寄生、续断擅长补肾安胎,是固欲动之胎;狗脊擅长强腰祛湿,是止下泄之带,七药同用,能呈温肾安胎功效。

此方补肾而用菟丝子、补骨脂,一补其阴,一补其阳;温下而用乌药、艾叶,一温其气,一温其血。因其腰胀,故用乌药行气;因其尿多,故用补骨脂补肾;因其带多,故用狗脊除湿。不仅补肾兼顾一阴一阳,温肾兼顾一气一血,且于补肾之中兼通津气,既与病机相符,又与征象吻合,选药可谓精当。不过安胎所选药物,都宜静而不动,此方所用乌药,剂量宜小,多则恐有动胎之虞。

[应用] 胎动不安偏寒者,可用此方。所以此方所治,当以苔白、脉迟为其辨证依据。

[歌括] 温肾调气出妇科,杜续寄生乌药和,
菟艾骨脂配狗脊,虚寒胎动服之瘥。

加味当归芍药散(经验方)

[组成] 当归2g 川芎6g 白芍6g 白术10g 茯苓12g 泽泻10g 续断10g 菟丝子12g

[用法] 于妊娠7~9月时服,1日1剂,连服2剂。

[主治] 胎位异常。

[证析] 胎位异常是指胎儿位置异于正常位置。分析异常原因,多因胎水过多,胎儿可以自由活动所致。

[病机] 胎位异常。

[治法] 养血调肝,健脾固肾法。

[方义] 胎位异常,恐其难产,此方用当归、芍药、川芎三味活血药物微微收缩子宫,是使胎位逐渐趋于正常。由于胎位异常是因胎水过多所致,所以配伍白术、茯苓、泽泻健脾渗湿;又恐使用活血渗湿药物动胎,故用菟丝子、续断补肾固胎。以此三组药物组合成方,可以消除胎位异常原因,纠正胎儿异常位置,防止胎儿早产,结构较为合理。

一般纠正胎位异常多用保生无忧散。此方组成:当归2g,白术4g,川芎4g,黄芪3g,甘草2g,厚朴2g,枳壳2g,菟丝子5g,荆芥2g,羌活2g,川贝母3g。方中当归、芍药、川芎、厚朴、枳壳都是行气活血之品,目的在于收缩子宫,纠正胎位。再用黄芪益气,并佐羌活、荆芥升提;菟丝子补肾固胎,防其早产;川贝母化其痰滞,通其津液。与此方结构相似,可以合参。

[应用] 胎位异常可用此方。

[歌括] 当归芍药用川芎,白术茯苓泽泻同,
再益续断菟丝子,胎位异常此方谋。

本法所选 3 方,都是肝肾同治的结构,但因所治证候不同,结构也就随之异趣。芎归真武汤证是因阳虚湿滞引起肝经气血郁滞而呈胁痛,故于温肾方中配伍行气活血之品,体现温阳行水、调气疏肝之法。温肾调气汤是因肾虚不固引起胎动不安,故于方中配伍安胎药物体现温肾安胎之法。加味当归芍药散证是因胎水过多引起胎位异常,故于固肾之中加入活血除湿之品,体现养血调肝、健脾固肾之法。方随法变,法随证变,于此可见一斑。

第六节 肝 肺 同 病

肝主春生之令而寓升发之机,肝系少阳三焦是卫气升降出入门户。所谓肝主升发,乃从三焦上升外发是也。肝的升发作用须藉肾阴涵养和肺气肃降对肝相生相克才能达到协调和谐。两脏失调发生病变,常见金不制木和肝火犯肺两类见证。上述病机,属于两脏失去和谐的内伤杂病。若系外邪相侵的热病,则常呈气热犹盛而肝风已动,或呈气血两燔。本节仅论金不制木、肝火犯肺病机、治法,气血两燔详见心肺同病,可以合参。

一、金不制木—清金制木

金不制木,是指肝肺相互制约功能失调病变。

清金制木,是据金不制木病机所拟的治法。

【**适应证候**】 以头晕、目眩、咳血、喘息为主证,兼见五心烦热、胁痛易怒、口干舌燥、脉象弦数;或肺肝同病,高热,汗出,手足抽搐。

【**病理分析**】 肝居下焦,其性升发,肝性之所以升发是因肝胆同居,胆属少阳,少阳主春生之令而具升发之机,其升发作用与肝司疏泄有关。肺居上焦,其性肃降,肺气之所以肃降是因肺司呼吸而主一身之气,吸入之气以下行为顺。在正常生理状态下,肺气清肃下行可以制约肝气升发,使其不卑不亢,上下协调。肝升肺降功能反映了脏腑间的协调统一,对气血津液升降出入起着相互协调、制约作用。①卫气升降出入,有赖肺肝两脏协调。肺司卫气宣发、肃降,肝司卫气升发、疏泄,通过脾胃从中转输,使气升降出入运行有序,反映肺气肃降功能对肝气有制约作用。②肝司血液贮藏调节,心系运行之血,端赖肝脏进行调节,这一作用反映了血运上输过程。肺朝百脉,心血上朝于肺以后,须藉肺气肃降而使心血下行,又反映了血运下行过程。肺气肃降起到控制肝脏上输血量作用。所以血运一升一降又反映了肺对肝的制约关系。③肺气宣发肃降能使津液敷布于表,下行归肾,再经肾阳气化蒸腾而使水精四布,濡养肝系筋膜。由此可见,所谓金能制木,是以脏腑功能协调统一,气血津液升降出入为其依据。如果肺金清肃之令不行,肝气肝血失去控制,肝木相火因之而亢,这种由肺及肝的病变机理,是肺失肃降之过。相反,若因水不涵木,肝阳上亢;或者肝郁化火,木火刑金,这是由肝及肺的病变机理。

【**立法组方**】 针对上述病机,或以治肝为主,兼治肺脏;或以治肺为主,兼顾肝脏;或者肝肺同治,无所偏袒。只有充分体现治病求本精神,才能获得理想疗效。这种结构,谓之清金制木。本法常由以下四类药物组成:①用石膏、知母、黄芩、桑白皮清其肺热,或沙参、麦门冬、天门冬之属清养肺阴,通过清金肃肺,达到制木目的。此种清金制木之法,侧重治肺,如桑丹泻白汤即属此种结构。②用栀子、黄芩、青黛、牡丹皮、羚羊角之属清肝,通过清肝,达到宁肺目的,此种清肝宁肺之法,重在治肝。如清疹汤即体现此种配方法度。③用生地黄、玄参、阿胶滋水涵木,白芍、龟板、牡蛎之类平肝潜阳。使其水能涵木,肝阳不亢,则肺气清肃而上下协调。此种滋水涵木之法仍然侧重治肝达到两脏协调,如养阴清肺汤即属三脏同治配伍形式。④用石膏、知母之属清气分之热,水牛角、羚羊角之属清血分之热,体现气血两清、肺肝同治的配伍形式。如犀羚白虎汤即是。

【例方】

桑丹泻白汤(《通俗伤寒论》)

[组成] 地骨皮 15g 桑白皮 12g 甘草 3g 霜桑叶 10g 淡竹茹 15g 粉丹皮 12g 川贝母 10g 金橘饼 10g 大蜜枣 10g 生粳米 10g

[用法] 水煎服。

[主治] 肝火灼肺,咳则胁痛,不能转侧,甚则咳血,或痰中夹血丝、血珠,名曰木叩金鸣。

[证析] 咳则胁痛,不能转侧,甚则咳血,是本方主证;金不制木,木叩金鸣,是此证病机;胁痛咳血又是肝火灼肺的辨证依据。是因温燥伤肺,肺失宣降,金不制木,肝火上炎,灼伤肺络,以致咳痰带血,成为肺肝同病。

[病机] 金不制木,木叩金鸣。

[治法] 清肝宁肺,清金制木法。

[方义] 金不制木,木火刑金,治宜两清肝肺。方用地骨皮、桑白皮、霜桑叶清金肃肺,金橘饼、川贝母顺气化痰,令其肺气清肃,制其肝火上犯,此治上也即治下法也。牡丹皮、淡竹茹清肝凉血,制止肝火上炎,火不上炎则肺自清宁,此治下也即治上法也。两脏同治,令其肝热清而血可止,肺热去而嗽可宁。复佐甘草、粳米和中,不过防其凉胃而已。

[应用] 加入金银花、连翘之属,亦可治疗肺热喘咳。若加青黛,止血效果更佳。

[歌括] 喻氏桑丹泻白汤,二皮橘贝配霜桑,

牡丹竹茹清肝热,草米和胃法亦良。

清疹汤(《医学衷中参西录》)

[组成] 生石膏 30g 知母 18g 羚羊角 6g 金线重楼 6g 薄荷叶 6g 青连翘 6g 蝉蜕 5g 僵蚕 6g

[用法] 水煎,分 2 次服。以服后得微汗为佳。若一次得微汗者,余药当停服。此药分量是治 7～8 岁以上者,若 7 岁以下者,可随其年龄大小,斟酌少用。

[主治] 小儿麻疹,出疹期表里俱热,或烦渴引饮,或喉疼声哑,或喘逆咳嗽。

[证析] 麻疹是因感染麻疹病毒,气郁化热,内入营血,热窜脉络所致,其疹小如麻粒,故称麻子。如果夹斑则称斑麻,说明血分热盛。如果肺热闭郁,可见喘逆咳嗽。此方所治属于气血两燔机理。

[病机] 气血两燔,肝肺同病。

[治法] 清热凉肝,解毒透疹法。

[方义] 治疗麻疹应当消除病因,助其外透。故方用重楼、连翘清热解毒,消除病因;薄

荷、僵蚕、蝉衣疏散风热,助疹外透。这组药体现解毒透疹法则。麻疹口渴引饮,自是气血两燔,治宜清热凉肝,两清气血。故用石膏、知母清其气分邪热,羚羊角凉其血分邪热,这组药体现气血两清,肺肝同治法则。用于麻疹,可谓对证,但嫌解毒凉血力量不够,若再加入金银花、紫草清热解毒,牡丹皮、赤芍凉血散血,结构才臻完善。

[应用]　除可用于麻疹热盛以外,若去凉肝的羚羊角,治疗气分热盛证候亦有效果。因又体现疏风清热,凉肝息风法则,故对热盛动风证候,亦可使用。

[歌括]　清疹汤方出锡纯,膏知羚角气血清,

重楼连翘专解毒,薄荷蝉蚕可透疹。

犀羚白虎汤(《广温热论》)

[组成]　石膏 15～30g　知母 10～15g　甘草 6g　水牛角 9～18g　羚羊角 3～6g　钩藤 10g　菊花 10g　粳米 1 撮

[用法]　牛角、羚羊角磨汁,余药水煎,汤成去渣,入牛角、羚羊角汁,分 3 次服。1 日量。

[主治]　小儿温热化燥,液涸动风,证见鼻窍无涕,目干无泪,面色枯焦,神昏抽搐者。

[证析]　温邪上受,首先犯肺,气分热盛,逆传心包,即呈神昏;搏击其筋,即呈抽搐;内陷营血,即呈血热;其余证象都是热盛伤津所致。

[病机]　气血两燔,液涸动风。

[治法]　气血两清,息风解痉法。

[方义]　此方体现气血两清,息风解痉之法。方中石膏、知母、甘草、粳米专清气分之热;水牛角清营,羚羊角凉肝,专清血分之热;再配钩藤、菊花协助羚羊角息风解痉,用于气血两燔、液涸风动证候。方中缺少解毒药物,消除病因力量颇感不足;亦乏滋阴之品,津液亦难恢复;加入大青叶、板蓝根清热解毒,生地黄、玄参凉血滋阴,结构才较完整。

[应用]　可以用于春温(流脑)、暑温(乙脑),但宜加入清热解毒药物,疗效始著。

[歌括]　犀羚白虎用知膏,草米钩菊八药僚,

气血两燔肝风动,清热息风建功劳。

本法所选 3 方,虽然都属清金制木之法,但非通过清金达到制木目的,而是一面清肺,一面清肝,实际属于两清肝肺法则,也可说是气血两清之法。桑丹泻白汤的多数药物都是清肺化痰之品,只有牡丹皮、竹茹才是清肝凉血药物,是以治肺为主,清肝为辅。清疹汤也是清泄气分之药居多,只有羚羊角才是凉血药物,与前方结构相似而所治迥然不同,故选药亦异。犀羚白虎汤两清气血之功难分轩轾,因有息风之品,所以体现治肝为主、治肺为辅的配伍形式。

真正清金制木之法很少单独使用,每于治肝方中体现这种结构。如镇肝熄风汤内用天冬清金润肺,制约肝阳过亢;一贯煎内用麦冬清金润肺,制约肝木横强。

二、肝火犯肺—清肝宁肺

肝火犯肺,是指肝郁化火,木火刑金,肝肺同病病变。

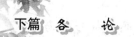

清肝宁肺，是据肝火犯肺病机所拟的治法。

【适应证候】 以干咳、咳血、痰中带血为其主证，以兼见颊赤心烦、胸胁疼痛、急躁易怒、舌赤脉弦为肝火犯肺的辨证依据。

【病理分析】 干咳、咳血、痰中带血，病位在肺。产生上述征象机理，则由肝郁化火、木火刑金使然。何以知之？从兼颊赤心烦，胁肋疼痛，急躁易怒，舌赤脉弦等证知之。

【立法组方】 此证其标在肺，其本在肝，根据治病求本精神，法当清肝宁肺，使肝火受挫，火不刑金而肺得安宁。所以本法常常选用山栀、黄芩、青黛等清肝泻火药物为主，配伍瓜蒌、浮海石等清热化痰药为辅，体现两脏同治而以治肝为主的配方法度。代表方如咳血方、蒿芩清胆汤、青盂汤、清肝止衄汤等。

肝火犯肺的咳血，按照常理应该止血。本法只清肝热而不止血，使肝热得清，血不为其所迫而血自止，充分反映了治病求本的治则。

【例方】

青盂汤（《医学衷中参西录》）

[组成] 生石膏30g 知母18g 金线重楼6g 甘草4g 羚羊角6g(可改用青黛10g) 蝉蜕10g 荷叶1张

[用法] 水煎服，羚羊角另煎冲服。

[主治] 瘟疫表里俱热，头面肿痛，其肿或连项及胸。亦治阳毒发斑。

[证析] 疫毒随吸气侵入肺系，气郁化热，攻冲于上，致成头面肿痛；热已侵入血分，故呈红肿。至于阳毒发斑，更是邪热入营，迫血外溢使然。

[病机] 肝肺热炽。

[治法] 清肝宁肺法。

[方义] 头面肿痛是因瘟疫侵犯上焦，干及营血所致，治宜清肺解毒，凉血和肝。是以方用石膏、知母、甘草清其气分热邪，并配金线重楼清热解毒，僵蚕、蝉蜕疏风散邪，成为清中寓宣之法。复配羚羊角凉血清肝，荷叶清其肝热，合而成方，能呈清肝宁肺之效。若用此方治疗阳毒发斑，宜再配伍生地黄、牡丹皮、青黛之类增强凉血力量，疗效始著。

[应用] 头面肿痛可加板蓝根30g增强解毒力量。阳毒发斑则宜加入凉血药物。

金线重楼即蚤休别名，又名七叶一枝花，学者识之。

[歌括] 青盂蚤休合知膏，羚角蝉蚕荷草僚，

热壅上焦头面肿，清肺凉肝肿可消。

第七节 心肝同病

心肝两脏，从组织结构到生理功能都有难以分割的关系存在。①肝主身之筋膜，心主身之血脉，与心相联之脉络、心房心室之瓣膜，都是筋膜的组成部分，在结构上有脉络瓣膜隶属两脏的内在联系。②肝与心包同属厥阴，究其同属厥阴之理，亦与筋膜有关，因为心包实际是指脑膜，也是筋膜组成部分，脑膜之筋则属肝系，温邪上受，首先犯肺，逆传

心包而呈神昏谵语,若见痉挛抽搐,称为肝风内动,即是脑筋归属肝系佐证。③心为血运主宰,肝司血量调节,心所运行之血有赖肝的疏泄调节,只有脉络不挛不弛,不硬不破,两脏功能协调,血脉才能正常运行。④心藏神,肝藏魂,两脏都与精神情志活动有关,神志异常,常从两脏论治。有关血分和神志病变已详述于心肝两脏,此处仅论两脏功能失调,相互影响病变。

一、肝病及心—调肝宁心

肝病及心,是指肝系发生病变累及心系病变。

调肝宁心,是通过调肝达到治疗心病的治法。

【适应证候】 以癫疾、心悸、四肢逆冷、脉律不齐、胸痹疼痛为主证。

【病理分析】 肝藏血,司疏泄,主筋膜。若因忧愁思虑,肝气郁结,疏泄失常,引起心系病变,可见神、心、血、脉 四个方面病变。精神异常,则心情不畅,抑郁寡欢,甚至成为癫疾;疏泄不及,肝脏贮藏之血不能供给心脏输运,每致心悸不宁;气机不畅,疏泄失常,影响血运不利,阳气不能达于四末,可见四肢逆冷;筋膜挛急,经脉失和,可呈脉律不齐;肝气郁结,导致心包脉络的血运受阻,可呈胸痹憋闷胀痛。其基本病理反映了以下内容:①从其组织结构分析,都与肝系筋膜失和,或呈紧张,或呈痉挛有关。②从其基础物质分析,与运行于三焦的卫气逆乱有关,偶亦涉及津血。③从生理功能分析,则与肝的疏泄失常有关。综上所述。一切病变都是气机不利引起的膜络失和。有关上述病理仲景早有论述。如《伤寒论》所谓"少阴病四逆,其人或咳、或悸……四逆散主之",即属肝失疏泄条达,气机不利,阳郁于里,不能达于四肢,以致四肢逆冷;心阳不宣,以致心悸不宁。肢冷与心悸虽然见于心系,却因肝气郁结,经脉失柔,疏泄不及使然。

【立法组方】 此种病本在肝而病标在心之证,通过调气疏肝使其气机调畅,经脉和柔,疏泄正常,则心不受累而诸证可愈。如四逆散即可选用。

若寒邪直中厥阴,因寒引起肝经经脉收引,经脉收引导致心系血运不利,血运不利以致阳气不能达于四末,而呈手足厥寒,脉细欲绝,亦属肝病及心病变。法当温经散寒,调营通滞,使寒邪去则经脉舒,经脉舒则营卫和,营卫和调,则阳气能够达于四末而厥逆可愈。常用方如当归四逆汤。至于吴茱萸汤证之四逆,更是属于肝寒气郁不舒,心气衰而不振,心肝同病的例证。

上述病机仅就疏泄不及累及心系而言,若疏泄太过,亦可累及心系而呈心肝同病。如肝经有热或肝阳偏亢,致使血液不能正常贮存于肝,累及心系,可见头晕目眩,心悸心慌,脉弦有力;甚至迫血妄行,发为斑疹吐衄等证。此种疏泄太过之证,又当凉血、镇肝、柔肝、调理肝的疏泄,如凉血散血之凉血地黄汤治热盛出血;镇肝熄风汤之类治肝风上翔,均系通过治肝收到治心的效果。至于肝筋与脑膜同病,热盛生风最为常见,安宫牛黄丸、紫雪丹、至宝丹等,即为此类证候所设。

二、心病及肝—治心宁肝

心病及肝,是指心病累及肝脏病变。

治心宁肝,是据心病及肝病机所拟的治法。

【适应证候】 以肝脏肿大为主证,以兼见心悸气短、肢冷脉微为其辨证依据。

【病理分析】　血液运行于脉,全凭心气推动。肝的疏泄失常固然可以影响心血运行不利,心气式微无力鼓动血行,心血运行不利亦可累及肝的疏泄失调,二者可以互为因果。若心气虚衰,血运无力,可致肝血瘀阻而成肝脏肿大。何以知道肝大是因心衰引起?从心悸气短、肢冷脉微等证知之。

【立法组方】　心气虚衰,无力推动血行,以致血郁于肝而呈肝脏肿大,唯宜选用人参、附子补益元气,振奋心阳,心阳振奋则血运无阻,血能环流则肝大可以消失。若一见肝大即用活血之品,将会贻误病情而危亡立至,学者留意。常用方如独参汤、参附汤。

三、心肝同病——心肝同治

心肝同病,是指温邪入营动血,或热入心包,两脏同病病变。

心肝同治,是据心肝同病病机所拟的治法。

【适应证候】　以神昏谵语、发斑、吐衄、抽风为其主证,兼见发热、舌绛、脉数。

【病理分析】　叶天士《温热经纬·外感温热篇》说:"大凡看法,卫之后,方言气,营之后,方言血。"温邪上受,首先犯肺,其邪若不留连气分,多由气入营,热盛动血,呈为耗血动血;或气热上攻,搏击神经,呈为动风抽搐;或热盛伤津,筋脉失濡,呈为筋脉拘挛,出现心肝两脏同病。其传变次序反映了先心营而后肝血的由浅入深规律。

【立法组方】　心肝有热的治法不一,神昏窍闭与肝风内动同时出现,当息风与开窍并举,如紫雪丹;热盛动血而发斑吐衄,当凉血与解毒同施,如消斑青黛饮;热入心包而呈动风抽搐,当清热息风,如紫雪丹;耗血伤阴而呈心悸拘急,当酸甘化阴,育阴息风,如大、小定风珠。

心肝同病绝不止于上述见证,治疗措施亦绝不止上述一些方法,如活血、止血均属心肝同治,参看心肝两系治法,此处不再赘述。

第八节　心肾同病

心肾两脏,一居上焦,一居下焦。两脏之间存在三条联系通路。除有血脉通连以外,津气流通,阴阳升降,都以少阳三焦为其通路;阴精上注于脑,则由督脉为其通路。两脏之间存在以下四层关系:①肾阳是心阳根本:心脏推动血液运行,全凭心气(阳)推动,心气则以肾间生发的阳气为其源泉。肾中阳气(指肾系分泌的一切精液)从命门贯注三焦,充于五脏,五脏才能进行功能活动。上充心脏,心脏才能进行有节律的搏动。②肾阴是心阴源泉:肾主水,水经肾阳蒸化为气之后,也要借助三焦这条通路才能水精四布,五经并行,濡养五脏,敷布形骸。是故五脏之阴皆源出于肾。濡养心系水津、载血运行的阴液都是从肾而来,所以肾阴是心阴源泉。③精是心神物质基础:《内经》虽谓心主神明,其实大脑才是元神之府,意识思维,概从此出。脑能进行思维,全凭髓海充足,脑中髓质,则由肾精化生,故精足则髓充,髓充则神健。④肾需心血供给营气:心主血液循环,五脏都赖心血输送营气才能进行功能活动,肾系亦不例外。上述四层关系一旦发生病变,如果肾系出血或是血瘀,此是心病及肾,其标在肾,其本在心,当从心治。如果肾阴、肾阳、肾精虚损,以致心阴、心阳、心神亦虚,此是肾病及心,病标在心、病本在肾,当从肾治。如果三焦津气阻滞,呈为水气凌心或心肾不交,则或从肾治,或从心治,或是两脏同治。此节仅仅探讨心肾不交与水气凌心两型,余未涉及,其余机理,当于其他章节求之。

一、心肾不交—交通心肾

心肾不交,是指心肾两脏功能失去协调病变。

交通心肾,是据心肾不交病机所拟的治法。

【**适应证候**】 以惊悸、失眠、健忘、遗精为主证。

【**病理分析**】 心居上焦,属阳;肾居下焦,属阴。心阳宜下交于肾阴,肾阴宜上济于心阳,阴阳协调,才能维持正常的生命活动。阴阳升降之路,只有两条,一是心系血络,一是肝系少阳三焦。《灵枢》所谓营行脉中,卫行脉外,阴阳相连,内外相贯,如环无端,即系指此言也。所谓心肾不交,是指阴阳升降之路受阻。究竟是指哪条道路受阻?观其所治诸证,是指少阳三焦津气受阻;所指之心,是指心神之包,非指心脏言也。惊悸,是因心神受惊而悸;遗精,是因心神日有所思,夜有所梦;失眠,是因阳气夜不入阴;健忘,是因湿浊阻于心包间隙,一言蔽之,要皆心神受惊、妄想、阳不入阴、湿浊阻滞使然。如果阴阳升降失调,就有惊悸、失眠、健忘、遗精等证发生。

【**立法组方**】 治疗这类疾病,宜用交通心肾法两脏同治,使阴阳相济而病可解。如安神定志丸治心气不足,心肾不交,多梦易惊,心悸健忘;交泰丸治心火偏亢,心肾不交,心悸不眠,就是本法具体体现。

本法常以治疗心肾两脏药物为主,常配远志、石菖蒲交通心肾,另二药具和胃、祛痰、化湿功效,交通心肾而用和中之品,其理在于中焦为四运之轴,阴阳升降之枢,中焦安和,才能交济阴阳于上下,此即所谓上下交病和其中。交通心肾而用祛痰化湿之品,是因少阳三焦既为水液运行之所,又是卫气升降出入之路,痰涎湿浊阻滞少阳三焦,则阴阳升降出入道路阻塞。使用芳化祛痰之品,使三焦通畅,则阴阳升降自趋正常。

【**例方**】 (肝系所列桂枝加龙骨牡蛎汤,则为日有所思,夜有所梦之遗精而设,可以合参。)

安神定志丸《医学心悟》

[组成] 人参 9g 茯苓 12g 茯神 9g 龙齿 15g 远志 6g 石菖蒲 3g

[用法] 蜜丸,每次服 9g,亦可煎服。

[主法] 心气不足,心神不安,多梦易惊、心悸不得眠,舌色淡,脉细弱者。亦治癫疾及遗精。

[证析] 本方所治惊悸、心悸不眠、癫疾属于心系病变,遗精属于肾系病变。究其致病机理,则因气虚湿滞,心肾不交使然。心气不足,则心悸易惊;气虚神失其养,反为湿浊所蒙,则语无伦次或癫疾作矣!精隧无气固摄,加之湿浊下流,于是遗精见矣!

[病机] 气虚湿滞,心肾不交。

[治法] 补气除湿,交通心肾法。

[方义] 元气虚损以致心失气充,神失气养,精失气固,所以配伍人参大补元气。湿浊蒙蔽心神以致神志不清,阻滞三焦以致心肾不交,下注精室以致逼精外泄,所以配伍远志祛痰开窍,石菖蒲化湿开窍,茯苓淡渗利湿而去湿浊。复用茯神养心安神,龙齿镇心安神,合而

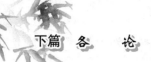

，能呈补气除湿，交通心肾功效。

[应用] 所治四证只要兼见舌色淡，脉细弱，即可使用。

[歌括] 安神定志用人参，龙齿茯苓与茯神，
远志菖蒲交心肾，心肾交时惊悸宁。

交泰丸（《韩氏医通》）

[组成] 桂心 3g　黄连 18g

[用法] 研为细末，炼蜜为丸。亦可酌减其量，水煎服。

[主治] 水不上承，心火偏亢，怔忡不宁，或夜寐不安。

[证析] 心为火脏，肾为水脏，肾阴上济心阳，心阳才不偏亢。今因肾失气化之常，肾阴不能上济，阳无阴制，于是心火偏亢，呈为怔忡不宁，或夜寐不安。

[病机] 水不济火，心火偏盛，心肾不交。

[治法] 交通心肾法。

[方义] 肾失气化，水不济火，心火偏亢，治宜助肾气化而使水津上升；心火偏亢，又当清心泻火而使心阳不亢。方用肉桂温肾以助气化，是补肾阳不足；黄连泻心火以挫热势，是泻心阳有余。肾阳足则气化行而水津升，心火挫则阳不亢而阴阳济，其理与地气上升天气下降始能天地交泰相同，是故方名交泰。

学习此方应当注意两点：①一般心肾失调出现热象，多用滋阴药物"壮水之主以制阳光"；或是一面滋肾阴一面泻心阳，即"泻南补北"法。此方虽然也是泻南补北之法，却非补肾阴以济心阳，而是温肾阳以助气化，立意新奇，配方独特，是寒热共用促成阴阳相济配伍形式。②方中两药一寒一温，用于阳亢似有不宜。但因肉桂之量仅为黄连六分之一，既可针对肾阳气化不足病机，而又不致太过，说明药量轻重大有文章，可以从中得到启迪。

[应用] 何廉臣说："韩飞霞合制此方，善治怔忡不寐，能交心神于顷刻。汪春圃合《灵枢》半夏秫米汤治阴亏阳盛，脉左寸浮洪，两尺沉细，每日晡后发热微渴，心胸间怔忡如筑，至晚辄生懊恼，欲骂欲哭，昼夜不能寐，诸药不效，一剂即得酣睡。"阴亏阳盛而与半夏秫米汤同用，义似未允。若谓心火旺盛而兼痰浊阻滞少阳三焦，则较符合此证病机。黄连有降心率作用，心火偏亢，怔忡不宁，与其病理相符。

[歌括] 心肾不交交泰丸，一份桂心六份连，
怔忡不寐心阳亢，心肾交时自可安。

朱雀丸（《选奇后集》）

[组成] 茯神（去皮）60g　沉香 15g

[用法] 上为细末，炼蜜丸如小豆大，每次服 6g，食后人参汤下，加朱砂为散更妙。

[主治] 心火不降，肾水不升，神志不定，事多健忘。亦治心神不定，恍惚不乐，火不下降，时有振跳。

[证析] 神志不定，恍惚健忘，时感心悸，都是心气不足现象。心气虚则心动无力而呈心悸，心神失养而恍惚健忘。此证虽因心气不足，肾水不能上济也是原因之一。肾水何以不能上升？是因三焦气机不利，妨碍肾水上升使然，所谓心火不降肾水不升，殆即此义。

[病机] 心气不足，心肾不交。

[治法]　补心气,安心神,畅气机,交心肾法。

[方义]　此方用茯神、沉香为丸而以人参汤下,其实人参才是主药。人参功专大补元气,元气充则心气得养,心不衰则心悸可宁;元气充则心神得补,神得养则神志清明;复用茯神养心安神,沉香调畅气机,三焦元气无阻,肾水始能上升,心火始能下降,成为调气以交心肾之法。

[应用]　心悸健忘而兼舌淡脉弱,可用此方。

[歌括]　《选奇后集》朱雀丸,人参茯神沉香全,

补气安神交心肾,健忘心悸服之安。

桑螵蛸散(《本草衍义》)

[组成]　桑螵蛸　远志　石菖蒲　龙骨　人参　茯神　当归　龟甲(醋炙)各30g

[用法]　为末,夜卧时用人参汤调下6g,亦可作汤剂。

[主治]　心气不足,肾虚不固,小便频数,或为米泔色,心神恍惚,健忘及遗尿等证。

[证析]　小便频数,有属肾阴不足,肝阳有余,疏泄胜于闭藏者,其证当具小便色深而热,频数不能自忍,舌质红,脉细数;有属肾气不足,下虚不固者,其证常见神疲怯寒,形体衰弱,头晕腰酸,两足无力,小便滴沥不断,脉象沉细,尺脉更弱;有脾肺气虚,肺虚而治节失常,脾虚而阳气下陷,证见少腹时时坠胀,尿意频数,但尿不多,滴沥不禁,舌淡脉弱。本方证为心气不足,肾虚不固,心肾同病机理。肾虚不能固摄,则尿频、遗尿,心气不足,神失其养,故精神恍惚、健忘。

[病机]　心肾两虚,心肾不交。

[治法]　调补心肾,固涩止遗法。

[方义]　桑螵蛸补肾固涩,止涩小便功效甚佳,为本方主药。辅以龟甲、当归滋阴补血,龙骨镇心安神,亦能增强桑螵蛸固肾作用而使肾气得固;本组药着重在治肝肾。人参、茯神均能益气,气充则能约束津液,不使下趋直出,气充则元神得养而神志明静;本组药着重在治心脾。复用远志、石菖蒲祛痰化湿,疏畅三焦而交心肾,数药共用,能呈交通心肾,补益气血,固精止遗功效。方中人参、茯神、石菖蒲、远志,即定志丸,加重石菖蒲、茯神剂量即治健忘的开心散,所以亦能治疗心神恍惚与健忘。

[应用]　上述征象兼见舌淡脉弱,即可使用。

[歌括]　桑螵蛸散龟龙参,远志菖蒲归茯神,

遗尿尿频神恍惚,宁心固肾此方寻。

本法所选4方,虽然都具交通心肾作用,却又有所不同。安神定志丸补心宁神,并用远志、石菖蒲祛痰泄浊,通畅三焦,交通心肾;朱雀丸补心宁神作用不及前方,交通心肾不用远志、石菖蒲,而用沉香通畅三焦气机;交泰丸证不是心气虚损,而是肾失气化,心阳偏亢所致。此方又是通过泻南补北达到交通心肾目的,三方交通心肾的机理不同。桑螵蛸散证属于心肾两虚。此方用人参补气,当归、龟甲补血,是气血双补法;人参补心脾,当归、龟甲补肝肾,是心脾肝肾同治法;桑螵蛸、龙骨固涩下元,远志、石菖蒲祛痰泄浊,是通塞同用法。一方兼顾各个方面,是可取处。

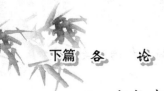

二、水气凌心——心肾同治

水气凌心,是指肾阳虚损,气化不行,水气凌心病变。

心肾同治,是据水气凌心病机所拟的治法。

【适应证候】 以心悸为其主证;以兼见形寒怯冷,舌体淡胖而有齿痕,脉象沉缓为其辨证依据。

【病理分析】 心居上焦,肾居下焦,中间有少阳三焦相连。如果肾阳虚损,气化不行,水液内停,从三焦心系脉络夹层间隙侵犯心脏,影响血运不利,即呈心悸,此证是因肾病及心,故称水气凌心。何以知道此证属于水气凌心?从形寒怯冷,舌体淡胖而有齿痕,脉弦而缓知之。盖怯冷、舌淡均为阳气虚衰之象,舌胖而有齿痕是水湿停滞征象故也。

【立法组方】 肾阳不足,气化不行,引起水气凌心而悸,其标在心,其本在肾,根据治病求本原则,法当温肾阳以助气化,利水湿以祛积水,始与病理相符。所以此证常用桂枝、附子温阳,茯苓、泽泻利水,桂枝、附子除有温补命火之功以外,也有温心阳以强心力、通血脉以助血行作用,令水不凌心,血行畅旺,则心悸可愈。常用方如肾系所列真武汤、五苓散。

心主血脉,肾系所需营养又赖心血输送,如果血络瘀滞,血行不畅,也可引起肾水通调失常成为心肾同病,这种机理,当在上述方中加入牡丹皮、桃仁之属,通其血络。

第九节 心脾同病

心主营血,脾主气液。气血津液发生病变均可出现心脾两脏同病。临床所见,又以心脾两虚与痰饮凌心较为多见。

一、痰饮凌心——豁痰宁心

痰饮凌心,是指脾不运湿,湿聚成痰,上凌于心病变。

豁痰宁心,是据痰饮凌心病机所拟的治法。

【适应证候】 以惊悸、失眠、胸痹、癫痫、舌强难言为其主证,以兼见有痰、苔腻或苔滑乏津、脉象濡缓为辨证依据。

【病理分析】

1. 惊悸 脾主运化水湿,脾为湿困,湿聚成痰,痰随气升而上凌于心,可见惊悸。故《证治准绳》说:"心悸之由,不越二种,一者虚也,二者饮也。"《古今医统》亦说:"郁痰留饮,侵犯心神而致惊悸怔忡者有之。"

2. 失眠 失眠与卫气升降出入失常有关。《灵枢·大惑论》说:"病而不得卧者,何气使然?卫气不得入于阴,常留于阳,留于阳则阳气满,……不得入于阴,则阴气虚,故目不得瞑矣。"《灵枢·邪客》也说:"卫气昼行于阳,夜行于阴,卫气独行其外,不得入于阴,阴虚,故目不瞑。"再究卫气何以不能入于阴分,则因痰湿阻于少阳三焦,妨碍卫气出入之路所致。痰浊阻于三焦,卫气不能入于阴分,阴不涵阳,遂致失眠不寐。

3. 胸痹 痹即闭而不通之意。气血痰湿蔽阻胸阳都可成为胸痹。脾湿生痰,随气上升阻于包络,胸阳痹而不通,遂呈胸闷绞痛。观仲景治疗胸痹诸方,多是祛痰渗湿之品,即知此一病机最为常见。

4. 癫痫　楼英《医学纲目》说："癫痫者,痰邪逆上也……邪气逆上则头中气乱,头中气乱则脉道闭塞,孔窍不通,故耳不闻声,目不识人而昏眩无知,仆倒于地。以其病在头癫,故曰癫疾,癫痫即头眩也。痰在膈间,则眩微不仆;痰溢膈上,则眩甚仆倒地而昏不知人,然与中风、中寒、中暑等仆倒不同。凡癫痫仆时,口中作声,吐出涎沫,省后又间断复发,时作时止。中风、中寒、中暑之类,则作时无声,口无涎沫,其后不复发(所引略有修改)。"楼氏所说癫疾,即指痫证。多由脾运不健,湿聚为痰,痰浊上逆,头中气乱,脉道闭塞,孔窍不通,以致跌仆不省人事。方见肝系筋膜一节。

5. 舌强难言　每于中风之后见之。舌本通心脾之气血,舌为心苗,言为心声,是指心系心主而言。若脾湿生痰,痰浊阻于心包组织间隙,津气不通,经络痉挛,遂致舌本强直难言。

【立法组方】　上述征象病位虽然在心,病机却因脾湿生痰,痰饮凌心所致。治疗此证,当以运脾除湿祛痰为急务,在祛痰基础之上佐以益心气、行心血、开心窍、宁心神、解痉挛药物,体现豁痰宁心,心脾同治法则。观其治疗重点。仍然侧重治脾。古方如苓桂术甘汤、温胆汤、半夏秫米汤、栝蒌薤白半夏汤、半夏丸、涤痰汤皆属之。

上述征象治疗得当,均可痊愈。唯痫证与舌强难言最为难治,后者更有生命危险,不可不慎。

【例方】

半夏秫米汤《灵枢》

[组成]　半夏 15～30g　秫米 30～60g

[用法]　水煎,分 3 次服。

[主治]　痰浊阻滞三焦,卫气出入受阻,失眠不寐。

[证析]　三焦是卫气升降出入通道。三焦通利,卫气升降出入无阻,昼行于阳则寤,夜行于阴则寐。如果痰浊阻塞三焦,妨碍卫气出入,入夜阳气不能内入营阴,遂呈不寐。

[病机]　痰湿阻滞三焦,卫气出入受阻。

[治法]　祛痰涤浊,交通阴阳法。

[方义]　此方载于《灵枢·邪客》,是现存最早的古方之一。半夏功专运脾燥湿。祛除三焦痰浊,令其阳能入阴。佐以秫米温胃健脾,能呈祛痰涤浊,交通阴阳之效。

今录原著,供读者参考。"夫邪气之客人也,或令人目不瞑不卧出者,何气使然?……卫气者,出其悍气慓疾,而先行于四末分肉皮肤之间而不休者也。昼日行于阳,夜行于阴……今厥(与其字同义)气客于五脏六腑,则卫气独卫其外,行于阳,不得入于阴。行于阳则阳气盛,阳气盛则阳跷陷;不得入于阴,阴虚,故目不瞑。……治之奈何?伯高曰:补其不足,泻其有余,调其虚实,以通其道而去其邪,饮以半夏汤一剂,阴阳已通,其卧立至。此所谓决渎壅塞,经络大通,阴阳得和者也。其方以流水千里以外者八升,扬之万遍,以其清五升煮之,炊以苇薪火,沸置秫米一升,治半夏五合,徐炊,令竭为一升半,去其滓,饮汁一小杯,日三稍益,以知为度。故其病新发者,覆杯即卧,汗出则已矣。久者,三饮而已也。"指出不寐是因卫气受阻,治宜通其道而去其邪,阴阳已通则其卧立至。所谓决渎壅塞,即是指其少阳三焦膜腠。

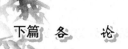

[应用] 可以单用此方,也可与交泰丸合用,一通表里而令出入无阻,一交阴阳而令升降协调。

[歌括] 《灵枢》半夏秫米汤,半夏秫米合成方,

不寐是因痰浊阻,祛痰即可和阴阳。

半夏丸(《太平圣惠方》)

[组成] 半夏 150g 白矾 90g 朱砂 90g 黄丹 60g

[用法] 上药捣罗为末,研匀,以粟米饭和丸,如梧桐子大,每服不计食前后,以人参汤下 20 丸(约 5g)。

[主治] 积痰不散,上冲心包,变为风痫,长幼皆宜。

[证析] 痫证病人,一遇外寒或因情志刺激,引起脑络痉挛,痰浊阻塞其窍,气血不能上奉元神,即呈猝倒无知,手足抽搐,口中流涎。移时痉挛缓解,神志也就清醒。其基本病理是:外寒相侵或情志刺激→脑络痉挛,痰浊阻窍→昏倒、抽搐、吐涎。

[病机] 脑络痉挛,痰阻于脑。

[治法] 镇静宁神,豁痰开窍法。

[方义] 治疗痫证应从两个方面思考,一是重镇宁神,解其脑络挛急。一是豁痰开窍,使其痰不阻窍。此方所用半夏、白矾,二药擅长燥湿消痰,自是针对痰浊阻窍这一病机施治。黄丹又名铅丹,是用铅加工制成的四氧化三铅,《神农本草经》记载能治"惊痫癫疾",本方是用此药坠痰镇惊;朱砂也有安神定惊作用,二药自是针对脑络因惊致挛这一病理改变。复用人参大补元气,扶助正气,共奏豁痰开窍,镇静宁神功效。

此方侧重豁痰开窍,虽有重镇之品,却少解痉作用,似有本末倒置之嫌,再加全蝎、南星、白附子等息风解痉,结构才较完善。黄丹、朱砂有毒,亦非长服所宜,学者留意。

[应用] 由于黄丹、朱砂有毒,应该严格控制剂量,更不能作汤剂。

[歌括] 半夏丸治痫证灵,夏矾丹朱合人参,

半夏白矾化痰浊,黄丹朱砂可定惊。

姜术汤(《仁斋直指方》)

[组成] 辣桂 3g 白术 15g 茯苓 15g 炙甘草 3g 半夏曲 15g 生姜 15g

[用法] 共为粗末,每服 10g。加生姜、大枣煎服。

[主治] 虚证停饮怔忡。

[证析] 心悸发作有时,称为怔忡,此方所治是因水饮凌心所致,水饮何以停聚?是因脾虚不能运湿,肾虚气化不及使然。其基本病理是:脾不运湿,肾不化气→饮停三焦,上凌于心→怔忡。

[病机] 水饮凌心。

[治法] 运脾除湿,化气行水法。

[方义] 脾肾阳虚,水饮内停。凌心而悸,治宜温运脾阳,助其气化。方用生姜温胃,半夏燥湿,白术健脾,甘草和中,治其脾阳之虚;肉桂温肾助阳,治其肾阳之损;茯苓淡渗利水,去其已停水饮,合而能奏运脾除湿、化气行水功效。令脾肾功能恢复,主水制水有权,水液运行正常,心悸自然可愈。

[应用]　脾肾阳虚,水气凌心而悸,可用本方。

[歌括]　直指留传姜术汤,苓桂术甘合成方,

增入姜夏祛痰饮,悸因水渍此堪尝。

　　本法所选3方,所治都是脾湿生痰导致心系发生病变。因其病标在心,病本在脾,所以都按祛痰涤饮施治。半夏秫米汤证是因痰阻三焦妨碍卫气出入,以致不寐,故用半夏专祛其痰。半夏丸证是因痰浊阻窍以致发痫,故用半夏、白矾祛痰,而用朱砂、黄丹安神定惊。姜术汤证是因脾肾阳虚,水饮内停,凌心而悸,故用茯苓、白术健脾运湿,生姜、半夏祛痰涤饮,而配肉桂温肾化气。由于所治不同所以配伍也就各异。至于治疗气痹胸阳、胸中气塞、短气的橘皮枳实生姜汤,则是肝脾气郁,气机上逆,卫气壅滞心包之络所致,可以合参。以上均属上病治下,体现治病求本治则,最宜深省。

二、心脾两虚——补益心脾

　　心脾两虚,是指脾虚不能生血统血,出现心脾同病病变。

　　补益心脾,是据心脾两虚病机所拟的治法。

　　【适应证候】　以心悸、健忘、月经量多、皮下出血为其主证,以兼见食少便溏、舌质淡嫩、脉弱无力为其辨证依据。

　　【病理分析】　心脾之间反映了气与血的亲密关系。血生于脾而统于脾,脾虚则血的化源不足,以致血虚心神失养而呈心悸、健忘;气虚则血无所摄,引起月经量多,皮下出血等证。

　　【立法组方】　此证虽属心脾同病,脾虚却是主要方面,故当侧重治脾,生血摄血,佐以养心宁神,始合此证机理。本法常用补气健脾之人参、白术、茯苓、炙甘草、山药、黄芪、大枣和养血安神之熟地黄、当归、远志、酸枣仁、柏子仁、龙眼肉等两组药构成,体现这一配伍形式者,有归脾汤。此方以补气健脾为主,养心宁神为辅。通过补气健脾,使脾运健则化源足,化源足则心血充,心血充则神得养,神得养而心悸健忘等证愈矣!通过益气则能摄血,血不外溢则月经量多及皮下出血等证愈矣!虽然心脾同治,实以治脾为主,方名归脾,殆即此意(方见脾系补气健脾法下)。

第十节　肝脾同病

　　肝的疏泄功能涉及气血津液的流通和调节;脾的运化功能涉及气血津液的生化和输布。所以气血津液皆与肝脾两脏密切相关。两脏功能发生病变,常常错综出现,构成各种机理。这些机理已详见于肝脾两脏,此处仅研究下述两脏同病的病机和治法。

肝脾不和——调和肝脾

　　肝脾不和,是指肝病及脾或脾虚肝克病变。

　　调和肝脾,是据肝脾不和病机所拟的治法。

　　【适应证候】　以胁痛、口苦、不欲食、呕吐、泄泻、腹痛为主证。

　　【病理分析】　肝脾两系存在组织结构,生理功能,协调卫气升降三种关系。从组织关

系来讲,肝居右胁之下,有肝管与胆囊相连;胆附于肝,是贮存胆液之器;下有胆管与脾系小肠上段相连。胰体也属肝系,横于膈下,也有管道与胆管连接。胃肠及其分布血络也是肝系之膜构成,两系在组织结构上存在着密不可分的关系。从生理功能来讲,肝的功能之一是分泌胆液,胰体的功能是分泌胰液,胆胰二液汇合以后输注于肠,成为脾胃运化功能重要组成部分。现代医学将肝胆归属消化系统,说明肝脾两系在消化食物这一功能有其密不可分关系。再从协调卫气升降来讲,卫气运行三焦,有赖肺为宣降,肝为升发,脾为升降,才能升降出入,运行有序,两系都与卫气运行有关。上述三层关系异常,会从组织结构、生理功能、卫气运行三个方面反映相应征象,从而成为肝脾不和的辨证依据。

胁痛:胆管痉挛、肿胀,胆液流通受阻,即呈右胁疼痛;胰体充血水肿,胰液流通不利,即呈左胁疼痛。两胁疼痛除因体表经脉挛急、气滞血郁以外,只有肝胆胰体气、血、津、液郁滞产生不通而痛,或胆管痉挛产生挛急而痛。其基本病理是:肝胆气血津液流通不利→胆管胰体肿胀、挛急→成为胁痛。

口苦:胆汁分泌过盛,或从胆道溢入少阳三焦,随水津上行,渗出咽部、舌面,即成口苦。其基本病理是:致病因素→引起胆液分泌过盛或溢出胆管→随水津上行,渗出口舌→成为口苦。或因脾肾阳虚,水湿阻滞少阳三焦,妨碍胆汁下行,随其水津上泛,溢出咽部、舌面,而呈口苦。

不欲食:胆、胰二液分泌不足或输注于肠通路受阻,影响脾胃消化功能,即呈食欲不振。

呕吐:肝胆有病,引起脾系胃部痉挛,即呈呕吐。由于呕吐病位在胃,导致呕吐机理是因肝系筋膜痉挛所致,故将此证称为胆气犯胃。其基本病理是:胆经受邪→横逆犯胃→胃脘痉挛→成为呕吐。

腹泻、腹痛:肠道蠕动增强而呈泄泻,甚至牵引脉络而呈腹痛,也是征象在脾,病机在肝,故称此为肝木克土。其基本病理是:肝木克土→肠道蠕动增强或牵引血络→成为泄泻、腹痛。腹痛证,也有因脾系先虚导致肠络挛急而痛者,这种机理称为脾虚肝克。

以上种种征象,统称肝脾不和,若欲细分,可分肝脾郁结、胆胃不和、肝脾不和三型,现据上述三型探讨其立法组方如下:

1. 肝脾郁结　是指肝气郁结,木不疏土,脾运失司的肝脾同病。常以精神抑郁,胸膈胀痛,口苦泛酸,食欲不振为主证。此证法当疏肝理脾,两脏同治。疏肝宜用柴胡、香附、枳壳、木香、郁金之属疏达气机,畅通胆流;当归、川芎、芍药之属畅旺血行,通其窒塞。理脾宜用苍术、白术、半夏、生姜、厚朴、砂仁之属燥湿行津,醒脾利气;山楂、建曲、麦芽、槟榔之属消食化积,恢复脾运。通过肝脾同治,使其气机条达,血行无阻,脾气健运,津液流通,则诸郁可解。代表方如越鞠丸。

2. 胆胃不和　是指胆经有病横逆犯胃病机。以胁痛口苦与恶心呕吐并见为特征。肝脾主升,胆胃主降。肝胆病变常常影响胃气正常下行而上逆作呕,故胆胃不和常以呕吐为主证。胆气犯胃,胃气上逆呕吐,既有口苦、胁肋胀满疼痛等肝胆征象,也有呕吐恶心、脘闷食少等脾胃征象。呕吐仅是现象,引起呕吐病机,是因肝胆有病影响脾胃。所以治疗胆气犯胃呕吐,应在治疗肝胆前提之下配伍和胃降逆药物。故常选用柴胡、青蒿、郁金、枳壳疏肝利胆;白芍、代赭石之属柔肝平肝,半夏、生姜、甘草之类和胃降逆组合成方。如大柴胡汤、小柴胡汤、蒿芩清胆汤即属此种配伍形式。

3. 肝脾不和　是指肝病及脾或脾虚肝克,以腹痛为主证。肝脾不和而呈腹痛,当分虚实论治。脾虚引起肝脾不和,是以腹部拘挛作痛为特征,肝乘脾虚来犯,以至腹部挛急作痛。

治疗此证,应当一面补气健脾,以防肝气来犯;一面养血柔肝,使肝不横强。这种肝脾同治配伍形式,对于上述机理腹痛,确有可靠疗效。如逍遥散、当归芍药散、痛泻要方之用当归、白芍、川芎之类养血调肝,白术、甘草、大枣等药补脾缓急,就是根据上述机理配伍而成。肝气横逆,克贼脾土而呈腹痛,证情偏实,多兼气郁或气郁化热。当以疏肝、活血、清肝、柔肝为主,适当配伍调理脾胃药物,如奔豚汤即属此种证型。

　　总之,肝脾不和的临床表现有寒证亦有热证,有虚证亦有实证。这里所举仅是少数方剂,尚有肝气犯胃,呕吐属寒之吴茱萸汤;肝木乘脾,腹痛属虚之小建中汤;肝气犯胃,呕吐属实之大柴胡汤等,这些方剂散见肝脾两脏治法,必须合参才对肝脾病变有较为全面的了解。

　　此证虽分寒热虚实,总属肝系筋膜病变。现象在脾而病机在肝,所以称为肝脾不和。所举方剂均以柔肝、缓急、疏肝、清肝、温肝为主,健脾或是通腑为辅,反映了本法的组方特点。了解基本病理和治法特点,有助于辨证论治。

【例方】

越鞠丸(《丹溪心法》)

[组成]　香附　川芎　山栀仁　苍术　神曲各等分

[用法]　水泛为丸。每次服 5g,开水送服。亦可作汤剂。

[主治]　气、血、火、食、痰、湿诸郁,胸膈痞闷,吞酸呕吐,饮食不消等证。

[证析]　人以气为本,气和则升降不失其度,出入不停其机。若饮食不节,寒温不适,喜怒无常,忧思无度,气机运行失调则病从此起。肝喜条达,若忧思无度则肝气郁结,气郁则胸膈痞闷不舒。肝藏血,气郁影响肝血亦郁,则或见胸胁刺痛,固定不移,或为月经不调,经行腹痛。肝与胆同居,为相火寄居之所。气郁化火,则口苦泛酸。此气、血、火三郁病在肝胆。肝病及脾,即呈肝脾同病。脾司运化,喜燥恶湿,脾郁不能胜湿则湿郁痰郁;不能运化水谷则食郁。食、痰、湿三者壅滞中焦,则胀满不食,吞酸呕吐诸证丛生。此食、痰、湿三郁病在脾胃。此证虽有气、血、火、湿、痰、食六郁存在,实际就是肝脾郁结,引起气血津液失调使然。

[病机]　肝脾郁结。

[治法]　舒肝理脾法。

[方义]　此方体现舒肝理脾,行气解郁法则。方中香附调气舒肝,善解气郁;川芎辛温活血,善治血郁;栀子善清肝热而解火郁,俾气血之郁开,肝胆之热去,则胸胁痞闷,口苦诸证可解。苍术芳香辛温,功专醒脾燥湿,使脾阳健运则湿去痰消;复配神曲健脾去积以消食滞,使湿、痰、食诸郁解而胀满不食,呕吐吞酸诸证证随之亦解。

学习本方须要注意两点:

1. 六郁之说有无生理依据?

郁即不畅之意。气血津液流通体内,是其五脏功能活动物质基础;基础物质运行输布,又赖五脏相互协同。五脏功能障碍或基础物质运行不利,都称为郁。丹溪六郁之说虽是针对气血津液基础物质流通不利立论,却与肝脾功能障碍休戚相关,有其生理依据。本方所治反映了三种基础物质的病理改变。气火两郁是气的病变,血郁是血的病变,湿、痰两郁是津的病变,加上食积,合称六郁,学者应从本方受到启迪,临证勿忘审察气血津液的盈虚通滞,才能提高诊疗水平。

2. 本方只有五药,能治疗六郁,道理何在?

用药贵在针对病变本质,使其异常病理状态转变成为正常生理状态。本方香附、川芎、山栀、建曲四药各治一郁,苍术却能兼治痰湿两郁,究其本质而论,都是脾运障碍引起津行不畅。苍术长于醒脾燥湿,使脾运恢复,津行无阻,则湿去痰消。

[应用]　此方只有五味药物而能统治肝脾六郁,不过示人以法,临证可据郁结情况,加入所需药物增强疗效。气郁为主,加佛手片、柴胡、枳实、青皮、木香、乌药,或加苏叶、杏仁宣肺、陈皮、厚朴理脾,肺、脾、肝三脏并调;血郁为主,加桃仁、红花、丹参、牡丹皮之类;火郁为主,加黄芩、黄连、虎杖、大黄之类;痰郁为主,加半夏、胆南星之类;湿郁为主,加茯苓、泽泻、薏苡仁、砂仁之类;食郁为主,加山楂、麦芽、鸡内金之类;夹寒加吴茱萸、桂枝之类。

[歌括]　越鞠丸治六般郁,气血痰火湿食因,
　　　　　香附芎栀苍建曲,气畅郁舒闷痛伸。

当归芍药散(《金匮要略》)

[组成]　当归 90g　川芎 240g　芍药 480g　白术 120g　茯苓 120g　泽泻 240g

[用法]　为散,每次服 5～10g,酒和,1日服2次。若作汤剂,用原剂量的十分之一。

[主治]

1. 腹中诸疾痛,面色萎黄,舌体淡胖。

2. 妊娠腹痛。

3. 妊娠或产后下利、腹痛、小便不利、腰脚麻痹无力。

4. 眼目赤痛,兼见头眩、涕泪甚多。

5. 肝脾肿大。

[证析]　腹痛是本方主证;肝虚血滞,脾虚湿滞,是此证病机;其余征象则是辨证依据。脾主大腹,腹痛自然属脾,但因疼痛多系经脉收引和血行不利所致,故当责之于肝。这种病位在脾而病机在肝之证,称为肝脾不和。肝藏血而贵流通,主筋膜而贵和柔,此证以疼痛为主,是经脉挛急与血行不畅之综合反映,面色兼黄是血虚不荣之象,以上属于肝系病理改变。脾主运化,喜燥恶湿。下利兼见小便不利,或腰脚麻痹,或目赤疼痛兼见涕泪甚多,舌体淡胖,都是津液壅滞现象,以上属于脾病病理改变。所以此证运用脏腑定位,病在肝脾;用气血津液辨证审察基础物质盈虚,是血虚与血滞、脾虚与湿滞并见;用八纲辨证定性,应是不偏寒热的虚中夹实证候。故属肝虚血滞,脾虚湿滞机理。

[病机]　肝虚血滞,脾虚湿滞。

[治法]　调肝活血,健脾除湿法。

[方义]　肝虚血滞,经脉挛急而呈疼痛,法当补血治其不足,活血治其瘀滞,柔肝解其痉挛;脾失健运,津凝为湿而呈下利溺少,麻痹无力等证,又宜复其脾运,渗其水湿。故方以当归、川芎、白芍调血柔肝;白术、茯苓、泽泻补脾渗湿。白术补脾,是恢复脾运,茯苓、泽泻渗湿,是泻其水邪;当归、白芍养血,是补其不足;当归、川芎活血,是通其瘀滞,六药同用,泻中寓补,能呈调血、柔肝、补脾、除湿功效。方中芍药用量独重,说明柔肝是其主要用途;重用川芎、泽泻说明血瘀津阻是其主要矛盾,故是以通为主、以补为辅的结构。

此方川芎、当归、白芍活血而不竣猛,补血而不滞血;白术、茯苓、泽泻健脾而不碍湿,利水而不伤脾,泻中寓补,较逍遥散、四逆散、柴芍六君汤、小建中汤之类尤为灵动,用之常获良效。

[应用]

1. 腹痛　本方原著用治"妇人腹中诸疾痛",自然以治腹痛见长。引起腹痛的机理不一,有因寒而致者,有因热而致者,有因虚而致者。本方药味平和,泻中有补,略事增减即寒热虚实皆宜;有柔肝解痉,活血行津之功,无论疼痛部位在上、在中、在下,审其确属挛急和瘀滞而痛,皆能治之。原书限于妇人,其实男女皆宜。

2. 妊娠腹痛　尤氏云:"按《说文》,音绞,腹中急也,乃血不足而水反侵之也。血不足而水侵,则胎失其所养而反得其所害矣。腹中能无?痛乎!"尤氏分析妊娠腹痛之理颇为切贴,强调了本方的养胎作用,用时可适当减少川芎、当归的剂量。

3. 妊娠或产后下利　妊娠须血养胎而血不足,产后失血而营血虚,复患下利兼见小便不利,自是水液失调,不循常道。此方用当归、白芍、川芎养血和肝,白术、茯苓、泽泻理脾渗湿,颇为对证。

4. 腰脚麻痹无力　多因水湿下趋,滞留肌肉,血运不利,腰脚失营所致。此方有养血活血与健脾祛湿作用,使水湿去则肌肉强健,血行畅则下体得养,麻痹无力自愈矣。若再加入干姜、防己、黄芪、小茴香,疗效更佳。

5. 眼目赤痛　若系外感风热,当从清肝凉血,疏散风热论治。此证眼目赤痛,显系血郁于络;涕多说明病性偏寒,水液未亏反呈壅阻。用此方通血络之郁滞,祛水湿之壅阻,颇为符合病情。余曾用此方治1例30余岁女病人,视力突降,睹物模糊,经眼科检查,皆谓难治,投以此方并加桂枝、甘草、车前仁,17剂而愈。

6. 肝脏肿大　用此方治疗肝脏肿大有较好疗效。肝藏血,主疏泄,肝脏之所以肿大,不外气滞、血瘀、津凝、液结等原因。此方擅长补血活血,健脾除湿,稍加行气利胆的枳实、木香、茵陈,即可全面照顾,故有效。偏寒者加桂枝、吴茱萸;偏热者加牡丹皮、栀子;血滞甚者加桃仁、红花、山楂、大黄,连服数十剂。腹部包块也可应用。

7. 《三因极一病证方论》云:"常服畅通血脉,不生痈疡,消痰养胃,明目益津。"《素问·调经论》说:"五脏之道,皆出于经隧,以行血气,血气不和,百病乃变化而生。"此方以川芎行气,当归、白芍活血,茯苓、泽泻行津,无病常服能令五脏安和,津血流畅,百病不生。

8. 《青州医谈》说:"当归芍药散最深之证,面色萎黄,腹中如有物而非块,又如包物之状,若是者用之奇效。要是因血滞而水亦滞者也"。指出血瘀津滞是本方证的基本病理。

9. 汤本氏云:"妇人胃及子宫之痉挛,用本方多有奇效。"指出痉挛是疼痛的主要原因。不论痛在何部,审属经脉痉挛,血郁湿阻,均可使用。

10. 《类聚方广义》云:"脱肛肿痛,出水不止者,奇效。"肿痛出水都是血瘀津阻征象,使用本方,自可获效,加入枳壳、柴胡、甘草尤佳。

[化裁]　抗痿灵(验方):当归60g,白芍60g,甘草60g,蜈蚣20g。研末分为40包,每次服1包,空腹,白酒或黄酒送服。15天为一疗程,忌食生冷,忌气恼。治阳痿。加淫羊藿、蛇床子补肾兴阳,蜈蚣改为海马,结构更为完善。

[歌括]　当归芍药用川芎,白术苓泽六味同,

　　　　男女腹中诸疾痛,调肝理脾有奇功。

痛泻要方(刘草窗方)

[组成]　白术(土炒)12g　炒白芍24g　炒陈皮9g　防风6g

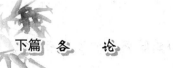

［用法］　水煎服。久泻加升麻。

［主治］　腹痛即泻，痛泻不止，舌苔薄白，脉弦者。

［证析］　腹痛即泻，为本方主证；脾虚肝旺，肝木乘脾，是此证病机；腹痛即泻，痛泻不止，又为本证辨证依据。临证所见，泻而不痛者，有之，当责之脾胃功能失调；痛而不泻者，有之，当责之肝系膜络挛急；此证腹痛即泻，痛泻不止，说明痛泻之间有其联系。是因风寒从表入里，内归小肠，引起肠管膜络产生痉挛，以致肠内之糜尚未变为糟粕即泄出体外，呈为腹痛即泻的特有见证。此即吴鹤皋所谓"泻责之脾，痛责之肝；肝责之实，脾责之虚，脾虚肝实，故令痛泻"的致病机理。亦即《素问·举痛论》所说："寒气客于小肠，小肠不得成聚，故后泄腹痛矣。"

［病机］　脾虚肝旺，肝脾不和。

［治法］　柔肝补脾法。

［方义］　方中芍药柔肝缓急，缓解肠道痉挛，白术健脾除湿，恢复脾运，二药调和肝脾，是抑木培土，止痛止泻主药。陈皮辛能疏畅气机，炒香尤擅燥湿醒脾，两调津气，协助白术恢复脾运。防风擅长"搜肝气"祛风邪，配入方中，藉以疏散风寒，消除引起肠道痉挛原因，协助白芍调理肝的疏泄，恢复肝的功能，此即李杲所谓"土中泻木"之意。此证是因津气内郁而不外达，下陷而不上升所致，用此尚有升阳举陷之义。本方药仅四味，却能消除病因，调理功能，流通津气，柔和经脉，用之得当，有效。

本方何以要用防风？初学者往往莫明其妙。须知此证是因外感风寒，随少阳三焦卫气内归肠道，客于小肠夹层，久留不去，引起挛急而呈痛泻。虽有白芍抑肝，解其挛急，若不配入升散的防风以消除病因，升发阳气，使卫气仍然出表，则治法仍未尽善。何况本品也有解痉作用，可为芍药他山之助。所以配入本品并非可有可无，学者留意。

［应用］　本方以腹痛即泻为主证。若大便成水样，加车前子、茯苓、干姜温中分利。

［歌括］　痛泻要方用陈皮，术芍防风四味齐，
　　　　　腹痛即泻因何故？脾虚肝克是病机。

———————————————————

　　本法选方3首，都以调肝理脾为目的，都由两组药物组成，一组治肝，一组治脾，是其相同点。但亦各具特色。越鞠丸以治肝脾六郁见长，以胀闷不适为其用方指征，若治痛证，常感力不从心，鞭长莫及。观其所治，并无奇特疗效，但因此方五药能治六郁，示人以通之理，在构思上有独到之处。后两方以治痛证见长，究其疼痛之机，都与经脉挛急有关，所以两方都用柔肝的白芍。当归芍药散以治肝脾同病、虚中夹实、实中夹虚见长，反映了两顾津血、泻不伤正、补不碍邪的组方特点，也反映了五脏宜通的生理特点。痛泻要方的临床征象与众不同，以腹痛即泻为使用本方指征。方中配伍防风疏风散寒，调理肝的疏泄，升举阳气，令气机不致内陷，组方独具一格。掌握各方的病机和配伍特点，自能准确使用这些方剂。

第十一节　五脏同病

　　以上根据两脏同病析理，立法组方，不过示以规矩，其实并不限于两脏，五脏同病偶亦有

之。余素体阳虚,晚年每呈肺系咳嗽有痰,脾系脘腹痞胀,呕逆便溏,或肝系胁下偶有痛感,或心系偶有心悸,或肾系小便不利,足跗微肿。显然是因五脏功能已衰,气血津液流通不利,虚中夹滞使然。所以我将治疗肺系津液阻滞的小青龙汤、脾系津气失调的理中汤、平胃散,肝系津血失调的当归芍药散、四逆散,心肾阳虚的真武汤、五苓散,七方合成一方,补其五脏之虚,通其气血津液之滞,共计20味药,名之曰五补五通汤,服之即效。附识于此,不过说明临证要从整体分析病理,立法、组方之际要结合五脏功能盛衰、五脏经隧弛张、气血津液升降出入、盈虚通滞去立法组方,才有较好疗效。

【例方】

五通汤(自制方)

[组成]　麻黄10g　桂枝10g　干姜10g　半夏15g　细辛6g　白芍10g　甘草10g　陈皮15g　厚朴20g　枳实15g　柴胡15g　白术20g　茯苓20g　泽泻30g　人参10～20g

[用法]　水煎3次,和匀分3次服用,1日量。

[主治]　外感风寒,经脉挛急,气血津液郁结:①肺系头身酸软重痛、鼻塞流涕、咽喉痒痛、声音嘶哑、喘咳痰白;②心系心区憋闷、疼痛;③肝系胸胁胀痛;④脾系脘痞腹胀,呕吐泄泻,胃痛腹痛,或大便不爽、便秘;⑤肾系小便不利,水肿。上述证象仅见一证便可使用,不必悉具,但须以舌体淡胖为其辨证依据。

[证析]　近年综合仲景小青龙汤、理中丸、五苓散、四逆散四方加减,组成此方,意欲由博返约,便于掌握,治疗五系寒证。

仲景《伤寒论》方,是据外感风寒立论,多数属于津气郁结病变。由于受寒以后,必然引起心系血络挛急,成为气血津液同病。所以,外感寒邪,经隧因寒而挛,气血津液因寒而凝,见于一系有之,两系有之,五系同病亦常有之。五脏经隧是由肝系筋膜构成,其中心系血管与肝系三焦膜原、腠理遍布脏腑形骸,无处不有,是气血津液环流全身之路。《灵枢》《素问》谓其营行脉中,卫行脉外,其实谷精、肾精、胆液之类流动物质,也随气血水津运行血管内外。一旦感受寒邪,经脉挛急,气血津液运行不利,于是众多征象见矣!

寒邪束表,毛窍收缩,血络挛急,气血津液运行受阻,滞留肤腠之间,头身酸软重痛见矣;津气郁结,阻滞肺窍,鼻塞流涕见矣;阻于咽喉间隙,血络不通,咽喉痒痛见矣;津气阻于会厌,声带变厚,声音嘶哑见矣;肺脏宣降津气功能受阻,津气阻于气道夹层,渗入气道,喘咳痰稀见矣;津气阻于心系冠状动脉,或成心肌肥大,或成心包积液,心区憋闷或疼痛见矣;肝系经脉布于胸胁,胆管下连小肠,经脉挛急,气血水津郁结,胆液、胰液受阻,胸胁胀痛,不欲饮食见矣;脾胃纳运水谷,升降津气。胃肠夹层津气阻滞,脘痞腹胀见矣;胃肠痉挛,津气失调,吐泄腹痛见矣;津滞夹层日久,胃肠受湿而弛,传导功能减退,大便不爽见矣;水津不能反渗入肠,便秘见矣。肾为主水之脏,肾命气化不及州都,水津停滞,则成小便不利,或呈水肿。上述种种,要皆素体阳虚,或过食生冷,过用寒凉,阳气受损,复感外寒,经脉挛急,气血津液升降出入失常使然。

[病机]　风寒束表,经脉挛急,气血津液郁结。

[治法]　温通五脏。

[方义]　五脏功能衰退,复感寒邪,导致五脏经隧挛急,肺系宣降津气功能失常,脾胃升降功能失职,肾命化气行水功能不及,肝系疏泄功能受阻,津气滞于少阳三焦,遍及五系。遵

循《黄帝内经》"其在皮者,汗而发之"、"中满者,泻之于内"、"其下者,引而竭之"、"肝苦急,急食甘以缓之"之训,法当外散寒邪,内温阳气,行气活血,通调津气,舒缓经脉,解其痉挛,才与病理相符。方中麻黄、桂枝有散寒解表作用,可祛外侵寒邪,消除病因;麻黄、细辛宣降肺卫津气,可以恢复肺系功能,乃治上焦药也。陈皮、枳实、厚朴,可降胃肠之气,使其肺气下行无阻;配以干姜、半夏、白术温运中焦,健脾化湿,柴胡、枳实升降中焦津气,畅通胆流,乃治中焦药也。桂枝有温肾阳之功,配以白术、茯苓、泽泻,可呈化气行水之效,乃为下焦而设也。桂枝擅长温通血脉,畅旺血行;细辛、白芍、甘草擅长舒缓五系经隧挛急,则为血行不利,经脉挛急设也。自身阳虚,温必兼补,故用人参益气,振衰起废之功,位居诸药之首,《神农本草经》谓其能"补五脏"者,盖五脏功能活动均赖气为动力故也。诸药合而成方,可呈外散寒邪,内温阳气,补其虚损,通其滞塞之效。因可通调五系气血津液,故以"五通"名之。

[应用] 临证应用此方,当随不同征象加减。声音嘶哑者加桔梗泄肺利咽;阳虚阴盛者再加附片温其少阴阳气,增强心系血运与肾系化气行水作用。肺气上逆呈喘者可加桑皮、杏仁降其津气;或加大黄通泻大肠,成为脏病通腑,承气下行之法。咳嗽痰少者可加桔梗开宣肺气,五味子敛肺止咳,款冬花、白前解痉止咳;咳嗽痰多者加苍术、胆南星燥湿和脾,杜绝津凝成痰。脾系脘痞腹胀,气逆而哕,则重用陈皮并加旋覆花降其肺胃逆气,如因胃之贲门、幽门松弛,胆液随其胃液上逆,食道灼热冒酸,重用枳实促进胆管、幽门收缩,阻止胃液上逆,或加黄连、吴茱萸制酸,体现寒温同用之法。如果胸胁胀满,食欲减退,当是胆胰受阻,则宜重用枳实,加入木香、郁金畅通胆流。如果肝脏肿大,则宜加入当归、川芎活血行瘀,成为气血津液齐通。心区憋闷,心律不齐,减去厚朴、干姜换成生姜(即合《金匮要略》橘皮枳实生姜汤),令其津气下行;若津凝成痰,阻于心脏冠状动脉夹层,稍受寒侵或情绪激动则痛,则加瓜蒌、薤白涤痰泄浊。若系心包积液,心体肥大,则加苍术、猪苓增强燥湿利水作用。若系心功能衰惫,呈为心悸,则减去麻黄、厚朴、半夏,加入附子,配合人参温补心肾阳气。近年使用此方,数以千计,疗效甚佳,为了中医昌盛,以此奉献读者。

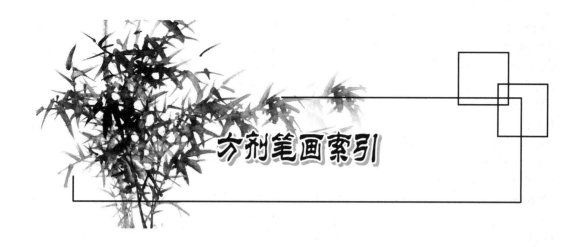

方剂笔画索引